# 최신 운동과학과 기능향상

# The Modern Art and Science of Mobility

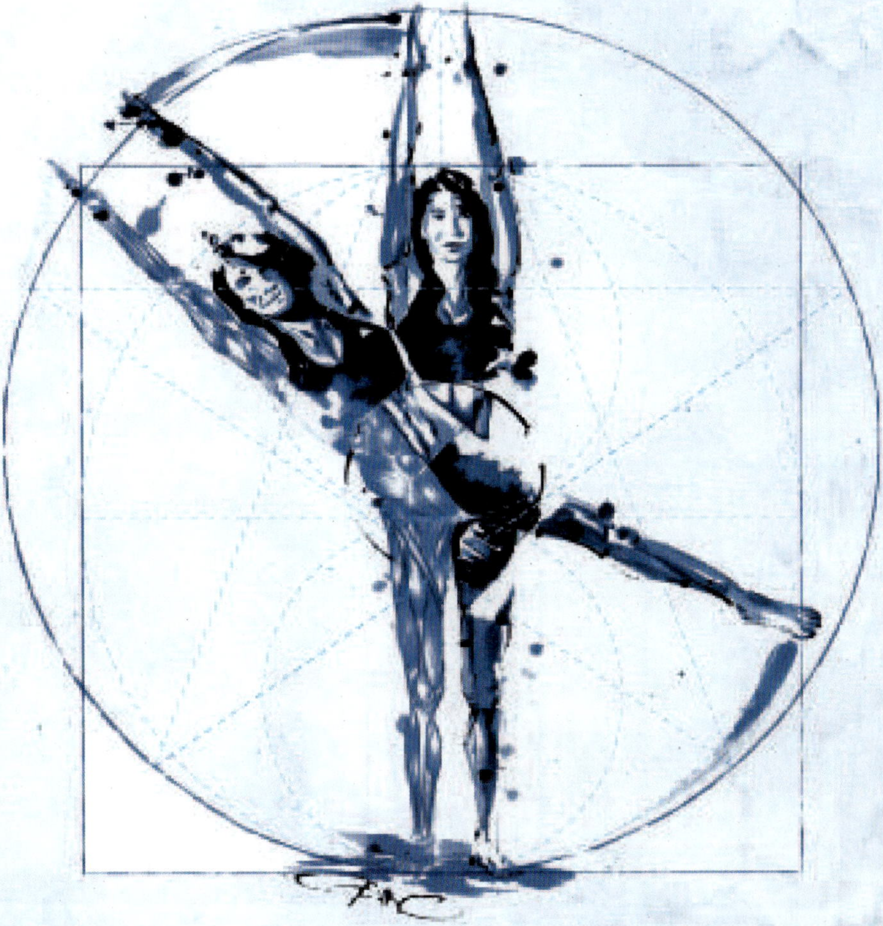

Aurélien Broussal-Derval · Stéphane Ganneau

영 문 출 판 사

■ 옮긴이 (가나다 순)

**공성아** | 성균관대학교 삼성융합의과학원 연구교수
**김성환** | 김성환페달로운동센터 센터장
제주한라대학교 물리치료과 겸임교수
**김희용** | 세계로한방병원 재활치료실
**박세진** | 제주한라대학교 물리치료과 겸임교수
**백형진** | 동국대학교 산학협력단 겸임교수
**유성훈** | 남부대학교 물리치료학과 교수
**한상완** | 광주보건대학교 물리치료과 교수

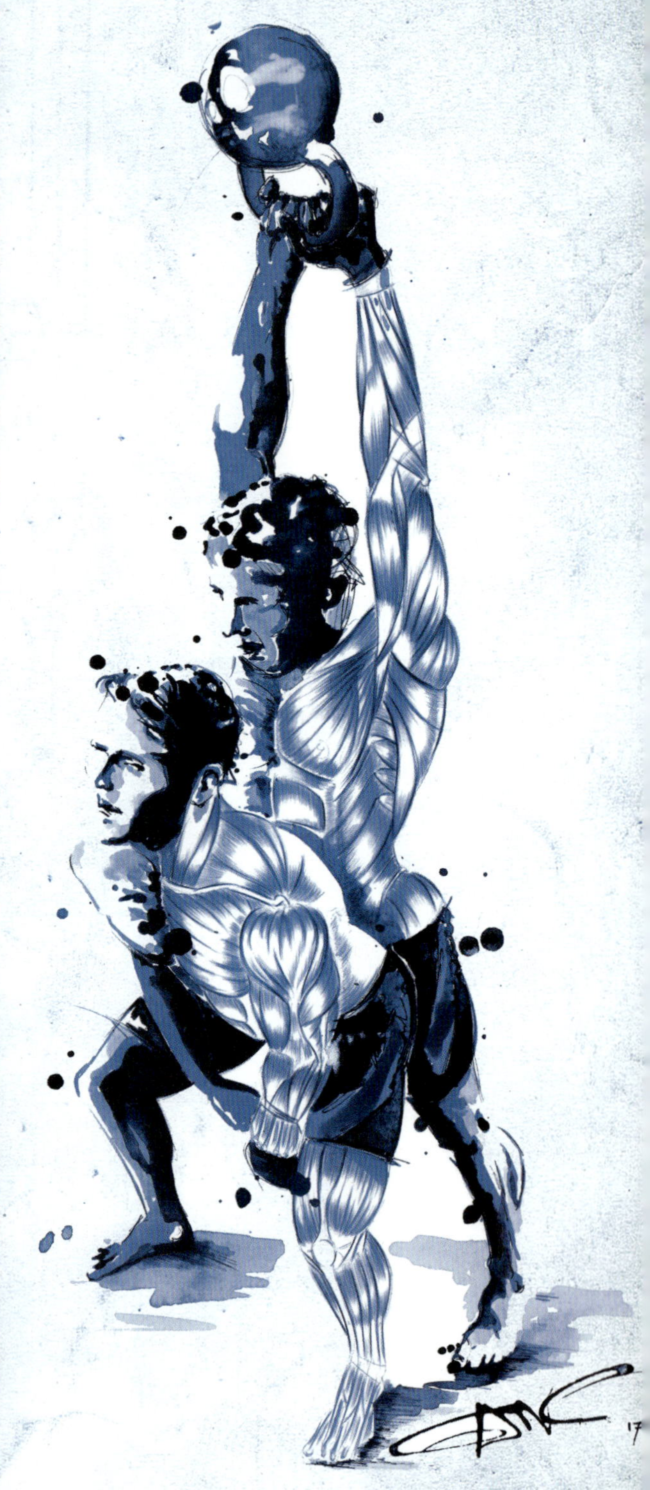

The Modern Art and Science of Mobility
by Aurélien Broussal-Derval & Stéphane Ganneau



## 최신 운동과학과 기능향상

2022년 6월 20일 초판인쇄
2022년 6월 28일 초판발행

지은이 : Aurélien Broussal-Derval & Stéphane Ganneau
옮긴이 : 한상완 외
발행인 : 박병조
발행처 : 도서출판 영문출판사
등　록 : 1987년 12월21일 제2-419호
주　소 : 서울시 강남구 삼성동 69-1
전　화 : (02) 514-5590, 776-5590
팩　스 : (02) 756-8943
홈페이지 : www.ymsbook.net
E-mail : yeongmunsa@empas.com
정　가 : 35,000원
ISBN 978-89-7224-532-2 93510

※ 파본은 교환해 드립니다.

# 글쓰는 것은 모험이다.

## Writing is an adventure . . .

1주일에 20시간씩 독서, 메모하기, 그림 그리기 및 기타 세부 계획들은 어떤 글을 쓰던지 글쓰기 전에 모두 필요한 것들이다. 그런 다음, 한 권의 책은 6개월 동안 글을 써야 완성된다. 만약 글쓰기가 익숙한 경우에는 1주일에 약 30시간이 필요할 것이다. 그것은 단지 시작일 뿐이다. 그런 다음 그림을 그리고, 사진을 찍고, 사진 분류 및 코딩하고, 책의 큰 틀을 디자인 한 다음, 책을 천천히 정독해야 한다. 이 책을 위해서, 다른 어떤 책보다도 더 같이 작업하는 사람들을 극한까지 몰아붙였다. 한 장의 그림에는 약 20시간의 Stéphane Ganneau의 작업시간이 필요했다. 이 책에는 142개의 그림이 들어 있다. 그림에 소요된 시간을 상상할 수 있을 것이다. 각각의 사진을 편집하는데 약 5분이 걸린다. 사진작가 Johann Vayriot는 사진을 찍는데 3박 4일을 보냈다. 촬영된 6,378장의 사진 중 1,216장이 이 책에 사용되었다.

모델들은 Arié Elmaleh, Dounia Coesens, Laetitia Fourcade 및 Philippe Bas 가 수고했다. 이러한 이미지들을 간단하게 분류하고 코딩하는 데 꼬박 1주일의 시간이 필요했다. 또한 Stef Ganneau와 동료들은 꼬박 이틀 동안 혁신적인 교육 계획을 세우는데 시간을 보냈다. 이 책의 모든 내용들은 조화를 이뤄야 했다. 우리는 이 책에서 제공하고자 하는 정확한 지침을 유지하면서 사진과 삽화를 이용하여 보다 쉽게 이해할 수 있도록 노력했다. 위대한 예술가 Nicolas Moreau는 이것을 현실로 만들기 위해 수개월에 걸쳐 120시간 동안 작업을 했다. 우리는 디자인 아이디어뿐만 아니라 해부학과 운동방법들을 구체화하고 방법을 결정하기 위해 몇 주 동안 작업을 끈임 없이 했다. 마지막으로, 텍스트, 모형 또는 이미지 등 어느 곳에나 숨어 있을 수 있는 오타를 모두 찾아내야 했다. Olivier Remy와 Sen No Sen에 있는 그의 팀원들은 이 거대한 책과 관련하여 많은 일들을 했다. 나는 진심으로 책에 참여한 모든 사람들에게 감사를 표합니다. 이것은 모두를 위한 우리의 책이며, 우리는 함께, 우리가 특별한 것을 만들었다고 생각합니다.

Aurélien Broussal-Derval

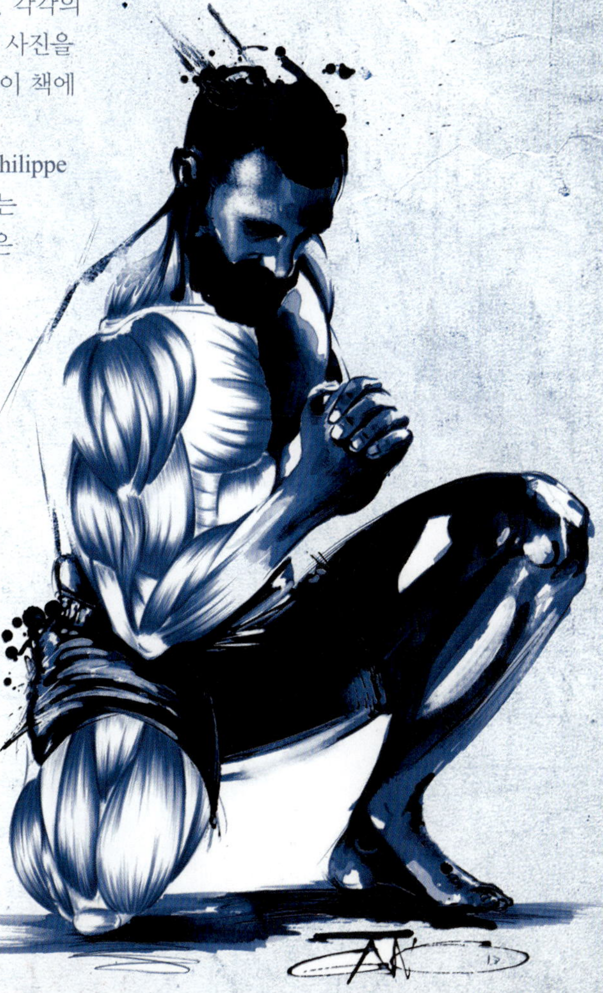

**이 책은 자가 진단을 위한 책이 아니다.**

이 책의 목표는 의사, 물리 치료사, 마사지사 또는 다른 유형의 건강 관리 전문가를 대체하는 것이 아니다. 대신, 규칙적으로 운동하는 스포츠, 신체활동 부족 또는 일상생활의 영향으로 인해 발생할 수 있는 근본적인 문제들을 발견하고 해결하는 방법들을 설명하고 제공하고자 하는 것이다. 지속적으로 날카로운 통증이 있거나, 특정 운동에서 지속적으로 움직임이 만들어지지 않거나, 의학적 검사를 통해 통증과 양성 판정을 받은 사람들은 이 책을 최대한 빨리 참조하는 것이 좋다. 이 책에서 권장한 대로 운동을 실행해서 몸을 관리한다면 시간이 지남에 따라 치료가 필요하지 않을 것이다. 그러나 1년에 한번은 의사를 방문하여 정확한 신체 상태를 검진하는 것이 이 책에서 권장하는 필수적인 부분이다. 당신의 몸을 관리하는 것은 또한 전문가들을 신뢰하는 것을 의미한다.

# 목차 CONTENTS

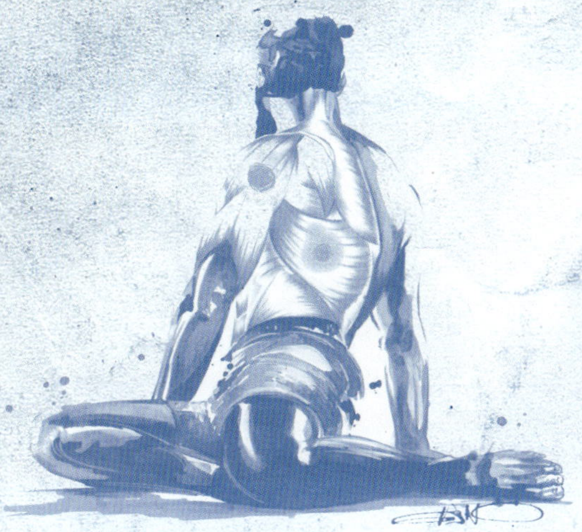

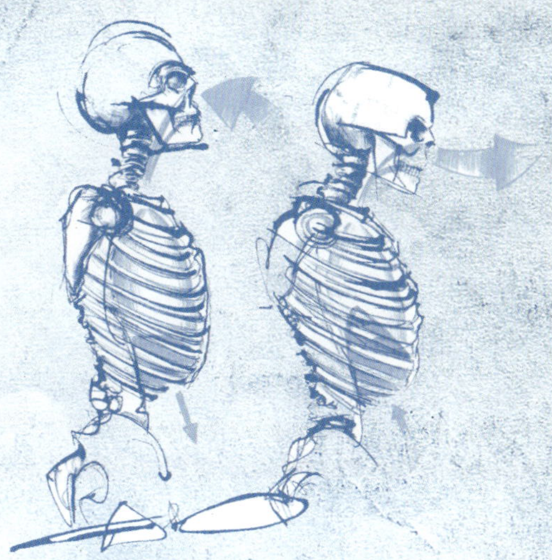

## 통증 Pain

통증은 불가피한 것이 아니다. 사실, 우리의 목표는 이 책을 읽고 나면, 독자들의 좌우명은 점점 이렇게 될 수 있다는 것이다. "더 이상 내몸 어디에서도 통증을 느끼지않고 나머지 인생을 살아갈 수 있다"

1장 8페이지

## 호흡 Breathing

우리는 평균적으로 하루에 20,000번 호흡을 한다. 그러므로 이 중요한 요소는 매우 심각하게 받아들여야 한다. 당신은 숨을 쉬기 위해 자신의 호흡을 훈련시켜야 한다.

2장 78페이지

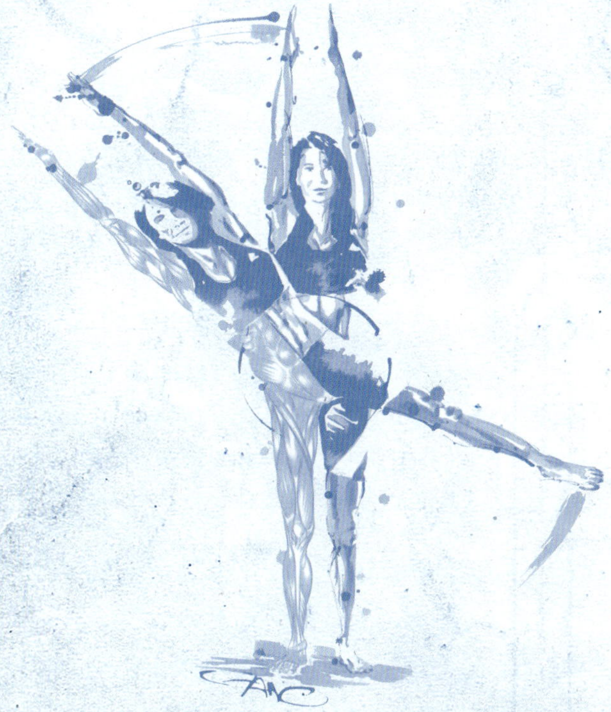

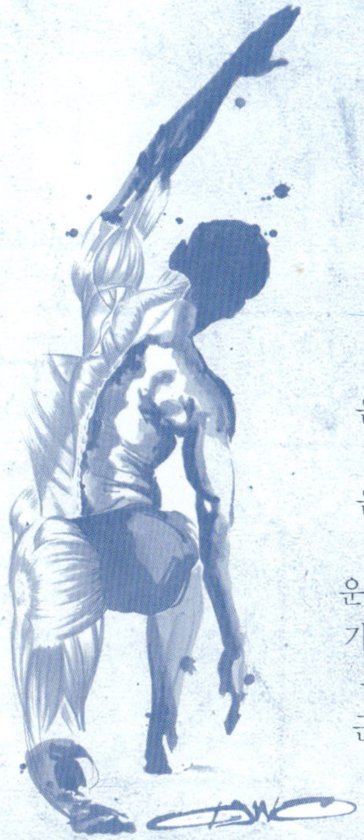

## 가동성 Mobility

운동을 잘하는 것은 잘 움직이는 것이다. 가동성이 좋아지는 것은 더 나은 움직임이 나타나는 것이다. 이것은 어떤 종류의 신체 운동을 하던지 필수 조건이다. 기술적인 관점에서, 움직임은 유연성, 운동 조절, 균형과 근력의 질이 먼저 필요하다.

4장 159페이지

## 운동 Movement

많은 운동들이 단일 평면에서 이러나는 반면, 인간의 움직임은 세 개의 평면과 3개의 축으로 표현된다. 효과적인 훈련을 위해서는 이러한 평면과 축을 알고 있어야 한다. 그러나 근육 사슬들을 활용하여 가동성을 향상시켜 다양한 평면과 축들을 이용한 기능적 운동을 이해해야 한다.

3장 95페이지

# 운동 MOVEMENT

인간의 움직임은 생리학을 통해 연구 되어 왔다: 중추 신경계에서 말초 신경계로 전달된 정보를 통해 신체의 에너지원을 사용하여 근육 수축이 발생한다.

움직임도 해부학 및 생체 역학을 통해 연구 되어 왔다. 여기서 신체는 움직임을 조절하기 위해 함께 작용 할 수 있는 케이블(cable) 및 지레대(levers)로 생각할 수 있다.

심리학을 통한 움직임도 연구되어 왔다. 사람들은 자각을 통해 감각을 인지하면서 움직이려는 의지가 있어야 한다.

영양학, 사회학 및 기타 많은 과학 분야들은 인간의 움직임을 이해하고 인간의 신체에 대한 "사용 설명서"를 제공하는 데 도움을 주었다.

그러나 우리는 이 지식들을 잘못 적용하기 시작한 것 같다.

첫째, 우리는 인간의 움직임 목적을 잊고 있다. 왜 우리는 정말 움직임여야 하나? 우리는 무엇 때문에 매일 하던 일보다 더 많은 일을 하고, 선택적 신체적 활동을 하게 되는가? 어떤 사람들이 높은 수준의 운동선수가 되거나, 반대로 완전한 비활동적 방향으로 가게 되는가?

좌식 생활 방식의 문제점은 명확하다. 우리는 컴퓨터 중심의 생활과 소파에서 보내는 여가 시간과 결합되어 있다. 그러나 "계란이 먼저인가? 닭이 먼저인가?" 라는 개념과 같은 매우 적절한 질문이다. 우리는 오직 비활동적인 사회에서 우리 자신을 노출시키고 있는가? 또는 현재 우리가 생활하는 사회가 비활동적인 사회인가? 아니면, 원하는 것들만 하고 있는가? 인간의 본성은 게으르고 편안함과 나태함에 추구하는 경향이 있다. 따라서 우리는 항상 위험을 무릅쓰고 활동하는 것보다 편안한 곳에서 움직이지 않으려는 경향이 더 컸다. *더 많이 움직이는 것은 정말 자연스러운 행동이 아니다.*

그 외에도 단체 스포츠를 하려는 시도는 때때로 좋지 않은 결과를 가져왔다. 이것이 의도하지 않더라도, 건강과 안전에 대한 문제를 생각하지 않고 경쟁심이 먼저 생기는 경우가 많다.

엘리트 선수 범주의 반대(일반적인 집단 범주를 우리는 레저 스포츠라고 부른다) 범주에서는 움직임의 가장 중요한 동기인 아름다움의 추구(자기애)를 원천으로 삼고 있지만 현재 피트니스 산업에서는 중요한 목표를 놓치고 있다. 더 심각한 것은 회원 프로그램과 직원이 있는 체육관의 수가 줄어들고 있으며, 강사 스스로도 교육이 부족하며, 회원들의 의지와 진지함이 부족하다는 점이다. 이것은 종종 회원들이 원하는 아름다움의 목표에 도달하지 못하는 경우가 많다는 것을 의미한다.

편안함은 또한 방해를 해오고 있다. 비록 경쟁에서 이기는 것이나 아름다움을 추구하는 욕구가 오랜 시간동안 우리에게 있지만, 최고의 운동 실행은 편안함을 이겨냈을 때 얻을 수 있으며 '고통 없이는 얻는 것도 없다(no pain, no gain)' 는 의미를 다시 한번 생각해봐야 한다. 그러나 우리의 인생을 완전한 안전과 소파의 따뜻함, 그리고 손에 들고 있는 상쾌한 탄산 음료수로 소소한 편안함에 구속되는 것은 인생을 살아가는데 있어 통제 하에 있는 것 같다.

당신의 편안함을 넓히려면 어떻게 해야 하나? 모든 상황에서는 아니더라도 최소한 일상 생활에서 마주치는 모든 기본적인 상황에서 자신의 건강을 유지할 수 있는 방법을 자기 자신에게 제공하고 있는가? 편안하고 안락한 자세에서 가장 효율적으로 편안함을 추구하는 방법을 배우는 것에 대해 어떻게 생각하나요?

*운동은 생리학, 생체 역학, 심리학, 심지어 사회학이다. 움직임은 삶이다.*

*이렇게 하려면 먼저 자신을 인식해야 한다.*
운동은 생리학, 생체 역학, 심리학, 심지어 사회학이다. 움직임은 삶이다.

선진국에서는 인간의 건강한 삶에서 스포츠의 역할에 대해 논의하고 있고, 몇몇 사람들은 가능한 먼 미래에 대해 상상한다. 어떤 사람들은 보험이 언젠가 질병 치료나 예방을 위해 운동처방을 받고 스포츠에 참여했을 때 비용을 보상할 수 있다고 상상하는 이 타이밍에서 이 제도를 다시 생각해 볼 때가 되었다고 생각한다. 운동 실행이나 체중관리의 목표는 가장 중요한 것이 아니다. 이 책에 제시된 시스템을 따른다면 우리의 신체는 예상을 뛰어 넘어 최적화 될 것이다.

## 움직임이 핵심이다.

다른 기계와 마찬가지로 신체는 적절한 기능을 하기 위해 정기적인(거의 매일) 유지보수가 필요하다. 많은 사람들과 같이, 당신은 인체 역학에 대해서 알지 못할 수도 있다. 당신이 당신의 차를 매일 운전 한다: 당신은 차를 사용하고 다음 예정된 정비 점검 때까지 자동차 후드를 열지 않고 사용할 것이다. 자동차에 대한 지식이 풍부한 사람들은 약간의 기름을 추가하고 약간의 오일을 제거 할 수도 있다. 그러나 예정된 유지보수가 필요할 때에는 항상 예상보다 자동차의 상태가 더 심각할 수 있다. 모든 필터와 부품을 교체해야 하고, 그리고 수리비 영수증도 터무니없게 비싸다.

모든 운동 실행 수준과 모든 연령대를 생각해서 비교하면 그 결과는 매우 우리에게 유익한 정보를 제공한다.

사람들은 몸이 허약해지고 몸매가 망가져서 신체검사에 통과하지 못할 수 있다. 몇몇 사람들은 약간의 신체 활동이나 스트레칭을 할 수 있다. 적절한 준비운동은 소수의 사람들만 한다. 더 나쁜 것은, 거의 아무도 어떤 종류의 유지 보수도 하지 않는다. 그들은 단지 신체가 손상되거나, 더 이상 기능을 발휘할 수 없을 때까지 기다렸다가, 건강관리 전문가에게 건강관리를 받으러 간다. 그들은 그 후 신체를 정상으로 되돌리기 위해 해야 할 많은 양의 운동을 실행해야 한다.

### 걱정되나요?

이것이 정상이다. 대부분의 사람들, 즉 좌식생활을 하는 사람들부터 뛰어난 운동선수까지 걱정을 한다.

- 많은 사람들이 허리 통증을 갖는 것은 정상이 아니다.
- 엉덩이, 무릎 및 발목의 필수적인 기능인 스쿼트를 할 수 있는 사람이 거의 없는 것은 정상이 아니다.
- 나이를 불문하고 편안하고 안전하게 달리거나 점프를 할 수 없는 것은 정상이 아니다.
- 사람들이 할 수 있는 움직임과 할 수 없는 움직임 중 하나를 선택해야 하는 것은 정상이 아니다.
- 사람들이 간단한 일을 실행하기 위해 그들의 자세를 보상하고 수정해야 하는 것이 정상이 아니다.
- 사람들이 움직이고 싶은 대로 움직일 수 없는 것은 정상이 아니다.

**이 모든 것들은 바뀌어야 한다.**

# PART 1 통증 PAIN

*"아무 곳도 다치지 않은 날이 당신이 죽은 날이다."*

우리는 이 말의 요점에 전적으로 동의하지 않으며, 이는 다양한 스포츠에서 급성 및 만성 통증이 모두의 삶의 방식이라는 태도를 만든다.

많은 코치들에게 통증은 훈련 과정에서 없어서는 안 될 부분이며, 세션이 얼마나 어렵고 효과적인지를 보여줄 수도 있다. 시간이 지남에 따라, 선수 생활을 하는 동안 자신의 몸에 신경을 쓰지 않아서 현재 "갈기갈기 찢겨져" 있는 선수들이 더 존경받는다고 볼 수 있는가?

당신은 바보처럼 행동하는 우수 선수 또는 경쟁자가 될 필요는 없다(약간의 모욕감을 느끼는가?). 다른 많은 사람들과 마찬가지로 당신은 수년간 목통증을 숨기고 몇 달 동안 만성요통의 위험이 있음에도 불구하고 직시하려 하지 않거나, 운동을 그만 둔 이후로도 매일 아침마다 아픈 어깨에는 전혀 신경쓰지 않았을 것이다.

이것이 정상이 아니라는 것을 알고 있다. 유일한 진짜 질문은 이것이다: 왜?

당신은 왜 스스로 이런 통증을 감수하고 있는가? 사람들에게 그 질문을 할 때, 비슷한 상황에서, 그들은 정기적으로 의료 전문가에게 문의 할 시간이 없다고 답한다. 그 자체가 변명이 될 수 없다. 거의 모든 사람이 일상적인 통증과 고통을 감지, 추적 및 근절하기 위해 일상생활에서 주체적으로 치료 할 수 있는 기술이 있다는 사실을 간과한다.

통증은 불가피하지 않다. 사실, 우리의 목표는 당신이 이 책을 읽고 나서
당신의 모토가 점진적으로 다음과 같이 되는 것이다.

*더 이상 어디서도 상처받지 않는 날이 당신이 살아있는 날이다.*

**왜 이렇게 우리는 고집스러운 가?**

인간의 몸은 보호 시스템으로 가득 차 있다. 우리가 질병에 걸리거나 다치거나 약해졌을 때 혹은 탈수가 타나나면 항상성에 의해 납득하기 어려울 정도로 늘 밸런스가 유지된다. 이 때문에 우리는 간단한 정보와 통증을 받아들이거나 무시할 수 있다. 통증이 발생하면 일부 사람들에게는 그 메시지가 명확하지 않을 수 있다. 그때 몸이 "중지하지 않으면 모든 것이 망가질 것이다"라고 말하면, 어떤 사람들은 "아프지만 지나갈 것"이라고 듣는다. 실제로, 통증에 직면할 때, 우리는 고집스럽고 편협해진다. 운동을 함께하는 친구가 특히 불편한 부위에 대해 불평 할 때 주의해라. 그중 몇 명이 운동을 멈추는지, 또는 대수롭지 않다면서 계속 진행하는지? 그들은 심지어 그들의 성과가 나타나지 않았다고 주장 할 것이고, 사실 어느 정도는 맞을 수도 있다. 이것은 통증이 신체의 일부에 더 강하게 영향을 미쳐서 근육의 움직임보다는 자세와 안정성을 유지하기 위한 근육의 기능을 방해하는 것이다. 다시 말해, 통증을 견딜 수 있는 한, 에너지 수준은 아주 약간 감소된다. 만성 골격 또는 근육통을 앓고 있는 운동선수가 세계 기록의 90%를 세운 것은 일반적으로 잘 알려져 있다.

# 통증은 불가피하지 않다.

Pain is not inevitable.

"아무 곳도 다치지 않은 날은 당신이
죽은 날이다."
우리는 완전히 동의하지 않는다.
다양한 스포츠에서의 창조적인 태도,
만성 그리고 급성 통증은
삶의 방식이다.

사실, 우리의 목표는 이 책을 읽은
후 당신의 좌우명도 바뀌는 것이다.
"통증이 없는 날이 당신이 살아 있는
날이다."

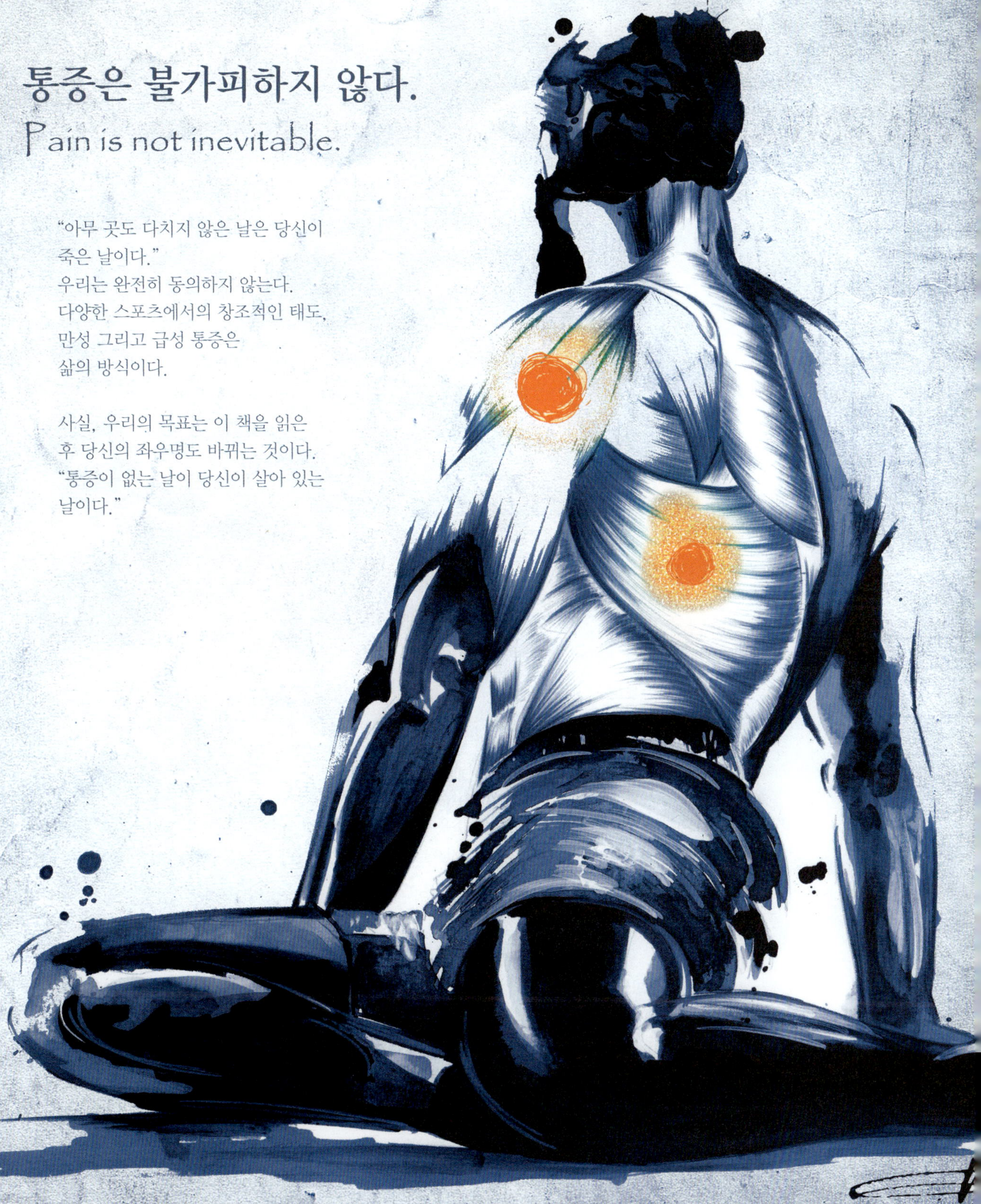

# 01 통증과 움직임
## PAIN AND MOVEMENT

통증이 단지 불편한 것만으로 끝나지 않는다. 운동 기능의 방해와 가동성의 제한, 만성 통증과 새로운 자세 불안정을 일으켜 운동의 비효율성을 악순환하게 만든다. 우리는 종종 이 악순환을 거울로 묘사 한다: 통증은 더 많은 통증을 유발하는 장애를 만든다.

**운동 기능 장애의 거울**

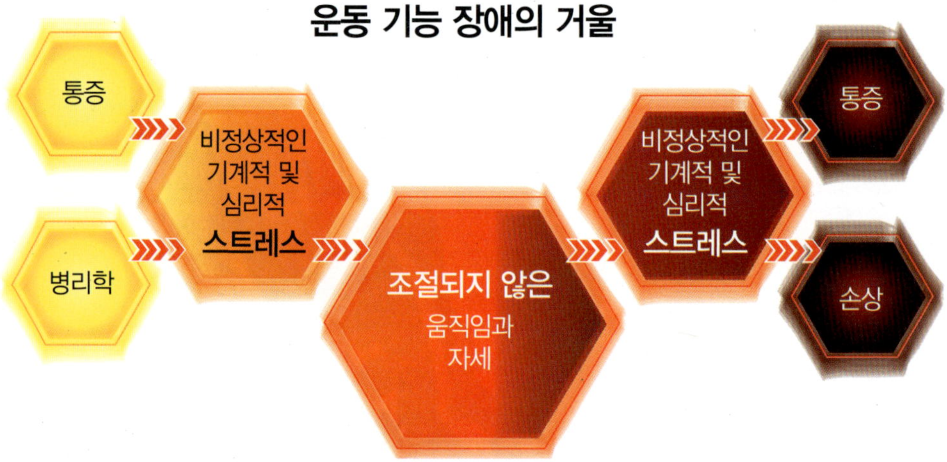
통증
병리학
비정상적인 기계적 및 심리적 스트레스
조절되지 않은 움직임과 자세
비정상적인 기계적 및 심리적 스트레스
통증
손상

*우리는 지금 두 가지 상태를 검사 할 것이다 : 통증이 없는 것과 있는 것*

- **무 통증:** 뇌와 중추신경계는 간단하고 복잡한 작업을 학습하는 동안 균형 및 기능적 움직임, 코어 근육 조절에 대해 학습할 수 있다(저자 Hodges와 Moseley는 이 주제에 대해 열정적으로 15년 이상 이야기했다).
- **통증:** 통증은 중추신경계의 조절 및 제어와 관련된 선택사항들을 제한한다. 자세를 조절하는 심부 근육이 보다 강한 운동의 근 수축에 동원되면 점점 더 지속적으로 협력 수축에 의존하여 관절의 자유도 감소, 움직임의 제한, 근육 내에 영구적인 긴장부위를 생성하게 된다.

실제로, 통증이 있을 때 거의 모든 전문가(Hodges, Lee, Jull, Sahrmann, Richardson, Falla, O'Sullivan, O'Leary 또는 Dankaerts의 작업 참조)는 그들이 힘이나 속도에 대한 높은 잠재력을 가진 큰 근육을 관찰했을 때, 이것이 점프, 경주 또는 저항 운동의 일반적인 작업보다 훨씬 덜 기능적이고 상세한 작업에 이용된다는 것에 동의한다.

# 전통적인 근육의 과긴장성

## Classic Muscular Hypertonicity

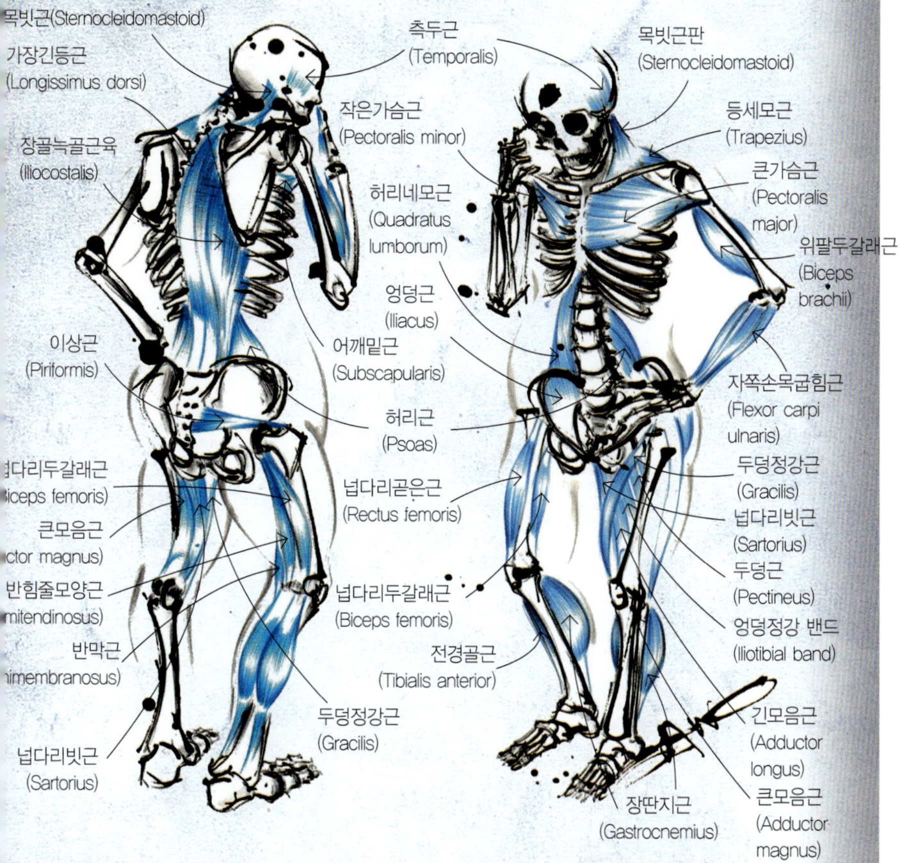


통증과 관절 가동범위가 제한된 부위에 대한 국소 치료 외에도 운동과 자세를 바꾸는 것이 주요한 과제이다. 문제를 일으키는 것은 비활동만이 아니다. 모든 활동은 책임이 있다. 전화, 문자 메시지 및 책상에서의 작업은 관절의 다른 부분에 점차적으로 영향을 미치는 모든 운동 및 자세 부조리이다.

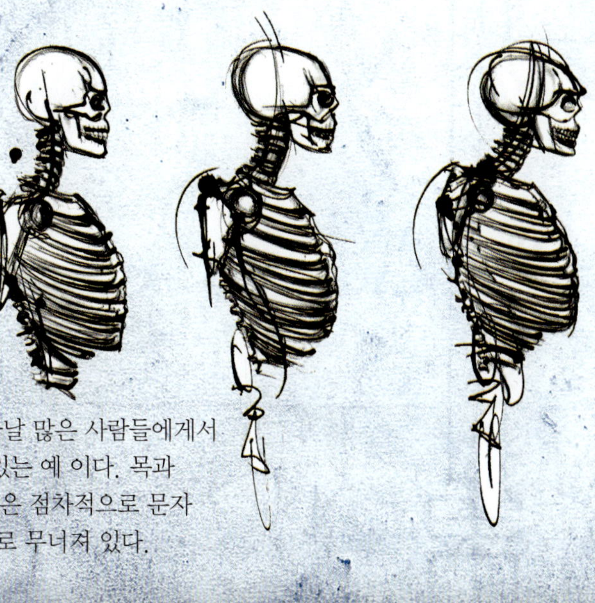

ㅏ음은 오늘날 많은 사람들에게서 볼 수 있는 예 이다. 목과 어깨관절은 점차적으로 문자 그대로 무너져 있다.

가장 불행하고, 장기적인 통증은 반응성이 떨어지고, 약해지며, 저항력이 감소된 속 근육과 자세 근육의 감소된 활동이다. 운동(motor)과 자세적 효율의 장기적 효과는 치명적이다.

운동 근육은 실제로 그들의 최고 실행력을 발휘하는 동안 견딜수 있는 한, 통증에 영향을 받지 않는다. 그러나 실행 중 통증을 견딜 수 있다는 것은 더 큰 문제를 숨기고 있을 수 있다. 자세 불균형과 속 근육의 약화는 만성 통증과 관련이 있으며, 이것은 체중 부하 없이, 신체의 움직임 만으로도 효과적으로 확인할 수 있다.

시간이 지남에 따라, 통증이 있는 근육이 점차적으로 신경계에서 "분리"되고, 신체의 보상 시스템을 통해 체인의 연결이 끊어지지 않고 대부분의 움직임을 완료할 수 있다. 천천히, 위축(근육의 "용해")이 일어나면, 재활의 길이 길고 더 어려워진다.

건강관리 전문가 또는 개인 트레이너는 이 악순환을 특정 짓기 위해 다음 용어를 사용할 수 있다:

- 대체 전략
- 보상 움직임
- 근육 불균형
- 모터 디프로그래밍
- 운동 근육 주체
- 조절되지 않는 협력 수축

무엇이 되었든, 문제의 원인과 결과는 동일하다.

우리는 우리의 움직임 방식과 토착화된 자신의 삶의 방식을 근본적으로 바꿔야 할 필요가 있다. 물론, 이것은 당신이 항상 휴대 전화를 수직으로 하여 – 당신의 팔을 땅에서 들어 올리고 머리를 높이 들어 올려 Facebook을 하는 것은 아니지만, – 할 수 있으면 가능한 기회를 잡아야 한다. 당신이 가진 움직임의 기회를 활용해 보겠는가? 예를 들어, 당신은 당신의 팔을 올린 채로 문자를 보낼 수 있다. 비록 가끔씩 이렇게 해도 운동 능력의 다양성이 크게 유지 될 수 있다.

**알고 있는가?**

부상이나 통증(또는 아마도 반복되는 통증)에 대한 걱정은 자세와 움직임을 동일하게 불안정하게 만들수 있다. 2003 년에, Moseley와 그의 팀은 또한 잠재적인 통증에 대한 불안이 신경계에 영향을 준다고 정의했다.

## 전통적 근육의 저긴장성
## Classic Muscular Hypotonicity

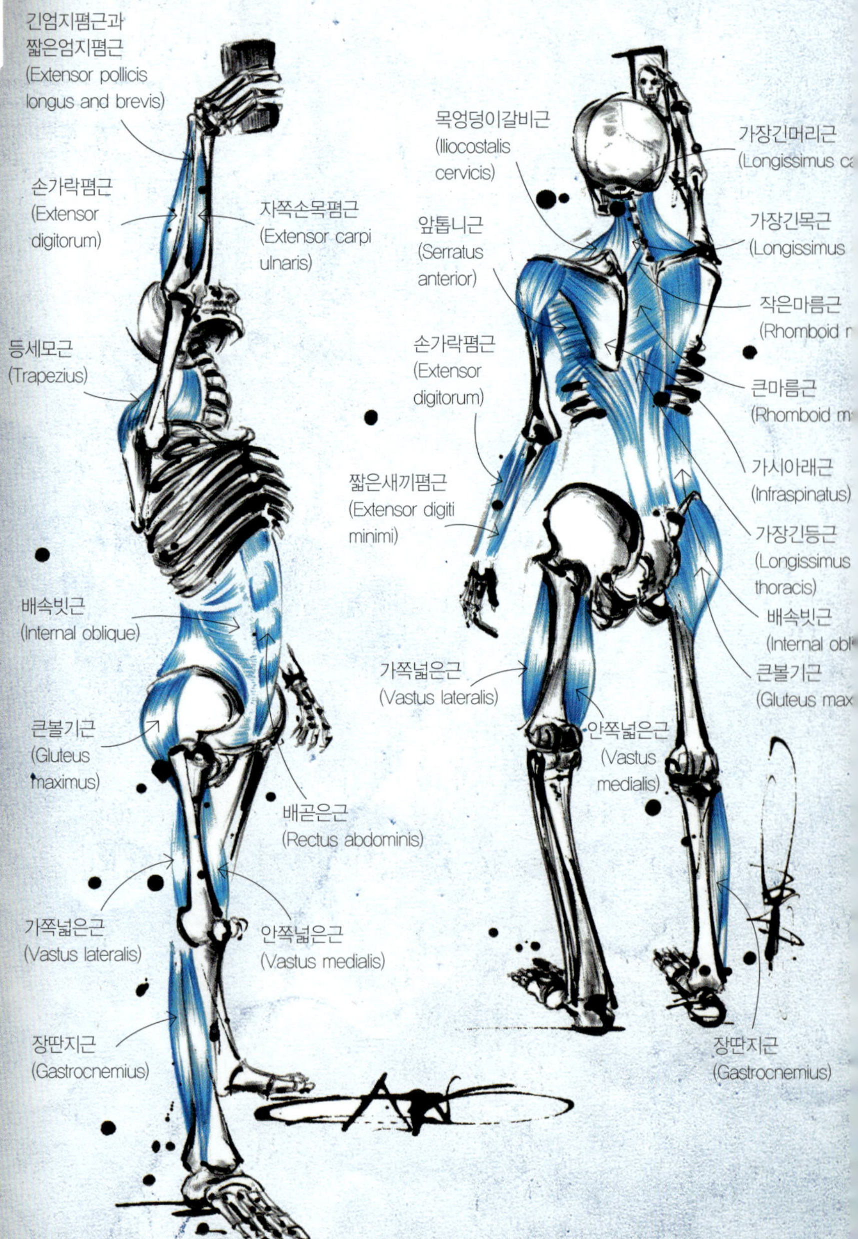

# 트리거 포인트 TRIGGER POINTS 02

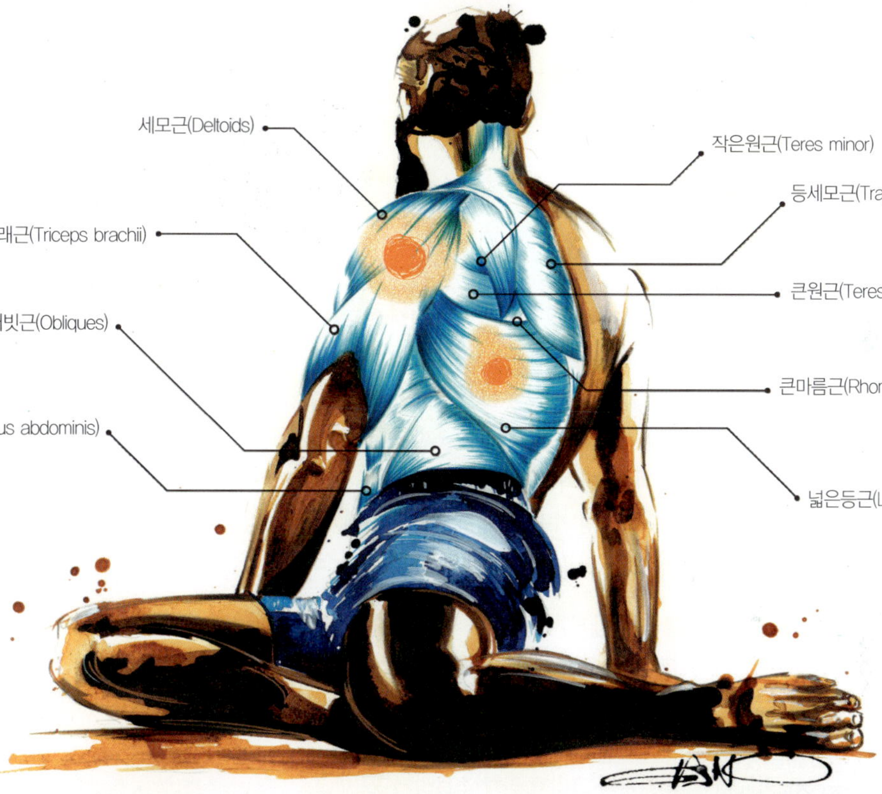


트리거 포인트는 근육의 작은 영역으로, 만지면 통증이 있다. 이것들은 때때로, 멀리 떨어져 있는 다른 근육들로 더 큰 영역의 통증을 촉발시키 수 있다. 이런 식으로 엉덩이의 트리거 포인트(종종 볼기근이라고도 함)는 허리 통증을 유발할 수 있다.

실제로, 트리거 포인트는 완두콩 모양이나 요리되지 않은 작은 스파게티 모양이다. 이것들은 비정상적이거나 부적절한 운동이나 근육의 위치에 형성된다. 근육에서 발생하는 일정하지 않은 긴장은 스트레스와 유착이 있는 부위로 이어지고, 종종 통증이 되기도 한다.

예를 들어, 안장이 너무 낮은 자전거를 타면 허리의 자세가 망가지고, 넙다리네갈래근(quadriceps femoris)과 햄스트링(hamstring) (허벅지 앞과 뒤의 강력한 운동 근육)의 파워(power) 비율이 손상되고, 허리근(psoas) (고관절)을 과도하게 이용하게 된다. 넙다리네갈래근(quadriceps)의 긴장은 일관되지 않고 무질서하며, 트리거 포인트를 만들 수 있다.

사람의 움직임에 대한 트리거 포인트의 영향을 올바르게 이해하려면 머리카락을 빗고 있는데, 브러시가 머리카락 매듭으로 막혀 있다고 가정해 보라. 당신은 당신의 빗질을 멈추고, 매듭을 풀기 위해 다른 방법을 시도해야만 한다.

이것은 정확히 트리거 포인트이다. 근육의 매듭은 정확하게 움직이지 못하게 하여 자세 또는 움직임 패턴을 수정하지 않고 기능을 유지하도록 변경한다.

Travell and Simons 박사(1992년 1998)는 활동적이든 수동적이든, 그리고 일차적이거나 이차적인지에 따라서 트리거 포인트를 식별했다.

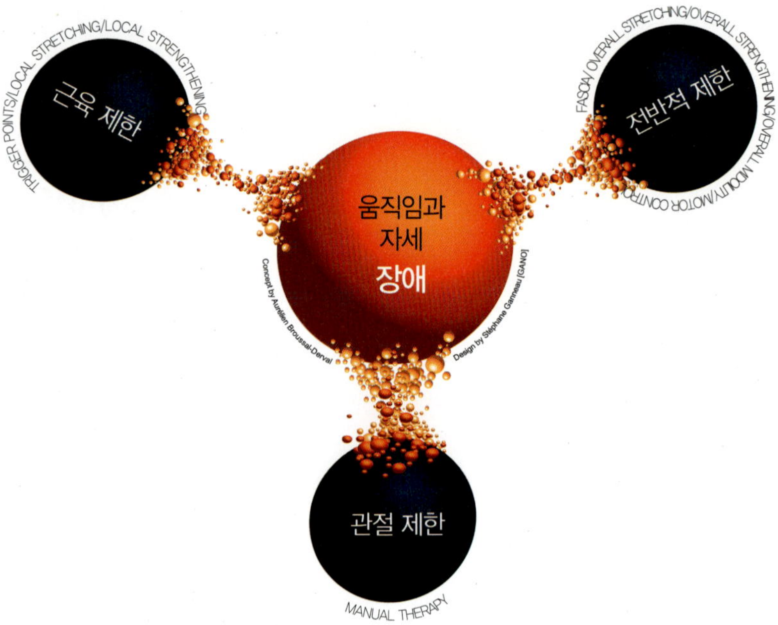


### 활동적, 그리고 수동적 트리거 포인트

수동적 트리거 포인트는 경련 또는 셀프 마사지를 통해서만 감지 할 수 있다. 이것은 통증을 주고, 운동과 자세에 영향을 주지만, 일상생활에서 눈에 띄지 않는다. 반대로, 활동적 트리거 포인트는 활동성이 떨어지는 경우에도 뚜렷하게 나타난다. 이것은 시간과 실행되는 활동에 따라 다소 일정하기 때문에, 이것의 존재는 명백하다. 이것들의 과민성 수준과 부상은 퍼지는 정도와 강도에 영향을 미치며, 적절한 예열 없이 자극적인(그리고 반복되는) 스트레스와 장기간의 부적절한 자세로 인해 나타난다.

**두 가지 유형의 트리거 포인트를 모두 다루어야 한다. 휴식은 언제든지 활동적 트리거 포인트를 수동적 상태로 만들 수 있지만 문제를 해결하지는 못한다. 반대로, 모든 수동적 트리거 포인트는 부적절한 활동으로 활성화 될 수 있다.**

### 마사지 트리거 포인트

여유를 가져라: 버그를 없애려고 하지 말고 긴장된 근섬유를 이완하려고 해야 한다. 그러므로 인내심 있고 진보적이어야 한다. 통증은 게임의 일부이지만 트리거 포인트를 더 긴장되지 않도록 관리 할 수 있어야 한다. 우리는 1에서 10까지의 척도에서 통증 강도 5를 목표로 한다(Davies 2014). 심각한 통증이 있다면, 가능하다면 같은 근막 인근 부위를 마사지하거나 스트레칭 해야 한다(기능적 체인의 파트 3에서 스트레칭 연습을 참조). 주파수가 더 높다는 것을 기억한다. 기억해야 할 것은 빈도는 강도보다 효과적이므로, 하루에 여러 번 몸을 마사지하는 것을 주저하지 말아야 한다.

### 일차적 그리고 이차적 트리거 포인트

1차 트리거 포인트는 활동상태이거나, 또는 수동 상태일 수 있으며, 그리고 장시간의 운동 또는 자세 장애로 일어난다. 트리거 포인트가 다른 근육에 방사되거나, 또는 이전에 다른 근육에 방사되었을 때, 이것은 다양한 수준의 근막 체인(chain)에서 다른 장애를 유발한다(근육과 근막의 접합부; 근막은 근육이나 장기를 둘러싸는 섬유 조직의 얇은 덮개이다). 이로 인해 2 차 트리거 포인트가 발생한다.

주어진 시점에 단지 하나의 통증 영역에만 국한되는 것이 아니라 모든 유발 지점을 완화시키기 위한 포괄적인 전략이 필요하다. 1차 트리거 포인트는 2차 트리거 포인트를 생산 유도할 가능성이 있다. 이러한 2차 트리거 포인트가 근본적인 문제를 해결하지 않고 처리되면, 새로운 2차 트리거 포인트가 나타날 수 있다.

**여러 트리거 포인터가 동일 근육에 존재할 수도 있다. 우리는 시간을 내어 관리해야 하는 전체 근육을 관찰해야만 한다.**

# 셀프 마사지 SELF-MASSAGE 03

통증은 무시해야 할 정신이나 신체의 약점이 아니라 추가로 평가해야 하는 정보의 한 조각이다. 통증을 무시함으로써, 당신의 움직임은 장 · 단기적으로 제한 될 것이다. 근막의 자유는 움직임을 위해 요구된다.

이와 관련하여, 이 책에서는 셀프 마사지 기법 또는 당신 자신의 근막 체인(chain)을 자유롭게 하는 방법에 대해 많은 논의가 있을 것이다. 신체의 여러 부분을 위한 다양한 도구를 이용하여, 당신은 스캔을 할 것이고, 그리고 최소 단위의 트리거 포인트까지 긴장 또는 경직된 부위를 진단할 수 있게 된다.

첫째, 셀프 마사지 중에는 근막을 분리 할 수 없다는 것을 이해해야한다. 모든 구조는 동시에 신경 조직, 근육 및 피부까지 마사지가 된다. 압력 아래에 있는, 근육과 피부가 스펀지처럼 된다. 압력이 가해지면 물은 조직 바깥쪽으로 밀려지게 되고, 압력이 완화되거나 다른 위치로 움직이게 되면 다시 끌어당겨지게 된다.

셀프 마사지의 효과는 운동 전과 후에 모두 의미 있는 효과가 있다.

- **회복 시간의 효과:** 근육의 긴장을 줄이는 것으로 마사지 이외에, 셀프 마사지는 신체적 회복을 최적화한다. 또한 손상된 근육의 성능이 제한되고, 근육통이 효과적으로 치료 된다(Cheatham et al. 2015).
- **통증의 효과:** 긴장된 부위를 이완시켜, 통증을 해결할 수 있다. 따라서 셀프 마사지의 통증 효과는 단기 및 장기적으로 두드러진다(Pearcey 2015). 2017년 Behm은 그의 연구에서 근육통의 감소((Macdonald (2014)의 선행연구에 의해 보고됨), 근막 통증의 감소 및 트리거 포인트 최소화에 긍정적인 영향이 있음을 강조한다.
- **움직임의 효과:** 중간 지점에 있어서, 근골격의 손상 없이도, 통증 없이 쉽게 움직임을 만들수 있다(Macdonald 2013, Bushell 2015).
- **워밍업에 미치는 효과:** 휴면 또는 기억 상실 감각 운동 영역(감각과 자발적 통제력을 상실한 영역)을 깨우고, 셀프 마사지는 근육의 성능을 제한하지 않으면서 가동성을 증가시킴으로써 워밍업 동안 강력한 가속기가 된다(Halperin et al. 2014, Cheatham et al. 2015년).

### 셀프 마사지를 위한 3가지 특별한 규칙

1. **부드럽게 움직이기:** 당신이 무엇을 하고 있는지 느낄수 있도록 노력하라. 당신은 여기에 지금 있어야 한다. 셀프 마사지는 당신 자신을 위한 시간이다. 더 깊은 곳에서 통증과 긴장된 부위를 이완시키기 위해서, 당신은 더 많은 시간을 가지고 부드럽게 움직여야 한다.
2. **익숙하지 않은 영역 찾기:** 당신이 만지거나, 움직이지 않았던 신체 부위로 이동한다. 이것들은 가장 자극이 필요한 부분들이다.
3. **마사지 도구를 움직이거나 몸을 움직일 수 있는 방법:** 마사지 도구를 사용하는 경우 도구를 한 곳에 두고 몸을 움직여 연조직 층 사이에 움직임을 만들 수도 있다. 이 방법은 활동적인 압력 반점에 적용된 이동식 마사지 도구를 사용하여 보완되므로 긴장된 부위나 통증 부위에서보다 효과적으로 작업 할 수 있다. 근막 이동을 증가시키려면 도구 위에서 몸을 움직여야 한다. 긴장된 부위의 경우, 도구는 몸 위에서 움직여야 한다.

## 마사지를 할 때 통증이 있어야 하나?

여기에는 두 개의 의견이 있다. 한편으로는 마사지에 대한 최상위 반응수준을 훨씬 뛰어 넘는 헌신적인 셀프 마사지사가 있으며, 항상 필요 이상으로 중독성을 가지게 된다. 어떤 사람들은 바벨, 케틀벨 또는 웨이트 플레이트를 마사지 도구로 이용하고, 타박상을 유발할 수 있는 적극적인 유연성에 대한 극단적인 노력으로 국소 부위의 적응을 초래한다고 믿는다.

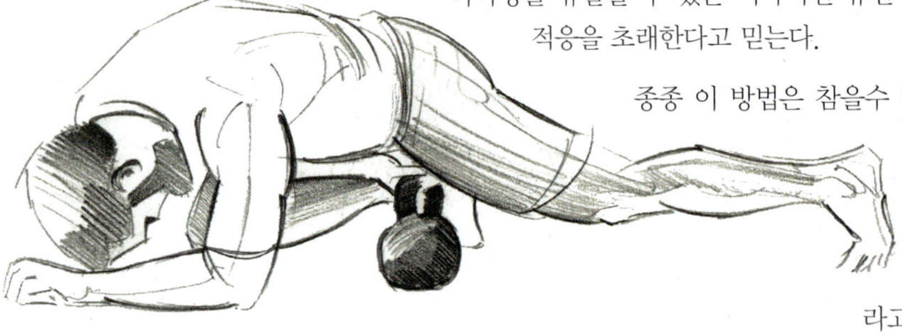

종종 이 방법은 참을수 있는 정도의 통증정도에서 다른 방법보다 더 강한 통증을 느끼게 될 수도 있고, 통증이 없는 강도로 마무리하기도 한다. 일반적으로, 이것은 합리적인 접근 방식이 아니라, 근육 손상의 징후라고 말한다. 종종 그렇듯이 본능과 상식으로 당신 자신을 가이드 해야 한다. 해야 할 일을 알아라. 당신을 도울 수 있는 것을 하라. 당신의 몸에 귀 기울여라.

### 뼈 부분은 피한다.

셀프 마사지는 기본적으로 연부조직을 목표로 한다. 정강이 영역의 전면과 같이 근육이 많지 않은 특정 영역이 있지만, 셀프 마사지로 치료해야 하는 부위가 있다. 그러나 연부조직이 거의 없거나 인대만으로 구성된 곳은 피해야 한다.

당신의 몸은 적응할 수 있다. 단기적으로도, 셀프 마사지는 통증을 편하게 해준다. 장기적으로, 통증에 대한 내성이 증가하여(Jay et al. 2014), 보다 강하고 고급 마사지를 할 수 있는 도구로 마사지 할 수 있게 된다.

문제를 확인하려면, 종종 약간의 통증이 필요하지만, 매우 느리게 움직여야 한다. 통증이 너무 많으면 자극을 받은 근육이 이완 될 때 보호 작용을 한다. 반면에, 통증을 치료하고 인생이 바뀌는 경우가 있는데, 예를 들어, 당신의 건강관리 전문가의 감독하에 오래된 부상을 고치게 되는 경우이다.

우리의 의견은, 치료할 영역에 따라, 다른 도구들 중에서 하나의 도구를 선택하는 것은, 어떤 패러다임을 고수 하는가보다 더 중요하다. 이와 관련하여, Monteiro와 그의 팀은 가동범위는 마사지의 기간과 마사지 도구에 영향을 받는다고 믿는다(Monteiro et al. 2017).

### 안내서

다음은 마사지 할 부위에 대한 해부 안내서이다. 우리의 의견은, 당신은 깊은 영역에 도달하지 못하거나 자극 변화를 느낄수 없을 때, 더 강한 도구로 전환해야 한다는 것이다.

이 책에서는 두 가지 접근 방식과 일부 진보된 가동성 운동을 결합한다.

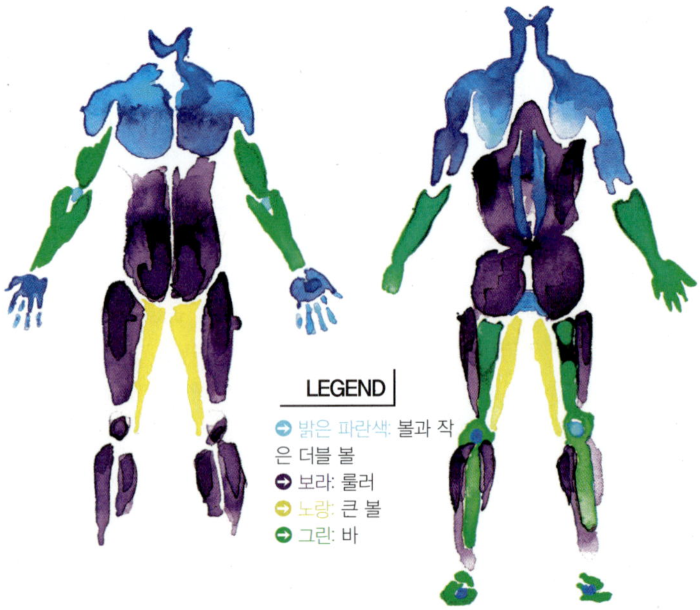

## 엉덩정강근막

셀프 마사지의 사용이 연구와 소셜 미디어에서 나타나기 시작했다. 허벅지는 셀프 마사지에서 가장 인기 있는 부위 중 하나이지만, IT 밴드 및 근막은 더 특별한 곳이 되고 있다. 이 부위는 근막이 아니기 때문에 특이하다: 더 깊은 층들이 근육 조직으로 구성되어 있지만 IT 밴드 자체 근육 조직의 경우는 수축하지 않는다. 이것은 왜 IT 밴드가 감각 운동 기억 상실의 영향을 받지 않는 부위인지 설명한다: 이 부위는 매일 움직임에 의해 자극을 받는다. 허벅지 바깥쪽 부분의 셀프 마사지 준비운동의 영향은 결과적으로 매우 제한적이다. 이 부위의 대부분의 마사지 기술은 통증을 유발한다. IT 밴드와 더 깊은 조직 사이에 의도적으로 마찰을 일으키는 것은 통증 완화보다 더 많은 염증을 유발하므로 권장하지 않는다. 실제로, 마사지 롤러 또는 볼에 의해 가해지는 압력은 IT 밴드를 가쪽넓은근(Vastus lateralis)으로부터 분리하지 않는 것처럼 보인다.

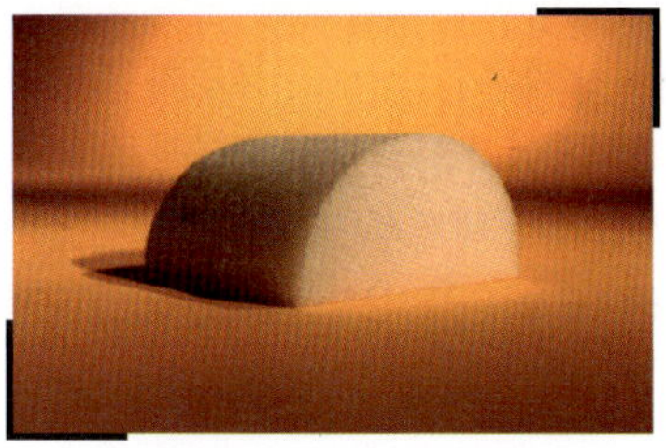

압력은 실제로 서로 충돌한다. 이 두 표면이 서로 "슬라이드" 되도록 하려면 롤러를 두 조각으로 자르고, 바닥에 놓거나 무게 사이에 단단히 막힌 롤러와 같은 고정 도구를 이용하는 것이 좋다. 롤러를 몸 위로 돌리지 말고 롤러 위로 몸을 움직인다. 또한 IT 밴드는 셀프 마사지를 통해 스트레칭하기가 거의 불가능 하다. 마사지하는 동안 작업을 실행하는데 필요한 압력은 마사지하는 동안 쉽게 참을 수 없다.

IT 밴드 자체를 관리하는 방법으로, IT 밴드의 양쪽 끝을 다루는 데 집중하는 것에 가치있다. 먼저, 둔근의 맨 위에 있는 장골 능선 바로 아래 영역 (골반 엉덩이 뼈의 앞쪽과 바깥 쪽 영역)을 치료한다. 이 영역은 강화 프로그램과 셀프 마사지 프로그램 모두에서 종종 누락되기도 하지만, 치료의 결과는 매우 빠르다.

다음으로, 무릎 바깥쪽에 있는 IT 밴드의 반대쪽 끝, IT 밴드의 끝과 비골의 상단(하퇴 측면에 있는 긴 뼈) 사이에 셀프 마사지에 집중한다.

이 마사지 형태는 특히 바닥에 고정된 상태에서 무릎이 반복적으로 회전하는 스포츠에서 유용하다. 바닥에 놓이면 종아리뼈의 상단이 회전 할 수 있게 된다.

## 셀프 마사지에서 준비운동까지

이 장에서는 통증을 유발하는 셀프 마사지 도구 이용에 대해 많은 이야기를 했다. 이후 장에서는 셀프 마사지와 스트레칭을 결합하여 장기적으로 가동성 개발에 대해 논의 할 것이다. 예를 들어, 일상적인 준비운동에서 셀프 마사지를 이용하는 경우의 단기적 효과는 무엇인가?

워밍업 중에 셀프 마사지를 하는 이유는 근육 반응을 손상시키지 않고 운동 범위를 늘리고 이용 중인 근육의 수축 강도를 유지 (또는 개선)하기 위해서이다 (Halperin et al. 2014).

따라서, 셀프 마사지는 수동 스트레칭에 비해 상당한 이점을 가지며, 이는 근육의 반응성을 감소시킨다.

## 근육 기억 상실
### Muscle Memory Loss

"기억 상실"이 있는 근육 부위는 셀프 마사지를 통해 찾기가 어려울 수 있다. 이것은 정당한 이유이다: 이것들이 존재한다는 것을 인식하지 못할 수도 있다. 우리의 조언은 매우 간단하다. 가장 가능성이 적은 부분이라도 모든 곳에서 마사지를 해야 한다. 만지지 않는 부위를 더 많이 마사지 할수록 근육 기억이 발생하는 부위를 찾을 가능성이 높아진다.

가장 일반적인 영역의 목록은 다음과 같다.

- → 발바닥(발의 아치, 발의 공 및 발 뒤꿈치)
- → 빛의 앞
- → 무릎 뒤
- → 겨드랑이 밑
- → 넙다리네갈래근(quadriceps)의 안쪽 부분
- → 엉덩이 회전근
- → 엉덩이의 꼭대기
- → 상부 또는 하부 목 근육

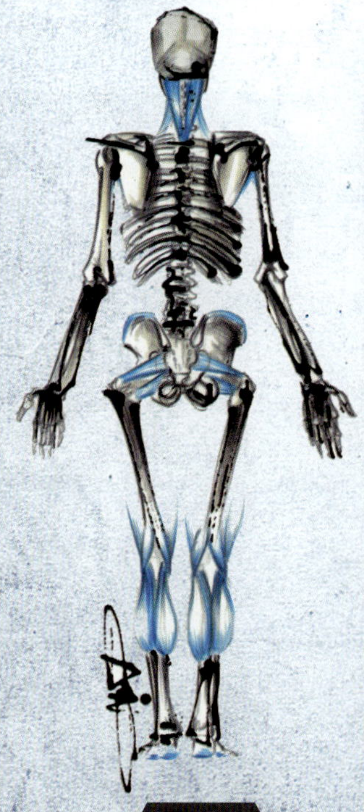

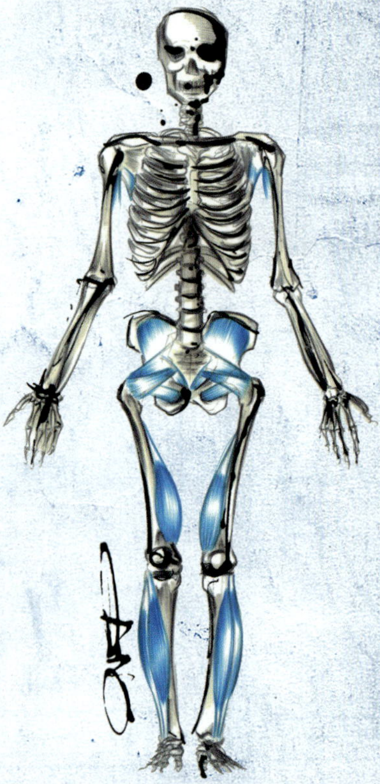

2016년, Kelly와 Beardsley는 그들의 작업을 통해 평균적으로, 약 9%의 사람들이 최소한 약 20분 동안 했을 때, 가동성이 증가하는 것을 발견했다. 이것은 발바닥 아치를 마사지 했을 때, 반대쪽 팔 다리에서도 효과가 나타났다. 그러나 이것의 이점은 매우 빠르게 사라진다 (대략 반대쪽 팔 다리에 최대 10 분).

우리는 준비 운동을 하는 동안 다음을 고려해야 한다.

- 목표하는 움직임을 하기 전에 셀프 마사지를 해야 한다. 예를 들어, 스쿼트를 하기전에 발바닥, 햄스트링(hamstring), 그리고 볼기근(Gluteus)을 모두 포함하여 최소 10분을 마사지해야 한다.
- 사지(팔, 다리) 운동을 할 때, 반대쪽 팔 · 다리가 병리학적 이유로 긴장(stiff)되어 있을 때 필수적으로 셀프 마사지를 해야 한다. 예를 들어, 한쪽 발을 마사지 할 수 없더라도, 다른 발을 마사지하면 가동성을 높이고 도움을 줄 수 있다.

주의 : 모든 준비운동에 대한 활동들이 연구 된 것은 아니다. 그동안의, 당신의 보편적인 느낌을 이용해야 한다. 처음에는, 셀프 마사지가 체온을 높이고, 트리거 포인트 또는 유발 지점에 국소 통증 완화를 제공한다. 그러나 이것은 도구임에도 불구하고, 장기간 이용할 때, 이완을 증진시킨다. 우리는 워밍업에 체계적으로 구현하는 것을 선호하지만 운동을 시작할 때 셀프 마사지를 과도하게 이용해서는 안된다. 권장되는 방법은 다음과 같다.

> **셀프 마사지 준비운동 방법**
> **발의 아치:** 각 발당 60초 동안 1~2회.
> **다른 모든 근육:** 근육 당 30초 동안 2~3회

## 셀프 마사지를 하는 동안 지켜야 할 것

- 당신이 더욱더 매일 기본적으로 셀프 마사지를 연습하면, 준비운동시 더 빠르게 효과적인 결과를 볼수 있고, 더욱더 유용한 작업을 하는 동안 셀프-마사지가 완성 될 것이다. 기다리지 마라; 셀프 마사지를 시작하면 즉시 준비운동에 혁명이 일어난다! 처음에는 긴장과 통증이 나타나지만, 준비운동 중 셀프 마사지는 이를 교정 할 만큼 충분히 길지 않다. 반면에, 너무 오래 유지하면 근육과 인대를 과이완 하게 될 수 있다. 스트레칭과 마찬가지로, 매일 하는 것만으로도 최상의 결과를 얻을 수가 있다. 이 주제에 대한 가장 명확한 연구는 2017년 Cavanaugh 팀이 실행 한 것이다. 그들은 넙다리네갈래근의 셀프 마사지 후 넙다리 

했다. 저자들은 이 효과를 넙다리네갈래근(quadriceps femoris)의 인지된 통증에 기인 한 것으로, 햄스트링(hamstring)이 이완되게 한 것이라고 하였다. 규칙적인 셀프 마사지로, 갑작스런 통증이 감소, 그리고 준비 운동하는 동안 이 기술을 이용하는 데에 있어, 제한이 점점 줄어 든다. 그러나, 셀프 마사지를 이용하기 전에, 셀프 마사지를 처음하는 운동선수는 훈련 프로그램을 시작한 후 몇 주 동안 기다렸다가 시작하고, 처음에는 셀프 마사지 시간을 짧게 해야 한다.

- Cavanaugh의 동일한 연구는 단기 가동성(mobility)을 위한 셀프 마사지와 준비운동을 위한 셀프 마사지를 구별 할 때 주의 할 

지를 이용하면 강도로 인한 통증이 유발되지 않아야 한다. 반면에 다른 훈련 세션과 적절히 떨어져 있을 때, 장기적 가동성 향상을 목표로 하는 셀프 마사지는, 통증 내성 측면에서 완화를 제공 할 수 있다.

- 신경 또는 심혈관 시스템을 예열하는 것과 마찬가지로, 점진적인 접근 방식은 상식에서 비롯된다. 최적의 결과를 얻으려면, 부드러운 부위에 압력을 점차적으로 증가시켜라. 다음의 세션에서 신체적, 또는 심리적 저항을 일으킬 위험이 있다.
- 워밍업 중 스트레칭과 마찬가지로 신경 이완제 활성화 방법을 계획하는 것이 중요하다. 실패하지 않는다면, 당신의 셀프 마사지는 활기차고 점진적인 운동을 동반할 것

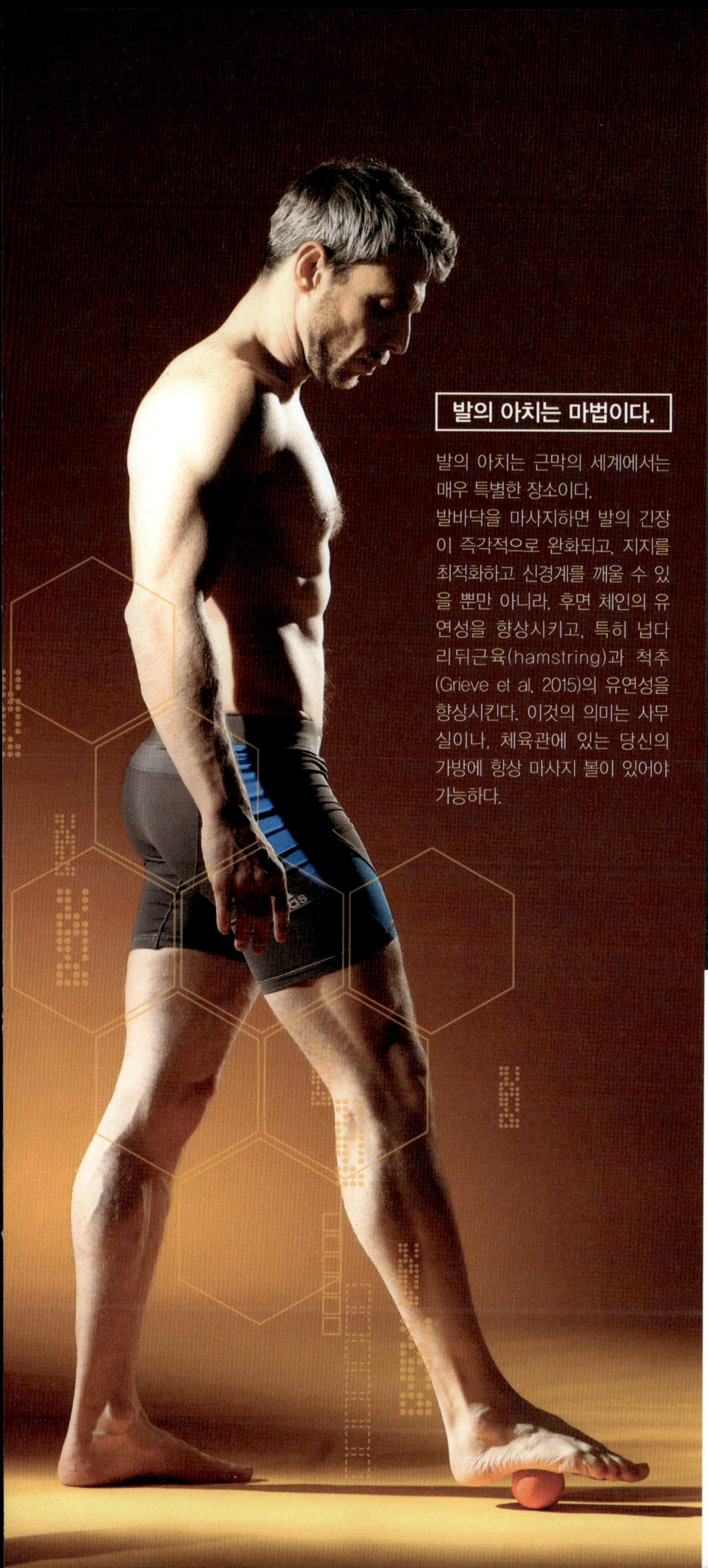

## 발의 아치는 마법이다.

발의 아치는 근막의 세계에서는 매우 특별한 장소이다.
발바닥을 마사지하면 발의 긴장이 즉각적으로 완화되고, 지지를 최적화하고 신경계를 깨울 수 있을 뿐만 아니라, 후면 체인의 유연성을 향상시키고, 특히 넙다리뒤근육(hamstring)과 척추(Grieve et al. 2015)의 유연성을 향상시킨다. 이것의 의미는 사무실이나, 체육관에 있는 당신의 가방에 항상 마사지 볼이 있어야 가능하다.

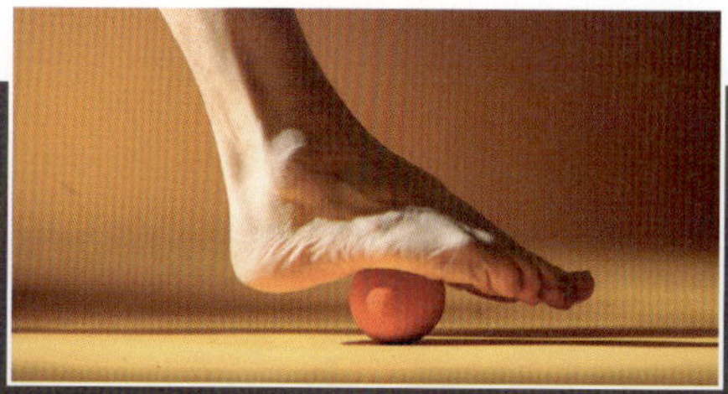

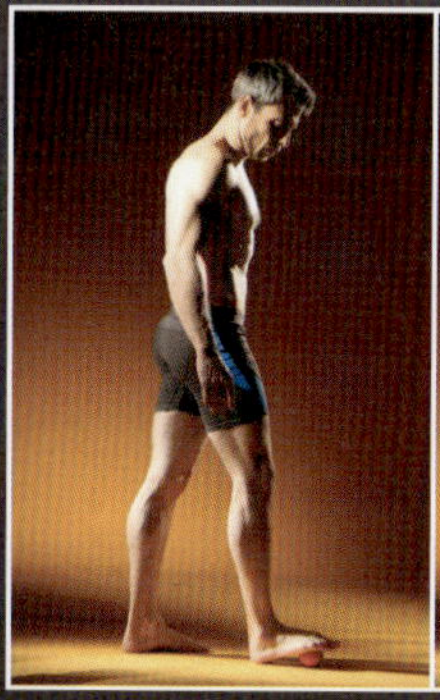

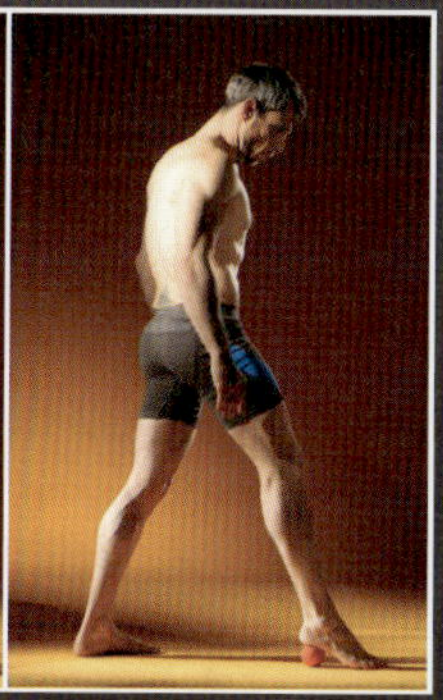

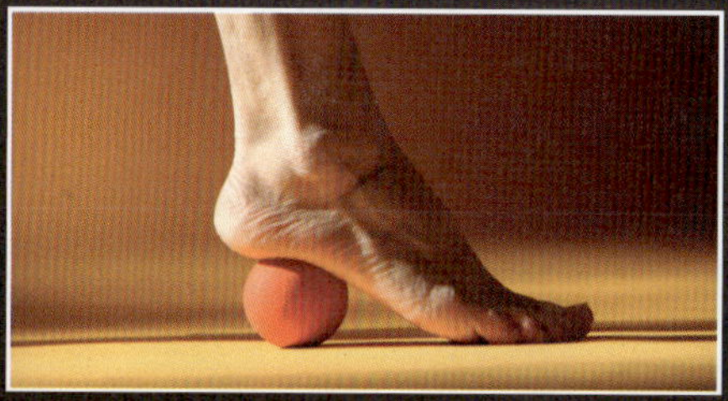

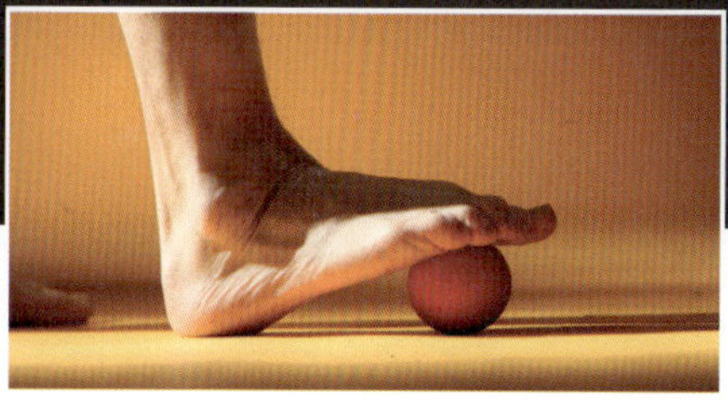

### 주의사항

공격적이고, 빠르며 부주의 한 롤러 마사지는 연조직의 압력과 이완의 조합에 의해 일반적으로 생성되는 "스폰지" 효과를 생성하지 못한다. 반대로 근육 긴장과 멍이 들거나 감각 수용체를 손상시킬 수 있다. 당신은 시간을 내어 공들여 실행해야 한다. 당신의 몸은 그럴 가치가 있다.

# 04 통증과의 전쟁
## COMBATTING PAIN

*통증은 피할 수 없다.*

트리거 포인트, 셀프 마사지, 스트레칭, 그리고 규칙적인 움직임과 관절 재조정과 같은 국소 치료는 모두(자신의 몸)를 유지하기 위해 매일 사용해야 하는 도구의 일부입니다.

셀프 마사지를 이용하여, 당신의 신체 부위를 하나씩 "스캔" 하면, 긴장되거나, 통증이 있거나, 또는 저항력이 있는 부위를 감지하게 된다. 스캔 및 처리 할 영역에 따라 다양한 정도의 정밀도와 적절성을 갖춘 수많은 도구가 있다.

첫 번째로, 접촉은 종종 치유이다(우리는 지속적인 통증에 대응하여 이러한 관행을 시작한다). 처음에는 치유가 종종 특정 신체 부위에 매우 집중되어, 우선적으로 적용되지만 신체의 나머지 부분을 탐색하고 진정시킬 추가적인 부위를 발견하기 위해 이러한 부위가 치료 될 때까지 기다릴 필요는 없다. 연결하여 할 수 있음을 기억해야한다.

이러한, 첫 두 단계(국소 및 일반 치료)는 긴장과 통증이 지속될 때, 매일 또는 격일로 함께 실행되어야 한다.

문제의 영역을 둔감하게 하면, 매일의 작업이 더 이상 필요하지 않은 유지 보수 기간이 생기게 된다(셀프 마사지 및 스트레칭은 자유롭게 실행 할 수 있다).

## 완벽한 스캔 방법의 예

**이 세션은 언제 할 수 있나?**

제안된 모든 세션은 하루 중 언제든지 이용 가능한 시간에 따라, 완전히 또는 부분적으로 실행 될 수 있다. 그러나, 당신이 아침에 일어날 때, 이러한 운동을 하면 당신의 근육과 건은 깨어날 것이다. 저녁에는, 전반적인 휴식을 취하도록 돕고, 스트레스를 받은 후 몸을 리셋하도록 돕고, 편안한 수면을 할 수 있도록 촉진한다.

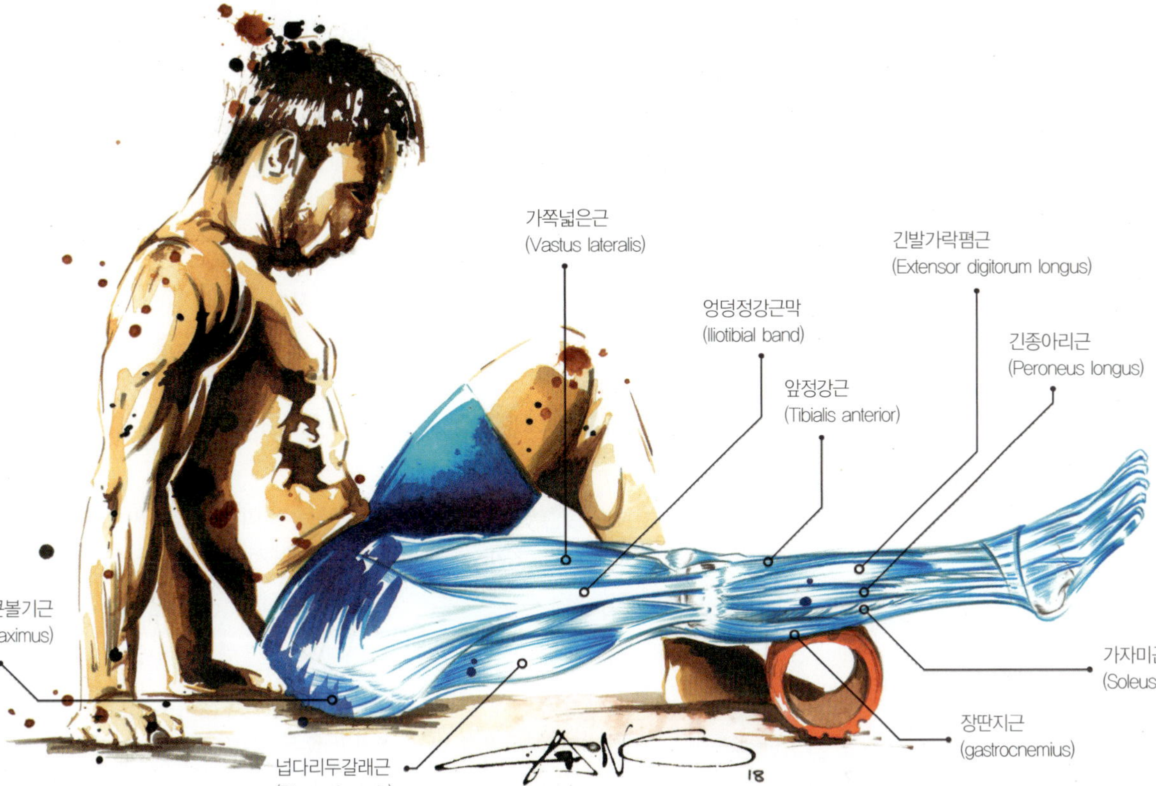


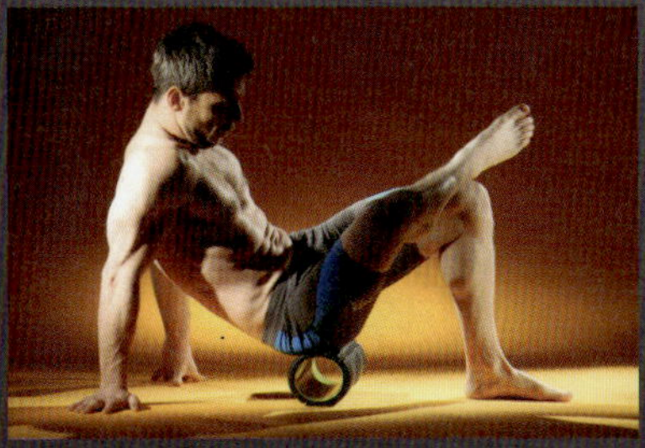
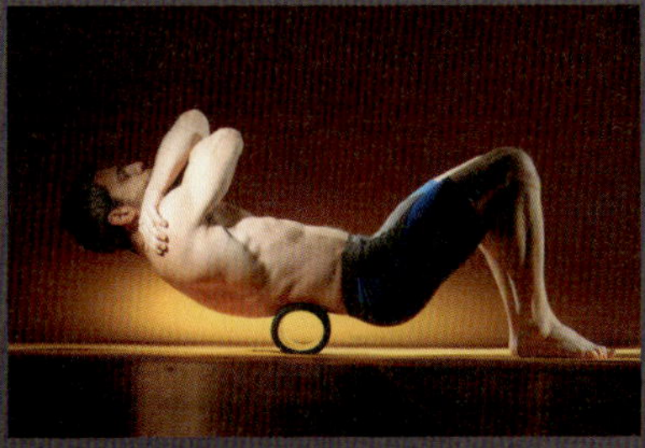
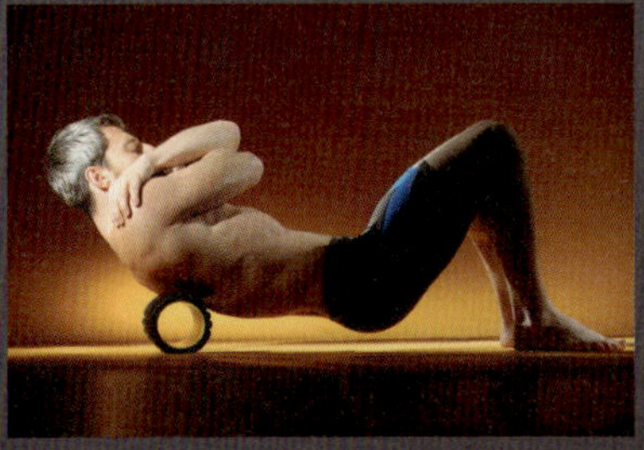
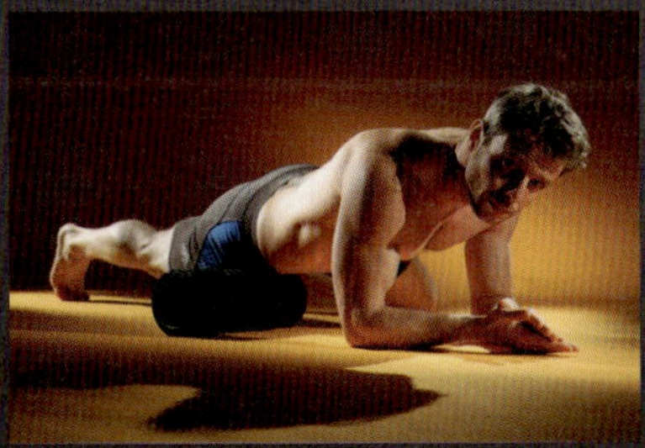
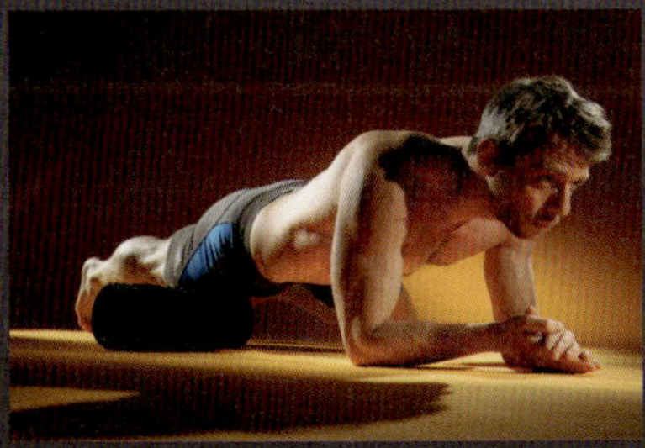
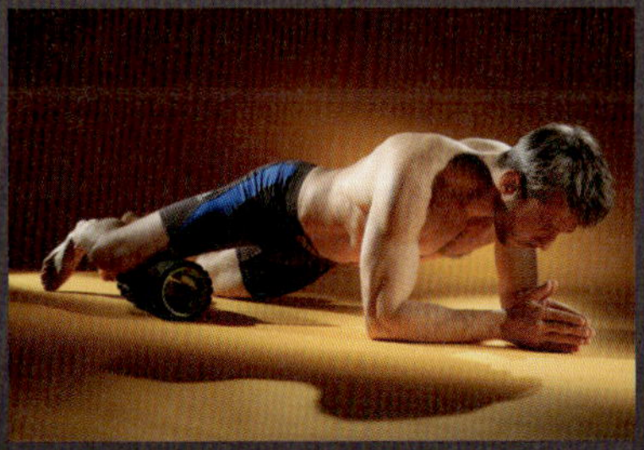

끝없는 문제는 스포츠 또는 운동, 일상적 활동, 비 활동, 또는 당신의 부상의 역사와 수동적으로 연결된다. 모든 접근법을 제공하는 것은 거의 불가능하다. 우리는 이 책의 독자 대부분에게 영향을 미치는 통증의 원인을 살펴볼 것이다. 당신은 다른 것보다 훨씬 더 효과적인 운동이 있음을 알게 될 것이다. 당신은 특히 다양한 선택지를 찾을 수 있을 것이다. 운동을 하는 것이지만, 당연히 여러분 모두에게 유용한 것은 아니다. 좋아하는 운동을 하고 가장 시급한 영역에서 시간을 보내거나, 다음 훈련 세션에서 덜 효과적인 운동을 하는 것을 고려할 수 있다.

*무엇보다도 이 책은 심리적 또는 육체적 스트레스와 관련된 만성 근육통으로 통증을 느끼는 사람들을 위한 것이다.*

이 책은 수술, 치료 또는 물리 치료가 필요할 수 있는 부상이나 외상으로 통증을 느끼지 않는 건강한 사람을 대상으로 작성되었다. 무엇보다도 이 책은 심리적 또는 육체적 스트레스와 관련된 만성 근육통으로 통증을 느끼는 사람들을 위한 것이다.

### 휴식의 기본 규칙

병리학적 통증은 의학적 원인으로 발생하거나, 부상, 사고, 심한 자세 장애 또는 질병과 관련 될 수 있다. 다른 모든 경우에는 통증이 용납 될 수 없다고 생각한다. 통증을 치료하는 것이 목표이다. 그러나 자세 장애가 지속되는 한 통증이 다시 발생할 수 있다. 운동 습관이 좋지 않으면 통증이 다시 발생한다. 긴장성이 지속되는 한 통증은 다시 돌아온다.

그러므로 운동의 기능적인 메카니즘을 회복하는 것이 필수적이며, 간단한 규칙에 따라 자세를 취해야 한다. Kelly Starrett은 그의 책에서 네 가지 규칙을 제안했다.

- 무언가가 제자리에 없으면 다시 놓으시오: 이것이 시작점이다. 당신의 자세를 다시 조정해라.

- 무언가가 움직이지 않는것을, 움직이게 한다: 비 활동은 우리를 장기적인 기능적 한계에 빠뜨린다. 긴장성은 점점 더 흔해지고 운동 중에는 통증이 조기에 발생하여 가동성을 제한 할 수 있다.

- 국소 통증의 영역 동원: 근육의 통증 영역의 이동은 통증 완화에 필수적이다. 이 기술을 압박점 또는 셀프 마사지와 함께 이용하면 근육 경련 및 접합 부위를 효과적으로 퇴치 할 수 있다.

- 기계적 제한을 완화하기 위해 통증 위아래로 작업한다: 근육과 힘줄은 종종 다른 장애 지점에서 발생하는 국소 통증을 넘어서는 시스템으로 생각해야 한다. 통증이 있는 부위이거나, 움직임이 제한된 곳에서만 통증을 치료해서는 안된다. 또한 영역을 효과적으로 처리하기 위해 이 영역의 위와 아래를 체계적으로 치료해야 한다.

### 셀프 마사지의 독점적 이용 제한

셀프 마사지는 셀프 마사지 하나만을 이용하는 것은 매력적이나, 중독성이 있을 수 있다. 그러나 목표는 단지 통증의 위치를 추적하는 것이 아니라는 점을 기억해야 한다. 모든 작업을 이동 및 회복 범위와 운동 조절(motor control)로 되돌려 놓아야 한다. 따라서 스트레칭과 운동 조절(motor control)을 위한 운동에서 셀프 마사지를 완전히 분리하지 마라.

## 이론적으로 필요한 분석적 접근

엄청난 양의 통증이 국소적으로 고정되었다면, 그 원인은 거의 항상 일반적이다[근육 체인(chain)에 대한 장 참고]. "위와 아래"의 규칙을 명심하고, 이것을 아픈 곳과 아플 때만 관리하기 위해서만 사용하지는 않는다. 또한 통증이 있든 없든 위와 아래의 영역을 탐색하고 체계적으로 치료해야 한다.

당신은 각 영역을 정기적으로 지속해야 한다. 명확히 하기 위해, 우리는 통증 부위별로 운동 카테고리를 선택했지만, 만약 당신의 무릎에 낭(sore)이 있다면, 엉덩이에서 무릎까지(포함), 발목에서 무릎까지(포함)를 치료해야한다는 것을 잊지 마라. 다른 곳에 통증이 없더라도 몸의 나머지 부분을 일부 치료하는 것을 잊지 마라!

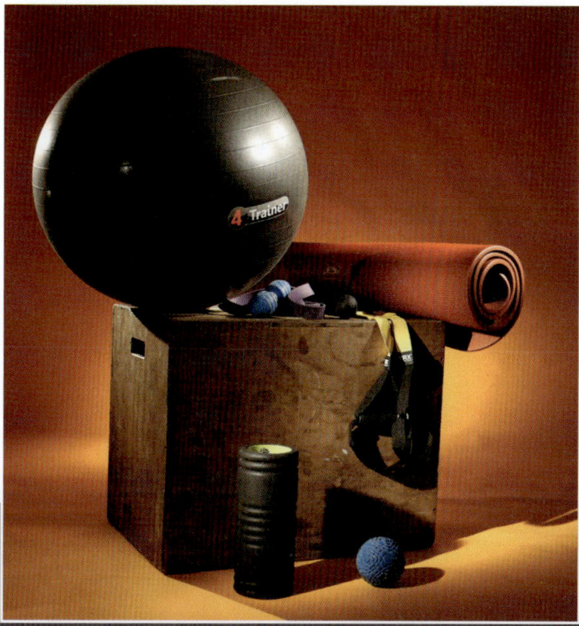

## 무엇을 필요로 하는가?

당신은 빠르게 배우겠지만, 이 책 자체로는 충분하지 않다. 오히려 완전한 도구가 필요하며, 집중하고 있는 신체 부위에 따라 몇몇 도구는 다른 도구에 비해 더 적합 하다.

**파워 밴드:** 많은 스트레칭, 가동성 및 관절 운동에서는 적어도 두 개의 탄성 밴드가 요구된다. 대부분의 제조업체에서 평균 저항을 제공하는 바이올렛 밴드를 권장하고, 빨간색도 적당하며, 더 중간인 것이 좋다.

**마사지 롤러:** 가장 고전적인 가동성 및 회복 도구인 마사지 롤러를 이용하면 거의 모든 신체 부위를 치료할 수 있다. 후방 근육 체인(chain)과 하지를 마사지하는 데 특히 적합하다.

**작은 마사지 볼:** 라크로스 볼(lacrosse ball)이라고도 하는 이 볼은 일반적으로 고밀도 고무로 만들어져 신체의 여러 부위를 깊게 마사지 할 수 있다.

**땅콩 볼:** 땅콩 볼이 공을 이용하면 두 영역을 동시에 나란히 치료하거나 근육 또는 힘줄의 두 부분을 다룰 수 있다.

**큰 마사지 볼:** 이 볼을 이용하여 당신은 마사지 롤러의 작업을 실행 할 수 있다. 그러나 더 많은 강도와 특정 부위, 또한 대퇴 굽힘근(hip flexors)과 모음근(adductors)과 같은 신체 및 대상 부위에는 볼이 도달 할 수 없다. 작은 공을 이용하기 위해 바닥에 누워있는 대신 큰 공을 이용하는 것이 더 좋을 수 있으므로 몸을 들어 올리고, 이러한 부위를 더 편안하게 치료할 수 있다.

**엑서사이즈 볼:** 안정성(stability) 공이라고도 하는 이 도구는 핵심 훈련을 위한 것이 아니다. 이것은 강력한 가동성 도구이다.

**체육관 매트:** 효과적인 환경에서, 셀프 마사지와 스트레칭을 연습해야 한다. 목표가 긴장을 푸는데 몇 분 동안 바닥에 무릎을 꿇거나 팔꿈치에 타일을 두는 것은 아무 의미가 없다. 반드시 필요한 것은 아니지만 매트를 이용하는 것이 좋다.

## 허리 통증: 허리 부위
## BACK PAIN: THE LUMBAR AREA

가장 흔한 통증 중 하나는 허리에서 발견된다(허리 부위 또는 영역), 이 부위는 종종 많은 종류의 긴장과 통증의 기원이 되는 부위이다.

허리는 사실상 자세와 움직임 모두에 대한 집중력과 많은 근육의 층을 이룬다. 허리네모근(quadratus lumborum); 넓은등근(latissimus dorsi) 아래에 있는 근육, 엉덩갈비근(iliocostalis), 가장긴근(longissimus), 그리고, 속근육, 뭇갈래근(multifidus)과 척주세움근(erector spinae), 엉치뼈(sacrum)천골에서 11번 또는 12번 흉추(갈비뼈를 기본으로)에서 몸통 너비에 이르기까지부터 모두 긴장 될 수 있다.

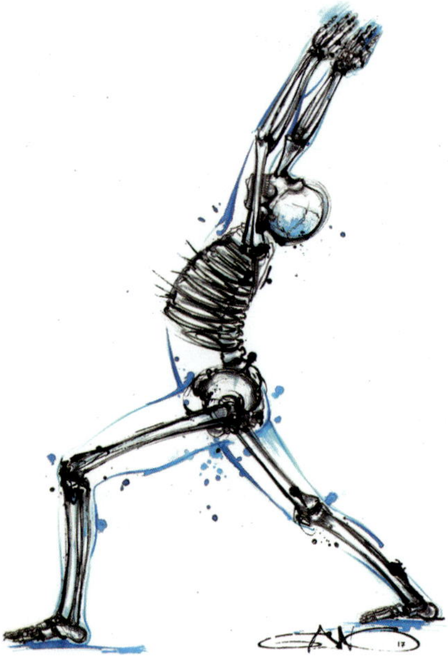

통증의 원인은 근육의 관점에서 이 영역이 매우 복잡하기 때문에 다양하다.
→ 허리의 만곡은 여러 근육이 겹쳐져 있기 때문에, 그곳의 민감한 근육을 잡아내기는 어렵다. 종종, 전체 부위를 치료해야만 한다.

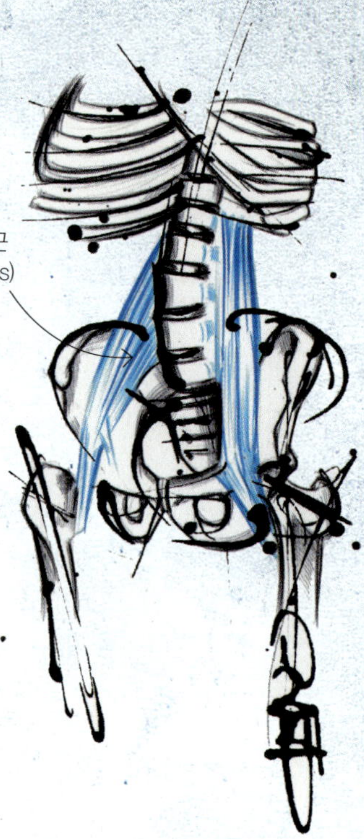


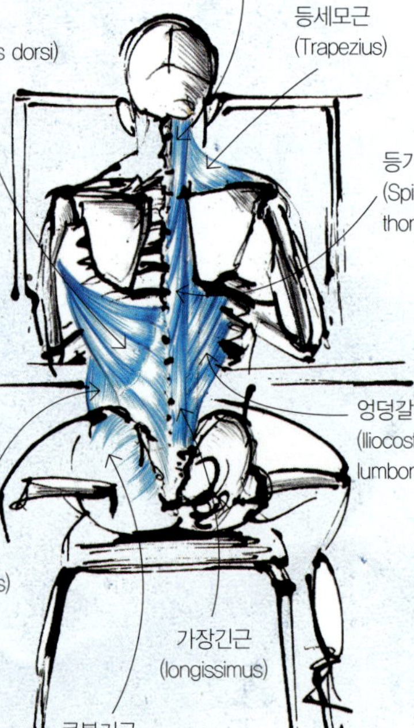


→ 문제는 종종 더 일반적인 것이다: 엉덩허리근(iliopsoas)은 허리 부위에 속한다. 만약 그들이 너무 강하거나, 너무 약하거나, 긴장되어 있다면, 통증은 보상하 근육으로부터 발생할 수 있다. 스트레칭과 근력 강화, 움직임, 그리고 엉덩허리근(iliopsoas)의 이완은 허리통증을 해결하기 위하 매일 우선적으로 해야 한다.
→ 종종 불균형이 있다: 복부 근육은 허리 부위의 근육에 비해 과도하게 발달된 통증의 원인을 가지고 있을 수 있다. 따라서 복부 허리 부위를 위한 운동은 항상 균형을 유지해야 한다.
→ 허리 부위 근육의 약화 또는 긴장도 무시해서는 안 된다. 척추 속근육뿐만 아니라 아니라 강력한 표면 근육도 함께 강화하는 것이 필수적이다.

# 스캔 SCAN

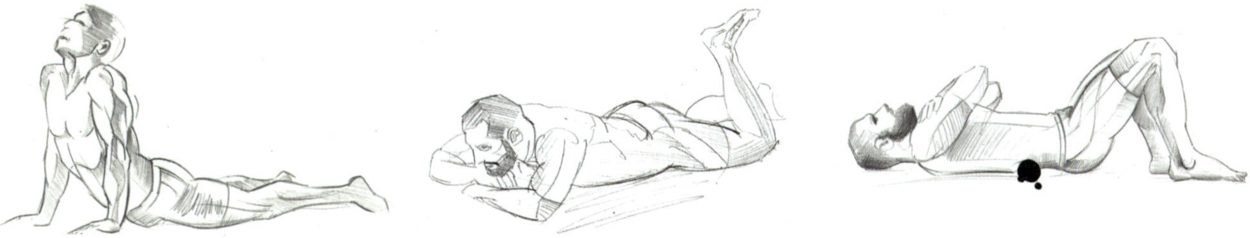

매일 통증이 있다면, 종종 특정 부위의 요구에 대한 추가적인 정보를 제공한다. 깊은 스캔은 주의가 필요한 허리부위를 확인 할 수 있다. 다음은 스캔에 포함 할 세 가지 운동이다.

## 1

**스핑크스 자세:** 당신의 엉덩이 옆에 바닥에 양손을 짚고, 복부를 바닥으로부터 편평하게 세운다.

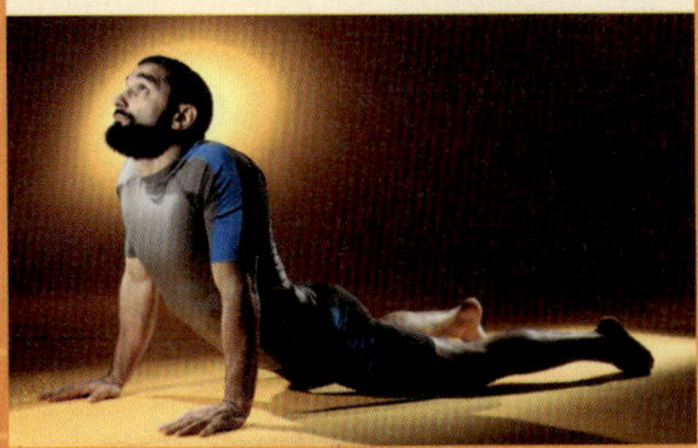

## 2

**울시 테스트:** 당신의 턱 아래에 양팔을 교차하여 배를 바닥에 닿게 길게 눕는다. 당신의 무릎은 굽히고, 뒤꿈치를 당신의 엉덩이쪽을 향하게 한다. 엉덩이를 들어 올리거나 골반을 구부리지 않고, 무릎을 120° 넘게 굽힐 수 있어야 한다. 이 운동은 양쪽 다리를 따로 따로 실행한다.

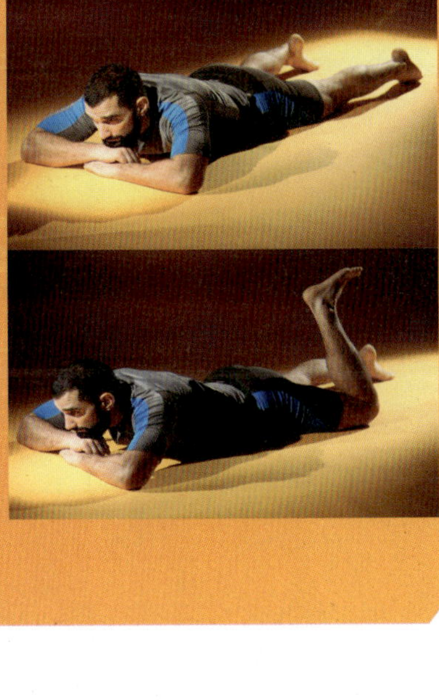

## 3

**갈비뼈와 골반 사이에 공 놓기:** 등을 바닥에 대고, 무릎을 90°로 구부리고 발을 바닥에 편평하게 놓는다. 허리의 연부조직 아래(척추뼈가 있는 부분은 피하고)로 볼을 밀고 통증이 있는 부위를 찾으면서 볼을 굴려야 한다.

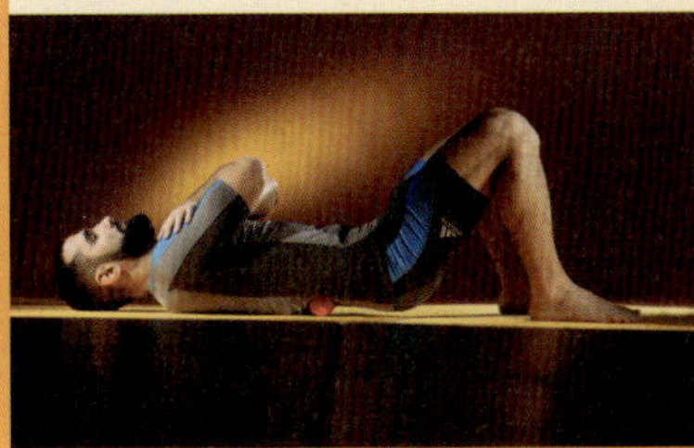

이러한 운동 중 발생하는 모든 급성 통증은 건강관리 전문가와 함께 철저한 검사를 해야 한다. 이 운동 중에 적당한 통증이나 긴장감이 발생하다면 매일 하나 이상의 운동을 실행해야 한다.

### A1. 롤러 마사지

롤러 마사지로 근육 운동 세션을 시작하는 것이 좋다. 롤러 마사지를 이용하면 넓은 영역을 점차적으로 이완시키고, 점점 더 민감한 영역을 찾아 낼 수 있다. 더 효과적이려면 팔을 가슴에 대고, 어깨를 움켜쥔다. 위에서 아래로 굴린다. 등이 지면을 향해 대각선으로 향하도록(사진과 같이)하고, 몸통을 지면과 평행하게 하여 몸통을 옆으로 회전시킬 수도 있다. 근육 체인(chain)의 위와 아래 링크를 항상 같은 방법으로 하는 것이 좋다.

1분에 1~3회 반복한다.
*영역 내에서 트리거 지점을 감지하면, 5 초마다 강한 압력과 약한 압력을 번갈아 가며 트리거 포인터에 더 많은 시간을 사용해야 한다.*

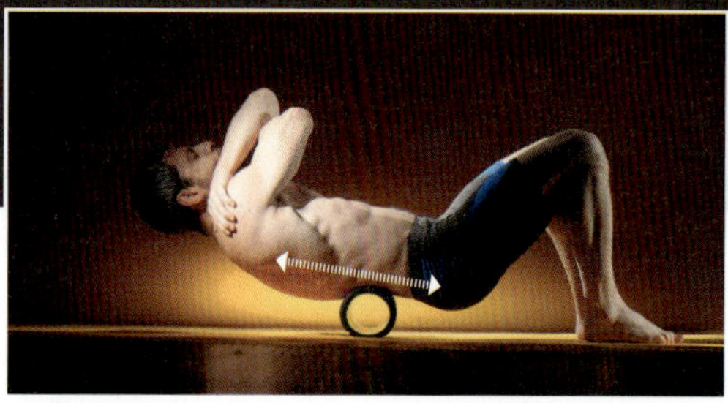

### A2. 롤러를 이용한 볼기근 (Gluteus) 마사지

오른쪽 볼기근(Gluteus)에 작용하려면 오른쪽 발목을 왼쪽 무릎 위로 접는다. 큰볼기근(Gluteus maximus)(엉덩이의 가장 두꺼운 부분)과 중간볼기근(Gluteus medius)(엉덩이의 바깥 쪽)을 따라 조금씩 움직여 통증 부위를 찾는다.

다리를 전환하기 전에 앞뒤로 10회 반복하고, 왼쪽에서 오른쪽으로 10회 반복한다. 최대 3세트 반복한다.
*긴장 영역 내에서 트리거 포인트를 감지하면 5초마다 강한 압력과 약한 압력을 번갈아 가며 트리거 포인트에 더 많은 시간을 사용해야 한다.*

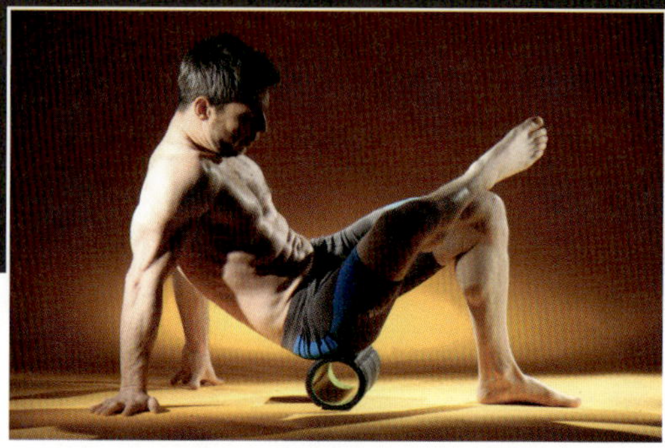

### A3. 롤러 스트레치

등을 대고 마사지 롤러를 허리 아래로 민다. 이 스트레칭과 호흡 운동을 결합하여 완전히 휴식을 취한다(호흡에 관한 Ⅱ부 참조).

움직임 없이 20초씩 3세트 실행 휴식(총 2분).

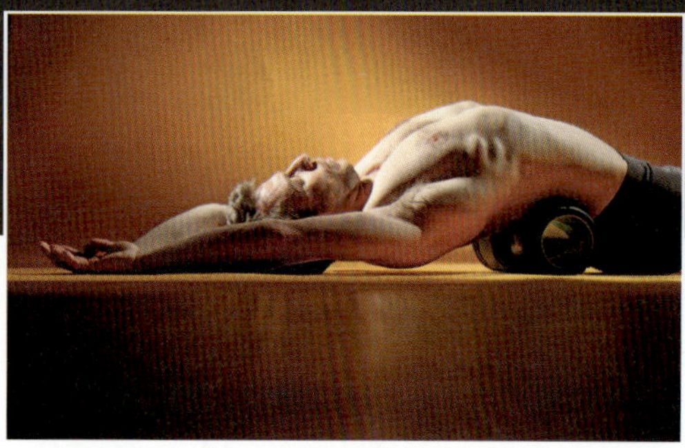

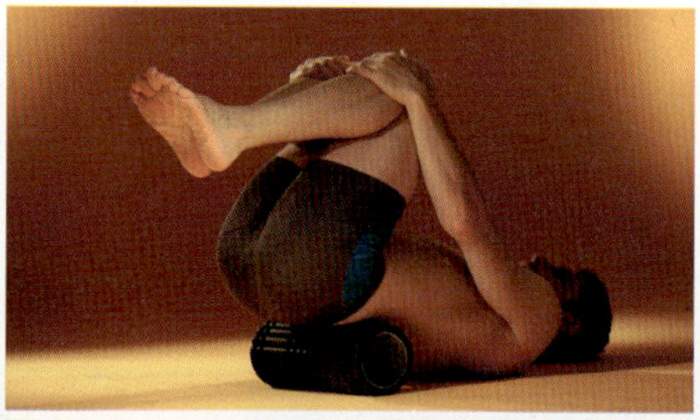

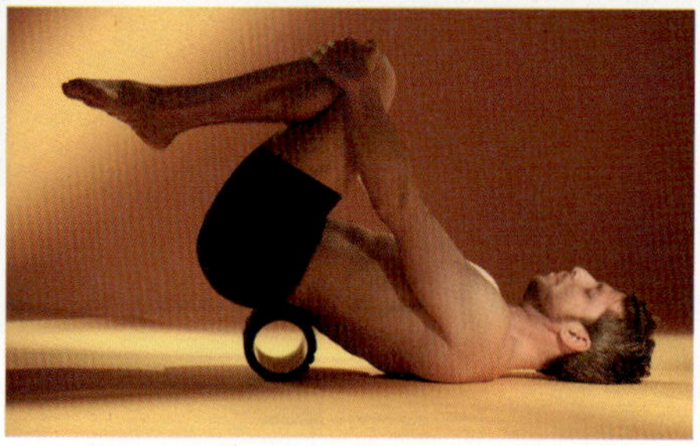

스트레칭과 무릎을 가슴 쪽으로 가져 오는 동작을 반복하는 동안 20초마다 반복해서 교체해야 한다.

### A4. 기능적 체인 스트레칭

발을 평행하게 세우고 몸통을 앞으로 구부린 다음 숨을 내쉴 때 최대한 긴장을 푼다. 가로막(diaphragm)을 이용하여 다시 흡입하고 전방 런지동작을 한다. 양팔을 머리 위로 들고, 위를 본다. 이 주기를 5회 반복하거나 10회 이동하여 1 세트를 만든다.

세트 사이에 30초의 휴식을 취하고, 3세트의 운동을 실행한다.

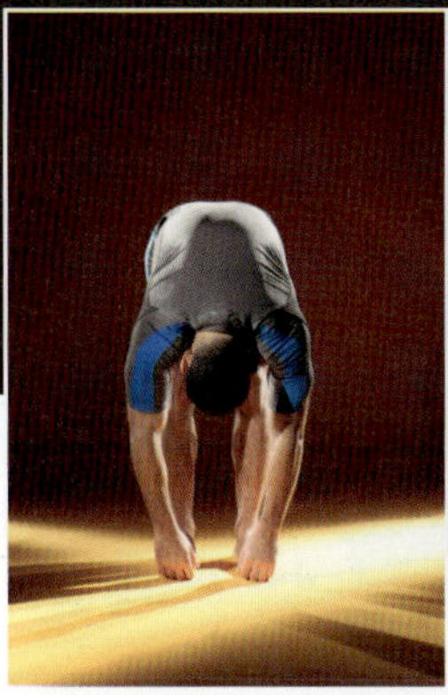

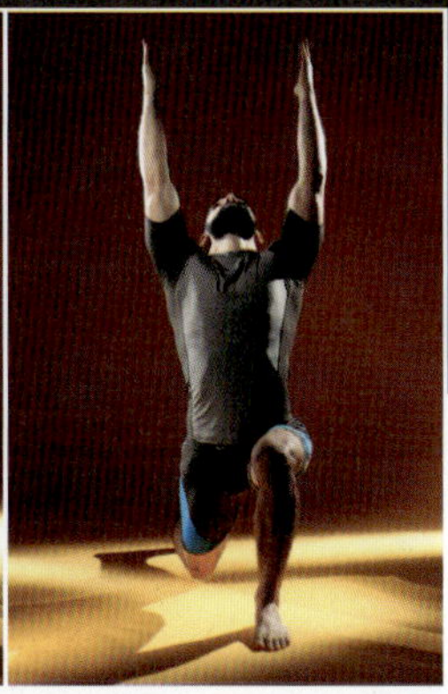

### A5. 발 올림과 함께 볼을 이용한 마사지

등을 대고 의자나 상자에 발을 올리고, 마사지 롤러를 이용하여 머리를 편안하게 받쳐준다. 허리 부위 아래에서 마사지 볼을 넣고, 엉덩이를 들어 올려 볼에 압력을 가한다. 볼을 움직여 둔근의 상단 (또는 허리의 밑면)에서 10번 늑골까지의 영역을 탐색한다. 활동과 습관에 따라 모든 영역이 민감 할 수 있다. 전체 영역이 민감한 경우, 바닥에서 시작하여 몇 번의 세션 후에 통증이 줄어들거나 사라질 때까지 점차적으로 올린다.

한 번에 1분씩 3세트를 실행한다(통증이 있는 경우 20초로 충분하다).
*긴장된 부위안에서 트리거 포인트를 감지하면, 5초마다 강한 압력과 약한 압력을 번갈아 가면서 더 많은 시간을 사용 할 수 있다.*

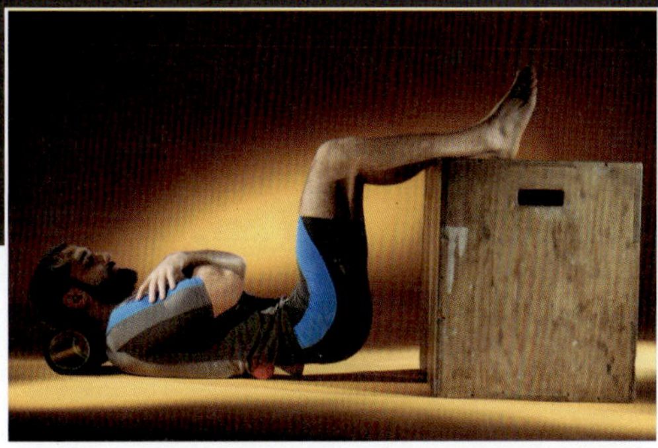

### A6. 볼을 이용한 마사지 스탠딩 볼기근(Gluteus) 마사지

볼기근(Gluteus)의 긴장에서 요통이 시작되는 것이 일반적이다. 등을 벽에 기대고, 무릎을 약간 구부린 상태에서 볼기근(Gluteus)과 벽 사이에 공을 놓고 공을 움직여 큰볼기근(Gluteus maximus)의 윗부분을 탐색한다.

1분 3세트 실행한다(통증이 있다면, 20초면 충분하다).
*긴장 영역 내에서 트리거 포인트를 감지하면 5초마다 강한 압력과 약한 압력을 번갈아 가며, 트리거 포인트에 더 많은 시간을 사용할 수 있다.*

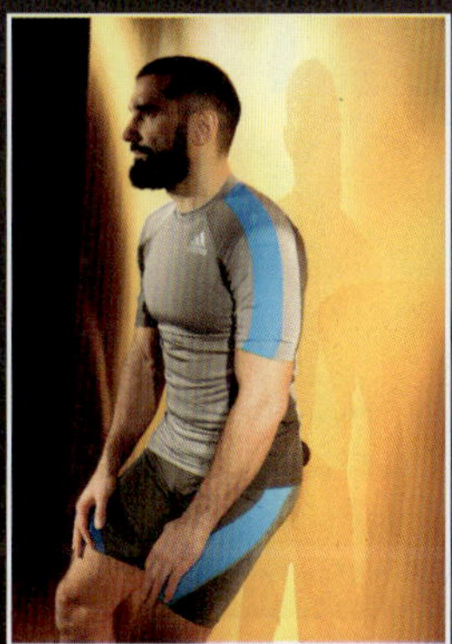

### A7. 관절의 리포지션잉(손의 앵커링이 있거나 혹은 없거나)

이 운동의 원리는 대퇴골(허벅지 위쪽 뼈)이 수동적으로 고관절이라고 하는 넙다리뼈 강(iliofemoral cavity) 내에 재 위치하도록 하는 것이다. 그것은 또한 허리네모근(Quadratus lumborum)과 같이 거의 뻗어 있지 않은 허리 부위의 근육에 대한 강력한 스트레칭이다.
등을 대고 고정 장비에 밴드를 부착하거나, 밴드를 문에 고정시킨다. 사진과 같이 발목 주위에 고리를 만들고 다리와 밴드를 그림과 같이 다리를 완전히 이완시키는 것이 매우 중요하다. 견인력에 저항하지 말고 다리를 똑바로 당긴다. 변형은 머리 위의 웨이트 플레이트 또는 케틀벨을 고정하여 트랙션이 근육 체인 전체를 이용하여 당겨지도록 해야 한다.

다리 당 40초씩 3세트 실행

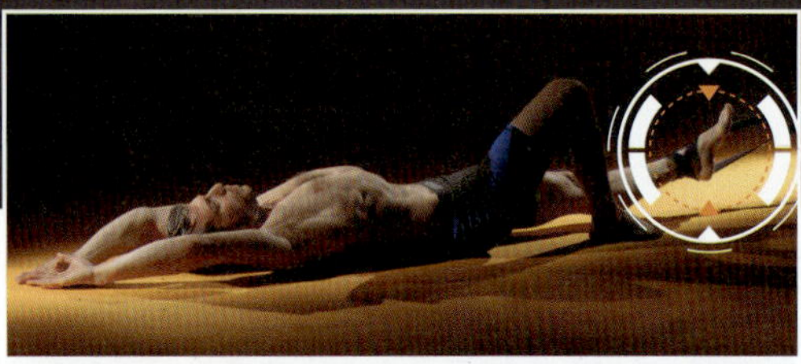

### A8. 골반의 재설정

허리 통증은 종종 골반의 변위에서 비롯되며, 허리 통증은 의료 전문가가 치료 세션 동안 후속적으로 수정해야 하는 사항으로, 종종 골반의 변위에서 비롯된다. 이 재설정은 간단한 리셋 운동을 연습하여 제한하거나 피할 수 있다: 등을 바닥에 대고 발과 무릎을 올린 상태에서 오른쪽 무릎을 오른쪽으로 손으로 당기고, 왼쪽 무릎을 왼쪽 손으로 밀면서 무릎에 두 가지 반대 압력을 가한다.

무릎 당 5초씩 3세트 실행

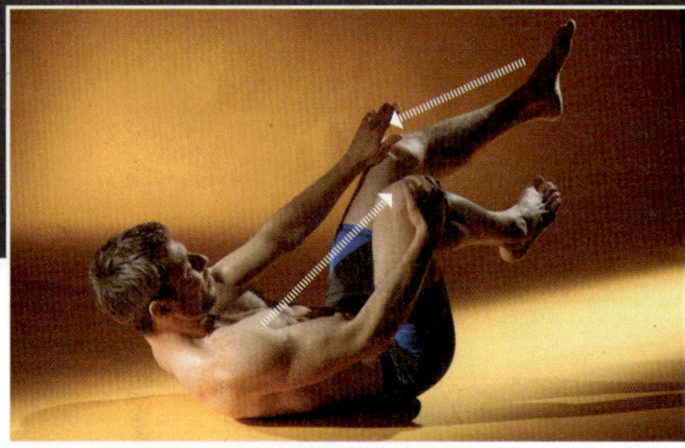

### A9. 발전된 스핑크스

허리 가동성의 부족은 종종 통증의 원인이 된다. 다른 근육이 보상되지 않도록 엉덩이를 바닥이나 바닥 근처에 고정하여 허리 부위의 정상적인 운동 범위로 돌아가는 것이 필수적이다. 엉덩이와 허리 부위를 고정시키는 저항 밴드를 이용하여 이 자세의 강도를 높일 수 있다.

최대 신전된 상태로 3~5초 동안 3~5세트의 8회 반복 실행한다.

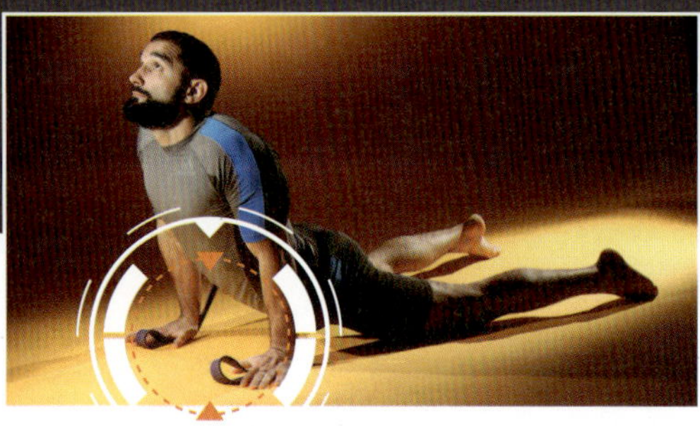

### A10. 서있는 자세에서의 후방 신전

움직임을 향상시키기 위해 때로는 움직여야만 한다. 종종 통증은 운동을 시작할 때만 발생하며, 완화하기 위해 계속 움직여야 한다. 발을 엉덩이 너비만큼 벌리고, 서서 천장을 보고 등을 최대한 등 뒤로 편다. 엉덩이와 목을 사용하지 말고, 허리 부위를 완전히 펴는데 집중한다. 운동을 반복 할 때마다 증가시켜야 한다. 이 운동은 운동을 실행하기 전에 허벅지를 바 또는 테이블(bar or table)에 대고 보강하여 강화할 수 있다.

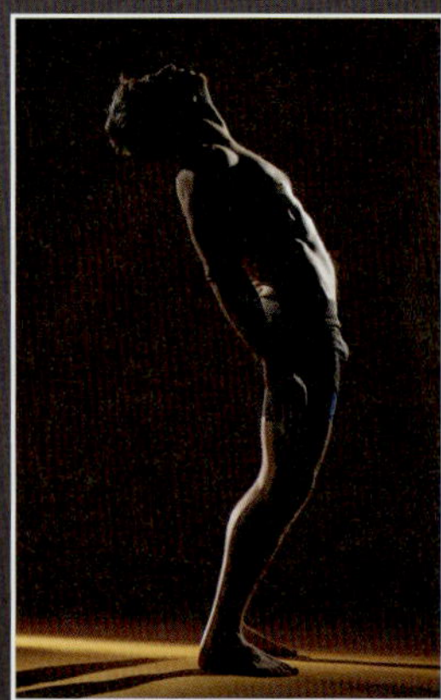

최대 신전된 상태로 3~5초 동안 3~5세트의 8 회 반복 실행한다.

➜ 허리 부위를 중점적으로 한 3주간의 가동성 프로그램 샘플(이웃 부위 운동 포함)

| 월요일 | 화요일 | 수요일 | 목요일 | 금요일 | 토요일 | 일요일 |
|---|---|---|---|---|---|---|
| A1*, A2, A10, A3, A4 | B10, B2, B5, B4, B6 | A1, A8, A7, A6, A9 | C7, C12, C13, C9, C10, C17 | A1, A5, A10, A5, A9 | C12, C2, B2, B4, A5, A10 | A7, A1, A2, A5, A4 |

*이 글자/숫자 조합은 26~76페이지의 운동과 기법을 참조한다.

# 허리 통증 : 흉추
## BACK PAIN: THE THORACIC SPINE

등의 중간 또는 중앙 부분은 흉추 (갈비뼈의 기초 역할을 하는 척추 부분)이며 특히 통증에 취약하다. 기능적인 관점에서 이 영역의 근육은 어깨와 등 사이에서 상호 작용한다.

구부러진 흉추로 앉으면 어깨와 등 위쪽 사이에 악의적인 역동성이 생겨 어깨를 점점 더 안쪽으로 당기고 허리의 곡선을 아프고 비효율적으로 만든다. 목은 이 시스템, 특히 이 부위의 흉추에 삽입되는 비장 자궁 경부 근육에 의해 이 시스템과 연결되어 있다.

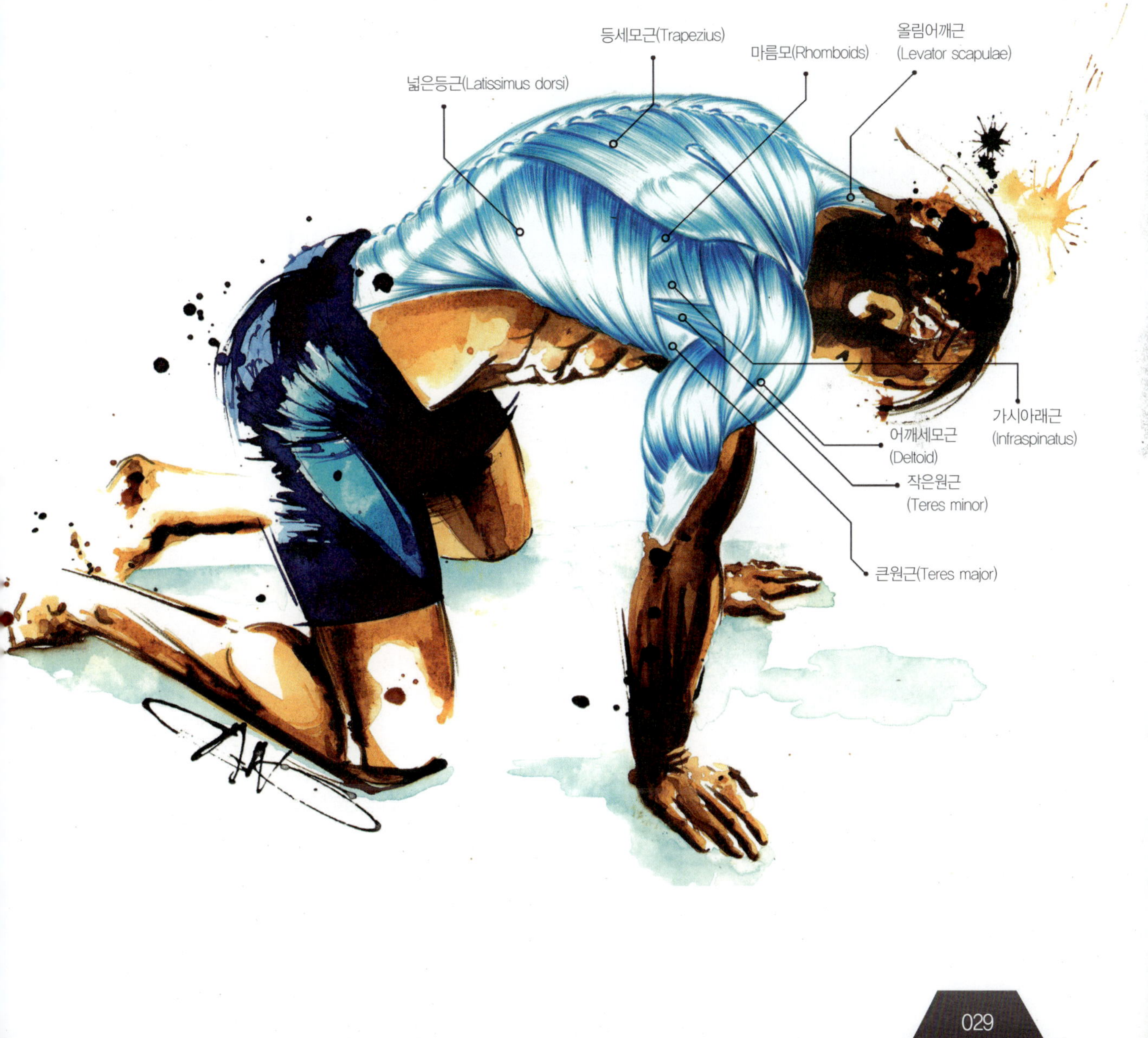

중간층에 있는 등근육의 첫번째 층은 종종 긴장된다. : 가장긴근(longissimus)과 척추세움근(erector spinae)은 부분적으로 영향을 받는다. 머리널판근(splenius cervicis), 마름모(rhomboids), 및 어깨세모근(Deltoid)이 여기에 있으므로 영향을 받을 수 있다.

회전근개(rotator cuff)과 넓은등근(Latissimus dorsi)도 주의를 기울여야 한다. 삽입 부위 중 일부가 이 부위에 있고 이 부위로 부정적으로 방출 될 수 있기 때문이다. 또한, 심리적 스트레스는 이미 약화된 시스템에 추가 될 수 있다.

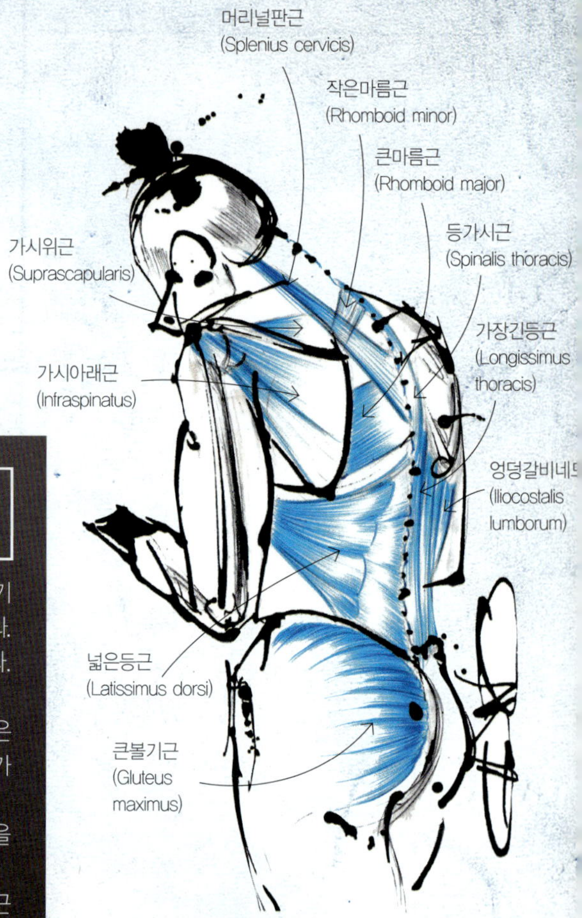


**이 자연적 장애를 교정하면 신체적 및 심리적 문제가 완화 된다.**

- 당신의 기본적 자세로 세우는 것을 멈추어라. 당신은 허리를 통제하기 위해 노력해야 한다. 당신의 가슴을 열고, 어깨를 뒤로 당기고 곧게 펴라. 그리고 당신의 주변 사람들에게 이것을 상기시켜줄 것을 요청해라. 자세를 교정하는 것은 곧 지속적인 운동이다.
- 수줍음, 자신감 부족 또는 동기 부여의 부족으로 인해 자세가 좋지 않은 사람들이 있을 수 있다. 공간을 차지하고, 자신을 숨기지 마라! 시야가 아닌 자세만 변하고 있다. 슬럼프로 건강을 해치지 마라.
- 문제는 거의 격리되지 않는다. 때때로 문제를 더 쉽게 보려면 방향을 바꿔야한다. 이 문제는 가슴의 긴장감으로 인해 발생할 수 있다!
- 견갑골 주위의 근육(특히 가시아래근(Infraspinatus), 가시위근(Supraspinatus), 작은원근(Teres minor), 큰원근(Teres major) 위팔두갈래근(Biceps brachii)의 긴머리, 그리고 가시아래근(Infraspinatus))을 강화하고, 어깨 주변 근육(부분적으로 작은마름근(rhomboid minor)과 큰마름근(rhomboid major)을 이완시킨다. 넓은등근(Latissimus dorsi), 어깨세모근(Deltoid), 작은가슴근(pectoralis minor)은 이완시킨다.

## 등 근육: 잠재적 덫

일부 코치들이 하는 일반적인 실수는 상부에 문제가 있는 선수들을 훈련시키는 것이다. 랫 풀다운, 와이드 그립 로우 풀리 행 또는 벤치 풀과 같은 흉곽을 여는 운동에 사용한다.

- 이 운동은 특히 넓은등근(Latissimus dorsi)를 대상으로 한다. 특히 회전근개 근육과 어깨 주변 근육을 활성화하여 어깨를 낮추고 어깨 블레이드를 모으는데 어려움을 겪고 있는 초보자에서 특히 중요하다. 넓은등근(Latissimus dorsi)은 또한 약한 연결 고리는 아니지만 드물게 움직임을 잡아당기고, 균형을 잡는 동안 계속 이어진다. 이것은 자세 문제를 담당하는 근육이 더 강해지는 것을 방지한다.
- 이 운동은 중간 영역에 강한 긴장을 만든다. 뒤쪽으로 가동성과 영역 조절을 제한 한다.
- 이러한 움직임은 특히 간단한 운동 움직임과 분리되어 있다. 만약 체인의 다른 링크에서 막힘이 발생하면 문제가 해결되지 않는다.

그러므로 우리는 분석적인 접근보다는 근육과 근막 체인(chain)에 집중해야 한다. 체인의 링크에 초점이 필요한 경우 회전근개 근육 (강도 그리고/또는 긴장), 어깨 뼈 근육 [강도] 및 작은가슴근(pectoralis minor) [긴장]에 필요할 수 있다.

# 스캔 SCAN

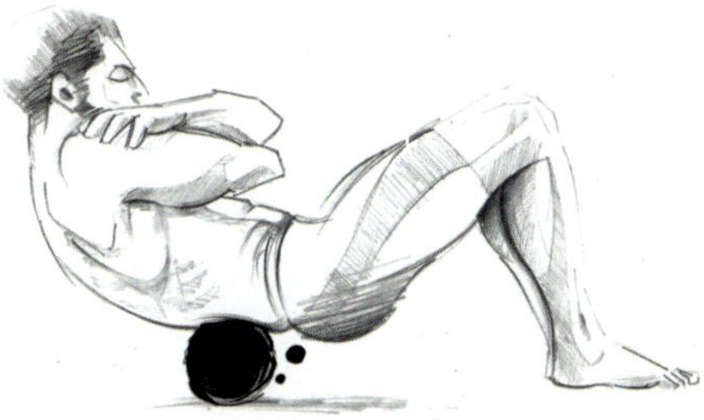

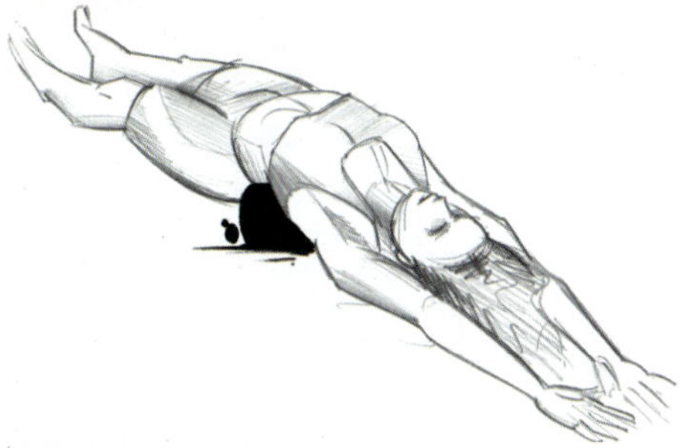

일상의 통증 외에도 종종 특정 영역의 요구에 대한 충분한 정보를 제공한다. 스캔을 하다보면 주의를 요하는 흉추 부분이 드러날 수 있다. 다음은 스캔에 포함 할 두 가지 운동이다.

## 1

**롤링 핀:** 마사지 롤러에서 앞뒤로 롤링하여 긴장되거나 통증 부위를 찾아라. 자연스럽게 알 수 있다. 마사지 할 곳을 찾지 말고, 단지 통증에 "집중 한다.".

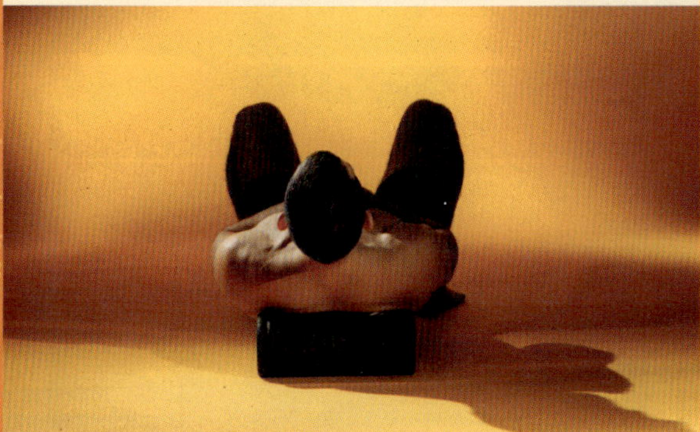

## 2

**롤러의 전체 확장:** 등을 펴고 롤러를 등 아래로 민다. 팔과 다리뿐만 아니라 머리까지 이용하여 최대한 길어지게 한다.

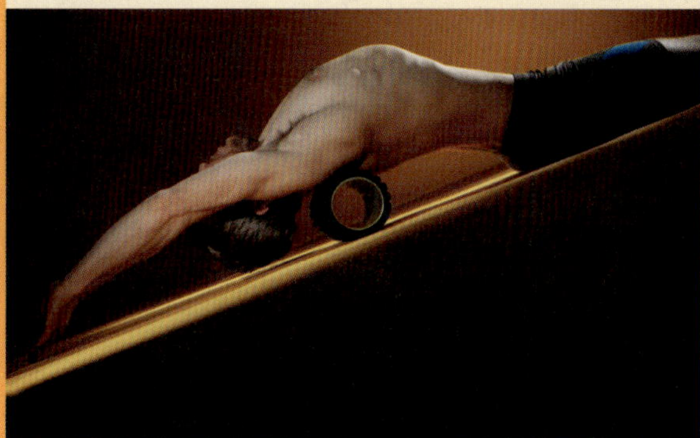

이러한 운동 중 발생하는 모든 급성 통증에는 철저한 검사를 위해 건강관리 전문가와 예약한다. 이 운동 중에 적당한 통증이나 뻣뻣함이 느껴지면 매일 하나 이상의 운동을 실행해야 함을 의미한다.

### B1. 평행 바에서의 이완

팔꿈치와 팔뚝으로 자신을 지탱하고 단순히 자기 자신을 평행봉에 맡겨라. 당신의 어깨를 수축시켜 위치를 고정한다. 당신의 등은 편안하게 이완시켜야 한다.

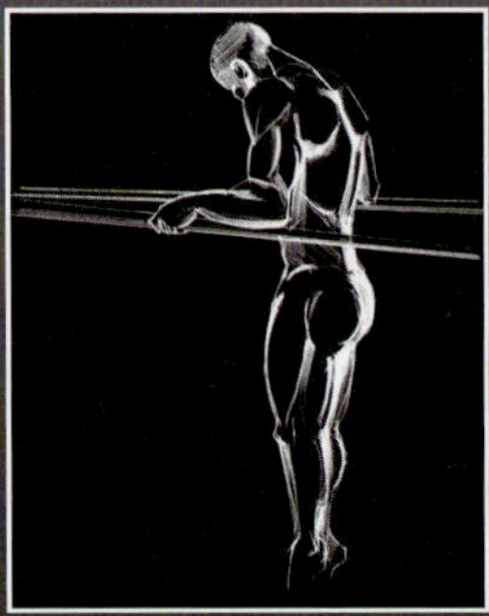

자세를 유지하는 능력에 따라 15~30초로 1~3세트를 실행한다.

### B3. 롤러를 이용하여 사이드 마사지(긴 롤러를 이용하여 머리를 쉬게 함)

척추를 따라 롤러 위에 등을 대고 눕는다. 그리고 양팔을 벌린다. 왼쪽에서 오른쪽으로 부드럽게 10번 굴린다(각 사이드에서 5번).

오른쪽에서 왼쪽으로 1~3개의 느리고 조절된 세트를 실행한다.

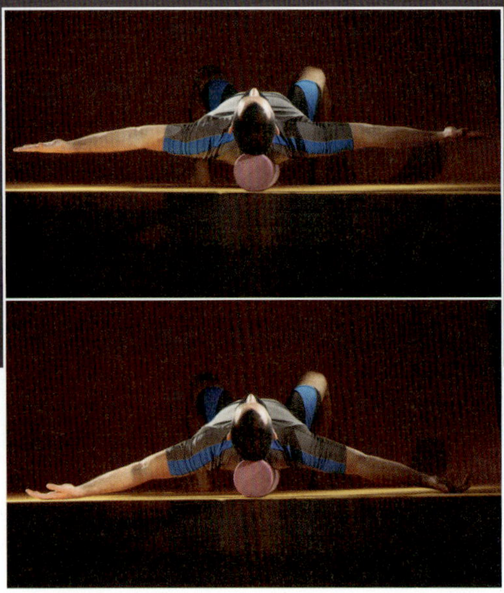

### B2. 롤러를 이용한 마사지

롤러에 등을 대고 눕고, 당신의 양팔을 가슴에 교차시키며, 등 쪽으로 최대한 뒤로 젖힌다. 바닥에서 상부로 척추뼈 하나 하나를 굴리면서, 천천히 위에서 바닥으로 굴려라. 필요한 경우 1~3회 반복 한 다음 가슴을 열고, 닫으며 가장 딱딱한 부위에서 다시 작업한다. 5초 이상 열린 자세를 유지하고, 필요한 경우 최대한 필요한 영역에 롤러를 최대 1분 동안 유지한다.

바닥에서 상부까지 1~3회 천천히 그리고 조절된 세트를 실행한다. 1~3세트 상단으로, 그런 다음 6번 열고 닫는 움직임을 실행하고, 열린 자세에서 5초 동안 유지한다.

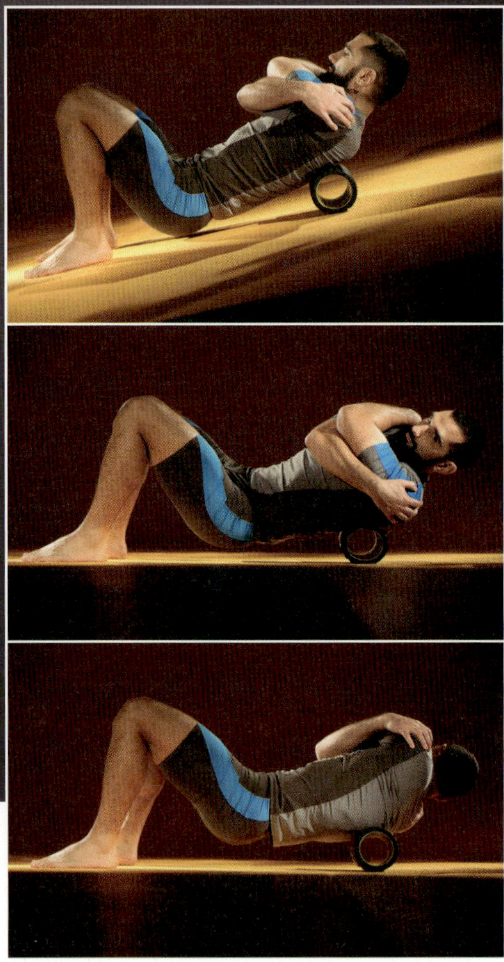

## B4. 흉추 스트레칭

바닥에 앉아 벽에 기대어 팔을 위로 들어 올리고 상체를 쭉 늘려라. 발은 가능한 볼기근(Gluteus)에 최대한 가깝게 하고, 당신의 등을 벽으로 밀면 최대한 등이 펴지게 된다. 가슴을 밀고 손을 머리 위로 뻗어 최대한 몸을 위로 늘리도록 한다.

만약 이 운동이 너무 어렵다면, 의자 뒷면을 잡고 시작한다. 가슴을 앞으로 밀고 어깨를 뒤로 당긴다. 흉추를 펴서 등을 최대한 정렬한다. 의자를 놓지 않고 뒤로 물러난다. 팔을 들어 머리가 팔꿈치 사이에 있도록 가슴을 앞으로 내민다.

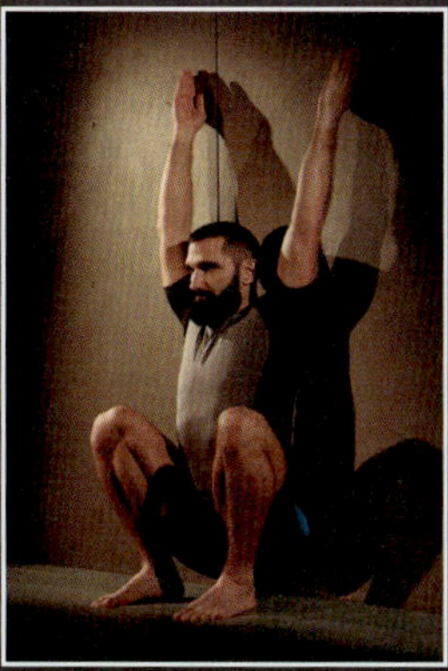

각각 40~60초 동안, 2~3회 스트레칭을 실행한다.

## B5. 고양이 운동

네 발 자세로, 어깨부터 등까지 둥글게 말고, 등의 상단을 최대한 높게 들어 올리고, 머리를 떨어뜨려라. 그런 다음 정확히 반대 방향으로 실행한다. 천천히 머리를 들어 올리고, 가능한 등을 아래로 내린다. 어깨 날을 가능한 바닥으로 돌린다.

3~8회 반복한다.

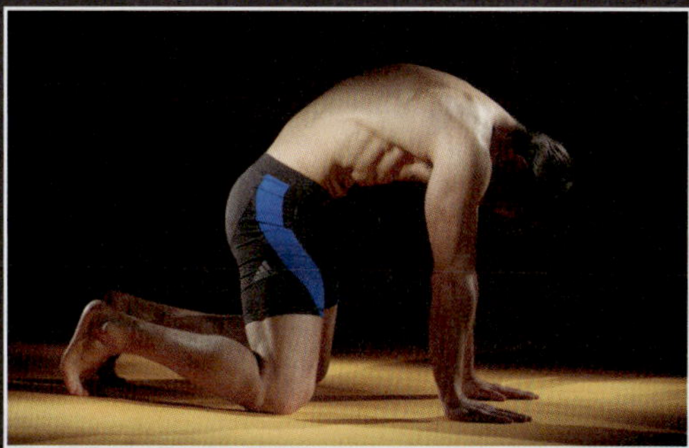

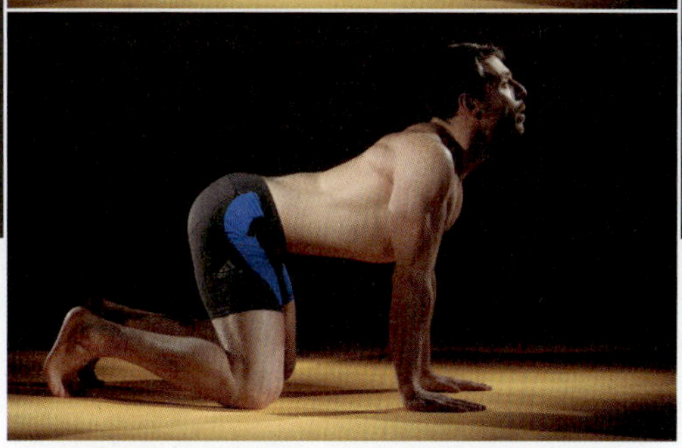

## B6. 기능적 체인 스트레치

오른쪽 무릎은 발가락 바로 앞에, 왼쪽 무릎은 바닥에, 왼발은 발바닥이 편평한 상태에서 바닥에서 런지(lunge) 자세로 시작해야 한다. 왼손을 오른쪽 무릎 바깥쪽에 놓고 오른쪽 팔(바닥에 평행하게 유지)을 최대한 뒤로 뻗어 몸통을 오른쪽으로 돌린다.

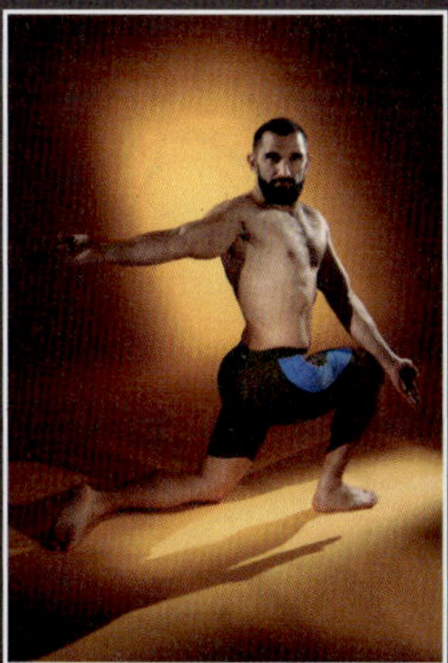

15~30초 동안 자세를 유지 한 다음 반대 방향에서도 실행한다.

## B7. 작은가슴근(Pectoralis minor) 마사지와 스트레치

이 두 운동을 번갈아 가며 한다. 가슴과 벽 사이에 마사지 공이 있는 상태에서 공을 이용하여 가슴주변을 약 30 초 동안 마사지 한 다음 한쪽 다리를 뻗어 앉는다. 사진에서와 같이 뻗은 다리의 발을 밴드의 끝에 있는 고리에 놓고 다른쪽의 고리에 마사지 한 쪽의 손에 걸어라. 어깨를 이완시켜 작은 가슴근(pectoralis minor)을 스트레치 한다(뒤쪽으로 움직일 수 있음). 다리를 조이거나 풀고, 가슴을 회전시켜 스트레치 강도를 조절한다. 마사지 볼을 이용하여 같은 근육에서 다시 시작하기 전에 20~30 초 동안 스트레칭 한다. 한쪽을 마쳤으면 다른쪽으로 전환하여 마사지와 스트레칭을 번갈아 한다.

30초간 3회 반복 마사지를 하고 측면 당 20~30초의 스트레칭을 실행한다.

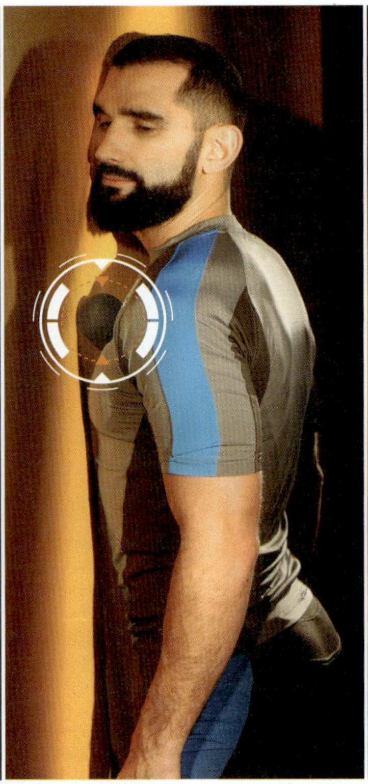

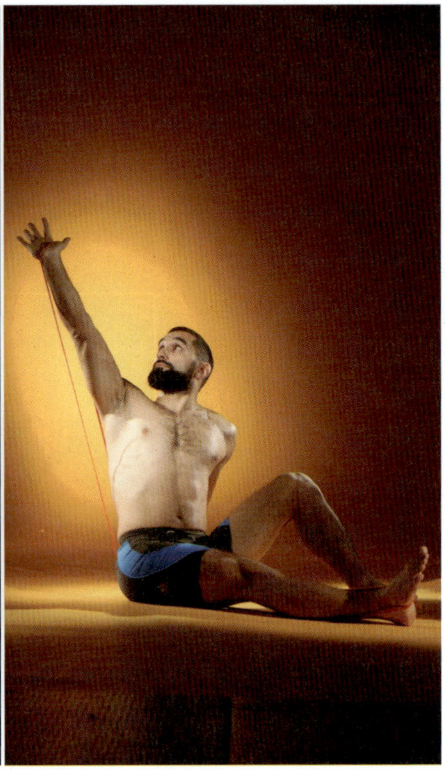

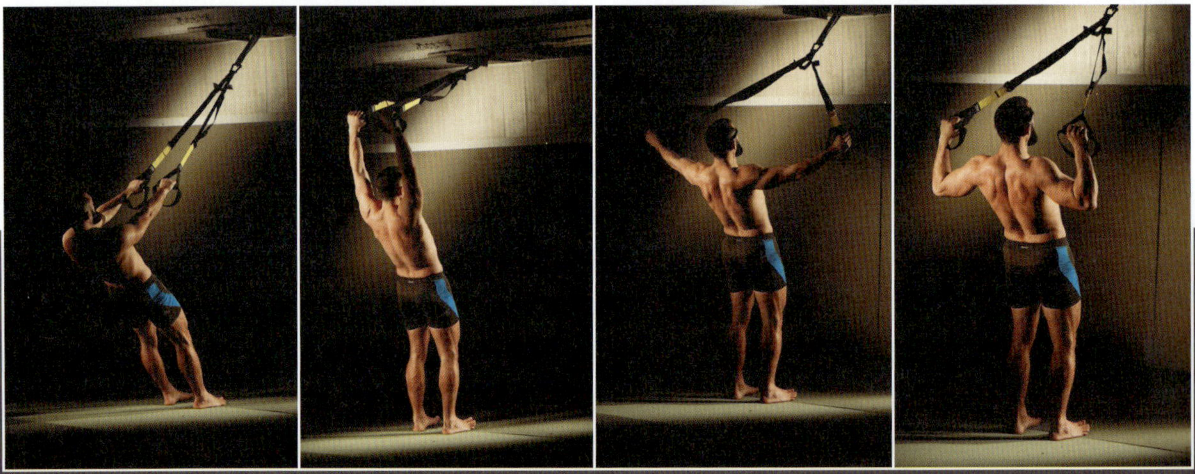

## B8. 서스펜션 스트랩을 이용한 ITW 실습

고정 막대에 끈을 걸어라. 당신의 어깨 넓이를 몸통에 맞춰 끈을 잡고, 어깨를 가슴 옆으로 벌리며 당긴다. 팔을 머리 위로 뻗고 몸의 정렬이 틀어지지 않도록 몸을 곧게 펴서 I 모양을 만든다. 팔을 옆으로 뻗어 T 자 모양으로 다시 시작한 다음, 팔을 벌려 90° 구부려 W자를 만든다. 이 운동을 시작할 때보다 더 어려워진다. 상승된 자세에서 운동을 시작하기 위해 발을 뒤로 움직일수록 더 쉬워진다.

세트 사이에 45초의 휴식을 취한 상태에서 12회씩 3~4 세트(각 이동 4회)를 실행한다.

### B9. 밴드를 이용한 래테럴 라이즈와 로테이션 (Lateral raises와 Rotations)

체육관 사다리에 밴드를 부착하거나 문에 끈을 고정한다. 팔을 옆으로 하여 운동을 시작하고 팔꿈치는 90° 각도로 구부린다. 측면 팔을 벌려 상완이 지면과 평행하도록 한다. 이 위치를 바꾸지 않고(팔꿈치가 떨어지지 않도록) 어깨를 외회전 시켜라. 팔뚝은 지면에 수직이다. 이 순서를 반복한다. 첫 번째 세트를 마치면 반복한다.

인식된 난이도에 따라 3~4세트를 6~12회 반복한다.

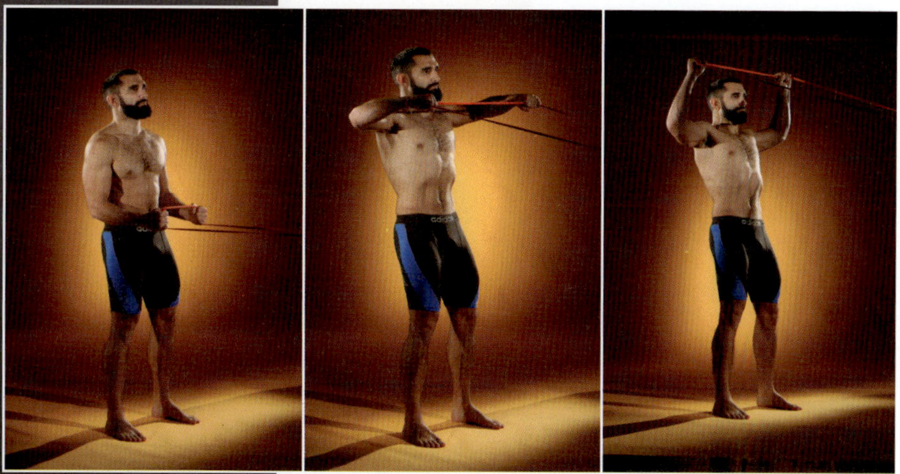

### B10. 롤러를 이용하는 넓은등근(Latissimus dorsi), 작은원근(Teres minor), 그리고 큰원근(Teres major) 마사지

겨드랑이 밑에 롤러를 옆으로 놓는다. 위에서 아래로 부드럽게 굴린 다음, 몸을 앞뒤로 움직인다. 근육을 가로 질러 문지른다.

상하 이동 10회, 전후 이동 10회, 그리고 가로 이동 10회를 1~3세트 실행한다.

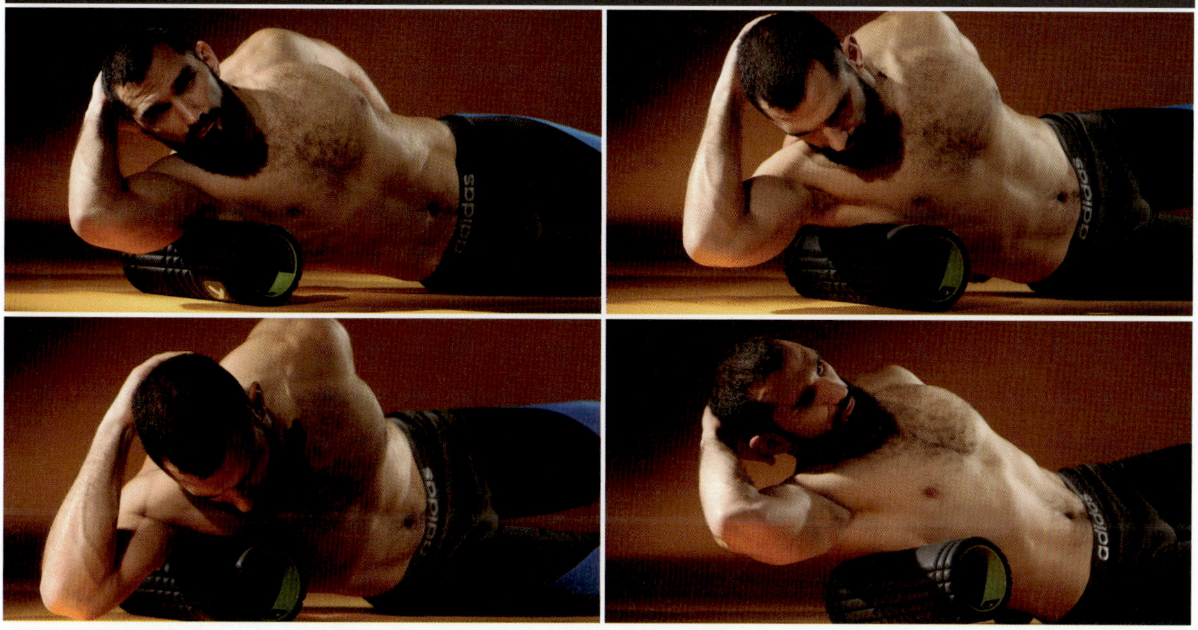

➔ 흉추를 대상으로 하는 3주간의 모빌리티 프로그램 샘플(주변 근육 운동 포함)

| 월요일 | 화요일 | 수요일 | 목요일 | 금요일 | 토요일 | 일요일 |
|---|---|---|---|---|---|---|
| B2*, B3, B1, B6 | A1, A8, A7, A6, A9 | B2, B3, B8, B9 | C2, C6, C16, C11, C13, C15 | B10, B2, B5, B4, B6 | C12, C2, B2, B4, A5, A10 | B7, B3, B4, B1, B6 |

*이 글자/숫자 조합은 26~76페이지의 운동과 기법을 참조한다.

## 골반부
THE PELVIC AREA

*골반은 특히 스트레스를 받기 쉬운 신체 부위이다.*

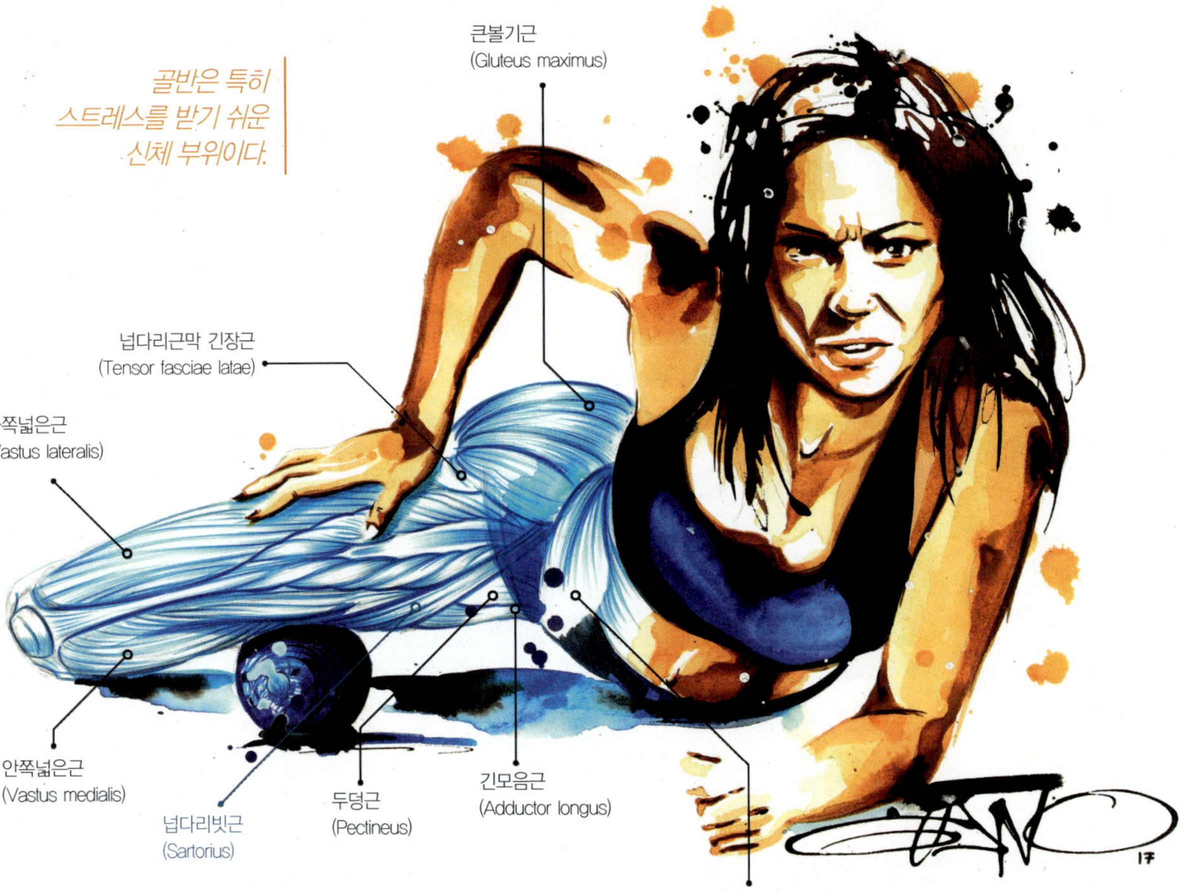


인간이 똑바로 서기 시작했을 때, 고관절은 훨씬 더 개방적으로 진화했지만, 많은 염증 기전, 수많은 불균형 및 많은 긴장이 나타날 수 있게 되었다. 또한, 고관절은 신체 자세에서 중요한 역할을 하며, 고유한 정보를 수집하고 운동 능력에 영향을 미친다. 인간의 신체가 제대로 작동하려면 통증이 없는 가동성이 필수적이다.

일반적으로 고관절은 특별한 가동성을 가진다. 이 관절을 둘러싼 수많은 근육 구조가 최적의 기능을 보장한다. 이러한 구조 중 하나가, 긴장, 불균형 또는 약점은 잠재적으로 국소 염증을 일으킬 수 있으며, 이는 전체 영역으로 빠르게 퍼지고 사타구니 스트레스 또는 탈장으로 변할 수 있다. 이 구조는 서로 가깝고 서로 연결되어 있기 때문이다.

골반 부위의 근육을 검사해 보자. 첫째, 엉덩허리근(iliopsoas)이 거의 끊임없이 이용된다. 걷기부터 앉기, 계단 오르기까지 : 다리를 들어 올리거나 몸통을 굽히는 모든 움직임은 이 근육들을 이용한다. 엉덩허리근(iliopsoas)을 관리하는 것이 매일 우선순위가 되어야한다.

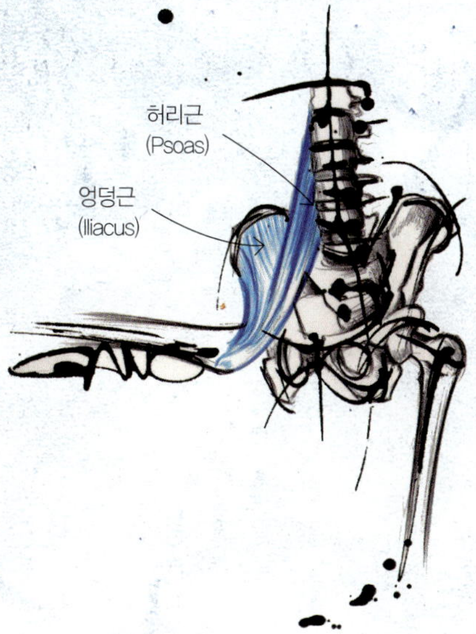


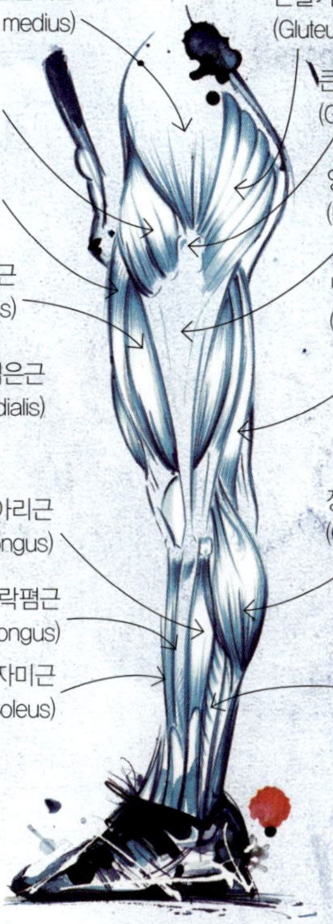


다리 바깥쪽에는 지지 시스템이 있다: 넙다리근막 긴장근(Tensor fasciae latae) (근육) 과 IT 밴드 및 바깥쪽 넓은근 (허벅지 앞쪽의 바깥 쪽 부분). 여기에 긴장이 있거나 근육 사이에 힘이나 이용의 불균형이 발생하면 가동성이 저하되거나 통증이 발생할 수 있다.

또한 모음근은(adductors) [두덩정강근(Gracilis), 긴모음근(Adductor longus), 큰모음근(Adductor magnus), 넙다리빗근(Sartorius), 짧은모음근(Adductor brevis), 두덩근(Pectineus)] 종종 너무 약하고, 긴장되어 있다. 넙다리네갈래근(quadriceps femoris)과 넙다리뒤근(hamstring)의 근육 복합체는 무시해서는 안 된다. 이 근육은 제한되어 있고, 그들은 부분적으로 허리근(psoas)과 볼기근(Gluteus)을 포함한, 관절 가동성에 직접 연결된다. 마사지하고 스트레칭하는 데 시간을 사용해야 한다. 그 다음은 볼기근(Gluteus)이다. 깊은 스쿼트(Deep squats)와 런지(lunges)는 볼기근(Gluteus)을 발전시키기 위한 포괄적이고 기능적인 방법이다.

→ 복부 운동을 하거나 다리를 올리거나 앞으로 구부리거나 무릎을 올리는 경우 매일 엉덩허리근(iliopsoas)을 강화, 스트레칭 및 마사지한다.
통제력을 유지할 수 있도록 휴식을 취해야 한다.
→ 고관절의 벌림근(Abductor)을 규칙적으로 셀프 마사지하고 스트레칭 한다.
→ 고관절의 모음근(adductors)을 규칙적으로 셀프 마사지하고 스트레칭 한다.
→ 넙다리네갈래근(quadriceps)와 햄스트링(hamstring)을 규칙적으로 셀프 마사지하고 스트레칭 한다.

# 스캔 SCAN

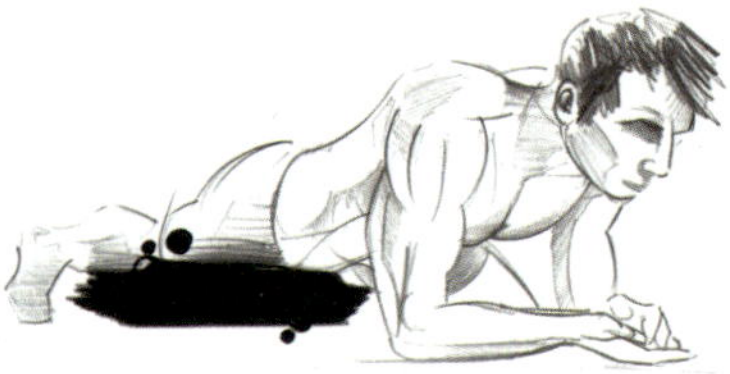
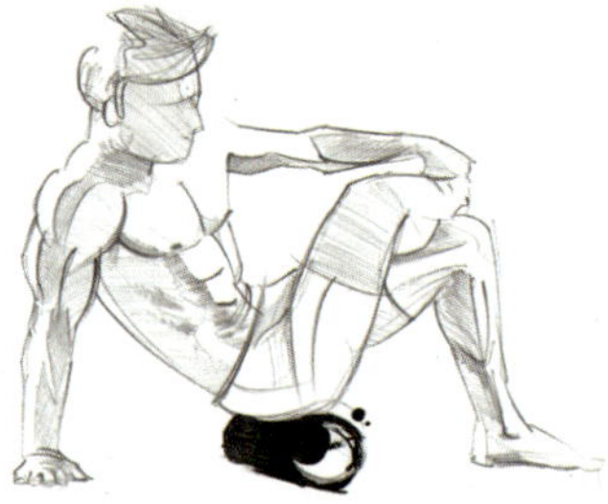
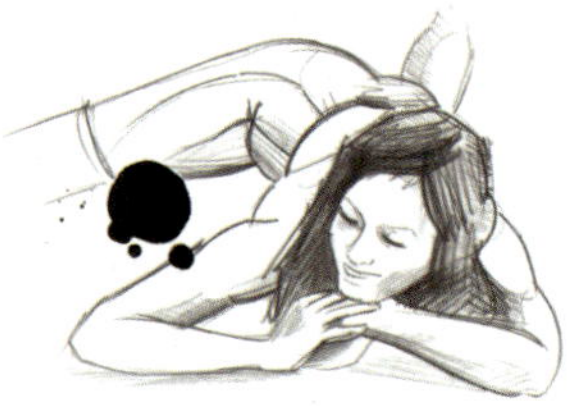

일상적인 통증 외에도, 특정 영역의 필요에 대한 정보를 제공하는 심층 스캔을 통해 골반 부위의 주의가 필요한 부분이 드러날 수 있다. 다음은 스캔에 포함 할 네 가지 운동이다.

## 1

**롤러를 고관절 아래에 놓기:** 고관절 아래에 롤러를 놓고 오른쪽 다리를 뒤로 똑바로 뻗는다. 당신 자신의 팔꿈치와 반대쪽 몸을 지지하고 앞뒤로 굽혔다 폈다 하면서 롤을 굴린다.

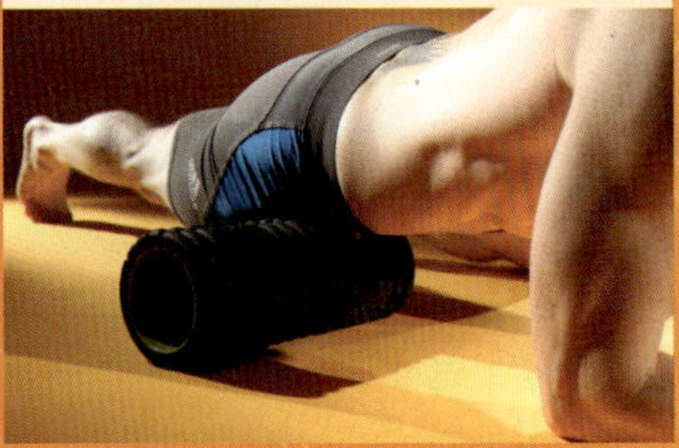

## 2

**롤러에 앉기:** 롤러에 앉아서 앞뒤로 구르면서 한쪽을 지나 다른쪽으로 지나간다. 당신은 즉시 통증 부분을 느낄 것이다.

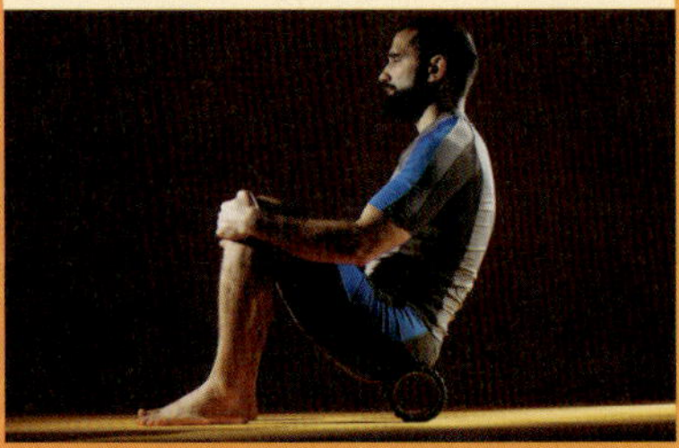

## 3

**마사지 볼 위에 안쪽 허벅지 놓기:** 엎드려 큰 직경의 마사지 볼 (마사지 볼 그러나, 정해지지 않음) 아래에 당신의 안쪽 허벅지를 올려라. 마사지하거나 너무 많은 무게를 주려고하지 마라. 단순히 통증이 있는 부분을 찾아라.

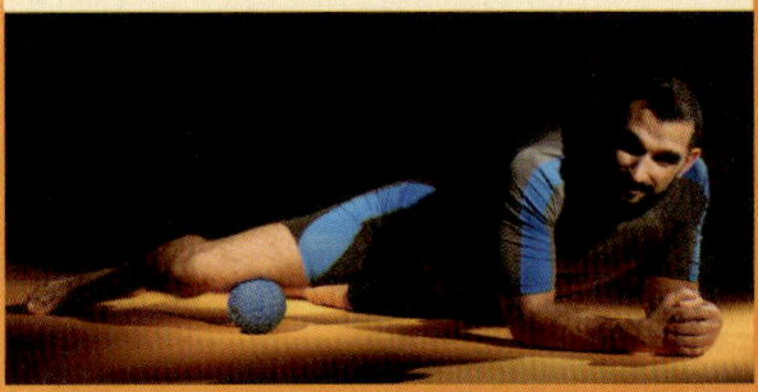

## 4

**Woolsey 테스트:** 바닥에 배를 대고 엎드린다. 팔은 당신의 턱 아래에 교차하여 놓는다. 당신의 무릎을 굽히고, 뒷꿈치가 엉덩이에 닿도록 한다. 엉덩이가 들리지 않고, 또는 골반이 굽혀지지 않도록 하여 당신의 무릎을 120°로 굽혀라. 이 운동은 각각의 다리에서 한다.

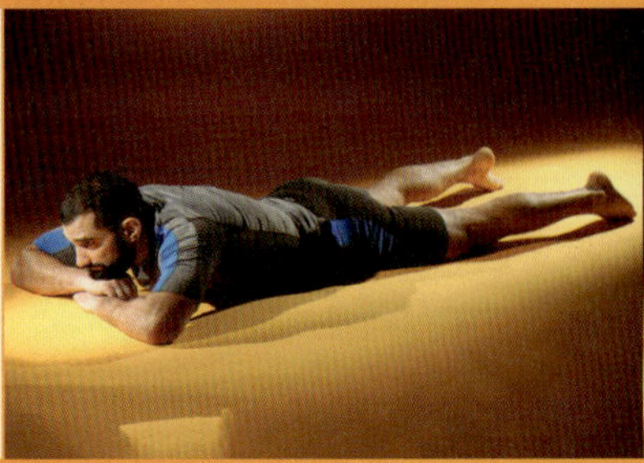
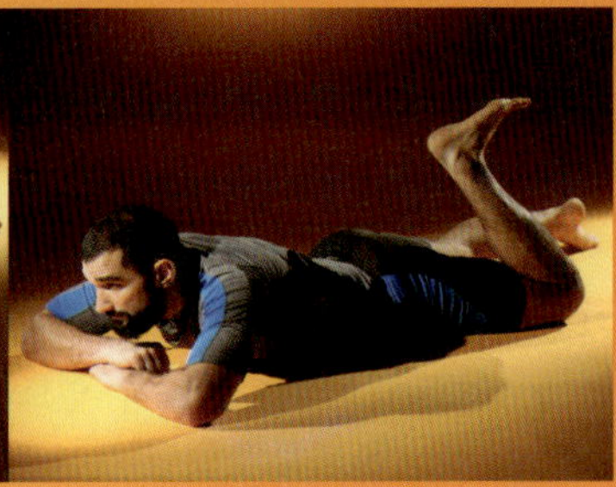

이러한 운동 중 발생하는 모든 급성 통증은 건강관리 전문가와 함께 정확하게 검사한다. 만약 당신이 움직임 중에 통증이나 긴장이 발생하면, 이것은 당신이 매일 한번 이상의 운동을 실행해야만 한다는 것을 의미한다.

## C1. 볼을 이용한 넙다리네갈래근 (Quadriceps femoris) 마사지

볼의 직경이 클수록 좋다. 가능한 메디신 볼을 이용한다. 엎드려서, 한쪽 다리를 뻗고, 당신의 반대쪽 허벅지 중간 부분이 볼 위에 올라가게 놓는다. 당신의 반대쪽 무릎과 팔꿈치로 자세를 유지한다. 진행과정에서, 당신은 다른 다리를 곧게 펴고 양쪽 다리를 평행하게 운동 할 수 있을 때까지 체중부하를 늘릴 수 있다. 허벅지 전체로 공을 움직여 특히 자극이 되는 부분에서 아래로 짧은 움직임을 이용하여 앞뒤로 굴린다.

긴장되어 있거나, 통증이 있는 부위마다 1~3회의 움직임을 실행한다. 점차적으로 허리근(psoas) 부위로 돌아간다.

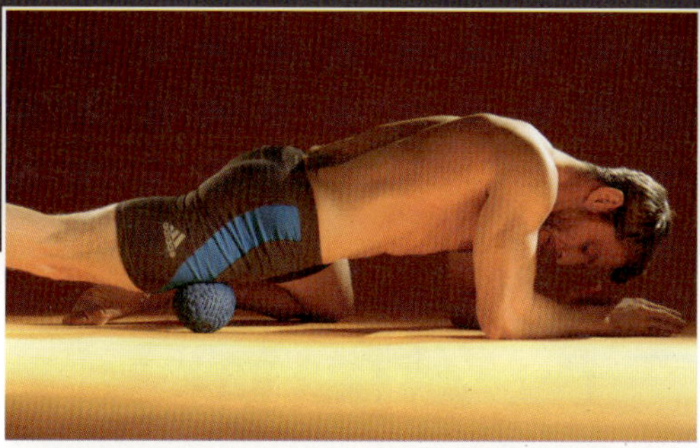

## C2. 볼을 이용한 고관절 굽힘근 마사지(고관절 굽힘 스트레치 포함)

마사지 볼에 누워 고관절 위로 볼을 움직여 긴장된 부위를 찾아라. 부하의 양을 조절 손, 발, 팔꿈치 또는 무릎으로 몸을 지탱하여 공위에 올려놓는다.

앞뒤로 10회, 좌에서 우로 10회. 다른 부위로 넘어가기 전에 1~3세트 반복한다.
런지 스트레칭으로 고관절을 굽힘 한 자세에서 몸을 옆으로 구부려라. 더 많이 스트레치 하려면, 당신의 팔을 머리 위로 올리고, 사이드로 넘어가게 한다.

긴장되어 있거나, 통증이 있는 부위 마다 1~3회 실행한다.

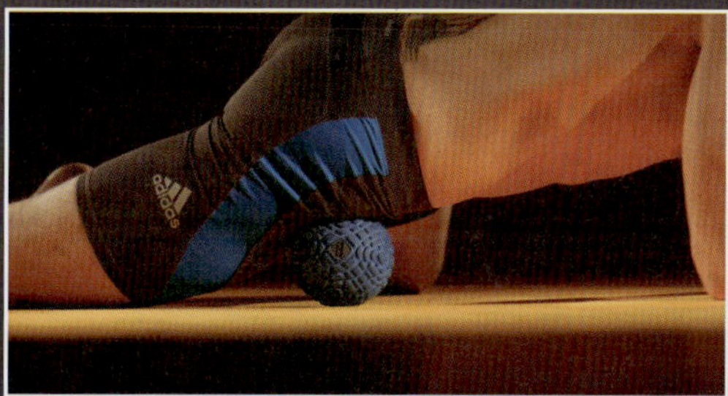

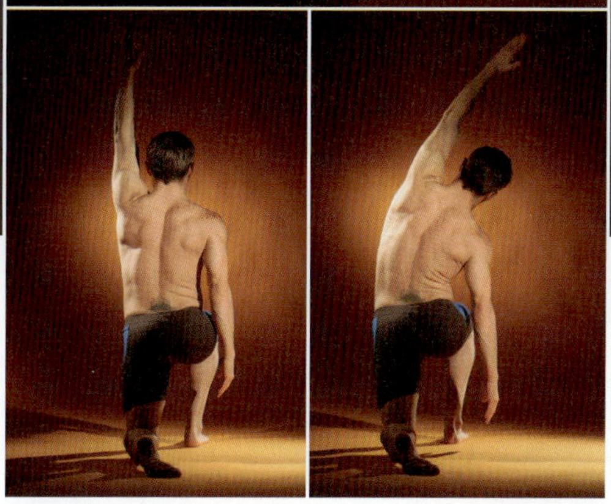

## C3. 넙다리근의 스트레칭

폼 매트 위에 무릎을 편안하게 눕히고 정강이가 바닥에 수직이 될 때까지 발을 들어 올린다. 무릎이 벽에 닿을 때까지 뒤로 이동 한 다음 점차적으로 최대한 높이 들어 올린다.

운동을 1~3 회 실행하고 다리 당 15초 동안 자세를 유지한다.

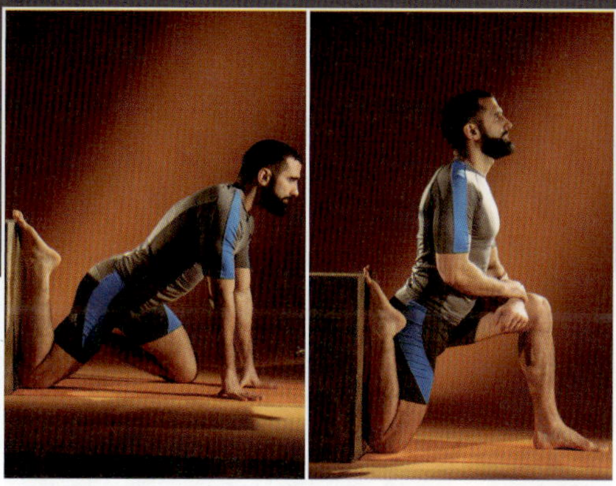

### C4. 룰러를 이용한 넙다리근막 긴장근(Tensor fasciae latae)(TFL) 마사지

옆으로 누워 롤러를 바깥쪽 엉덩이 부위에 놓는다. 바닥에 발을 편평하게 뻗고, 반대쪽 다리를 위쪽으로 꼬아 지지한다. 롤러를 전체 영역 위로 이동하여 통증이 있는 부위를 찾아라. 위에서 아래로, 앞뒤로 짧게 움직여라.

긴장되어 있거나, 통증이 있는 부위 마다 1~3회 실행한다.

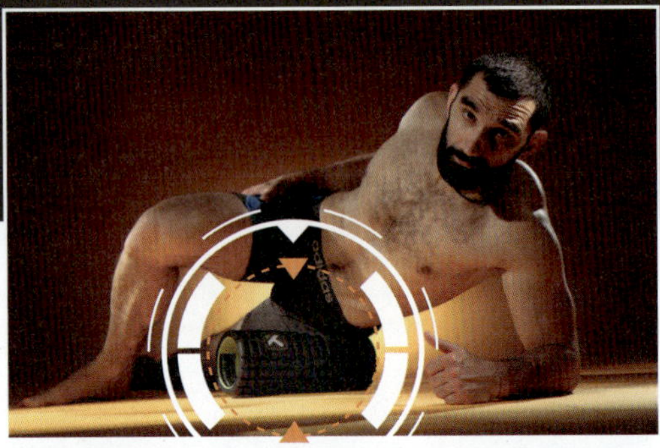

### C5. 룰러를 이용한 벌림근(Abductor) 스트레칭

한쪽 다리를 앞으로 세워서 앉아라. 한쪽 다리를 반대편 다리로 넘겨 바닥에 발바닥이 닿게 하여 무릎을 세운다. 몸통을 반대쪽 방향으로 접거나 교차시킨다.

이 자세를 20~30초 동안 유지하면서 다리 당 1~3회 실행한다.

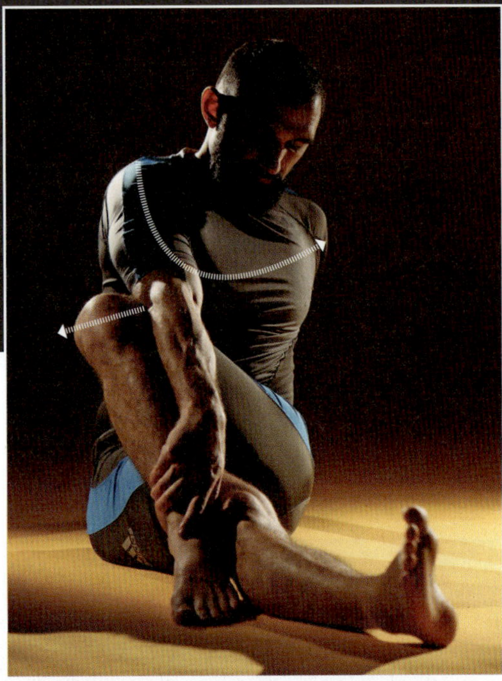

### C6. 룰러를 이용한 모음근(Adductor) 마사지

배를 바닥에 대고 누워서, 무릎을 수직으로 구부리고, 룰러 위에 안쪽 허벅지를 위치시킨다. 당신의 반대쪽 다리는 바닥에 편하게 쭉 벋어 놓는다. 롤러를 움직여 허벅지 전체 아픈 부위를 찾는다. 당신이 통증을 경험할 때마다, 짧은 움직임을 이용하여 그 자리에 집중하여, 위에서 아래로 그리고 앞뒤로 움직여라.

긴장하거나 통증이 있는 부위에서 1~3회 실행한다. 모음근(Adductor)의 가장 높은 부위에서부터 아래로(종종 더 민감하고 긴장된 부위) 운동을 반복한다.

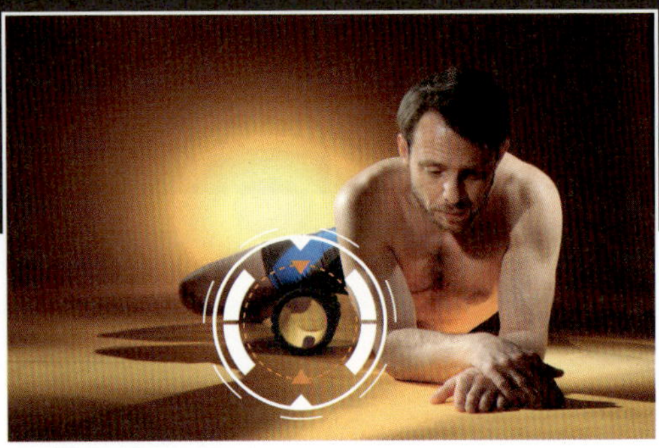

### C7. 마사지 볼을 이용한 압력 포인트

항문과 가까운 부위는 골반 전체의 통증을 완화시키는 데 필수적인 역할을 한다. 휴식을 취하면서 하는 최고 방법(비록 불편한)은 마사지 볼을 가깝게 놓고 앉는 것이다. 가능한 항문의 바깥쪽 가장자리에 위치하게 한다.

최소 30초 동안 위치를 유지하면서 1~2회 실행한다.

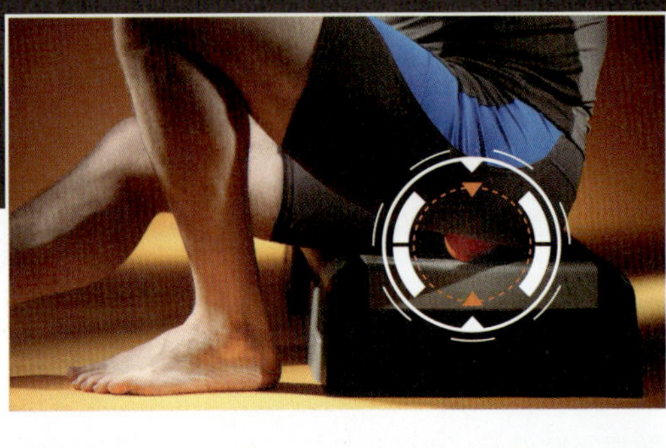

## C8. 모음근(Adductors) 스트레칭

한쪽 무릎을 바닥에 굽히고, 다른쪽 다리를 옆으로 뻗는다. 안쪽 발목을 굴리지 말고 바닥에 편평하게 놓는다. 발의 올바른 위치는 사진을 참조한다.

이 자세를 20~30초 동안 유지하면서 다리 당 1~3회 실행한다.

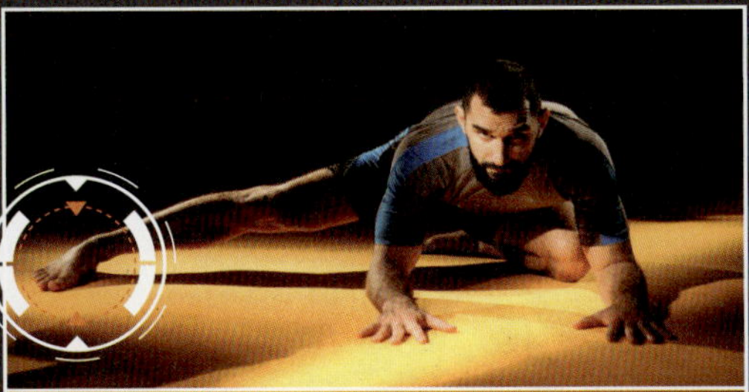

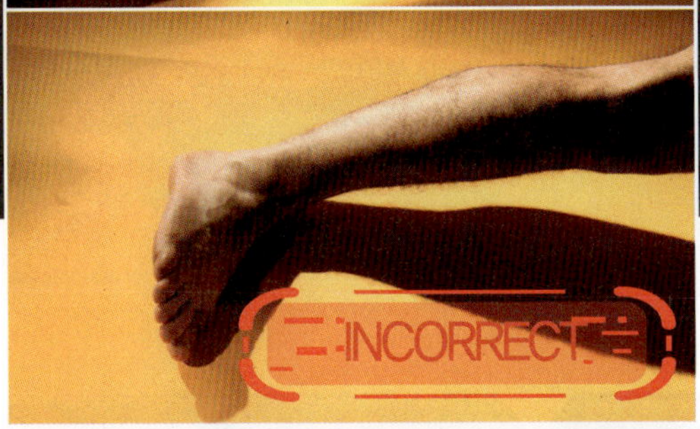


## C9. 웨이트 바(Weight bar)를 이용한 햄스트링(Hamstring) 마사지

이 운동은 마사지 롤러로도 할 수 있지만 웨이트 바를 이용하면 훨씬 효과적이다. 골반 높이에 바를 놓는다. 한쪽 다리를 바 위로 뻗어, 당신의 허벅지가 중간-직각-을 이루게 한다. 다른쪽 다리는 바 뒤에 남아 있게 한다. 허벅지 전체를 바 위로 굴려 통증이 있는 부위를 찾으시오. 통증이 생길 때마다 위에서 아래로 짧게, 그 위치에 집중한다.

긴장되어 있거나 통증이 있는 부위마다 1~3회 실행한다. 그런 다음 다시 볼기근(Gluteus)으로 이동한다.

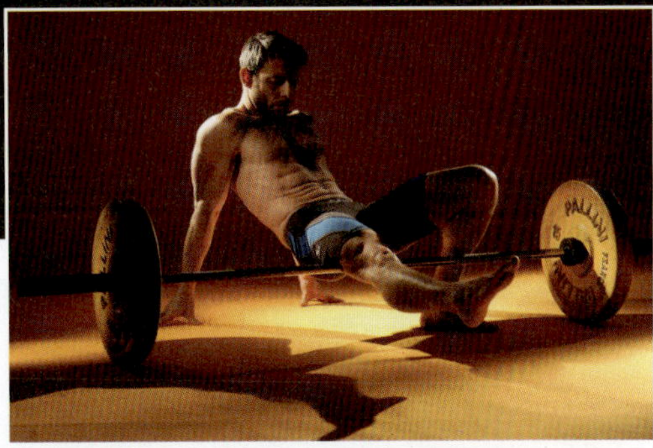

## C10. 햄스트링(Hamstring) 스트레칭

바닥에 앉고 한쪽 다리를 쭉 뻗고, 다른쪽 다리는 굽혀 접는다. 등을 편평하게 유지하고 다리를 곧게 편 쪽 앞으로 기울인다.

1~3회 반복하여 다리 당 20~30초 동안 유지한다.

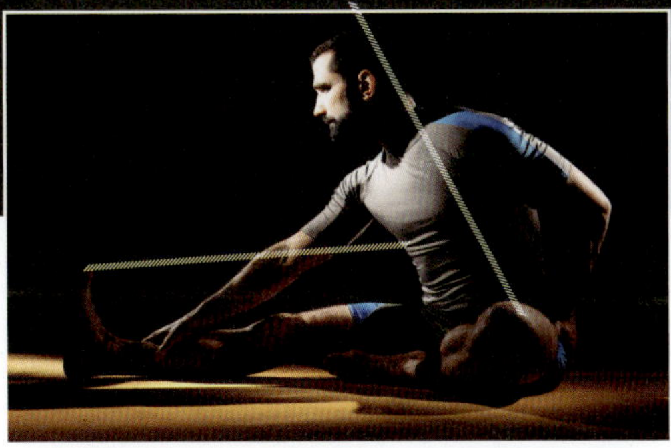

## C11. 롤러를 이용한 볼기근(Gluteus) 마사지

롤러에 앉아서 다리를 반대쪽 다리로 넘기시오. 반대쪽 다리의 무릎 위에 발목을 올립니다. 마사지 롤러를 앞으로 뒤로, 다시 왼쪽에서 오른쪽으로, 움직여 굴린다.

긴장되어 있거나 통증이 있는 부위마다 10번씩 실행한다.

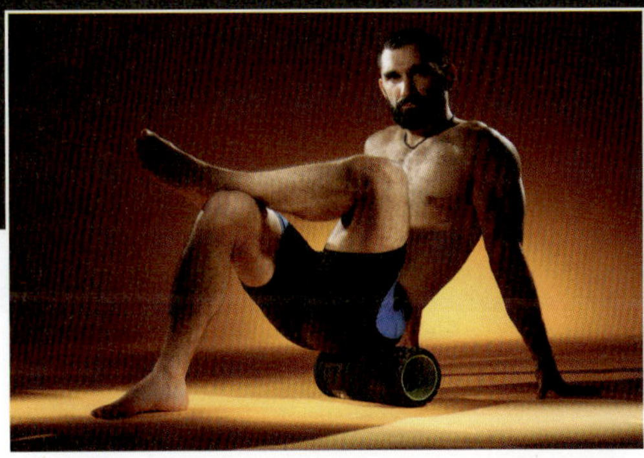

### C12. 볼을 이용한 볼기근 (Gluteus) 마사지

등을 바닥에 대고, 무릎을 구부리고, 큰 볼 위에 골반 바로 아래 엉덩이를 놓고 눕는다. 무릎을 굽혀 잡고, 반대쪽 다리를 펴고 긴장을 푸시오. 몸 전체를 움직이고 다리를 오른쪽에서 왼쪽으로 흔들어 공을 앞뒤로 굴린다.

각 다리에 10번씩 실행한다.

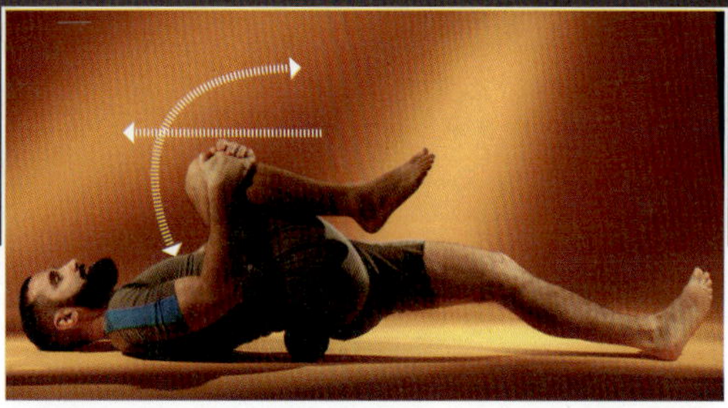

### C13. 볼기근(Gluteus) 스트레칭

바닥에 앉아서 한쪽 발을 다른쪽 무릎에 대시오. 다리는 삼각형을 형성하게 하고, 허벅지 뒤쪽을 잡는다. 무릎과 엉덩이를 열어 둔 상태에서 허벅지 뒤쪽을 잡고 발을 몸 쪽으로 당긴다. 다리를 서로 교차시키지는 마시오. 가능한 삼각형 모양을 유지한다.

1~3회 반복, 다리 당 20~30초 동안 유지한다.

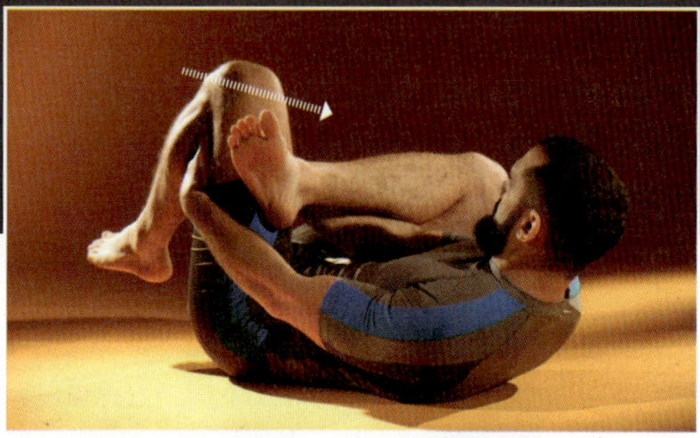

### C14. 탄성(Ballistic) 스트레칭

벽을 향해 서서 벽에 손을 대시오. 자유롭게 왼쪽에서 오른쪽으로 다리를 튕기듯이 움직이는 동작을 만들고, 엉덩이를 자유롭게 움직인다. 이 운동을 매우 점진적으로 실행하고, 동작 범위를 천천히 늘린다. 다리 당 10회씩 1~3세트를 한다. 이 운동을 벽에 수직으로 서고 다리를 앞뒤로 반복하여 돌린다[탄성 스트레칭은 가동범위를 증가시키고 근육의 신장 반사를 유발시키는 능동 스트레칭으로 표적 근육을 반복적인 바운딩(튕기는 동작)]을 이용하여 스트레칭하는 방법으로서 유능한 선수에게만 적용한다.

다리 당 10회씩 1~3세트를 한다.

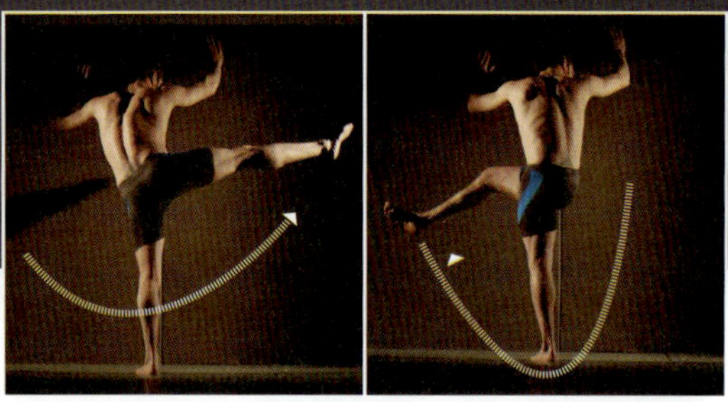

### C15. 힙 회전근(Hip rotators) 스트레칭

배를 대고 바닥에 눕고, 한쪽 다리를 가슴 앞쪽으로 굽히고, 반대쪽 다리는 허벅지가 바닥에 닿도록 쭉 편다.

1~3회 반복하여 다리 당 20~30초 동안 유지한다.

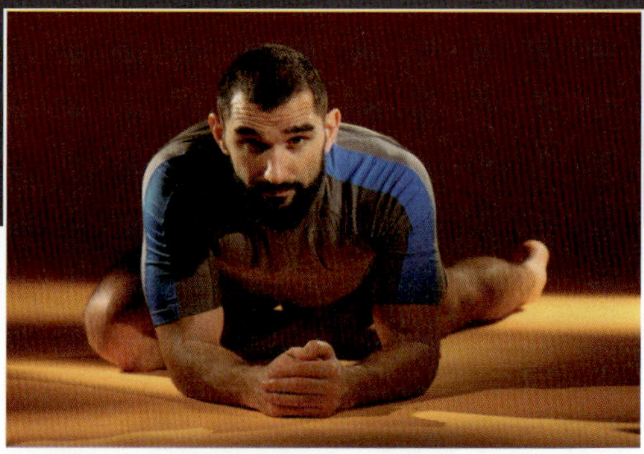

## C16. 밴드를 이용한 허리네모근 (Quadratus lumborum) 스트레칭

등을 바닥에 대고 발목 주위에 저항 밴드를 감고, 밴드가 팽팽해질 때까지 머리 위로 움직인다. 몸을 편안하게하고 팔을 머리 위로 뻗는다. 가로막을 이용하여 호흡하려고 의식적으로 노력한다. 케틀벨을 잡고 전체 근육 체인을 작동시킬 수 있다.

한쪽에 30초~1분 동안 1~2회 반복한다.

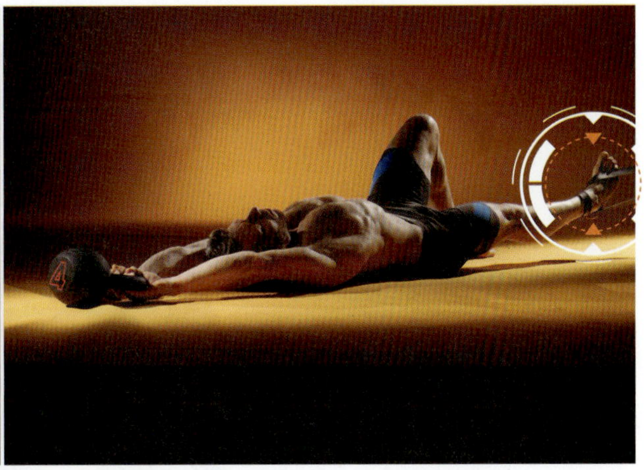

### 스마일 휴식

셀프 마사지와 스트레칭은 특히 불편할 수 있다. 이러한 가동성 기술을 완화하고 최대화 할 수 있는 방법을 찾아야한다. 마사지 또는 스트레칭 중 움츠린 자세는 긴장을 더 유발 시킬 수 있음으로 이 운동 전반에 걸쳐 웃으면서 휴식을 취할 수 있도록 한다.

## C17. 고관절 고유수용감각

한쪽 무릎을 쿠션 위에 또는 부드러운 표면 위에 올려 눈을 감고, 고유수용감각으로 밸런스를 유지한다. 배턴(baton)이나 스틱(stick)을 머리 위로 들고 운동을 더 어렵게 만들 수도 있다.

한쪽에 가능한 한 1~3회 시도한다.

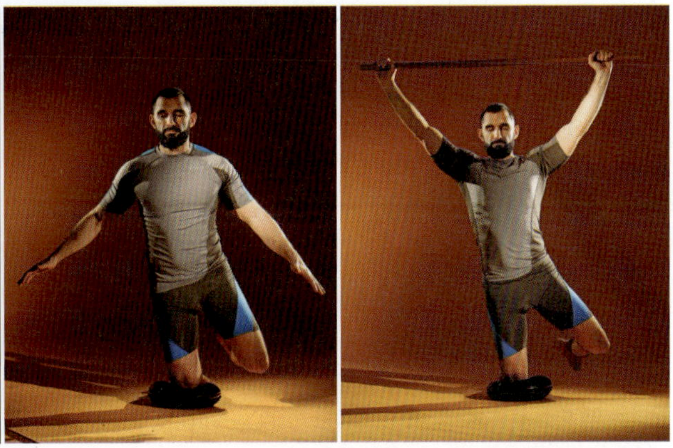

**➔ 골반 부위를 목표로 하는 3주간의 모빌리티 프로그램 샘플(이웃 부위 운동 포함)**

| 월요일 | 화요일 | 수요일 | 목요일 | 금요일 | 토요일 | 일요일 |
|---|---|---|---|---|---|---|
| C7*, C12, C13, C9, C10, C17 | B10, B2, B5, B4, B6 | C1, C3, C4, C5, C11, C2 | A1, A5, A10, A5, A9 | C6, C8, C13, C15, C14 | C12, C2, B2, B4, A5, A10 | C2, C6, C16, C11, C13, C15 |

*이 글자/숫자 조합은 26~76페이지의 운동과 기법을 참조한다.

# 햄스트링 통증
## HAMSTRING PAIN

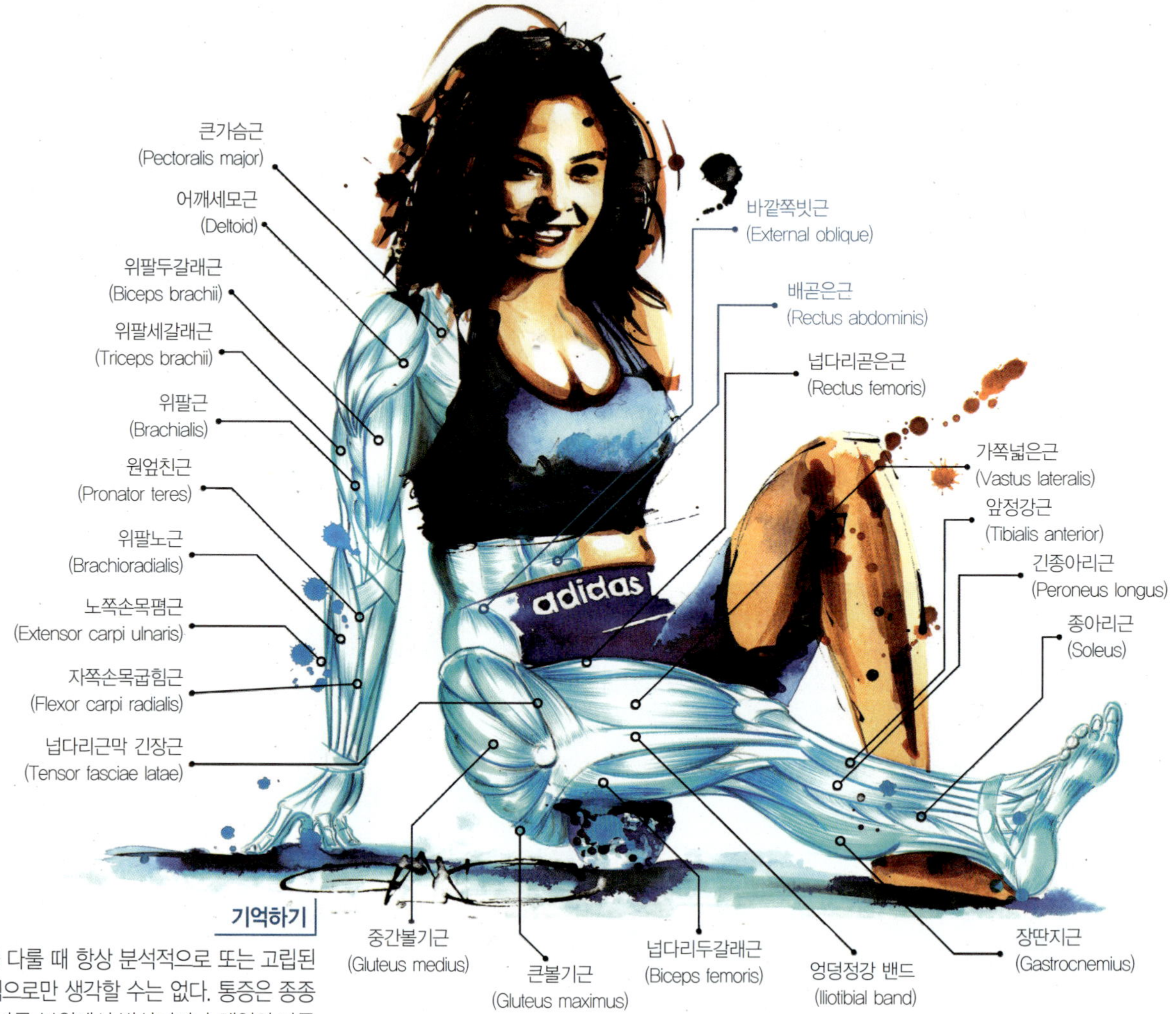


**기억하기**

통증을 다룰 때 항상 분석적으로 또는 고립된 방식으로만 생각할 수는 없다. 통증은 종종 다른 부위에서 발산되거나 체인의 다른 곳에서 발생할 수 있다. 햄스트링(hamstring)은 또한 부분적으로는 구성과 기능 때문에 통증을 방출하는데 취약하다. 이 강력한 주행 브레이크(running brakes)는 또한 다양한 근육 위치에 대한 섬세한 자세 지지대이다. 예를 들어, 자세가 더 수용되고 과학적 증거에 의해 뒷받침되는 자세에 대한 가설은 (예를 들어, Gabbe et al. 2006 참조) 지나치게 엉덩허리근(iliopsoas)으로 인한 골반의 비자발적 기울기가 결과적으로 햄스트링을 긴장하게 하거나, 통증을 유발하거나, 또는 둘 다를 생성하게 한다. 따라서 때로는 햄스트링 문제를 해결하기 위해 엉덩허리근(iliopsoas)에서 먼저 운동해야 할 수도 있다.

인체의 강력한 브레이크도 특히 취약하다. 그들의 큰 길항근인 넙다리네갈래근(quadriceps femoris)보다 작은 햄스트링은 여러 유형의 운동에서 다양한 작용을 한다. 햄스트링의 복잡한 근육은 길이가 매우 다재다능한 기능이 갖지만, 부상을 입기 쉽다.

이것은 위팔세갈래근(Triceps brachii)의 반대 (예를 들어, 세가지 근육; 팔의 후방 체인을 포함한 것 보다 더 많이)이며, 거의 모든 일을 직접적으로 함께 실행한다. 그러나, 반막양근(semimenbranosus), 반건양근(semitendinosus), 넙다리두갈래근(biceps femoris muscle), 즉 햄스트링은 똑같이 동원되지는 않는다.

이것에 의미는, 트레이닝 중이 아닐 때 어떠한 운동을 하기 전에, 특히 햄스트링을 적절하게 예열하는 것이 중요하다는 것을 의미한다.

# 스캔 SCAN

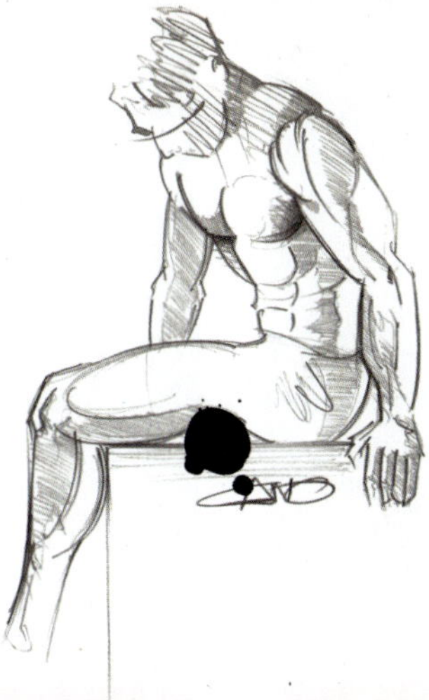

특정 부분의 요구 사항에 대한 충분한 정보를 제공하는 일상적인 통증 외에도 깊이 있게 살펴 주의가 필요한 햄스트링(HAMSTRING) 부위를 확인할 수 있다. 다음은 스캔할때 포함할 운동이다.

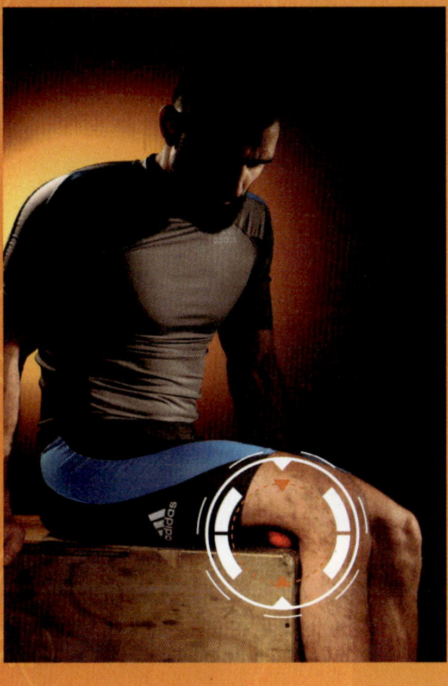

1

테이블이나 상자에 앉아서 허벅지 아래에 마사지 볼을 놓고 허벅지에 볼을 부드럽게 굴려 긴장된 부위를 찾는다. 통증이 느껴지는 부위에 집중해야한다.

이 운동 중에 발생하는 모든 급성 통증은 철저한 검사를 위해 건강관리 전문가와 검사를 해야 한다. 이 운동 중에 적당한 통증이나 긴장감이 느껴지면 매일 하나 이상의 운동을 해야 한다.

### D1. 볼을 이용한 넙다리네갈래근 (Quadriceps femoris) 마사지

가능한 가장 큰 공을 이용하여, 엎드려서, 한쪽 다리를 쭉 펴서 허벅지 중앙에 볼을 놓는다. 반대쪽 다리를 구부려, 무릎을 바닥에 놓는다. 진행하면서 더 많은 무게를 적용 할 수 있지만, 결국 무릎을 들어 올려 양쪽 다리를 평행하게 유지해야 한다. 허벅지 전체로 공을 굴려 통증 부위를 찾는다. 통증이 있을 때마다 위에서 아래로, 그리고 앞뒤로 짧게 움직여 그 부위에 집중 한다.

긴장되거나 통증이 있는 부위에서 1~3회 실행한다. 점차적으로 허리근(psoas) 부위까지 올라간다.

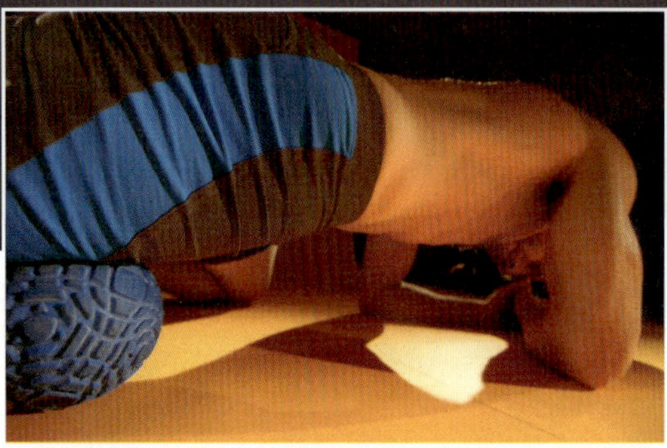

### D2. 케틀벨을 이용한 대퇴굽힘근(Hip flexor) 마사지 (힙 플랙서 스트레치 포함)

케틀벨을 몸에 약간의 각도를 이루도록 바닥에 놓는다. 골반을 손잡이에 놓고 너무 많은 통증을 주지 않으면서 가능한 한 많은 무게를 가한다. 앞뒤로 10회, 좌우 10회 마사지 한다. 다른 동작으로 변경하기 전에 1~3회 반복한다. 그런 다음 런지 스트레칭을 하고 몸을 펴고 있는 힙 플렉서로 부터 몸을 옆으로 구부린다. 더 크게 스트레칭 하려면 팔을 머리 위로 뻗어, 뻗은 쪽에서 멀리 떨어뜨린다.

다리 당 30초 동안 자세를 유지하면서 1~3회 운동을 실행한다.

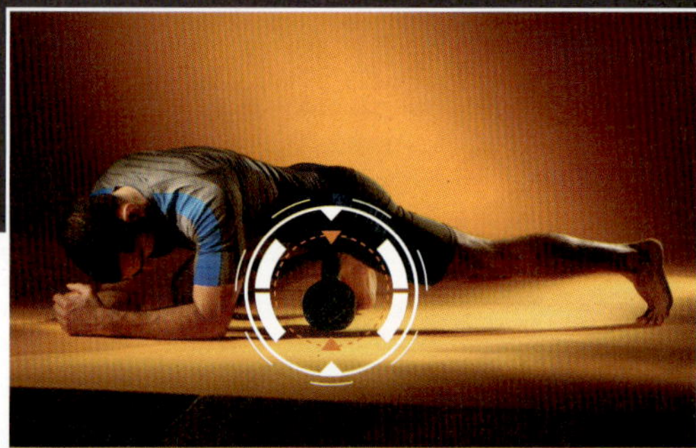

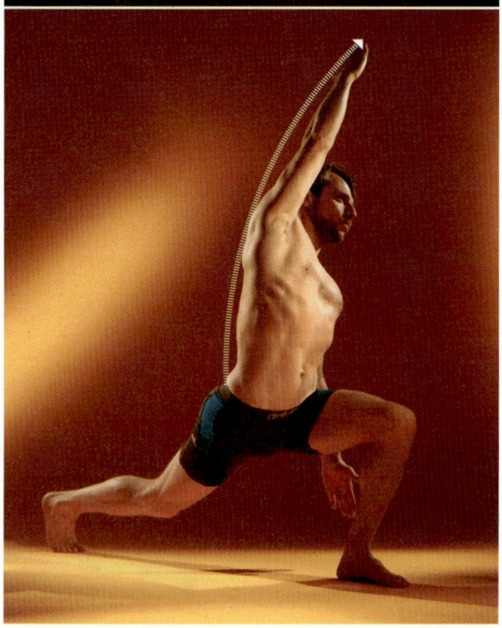

### D3. 넙다리네갈래근 (Quadriceps femoris) 스트레칭

전방으로 런지자세를 하고, 뒤쪽 발은 잡고 발뒤꿈치를 엉덩이로 가져온다. 운동 중 몸을 똑바로 유지한다.

등을 휘지 않게 한다. 다리 당 15초 동안 자세를 유지하면서 1~3회 실행한다.

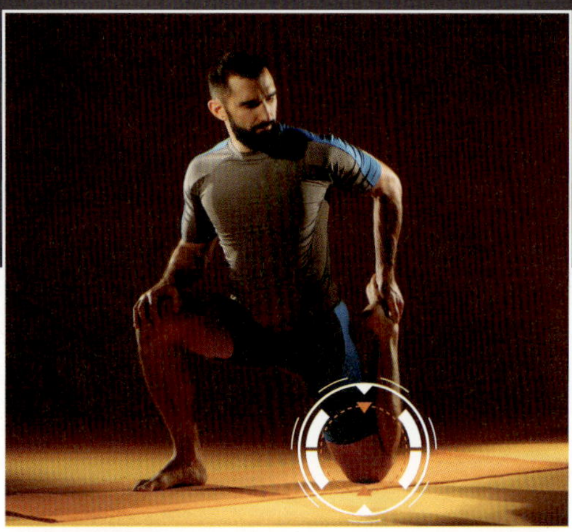

## D4. 롤러를 이용하는 외측 햄스트링(Hamstring) 마사지

옆으로 누워 롤러를 무릎 높이, 허벅지 바깥쪽 뒤쪽에 놓는다. 허벅지 전체에 롤러를 움직여 통증 부위를 찾는다. 통증이 있을 때마다 위에서 아래로 그리고 앞뒤로 짧게 움직여 그 자리에 집중한다.

긴장되거나 통증이 있는 부위마다 1~3회 실행한다.
주의 : IT 밴드 영역의 자체 마사지가 대중화 되었지만, 이 부위에 강렬하고 장기간의 마사지는 제한되어야 한다. (17 페이지의 세부 사항 참조).

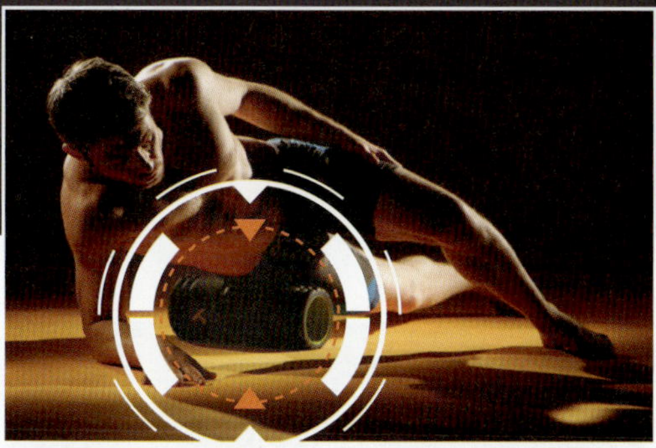

## D5. 볼을 이용한 TFL 마사지

IT 밴드 자체를 마사지하는 것은 의문의 여지가 있지만, TFL은 긴장과 트리거 포인트 집중 부위이다. 긴장은 때때로 햄스트링(hamstring)과 모음근(adductors)에 의한 보상으로 이어진다. 유연하고 통증이 없는 상태로 TFL을 잘 관리하는 것이 중요하다.
큰 볼 위에 눕는다. 바닥에 놓은 다리는 쭉 펴고, 반대쪽 다리는 무릎 위쪽으로 발바닥이 바닥에 닿도록 하여 놓는다. 가장 긴장되거나 통증이 있는 부위를 위에서 아래로 그리고 앞뒤로 구른다. 원형 운동으로 마무리한다.

긴장되거나 통증이 있는 부위에 위아래 10회, 앞뒤로 10회, 원형 10회를 롤로, 1~3세트 실행한다.

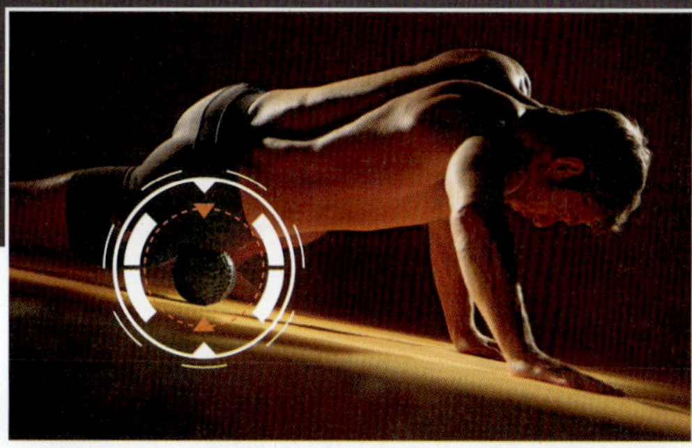

## D6. TFL의 혁신

옆으로 누워 다리의 발목을 잡고, 넙다리네갈래근이 스트레칭 되도록 한다. 둔부를 압박하여 엉덩이를 앞으로 밀고, 골반을 약간 앞으로 기울인다. 넙다리네갈래근(quadriceps)의 스트레칭 되고 있는 당신의 무릎 위로 반대쪽 발목을 교차한다.

스트레칭을 적어도 30초 동안 유지하면서 1~3회 실행한다.

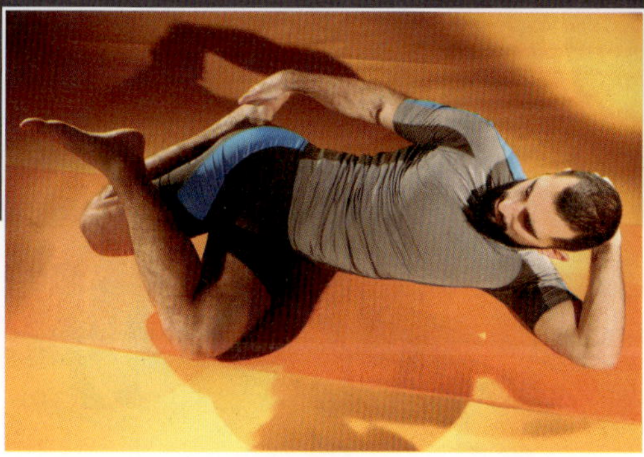

## D7. 볼을 이용한 모음근 (Adductors) 마사지

엎드려서 무릎을 구부리고, 마사지 볼을 안쪽 허벅지에 놓는다. 반대쪽 다리는 바닥에 쭉 편다. 허벅지 전체를 볼 위로 움직여 통증이 있는 부위를 찾는다. 통증이 있을 때마다 위에서 아래로 앞뒤로 짧게 움직여 해당 영역에 집중한다.

긴장되거나 통증이 있는 부위마다 1~3회 실행한다.
가장 높은 내측부(종종 더 민감하고 긴장함) 까지 올라가 운동을 반복한다.

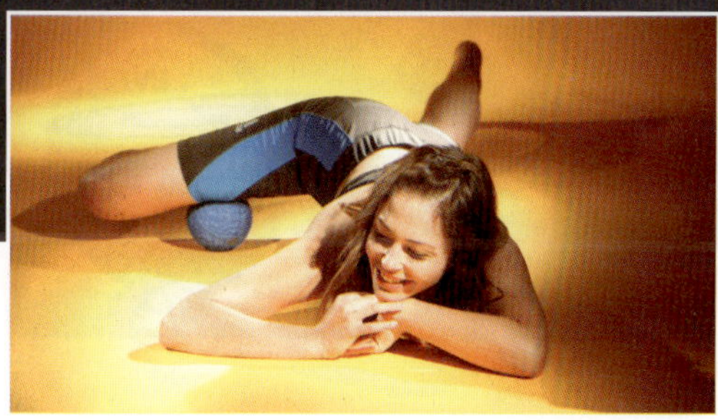

## D8. 마사지 볼을 이용한 압통점

마사지 볼을 이용하는 항문 근처 부위의 압통점은 골반 전체의 통증을 완화시키는 데 필수적인 역할을 한다. 이 부위를 이완시키는 훌륭한(불편하지만) 방법은 항문의 바깥 쪽 가장자리에 가능한 가깝게 배치해야하는데, 매우 조밀한 마사지 볼에 앉는 것이다.

최소 30초 동안 위치를 유지하면서 1~2회 실행한다.

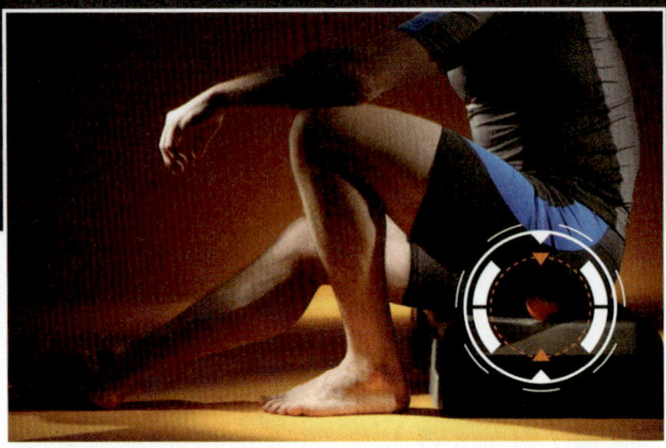

## D10. 웨이트 바(Weight bar)를 이용한 마사지

올림픽 스타일로 웨이트 바(weight bar)에 부하를 걸고 바를 바닥에 놓는다. 햄스트링(hamstring)을 바에 한쪽 다리의 무릎을 펴서 얹혀 놓는다. 다른 다리는 바 뒤에 남아 있게 한다. 통증이 있고, 뻣뻣한 부위를 찾는다. 통증이 있을 때 마다 앞뒤로 짧게 움직여 그 부위에 집중한다.

뻣뻣하거나 통증이 있는 부위에 대해 1~3회 실행하고, 둔부까지 올라간다.

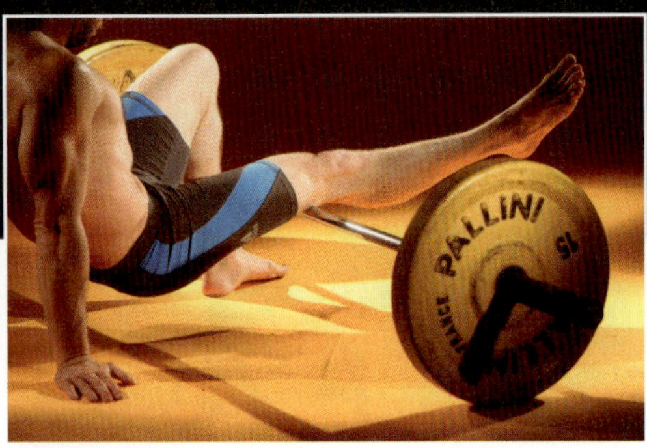


## D9. 모음근(Adductors) 스트레칭

무릎과 팔꿈치를 바닥에 놓고 등을 똑바로 유지하고 대퇴골을 몸통 선과 90° 각도로 놓는다. 무릎을 최대한 벌린다.

다리 당 1~3회 정도 스트레칭을 20~30초 동안 유지한다.

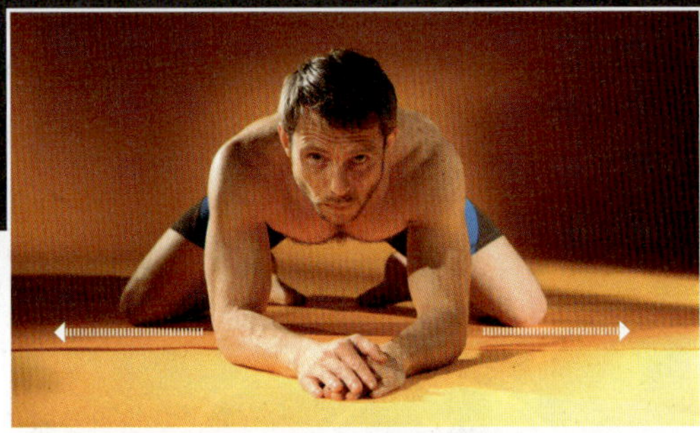

## D11. 햄스트링(Hamstring) 스트레칭

일어서서 다리를 똑바로 세우고 뒤꿈치를 올린 표면(벤치, 상자 등)에 놓는다. 등을 똑바로 유지하면서 앞으로 구부린다.

1~3회 반복하여 다리 당 20~30초 동안 유지한다.

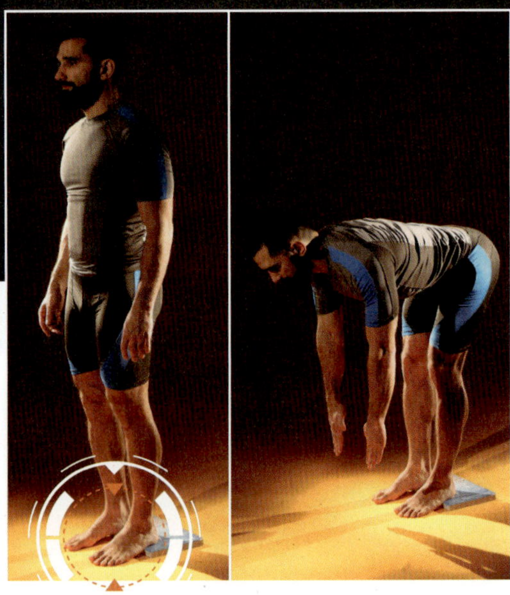

## D12. 볼을 이용하는 볼기근 (Gluteus) 마사지

골반 바로 아래, 볼기근(Gluteus)의 상단에 공을 놓는다. 등을 대고 공을 움직여 해당 영역을 탐색한다.

1분씩 3세트를 실행한다.

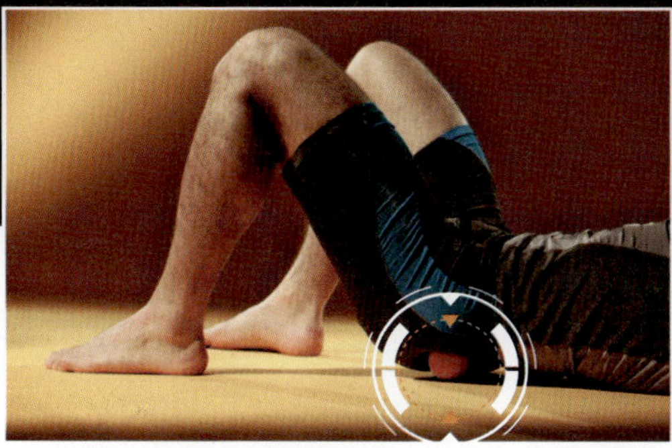

## D13. 볼기근(Gluteus) 스트레칭

등을 똑바로 유지하면서 다리를 꼬고 상체를 바닥쪽으로 내려놓는다. 상단 다리를 번갈아 자세를 바꾸어 실행한다.

다리를 바꿔 다리 당 30초 동안 1~3회 반복한다.

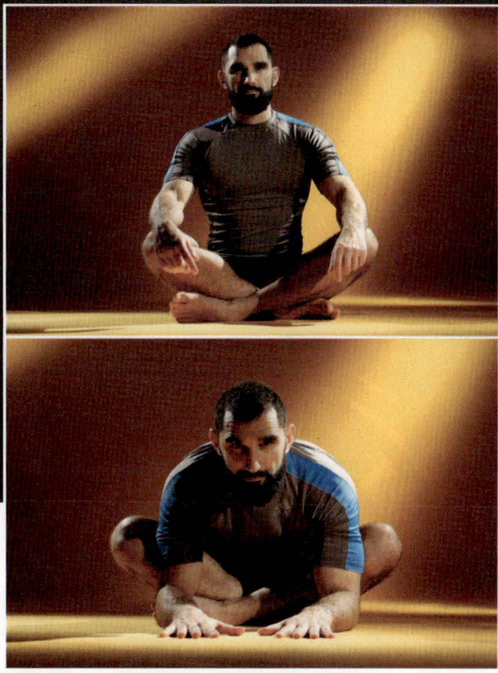

## D14. 밴드를 이용한 탄성(Ballistic) 스트레칭

두 다리를 똑바로 세우고 등을 대시오. 한 발을 밴드의 고리에 고정하여 놓고, 밴드를 팽팽하게 당겨 다리를 빠르게 올리고 내린다. 속도와 기울기를 점차적으로 유지한다(정적 스트레칭을 먼저하고 낮은 속도에서 높은 속도로 점진적으로 실행한다면 탄성 스트레칭을 안전하게 할 수 있다.

다리 당 1~3세트 10회 반복한다.

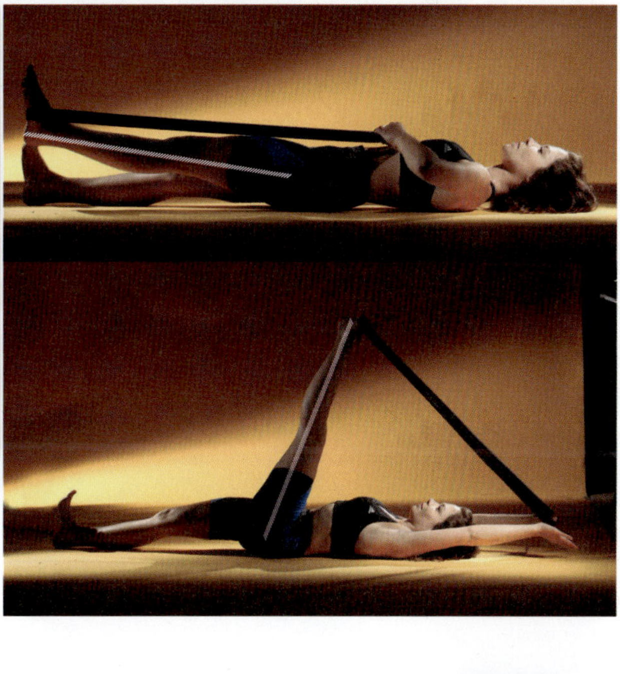

## D15. 롤러를 이용하는 엉덩이 굽힘근(Hip Flexor) 마사지(HIP FLEXOR 스트레칭 포함)

마사지 롤러에 누워 힘이 접히는 부분에 약간 중심을 두어 생식기 부위에 압력을 가하지 않도록 한다. 롤러를 움직여 긴장된 부위를 찾으시오. 다른 지지대 (손, 발, 팔꿈치 또는 무릎) 로 몸을 잡고 체중을 조절하고, 긴장된 부위에 집중한다. 긴장되거나 통증이 있는 각 부위마다 1~3세트의 전후방 좌우 10개를 실행한다. 그런 다음 런지 스트레칭 (46 페이지 참조)을 하고 몸을 펴고, 있는 엉덩이 플렉스에서 몸을 옆으로 구부려야 한다(기울기). 더 많이 스트레칭 하려면 팔을 머리 위로 뻗어 뻗은 쪽에서 멀리 떨어뜨린다. 다리 당 30초 동안 자세를 유지하면서 운동을 1~3회 실행한다.

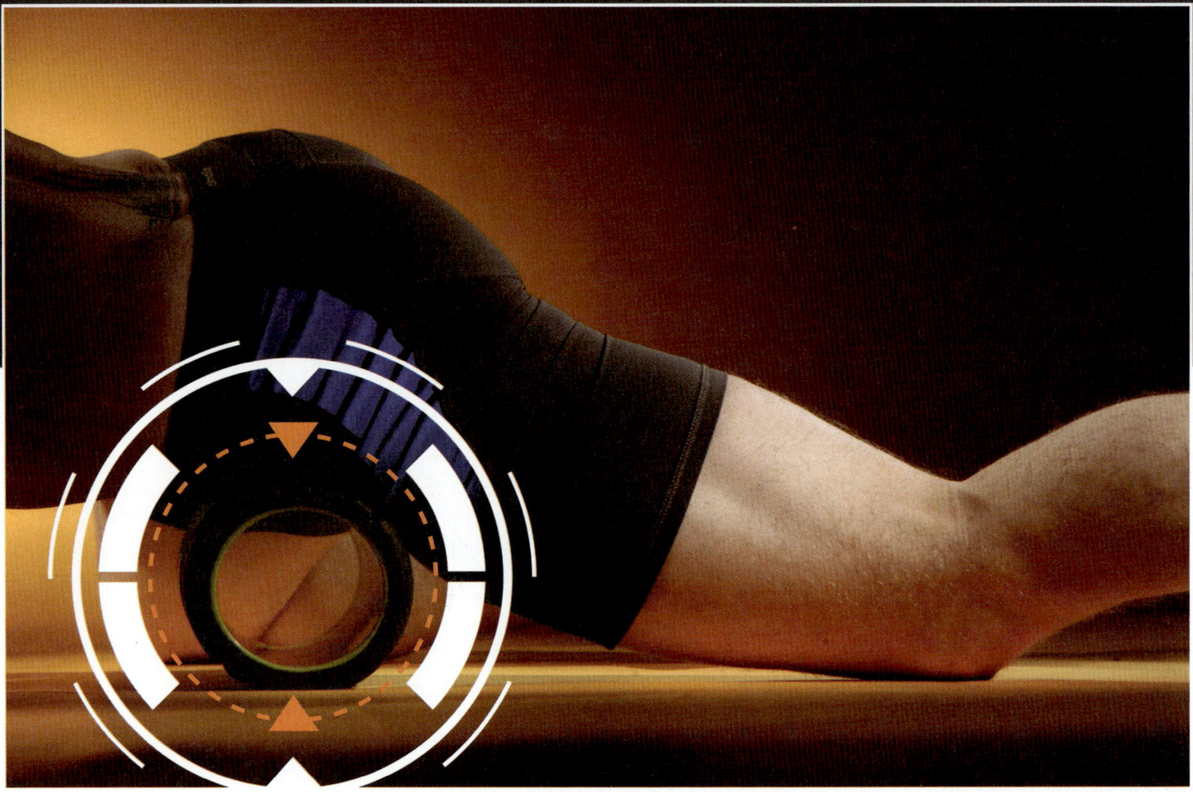

➔ 골반 부위를 목표로 하는 3주간의 모빌리티 프로그램 샘플(이웃 부위 운동 포함)

| 월요일 | 화요일 | 수요일 | 목요일 | 금요일 | 토요일 | 일요일 |
|---|---|---|---|---|---|---|
| D5*, D6, D1, D3, D14 | D2, D8, D12, D13, D15 | C1, C3, C4, C5, C11, C2 | D7, D9, D10, D11, D14 | C6, C8, C13, C15, C14 | C12, C2, B2, A5, D15 | F3, D6, F5, D4, F7, D11 |

*이 글자/숫자 조합은 26~76페이지의 운동과 기법을 참조한다.

# 햄스트링 통증
## HAMSTRING PAIN

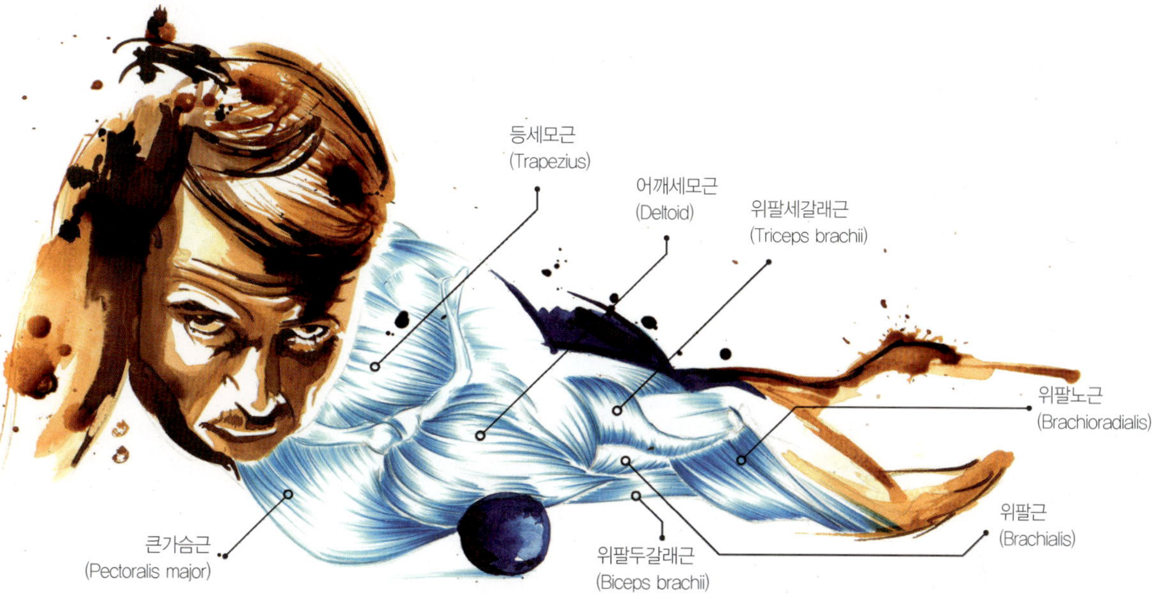


어깨는 어깨세모근(Deltoid)에만 국한되지 않는다. 우리가 거울을 볼 때, 보는 것보다 더 많은 구조가 어깨를 구성한다. 어깨 관절은 인체에서 가장 크게 움직일 수 있지만, 급속히 불안정해질 수 있다. 어깨가 나쁜 위치에 있거나 지속적으로 잘못된 동작을 하면 통증을 느끼게 된다. 어깨 관절 "복합체"는 네 개의 뼈로 구성 된다: 쇄골(collar bone), 어깨 뼈(scapula), 팔의 머리뼈(humerus) 및 가슴 위쪽 뼈(sternum). 이것은 어깨세모근(Deltoid), 등세모근(Trapezius), 넓은등근(Latissimus dorsi), 목빗근(Sternocleidomastoid), 큰가슴근(Pectoralis major) 및 앞톱니근(Serratus anterior) 뿐만 아니라 회전근 팔목 근육[견갑 하근(subscapularis), 극상근(supraspinatus), 가시아래근(infraspinatus), 큰원근(teres major), 작은원근(teres minor), 능형근(rhomboids)과 같은 12개의 근육에 의해 움직이고 안정화 된다.

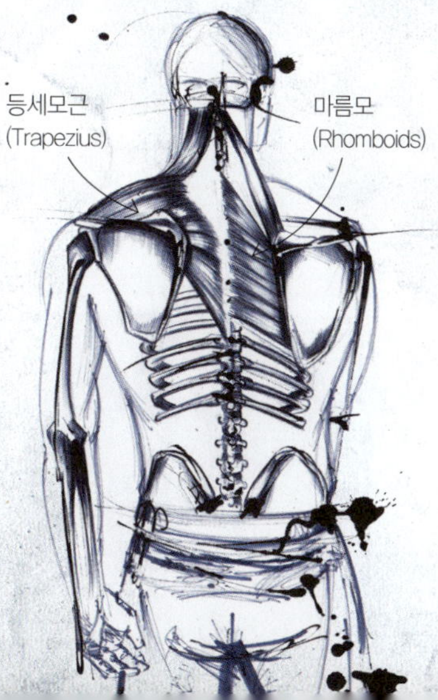


모든 어깨 근육과 운동의 전체 범위를 탐색하여 통증의 원인을 찾을 수 있다.

→ 통증의 원인은 종종 다양하며, 피상적인 근육은 일반적으로 트리거 포인트가 많기 때문에 종종 전체 영역에 주의가 필요하다.

→ 오래 지속되는 결과를 얻으려면 어깨에 유연성, 안정성 및 가동성 운동을 실행하는 것이 중요하다.

→ 어깨는 언급한 통증에 가장 민감한 관절 중 하나이다. 어깨 통증은 종종 다른 많은 긴장 지점의 결과이다.

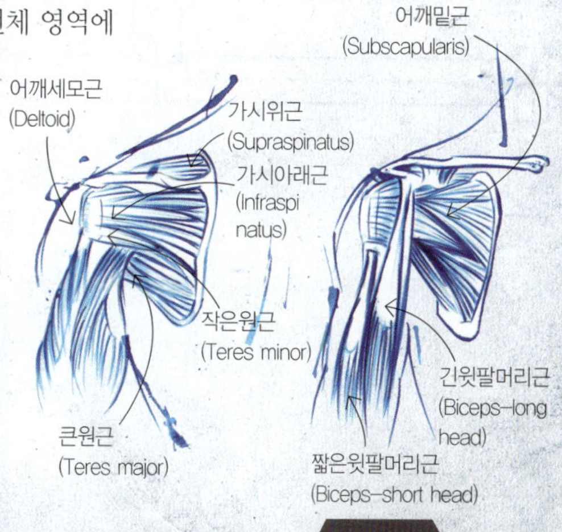

# 스캔 SCAN

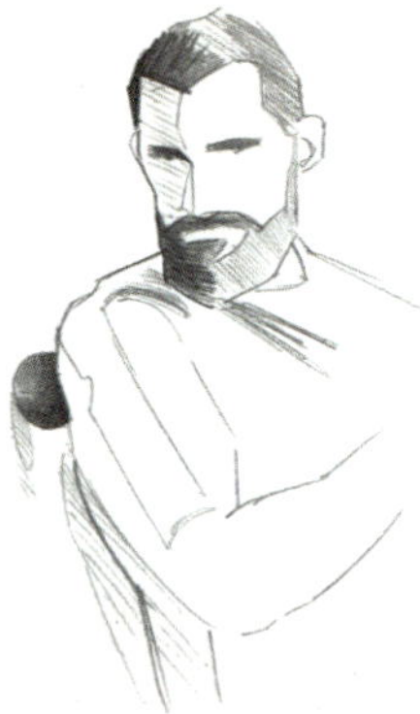

특정 부위의 요구에 대한 충분한 정보를 제공하는 일상적인 통증 외에도 심층 스캔을 통해 주의가 필요한 어깨 부위가 드러날 수 있다. 다음은 스캔에 포함 할 네 가지 운동이다.

1 **어깨세모근 마사지 볼:** 벽과 어깨 사이에 공을 대고 가볍게 벽에 기대시오. 어깨 앞, 옆, 뒤를 깊게 탐색한다.

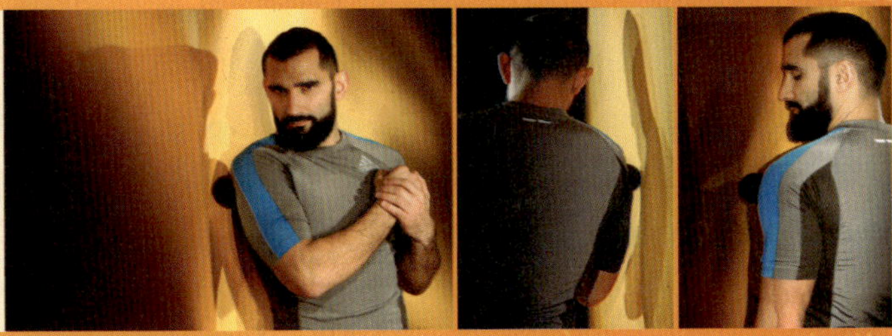

2 **어깨 뼈 살펴보기:** 큰 마사지 볼(또는 더 정확하지만 종종 불편한 작은 볼)을 이용하여 벽에 기대어 어깨뼈로 굴린다.

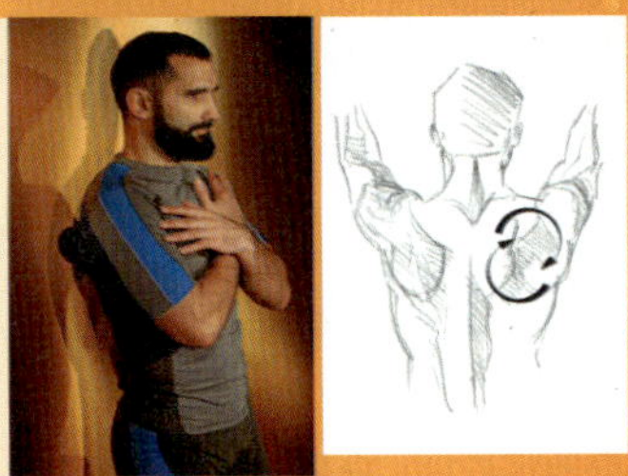

3 **등세모근(Trapezius) 위로 공을 굴리기:** 공을 목에서 머리 위 어깨 가장자리까지 굴린다.

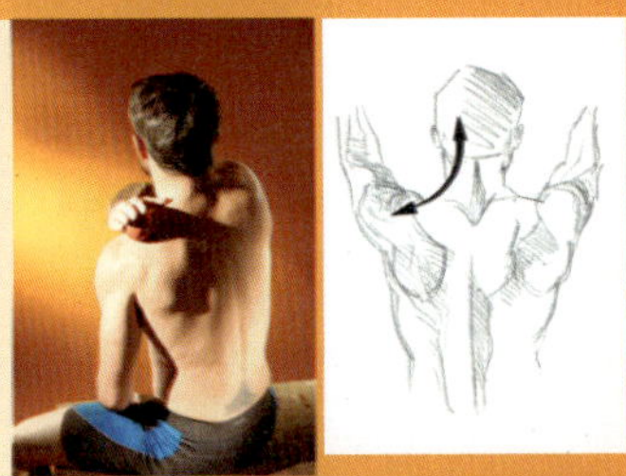

4 **전방 팔꿈치 올리기:** 반대쪽 어깨에 손을 대고, 팔꿈치를 앞쪽으로 들어 올린다.

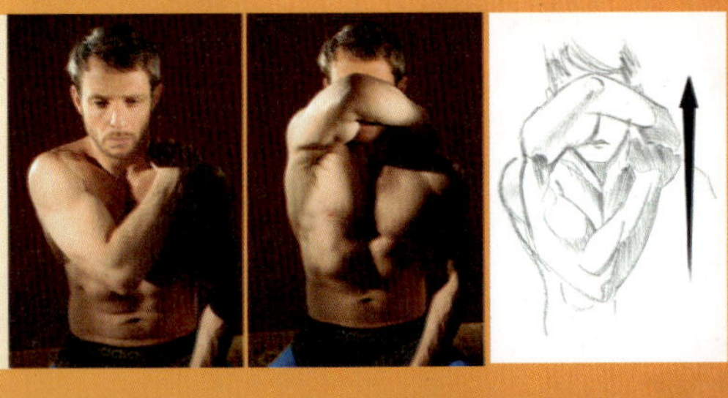

이러한 운동 중 발생하는 모든 급성 통증은 철저한 검사를 위해 건강관리 전문가와 검사해야한다. 이 운동 중에 적당한 통증이나 뻣뻣함이 발생하면 매일 하나 이상의 운동을 실행해야한다.

## E1. 볼을 이용하여 중부 및 후방 어깨세모근(Deltoid) 마사지

마사지 볼을 벽과 어깨 사이에 놓고 어깨세모근 (Deltoid)의 통증 부위를 찾는다. 볼을 이용하여 각 통증 부위를 마사지한다.

앞뒤로 10회, 위에서 아래로 10회, 그리고 원형 마사지를 10회, 3세트 실행한다.

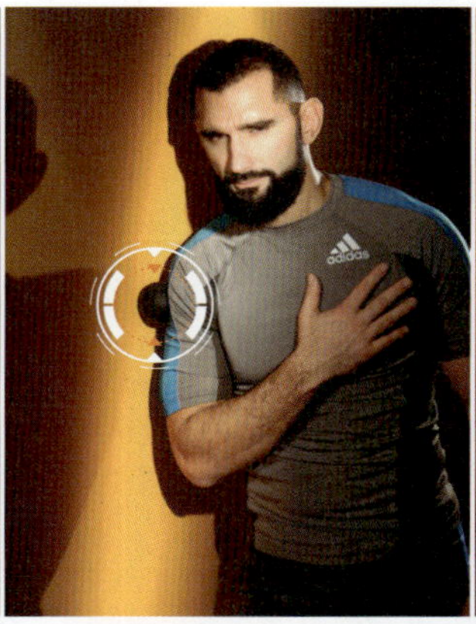

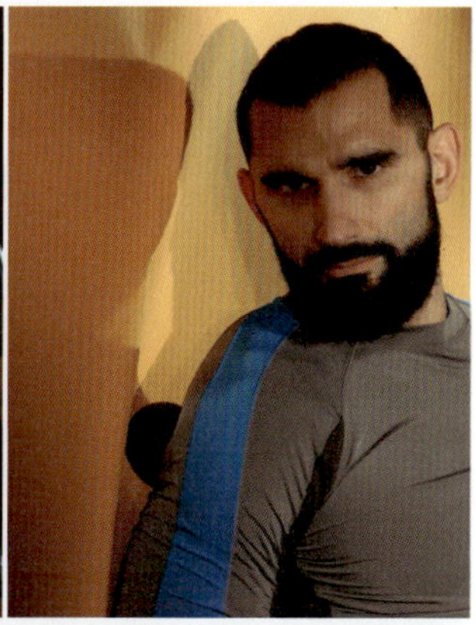

## E2. 누운자세 어깨세모근(Deltoid) 스트레치와 마사지

옆으로 누워 팔을 머리 위로 뻗는다. 당신의 엉덩이쪽 팔을, 몸에 수직으로 잡고, 이 팔을 위 아래로 굴린다. 이 스트레치 된 자세로 20~30초 동안 유지하며, 1~3회 실행한다. 그런 다음 왼쪽에서 오른쪽으로 10번 굴린다. 팔의 각도를 변경하여 운동을 반복한다(20° 범위 내).

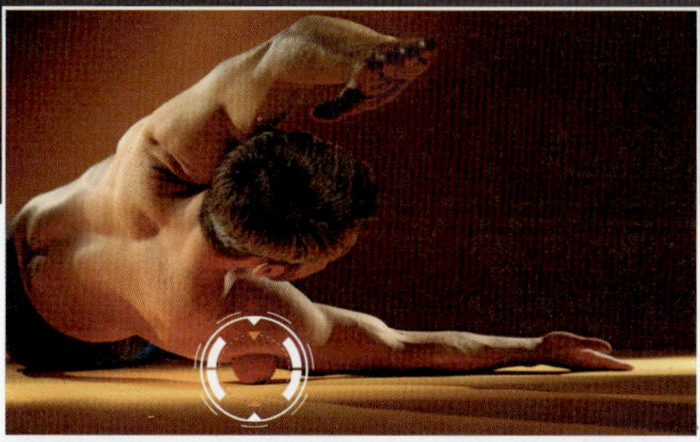

## E3. 볼을 이용하여 앞쪽 어깨세모근(Deltoid) 마사지

벽과 앞쪽 어깨 사이에 마사지 볼을 위치하게 하고, 어깨세모근 (Deltoid)의 통증 부위를 찾으시오. 볼을 이용해 작은 움직임으로 아픈 부위를 마사지한다.

앞뒤로 10회, 위에서 아래로 10회, 그리고 원형 마사지를 10회, 3세트 실행한다.

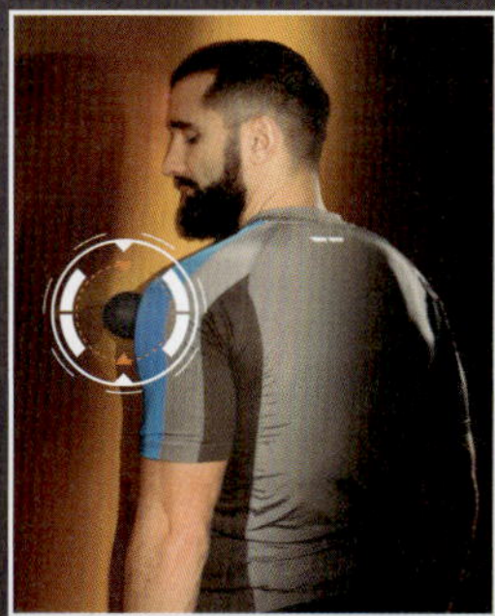

## E4. 네발 어깨세모근(Deltoid) 스트레치

당신의 손과 무릎을 바닥에 놓는다. 당신의 손은 움직이지 말고, 볼기근(Gluteus)을 당신의 발을 향하게 한다. 당신의 팔을 똑바로 유지한다.

스트레칭을 20~30초 동안 유지하며, 1~3회 실행한다.

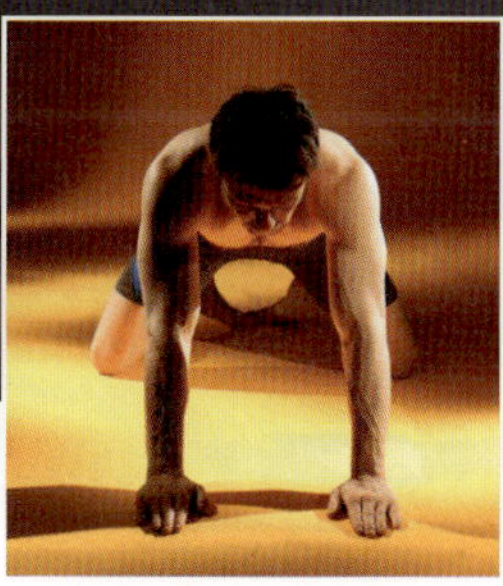

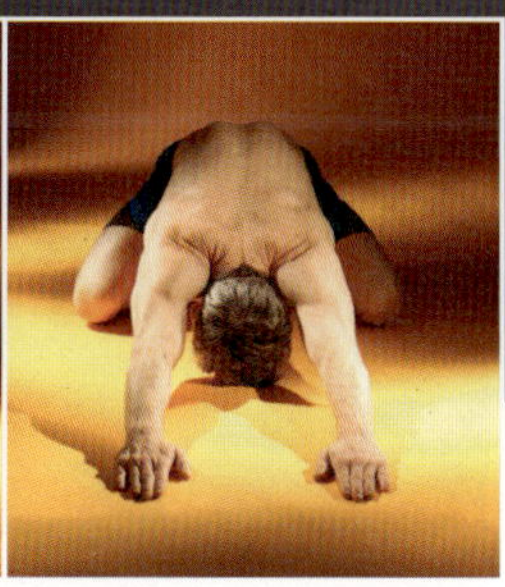

## E5. 어깨 관절 신연 (Distraction)

바닥에 수직 인 파워 밴드 고리에 어깨를 대고 한쪽 팔을 등 뒤로 접으시오. 가슴이 지면과 평행을 이루도록 앞으로 구부리고 어깨가 최대한 긴장을 풀도록 한다. 몸통을 어떤 방향으로도 돌리지 않도록 주의한다.

스트레칭을 30초 동안 유지하며, 1~3회 실행한다.

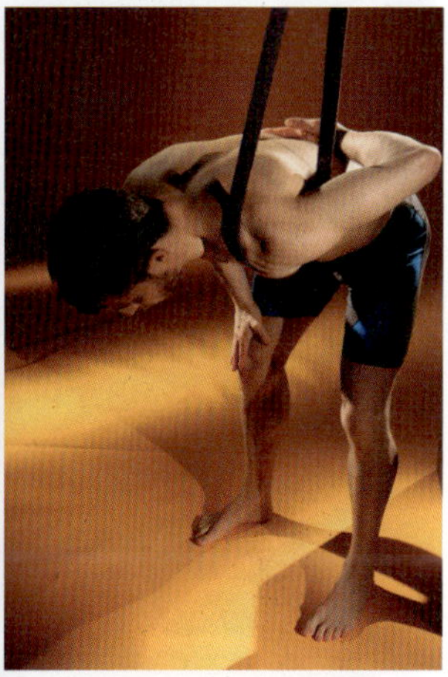

## E6. 밴드를 이용한 팔 잠금 어깨 스트레치

팔을 등 뒤에 대고 뒤에 붙어있는 저항 밴드의 고리를 잡는다. 어깨를 앞뒤로 움직이지 마시오. 손목을 최대한 긴장을 풀고 최대한 당겨 올리시오. 런지에서 다리의 위치를 변경하여 운동 강도를 조정한다.

스트레칭을 30초 동안 유지하며, 1~3회 실행한다.

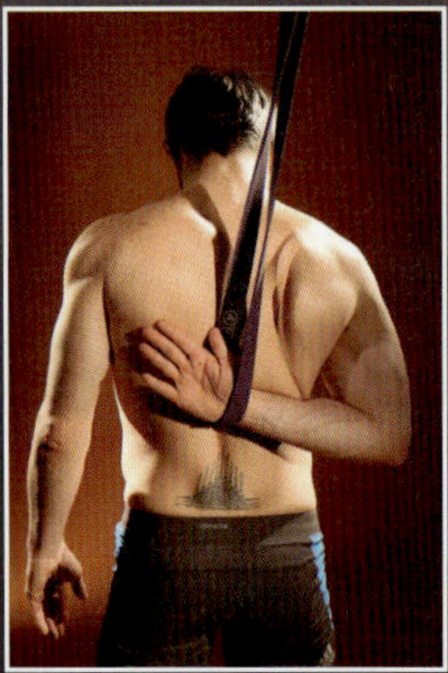

## E7. 운동 볼을 이용한 한 팔 어깨 스트레치

무릎을 꿇고, 한쪽 팔을 뻗어 엄지 손가락을 위로 향하게 하여 팔을 볼 위에 올려놓다. 점차적으로 가슴을 바닥 쪽으로 기울인다.

스트레칭을 30초 동안 유지하며, 1~3회 실행한다.

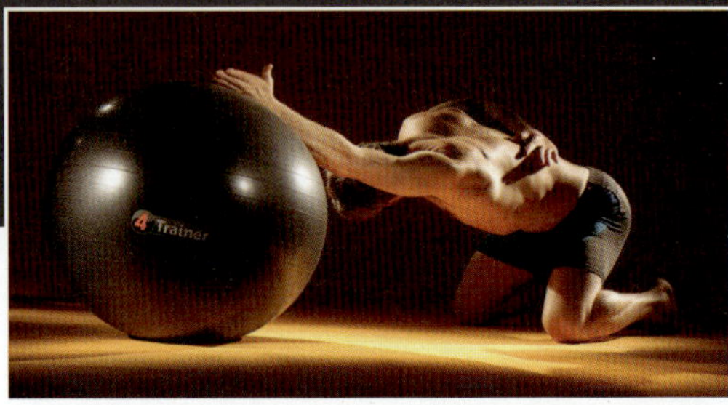

## E8. 운동 볼을 이용한 두 팔 이용 어깨 스트레치

무릎을 꿇고 팔을 뻗고 손바닥을 볼 아래로 향하게 하거나, 볼 위에 올려놓는다. 점차적으로 가슴을 바닥 쪽으로 기울인다.

스트레칭을 30초 동안 유지하며, 1~3회 실행한다.

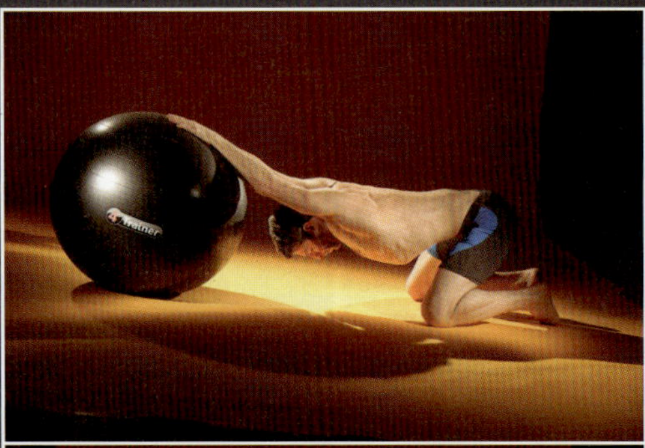

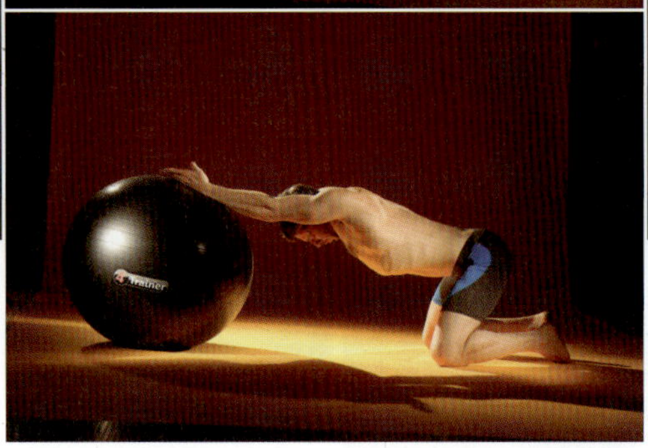

## E9. 볼을 이용한 작은가슴근 (Pectoralis minor) 마사지

벽과 가슴 사이에 마사지 볼을 놓는다. 단 쇄골 바로 아래에 마사지 볼을 놓고 가슴 뼈 부위의 통증 부위를 찾는다. 통증 부위를 볼로 마사지한다.

좌우로 10회, 위에서 아래로 10회, 그리고 원형 마사지를 10회, 3세트씩 실행한다.

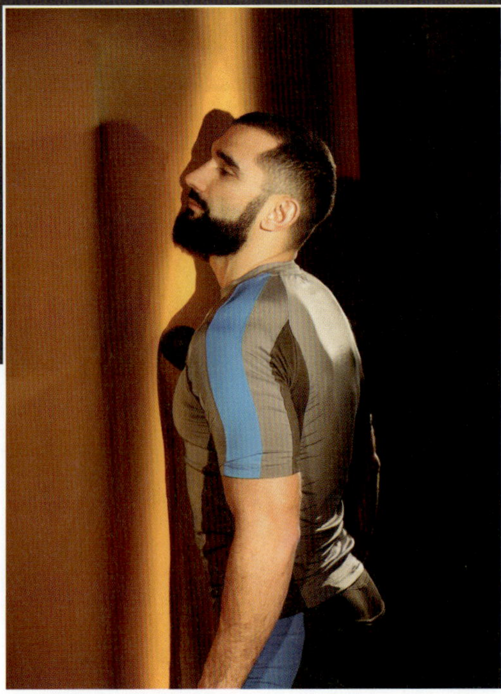

## E10. 롤러를 이용한 큰가슴근 (Pectoralis major) 마사지

바닥에 누워 가슴을 마사지 롤러를 몸 라인에 맞춰 놓는다. 가장 긴장된 부위에서 왼쪽에서 오른쪽으로 굴린다. 가슴의 모든 영역을 덮을 수 있도록 롤러 방향을 조금씩 변경한다.

긴장된 부위마다 좌우로 마사지 10회, 3세트 실행한다.

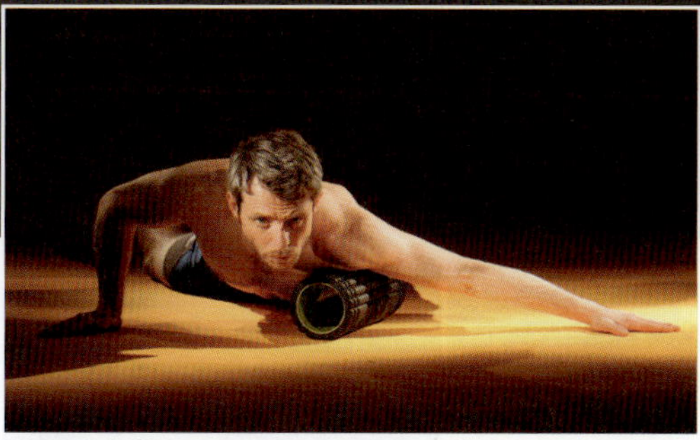

## E11. 저항 밴드를 이용한 가슴 근육 스트레칭

고정된 바로부터 머리 위로 밴드를 잡는다. 엄지 손가락이 천장을 향하도록 한 팔을 뻗는다. 가슴 근육의 다른 부위를 스트레칭하기 위해 팔 각도를 변화시켜 런지 위치로 움직인다. 통증이 있으면 팔의 방향을 바꾼다.

20~30초 동안 스트레치하며, 1~3세트 스트레칭을 실행한다.

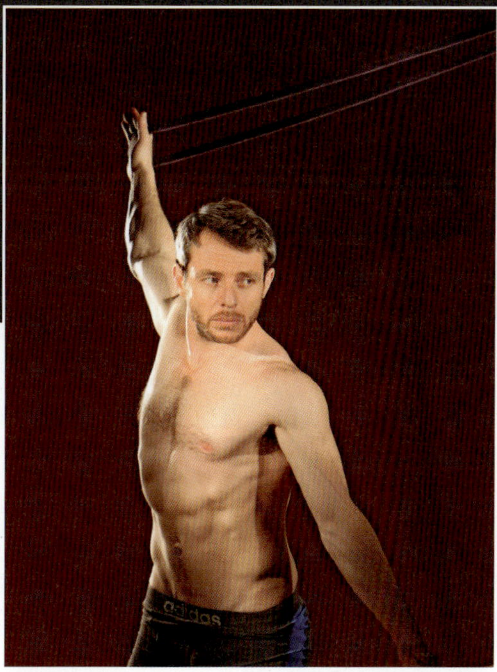

## E12. 볼을 이용하여 상부등과 중부등 근육 마사지

벽과 등 사이에 마사지 볼을 놓고 회전근개(rotator cuff), 등세모근(Trapezius) 및 넓은등근(Latissimus dorsi)의 통증 부위를 찾는다. 작은 움직임으로 볼을 이용하여 통증 부위에 압력을 가한다. 마사지하는 동안 팔의 위치를 바꾼다. 팔을 머리 위로 펴고 앞이나 옆으로 뻗은 다음 등 뒤로 고정한다.

좌우로 10회, 위에서 아래로 10회, 그리고 원형 마사지 10회, 3회 실행한다.

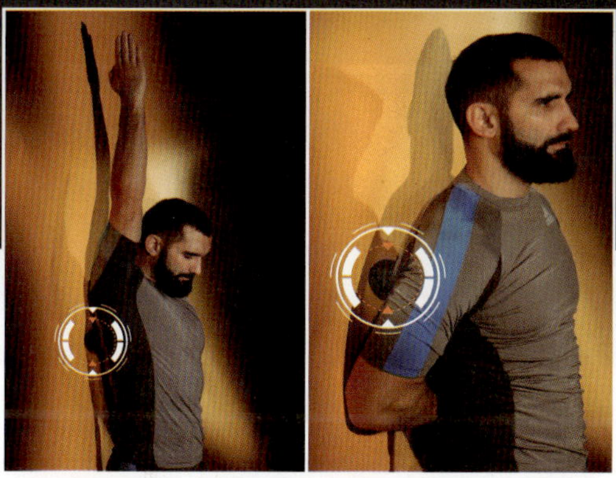

## B13. 세갈래근(Triceps) 마사지와 스트레치

세갈래근 (Triceps)을 롤러에 대고 옆으로 눕는다. 팔꿈치를 구부리고 롤러의 위에서 아래로 구르는 동작에서 어깨 외측회전 동작을 실행한다. 이것은 삼두근 근육의 길이를 변화시키고 근섬유의 다른 방향을 스캔 할 수 있게 한다. 가능한 가장 넓게 스캔하기 위해 각도를 변경한다.

**굽힘 10회, 내측회전 10회, 외측회전 10회, 1~3세트를 실행한다.**

그런 다음 세갈래근을 20초 동안 늘린다. 팔을 머리 위로 뻗고, 다른 손으로 팔꿈치를 잡는다. 척추를 똑바로 유지하고 부드럽게 머리를 옆으로 돌린다.

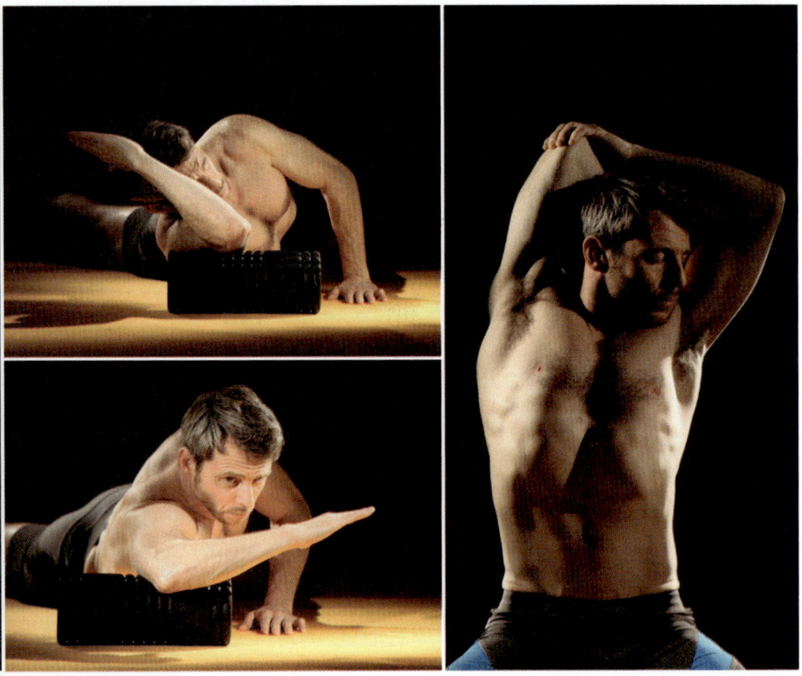

## B14. 볼을 이용한 세갈래근(Triceps) 마사지

목과 어깨 사이에서 어깨 중 한 부위에 볼을 놓는다. 마사지하지 않는 쪽의 팔은 바닥과 평행하게 내려놓는다. 압력을 높이려면 엉덩이를 들어 올린다. 움직이는 팔에는 네 가지 가능한 위치가 있다.

- 팔은 등 뒤로 해서 구부려서 고정한다.
- 팔을 비스듬히 위로 뻗는다.
- 팔을 위로 뻗는다.
- 팔을 대각선 아래로 뻗는다.

어깨 뼈 바로 아래의 볼을 놓고 이 운동을 할 수 있다.

**팔 움직임을 각각 1~3세트를 실행한다.**

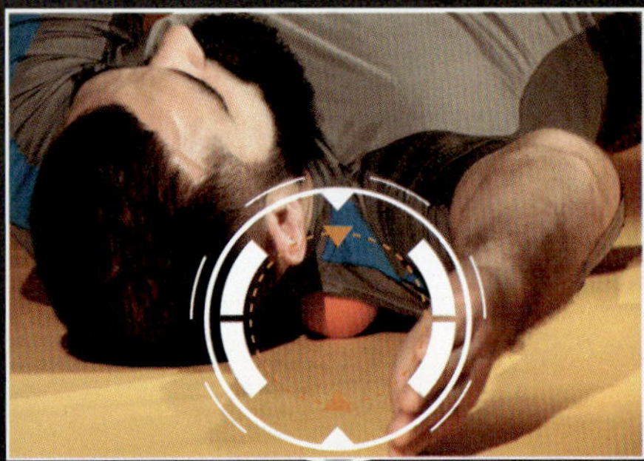

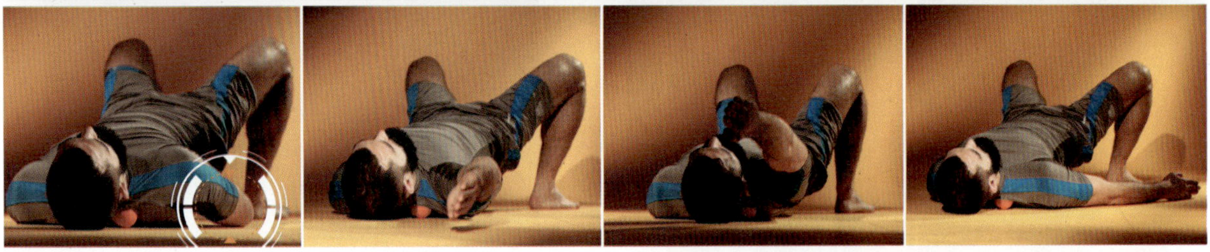

**골반 부위를 목표로 하는 3주간의 모빌리티 프로그램 샘플(이웃 부위 운동 포함)**

| 월요일 | 화요일 | 수요일 | 목요일 | 금요일 | 토요일 | 일요일 |
|---|---|---|---|---|---|---|
| E5*, E2, E3, E4, E7 | B2, B3, B4, B6 | E14, E13, E3, E6, E5 | H1, H5, H7, H9, H10 | E9, E11, E10, E14 | H3, H5, H8, B1, B3 | E3, E6, E12, E8, E4 |

*이 글자/숫자 조합은 26~76페이지의 운동과 기법을 참조한다.

# 무릎 통증
## KNEE PAIN

무릎은 매우 복잡한 관절이며, 일상에서 기계적 스트레스와 과거의 부상은 종종 관절 구조 자체에서 통증을 유발하기도 한다. 특히 퇴행성 관절 질환과 가장 작은 부위(반월판, 슬개골, 연골 등)의 부상에 취약한 무릎 관절은 종종 구조적 통증을 겪는다.

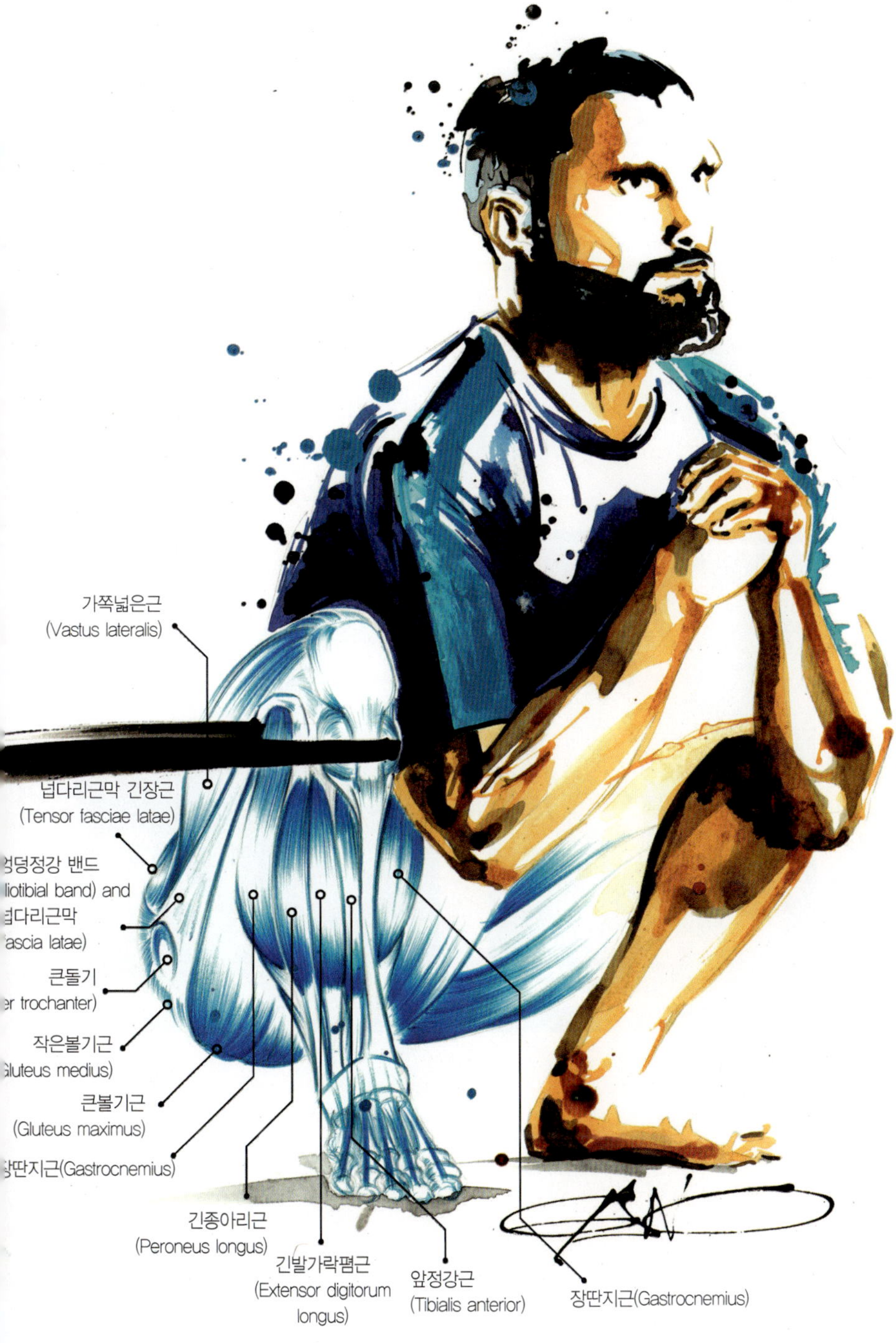


무릎 주위의 연조직도 많은 작용을 하는 부위로, 이완의 이점이 있다.

→ 통증에 대한 다음 치료 규칙을 기억한다. 무릎 통증은 햄스트링[(hamstring); 넙다리두갈래근(biceps femoris), 반건양근(semitendinosus), 반막양근(semimembranosus)] 및 장딴지(비복근(gastrocnemius), 가자미근(soleus muscles)와 같은 다른 영역에서도 발산 될 수 있다.

→ 후방 체인(chain)만이 무릎 통증의 원인이 되는 것은 아니다. 종합적으로, 당신은 또한 다리의 전면에 주의를 기울여야한다. 넙다리네갈래근(quadriceps femoris)과 앞정강근(Tibialis anterior muscles)은 종종 무릎 통증을 간접적으로 담당한다.

→ 골반도 종종 관여한다. 골반 부위 관리 전용 섹션에서 제안된 모든 운동을 실행하는 것을 고려해야한다.

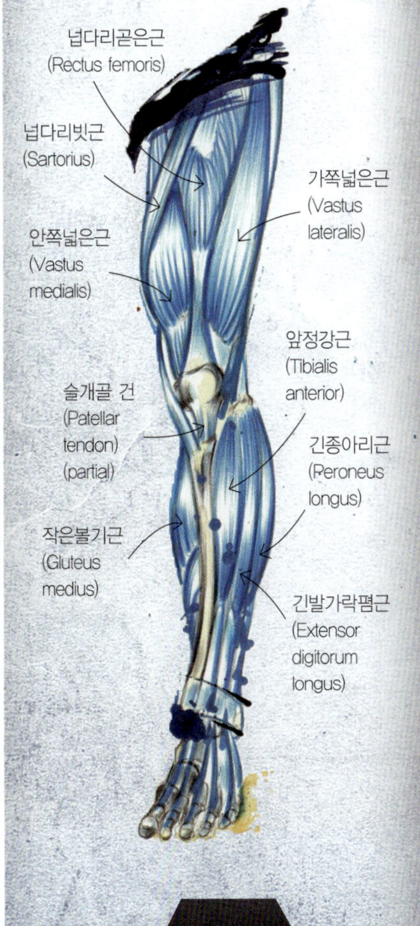

# 스캔 SCAN

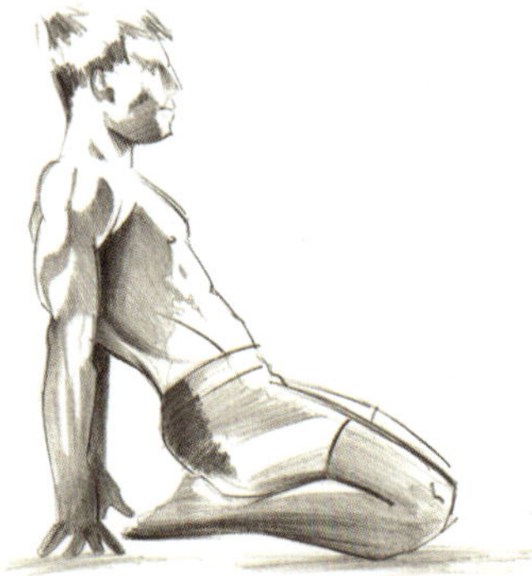

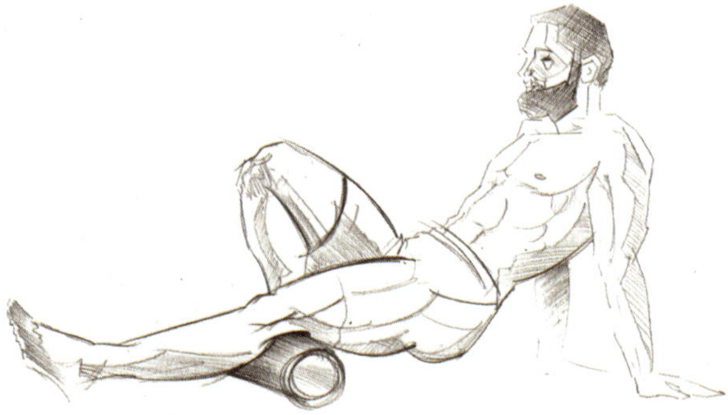

특정 부위의 필요에 대한 충분한 정보를 제공하는 일상적인 통증 외에도 심층 스캔은 주의가 필요한 무릎 부위를 나타낼 수 있다. 다음은 스캔에 포함 할 두 가지 운동이다.

1

**휴식 자세:** 가능하면 발바닥이 편평한 자세로 무릎을 꿇는다. 앉을 때 (압축) 또는 구부릴 때 통증을 느낄 수 있으니 조심한다.

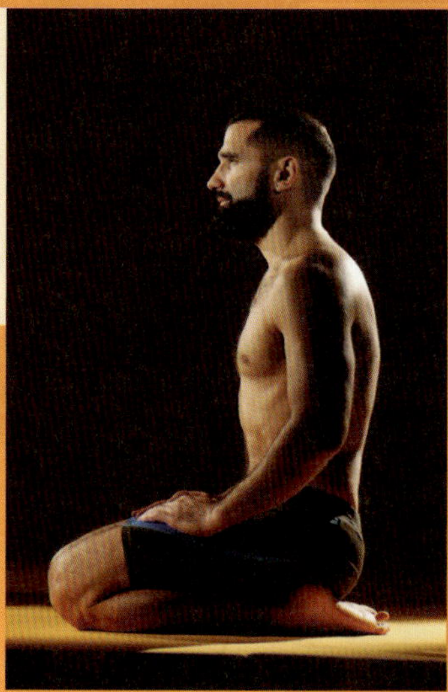

2

**마사지 롤러를 이용하여 슬개골 낭 (무릎 뒤쪽 공간)를 편평하게 한다:** 손을 뒤로 젖히고 롤러를 무릎 뒤에 놓고, 무릎을 롤러에 대고 압박한다.

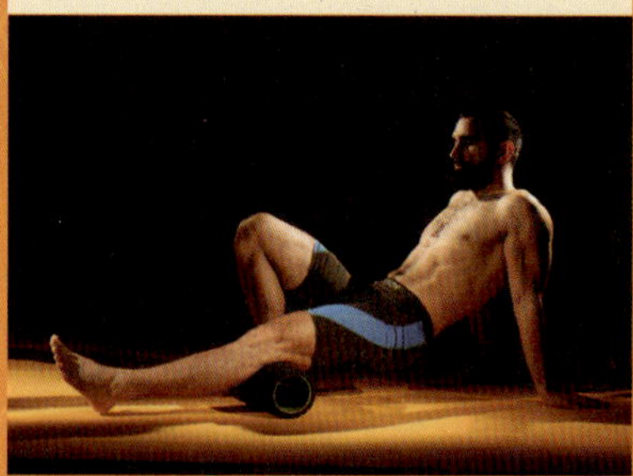

이러한 운동 중 발생하는 모든 급성 통증은 건강관리 전문가와 철저한 검사를 받는다.
이 운동 중에 적당한 통증이나 뻣뻣함이 발생하면 매일 하나 이상의 운동을 실행해야한다.

## F1. 마사지 볼을 이용한 오금 펴기

앉아서 무릎 뒤의 공간으로 볼을 밀어 넣는다. 당신의 정강이를 잡고 점차적으로 압력을 가한다. 이 운동은 일부 사람들에게 특히 통증이 느껴 질 수도 있다. 참을 수 없을 정도의 압력을 가하지는 마시오.

3초에서 1분까지, 1~3세트를 실행한다.

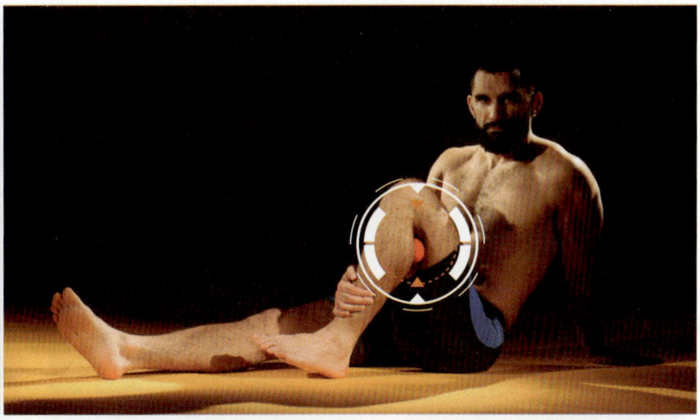

## F2. 땅콩 볼을 이용한 앞정강근 (Tibialis anterior) 마사지

상자나 의자에 땅콩 볼을 정강이를 기준으로 양쪽에 놓는다. 앉을 때 발 뒤꿈치에 가하는 무게를 조절하여 압력을 조절한다. 마사지를 통해 발을 구부리거나 확장하고 순환시키는 방법을 번갈아 가며 부드러운 조직을 모든 방향으로 움직인다.

앞뒤 롤 10회 , 굴곡 및 확장 10회, 원형 움직임 10회, 1~3세트 실행한다.

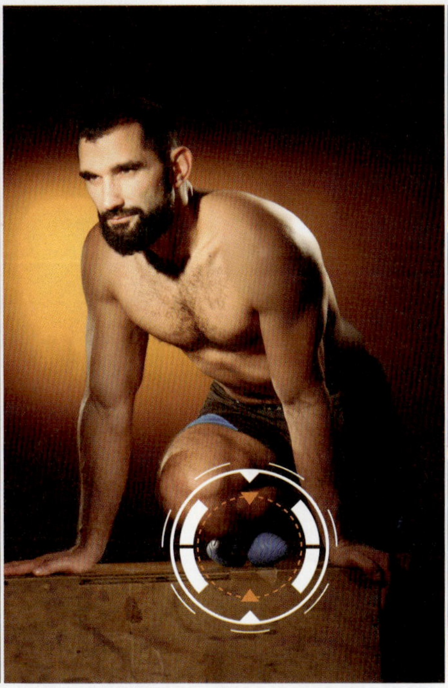

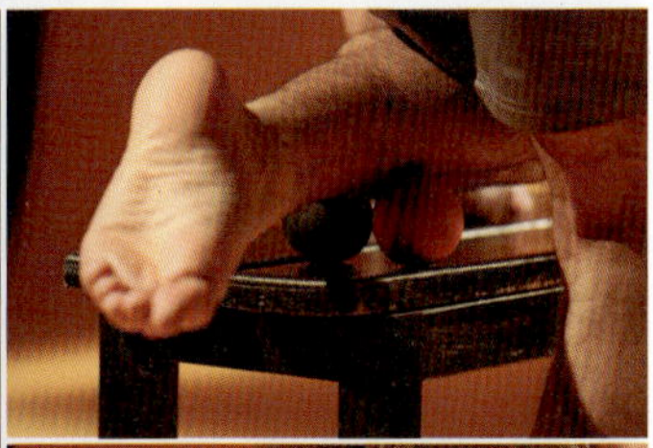

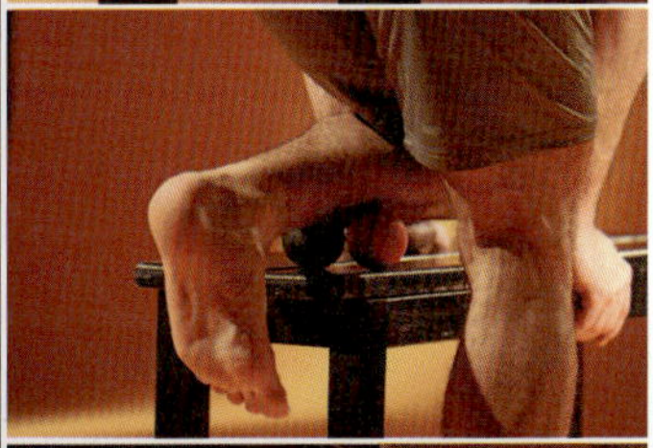

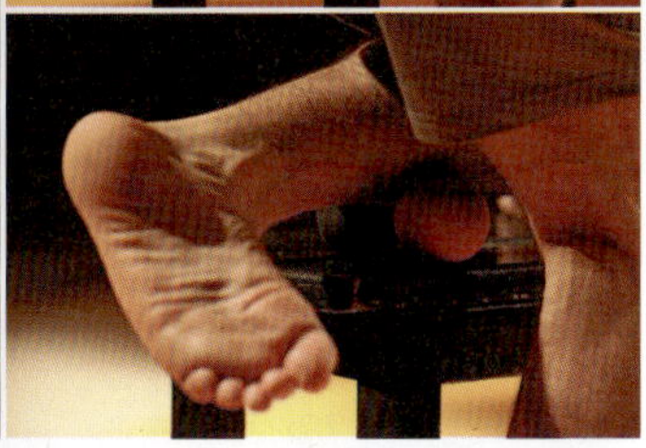

## F3. IT 밴드 마사지

이중 마사지 볼 또는 롤러를 막아 고정식 마사지 도구를 만든다. 폼 롤러를 두 조각으로 잘라 반 롤러를 만들 수도 있다. 연부조직 층을 서로 위로, 특히 넙다리근막(fasciae latae) 및 가쪽넓은근(Vastus lateralis)을 넘어 IT 밴드에서 실행한다. 마사지하는 동안 마사지 도구를 바닥에 고정하고 짧은 움직임으로 도구 위로 긴장된 부위에서 움직인다. 이것은 의심 할 여지없이 모든 셀프 마사지 운동 중에서 가장 불편하다. 엉덩이의 내부 회전을 다양하게 하여 다른 무릎 위치를 탐색 할 수 있다. 무릎 근처에서 실행되는 운동 중, 이것은 일반적으로 무릎 통증에 가장 효과적이다.

위에서 아래로 짧은 마사지를 10회, 1~3세트 실행한다.

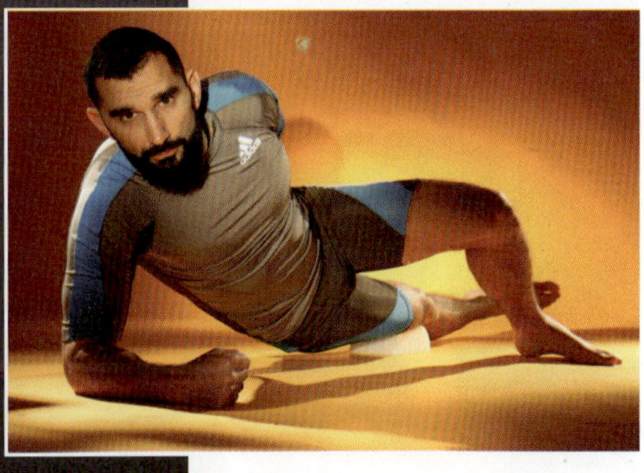

## F4. 롤러를 이용한 슬개골 압박

한쪽 무릎을 올리고 다른쪽 무릎은 롤러에 대고 운동에 견딜 수 있을 정도로 충분한 압력을 가한다. 앞뒤로 구르면 엉덩이와 무릎의 구부러짐이 몇도 정도 달라질 수 있다.

앞뒤로 10회의 짧은 마사지를 1~3세트 실행한다.

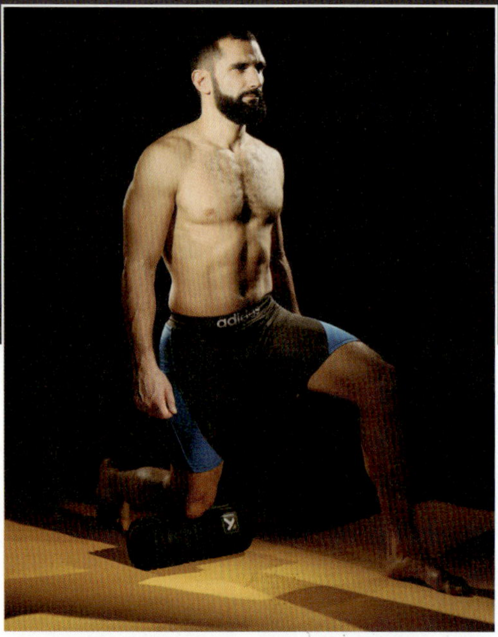

## F5. 볼을 이용한 안쪽넓은근 (Vastus medialis) 마사지

누워서 넙다리네갈래근(quadriceps femoris)의 중간에 볼을 놓는다. 이 운동은 엎드린 상태에서 옆으로 다리를 뻗고 무릎을 살짝 구부린 상태에서 실행한다. 위에서 아래로 10회, 왼쪽에서 오른쪽으로 10회, 원형 10회, 1~3세트를 실행한다. 그런 다음 위치를 변경한다.

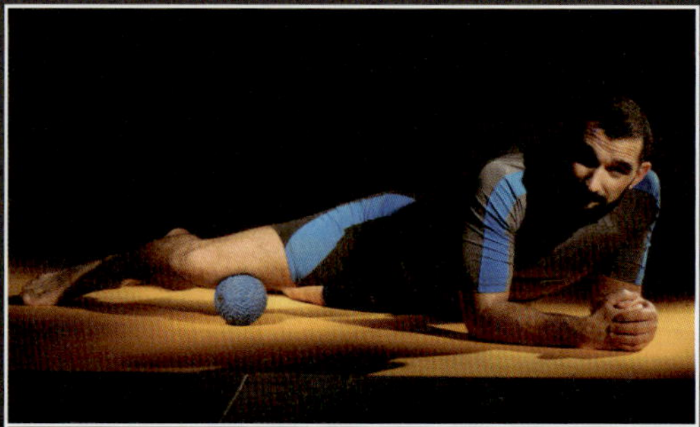

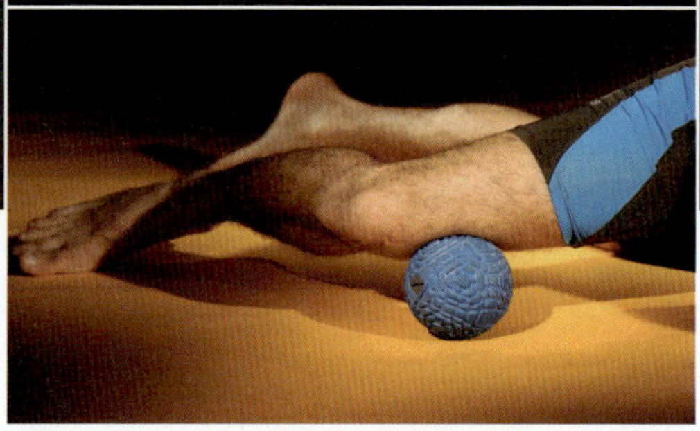

## F6. 땅콩 볼을 이용한 오금의 상부 및 외측 마사지

다리를 앞쪽으로 구부린 상태에서 오금의 상단과 외측 아래에 땅콩 볼을 밀어 넣는다.

오른쪽에서 왼쪽 10회, 1~3세트를 실행 한 다음 몸을 앞뒤로 10회 기울여서 마사지한다.

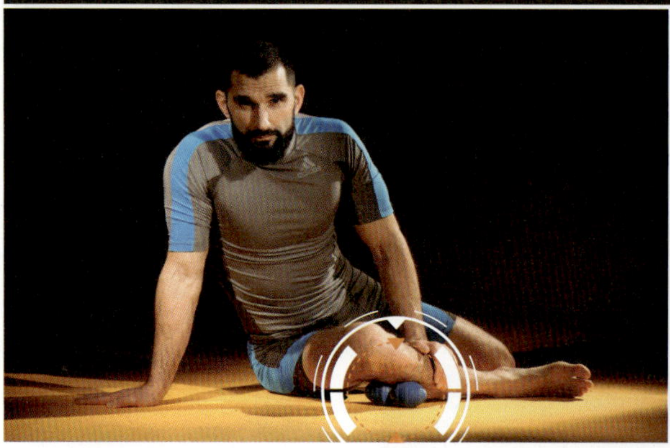

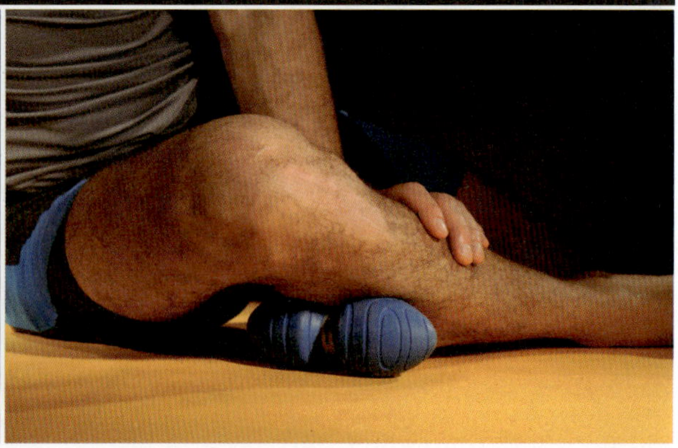

### F7. 볼을 이용한 하부 넙다리 뒤근육(Hamstring) 마사지

상자 또는 테이블에 앉아서 허벅지의 햄스트링의 가장 아랫 부분에 있는 햄스트링의 맨 아래에 볼을 놓는다.

앞뒤로 10회, 왼쪽에서 오른쪽으로 10회, 및 원형 10회, 1~3세트 실행한다.

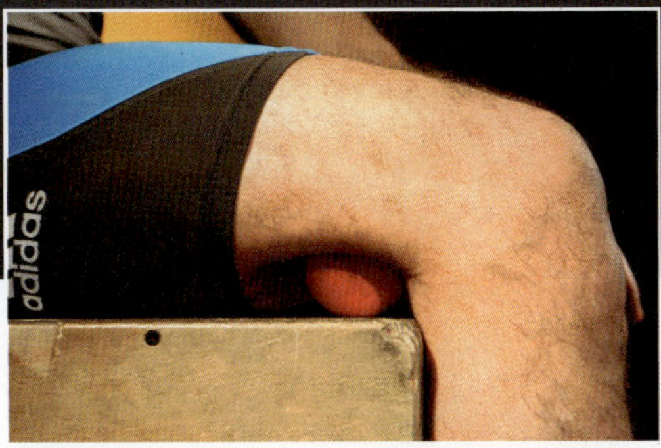

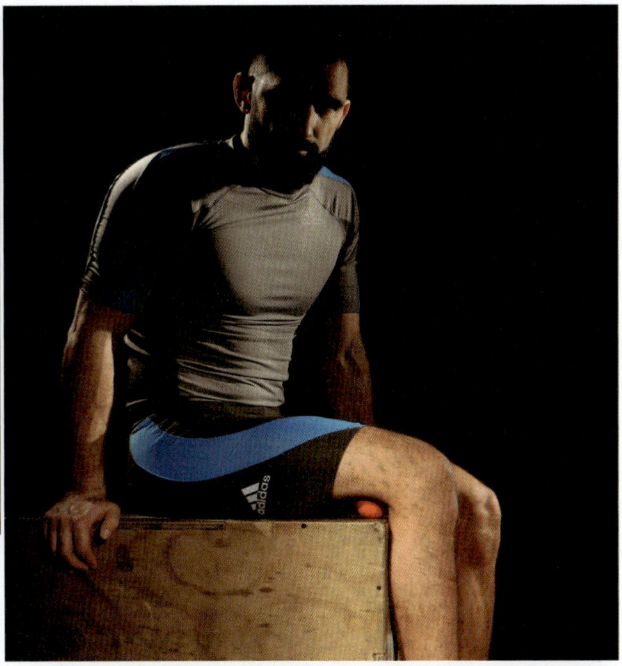

### F8. 밴드를 이용한 장딴지와 햄스크링 스트레치

한쪽 다리로 앉고, 반대쪽 다리를 완전히 펴고 밴드로 발을 감는다. 밴드를 건 다리의 무릎은 구부리지 말고, 발을 천천히 몸쪽으로 당긴다. 햄스트링을 더 활성화하려면 등을 최대한 똑바로 유지하면서 앞으로 몸을 기울인다.

이 자세를 30초 동안 유지하면서 종아리 당 1~3회 실행한다.

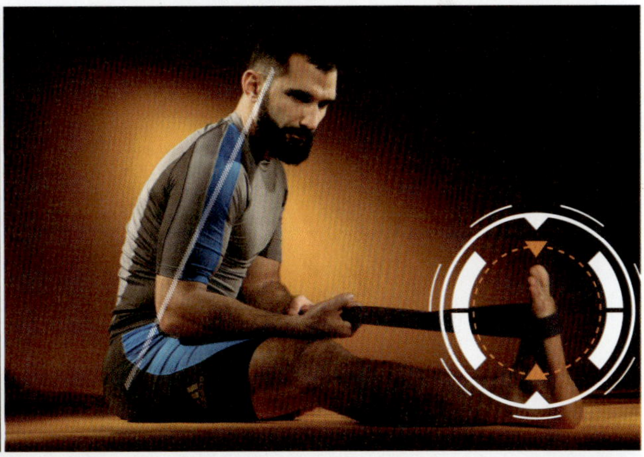

### F9. 옆으로 누워있는 동안의 넙다리네갈래근(Quadriceps femoris) 스트레치

한쪽 팔을 머리 위로 뻗어 옆으로 눕는다. 다른 손으로 발을 잡고 무릎을 구부리고 발 뒤꿈치를 엉덩이로 가져온다. 등을 굽히거나 무릎을 너무 뒤로 움직이지 않는다.

이 스트레칭을 30초 동안 유지하며 다리 당 1~3회 실행한다.

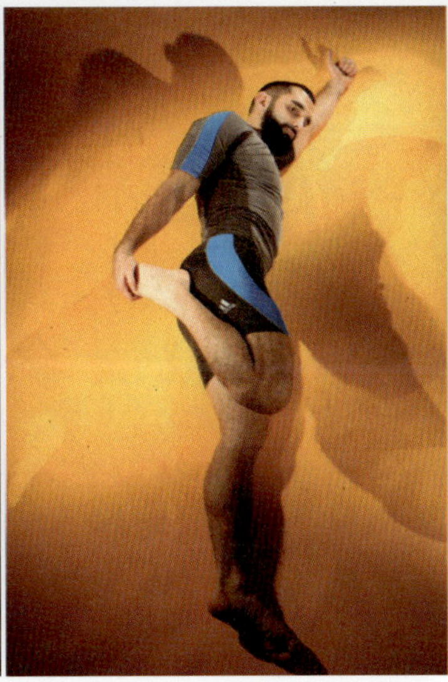

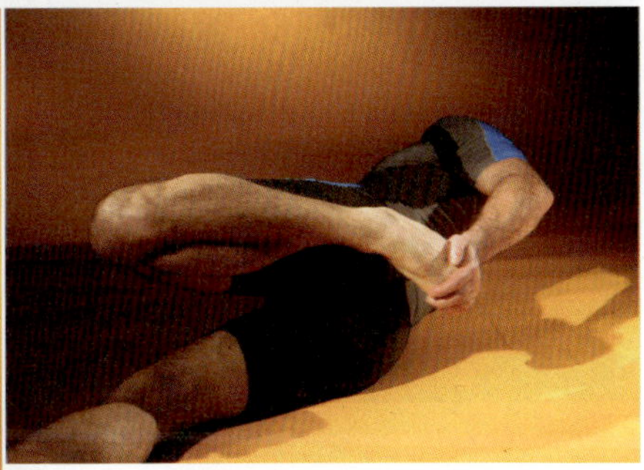

## F10. 밴드를 이용한 무릎 고유수용성감각

무릎을 약간 구부린 상태로 한쪽 다리로 서서 무릎 주위에 팽팽하게 탄력 밴드를 감는다. 눈을 감고 무릎을 천천히 굽힌다. 무릎 움직임을 발가락과 일직선으로 유지하면서 이 동작을 3회 실행한다. 그런 다음 밴드를 움직여 다른 각도로 한다.

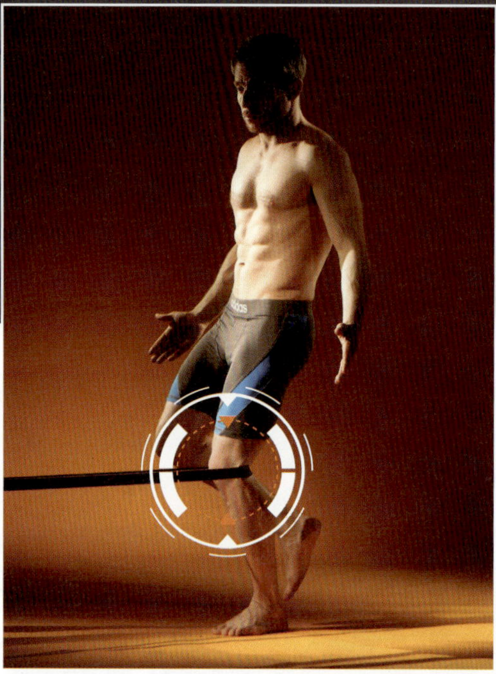

## F11. 밸런스 패드를 이용한 무릎 고유수용성감각

눈을 감고 균형 디스크, 부드러운 매트 또는 베개 위에 서서 무릎을 천천히 구부리며 안정성을 유지한다. 균형을 유지한다.

무릎 당 30초 동안 균형을 잡고, 1~3회 반복한다.

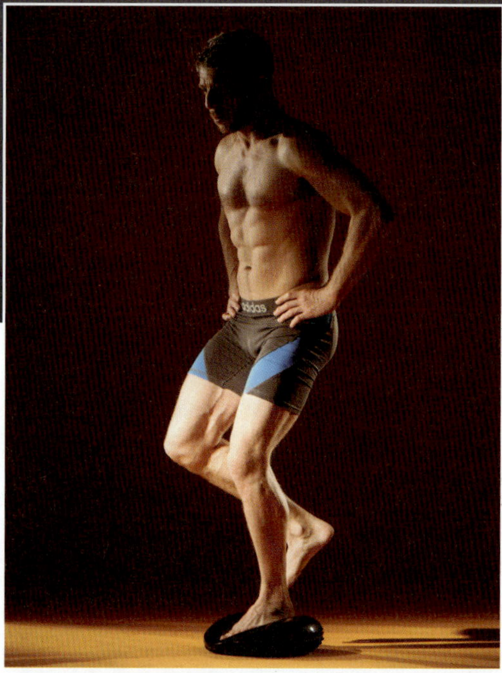

## F12. 서스펜션 스트랩을 이용한 WEIGHT-FREE FLEXION

몸이 서스펜션 스트랩에 지지 된 상태에서 낮은 위치에 서서히 천천히 딥 스쿼트 자세로 자세를 바꾼다.

5회 반복하여 2~3세트를 실행한다.

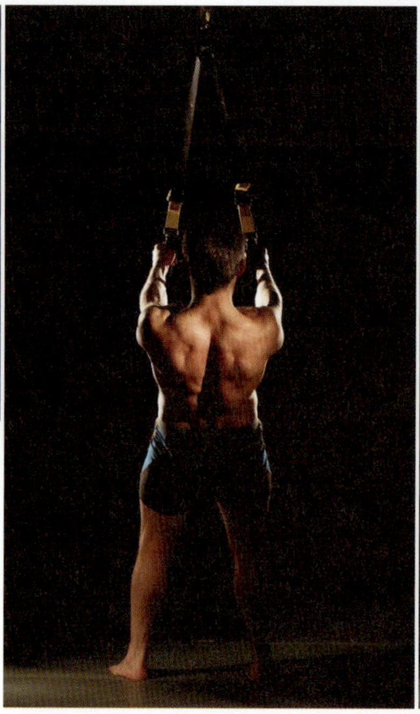

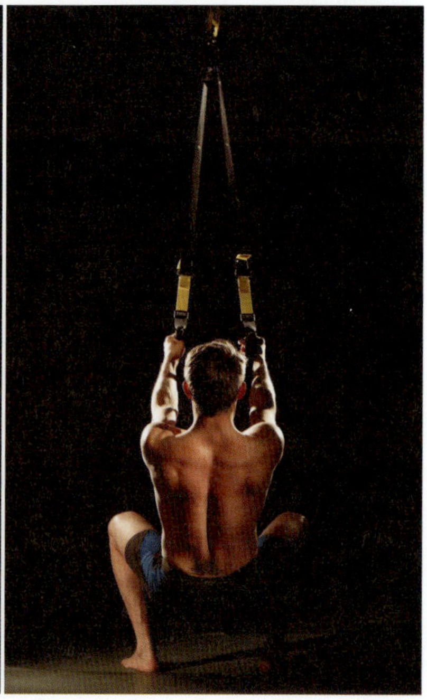

## F13. 내측 무릎 타격(Strike)

경고 : 정상적인 운동 중에 경험할 수 있는 것보다 더 많은 무릎 통증을 유발하지 않는 경우에만 이 운동을 실행해야한다. 무릎과 함께 포인트 레벨에 고정된 탄력 밴드를 이용하여 측면에 직접 팽팽한 탄력 밴드를 감아 바깥쪽으로 당긴다. 최소한의 측면 움직임으로 최대한의 동작 범위를 목표로 조절을 많이 하면서 쭈그리고 앉는다.

10회씩, 1~3세트 한다.

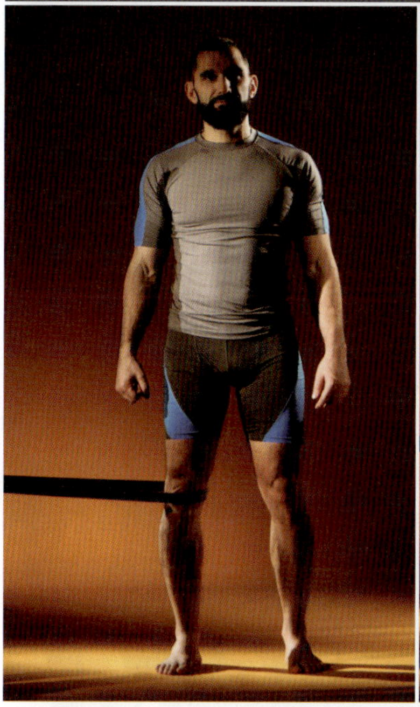

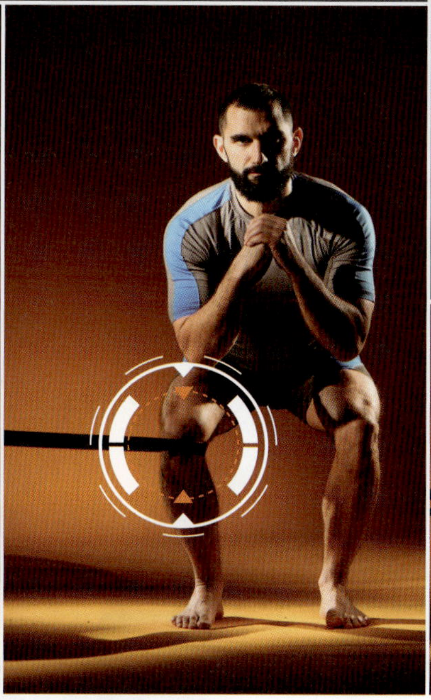

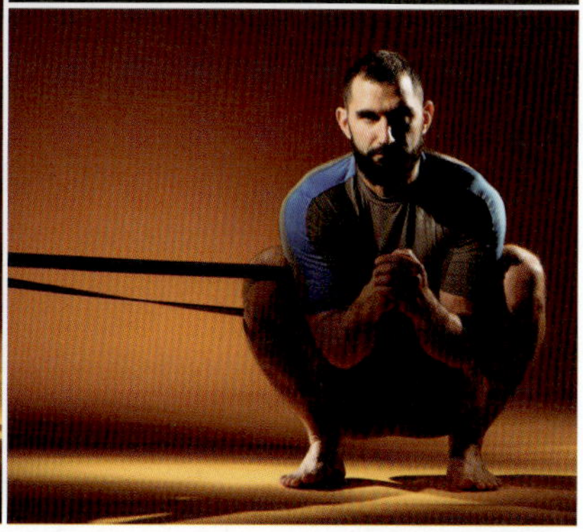

### 알고 계셨습니까?

스쿼트 자세에서 무릎 둘레에 미니 밴드를 이용하면 볼기근(Gluteus)(gluteus medius 및 gluteus maximus)의 활성화가 크게 증가한다. 몬스터 스쿼트는 기능적이고 미학적 운동이다(Spracklin et al. 2017).

## F14. 몬스터 스쿼트

무릎을 미니 탄력 밴드 안에 넣는다. 이것은 무릎을 발가락에 맞추거나 바깥을 향하게 하는 것을 어렵게 만든다. 밴드를 원래 위치에서 유지하면서 깊은 스쿼트 자세로 바꾼다.

최소 20초에서 최대 1분 동안 위치를 유지하며, 2~4세트를 실행한다. (그 외에는 밴드가 필요하지 않다).

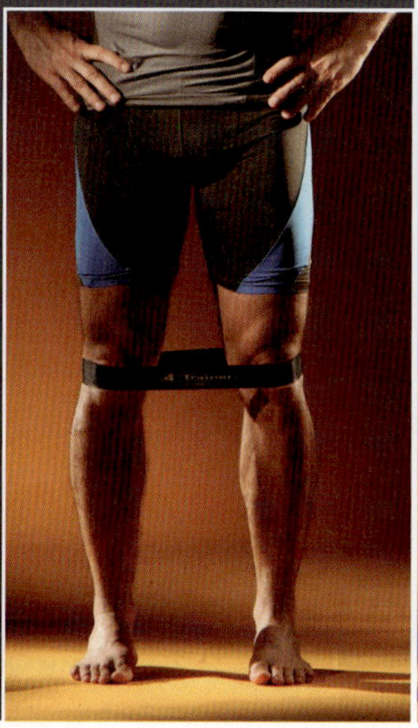

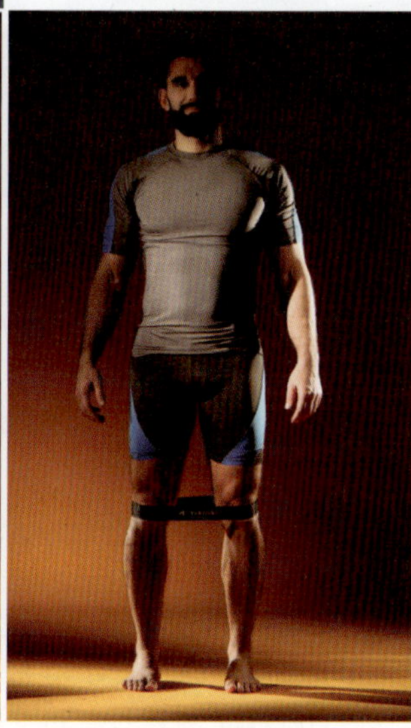

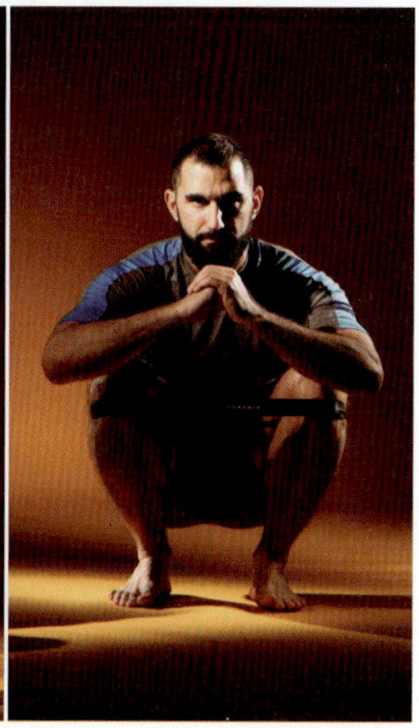

➔ 골반 부위를 목표로 하는 3주간의 모빌리티 프로그램 샘플(이웃 부위 운동 포함)

| 월요일 | 화요일 | 수요일 | 목요일 | 금요일 | 토요일 | 일요일 |
|---|---|---|---|---|---|---|
| F1, F2, F4, F8, F14 | F3, F5, F11, F13, F12 | C1, C3, C4, C5, C11, C2 | F6, F2, F8, F9, F10 | C6, C8, C13, C15, C14 | D5, D6, D1, D3, D14 | F3, D6, F5, D3, F7, D11 |

*이 글자/숫자 조합은 26~76페이지의 운동과 기법을 참조한다.

# 발목 통증
## ANKLE PAIN

*손상에 매우 취약한 발목은 종종 과거 부상으로 인한 잔류 통증을 경험한다.*

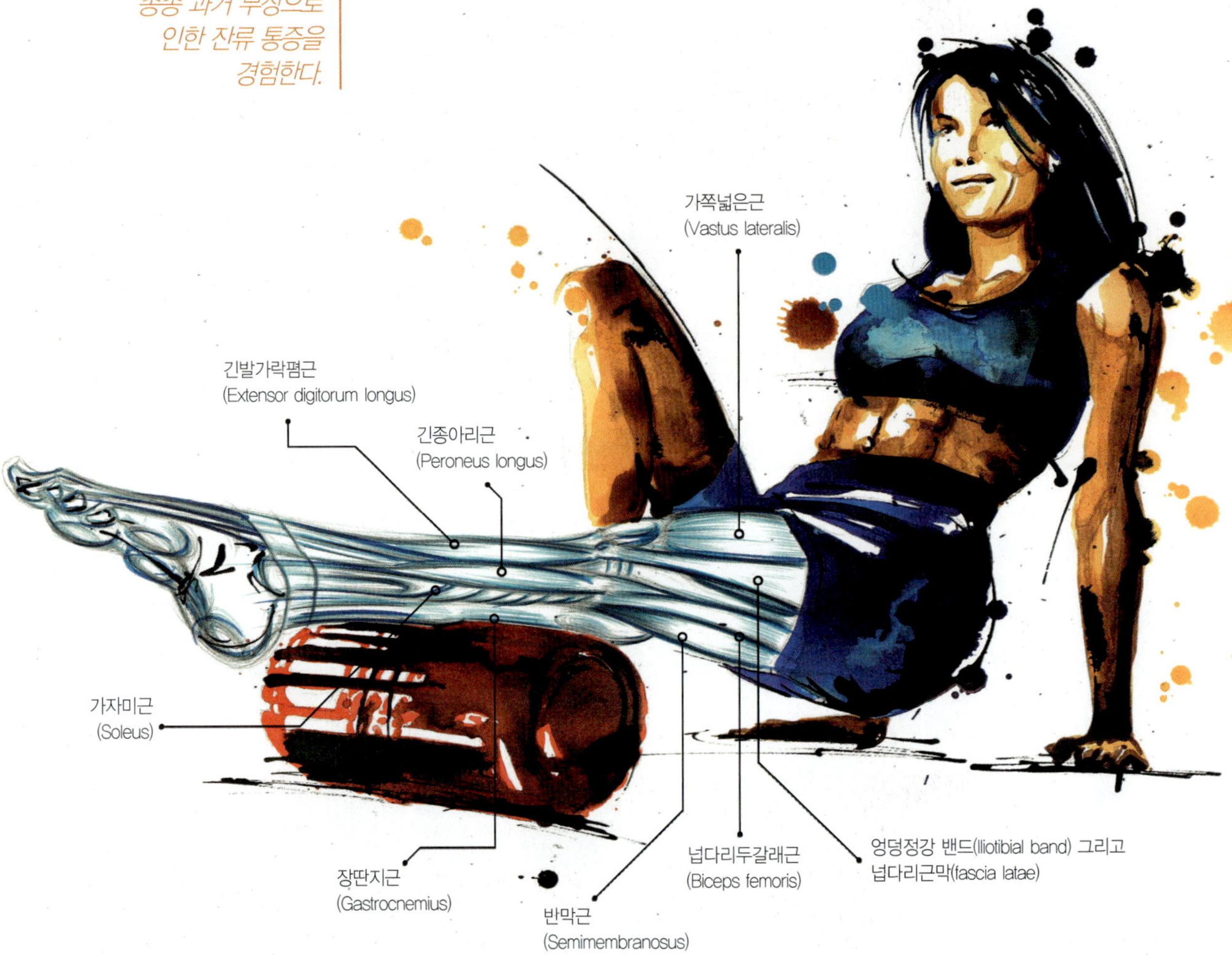


발목 통증은 오랜 자세 문제 또는 부적절한 보행 메커니즘으로 인한 불균형 또는 충돌로 인해 발생할 수 있다. 만성 발목 통증이 있다면, 의사, 족부 전문의 또는 기타 건강관리 전문가를 방문해야한다. 그러나 이 관절에 대한 철저한 가동성 운동은 실행하기가 쉽고 간단하게 근본 문제를 해결할 수 있다.

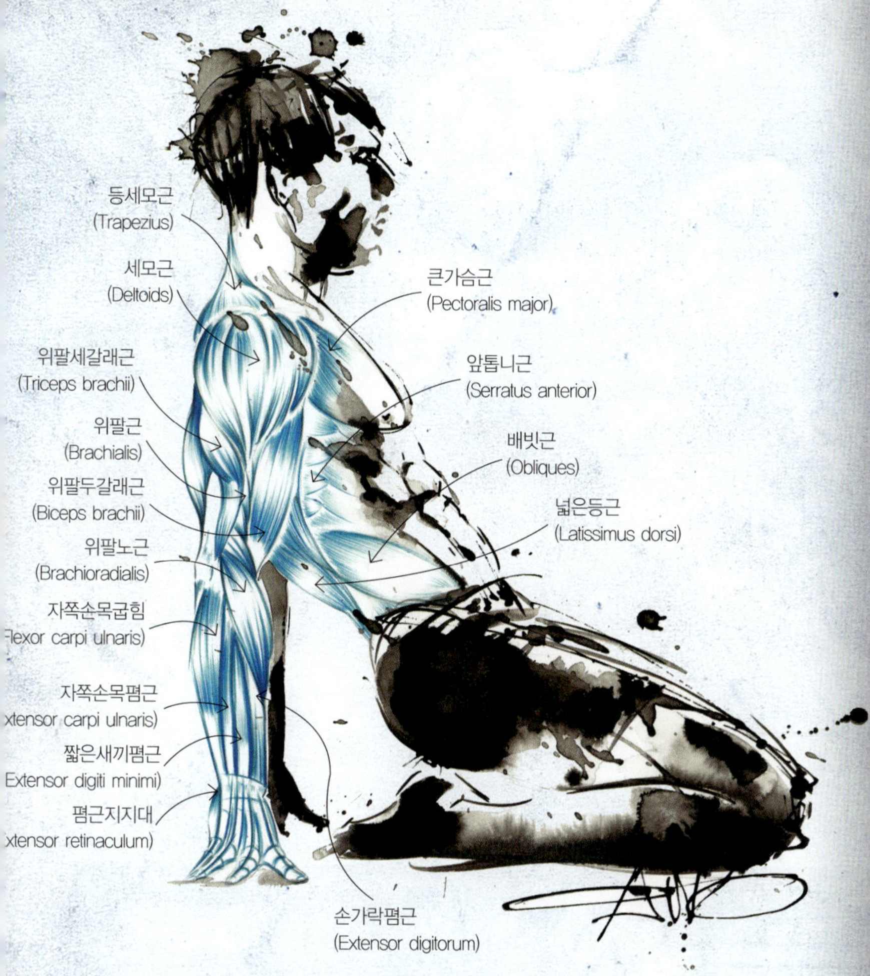


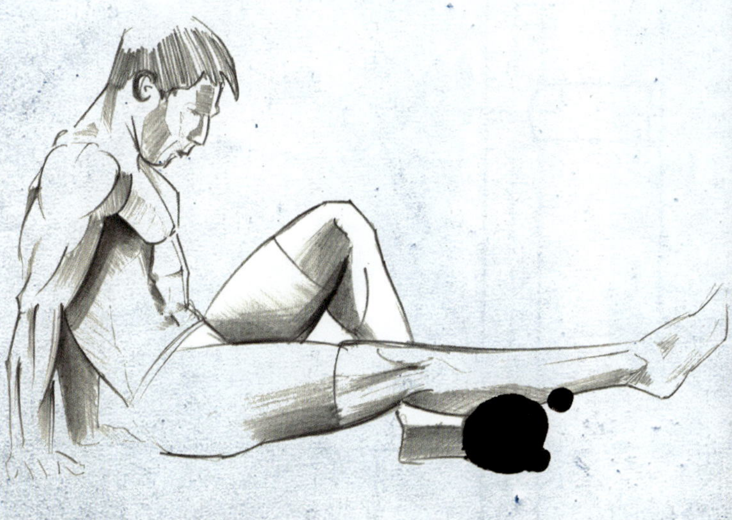

### 통증을 "구성"하는 규칙을 이용하여 시작한다.

발목 문제를 해결하기 위해 정강이와 장딴지를 다루는 것이 필수적이지만, 주의를 기울여야 할 또 다른 영역으로 발의 아치는 발목과 직접적으로 연결되어 있지만, 치료 프로그램에서 항상 잊혀져 왔다.

### 가동성의 법칙을 실행한다.

매일 콘크리트를 걷고 딱딱한 신발을 신고 자극이 없다면, 발목의 움직임 범위가 점차 줄어들고 발과 발목의 협응과 관련하여 정보의 흐름이 제한된다.

### 안정화 규칙으로 마무리한다.

발을 조절 할 수 없거나 (끈으로 묶지 않은 경우), 신발이 무겁거나 (가죽 부츠), 아치의 감각이 떨어지고, 운동 습관이 부족하면, 관절이 굳고 뻣뻣하여, 비효율적이며, 통증을 느끼게 할 수도 있다.

# 스캔 SCAN

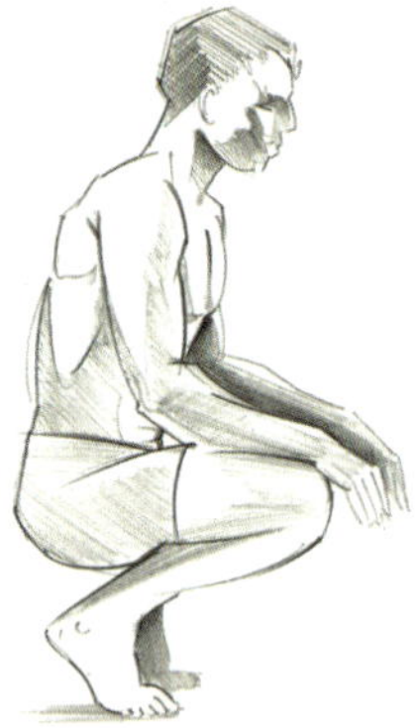

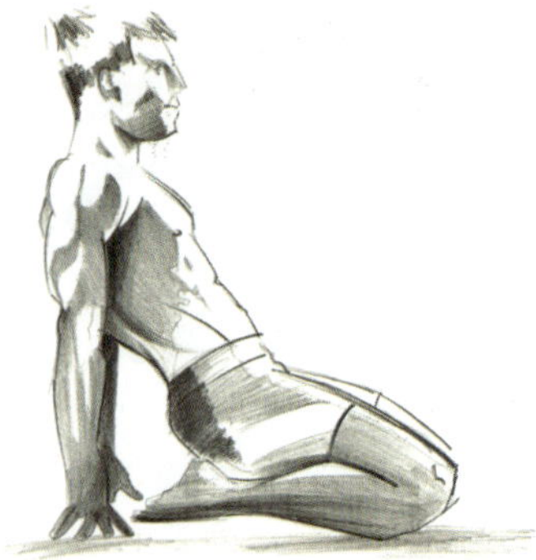

특정 영역의 요구에 대한 충분한 정보를 제공하는 일상적인 통증 외에도 발목에 주의가 필요한지 여부를 자세히 검사 할 수 있다. 다음은 스캔에 포함해야 할 두 가지 운동이다.

## 1

발끝으로 서서 웅크린 자세로 움직인다. 만약 통증과 균형 상실의 문제가 있다는 것은 경고이다. 자신을 낮출 수 없거나 몇 초 동안 이 자세를 유지할 수 없는 것도 문제이다.

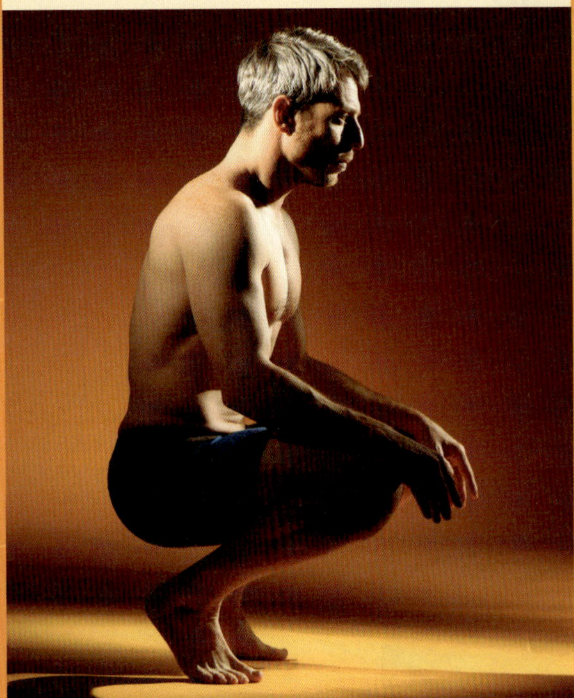

## 2

다음으로 다리와 발뒤꿈치 위에 앉는다. 이 자세를 할 수 없거나 몇 초 동안 편안하게 잡을 수 없다면 발목에 주의가 필요하다는 분명한 신호이다.

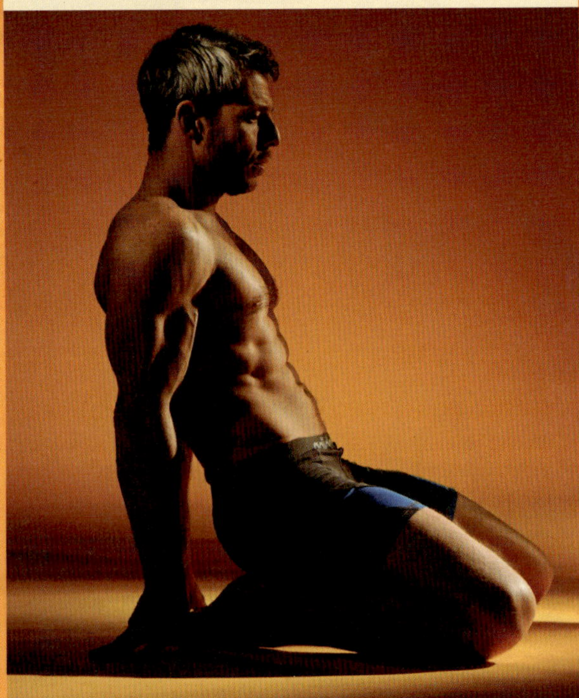

이러한 운동 중 발생하는 모든 급성 통증은 철저한 검사를 위해 건강관리 전문가와 함께 상의해야 한다. 이 운동 중에 적당한 통증이나 긴장감이 발생하면 매일 하나 이상의 운동을 실행해야 한다.

## G1. 롤러를 이용한 장딴지 마사지

손으로 자신의 체중을 지지하고 엉덩이로 앉는다. 장딴지는 롤러 위에 올려놓으며, 다리에 체중을 실지 않는다. 이 위치에서 앞뒤로 구르면서 긴장된 부분을 찾는다. 반대쪽 다리의 무릎을 굽히고 엉덩이를 들어, 마사지 중인 다리에 부하를 높인다.

앞뒤로 10회, 왼쪽에서 오른쪽으로 10회 마사지를 3 세트까지 실행한다. 원형 발 움직임도 추가한다.

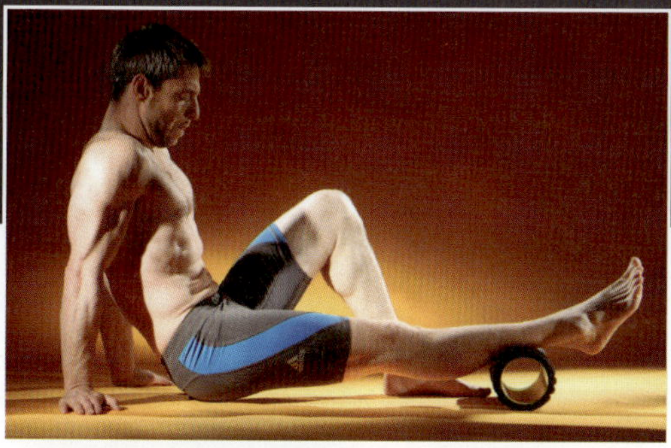

## G2. 땅콩볼을 이용한 측면 장딴지근 (Gastrocnemius) 마사지

다리를 앞쪽으로 구부린 상태로 옆으로 앉아 장딴지를 땅콩 볼 사이에 놓는다. 이 볼을 이용하여 통증이 있거나 민감한 부위를 찾는다. 발을 구부리고 연장 한 다음 원을 만들어 이 운동을 완료한다.

위에서 아래로 10회, 오른쪽에서 왼쪽으로 10회, 1~3세트를 실행한다.

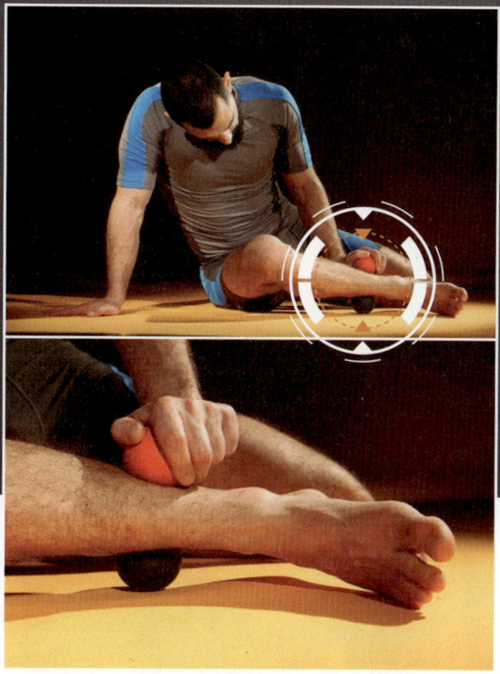

## G3. 더블 볼을 이용한 장딴지근 (Gastrocnemius) 뒤쪽 마사지

장딴지의 가장 아랫쪽 부위에서 시작하여 점차 위로 올라간다. 땅콩 볼을 이용하여 민감한 부위를 찾는다. 더블 볼에 압력을 가하려면 다리를 스캔한다.

앞뒤로 10회, 왼쪽에서 오른쪽으로 10회, 원형 10회씩 몇 초 동안 각각 유지하고, 1~3세트 한다.

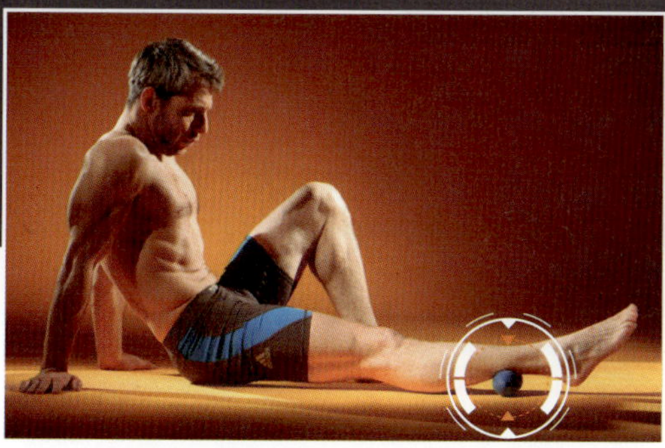

## G4. 땅콩 볼을 이용한 앞정강근 (Tibialis anterior) 마사지

상자나 의자에서 땅콩 볼을 정강이 양쪽에 놓는다. 발뒤꿈치에 앉아서 압력을 조절한다. 연부조직이 모든 방향으로 움직일 수 있도록 마사지를 통해 발을 구부리거나 확장하고 순환시키는 방법을 번갈아 한다.

집중적으로 앞뒤로 10회, 굴곡 및 신전 10회, 원형 10회, 1~3세트를 실행한다.

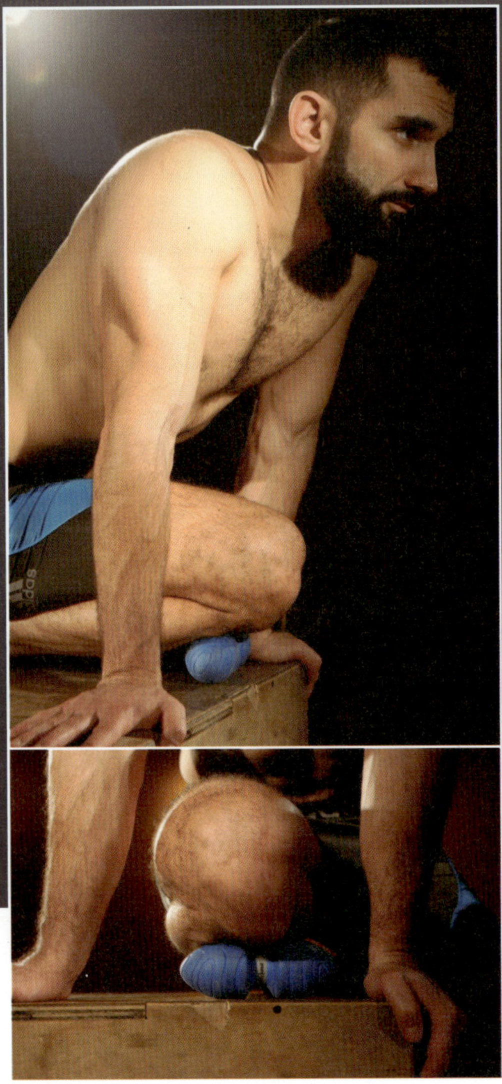

## G5. 볼을 이용한 발바닥 궁(Arch) 마사지

마사지 볼을 발바닥 아래에 놓는다. 측면을 따라 긴장된 부분을 찾은 다음 발 안쪽을 스캔한다. 앞뒤로, 왼쪽에서 오른쪽으로 그리고 원을 그리며 마사지한다. 발 앞쪽 아래에 마사지 볼을 댄 상태에서 발뒤꿈치를 바닥에 놓고 발볼에 집중할 시간을 가진다. 그런 다음 왼쪽에서 오른쪽으로 마사지한다. 발뒤꿈치를 무시하지 않는다. 발가락을 바닥에 놓고 발뒤꿈치 아래로 공을 오른쪽에서 왼쪽으로 굴린다.

발에 1~2분 동안 마사지를 각각 실행한다.

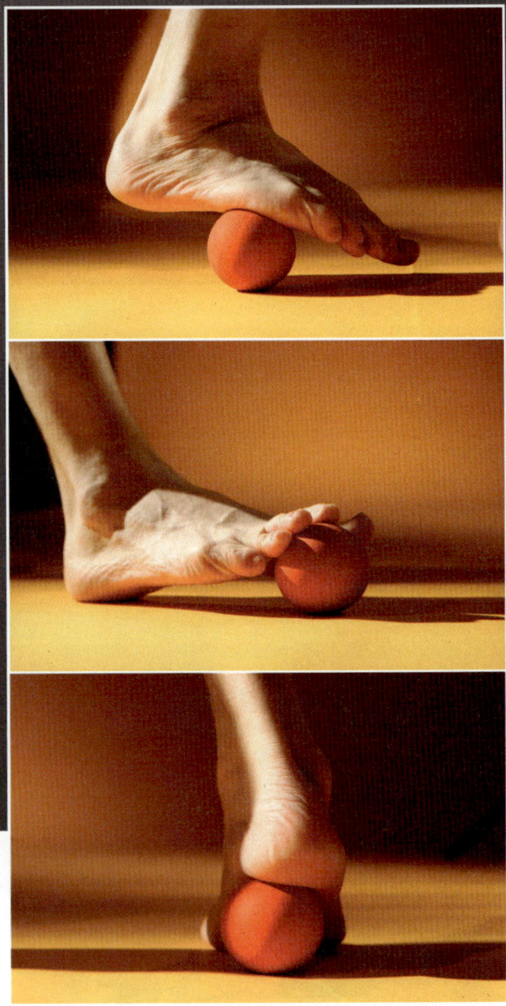

### G6. 이글 클로(Eagle claw) 스트레치

앉은 자세로 발가락을 만다. 발을 앞으로 뻗을 수 있도록 발을 최대한 앞쪽으로 움직인다.

30초 동안 2~3세트를 실행한다.

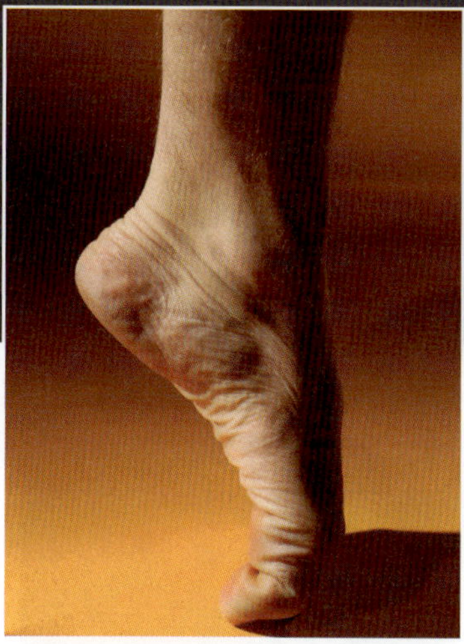

### G7. 휴식 자세에서 스트레치 1

당신의 무릎은, 발가락을 세우고 발을 사진에 표시된 위치에 놓고, 발뒤꿈치 위치에 앉는다.

30초 동안 2~3세트를 실행한다.

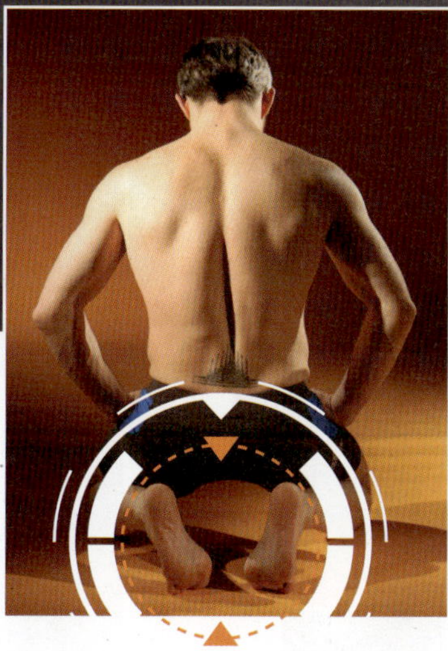

### G8. 휴식 자세에서 스트레치 2

당신의 무릎은, 발을 펴서 사진에 표시된 위치에 놓고 발뒤꿈치 위에 앉는다.

30초 동안 2~3세트를 실행한다.

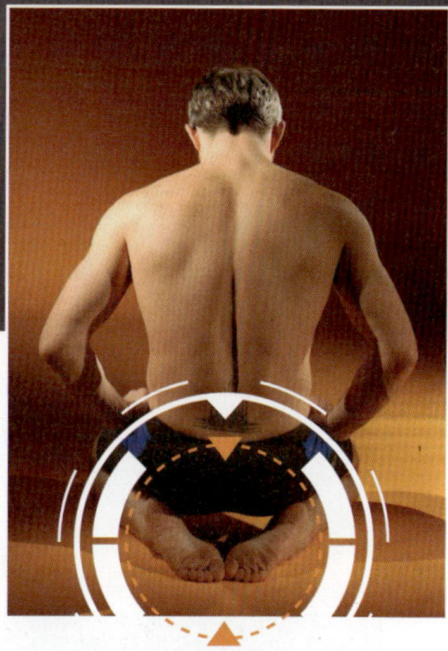

### G9. 관절 감압 스트레치

한쪽의 다리 아래쪽 발목에 뒤쪽 방향으로 바닥 근처에 고정된 팽팽한 탄력 밴드를 고정한다. 반대쪽 다리는 앞으로 나아가고 무릎을 앞으로 구부려서 밴드가 걸린 무릎의 뒤쪽 종아리를 늘린다. 뒷발의 발뒤꿈치를 바닥에 편평하게 유지한다.

다리를 20초 동안 구부린 다음 다리를 20초 동안 똑바로 펴시오. 다리 당 1~3회씩 한다.

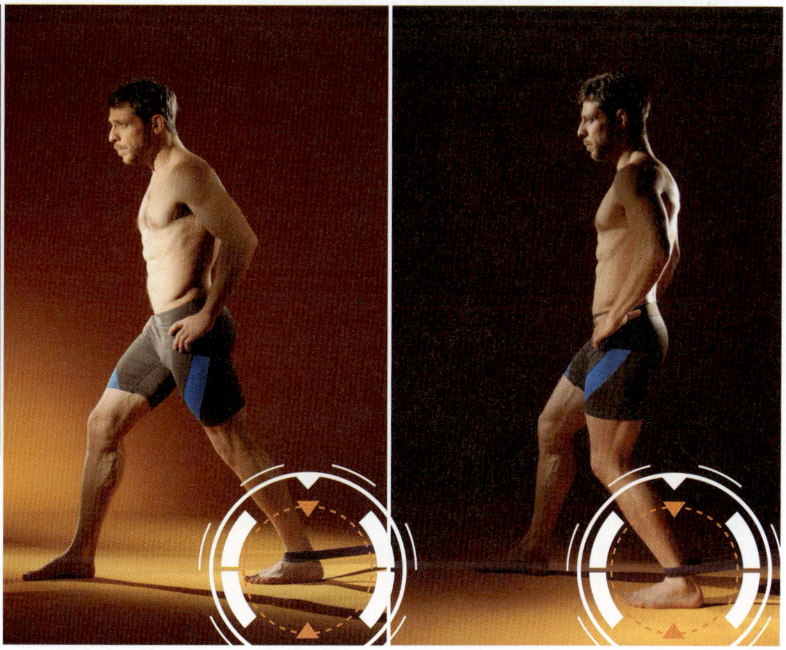

## G10. 나이트후드 자세 (Knighthood)

한쪽 무릎을 바닥에 놓고 다른 한쪽 무릎을 앞 정강이를 바닥에 수직으로 놓는다. 앞다리를 뻗기 위해 뒤쪽으로 이동한 다음(사진 1), 앞에 있는 다리를 바닥에 다시 붙이고 무릎을 앞으로 내밀어 앞 발의 발가락을 지나가도록 한다(사진 2). 각각의 측면에서 10세트 3초를 유지할 수 있을 때까지 두 끝자세에서 소요 시간을 점차적으로 증가시킨다.

최대 3회 주기로 실행한다.

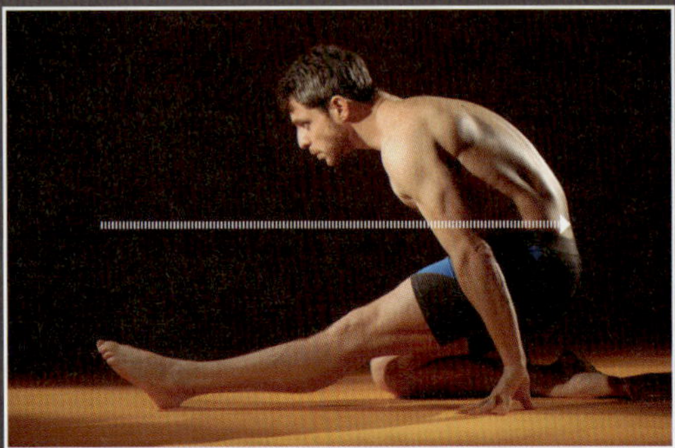

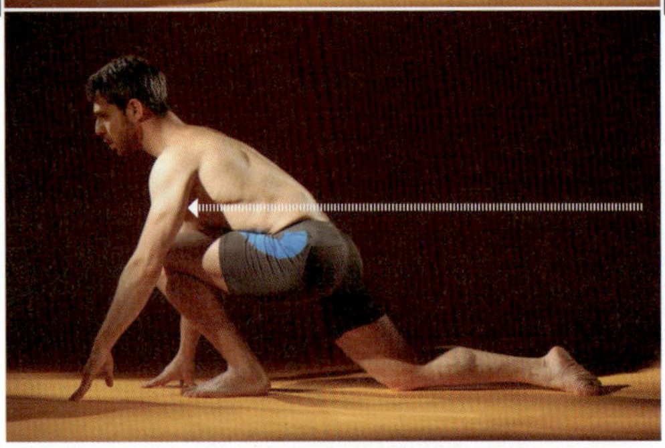

## G11. 발목의 고유수용성 감각

한쪽 다리를 곧게 유지하고 눈을 감은 상태에서 푹신한 매트, 베개 또는 균형 판 위에 선다. 체중을 발 앞쪽, 발 바깥쪽, 발뒤꿈치, 그리고 다음으로 발 안쪽으로 옮긴다.

각각의 방향에서 운동을 1~3회 1세트로 실행한다. 한쪽 다리 당 최대 3세트까지 실행한다.

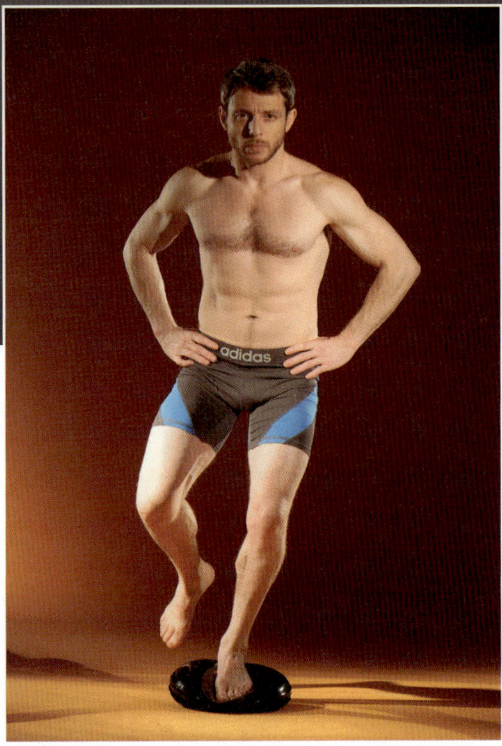

➔ 발목을 대상으로 하는 3주의 가동성 프로그램(주변 부위 운동 포함)

| 월요일 | 화요일 | 수요일 | 목요일 | 금요일 | 토요일 | 일요일 |
|---|---|---|---|---|---|---|
| G1*, G2, G6, G10 | G5, G4, G2, G8, G11 | F1, G2, F4, G10 | G1, G9, G3, G7, G10 | F1, F4, F6, F7,F8 | G2, G9, G10, G11 | F6, F7, G1, F8, F10 |

*이 글자/숫자 조합은 26~76페이지의 운동과 기법을 참조한다.

# 발목 통증
## ANKLE PAIN

*기운목(torticollis), (틀어진 목)이나 신경통을 야기할 수 있는 통증, 뻣뻣함, 부동성 등 목의 문제가 산적해 있다. 노트북 사용은 목의 통증을 악화시킬 수 있다. 노트북을 사용할 때의 자세는 머리가 기울어진 자세로 단단하게 만든다.*

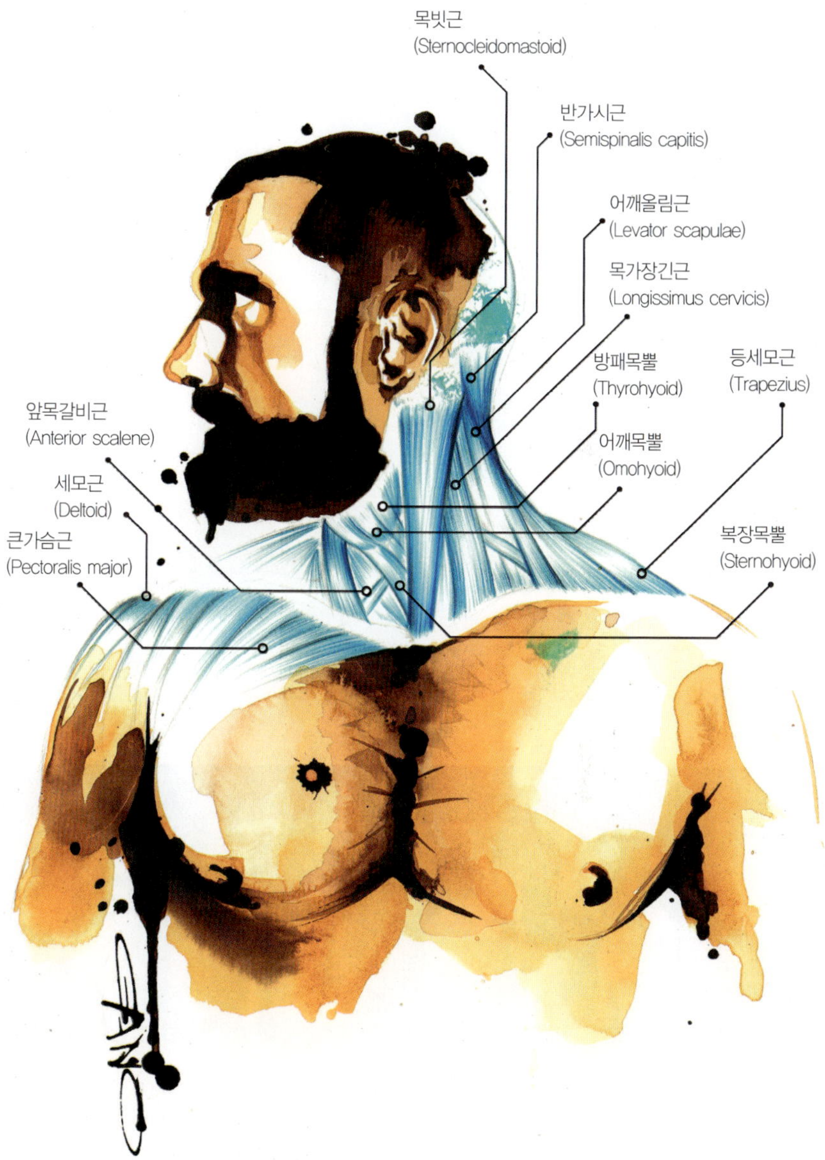


실제로 움직임이나 자세에 문제를 일으키지 않을 경우, 종종 악화의 결과로 이어진다. 목 근육은 머리와 호흡계 사이의 신체 내부에 이상적으로 위치하여 감정 상태의 영향을 감지한다.

따라서 다음과 같은 점을 염두에 두고 각 부위의 긴장을 풀며 시간을 보내야 한다:

- 통증을 이겨내고 가동성을 되찾기 위한 첫번째 규칙 중 하나를 기억하라. 만약 근육이 더이상 움직이지 않거나, 전혀 움직이지 않는다면, 근육을 동원하라.

- 통증에 대한 위의 치료 규칙을 기억하라. 당신의 문제의 원인은 큰가슴근에서와 마찬가지로 등세모근의 하부에서도 발견될 가능성이 있다.

- 근육 체인 전용의 구획은 마지막 링크에서 서로 다른 근육들이 어떻게 전방, 후방 및 측면 체인과 연관될 수 있는지를 보여줄 것이다. 목에 방사되는 문제는 때때로 훨씬 아래의 원인으로 인해 발생할 수 있다.

- 반대로 문제는 더 높은 곳에서, 때로는 머리에서, 종종 눈에서 올 수 있다. 목 통증의 원인을 고려할 때 전신을 관찰한다.

# 스캔 SCAN

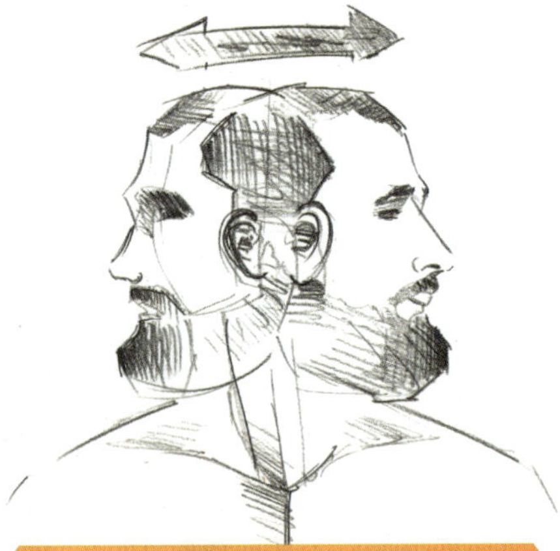

특정 부위의 필요에 대한 충분한 정보를 제공하는 일상적인 통증 외에도 심부 스캔을 통해 주의가 필요한 목 부위를 확인할 수 있다. 스캔에 포함 할 두 가지 운동은 다음과 같다.

## 1

**이동:** 머리를 왼쪽에서 오른쪽으로, 그리고 위에서 아래로 천천히 움직인다. 오른쪽 귀를 오른쪽 어깨로 천천히 가져간 다음 왼쪽 귀를 왼쪽 어깨로 가져와서 머리로 원을 그리면서 마친다

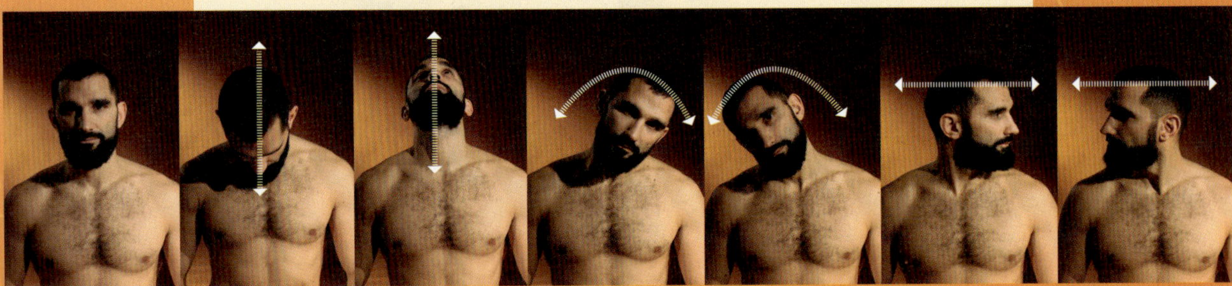

## 2

**느낌:** 손을 목의 모든 부위에 부드럽게 움직이고 다른 양의 압력을 가한다. 도수적 접근법은 당신이 통증을 느끼거나 긴장된 부위를 발견할 수 있게 해줄 것이다.

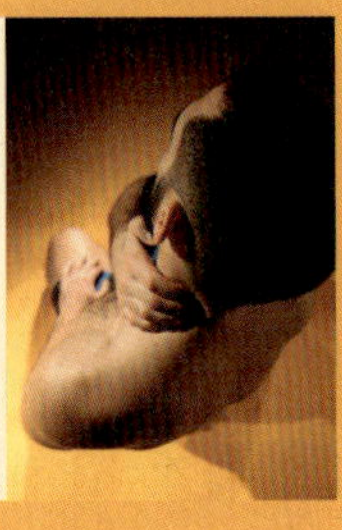

다음 두 가지 운동을 결합하여 마무리한다.
다양한 머리 위치를 이용하여 목을 다른 각도로 수동적으로 살펴본다.
그 어느 때보다도 다음에 기술된 스트레치와 마사지는 호흡운동으로 보완되어야 한다(호흡 전용 파트 2 참조).
가로막을 이용한 호흡에 집중하고 항상 이완에 머무른다.

## H1. 땅콩 볼을 결합한 목 롤러 마사지

마사지 롤러를 사용하면 긴장을 줄일 수 있다. 롤러와 목덜미의 사이에 이중 마사지 볼을 삽입하면 정확도가 강도가 좀 더 주어질 것이다. 등을 대고 누워서 어깨가 뒤로 젖혀지도록 하라. 원하는 마사지볼 압력에 도달할 때까지 머리를 숙이도록 한 다음, 머리를 왼쪽에서 오른쪽으로 부드럽게 움직이면서 위아래로 굴린다.

10~20회의 롤을 1~3세트로 실행한다.

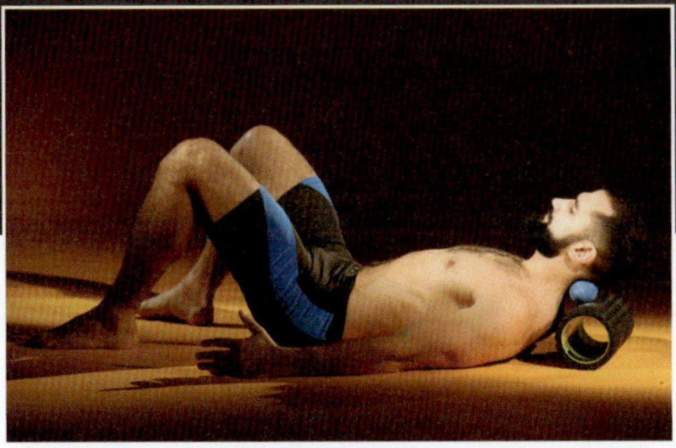

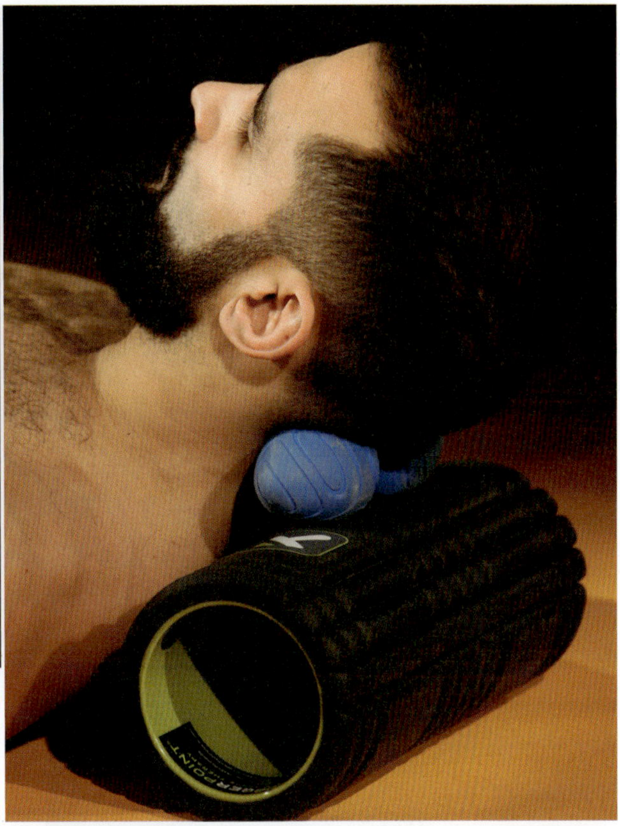

## H2. 땅콩 볼을 이용한 목 마사지

등을 대고 누워서 손을 허벅지에 대거나 팔을 옆으로 대어 균형을 잡는다.
어깨를 이완하여 최대한 아래로, 뒤로(이 경우 바닥 쪽으로) 움직일 수 있도록 한다. 더블 마사지 볼을 목 밑으로 밀어넣고 엉덩이를 들어 올려 볼에 충분한 압력을 가한다. 앞쪽에서 뒤쪽으로, 그리고 아마도 왼쪽에서 오른쪽으로 부드럽게 굴린다.

10~20회의 롤을 1~3세트로 실행한다.

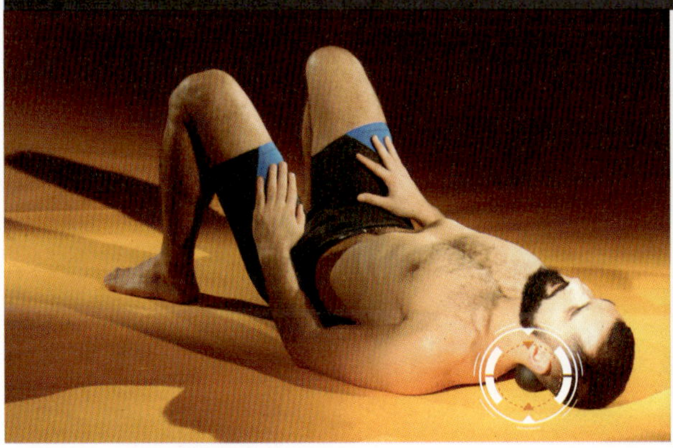

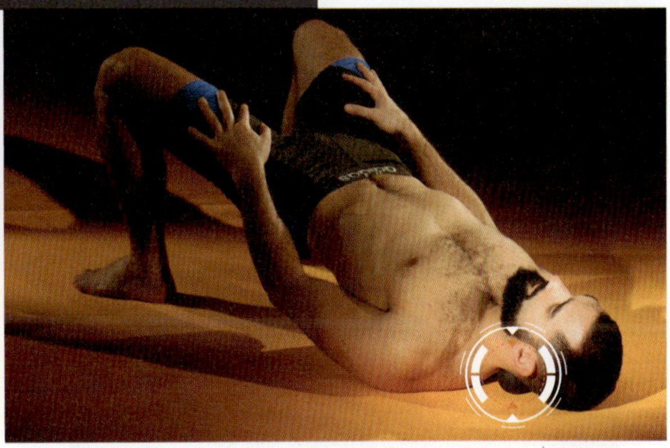

### H3. 큰 공을 이용한 목 마사지

등을 대고 누워서 팔을 옆으로 위치한다. 어깨를 이완하여 최대한 아래로, 뒤로(이 경우, 바닥 쪽으로) 움직일 수 있도록 한다. 공을 목 측면의 커브 중 한쪽에 놓고 머리를 오른쪽에서 왼쪽으로 돌려 공에 압력을 유지한다. 손등을 이마에 대고 다른 손을 그 위에 올려 강도를 높인다.

10~20번의 롤을 1~3세트로 실행한다.

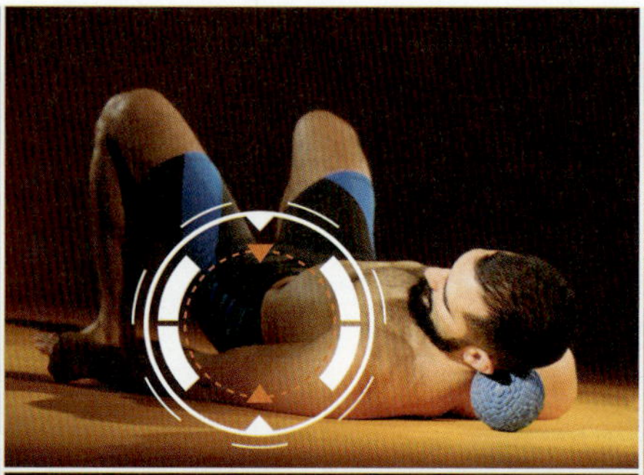

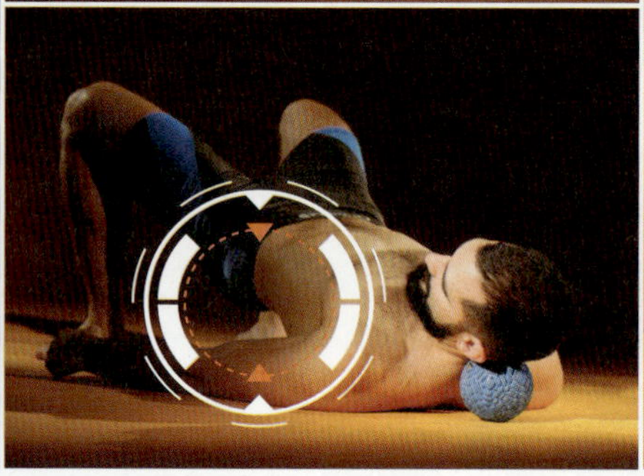

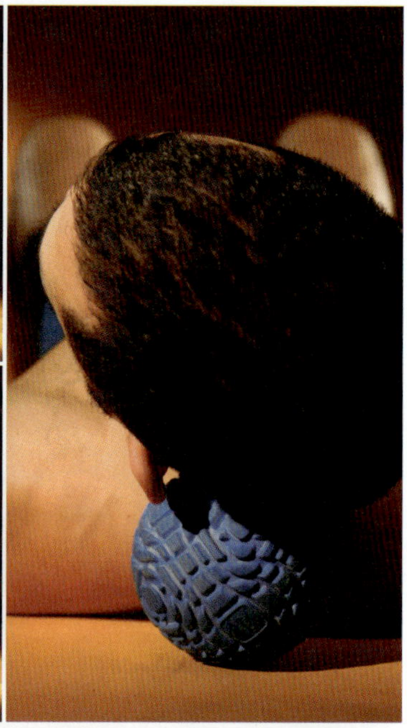

### H4. 돌림근 스트레칭

이 운동을 시작하기 전에 무릎을 꿇거나 서서 허리를 최대한 편다. 머리를 최대한 왼쪽으로, 그 다음 최대한 오른쪽으로 천천히 돌려라.

30초 동안 유지하며, 1~3세트를 실행한다.

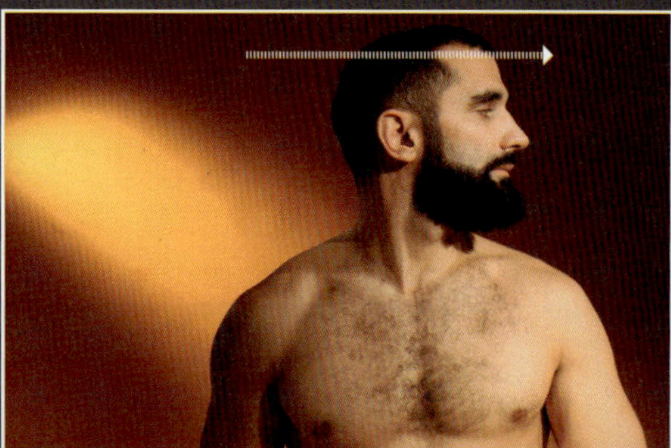

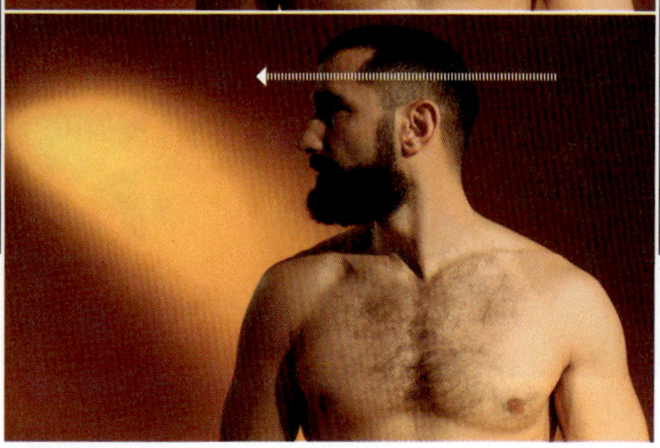

### H5. 폄근 스트레칭

이 운동을 시작하기 전에 무릎을 꿇거나 서서 허리를 최대한 편다. 등의 자세를 바꾸지 않고 천천히 머리가 앞으로 떨어지도록 한다. 유연성이 허용되면 머리 위쪽을 잡고 추가적인 압력을 가한다. 참을 수 있는 것보다 더 많이 당기지 말아야 한다.

30초 동안 유지하며, 1~3세트를 실행한다.

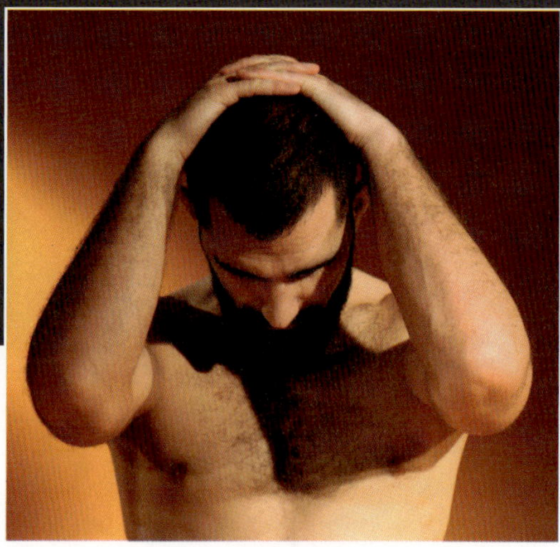

### H6. 굽힘근 스트레칭

이 운동을 시작하기 전에 무릎을 꿇거나 서서 허리를 최대한 편다. 머리를 뒤로 젖힌다. 엉덩이를 벌려 약간 뒤로 기대어 목의 스트레칭을 늘리되, 목과 등이 과다폄을 할 수 있으나 너무 멀리 뒤로 기대지 않도록 주의한다.

30초 동안 유지하며, 1~3세트를 실행한다.

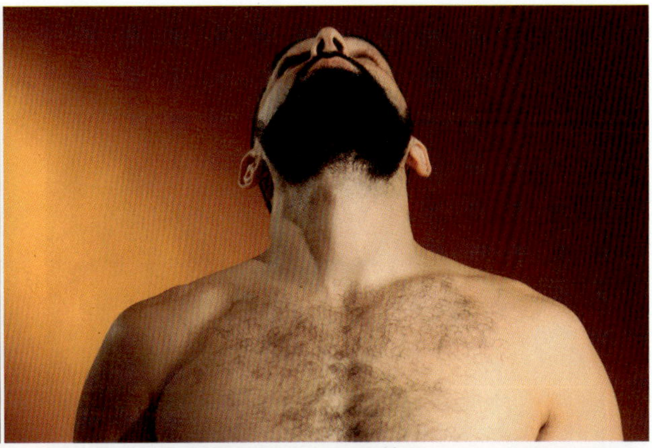

### H7. 봉을 이용한 등세모근 마사지

등을 대고 눕고 둥근 봉을 벽에 대고 등세모근 아래에 놓는다.
통증을 느끼거나 뻣뻣한 부위가 다른지 확인하면서 주저하지 말고 접촉점을 변경한다. 비록 이 운동이 불편할 수 있지만, 어깨를 편안하게 하고 중립적인 자세를 유지하도록 노력하라. 각 압통점을 30초간 유지한 상태에서 어깨 당 1~3회 실행한다. 그런 다음 가장 과민한 각도에서 필요에 따라 멈추면서 천천히 팔을 위로 1~3회 들어 올린다.

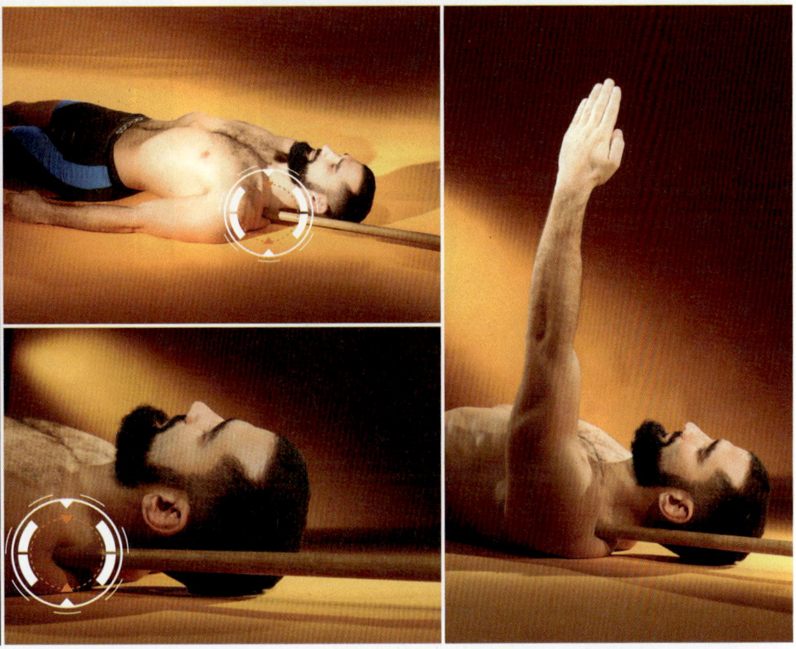

### H8. 밴드와 공을 이용한 등세모근 마사지

어깨를 중립으로 하고 선다. 밴드를 어깨에 둘러 매고 등세모근 위에 마사지 볼을 올려놓는다. 공은 밴드에 의해 제자리에 고정되어 있는다. 밴드와 마사지볼을 이용하여 강한 압력을 가한다. 위-아래 롤 10개, 좌-우 롤 10개, 어깨 당 원형롤 10개씩 1~3세트를 실행한다. 그리고 천천히 팔을 똑바로 앞으로 10번 들어올린다. 필요에 따라 가장 과민한 각도에서 멈추면서 1~3회 반복한다.

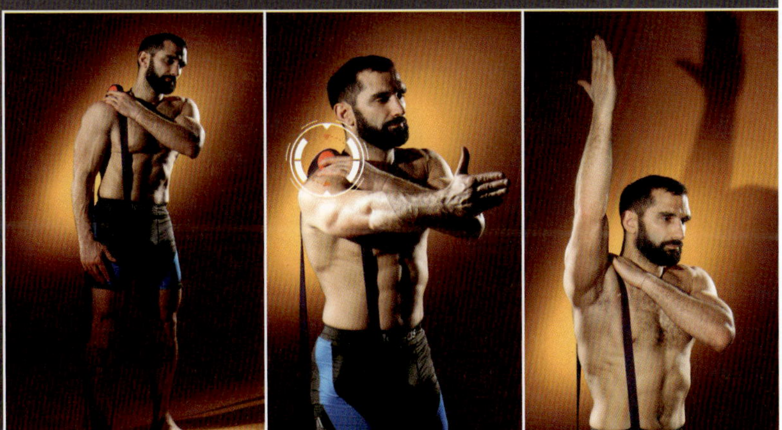

### H9. 저항 밴드를 이용한 바깥쪽 스트레칭

어깨에 밴드를 묶고 수직으로 유지하면서 바닥에 고정한다. 밴드의 반대쪽 다리를 앞에 두고 앞으로 런지 자세를 취한다. 어깨가 아래로 향하도록 한다. 이 초기 자세에서 목을 옆으로 늘리면 반대편 손으로 무게를 더할 수 있다.

30초 동안 유지하며, 1~3세트를 실행한다.

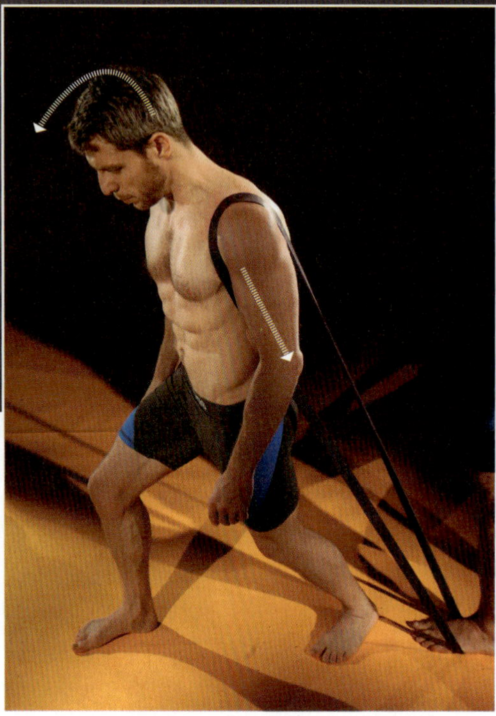

### H10. 운동 공을 이용한 고유수용성감각

처음에는 손으로 공을 잡다가 진행하면서 손을 대지 않는다. 등을 둥글게 하지 말고 공을 머리와 벽 사이에 위치한다.

눈을 감고 위에서 아래로 6회, 왼쪽에서 오른쪽으로 6회, 그리고 원을 그리며 6회 굴린다.

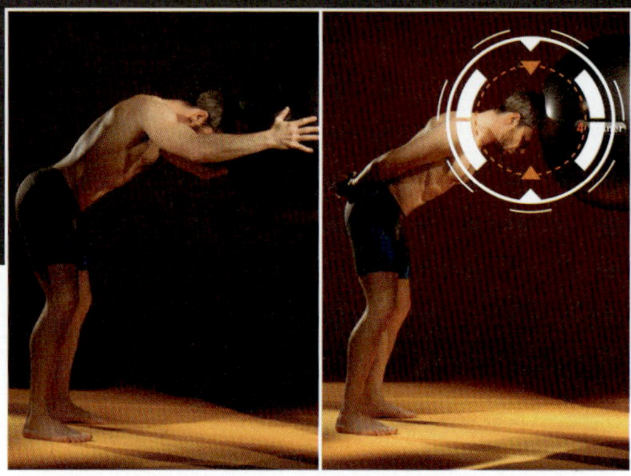

발목을 대상으로 하는 3주의 가동성 프로그램(주변 부위 운동 포함)

| 월요일 | 화요일 | 수요일 | 목요일 | 금요일 | 토요일 | 일요일 |
|---|---|---|---|---|---|---|
| H1*, H2, H4, H5 | H3, H1, H4, H6 | B2, B3, B4, B6 | H1, H5, H7, H9, H10 | E1, E2, E3, E4, E7 | H3, H5, H8, H9, H10 | B2, B3, E3, E6, E4 |

*이 글자/숫자 조합은 26~76페이지의 운동과 기법을 참조한다.

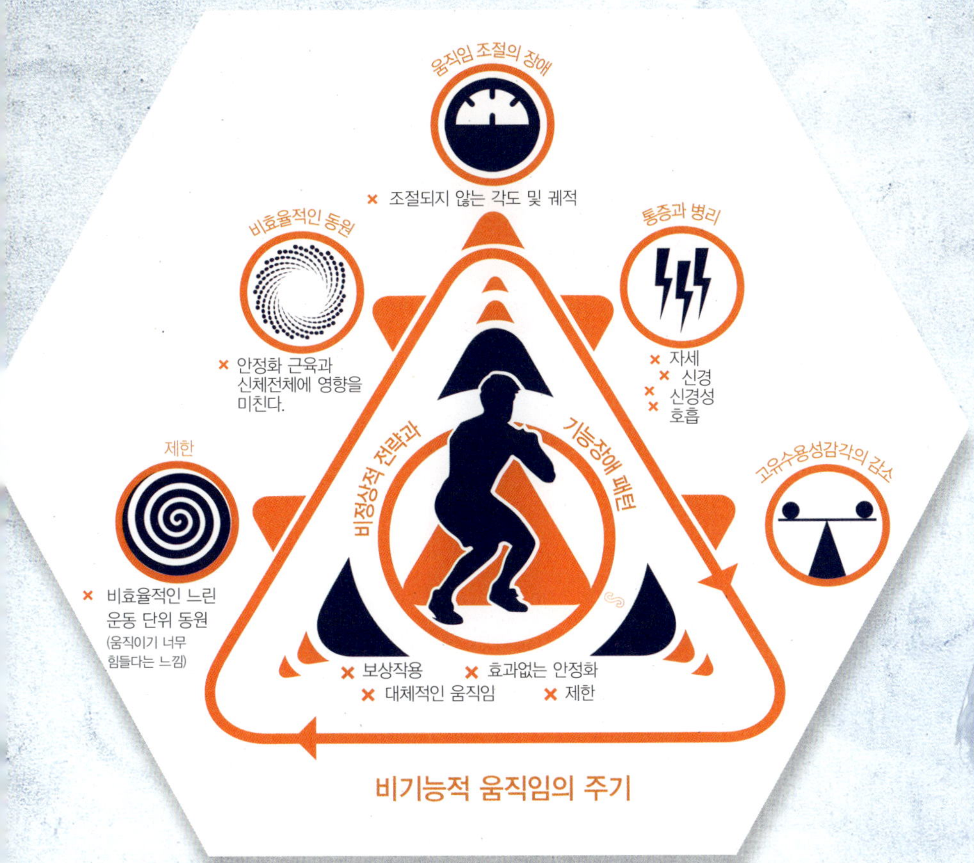

움직임 조절의 장애
× 조절되지 않는 각도 및 궤적
비효율적인 동원
× 안정화 근육과 신체전체에 영향을 미친다.
통증과 병리
× 자세
× 신경
× 신경성
× 호흡
제한
× 비효율적인 느린 운동 단위 동원 (움직이기 너무 힘들다는 느낌)
고유수용성감각의 감소
비정상적 전략과
기능장애 패턴
× 보상작용
× 효과없는 안정화
× 대체적인 움직임
× 제한
비기능적 움직임의 주기

## 결론 Conclusion

통증은 매일의 투쟁이다. 통증에 충분한 시간을 할애해야만 통증을 없앨 수 있다. 사무실에 있든, 차 안에 있든, 집에 있든, 통증을 해결할 기회를 건너뛰지 않아야 한다. 계속해서 통증을 쫓아가면 점차 물러서서 사라진다. 그러나 스트레칭 또한 매우 중요하다는 것을 기억하라; 자가 마사지 그 자체는 단지 보통의 단기적인 해결책일 뿐이다.

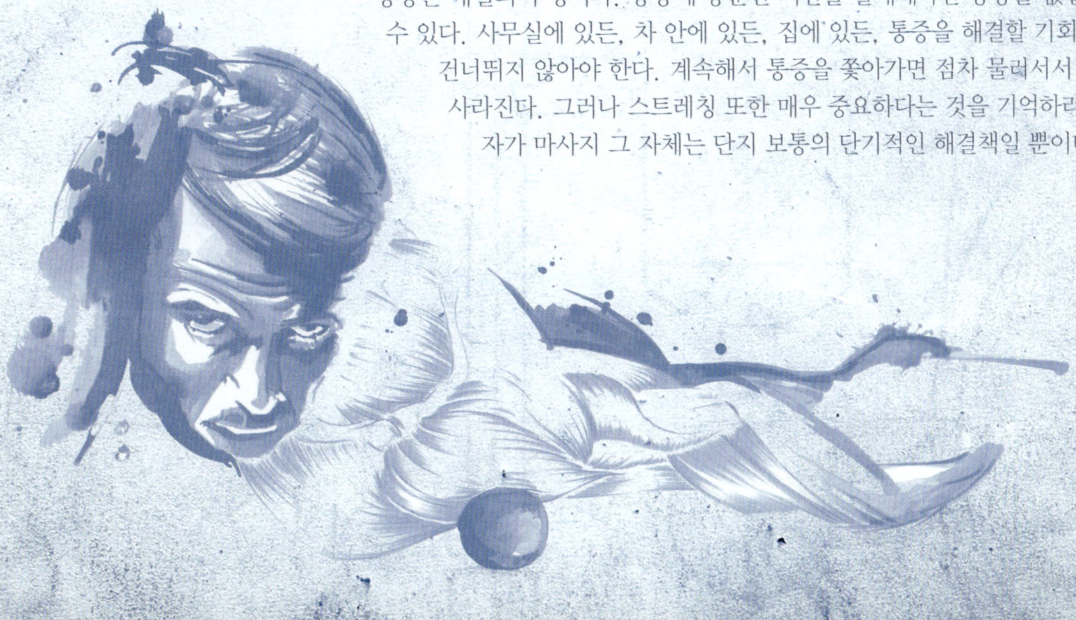

# PART II

# 호흡 BREATHING

*컴퓨터와 달리 인체는 스위치를 완전히 끌 수는 없다. 인체는 인지 자원과 에너지 시스템을 지속적으로 사용하면서 다른 수준의 경계 사이에서 끊임없이 움직인다.*

매일 우리는 생각을 요구하지 않는 자동화된 시스템을 우리 몸 안에서 많이 사용한다. 호흡에 관한 경우가 그렇다. 우리가 살아있다면, 우리는 호흡을 하고 있는 것이다. 아니 오히려, 우리는 우리를 살아있게 하기 위해 호흡한다.

호흡은 다른 자동 기능과 다르지 않다. 호흡은 활동적으로, 역학적으로(따라서 자발적으로) 통제될 수 있으며, 어떤 상황에도 적응할 수 있다. 호흡은 문제에 면역이 되지 않는다. 걷기 또는 자세 조절과 같은 다른 기본 자동 시스템과 마찬가지로 호흡은 스트레스, 불안, 극심한 육체적 운동과 같은 격렬한 상황에 영향을 받을 수 있다.

스트레스를 받거나 지칠 때 호흡은 주로 가슴과 갈비뼈를 사용한다. 이러한 영역은 강하고 실행에 더 잘 적응한다. 반대로, 가로막으로 호흡하는 것은 훨씬 적은 에너지를 필요로 한다.

삶은 우리의 자동적이고 본능적인 설계에 부담을 준다. 극심한 운동과 운동 환경은 만성적인 스트레스와 불안을 유발함으로써 우리의 체계를 제압한다.

그 결과 신체는 필요 이상으로 자주 빗장뼈와 흉식 호흡을 사용하기 시작하며 때로는 가장 극단적인 경우만 사용한다. 오래 앉아 있는 것, 불안, 그리고 강렬하거나 적절치 않은 운동은 이러한 현상을 강화시킨다.

**매일 더 나은 호흡을 할 수 있는 20,000번의 기회**

평균적으로 우리는 하루에 2만 번 호흡한다. 이러한 호흡이 스트레스에 영향을 받아 제대로 하지 않으면(부분 호흡, 주로 흉식 호흡, 너무 빈도가 높은 호흡 등), 자세 문제, 손상된 실행, 스트레스 기록 수준, 심지어 트레이닝 정체까지 발생할 수 있다. 그러므로, 이 필수적인 요소는 매우 심각하게 받아들여야 한다. 당신은 스스로 호흡하는 법을 배우고, 유지하고, 훈련해야 한다.

# 호흡 Breathing

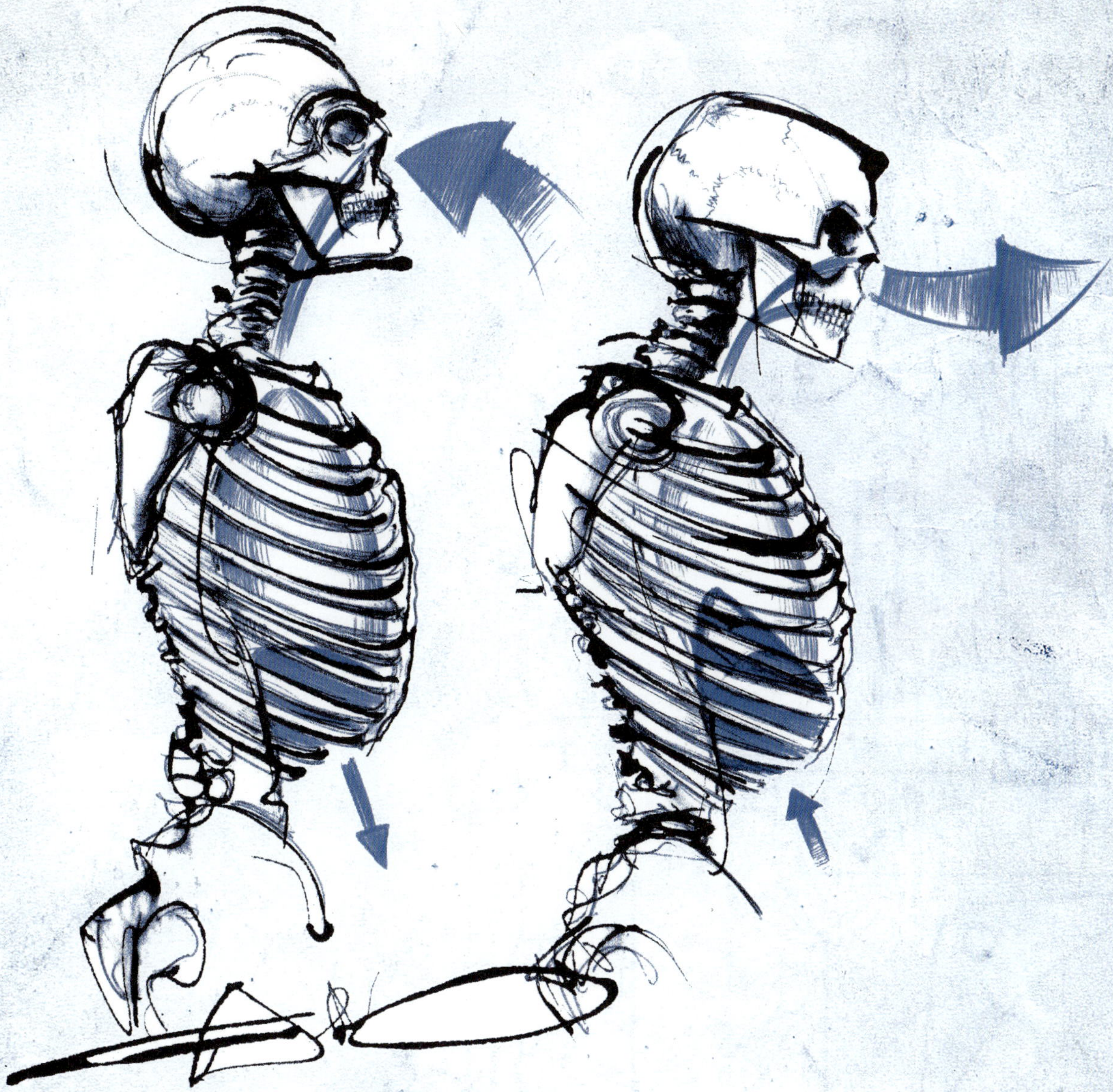

평균적으로 우리는 하루에 2만 번 호흡한다. 이러한 호흡이 스트레스에 영향을 받아 제대로 하지 않으면 (부분 호흡, 주로 흉식 호흡, 너무 빈도가 높은 호흡 등), 자세 문제, 손상된 실행, 스트레스 기록 수준, 심지어 트레이닝 정체까지 발생할 수 있다. 그러므로, 이 필수적인 요소는 매우 심각하게 받아들여야 한다. 당신은 스스로 호흡하는 법을 배우고, 유지하고, 훈련해야 한다.

# 01 호흡과 스트레스 간의 관계

## THE RELATIONSHIP BETWEEN STRESS AND BREATHING

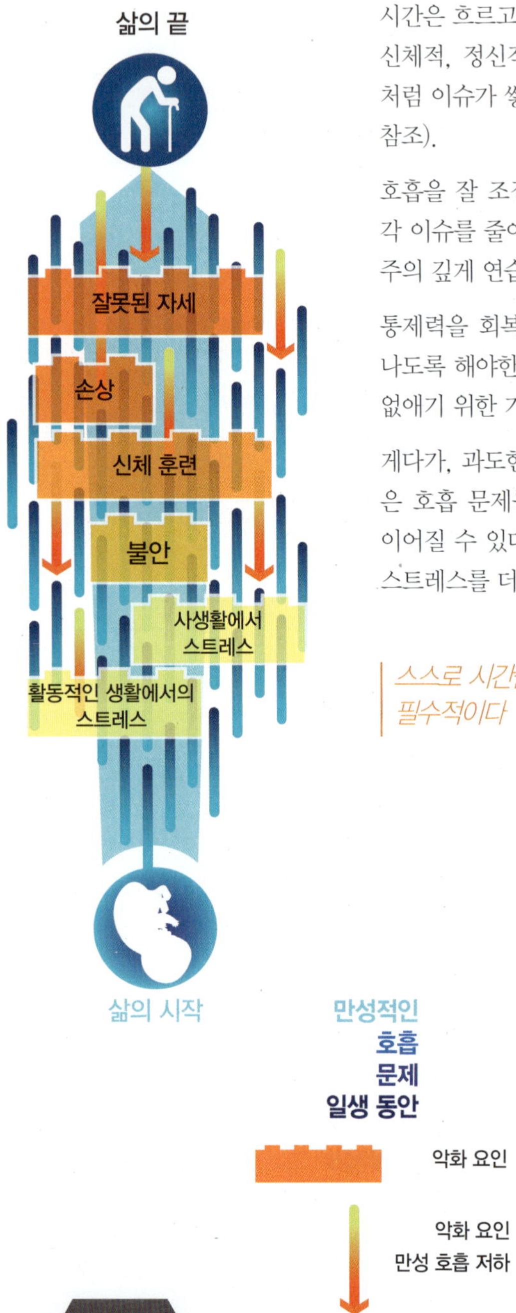


시간은 흐르고, 삶이 일어난다. 실망, 압박, 불안, 신체적 또는 정신적 손상은 당신의 신체적, 정신적 건강을 악화시킬 수 있다. 시간이 지날수록, 무거운 콘크리트 블록처럼 이슈가 쌓여 점점 더 높고 만성적인 스트레스를 받는 상황에 처할 수 있다(도표 참조).

호흡을 잘 조절하면 이 콘크리트 블록들을 하나씩 제거하는 데 도움이 될 것이다. 각 이슈를 줄이거나 심지어 근절하기 위해 시간을 할애하라. 이 책에 기술된 기법을 주의 깊게 연습하면 큰 도움이 될 것이다.

통제력을 회복하려면 각 문제가 증가하지 않도록하여 만성 스트레스 영역을 벗어나도록 해야한다. 어깨의 무게를 잘 알아야 한다. 이 무게를 관리하려면 스트레스를 없애기 위한 기법을 사용해야 한다.

게다가, 과도한 스트레스의 증가는 만성적인 스트레스로 이어질 수 밖에 없고, 이것은 호흡 문제를 야기할 수 있고, 심지어 더 격렬한 육체적, 심리적인 스트레스로 이어질 수 있다. 장기적으로 호흡이 영향을 받을 때, 당신의 자세에 영향을 미치고, 스트레스를 더하며, 손상을 입힐 것이다.

*스스로 시간을 갖는 것은 필수적이다*

# 안전 지대와 스트레스 지대
# COMFORT ZONE AND STRESS ZONE 02

일반적으로 우리는 상황에 따라 가로막 호흡 (이완)과 흉식 호흡 (활성) 사이의 편안한 영역에 있습니다.

매우 극심하고 일시적인 스트레스 기간(고립된 불안 기간, 훈련 회기 등)에 따라 신체의 호흡 메커니즘이 작용 모드로 전환되고 효과를 유지하기 위해 안전지대를 떠나게 된다. 이것은 문제가 아니다. 이 상황은 일시적이고 필수적이다.

그러나 과도한 빈번하고 장기간 스트레스에 노출되어 만성적으로 무질서한 호흡은 사용을 줄이고 가로막 호흡량을 감소시킨다. 대신 흉부 영역은 모든 중등도 호흡에 사용되며 트리거의 역치는 순간적이며 무의식적이다.

*악순환이 시작된다: 흉식 호흡에 쓰이는 근육이 과사용되고, 가로막이 덜 민감해져 서서히 위축되기 시작한다. 지금이 다시 주도권을 잡을 때이다.*

**스트레스와 자세**

스트레스의 육체적, 심리적 근원은 우리 사회에서 특히 다양하다. 인간의 신체는 스트레스가 많은 상황을 기억하고 자기보호적인 반사작용을 일으킨다. 스트레스를 받는 상황이 규칙적으로(또는 심지어 영구적으로) 될수록, 방어 자세를 취하고 가슴과 어깨(흉식 호흡)를 사용하여 더 많은 호흡을 함으로써 신체가 적응한다. 이것은 특히 좋은 자세에 해롭다(Hamaoui et al, 2010).
가장 잘 알려진 자세반사로는 회피반사가 있다: 개별적으로 과도한 심리적 또는 신체적 스트레스(물리적 또는 언어적 공격, 직업적 압박, 엄청난 육체적 노력 등)를 지각할 때, 어깨가 앞으로 구르며 가슴을 짓누르고 등을 둥글게 한다. 엉덩관절 굽힘근이 활성화되고, 머리는 어깨로 물러난다. 이 자세를 너무 자주 취하거나 오래 유지하면 몸이 적응하여, 비활성, 특정 근육의 위축, 불균형, 뻣뻣함, 근육의 취약성 등의 근육 보상작용이 발생한다. 장기적으로, 이는 가동성을 제한할 것이다.

# 03 근육계와 호흡 THE MUSCULAR SYSTEM AND BREATHING

*부적절한 호흡은 신체의 수많은 심리적, 육체적 측면에 영향을 미친다.*

부적절한 호흡은 신체의 수많은 심리적, 육체적 측면에 영향을 미친다. 빠르고 불규칙적인 호흡은 소화를 방해하고, 두통을 일으키고, 배고픔을 증가시키며, 일반적인 피로 상태를 야기할 수 있다. 이 장에서는 주로 호흡이 근육에 미치는 신체적 영향, 어떤 운동이 가장 큰 영향을 미치는지에 초점을 맞출 것이다.

## 잘못된 호흡이 실행에 미치는 영향

부적절한 호흡은 신체가 산소를 섭취할 수 있는 시간을 줄임으로써 실행에 영향을 미친다. 신체의 세포는 산소를 추출하는 시간이 적기 때문에 신체가 일할 수 있는 산소가 적다. 이것은 유산소 에너지 생산 시스템이 완전히 산소 사용에 의존하기 때문에 지구력을 상당히 제한한다. 극단적인 경우, 이러한 비효율성은 신체가 최대 노력보다 적은 노력 동안 무산소성의(산소를 사용하지 않는) 에너지를 생산하는 것으로 전환하게 할 수 있으며, 이는 정상적으로 훨씬 더 극심한 작업 중에만 발생하는 변화이다. 스트레스를 많이 받는 사람들은 역시 정상적인 노력의 수준을 유지할 수 없는 것을 보게 될 것이다. 그들은 그야말로 호흡계에 의해 제한된다.

이 부정적인 "고리"는 계속 진행된다. 신체가 에너지를 생산하기 위해 유산소 시스템에 의존하지 않는 것은 호흡기 알칼리증(pH의 증가가 특징인 호흡기 질환으로 인해 혈액의 산도를 조정하는 문제)을 유발할 수 있으며, 이는 또한 불안감을 유발한다. 그러면 불안한 상태에 있을 때 근육의 효율이 떨어지기 때문에 움직임이 영향을 받게 된다. 그 결과 자세는 악화되고(둥근 등, 머리를 숙인 것, 구부정한 어깨 등), 호흡에 부정적인 영향을 미치고 신체에 더 적은 산소를 사용할 수 있다.

## 호흡 조절

잘못된 호흡은 개인의 통증에 대한 내성을 감소시킨다(Bordoni 등. 2016).

효과적인 움직임과 자세의 비결 중 하나는 통증의 근절이므로, 우리의 호흡에 대한 통제력을 되찾는 것이 왜 중요한지 명백하다.

동시에, 이완은 호흡을 조절하는 것과 병행된다. 이 두 요소는 각각 다른 요소를 지지하며, 결과를 극대화하기 위해 (동일한 장에서 또는 집중된 장을 통해) 함께 해결되어야 한다.

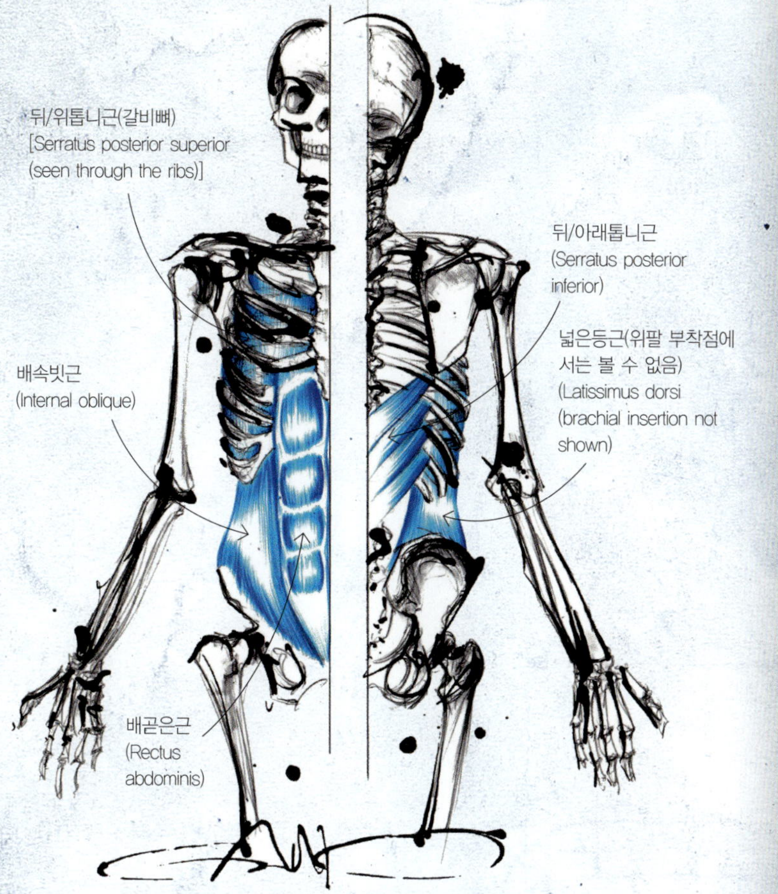


갈비뼈는 호흡의 틀이다. 이 틀이 너무 단단해지거나 충분히 유연하지 않으면 어깨에서 척추까지 몸통 전체가 과도한 긴장을 경험하게 된다.
예를 들어, 호흡기법이 좋지 않으면 윗갈비뼈가 올라가고, 그 연골과 갈비사이근이 민감해진다.
갈비뼈의 문제는 또한 척추의 기능에 영향을 주어 흉부 부위의 안정성과 가동성을 상실한다.

세모근, 넓은등근, 목 근육의 사각근, 상승모근의 과사용과 극도의 긴장은 이 호흡 문제를 더욱 악화시키고, 이를 통해 자세와 움직임에 영향을 미칠 것이다.

→ 목의 뻣뻣함
→ 어깨의 안정성과 가동성 소실
→ 연축의 증가된 가능성
→ 경련의 증가된 가능성
→ 갈비뼈와 등 및 몸통의 증가된 긴장

호흡 문제의 영향은 흉부 영역에만 국한되지 않으며 움직임과 자세에 필수적인 두 근육인 엉덩허리근과 허리네모근 두 근육을 방해함으로써 –몸통과 다리 사이의 매우 민감한 경첩으로– 신체의 중심부로 직접 확산될 수 있다. 두 근육은 척추를 통해 가로막 근육에 부착되며, 근막과 인대를 통해 연결된다. 가로막은 척주에 다수의 부착점(T12, L1, L2, L3)을 가진 민감한 근육으로, 자세와 호흡(특히, 셜리 외 2003에서 설명한 척추의 뻣뻣함)으로 직접 이어진다.

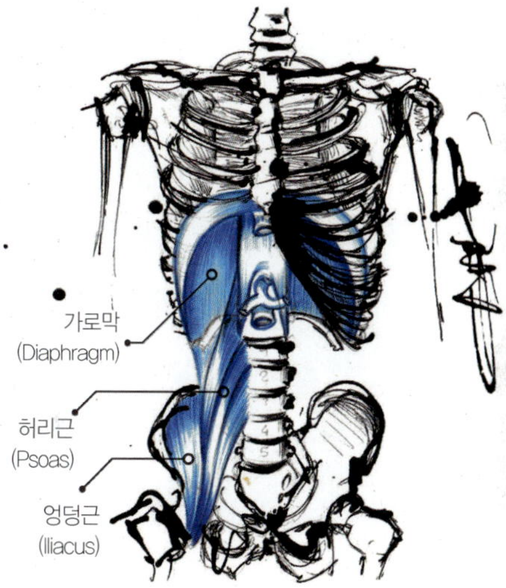


**따라서 호흡기 질환이 발생할 수 있다**(Hamaoui et al. 2002).

1. 요통 (스미스 외, 2009),
2. 안정성의 저하, 그리고
3. 하부 허리 또는 엉덩관절의 가동성 상실

*엉덩허리근과 허리네모근을
케어하는 것도 호흡계를
케어하는 하나의 방법이다.*

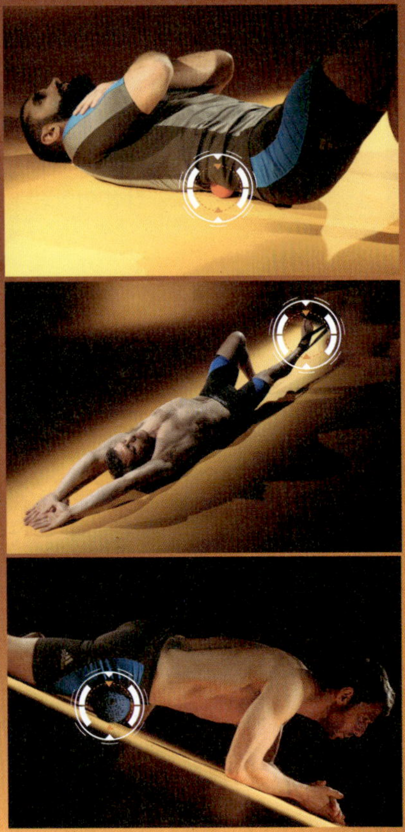

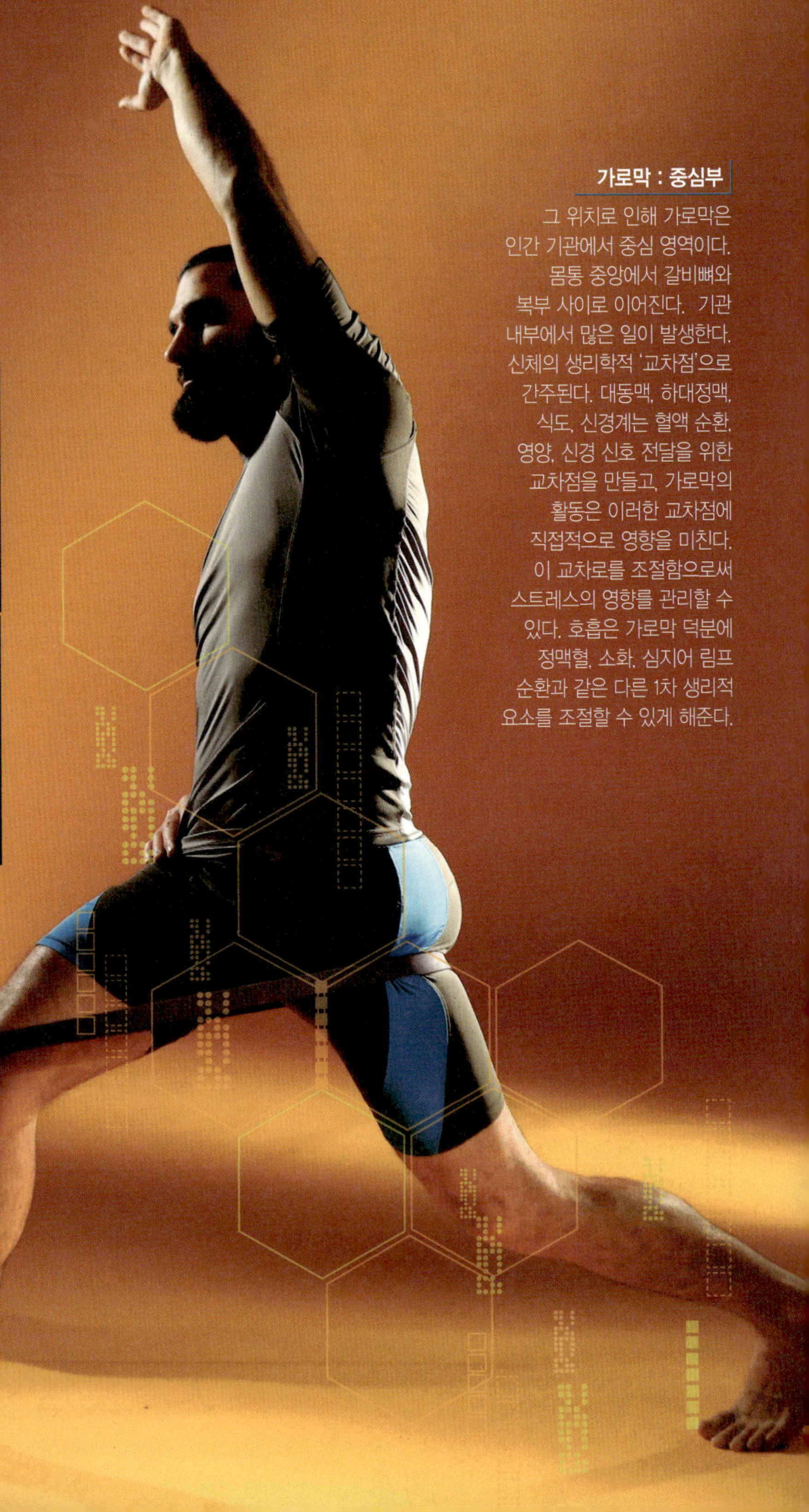

**가로막 : 중심부**

그 위치로 인해 가로막은 인간 기관에서 중심 영역이다. 몸통 중앙에서 갈비뼈와 복부 사이로 이어진다. 기관 내부에서 많은 일이 발생한다. 신체의 생리학적 '교차점'으로 간주된다. 대동맥, 하대정맥, 식도, 신경계는 혈액 순환, 영양, 신경 신호 전달을 위한 교차점을 만들고, 가로막의 활동은 이러한 교차점에 직접적으로 영향을 미친다. 이 교차로를 조절함으로써 스트레스의 영향를 관리할 수 있다. 호흡은 가로막 덕분에 정맥혈, 소화, 심지어 림프 순환과 같은 다른 1차 생리적 요소를 조절할 수 있게 해준다.

의미적 측면과 기능적 측면 모두에서 저항 훈련은 체계를 역동적으로 강화하고 유연하고 적응 가능한 근육으로 보호하는 것으로 구성된다. 가로막은 일반적으로 저항 훈련 프로그램의 목표가 되는 근육으로 간주되지 않지만, 여전히 근육이다. 역할은 척추에서 골반까지 신체의 복잡한 안정성을 높이고 강화하는 것이다. 가로막의 내부 활성화는 골반 바닥(또한 긴장을 받고 있는 상태)과 척추(척추사이 근육의 지지로부터 이득을 얻는 것)를 포함하는 복합적인 복부 지지 시스템의 일부이다.

*안정성을 향상시키려면 호흡 조절법을 배워야 한다.*

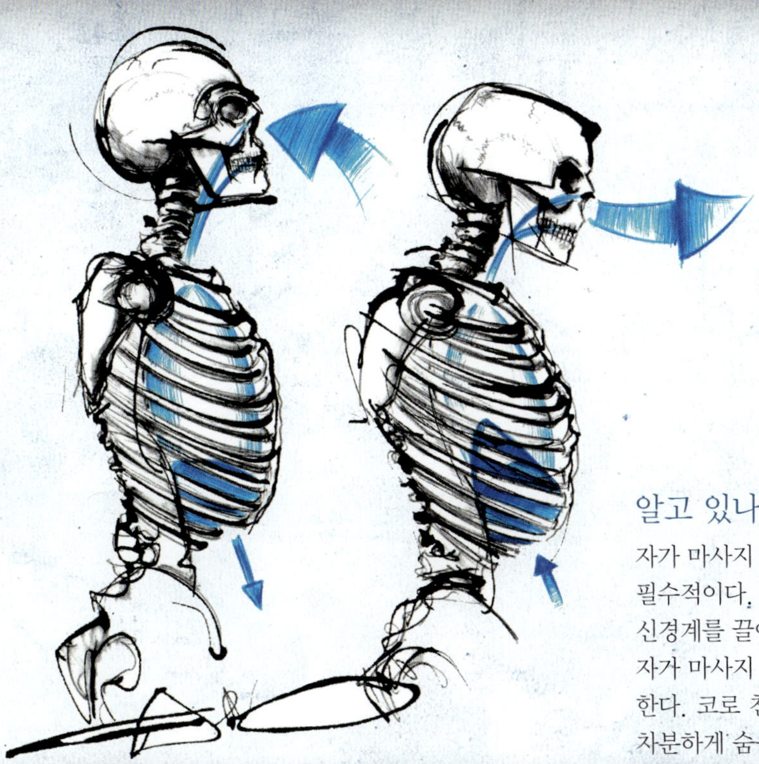

내부 안정성에 대해 논의해 보자: 호흡을 제대로 쉴 때 가로막이 숨을 들이쉬면서 아래로 내려가면서 장기를 아래로 밀어 복부내압이 높아진다. 이는 우리가 일반적으로 잘못 집중하는 가장 심부 층(배가로근)에서 가장 표층(빗근과 배곧은근)에 이르기까지 모든 강력한 복근이 긴장 상태에 있음을 의미한다.

## 알고 있나요?

자가 마사지 중에는 가로막을 이용하여 호흡하는 것은 필수적이다. 이 호흡법은 휴식에 이상적인 부교감 신경계를 끌어올릴 수 있게 해준다. 이 책에 제시된 모든 자가 마사지 운동은 가로막 호흡을 사용하여 연습해야 한다. 코로 천천히 숨을 들이쉬고 복부를 부풀린 다음 차분하게 숨을 내쉬면서 이렇게 한다.

**산발성 이용**

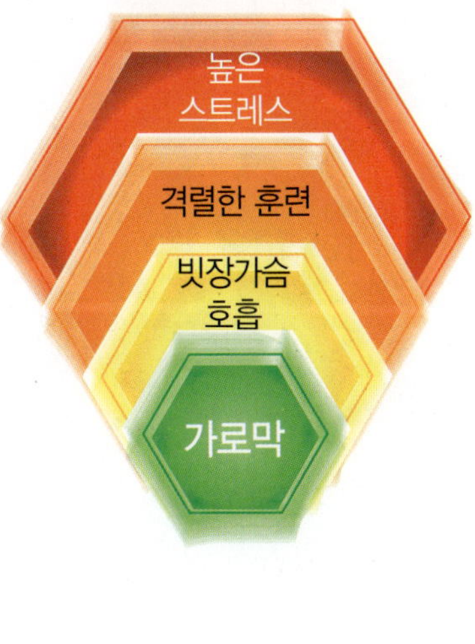


**안전 지대**

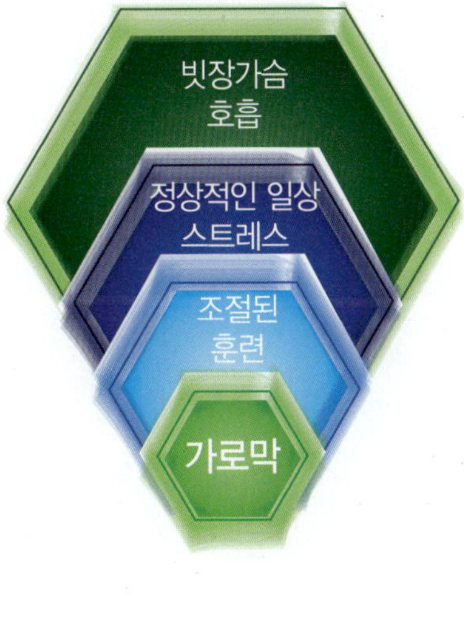


**불편 지대**

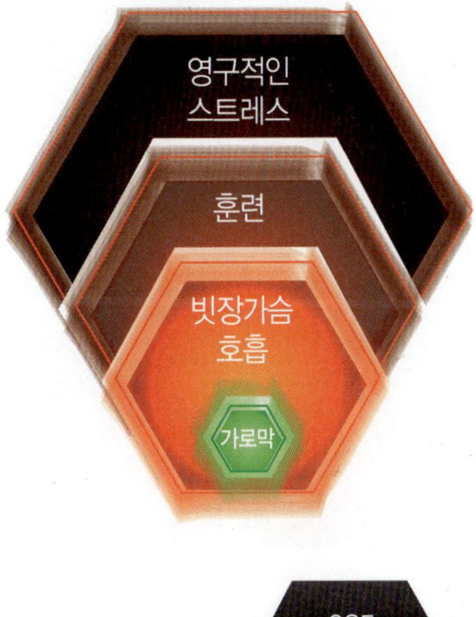

# 04 가로막 재훈련
## RETRAINING THE DIAPHRAGM

다시 제대로 숨쉬는 법을 배우는 것은 얼마나 심하게 그리고 얼마나 오랫동안 문제를 겪어왔는지에 따라 시간이 걸릴 수 있다. 어떤 경우에는 가로막 근육 그 자체도 다르게 기능하기 위해 재훈련이 필요할 수도 있다.

가로막은 다른 근육과 마찬가지로 수축하고 줄어들며 유착을 발생시키며, 탄력과 심지어 효율성을 잃을 수 있다는 것을 기억해야 한다. 이렇게 되면 가로막이 흉곽 안쪽으로 올라가는 경향이 있다.

우선 순위를 매겨야 한다.

### 가로막 회복 관리를 위한 운동 (등을 바닥에 누운 자세)

이 기초 운동은 자각을 해야 하며 시간이 지나면서 정상적인 호흡을 하며 적극적으로 연습해야 한다. 무릎을 구부리고 발을 바닥에 대고 등을 대고 눕는다. 손을 복부 아래쪽에 놓아라. 숨을 들이쉬면서 복부를 부풀려 손을 위로 움직인다. 당신의 가슴은 전혀 부풀지 않아야 한다. 공기의 흐름이 당신의 복부로 직접 전달되도록 하라. 아랫부분에서 가능한 한 복부를 부풀려 보아라. 코로 숨을 들이쉬고 차분하게 입으로 천천히 숨을 내쉬어라.

이 운동이 편할 때는 척추를 펴게 하여 숨을 쉴 때마다 복부를 최대한 아래로 누르게 한다. 그렇게 하면 가로막 근육은 활성화하게 된다.

다음으로, 모든 내부의 지지 근육을 사용하여 숨을 쉰다. 내쉬는 호흡이 끝나면 공기가 들어가지 않게 하고 짧고 강렬한 숨을 들이쉬어라(목구멍이 폐쇄되는 것 돕기 위해 기도를 수동적으로 차단할 수 있음). 복부를 갈비뼈 아래 위쪽으로 움직이도록 하고 복부 근육을 골반 바닥에 "잠가라"고 한다.

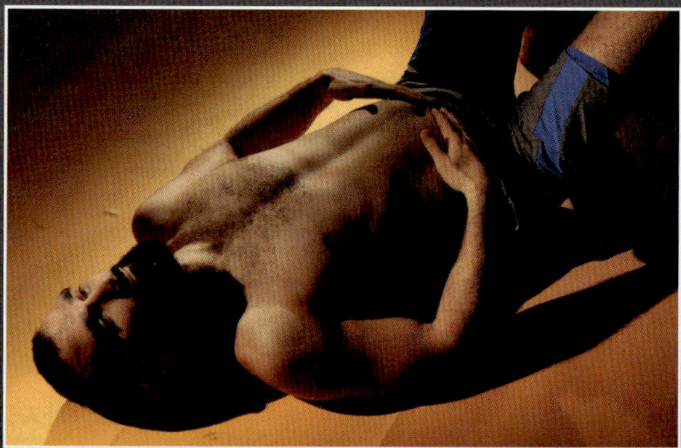

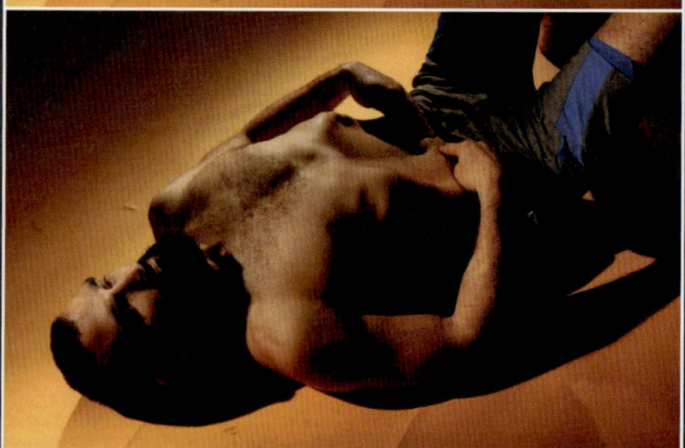

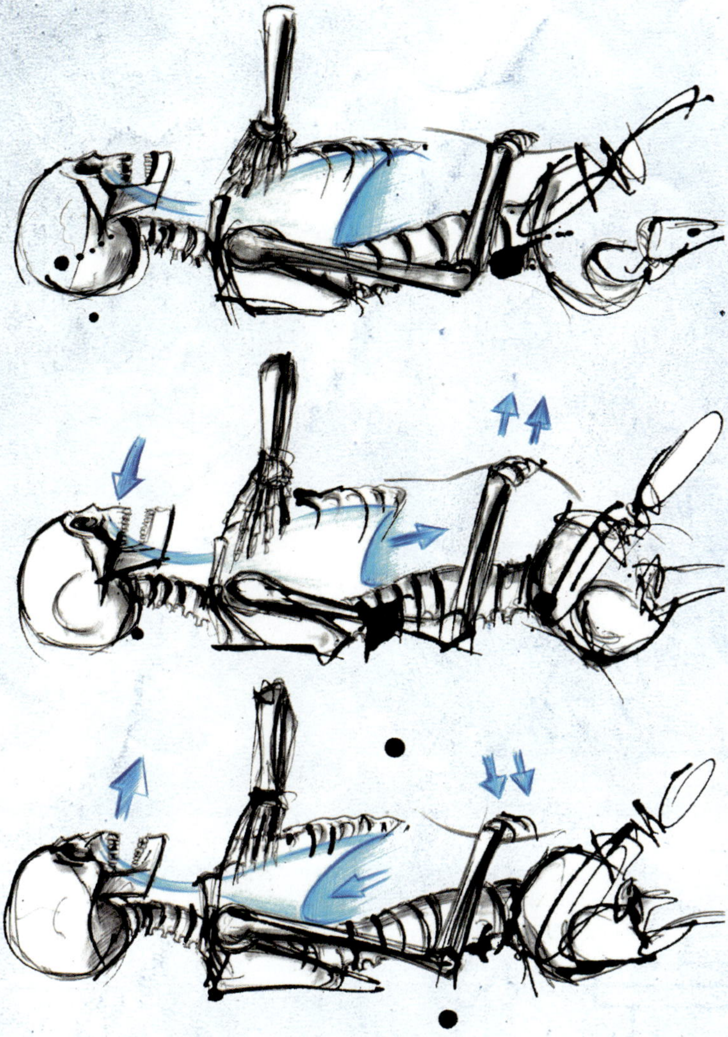

## 가로막 회복 관리를 위한 운동 (등을 바닥에 눕고 누워서 밴드를 이용하여 팔을 모음)

이 운동은 가로막의 활성화를 내부적으로 느낄 것을 요구한다. 손은 더 이상 당신의 복부에 위치하지 않고 밴드에 의해 머리 위로 모은다.

무릎을 구부리고 발을 바닥에 대고 등을 대고 눕는다. 숨을 들이쉬면서 복부를 부풀린다. 당신의 가슴은 전혀 부풀지 않아야 한다. 공기의 흐름이 당신의 복부로 직접 전달되도록 한다. 아랫부분에서 가능한 한 복부에  보아라. 코로 숨을 들이쉬고 차분하게 입으로 천천히 숨을 내쉬어라.

머리를 바닥에 놓고 쉬면 목근육의 긴장이 크게 줄어들어 가로막에 더욱 집중할 수 있게 된다.

이 운동이 편할 때는 척추를 펴게 하여 숨을 쉴 때마다 복부를 최대한 아래로 누르게 한다. 그렇게 하면 가로막 근육은 활성화하게 된다.

다음으로, 모든 내부의 지지 근육을 사용하여 숨을 쉰다. 내쉬는 호흡이 끝나면 공기가 들어가지 않게 하고 짧고 강렬한 숨을 들이쉬어라(목구멍이 폐쇄되는 것 돕기 위해 기도를 수동적으로 차단할 수 있음). 복부를 갈비뼈 아래 위쪽으로 움직이도록 하고 복부 근육을 골반 바닥에 "잠금(lock down)"하도록 한다.

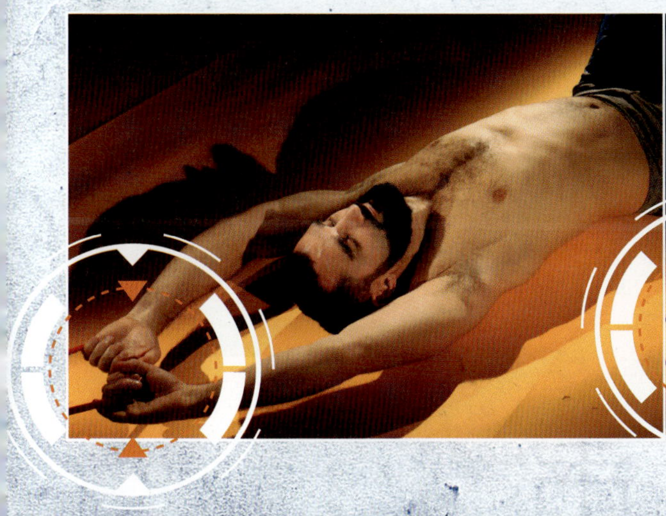

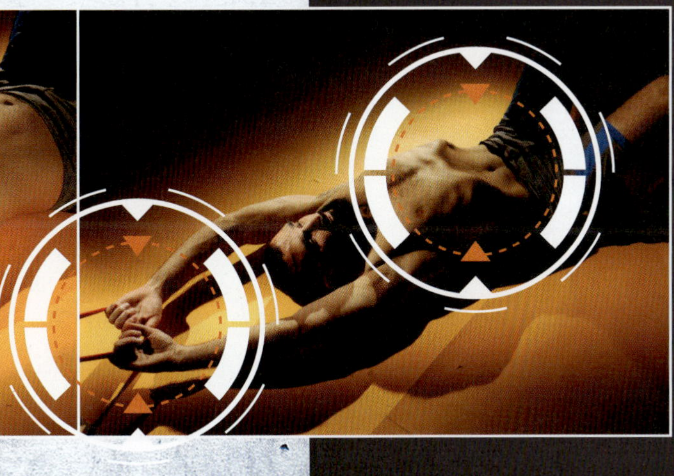

## 가로막 자가 마사지

일단 호흡의 잠재력을 알게 되면 오랜 스트레스로 인해 자주 긴장되는 가로막의 긴장을 푸는 법을 배워야 한다. 다른 어떤 근육과 마찬가지로 이 이완도 자가 마사지를 통해 이룰 수 있다. 가로막의 경우 그 결과는 몸과 마음에서 느낄 수 있다(Bordoni et al. 2016).

가로막은 마사지에 익숙하지 않기 때문에 약간의 불편함에 대비해야 한다. 가장 극단적인 경우, 어떤 사람들은 가로막을 너무 적게 사용하므로 갈비뼈 아래에 고정되어 있기 때문에 도달하기 어렵다. 허벅지에 손을 얹고 무릎을 꿇는 자세로 앉기 시작한다. 갈비뼈 바깥쪽에서 시작하여 점차 위쪽으로 올라가서 복강 신경얼기(위 뒤쪽의 몸통의 상부, 중앙부)를 향해 앞으로 기대어 손가락을 갈비뼈 아래로 밀어라.

일단 당신이 처음 두 가지 운동을 숙달하고 나면, 이 운동은 첫 번째 운동이 될 것이다.

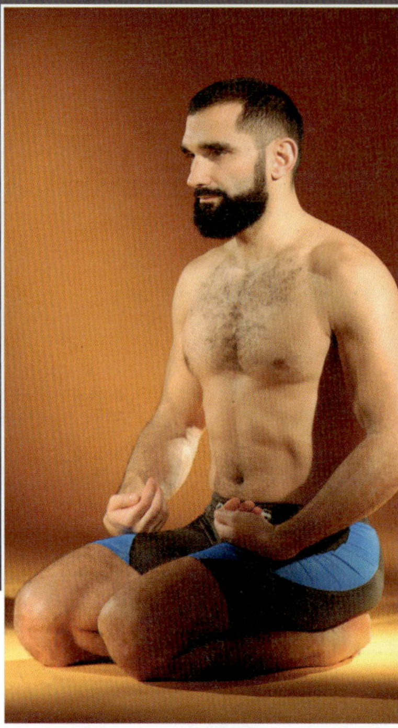

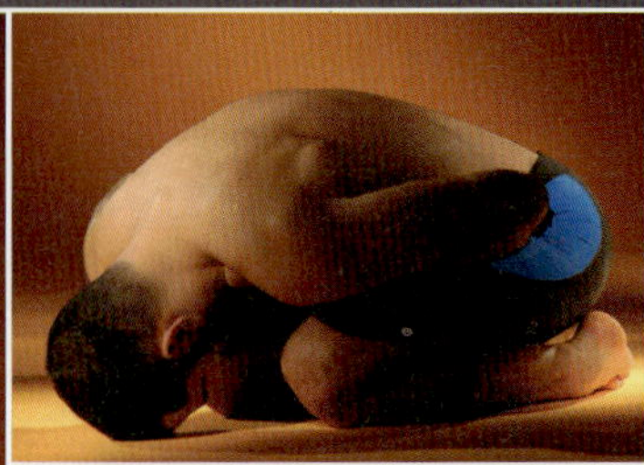

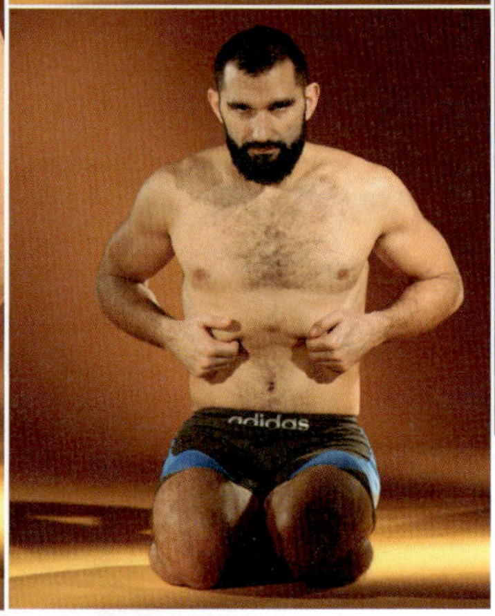


## 다리를 벽에 대고 앉은 상태에서 밴드를 사용하여 팔을 쭉 뻗는다.

이 운동은 어깨의 안정성을 활성화시켜 자동적으로 흉식 호흡을 감소시킨다. 목 전체와 가슴 부위 또한 이완되어 가로막이 더욱 자유롭게 움직일 수 있게 된다.

다리를 벽에 기대어 쭉 뻗고, 다리 뒷부분의 유연성이 허용하는 만큼 엉덩이를 벽 가까이 가져온다. 발뒤꿈치를 벽에 대고 누르기 위해 발을 구부리고 윗쪽 넓적다리 뒤쪽에 더 얇은(낮은) 저항 밴드를 감싼다. 팔을 머리 위로 눌러 밴드를 늘린다.

숨을 들이마실 때 복부를 부드럽게 움직이기 시작한다. 당신의 가슴은 전혀 부풀지 않아야 한다. 공기의 흐름이 당신의 복부로 직접 전달되도록 한다. 아랫부분에서 가능한 한 복부를 부풀려 본다. 코로 숨을 들이쉬고 차분하게 입으로 천천히 숨을 내쉰다.

머리를 바닥에 놓고 쉬면 목근육의 긴장이 크게 줄어들어 가로막에 더욱 집중할 수 있게 된다.

이 운동이 편할 때는 척추를 펴게 하여 숨을 쉴 때마다 복부를 최대한 아래로 누르게 한다. 그렇게 하면 가로막 근육은 활성화하게 된다.

다음으로, 모든 내부의 지지 근육을 사용하여 숨을 쉰다. 내쉬는 호흡이 끝나면 공기가 들어가지 않게 하고 짧고 강렬한 숨을 들이쉬어라(목구멍이 폐쇄되는 것 돕기 위해 기도를 수동적으로 차단할 수 있음). 복부를 갈비뼈 아래 위쪽으로 움직이도록 하고 복부 근육을 골반 바닥에 "잠금"하도록 한다.

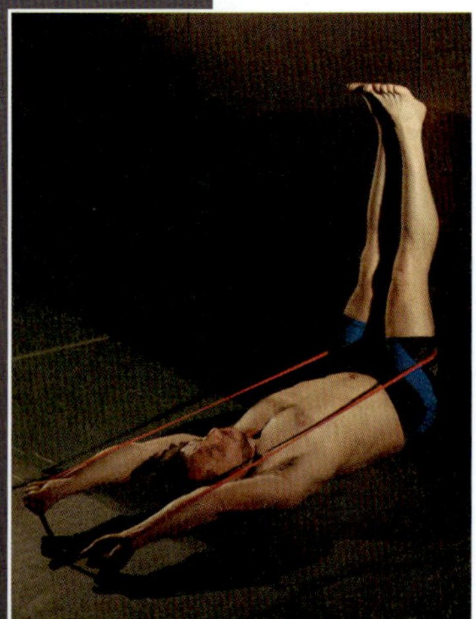

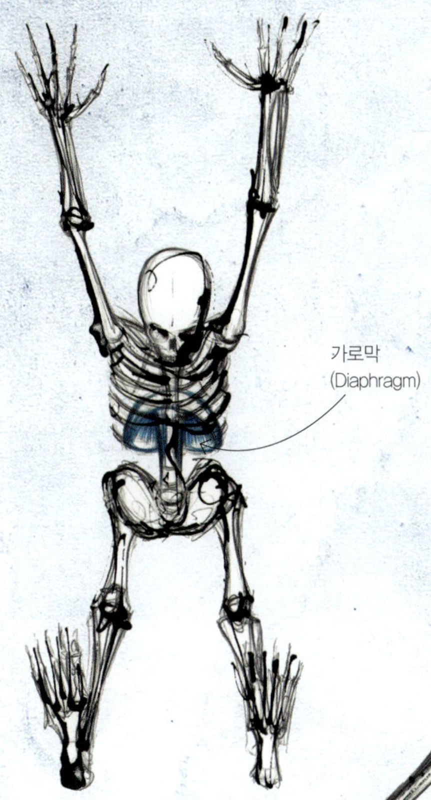


## 알고 있나요?

중력의 영향으로 가로막은 신체의 위치에 따라 다르게 위치한다. 2017년에 헬라이어와 그의 팀은 앉을 때 가로막이 서 있을 때보다 넓다는 것을 보고하였다. 1994년에, 부아셋과 그의 연구팀은 신체의 균형이 앉아 있을 때 더 많이 영향을 받는다고 말했다. 따라서 가로막의 가로막 훈련 중에는 신체를 다른 위치에 배치해야 한다.

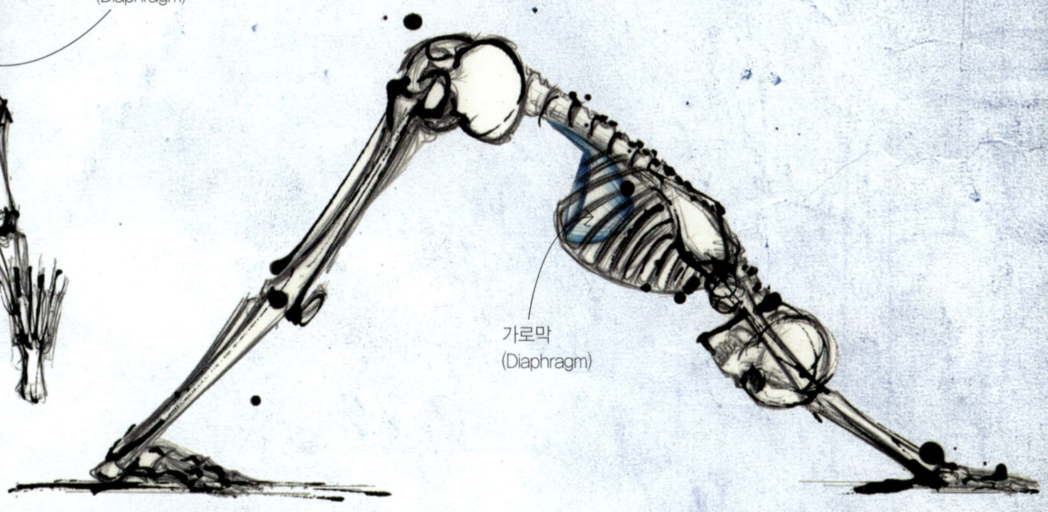


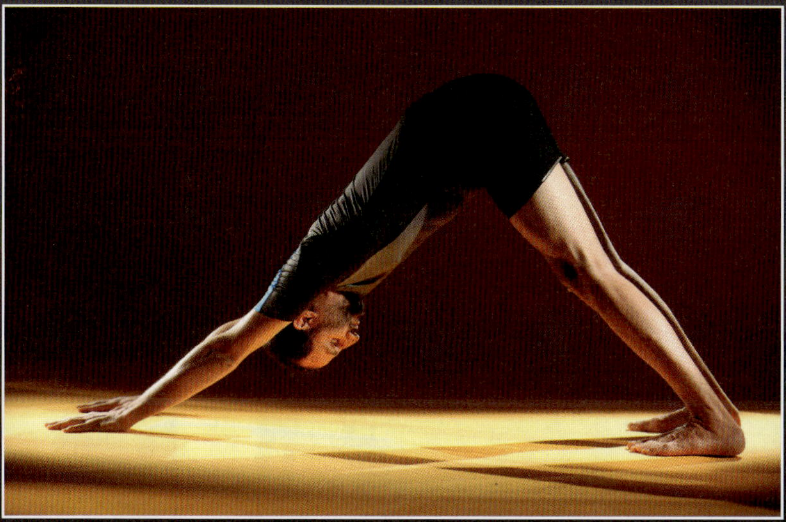

## 다운독 자세
## 아도 무카스 바나아사나

이 운동은 효과적으로 목갈비근을 억제하고 심부 목근육을 활성화시킨다. 다른 목 근육들이 이완을 할 수 있게 해 준다. 앉을 때 가로막이 넓어지기 때문에(Hellyer et al. 2017; 위의 "Did You Know?" 참조), 그 위치가 더 편하다. 전반적으로 차분하고 조절된 호흡을 사용함으로써 복식 호흡에 유리하게 가슴 호흡이 줄어든다(Hudson et al. 2016).

네 발로 움직여라. 무릎과 팔꿈치를 완전히 뻗고 머리를 몸통과 일직선으로 유지하면서 팔을 바닥에 밀어넣어 엉덩이를 최대한 들어올린다. 허리를 곧게 펴야 한다. 이 자세에서 복부를 부풀리면서 깊고 천천히 숨을 들이마신 다음 입으로 완전히 숨을 내쉰다.

## 다리를 구부리고 현수 훈련으로 유지

이 운동은 링 또는 높이 조절이 가능한 고정된 막대의 짧은 서스펜션 트레이너 스트랩을 사용한다. 손잡이를 잡고, 팔을 뻗어 유지하고, 자유롭게 매달리도록 한다. 당신의 악력만이 약간의 힘을 필요로 한다. 발이 무릎과 수직으로 맞도록 스트랩을 조정한다.

이 현수 운동은 안정성을 위한 엉덩허리근이 활성화하는 동안 넓은등근과 작은가슴근이 연장된다. 어깨는 약간의 가동성을 회복하고 골반과 아래 허리는 안정성을 얻을 것이다. 전체적인 이완 운동은 이전 운동과 같이 완전히 휴식하지 않고 가로막에 쉽게 집중하게 한다.

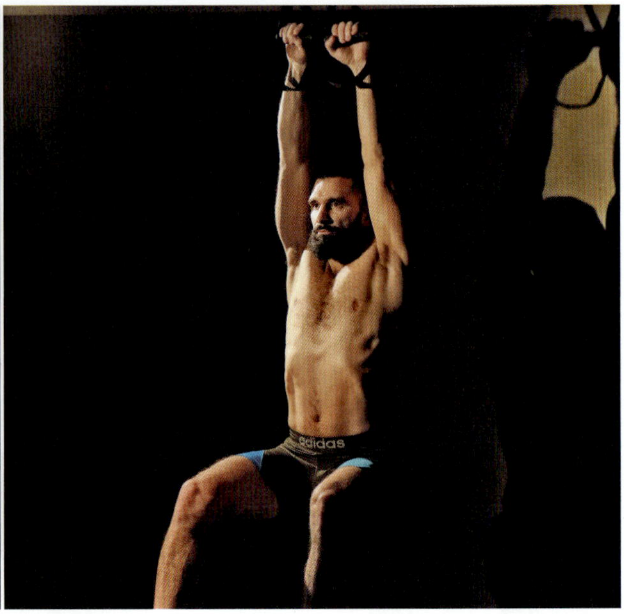

### 일상 운동

매일 아침 또는 저녁에 3~5회의 자가 마사지와 5~10회의 들이쉬기와 내쉬기를 자신이 선택한 3회의 운동을 실행한다. 충분한 시간이 있을 경우 이 회기에서 각 운동의 3세트를 실행하여 전체 회기를 실행할 수 있다.

하루 종일 되도록 자주 앉거나 누워 있는 동안 가로막을 이용하여 호흡을 연습한다.

### 회복 중

저항 또는 속력 훈련 중에는 전체 이완의 성취를 시도하지 않고 가로막 호흡을 실행한다(활성 수준을 유지할 필요가 있고 회복이 불충분하기 때문임).

유산소 훈련 중에는 정상적인 호흡률로 돌아갈 수 있을 정도로 회복이 긴 경우에만 가로막 호흡을 연습한다.

### 준비운동 이전

강도 높은 훈련을 시작하기 전에 준비운동을 도입하기 위해 선택한 1회의 운동에서 3~5회의 자가 마사지, 5회의 들이쉬기와 내쉬기를 한다.

## 편평한 복부의 매력

편평한 복부는 수년 간 숭배되어 왔다. 복부지방은 사람들이 점점 더 비만과의 싸움을 유지하려고 노력함에도 불구하고 매 10년마다 증가한다. 1990년대에는 복부를 유지하는 기능적인 해법은 배가로근의 활성화와 코어 안정성을 높이는게 효율적인 방안(정확하게 연습했을 때)으로 밝혀졌다. 그러나 복부가 완전히 편평하면 가로막의 활성화가 감소한다.

가로막을 효과적으로 유지하기 위해서는 복부를 끌어당기는 방법, 복부를 편평하게 하는 방법, 그리고 심지어 갈비뼈 쪽으로 끌어올리는 방법까지 배우는 것이 중요하다.

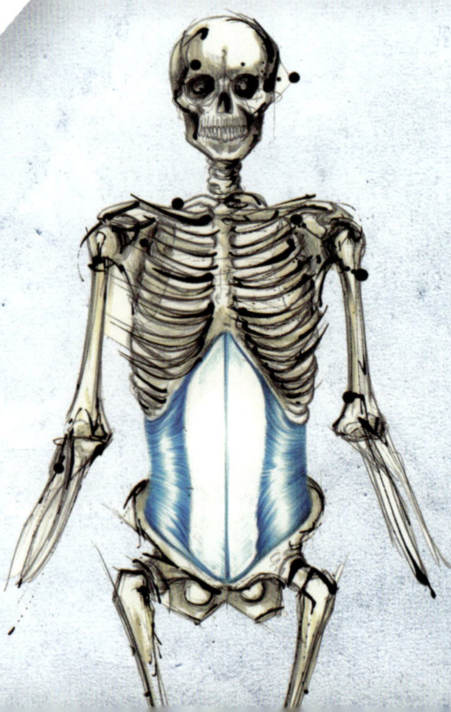

# 호흡계 훈련 TRAINING THE RESPIRATORY SYSTEM 05

이전 장에서 설명한 모든 호흡 운동은 호흡계 근육의 발달에 도움이 될 것이다. 코어 근육을 강화하고 가로막과 배가로근을 활성화 시키는 중요한 역할을 한다.

특히 숨을 들이쉬고 내쉬기 위한 근육을 훈련시키면 호흡 능력을 향상시킬 수 있을 것이다.

우리가 호흡에 사용하는 근육은 불변으로 활성화되며(결코 완전히 쉬지 않음) 지구력 근육의 특성을 모두 가지고 있다(Arend 외 2016 참조). 느린-연축 섬유로 채워져 있어 특히 피로에 잘 견뎌낸다(성인의 가로막에는 겨우 20%의 빠른 연축 섬유만 있음)(자세한 내용은 256페이지의 근육 섬유 종류 및 움직임 장 참조). 지속적인 수축과 이완 주기를 견딜 수 있도록 적절하게 만들어졌더라도, 장기간의 스트레스나 긴장은 결국 이러한 근육을 고갈시켜 인간의 신체의 실행력을 제한한다.

*다행히도 들숨계와 날숨계를 함께 작용하게 하여 적절한 호흡을 훈련시킬 수 있다.*

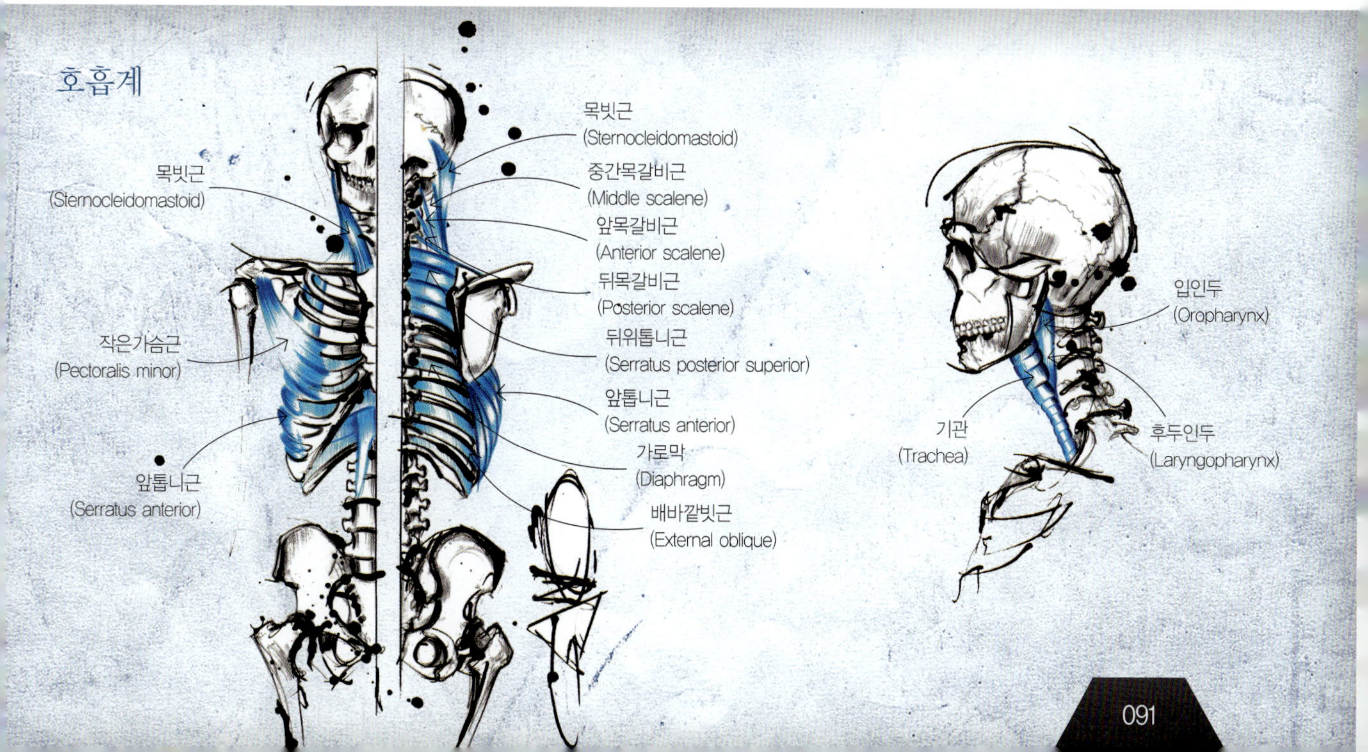

*2000년대 초반에 호흡근 훈련을 위한 도구가 개발되었을 때, 효과에 대한 많은 의구심이 제기되었다(Hart 등 2001).*

나중에 POWERbreathe, Threshold, PowerLung interestory music trainer와 같은 도구가 개발되어 훈련에 대한 효과와 측정 과정에 대한 역량이 과학적으로 입증되었다. 다른 근육군과 마찬가지로 호흡계 근육도 활동과 휴식 동안 지구력을 높이면서 더 강하고 강력하게 훈련할 수 있다.

2011년, 켈렌스 팀은 레저 스포츠 중 POWER-breathe 훈련의 효과를 규명하기 위해 노력했다. 8주 이내에, 실험군의 22%가 들이쉬기에서, 18%가 내쉬기에서 향상을 이루었다. 이를 염두에 두고, 다음과 같은 훈련 프로그램을 사용하는 것을 권장한다.

**POWERbreathe 훈련 프로그램**
각 세트 사이에 45초 동안 회복하면서 5세트씩 6회 완전 흡입한다. 하루에 두 번 최대 들숨압의 85%로 30분 이상 흡입을 회복한다.

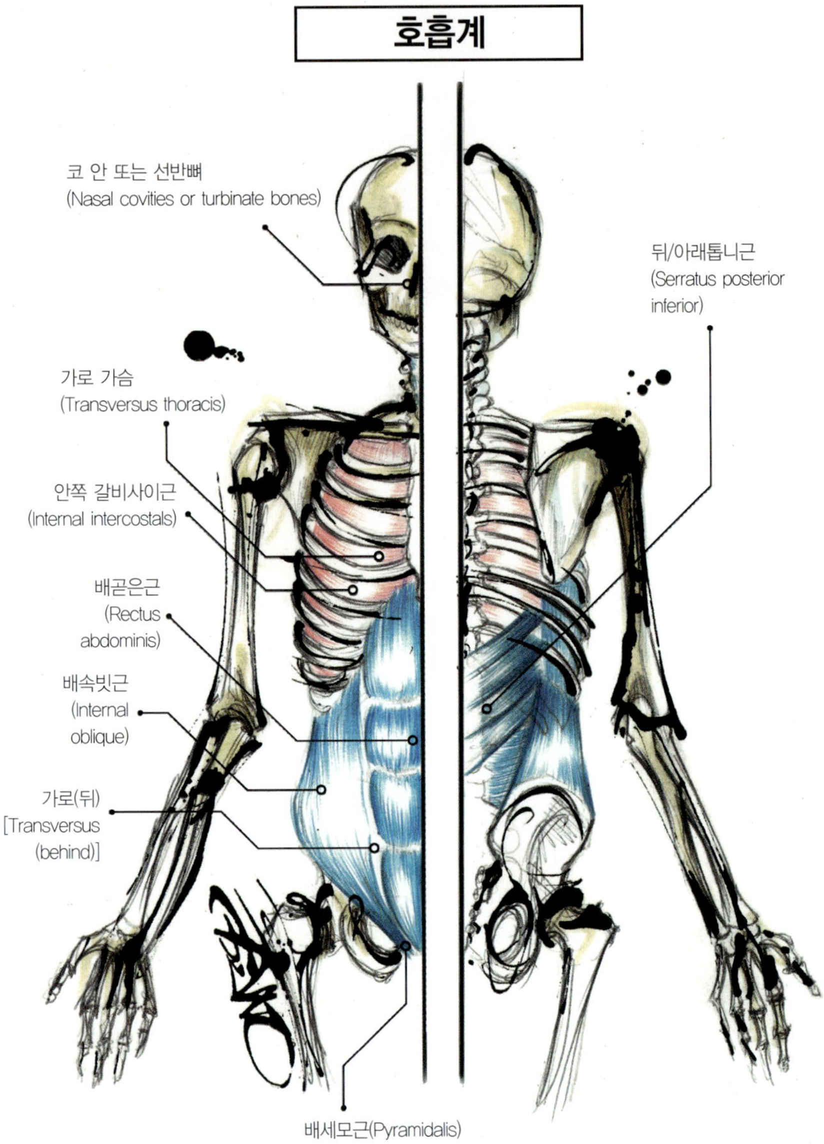


**최대 들숨압이 증가하면 저항을 조절한다.**

이 종류의 운동은 또한 준비운동에 의해 도움을 받는다. 2016년, 아렌드와 그의 팀은 준비운동 이후 흡입근 활성화되는 것이 유의하게 증가했음을 보여주었으며, 다음과 같은 접근을 적용할 것을 제안한다.

**POWERbreathe 워밍업 프로그램**
최대 들숨압의 60%에서 2세트 12회를 흡입하거나 최대 들숨압의 40%에서 2세트 30회로 흡입한다.

# 하루 관리 MANAGING YOUR DAY 06

스트레스가 많고 피곤한 상황은 영구적이지 않으며 다른 기법을 사용하여 관리할 수 있다. 때로는 너무 느긋하게 있는 자신을 발견할 수도 있고, 그래서 호흡에 약간의 힘이 필요할 수도 있다.

교감신경계는 투쟁이나 도망치기 반응을 담당한다.

스트레스에 가장 민감한 것은 이 시스템이다. 반대로 부교감신경계는 당신의 기본적인 생명기능을 조절하고 회복을 극대화시킨다. 휴식에 가장 민감한 시스템이다.

호흡계는 부교감계와 직접 연결되어 있다. 당신이 이 시스템을 완전히 의식하고 통제한다면, 당신의 신경계와 호르몬계에 긍정적인 영향을 미칠 것이다.

반면 만성적인 스트레스나 다른 감정상태로 인해 자제력을 잃기 시작하면 교감신경계를 관리함으로써 다시 회복할 수 있다. 점점 더 스트레스를 받는 삶에서 두 시스템을 앞뒤로 교대하는 것은 일반적이다. 따라서 하루 종일 활성과 이완 호흡 운동을 교대하는 것이 균형을 유지하는 효과적인 방법이다. 우리는 다른 온도에서 들이쉬기, 호흡 참기 및 내쉬기를 교대로 번갈아 가며 모두 다른 템포로 하는 것이 좋다.

다음 두 개의 프로그램에서는 가장 일반적인 상황에 대한 단순한 기술을 제공할 것이다. 다음과 같은 일반적인 원칙을 기억한다.

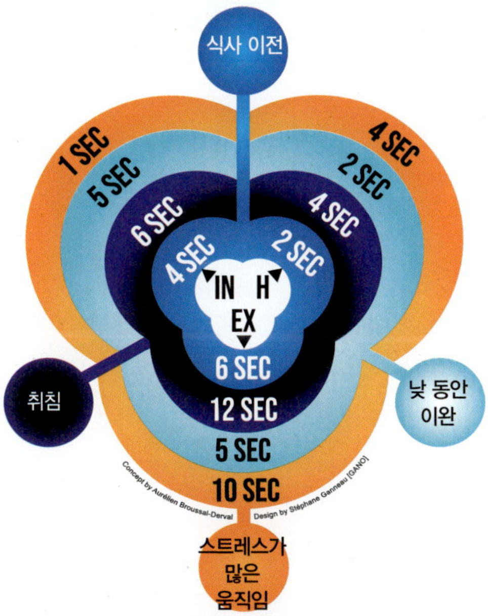


이완된 호흡
IN: 들이쉬기,
EX: 내쉬기,
H: 숨참기
★ 반복하는 시간은 초로 표현한다.

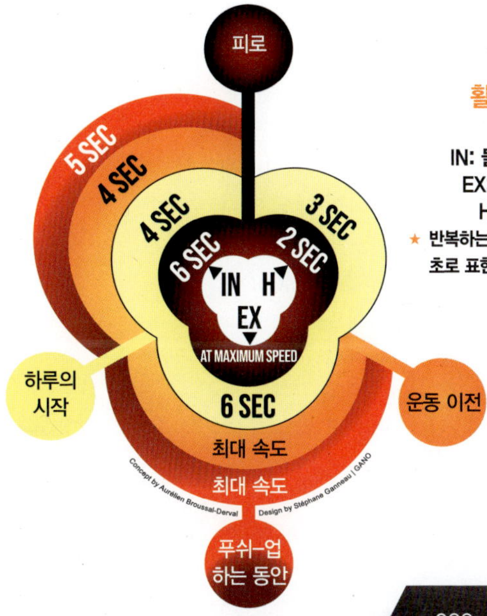


활성화된 호흡
IN: 들이쉬기,
EX: 내쉬기,
H: 숨참기
★ 반복하는 시간은 초로 표현한다.

# 움직임의 이해

## Understanding Movement

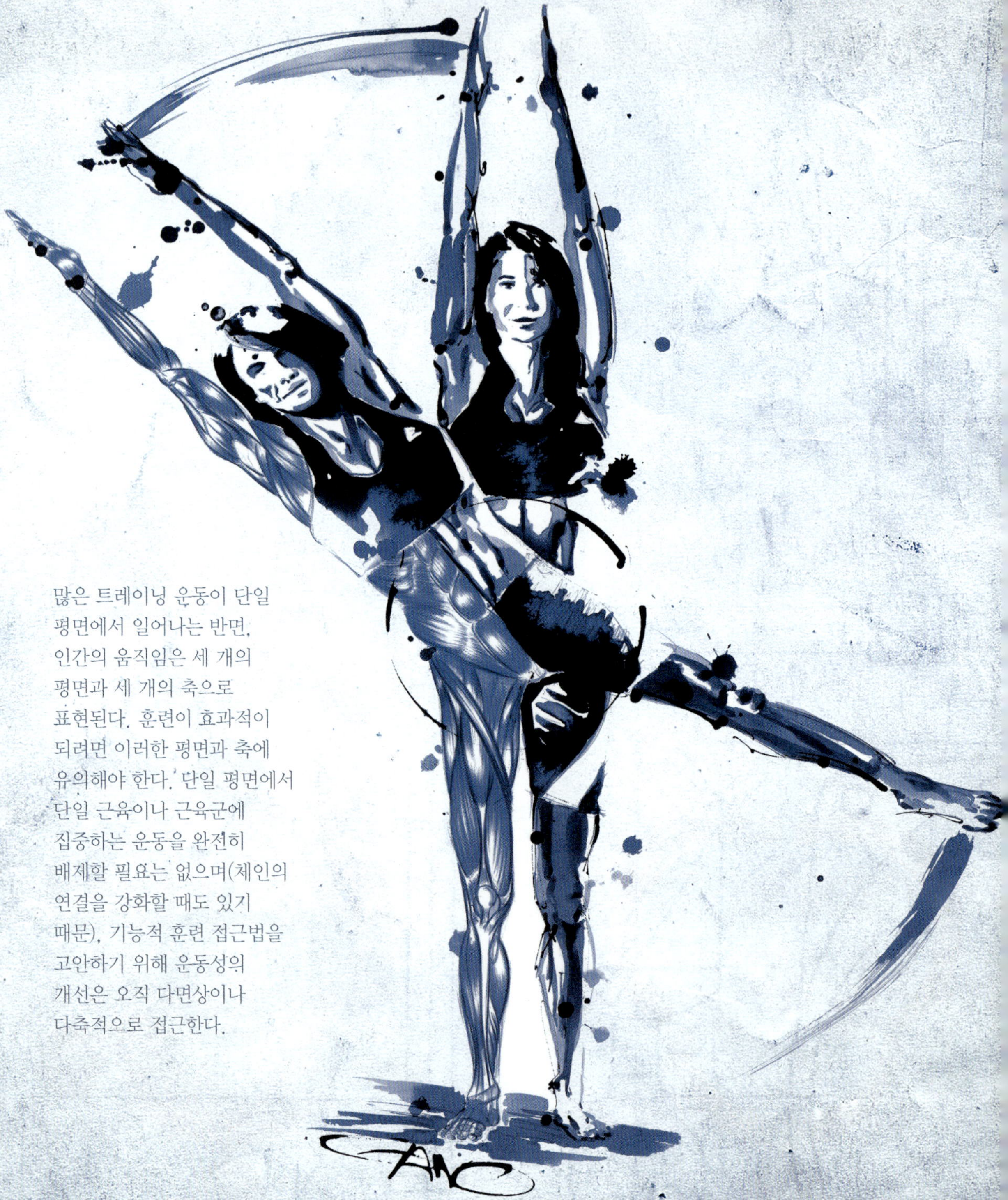

많은 트레이닝 운동이 단일 평면에서 일어나는 반면, 인간의 움직임은 세 개의 평면과 세 개의 축으로 표현된다. 훈련이 효과적이 되려면 이러한 평면과 축에 유의해야 한다. 단일 평면에서 단일 근육이나 근육군에 집중하는 운동을 완전히 배제할 필요는 없으며(체인의 연결을 강화할 때도 있기 때문), 기능적 훈련 접근법을 고안하기 위해 운동성의 개선은 오직 다면상이나 다축적으로 접근한다.

# PART III 움직임 MOVEMENT

운동의 귀중함을 이해하지 못하는 것은 변명의 여지가 없다.

많은 트레이닝 운동이 단일 평면에서 일어나는 반면, 인간의 움직임은 세 개의 평면과 세 개의 축으로 표현된다. 훈련이 효과적이 되려면 이러한 평면과 축에 유의해야 한다. 단일 평면에서 단일 근육이나 근육군에 집중하는 운동을 완전히 배제할 필요는 없으며(체인의 연결을 강화할 때도 있기 때문), 기능적 훈련 접근법을 고안하기 위해 운동성의 개선은 오직 다면상이나 다축적으로 접근한다.

## 공간에서 인간 기관의 움직임

인간 신체의 움직임의 가능성을 완전히 파악하기 위해 3개의 평면과 3개의 회전 축에 대한 설명이 필요하다.

시상면(Sagittal plane)

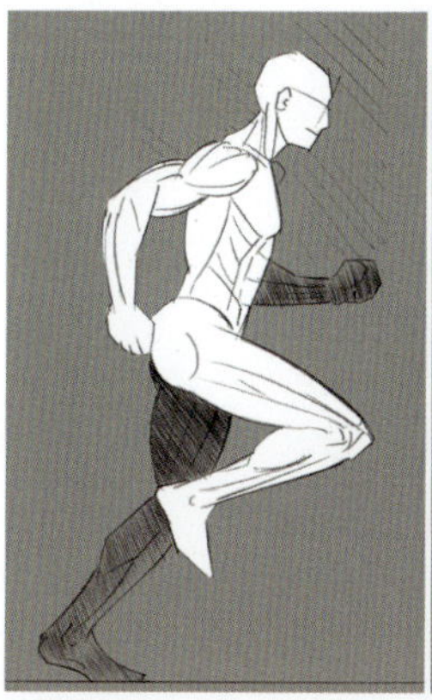

이마면(Frontal plane)

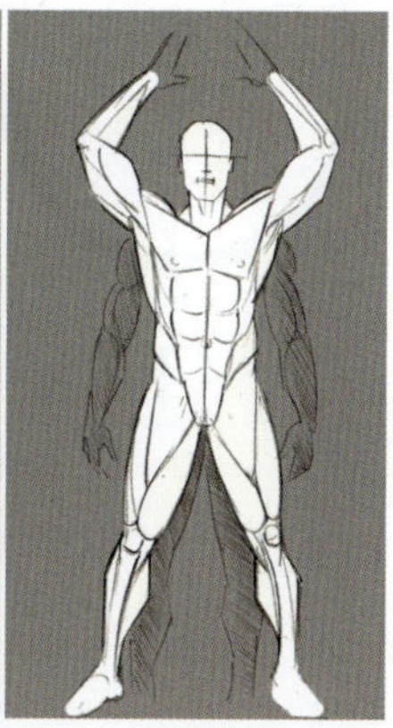

수평면(Horizontal plane)

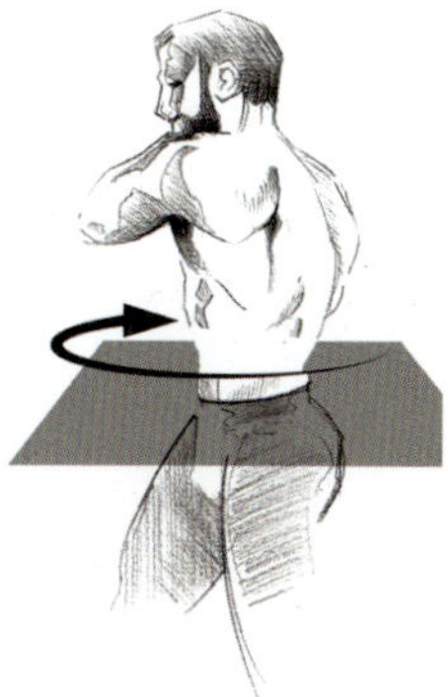

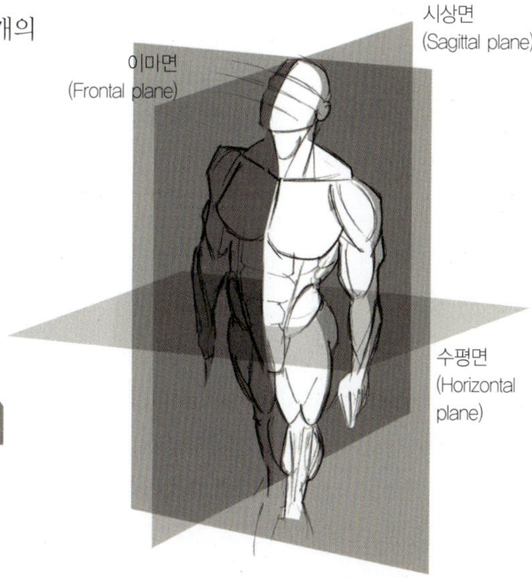


### 시상면(Sagittal plane)

시상면은 몸을 오른쪽과 왼쪽 영역으로 구분한다. 사지가 신체의 앞이나 뒤에서 위아래로 움직이는 모든 동작을 포함한다. 이 면에서 달리기, 걷기, 점프를 한다. 시상면에서 굽힘(관절 굽힘)과 폄(관절 교정)과 같은 움직임이 일어난다.

### 이마면(Frontal plane)

이마면은 몸을 앞과 뒤 영역으로 구분한다. 신체 영역이 중심축으로부터 멀거나 더 가까이 이동하는 모든 동작을 포함한다. 예를 들어, 이 면에서는 팔을 신체의 옆구리에서 멀리 또는 더 가까이 들어 올리거나(새의 날개를 위아래로 펄럭이는 것 같은) 다리를 벌리고 하나로 모은다(사방치기 놀이처럼). 모음(몸을 향해)과 벌림(몸에서 멀리)은 이마면에서 일어나는 동작이다.

### 수평면(Horizontal plane)

수평면은 몸을 상부와 하부로 구분한다. 회전하는 모든 동작을 포함한다. 이 면에서 우리는 스윙, 트위스트, 라켓 스포츠를 한다. 일부 출처에서는 이 평면을 가로면이라고 부른다.

이 세 평면은 우리가 움직이는 축으로 보완된다. 이는 회전축이다.
세 축은 서로 다른 평면의 교차점으로 표현된다.

➔ **수직축은** 이마면과 시상면의 교차점에 있으며 수평면에 수직이다. 머리에서 발끝까지 몸을 수직으로 가로지른다. 예를 들어, 빙상 스케이트를 탈 때 축 점프를 하는 동안 신체가 회전하는 것은 이 축 위에서 존재한다[(on this axis) 그리고 수평면을 통해서(through the horizontal plane)].

➔ **앞-뒤쪽 축**은 시상면과 수평면의 교차점에 있으며, 뒤쪽에서 몸의 앞쪽으로 수평으로 지나간다. 오직 앞면에서만 움직일 수 있다.

➔ **이마 축**은 이마면과 수평면의 교차점에 있으며, 몸을 왼쪽에서 오른쪽으로 수평으로 가로지른다. 예를 들어, 시상면에서 공중제비를 할 때 사용하는 축이다.

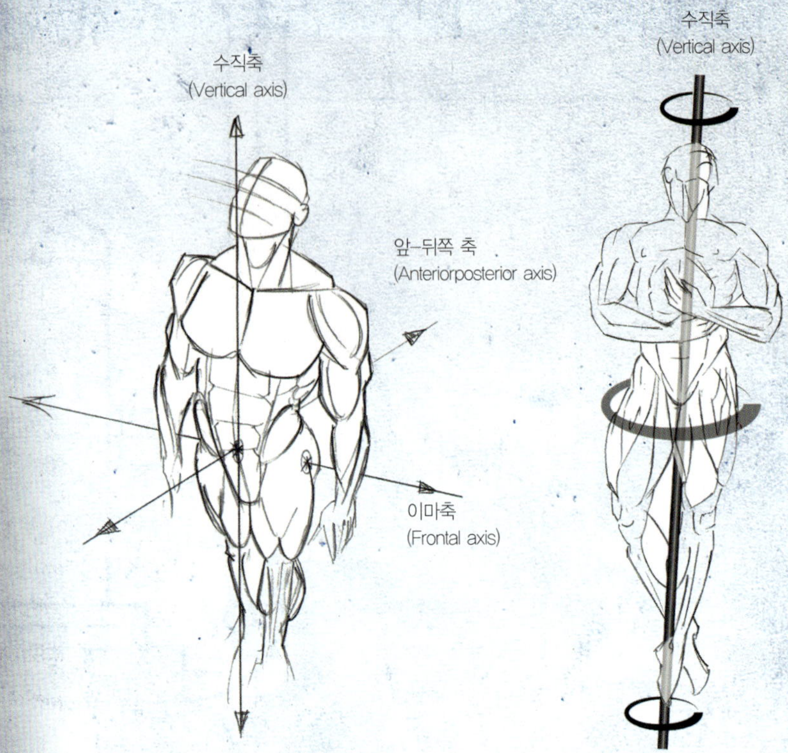


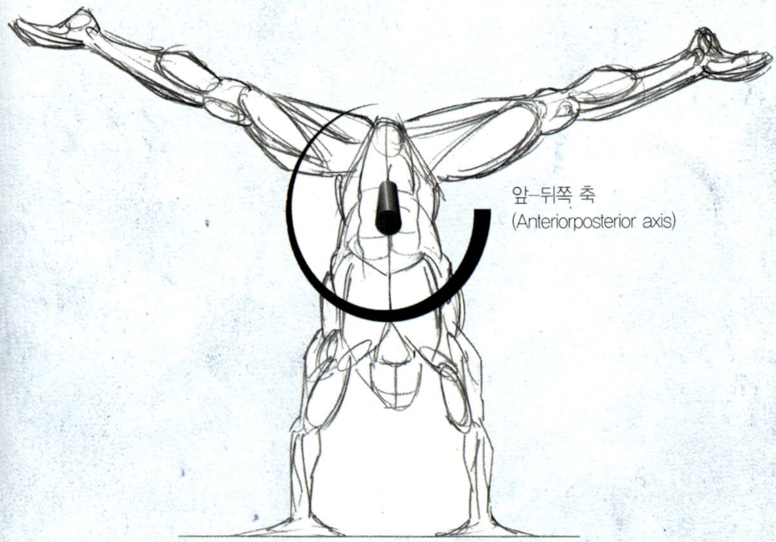


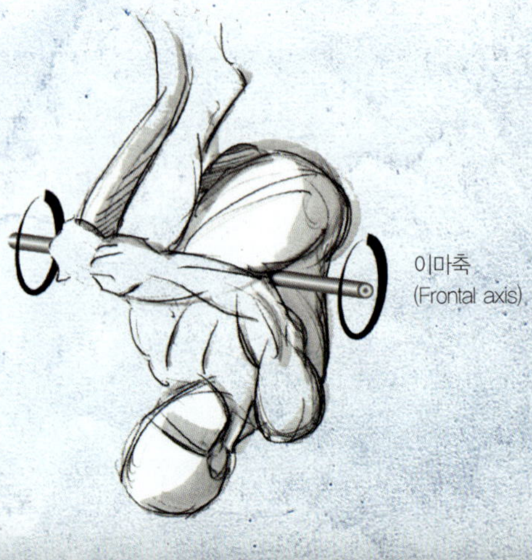

*복합적인 방식으로 움직이기 때문에 훈련은 단일 평면에나 단일 축 내에서 세트 운동으로 제한하지 않는다.*

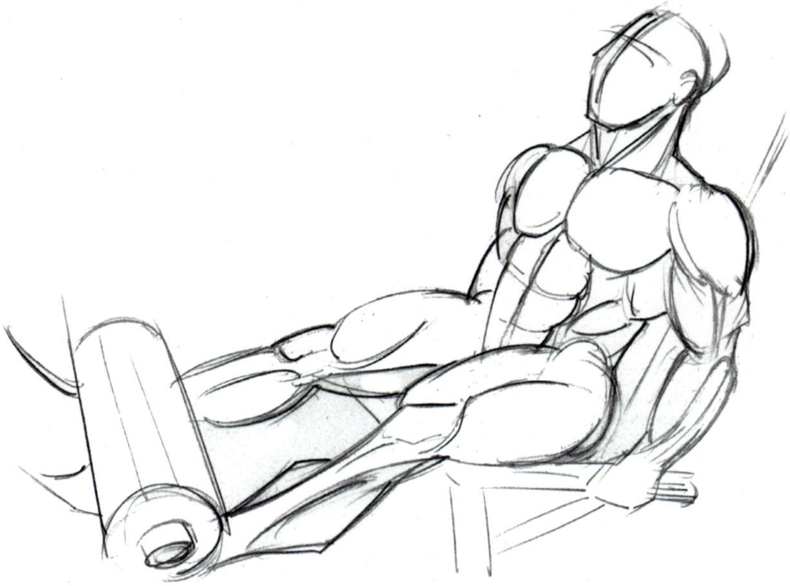

대다수 체육관에서 머신은 종종 단일 평면으로 제한된다. 종종 수평면을 놓친다.

평면과 움직임의 축에 제한되어 있는 단일 관절을 훈련하는 것은 근육 체인의 약한 고리를 강화하는 데 여전히 중요하다. 그러나, 이것은 경기의 성과를 극대화하기 위해 훈련되어야 하는 많은 복합적인 움직임의 한 영역일 뿐이다.

*다면상, 다축적인 접근법은 훈련 프로그램에 다양하게 이용되어야 한다.*

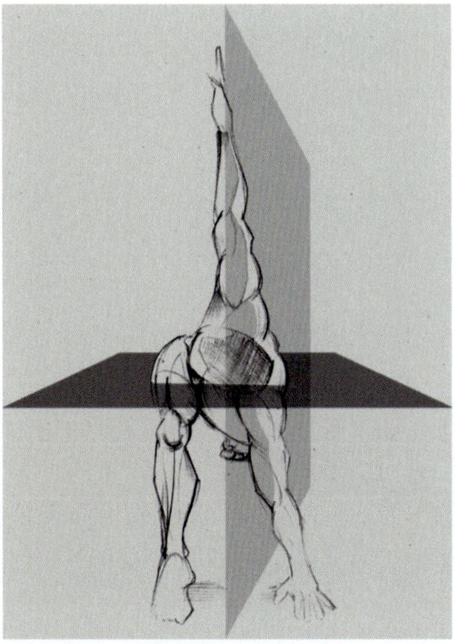

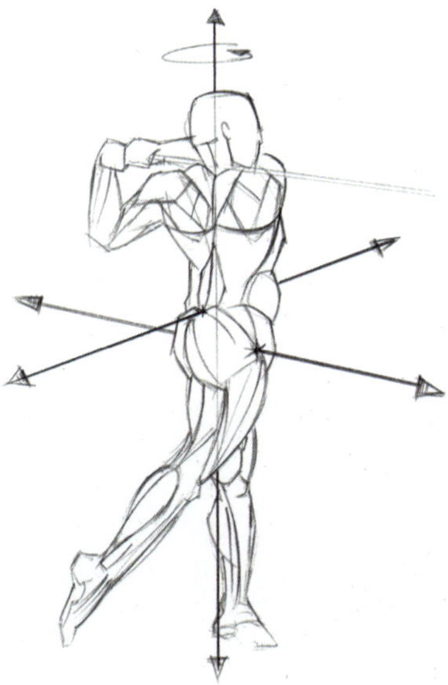

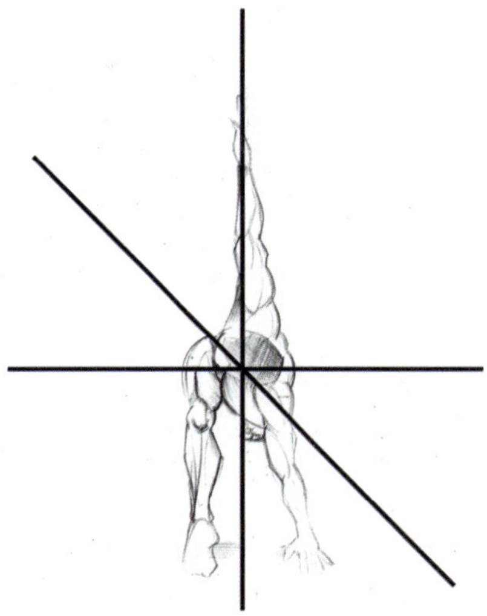

# 01 근육 체인
## MUSCLE CHAINS

*움직임 시스템은 신경, 정신, 생리적 시스템과 함께 관절, 근막, 근육 시스템의 협응과 수반한다. 움직임을 분석하는 것은 복잡하고 체계적인 접근방식에 의존한다.*

기능적 훈련 접근법을 다루는 모든 것들과 마찬가지로, 포괄적인 훈련 프로그램을 개발하는 것이 중요하다. 근육을 분리하는 것은 체인에서 분리된 연결고리를 강화하는데만 의미가 있다. 좀 더 포괄적인 운동을 이용하여 훈련 프로그램을 설계하는 것이 중요하다.

인간의 해부학을 이해하는데 필요한 이론적 접근 방식조차도 매우 표준화되어 있다. 단일화는 필요하지만 완전히 인위적이다. 예를 들어, 신체의 네 조직(결합, 상피, 신경, 근육)은 전통적으로 한 번에 하나씩 연구되지만, 모두 신체 안에 혼합되어 있다는 것을 아는 것이 중요하다.

### 근막 네크워크

결합조직체계의 일부로서 관절구조를 덮거나 감싸는 섬유탄성막인 근막은 근육에 피부를 부착시켜주는 역할을 한다.

### 인체에서 조직의 4종류

- **결합조직**은 모든 조직을 기능적으로 지지한다. 그것은 지지과 보호, 조직의 영양과 회복, 성장, 면역 반응, 연결성, 그리고 심지어 저장까지 포함한 많은 기능들에 관여한다. 예를 들어, 골막은 뼈를 둘러싸고 있으며 인대와 힘줄의 결합 경계를 제공한다. 연골은 관절을 보호하고, 내장과 벽쪽 근막은 내부 장기를 유지하고 위치시킨다. 혈액은 신체의 분자를 저장 영역과 사용 영역 사이에서 운반되는 유동하는 결합 조직이다. 결합 조직은 전체 인체의 3분의 2를 차지한다.
- **상피조직**은 다른 조직(일반적으로 결합조직)과 공간이나 주변 공기 사이의 경계를 덮는 주요한 기능을 가지고 있다. 그것은 방어적인 화학적, 역학적 역할을 하고 있으며 세포의 이동과 교환할 수 있다. 더욱이 샘 기능을 가지고 있으며 신체에 필요한 분비물에도 관여하고 있다.
- **신경조직**은 정보를 통제하고 전달하는 역할을 한다. 그것은 화학적으로 또는 전기적으로 전신에 뇌로부터 메시지를 전달한다.
- **근육조직**은 적절한 자세를 유지하고 움직임을 만들어내는 수축의 주요한 기능을 가지고 있다.

### 근막의 다른 분류

Bichat는 1816년 "막에 대한 논문"에서 다른 종류의 근막을 처음으로 소개했다. 육안으로 보이는 이러한 결합조직의 구조는 다음과 같이 5가지로 나뉜다.

- **얇은 근막**은 피하에 있다. 느슨한 결합조직으로 이루어진 피부의 심층이다.
- 더욱 깊이, 우리는 치밀한 결합조직의 섬유근육구조인 심부 근막을 발견한다. 얇은 근막이 그 위에 놓여 있다. 그것은 표면근육과 피하조직을 분리한다.
- 근육은 또한 치밀한 결합조직으로 이루어진 근막(**안구근막**)으로 둘러싸여 있다.
- **느슨한 결합조직으로 이루어진 근막**도 특정 내부 기관 사이에 존재한다.
- 일부 장기를 감싸는 **내장의 근막**은 치밀한 결합조직으로 이루어져 있다.

조직된 근막은 근육 활동이나 신체 외부의 힘에 의해 야기되는 스트레스가 적당하게 전달되도록 확실하게 한다. 근막에는 콜라겐 섬유가 매우 풍부하여 수축 능력이 있으며 근육 역학에 영향을 미칠 수 있다(Schleip 2005). 신경이 근막과 연결되어 있기 때문에, 근막에 또한 우리 몸의 위치와 움직임을 의식할 수 있도록 돕는 역할을 하며(Willard 2012), 그것은 또한 고유수용성 인식이라고도 불린다.

인간의 기관은 단순한 부품의 집합체가 아니다. 근막이 근육을 둘러싸고 있는 것은 확실하지만 뼈, 혈관, 신경, 그리고 심지어 장기까지도 통과한다. 근막 네트워크는 연속적으로 연결된 구조로 모든 면에 전신에 존재한다. 분명히 하기 위해: 근막은 어디에나 있다. 역사적으로 사람들은 근육에 대해 분리된 방식으로 생각해왔고, 근육 훈련도 같은 방식으로 나누었다. 그러나 근육은 더 글로벌한 체인의 연결고리로, 근막 층이 있는 네트워크에서 조직화된다. 이것이 우리가 그것을 근막 네트워크라고 부르는 이유이다.

**알고 있나요?**

근막은 구조적으로만 중요한 것이 아니라 흉터 형성, 면역 기능, 정보 수송에도 관여한다(Willard 2012). 스트레칭과 자가 마사지는 재훈련과 예방 치료의 핵심이다. 또한, 근막에는 유체와 효과적인 움직임을 촉진하기 위해 적절히 준비되어야 한다.

---

전체 움직임의 일부로서 다양한 면을 이해하려면 근막 네트워크에 대한 적절한 이해가 필수적이다.

---

근막 네트워크는 근육 체인의 기본이다. 이것을 정확히 파악하면

- 이 책에서 제시된 복잡한 움직임의 이면의 논리를 이해하고,
- 당신의 운동 필요에 가장 잘 맞는 운동(스포츠에 특수한 운동이든 일상생활에 특수한 운동이든)을 선택하고,
- 전체 체인의 스트레칭과 자가 마사지를 통해 국소화된 뻣뻣함이나 통증의 부위를 치료할 수 있다.

이 방대한 근막 네트워크 안에서 우리는 연결의 선을 식별한다. 심부 근막은 근육을 서로 연결시키고, 때때로 한 개 또는 여러 개의 뼈로 서로 연결된다. 이것이 이른바 근육체인이다. 톰 마이어스는 근막 네트워크(Myers 2013) 내에서 해부학 선이라고 부르는 이러한 근육 체인을 다음과 같이 표현하자고 제안했다.

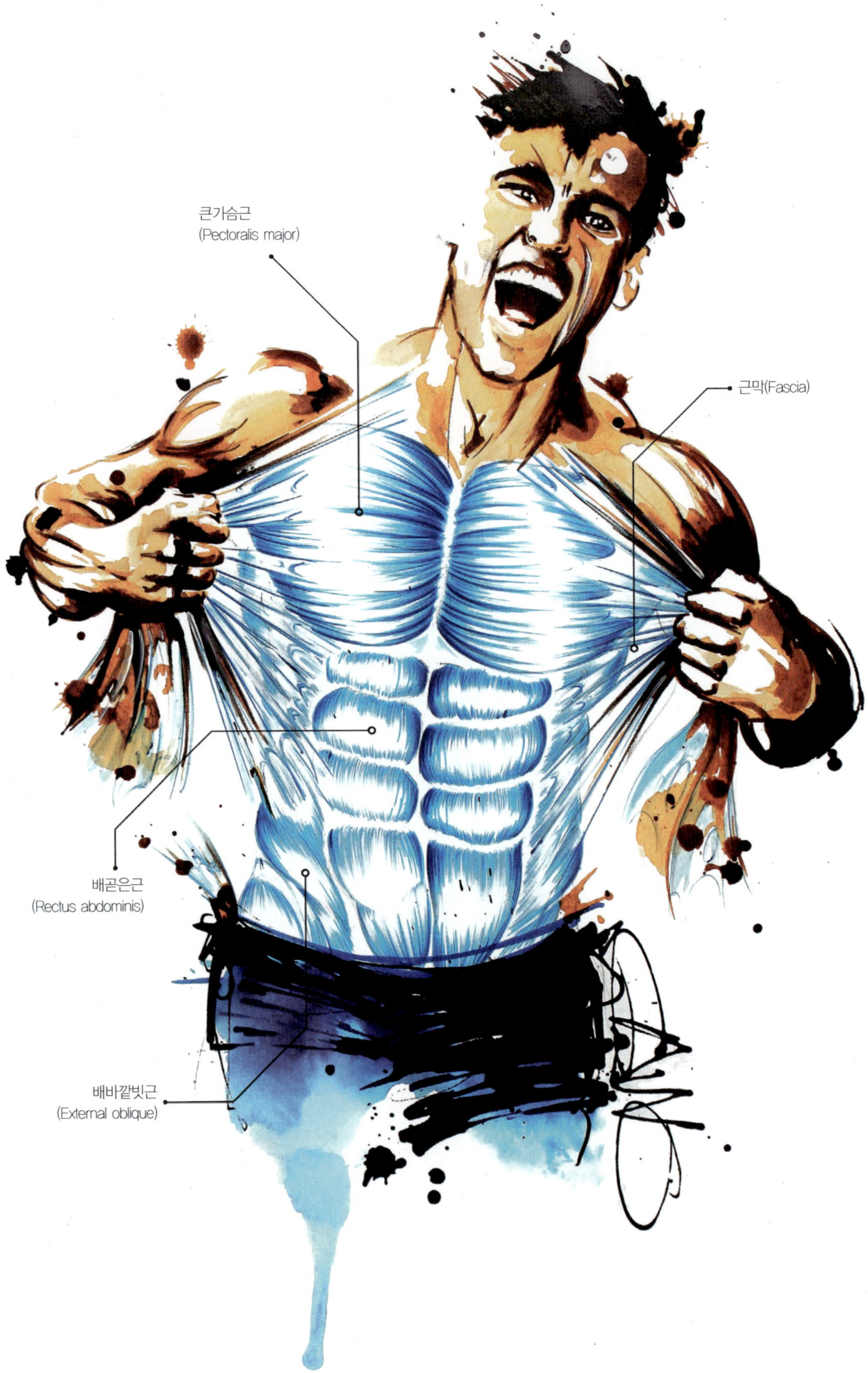
큰가슴근
(Pectoralis major)
근막(Fascia)
배곧은근
(Rectus abdominis)
배바깥빗근
(External oblique)

# 신체의 근육 체인 The Body's Muscle Chains

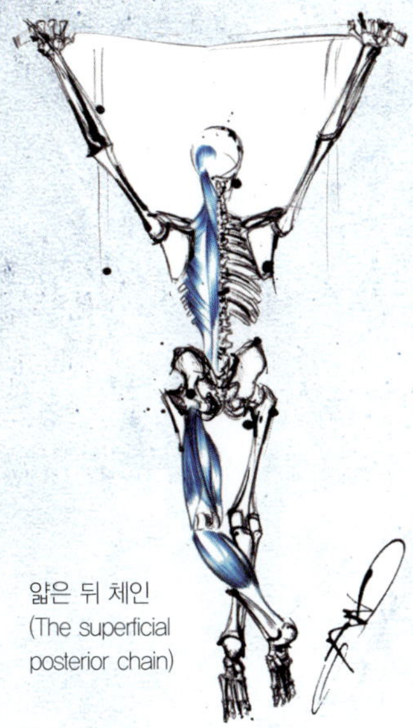

얇은 뒤 체인
(The superficial posterior chain)

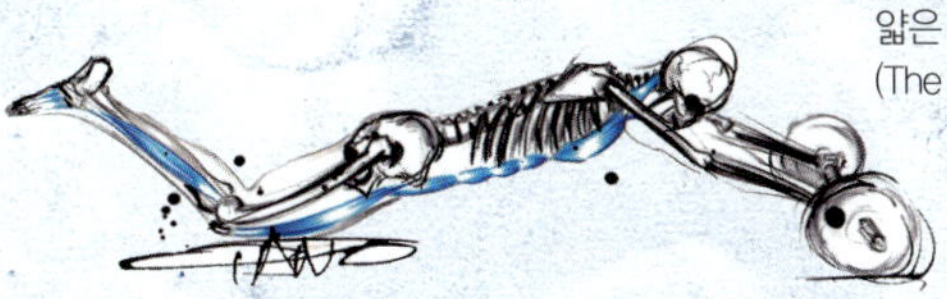

얇은 앞 체인
(The superficial anterior chain)

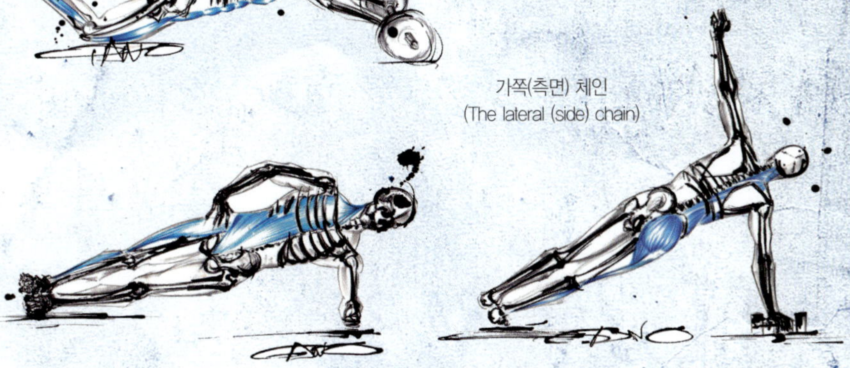

가쪽(측면) 체인
(The lateral (side) chain)

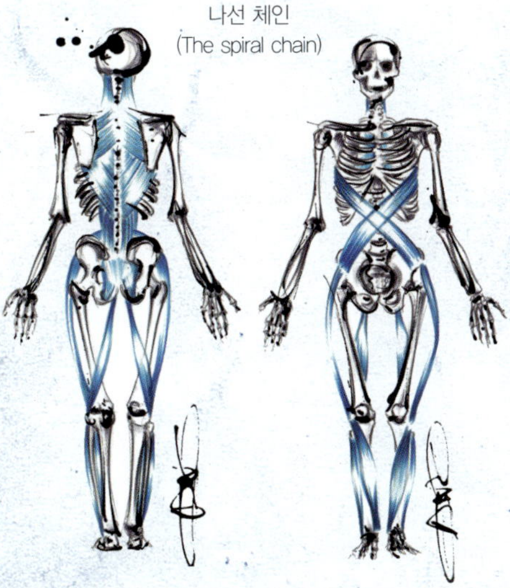

나선 체인
(The spiral chain)

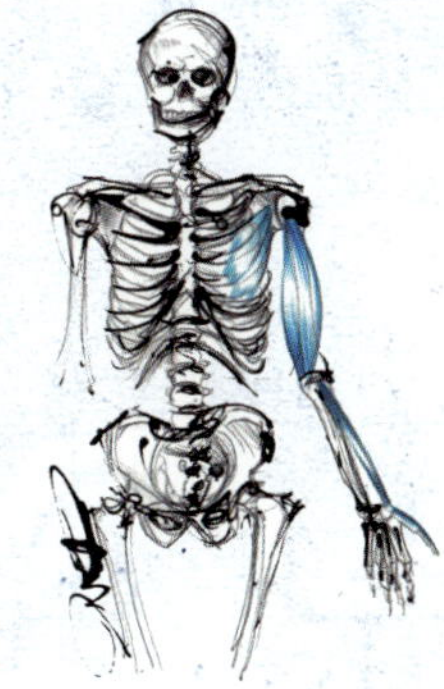

앞팔 체인
(The anterior arm chains)

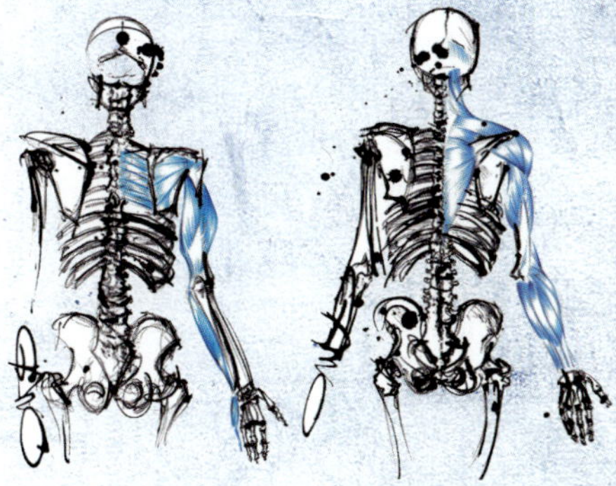

뒤팔 체인
(The posterior arm chains)

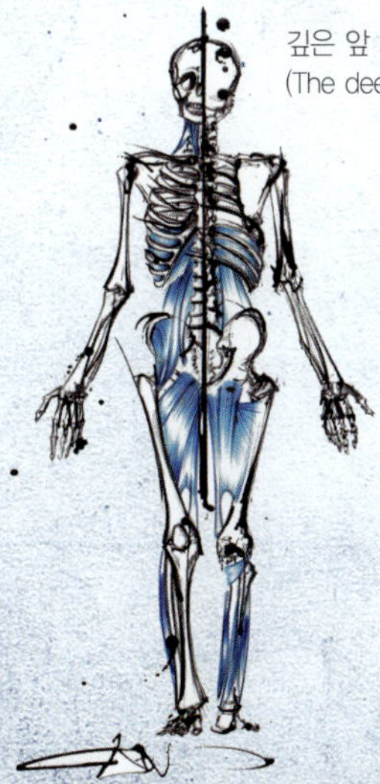

깊은 앞 체인
(The deep anterior chain)

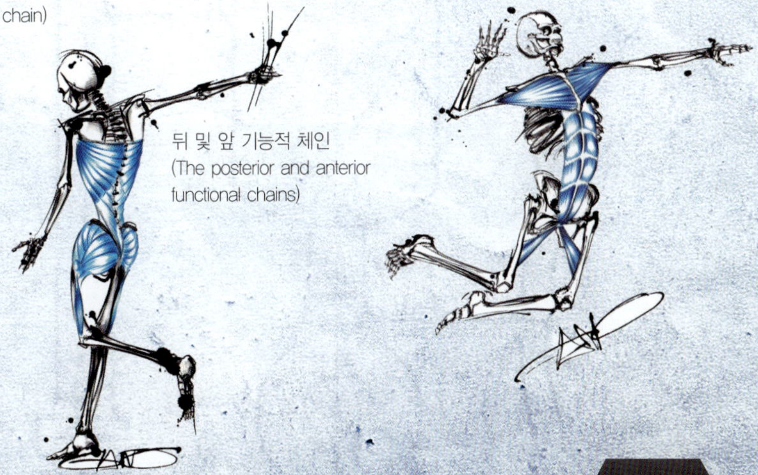

뒤 및 앞 기능적 체인
(The posterior and anterior functional chains)

## 작용근, 대항근, 협동근, 중립근

움직임의 다양성과 복잡성이 서로 다른 근육 체인이 서로 상호작용을 가능하게 한다는 것을 알고 있기 때문에 근육만을 분리시키는 훈련 실수를 피할 수 있다. 우리가 발달을 가속화하기 위해 훈련 중에 근육들을 부분적으로 분리하려고 노력할 수 있지만, 근육 체인은 자주 가장 흔한 운동에서도 움직임 중에 함께 작용해야 한다.

작용근과 대항근을 탐구해보자.

움직임을 주행하는 각 근육계(작용근)는 제동계(대항근)와 짝을 이룬다.

### 바로 요점까지

근육 체인은 많은 연결고리로 이루어져 있다. 일부 개별이나 함께 그러한 연계를 훈련시키기 위해 배타적이거나 "상호화된" 접근방식을 권고하더라도, 훈련에 대한 종합적이고 다 관절, 기능적 접근방식은 정확함이나 단일 관절 분석 없이는 이루어질 수 없다는 것을 이해하는 것이 중요하다. 더욱이 자가 마사지, 스트레칭, 강화 또는 활성화에 의해 이득을 얻을 수 있는 근육에 주의를 기울일 수 있다. 자주 지나치게 타이트하고 종종 짧아지는(과다긴장) 근육이나 반대로 지나치게 이완되고 비반응적인(과다약화) 근육은 특별한 주의가 필요하다. 만약 당신이 근육 체인을 분석하기 위해 바로 요점으로 가고 싶다면, 다음 페이지에서 여정을 시작할 수 있다.

그들의 상승작용은 무릎 폄처럼 움직임을 정확하게 통제할 수 있게 해준다. 넙다리네갈래근은 움직임을 만들고, 햄스트링은 멈추게 한다. 이 계통의 기능부전은 무릎의 기능을 저하시키거나 부상을 초래할 수 있다.

근육체인 사이에 존재하는 상호작용은 이것뿐만이 아니다. 작용근은 보조근에 의해 도움을 받는데 이를 우리는 협동근이라고 부른다. 예를 들어, 보행과 같은 움직임 중에 복부의 일부 심부 층이 활성화되는 방법은 다음과 같다. 협동근은 몸통의 회전과 균형을 조절하여 작용근-대항근 한 쌍이 그 능력을 최대한 발휘할 수 있도록 한다.

잘못된 훈련, 부상, 과다 반복, 또는 부정확함의 습관화 또는 심지어 위험한 움직임 또는 심지어 부적합한 무게의 사용으로 인해 근육은 적절한 역할을 실행하지 못하고 다른 역할을 실행하기 시작할 수 있다. 예를 들어, 대항근은 작용근이나 협력근과 동시에 수축하여 적절한 움직임을 제한하는 동시수축을 일으킬 수 있다. 이 근육은 더 이상 대항근 역할을 하지 않기 때문에 중립근이 된다.

종합적인 훈련 방식과는 별도로, 기능적 작용근-대항근-협력근 축의 균형 잡힌 강화와 중립근을 재프로그래밍을 함으로써 당신의 기능적 이동을 최적화 할 수 있다.

### 프리스트레싱(PRESTRESSING )

프리스트레싱의 개념은 도수 치료사의 예방적 접근에 필수적이다. 프랑스 역도팀의 물리치료사인 줄리앙 크래밋은 이 원칙이 신체적 준비에 얼마나 필수적인지 자주 상기시켜준다.

근육체인에서는 어떤 조직(근육이나 인대 등)은 다른 조직보다 더 뻣뻣하다. 탄력성이 다양한 레벨의 다른 운동 밴드처럼, 근육 체인은 그 구조 전반에 걸쳐 동질하지 않다.

이 때문에 이 조직들은 이미 휴식할 때 당길 때와 같이 긴장되거나 프리스트레스 되어 있다. 부하나 매우 광범위한 움직임과 같은 이러한 조직에 대한 부가적인 스트레스는 손상이나 부상에 노출된다. 우리 몸이 경험하는 긴장, 제한, 운동(움직임이나 노력의 의미) 체인의 다양한 영역을 연구하면 일부의 부상을 예상하고 방지할 수 있다.

# 얇은 뒤 체인 The Superficial Posterior Chain

발바닥: 아치, 발바닥 네모근, 짧은발가락굽힘근, 발바닥 근막

장딴지근, 가자미근, 아킬레스 힘줄

햄스트링: 반힘줄모양근, 반막모양근, 넙다리 두갈래근

척추세움근: 엉덩갈비근, 가장긴근, 가시근

뒤통수밑: 빗근 곧은근, 머리 곧은근, 뒤통수근

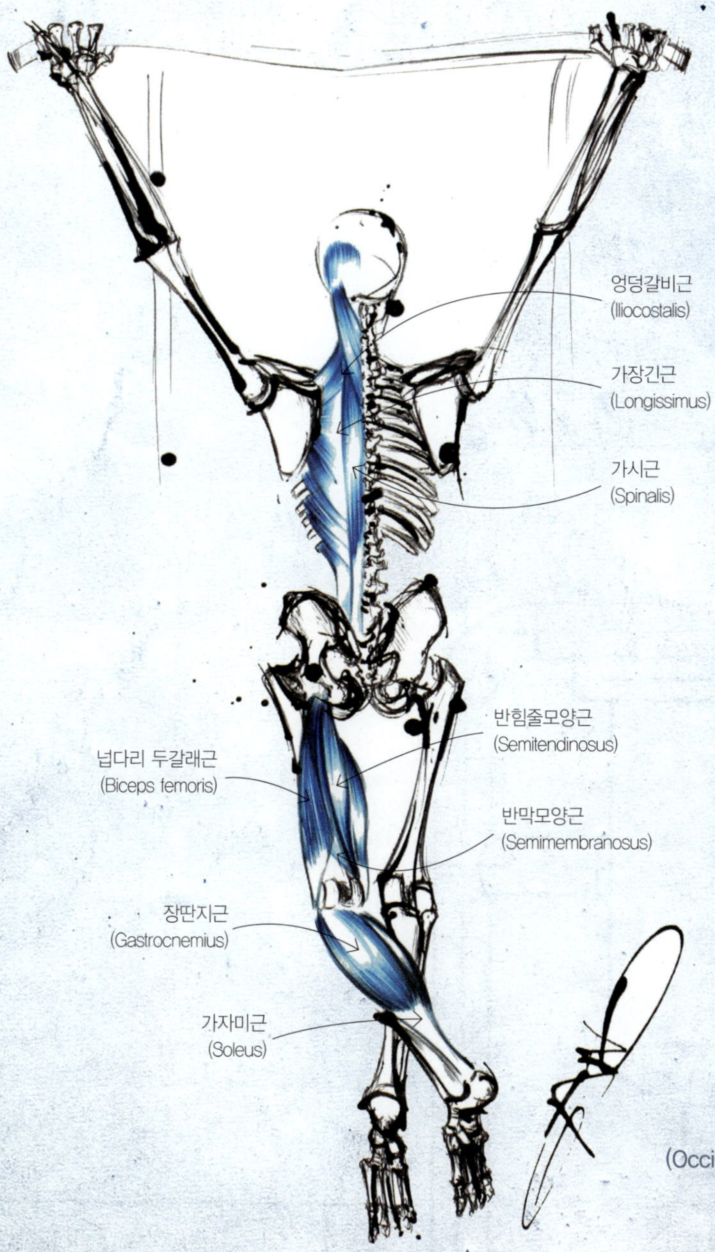


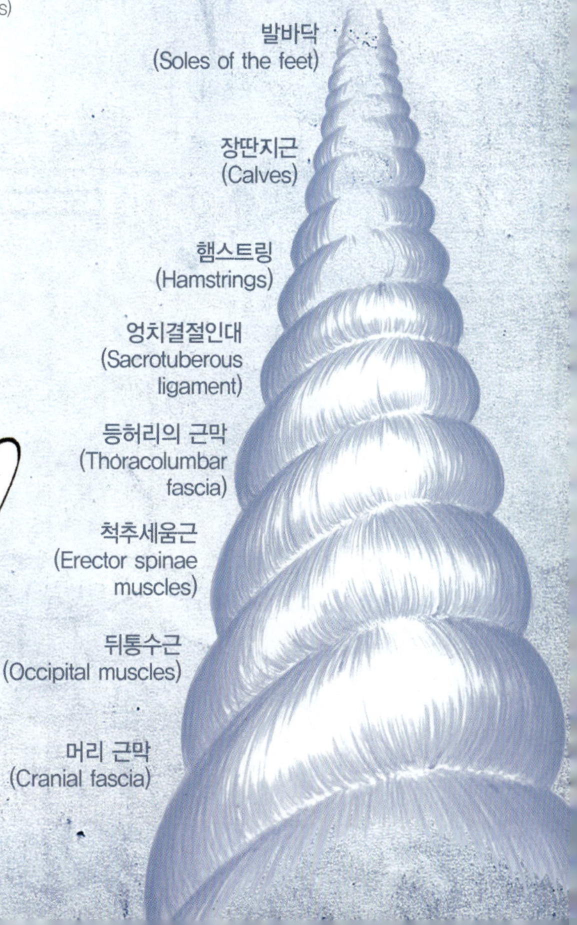

*얇은 뒤 체인은 자세에 필수적이다. 가만히 서 있을 때와 움직일 때 모두 몸을 곧고 수직으로 유지하는 역할을 한다.*

이 체인의 자세 기능은 특히 탄력성이 있는 이유다. 근육의 대부분은 느리고 강력한 섬유로 되어 있지 않기 때문에 조심스럽고 점진적으로 발달시켜야 하는 것이다. 뒤넙다리근은 체인에서 특별히 언급할 가치가 있다. 어떤 사람들에게는 그다지 탄력적이거나 강하지 않다. 그들은 혈액이 많이 공급되지 않는 매우 힘줄이 많은 근육이다. 따라서 에너지 비축량이 제한적이어서 연약하고 쉽게 피로해질 수 있다. 만약 제대로 훈련하지 않으면 뻣뻣해지고 약해지고 불균형해진다. 이것들을 체계적이고 규칙적으로 강화하는 것은 이 근육 체인이 제대로 기능하기 위해 필수적이다. 이를 달성하기 위해 3종의 운동이 있다.

## 01. 아라베스크

두 발을 가까이 붙이고 두 팔을 몸통 옆과 엄지손가락이 앞으로 향하게 하여 평행하게 시작한다. 체중을 약간 왼쪽 다리고 옮기고 왼쪽 엉덩이를 경첩으로 사용하여 몸통을 앞으로 움직이면서 동시에 몸 앞으로 팔을 뻗어 오른발 발가락이 바닥을 향하게 하여 뒤로 뻗는다. 몸통과 오른쪽 다리는 동시에 움직여야 하고 왼쪽 무릎과 양쪽 팔꿈치는 완전히 펴야 한다.(몸통을 회전시켜 오른쪽 엉덩이를 바깥쪽으로 벌려 주는 것으로 보상하지 않도록 한다.)당신의 왼쪽 무릎은 움직임 전반에 걸쳐 안정된 기반을 만들기 위해 좀 더 약간 구부려야만 한다.

**다리 당 6~10회 반복 3~5세트 실행 30초에서 1분 휴식**

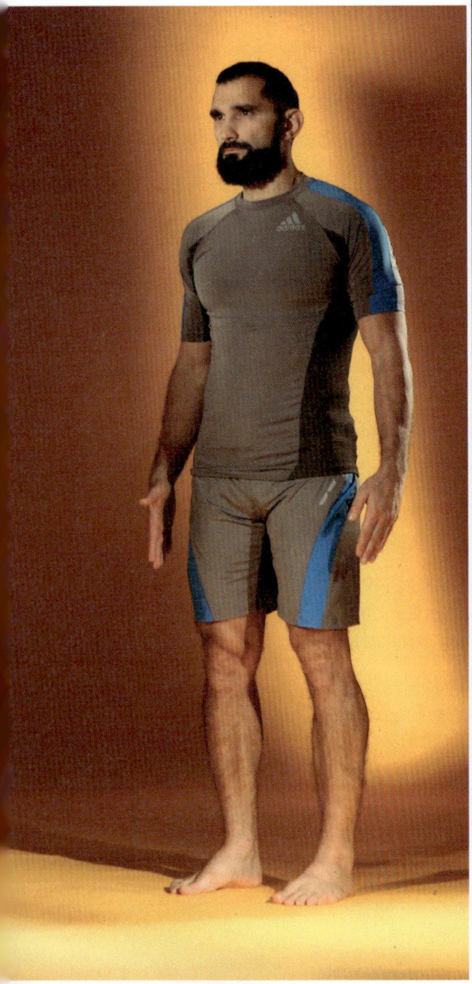

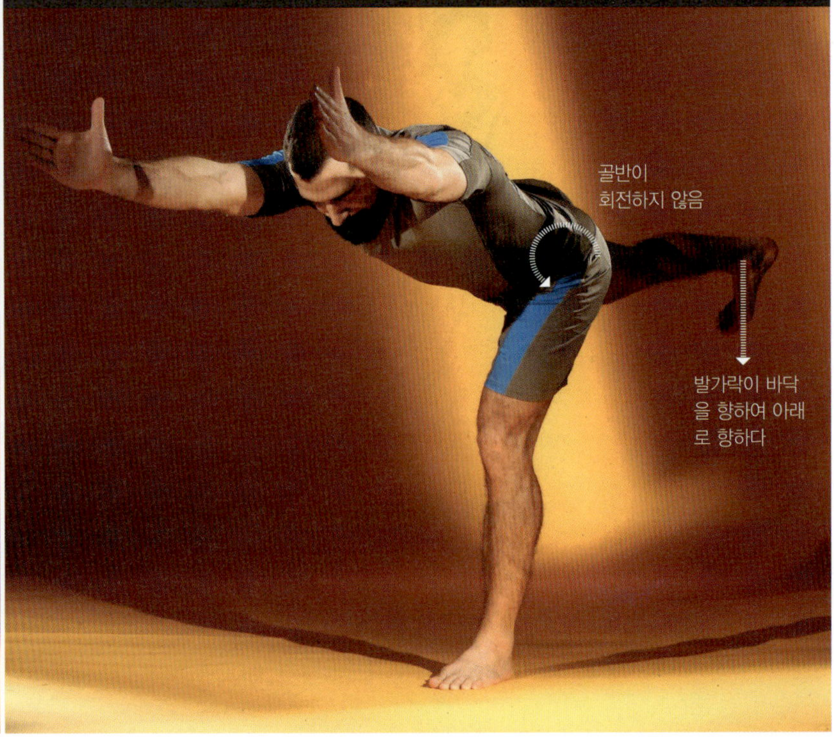

## 02. 발뒤꿈치 작은 걸음으로 등을 강화

엉덩이를 완전히 뻗은 상태에서 발을 앞으로 내디뎠다가 다시 출발 위치로 돌아온다. 이 운동은 모두 코어 안정성이므로 운동 내내 엉덩이가 완전히 뻗쳐 있어야 하며 복부는 편평해야 한다. 과한 허리 굽힘을 조심하라. 호흡을 이용하여 가로막을 조절하라.

3세트 또는 4세트 5회 반복 30초에서 1분 휴식

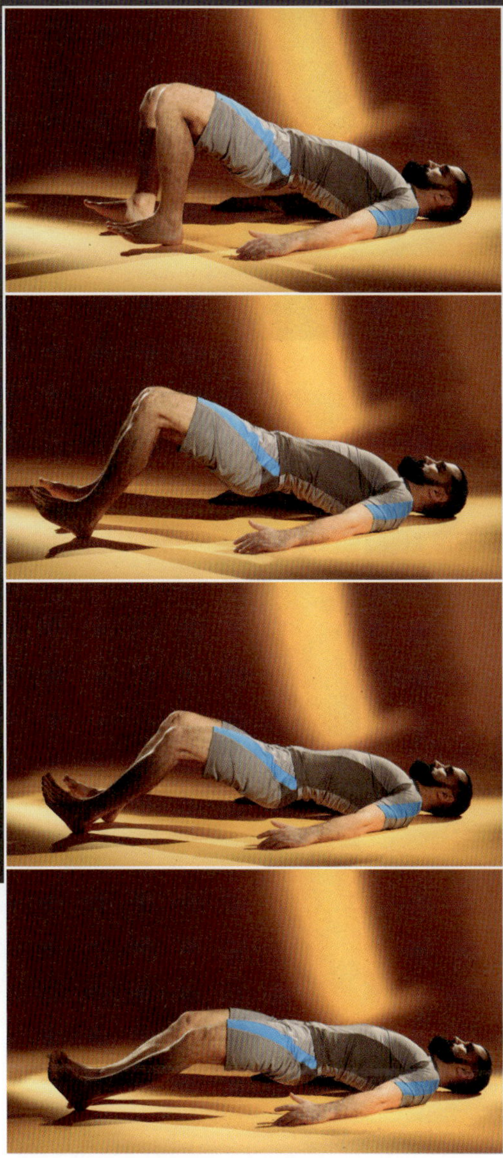

## 03. 곧은 다리 교각

이전 운동과 동일한 시작 위치에서 코어 강화의 동일한 원칙을 따른다. 한쪽 다리의 무릎을 곧게 펴고(다리를 몸통과 일직선으로 유지하면서) 쭉 뻗은 자세를 3초에서 5초 동안 유지한다.

다리당 4회 반복해서 3세트 또는 4세트를 실행한다.
휴식없음

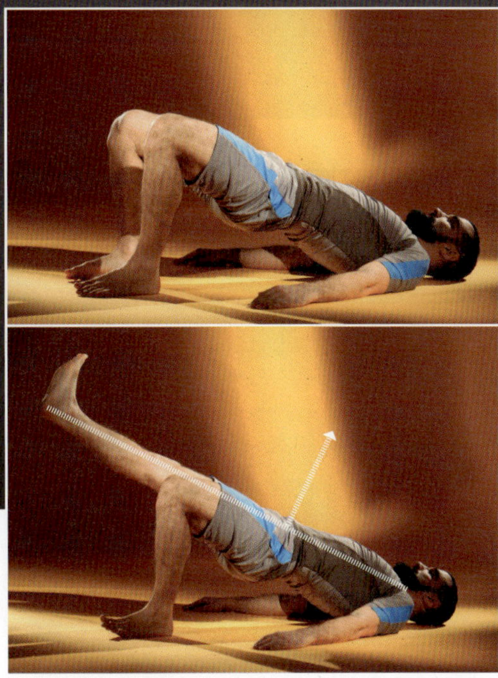

*종아리 근육은 높은 지구력을 가지고 있다. 이 근육은 서있을 때처럼 거의 걷는 동안 사용된다.*

작은 양에도 불구하고 종아리근육은 발목에서 몸 전체를 지지하고 균형을 잡을 수 있는 특별히 강한 근육으로 구성되어 있다. 따라서 무거운 웨이트와 긴 세트를 사용하여 강화하는 것이 중요하다. 다음은 특히 효과적인 두 가지 운동이다.

### 01. 레그프레스 기계와 최대무게를 이용한 종아리 강화

적절한 준비운동 후 5회 반복시 최대 무게를 사용한다. 발볼을 다리 프레스 지지판의 하단 가장자리에 놓고 곧게 펴되 무릎은 잠그지 마십시오. 지지판이 3초간 발가락을 뒤로 밀도록 한 다음 1초간 발가락을 가리키도록 한다.

3세트 또는 4세트 4회 반복 3분 휴식

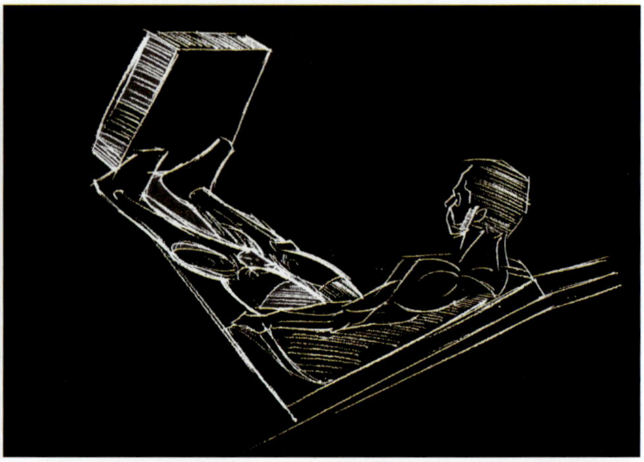

### 02. 어깨 위에 바를 사용하여 앞뒤로 기울이기

어깨에 막대가 완전히 세워져 있다. 몸무게를 다시 발 뒤꿈치로 옮기고 발가락을 바닥에서 들어 올린 다음 천천히 발의 볼쪽으로 체중을 옮기고 발끝을 바닥에서 들어 올린다. 움직임의 양끝에서 최대 동작 범위를 위해 노력한다.

4세트 5~20회 반복 1분 미만의 회복시간

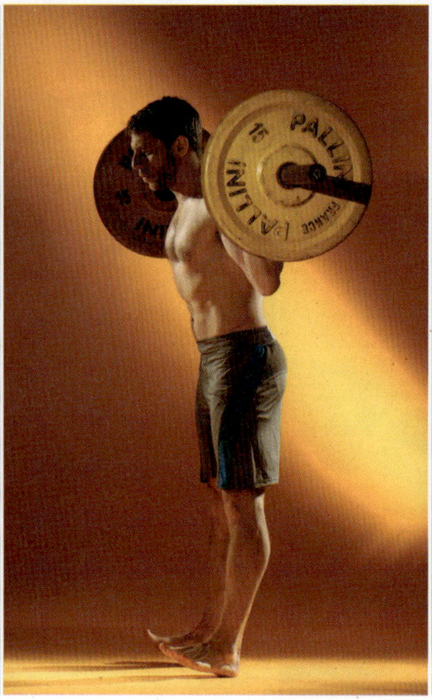

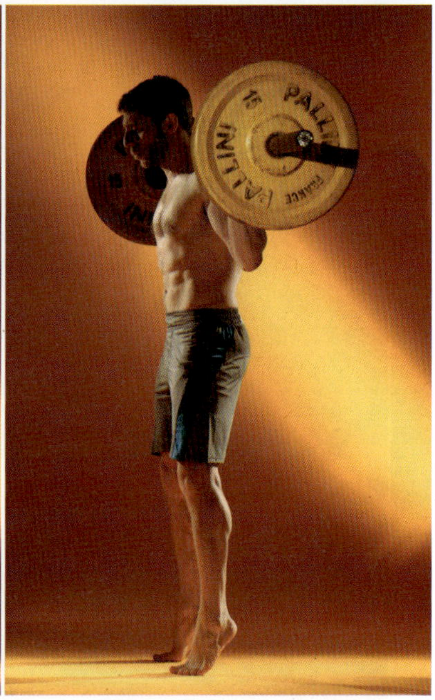

# 앉아 있으면 체인이 끊어진다

## Sitting Breaks the Chain

우리는 얇은 뒤 체인이 끊어지는 위치에서 매우 많은 시간을 소비한다. 뒤넙다리근은 무릎 양쪽에 부착된다. 반힘줄근과 반막모양근은 정강뼈 안쪽에 연결되며, 넙다리 두갈래근은 종아리뼈 머리에 부착된다. 이러한 시스템은 무릎이 펴질 때 얇은 뒤 체인에서 연속성을 허용한다. 앉아 있으면 체인이 끊어진다. 뒤 체인을 강화하기 위한 간단하고 일상적인 해결책은 적절한 자세를 유지하고 더 나은 움직임을 가능하게 하는 운동을 하는 것이다. 훈련할 때와 쉴 때는 운동볼에 앉는 것이 가장 좋다. 공의 크기는 앉아있는 동안 무릎이 90° 이상 구부러지지 않도록 충분히 커야한다. 그보다 더 많이 구부리면 심부 근육이 체인의 파손에 대한 보상으로 적극적인 지지를 제공한다. 여러분은 최대 힘과 힘을 얻기 위한 운동을 할 때만 벤치에 앉아야 한다. 우리는 가능한 한 서서 이런 종류의 운동을 하는 것을 항상 추천한다.

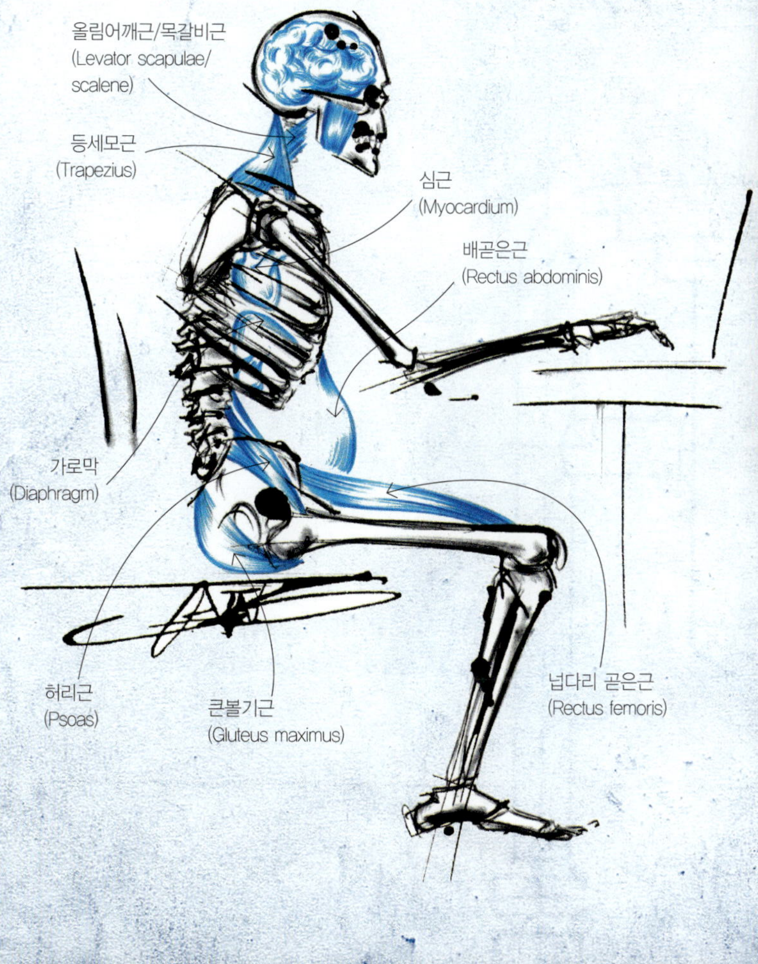


### 얇은 뒤 체인의 오작동 가능성

➔ 근육 체인의 전체 또는 일부가 오랫동안 또는 너무 규칙적으로 길어질 때, 관련된 근육들은 효과적인 자세나 움직임을 보장하기 위해 충분한 힘이나 인내력을 유지할 만큼 충분히 열심히 일하고 있지 않다. 예를 들어, 매일 몇 시간씩 소파에 편안하게 누워 있으면 이런 일이 일어난다.

➔ 반대로 갑작스럽거나, 강렬하거나, 반복적인 동작은 근육 체인의 링크의 전부 또는 일부에서 힘이나 지구력이 지나치게 발달하여 불균형을 일으킬 수 있다. 강도가 낮은 영역은 인간 기계를 근육 체인 또는 근육 체인 사이의 문제를 노출시킨다.

# 킬러 무브 KILLER MOVES TO DEVELOP THE POSTERIOR CHAIN

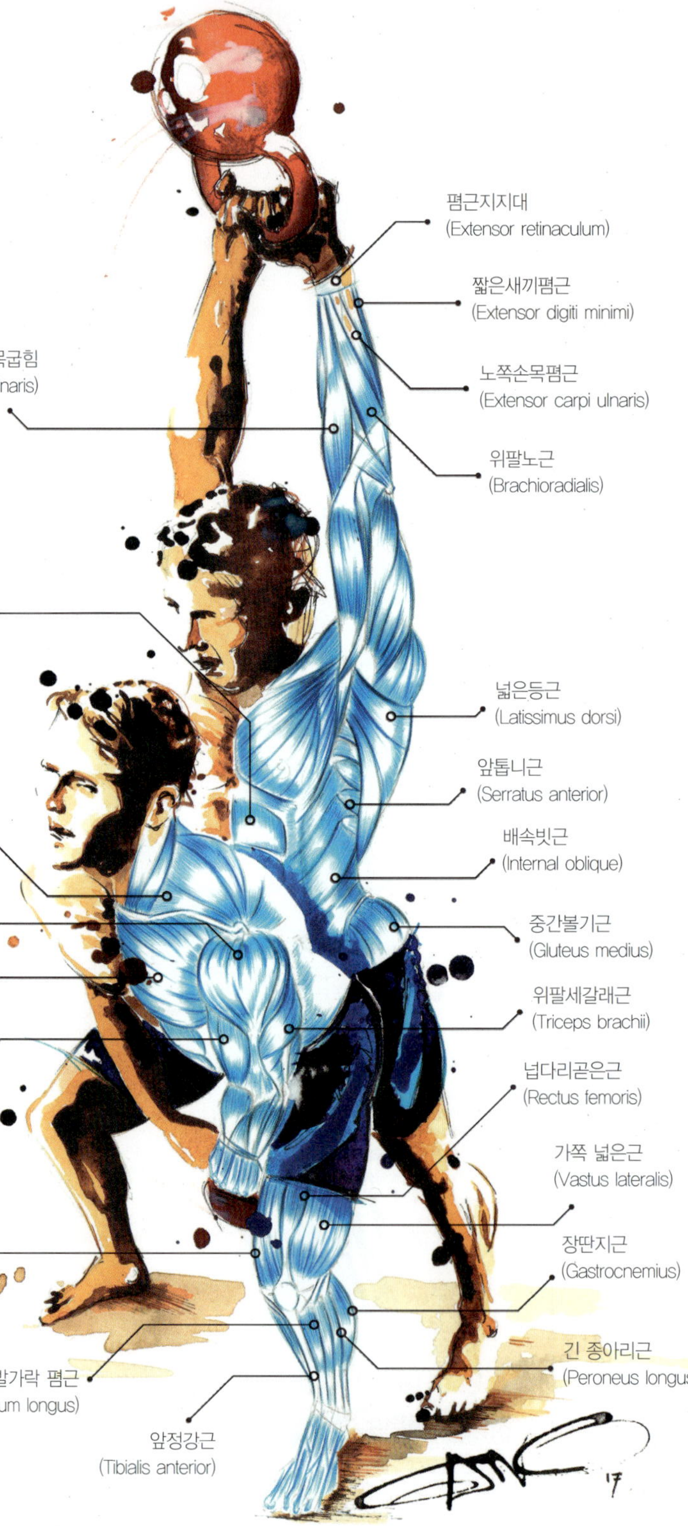

## 01. 캐틀벨 흔들기

발을 어깨 너비보다 약간 더 벌리고, 발가락이 자연스럽게 벌어지도록 발을 어깨 너비보다 약간 더 벌린다(평행하거나 약간 바깥쪽을 향하지만 항상 대칭적이고 편평하다). 다리 사이의 케틀벨부터 시작한다. 가슴을 밀어내고 어깨를 아래로 젖히고 고개를 뒤로 젖히고 수평선("눈썹을 통해"를 본다) 약간 위의 지점을 보면서 중립적인 자세로 머리를 놓는다. 활발한 들이쉬기를 한 후에 엉덩근과 뒤넙다리근을 활성화하고 케틀벨을 앞뒤로 움직인다. 엉덩이와 무릎을 펴서 똑바로 서도록 하면서 빠르게 숨을 내쉬고 동작을 계속하여 케틀벨을 가슴 또는 이마까지 들어올린다. 어떤 버전에서는, 당신의 머리 위로 케틀벨을 들어올린다. 참고: 어깨는 케틀벨을 추진하는 데 책임이 없으며, 엉덩이가 확장되면 몸통이 올라간다. 이것은 케틀벨이 엉덩이 확장에 의해 허용된 것보다 더 높이 올라가지 않는다는 것을 의미한다. 운동 내내 등을 중립적인 자세로 유지한다(자연스러운 커브를 확장하지 않음). 어깨와 발목 사이의 선을 넘어 엉덩이를 내밀면 안된다.

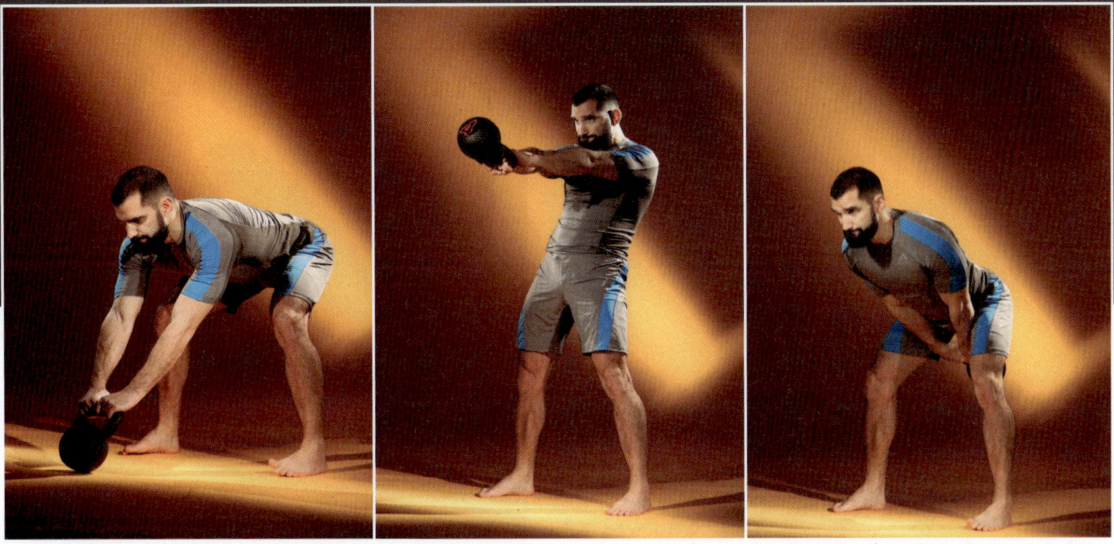

## 02. 아라베스크

두 발을 가까이 붙이고 두 팔을 몸통 옆과 엄지손가락이 앞으로 향하게 하여 평행하게 시작한다. 체중을 약간 왼쪽 다리고 옮기고 왼쪽 엉덩이를 경첩으로 사용하여 몸통을 앞으로 움직이면서 동시에 몸 앞으로 팔을 뻗어 오른발 발가락이 바닥을 향하게 하여 뒤로 뻗는다(104쪽 참조). 몸통과 오른쪽 다리는 동시에 움직여야 하고 왼쪽 무릎과 양쪽 팔꿈치는 완전히 펴야 한다. (몸통을 회전시켜 오른쪽 엉덩이를 바깥쪽으로 벌려 주는 것으로 보상하지 않도록 한다.) 당신의 왼쪽 무릎은 움직임 전반에 걸쳐 안정된 기반을 만들기 위해 좀 더 약간 구부려야 한다. 이 운동이 너무 쉬워지면 오른팔이 바닥에 수직으로 매달린 채 오른손에 무게를 쥐는 것으로 더 어렵게 만들 수 있다. 그 대안으로(사진에서는 볼 수 없음) 움직이는 다리 반대편 손에 중량을 쥐면 뒤 체인의 하중을 바꿀 수 있다.

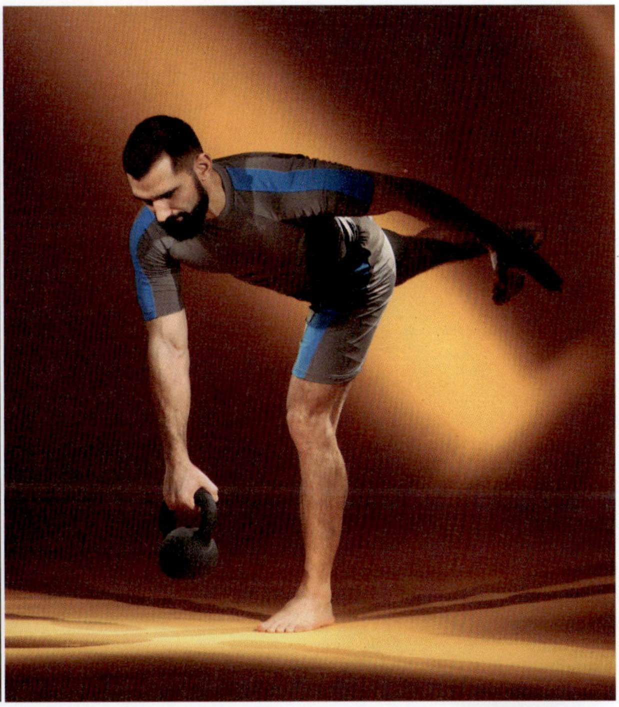

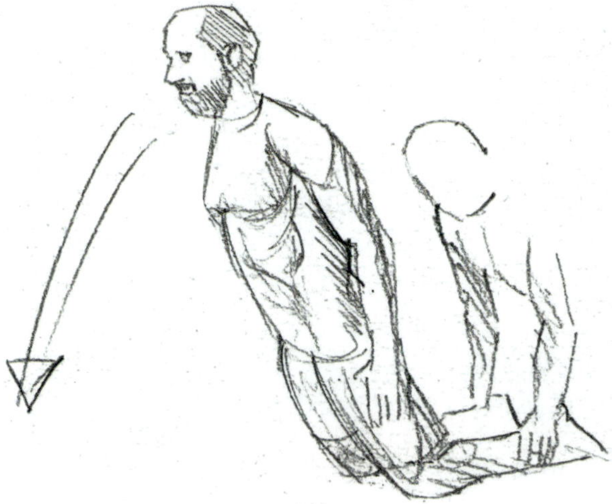

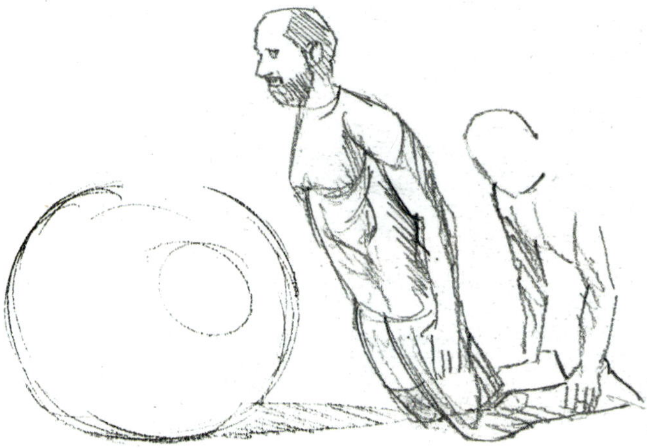

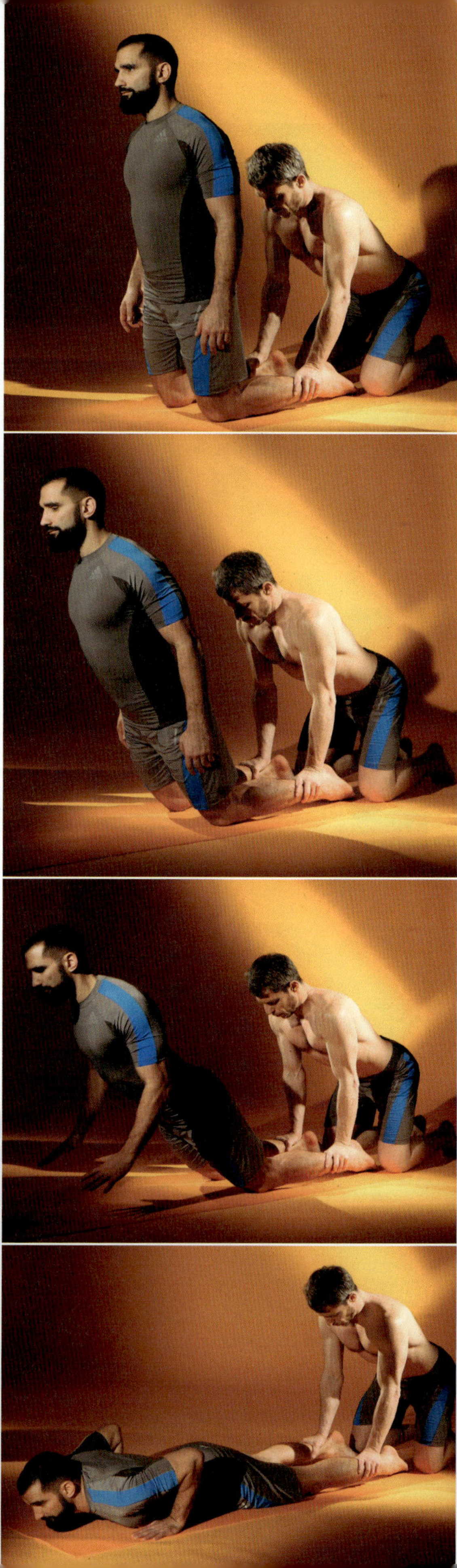

## 03. 노르딕 햄스트링 컬

편안한 매트 위에 무릎 꿇고(사진에서는 볼 수 없음, 두 번 접은 요가 매트 한장 또는 두 장이 효과가 좋음) 아래 다리에 플레이트 로드 바(구르지 않도록 안정화 됨) 아래에 고정시키거나 파트너에게 잡아달라고 요청한다. 골반이 결코 최대 폄에 절충하지 않도록 엉덩근과 복근을 활성화 한다. 앞으로 넘어지되 하강을 최대한 늦추고 팔굽혀 펴기 자세로 착지하도록 한다. 동작이 끝날 때 속도를 내더라도 엉덩이를 완전히 쭉 뻗도록 한다. 이 운동이 너무 어려우면 운동공을 사용하여 도움을 줄 수 있다. 레벨 1에서는 몸통을 공에 대고 착지한다. 레벨 2에서는 공을 앞에서 굴린다. 레벨 3은 공없이 이루어진다.

## 04. 반대로 과다폄

벤치나 상자에 복부를 대고 엎드린다. 다리를 벤치 아래 또는 상자에 최대한 가져간 다음 엉덩근과 복근을 조이고 발 뒤꿈치를 뒤로 밀어 다리를 곧게 편다. 다리를 필요 이상으로 올리기 위해 등을 구부리면 안된다. 몸의 여러 부분을 정렬하고 무릎을 완전히 펴는 데 집중하라. 다리를 갈라 운동을 더 횡적으로 하거나, 벤치를 기울여 운동을 더 어렵게 만들 수도 있다. 이 경우 운동 내내 다리를 똑바로 유지한다.

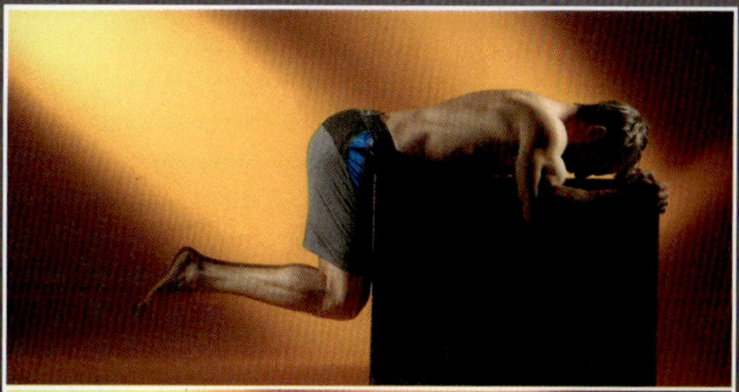

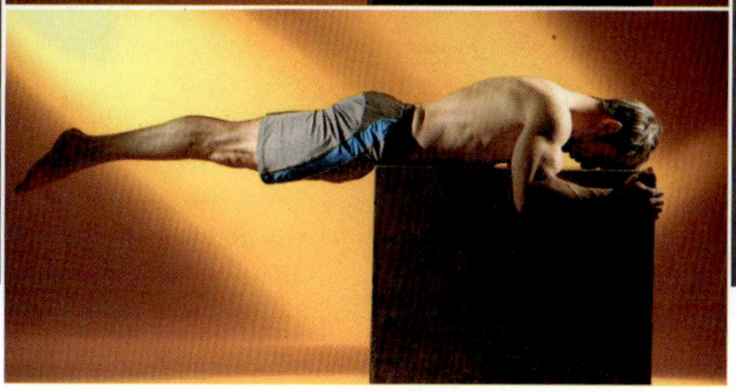

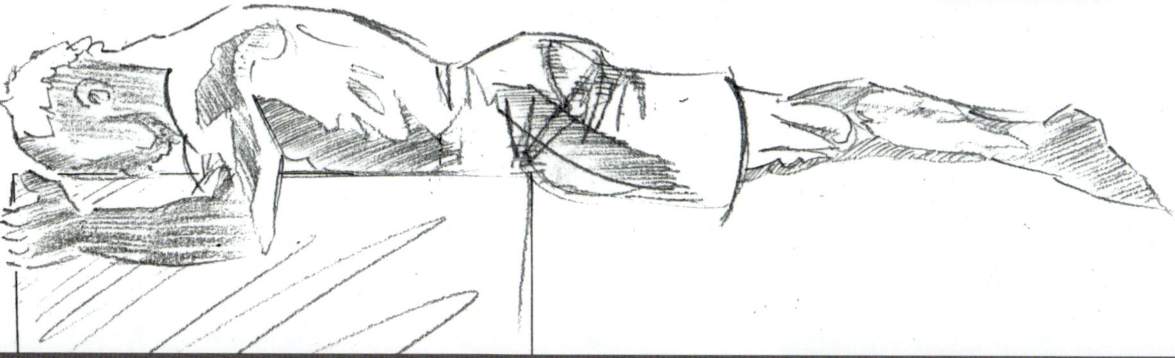

## 05. 바를 이용한 엉덩 근육 브릿지

이 운동은 우선 바 없이 숙달되어야 한다. 기본 버전에서는 어깨날개를 바닥에 고정하면서 바를 추가하는 것이 가능하다. 더 발전된 버전은 벤치에서 등을 떠받치는 것을 포함한다. 특히 엉덩이 확장기에 초점을 맞춘 이 운동은 쭈그리고 앉아 몸을 더 잘 움직일 수 있도록 도와주는 강력한 운동이지만, 일상생활에서 몸을 더 쉽게 내리고 들어올릴 수 있게 해준다. 이 운동은 실제로 뒤넙다리근과 엉덩근에 작용한다. 다리를 똑바로 세우고 등을 댄다. 필요한 브릿지 자세에서 바를 다리와 엉덩이 위로 굴린다. 무릎과 엉덩이를 구부려 발을 바닥에 편평하게 놓는다. 막대기를 엉덩이뼈 아래쪽으로 2인치(5cm) 정도 놓고 손잡이가 넓은 막대기를 잡는다. 팔을 곧게 펴고 아래로 밀어서 바를 제자리에 유지한다. 발을 바닥에 편 채 엉덩이를 완전히 펴서 폭발적으로 막대를 들어올리며 동작의 끝부분을 숨을 내쉰다. 다시 내려올 때 꾸준히 유지한다. 엉덩이를 완전히 펼 수 없다면 바는 너무 무겁다. 편안함을 위해 롤러스케이트 패드나 엉덩이에 바의 무게를 완충시키는 비슷한 것을 사용할 수 있다.

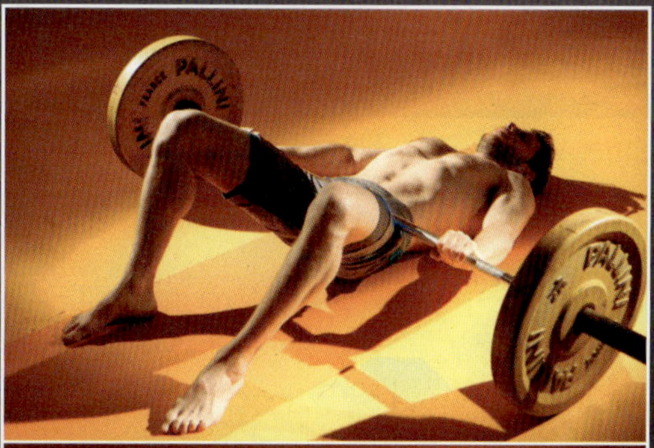

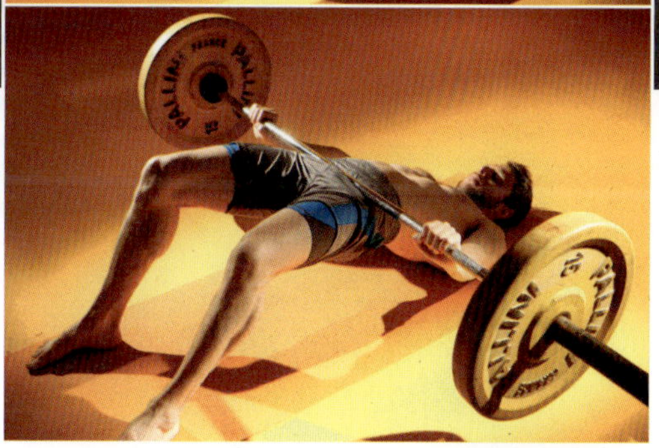

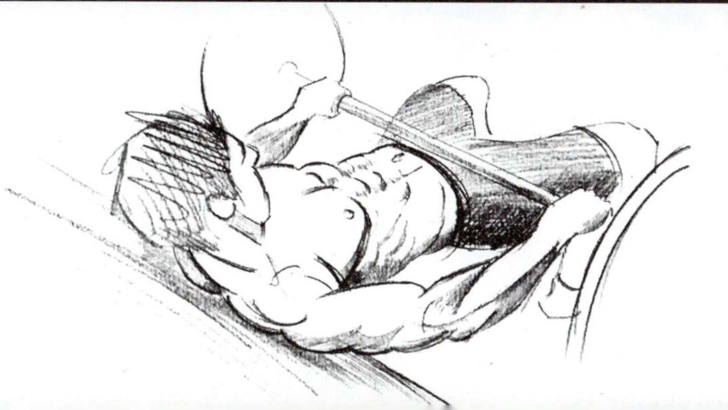

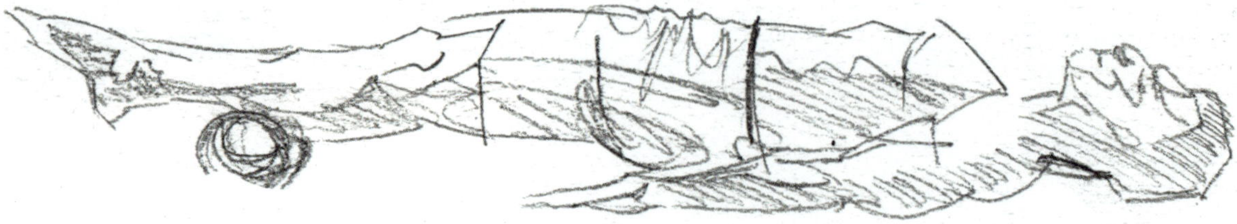

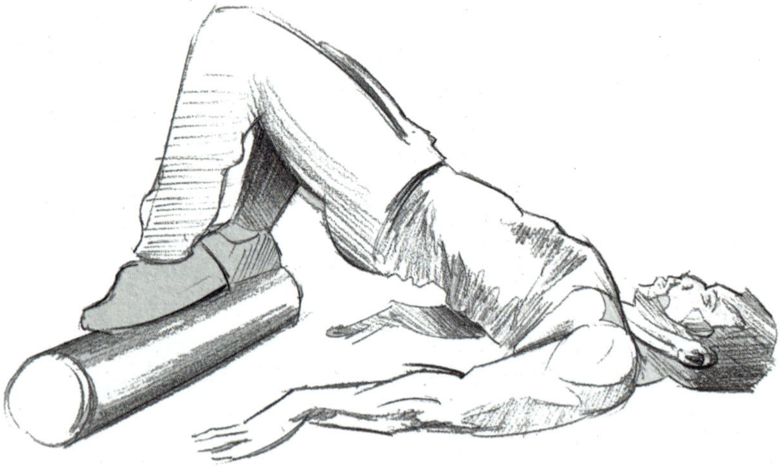

## 06. 레그 컬

등을 대고 눕는다. 복부를 끌어당겨 엉덩근육을 쥐어짜고 엉덩이를 쭉 뻗는다. 이 운동의 가장 접근하기 쉬운 버전에서는 무릎을 구부리고 펴서 앞쪽에서 뒤로 굴리는 간단한 마사지 롤러를 사용하는 것이 좋다. 진행하면서 운동볼을 사용할 수 있다. 발가락으로 공을 잡아 근육 체인을 발가락까지 운동시킨다.
이 운동의 가장 심화된 버전은 서스펜션 트레이너 스트랩으로 실행할 수 있다. 이 운동의 각 버전은 하나 또는 두개의 브릿지로 할 수 있다.

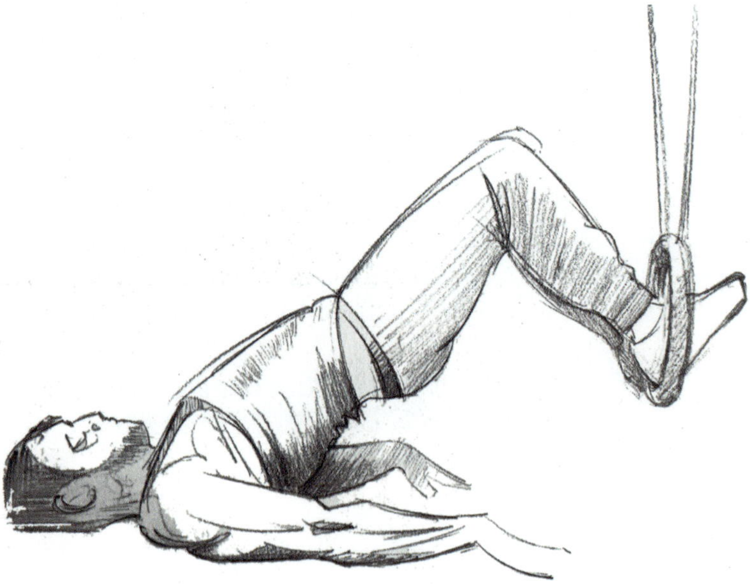

# 얇은 앞 체인 The Superficial Anterior Chain

발 앞쪽: 정강이 앞, 짧은 발가락 폄근, 긴발가락 폄근

정강이: 무릎넙다리 인대, 무릎뼈 힘줄

넙다리: 넙다리 곧은근

몸통: 배 곧은근(두덩결절에 연결된), 갈비, 복장뼈

목: 목빗근

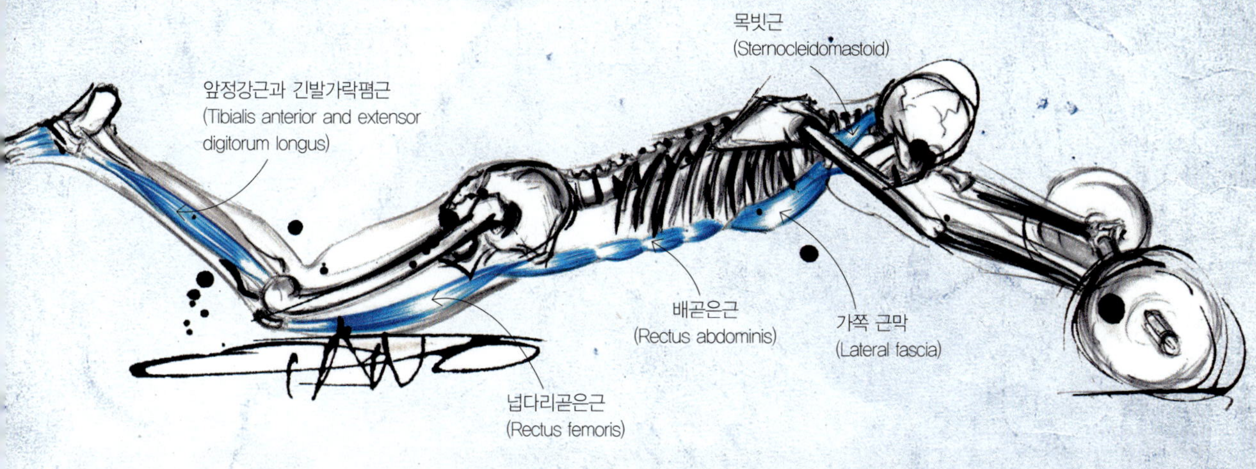


얇은 앞 체인은 시상면의 균형을 조절한다. 기능적으로는 얇은 뒤 체인과 함께 작용하여 대항하는 역할을 한다. 몸통이 앞쪽으로 움직이거나 다리 위로 구부러 질 때 뒤 체인이 늘어 나면 앞 체인이 수축한다. 반대로, 등이 펴지는 중에 뒤 체인이 수축하면 앞 체인이 늘어난다. 따라서 이 체인은 다음과 같이 반응성이 있다고 한다. 이것은 우리의 적응 행동과 보상 전략의 핵심이다.

이 두 개의 체인은 균형과 동기화를 통해 몸을 쉬거나 움직일 때 수직으로 유지할 수 있을 뿐만 아니라 걷거나 달릴 때 적절히 움직일 수 있도록 해야 한다. 이 시너지 효과는 지속적으로 발전하고 있다. 얇은 앞 체인은 몸통의 각도에 적응하기 위해 빨리 수축하거나 늘어난다.이 근육체인은 질량이 크지 않으며, 이 질량이 들어 있는 근육은 대체로 지구력이 낮다.

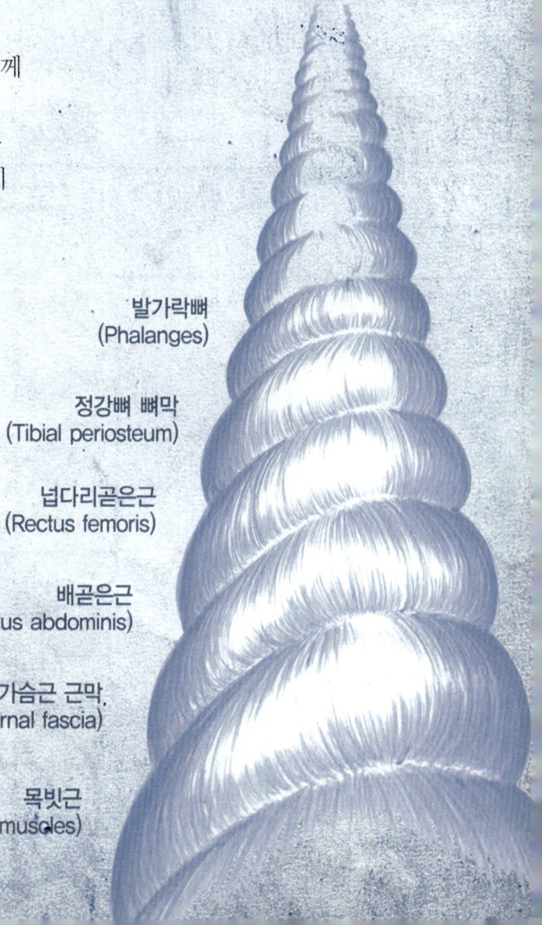

## 얇은 앞 체인의 가능한 오작동

**균형을 위한 필수 근육 체인**

표면 앞 체인은 속귀에 가까운 목빗근에서 끝나기 때문에 신체의 균형에 크게 관여한다.

➔ 뒤 근육 체인에 불균형 무게를 사용하면 종종 표면 앞 체인과 표면 뒤 체인 사이의 구조적 불균형이 발생한다. 어떤 스포츠는 앞 체인이 지배적이 되도록 하고, 자세에 영향을 미치거나, 허약함으로 인한 통증을 유발하거나(다른 근육의 보정을 유발), 심지어 부상을 입히기도 한다. 이것은 복부 근육이 과사용 될 때 일어나는 일이다. 일대일 비율은 항상 준수한다: 만약 당신이 앞 체인에 초점을 맞춘 훈련 프로그램을 따른다면, 반드시 뒤 체인을 훈련시키는데 충분한 주의를 기울여야 한다. 예를 들어, 한 세트의 크런치를 실행하는 경우 한 세트의 등운동 과다폄의 세트로 대체한다.

➔ 이 체인의 어떤 고리가 너무 약하거나 지구력이 부족하면 다른 근육들이 보상을 시작할 수 있는데, 이것은 움직임과 자세를 바꾸고 궁극적으로 약한 고리를 더욱 약하게 만드는 보상의 악순환을 촉발시킨다. 이러한 보상은 엉덩허리근에서 종종 발생하며, 앞뒤 체인을 모두 가로지른다. 앞 체인을 수반하는 일부 운동에 자가 마사지 및 스트레칭을 통해 엉덩허리근을 이완시키는 것을 우선시한다. 엉덩허리근을 이완시키는 데 도움이 되는 네 가지 운동이 있다:

### 01. 롤러를 사용한 허리근 마사지

복부를 대고 누워서 엉덩이 밑에 마사지 롤러를 놓는다. 앞쪽에서 뒤쪽으로 약 1다스(12회) 천천히 굴렀다가 왼쪽에서 오른쪽으로 1다스(12회) 기울이면 한 세트가 완성된다. 휴식 없이 한 쪽당 3회 실행한다(변경 후 운동 시간은 회복 시간과 같으며, 한쪽이 일을 할 때는 다른 쪽이 쉬고 있다).

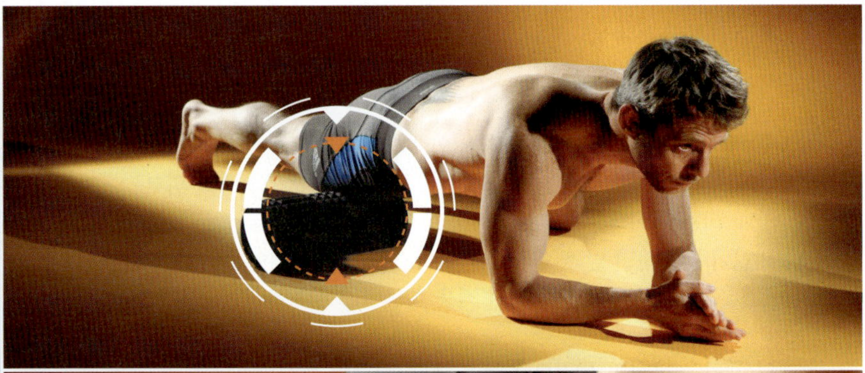

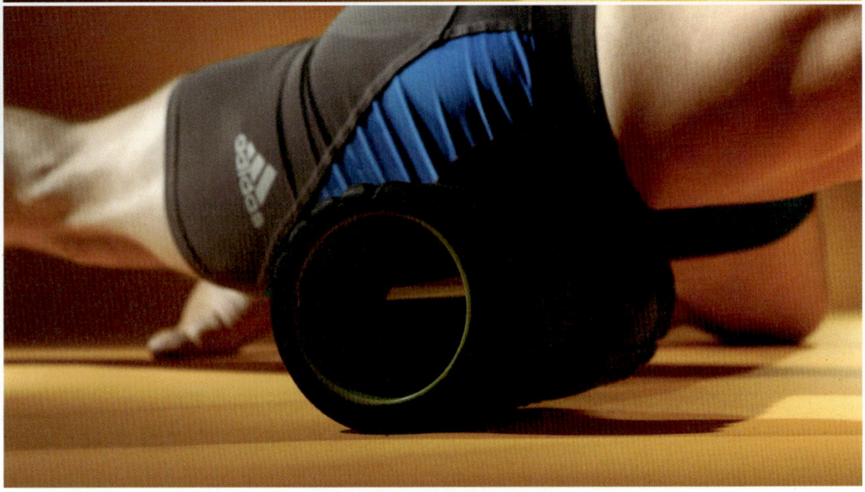

## 02. 손을 이용한 엉덩근 마사지

옆으로 누운 채 손가락을 엉덩이 접힌 곳에 단단히 밀어 넣는다. 팔뚝을 지렛대로 삼아 옆으로 기울인다.

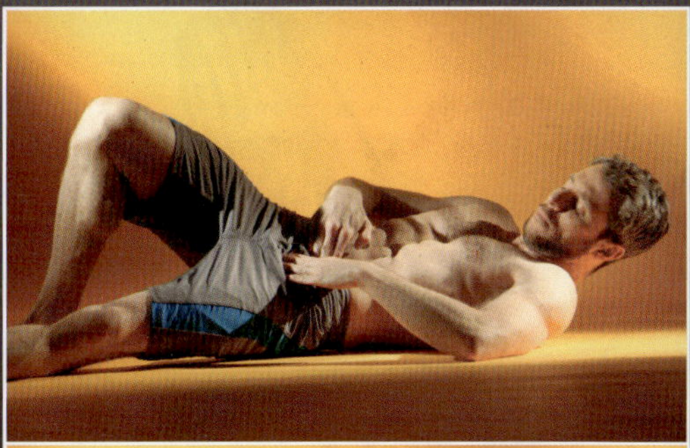

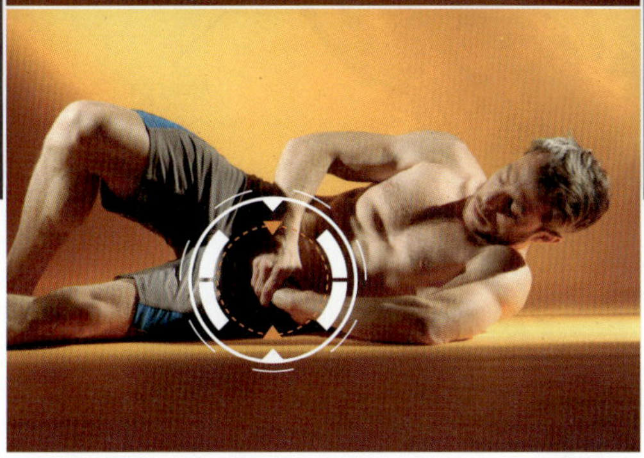

## 03. 엉덩허리근 마사지

앞쪽으로 길게 찌르는 자세를 취하고 뒷다리의 엉덩관절이 늘어날 때까지 몸을 내린다. 앞다리 반대편 팔을 앞으로 뻗고, 뒷다리 반대편 팔을 뒤로 뻗고, 몸통을 뒷다리로부터 멀리 돌리고, 이 위치를 20초간 유지한다. 휴식 없이 한 쪽 당 3회 실행한다(변경 후 운동 시간은 회복 시간과 같으며, 한쪽이 일을 할 때는 다른 쪽이 쉬고 있다).

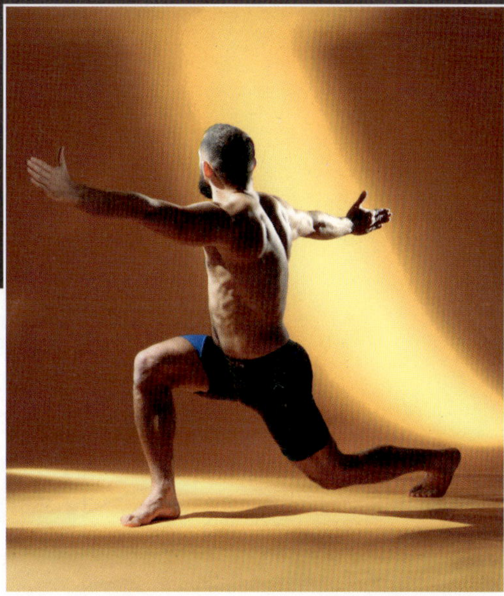

## 04. 넙다리뼈 머리를 재조정하기 위한 스트레칭

수평으로 뻗어있는 저항 밴드의 고리를 통해 엉덩이를 놓는다. 당신의 뒷다리의 엉덩이 굴곡부가 늘어나는 것을 느끼기 위해 앞쪽 런지 위치로 이동한다.

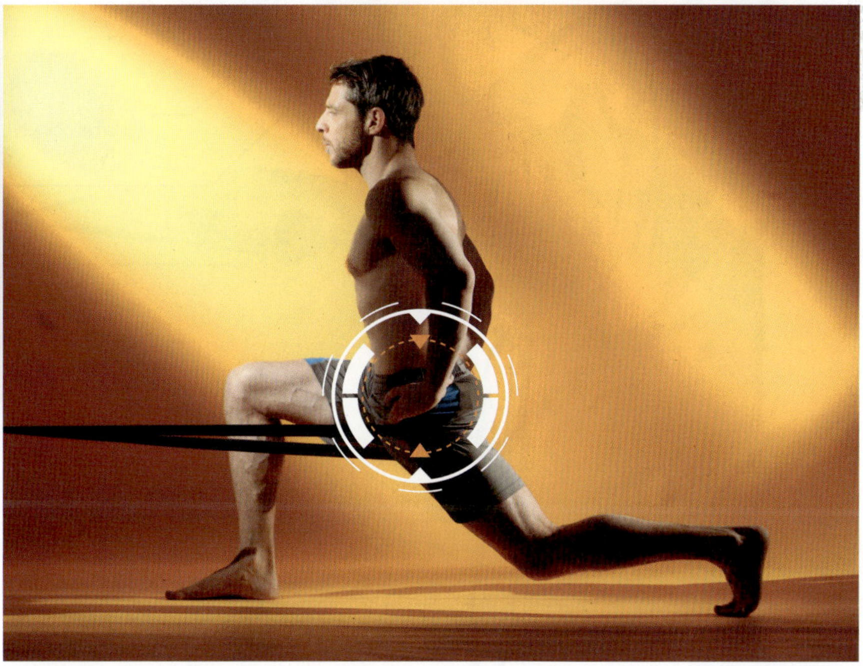

# 킬러 무브 KILLER MOVES TO DEVELOP THE ANTERIOR CHAIN

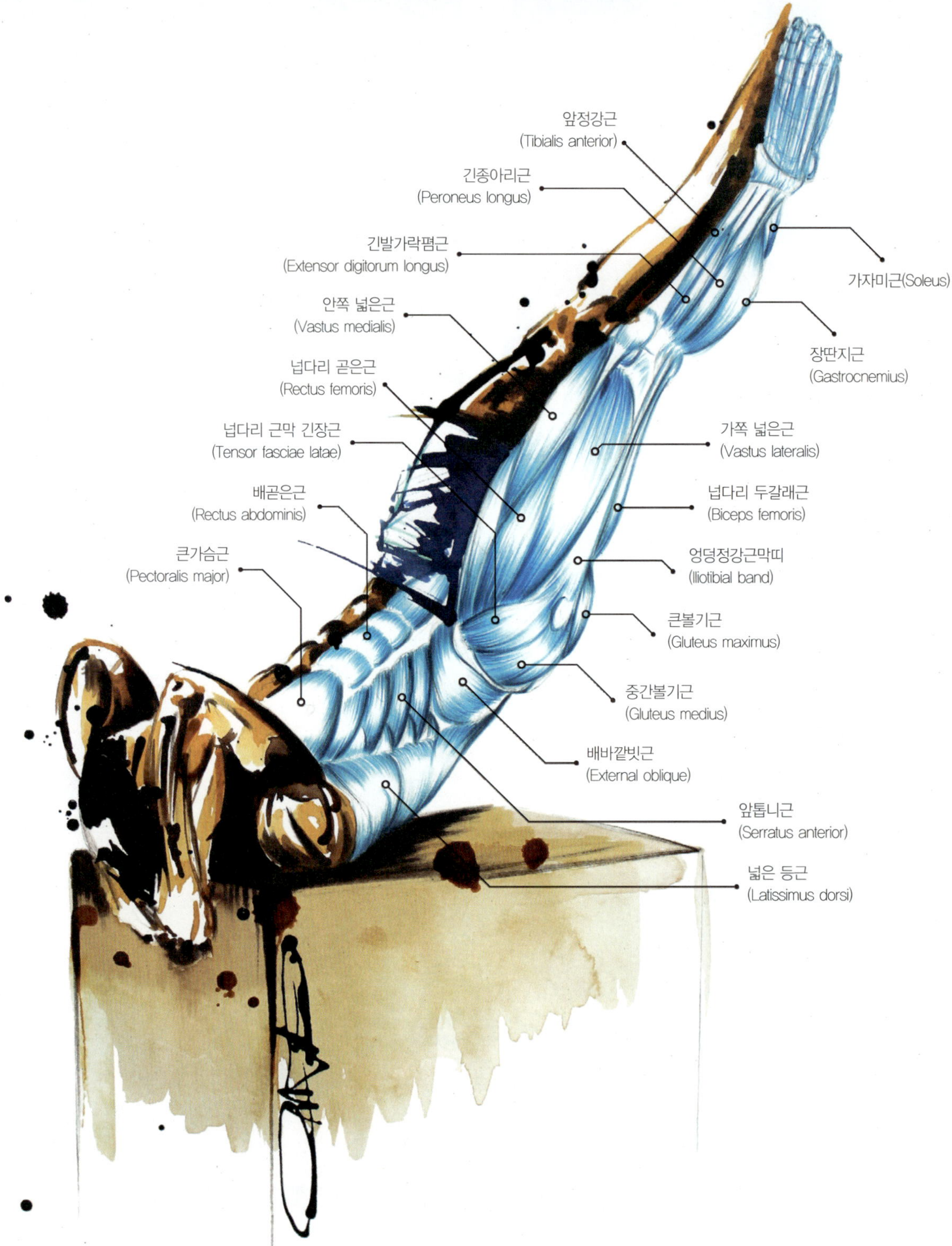

## 01. 턱(TUCK)

Tuck 운동은 앞 체인을 훈련시키는 가장 좋은 방법 중 하나이다. 운동 볼 또는 서스펜션 트레이너 스트랩으로 실행할 수 있다. 볼의 중간이나 끈의 발걸이에 발을 놓는다. 허리가 떨어지지 않도록 골반을 약간 뒤로 기울여 자세를 정렬한다. 복부를 당겨 복부 근육을 맞물리게 하고 어깨를 내릴 때 가슴을 밀어내어 척추가 앞으로 구부러지는 것을 방지한다. 마지막으로, 손을 바닥에 조여서 어깨에서 발생하는 힘과 안정성을 극대화 한다. 팔을 약간 바깥쪽으로 열고 가장 중요한 것은 팔꿈치를 안쪽으로 돌리면 된다. 올바른 기본 자세를 취한 후에는 무릎을 가슴에 대고 시작 위치로 돌아가서 움직임을 조절한다.

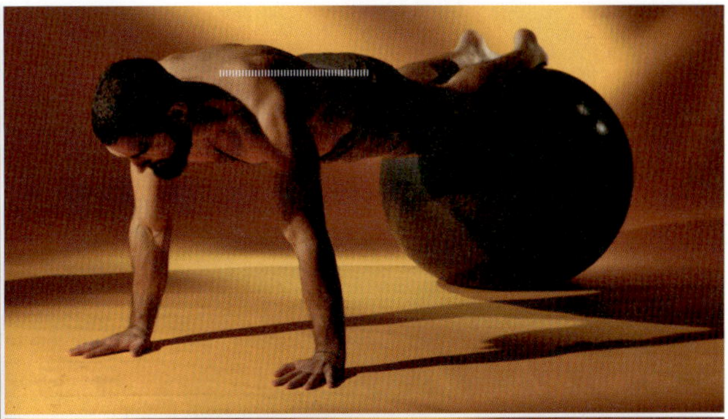

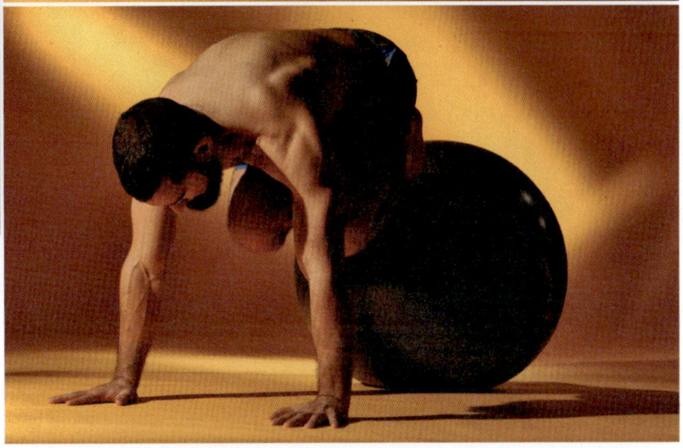

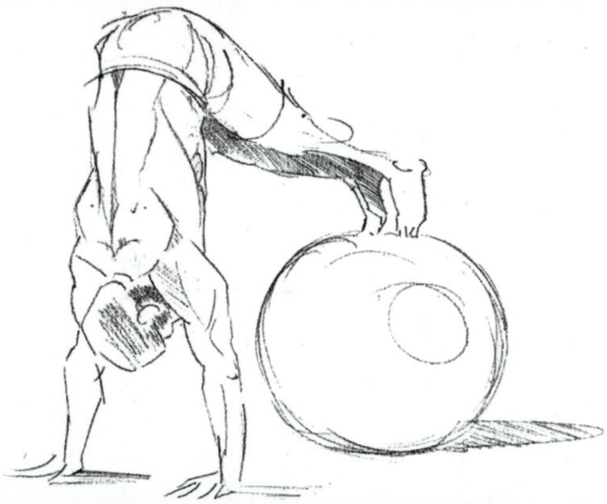

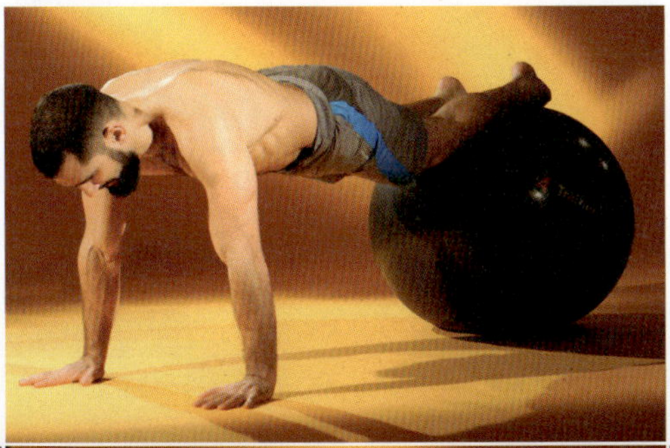

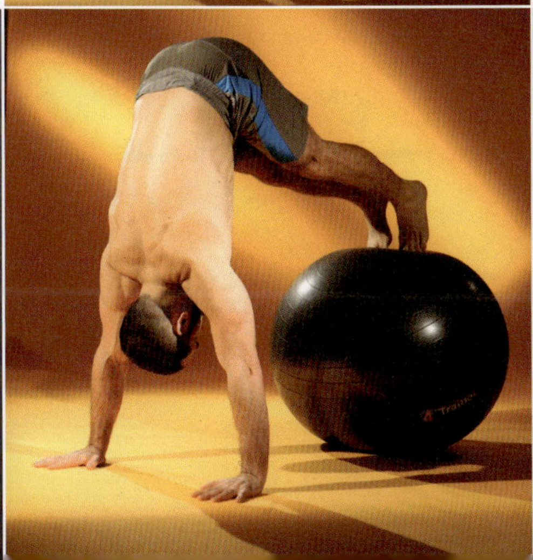

## 02. 운동 볼 또는 서스펜션 트레이너로 파이크 만들기

발이 공의 중앙이나 끈이 있는 상태에서 허리가 떨어지지 않도록 골반을 약간 뒤로 기울여 자세를 만든다. 복부를 당겨 복부 근육과 맞물리게 하고 어깨를 내릴 때 가슴을 밀어내어 척추가 앞으로 구부러지는 것을 방지한다. 손을 바닥에 조여 어깨의 힘과 안정성을 극대화한다. 이 기본 자세를 위태롭게 하지 않으면서 복부 근육과 엉덩 근육을 활성화시킨 다음 엉덩이를 닫아 엉덩이를 들어 올린다. 팔을 곧게 유지하고 가능한 한 등을 곧게 만든다. 당신의 가동성이 허용된다면, 물구나무서기처럼 가슴에 수직으로 팔을 맞춘다. 출발 위치로 돌아가는 것을 조절하고 움직임이 끝날 때 등을 둥글게하면 안된다.

## 03. 서스펜션 트레이너 위에서 슈퍼맨 자세

앞으로 몸을 숙이며 허리를 곧게 펴고 가슴을 내밀고 어깨를 아래로 내린다. 서스펜션 트레이너를 사용하여 몸을 지탱하고 팔을 안쪽으로 회전시켜 손을 조인다. 복근을 활성화시키고 복부를 끌어당긴다. 몸이 점차적으로 늘어날 때 핸들이 앞으로 미끄러지도록 한다. 팔을 머리 위로 올려 놓고 서서히 시작 위치로 돌아 가기 전에 무릎과 엉덩이를 뻗어 몸을 완전히 편다. 몸이 늘어날 때 일시 정지하면 운동을 더 힘들게 할 수 있다.

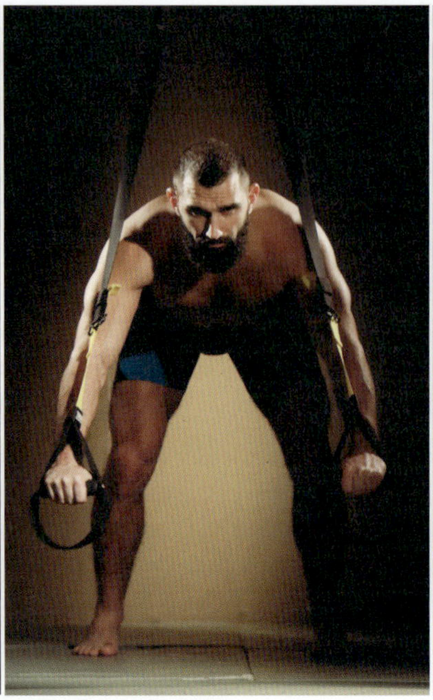

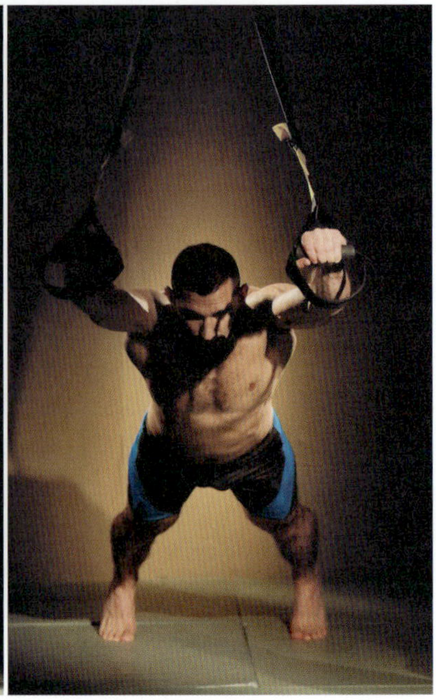

## 04. 무릎 꿇고 밀기

무릎을 꿇고 팔을 곧게 펴고 앞에서 크게 움켜쥔 채 바를 잡는다(또한 서스펜션 스트랩을 사용하여 몸을 지탱할 수 있다). 가슴을 밀어내고 엉덩근을 꽉 짜서 복부를 끌어당긴다. 바를 앞으로 굴려라. 시작 위치로 되돌아가는 데 어려움은 허리의 통제력을 상실하는 것이다. 골반이 앞으로 기울어 져서 허리를 너무 많이 굽히면 앞 체인이 끊어진다. 너무 멀리 밀거나 운동 각도를 초과하면 안된다. 두 팔을 뻗은 팔 사이에 머리를 유지하면서 팔, 몸통 및 다리를 최대한 정렬하는 것이 목적이다. 만약 여러분이 정말 좋은 몸매를 가지고 있다면, 여러분은 무릎 대신 발에서 시작할 수도 있다.

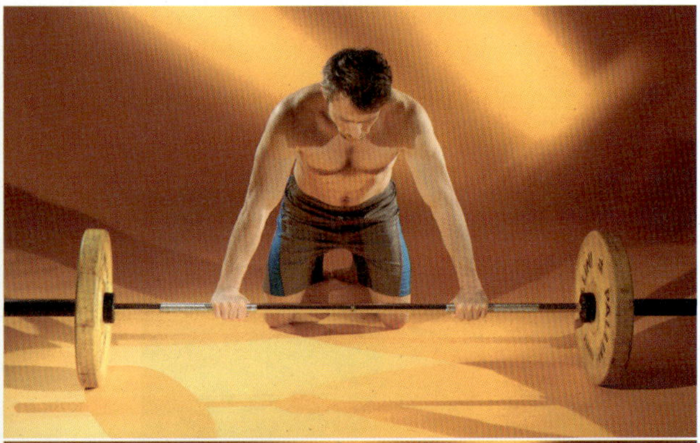

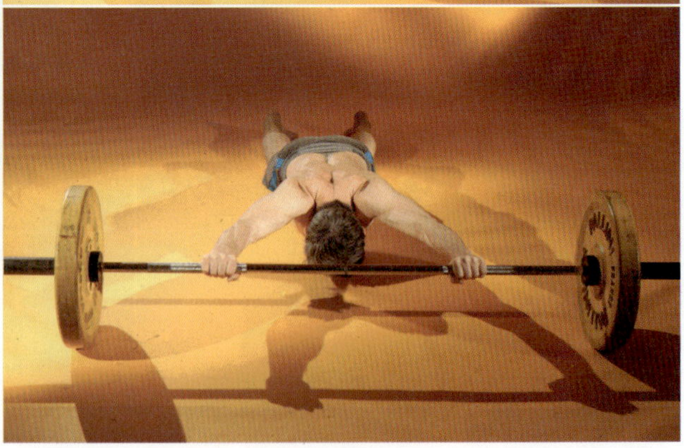

## 05. 고정된 바에 다리 올리기

이 운동에 대한 당신의 그립은 매우 중요하다. 어깨보다 약간 넓은 돌출된 (손목이 앞을 향한) 그립을 사용한다. 팔을 똑바로 세우고 매달린 자세로 시작한다. 어깨는 진자 운동을 시작하여, 몸통을 구부릴 때와 등을 구부릴 때(발가락을 바까지 들어올릴 때)를 번갈아 가며 할 수 있다.

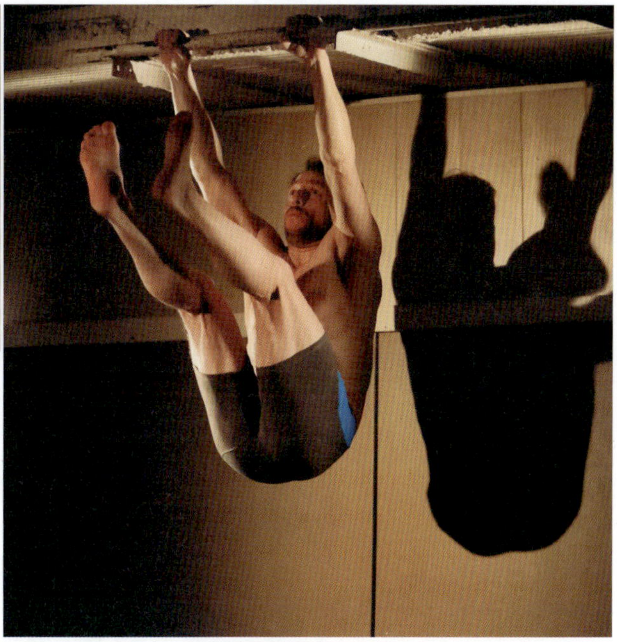

## 06. 드래곤 플래그

이 운동은 Bruce Lee에 의해 대중적으로 만들어졌으며 앞 체인의 가장 강렬한 움직임 중 하나이다. 먼저 머리 뒤에 고정 점 (예 : 체육관 사다리 또는 벤치)을 붙잡는다. 몸을 똑바로 유지하면서 수직으로 몸을 들어올린 다음(캔들 포즈 또는 숄더 스탠드라고도 하는 자세는 일반적으로 앵커 포인트에 고정하는 것을 포함하지 않는다.) 출발 위치로 돌아간다. 과도한 폄 또는 등을 아치로 만드는 흔한 함정을 피한다. 일반적인 수정으로는 한쪽 다리만 뻗어 캔들 포즈로 들어가거나 몸통 옆에 무릎을 댄 채 엉덩이를 올리는 것이 포함된다.

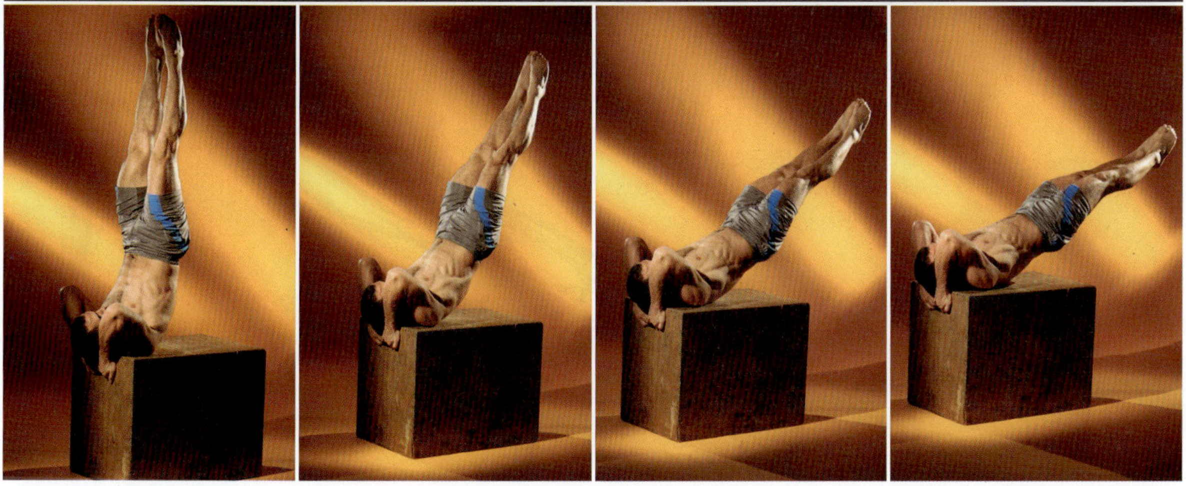

# 옆(가쪽) 체인 The Lateral (Side) Chain

발의 측면:
긴종아리근

정강이뼈 구역:
긴종아리근,
앞십자인대

넙다리:
엉덩정강근막띠,
큰볼기근,
넙다리 근막 긴장근

복부:
허리네모근,
빗근, 갈비사이근

머리:
목빗근,
머리널판근,
목널판근,
목엉덩갈비근

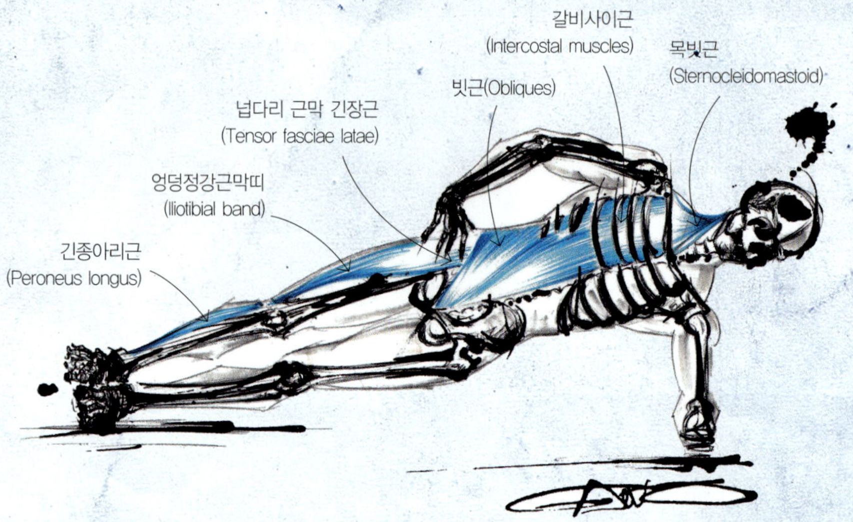


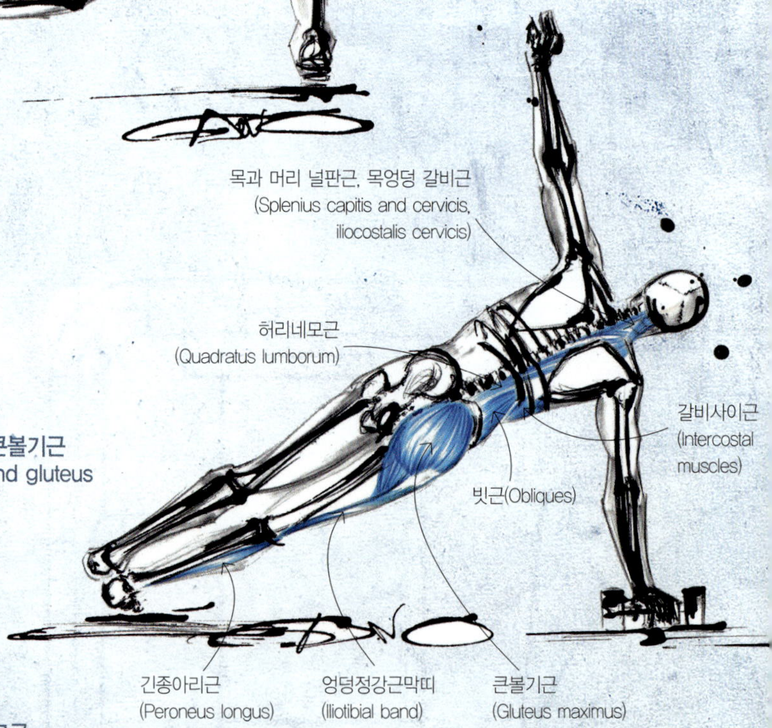


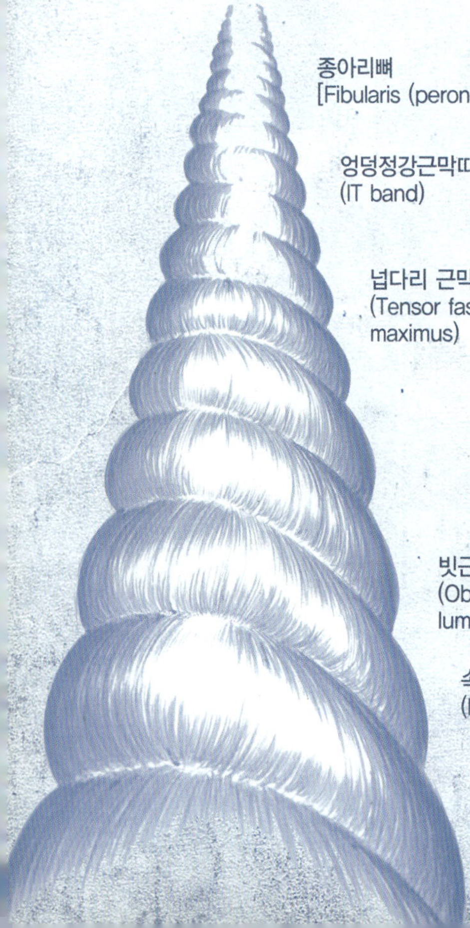

종아리뼈
[Fibularis (peroneal)]

엉덩정강근막띠
(IT band)

넙다리 근막 긴장근과 큰볼기근
(Tensor fascia latae and gluteus maximus)

빗근과 허리 네모근
(Obliques and quadratus lumborum)

속과 바깥 갈비사이근
(Internal and external intercostal muscles)

사각근 ,널판근 , 목 엉덩허리근 , 목빗근
(Scalene, splenius, iliocostalis, and sternocleidomastoid)

*옆 (가쪽) 체인은 옆의 균형을 조절하고 앞의 안정성에 기여한다. 앞 체인과 마찬가지로 속귀와 매우 가깝게 끝이 신체의 균형에 기여한다.*

그러나, 이 근육 체인은, 가쪽으로 깊게, 또한 얇은 앞과 뒤 체인과도 연결된다. 만약 당신이 옆 굽힘과 폄 운동을 게을리하고 앞과 뒤 체인에만 초점을 맞추거나 당신의 스포츠에 가쪽 움직임이 특별히 포함되지 않는 경우, 앞 체인과 뒤 체인 사이의 협업의 질을 떨어질 위험에 있으며, 옆 체인의 근육보상으로 이어질 수 있다.

이 체인은 지구력 체인과 힘 체인 사이 어딘가에 있다는 독특한 특징을 가지고 있어 뛰어난 힘을 낼 수 있고 동시에 뛰어난 체력을 가질 수 있는 혼합된 능력을 제공한다.

### 옆 (가쪽) 체인에서 가능한 오작동

- 신체활동은 신체의 좌우 균형이 빠르게, 그리고 오랫동안 불균형을 초래한다. 적응은 통증이나 부상으로 변하기 전에 경직성, 힘의 부족, 운동 조절력 상실의 형태를 취할 수 있다. 이러한 불균형이나 이를 초래하는 활동을 인식하게 되면, 가동성을 유지하는 동시에 부상당한 쪽을 스트레칭하고 강화하기 시작해야 한다. 몸을 보호하고 단련하는 방법으로서 가동성을 훈련할 때는 양쪽에서 균등하게 작용하는 것이 좋다.
- 두 번째 유형의 기능장애는 얇은 앞 또는 뒤 체인의 고장으로 인해 보상되는 이 체인의 근육을 포함한다. 이 경우 앞 체인 또는 뒤 체인이 가쪽 체인으로 일하기 전에 기능적으로 적절한지 먼저 확인하고 치료해야만 한다.

# 킬러 무브 KILLER MOVES

## 가쪽(측면) 체인의 발달(TO DEVELOP THE LATERAL (SIDE) CHAIN)

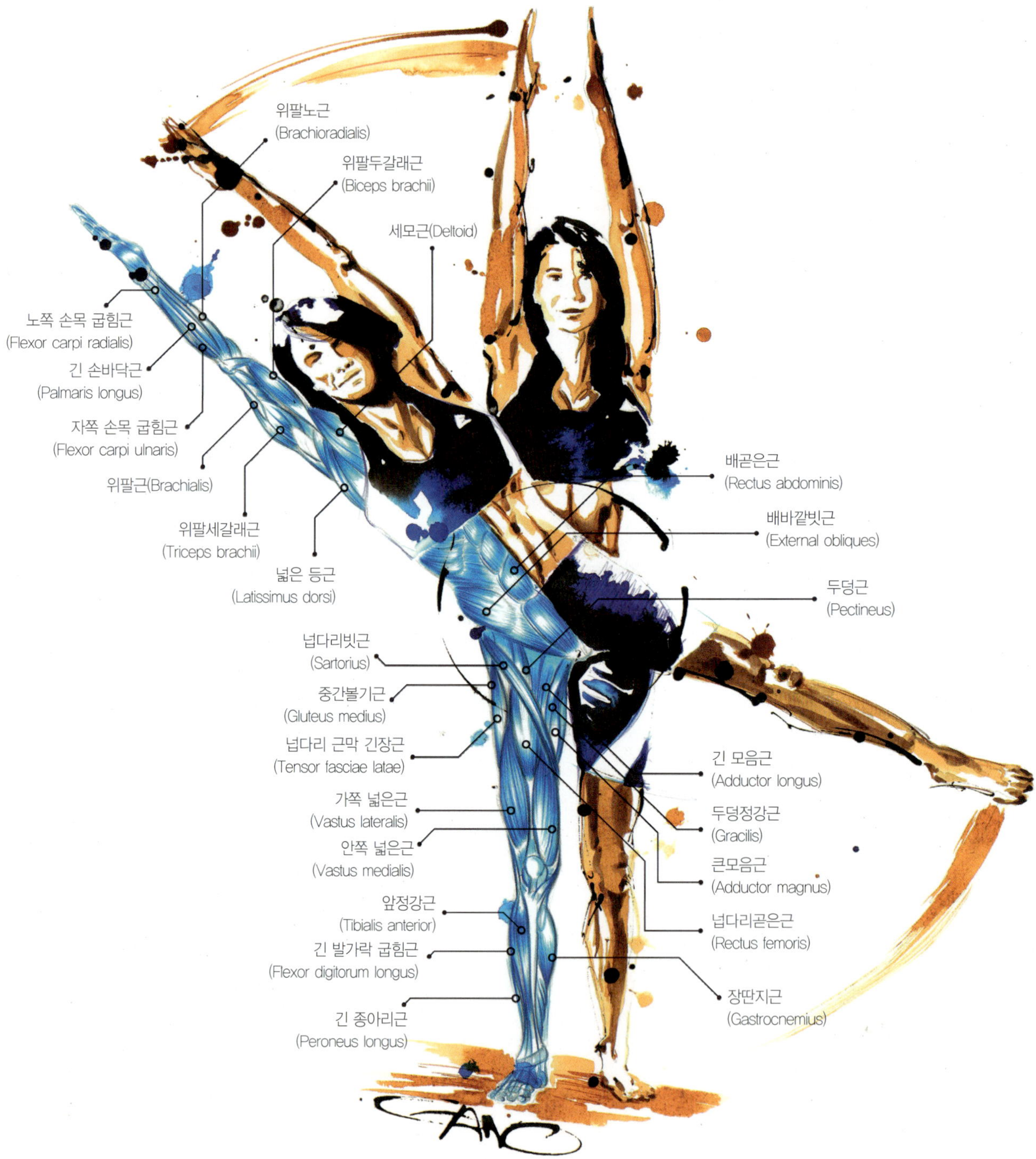

## 01. 서있는 자세에서 서스펜션 트레이너를 이용한 사선 크런치

끈이 짧아진 상태에서 팔을 머리 위로 잡는다. 끈의 고정 점에 수직으로 선다. 복부를 안으로 끌어당겨 그 전에 엉덩근을 쥐어짠다.
엉덩이와 몸통의 가쪽 굽힘으로 옆으로 쓰러질 수 있도록 한다. 이 스트레칭은 몸이 구부러질 때 짧은 끝부분 또는 과활동적인 체인이 아니라 허리를 곧게 펴면서 약한 체인을 강화시킬 수 있다. 몸이 가장 필요한 것을 발견하는 느낌에 주의를 기울인다. 낮게 늘어진 자세로 있는 것이 아프다면 이것은 뻣뻣한 징후이다. 시작 위치로 돌아오기가 어렵다면 이것이 약한 부위 라는 의미이다. 확실하지 않은 경우 두 운동을 모두 실행한다.

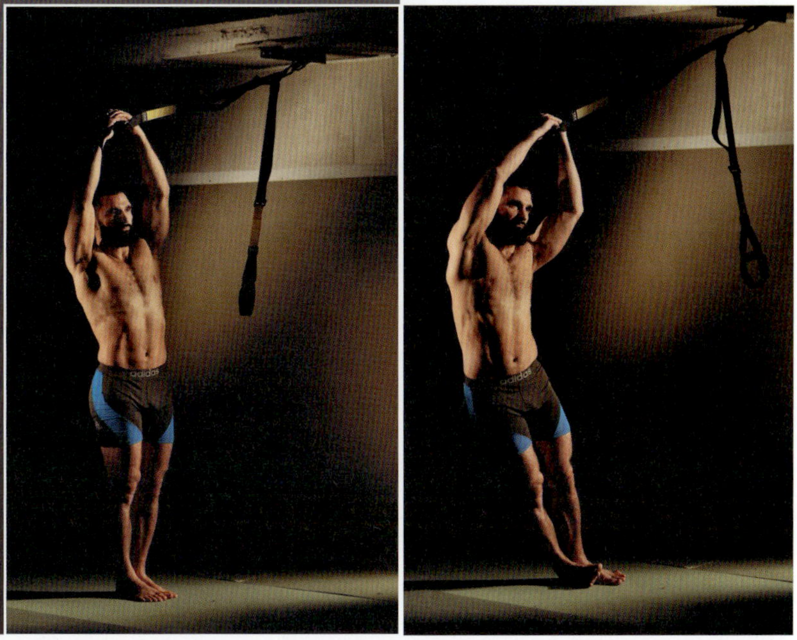

## 02. 서스펜션 트레이너를 사용한 옆으로 누워 엉덩이 올리기

이 스트레칭은 몸이 구부러질 때 짧은 끝부분 또는 과활동적인 체인이 아니라 허리를 곧게 펴면서 약한 체인을 강화시킬 수 있다. 복부를 끌어당겨서 엉덩근을 쥐어짜고 골반을 중립으로 유지하도록 한다(뒤로 또는 앞으로 기울이지 말 것).
엉덩이를 앞뒤로 움직이지 않고 머리를 정렬하여 엉덩이를 최대한 높이 올리거나 내린다. 어깨가 어긋나게 움직이지 않도록 한다. 모든 근육 보상은 피해야 한다. 위팔뼈의 머리는 가능한 한 중심을 유지한다. 이 스트레칭은 몸을 낮출 때 짧아지거나 지나치게 활동적인 체인에 도움이 될 뿐만 아니라 다시 올라올수록 약한 체인을 강화시킬 수 있다. 몸이 가장 필요한 것을 발견하는 느낌에 주의를 기울인다. 낮은 스트레칭 위치에 머무르는 것이 아프면 이것이 뻣뻣함의 징후이다. 시작 위치로 돌아 오기가 어렵다면 이것이 약한 부위라는 소리이다. 의심스러운 경우 두 가지 운동을 모두 실행한다.

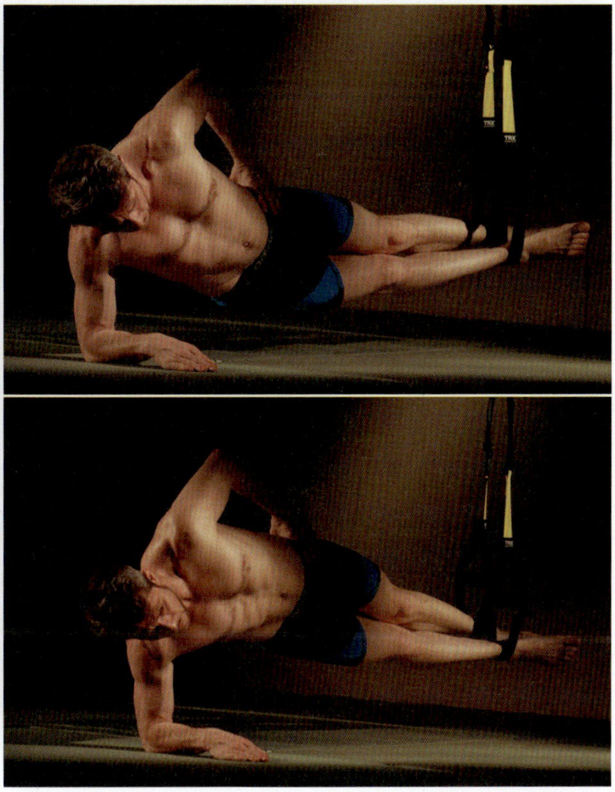

## 03. 공위에서 다리를 벽에 기댄채 옆으로 크런치

운동 볼 위에 엉덩이를 한쪽을 얹은 채 다리를 런지 자세로 놓고 룸 구석에 발을 놓는다. 손을 머리 뒤에 놓고 상체를 아래로 내려 몸통 옆면이 공에 닿도록 한다. 운동 방향을 반대로 하여 상체를 들어 올릴 수 있는한 몸통을 가쪽으로 들어 올린다. 운동하는 동안 올바른 자세를 유지하려면 복부를 당겨 어깨를 최대한 뒤로 젖히고 가슴을 편다.

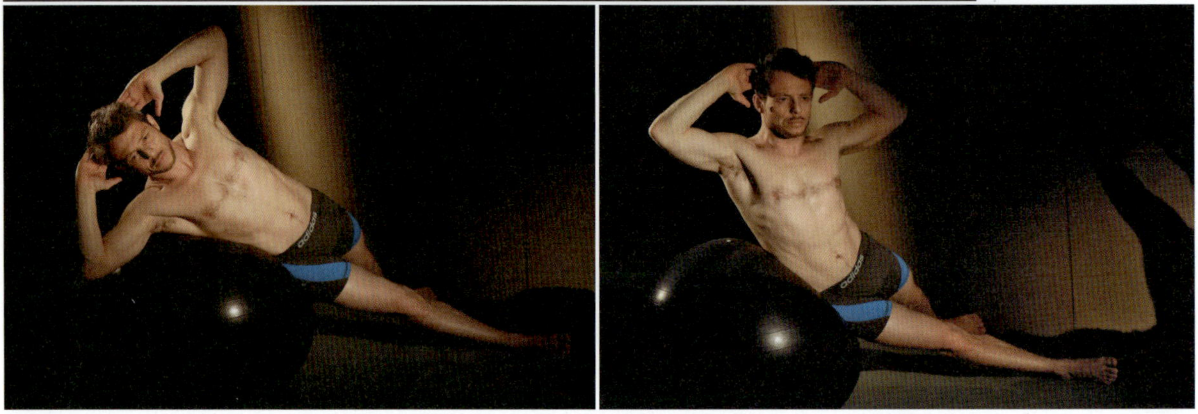

## 04. 서있는 자세에서 별 운동

이 운동은 균형 운동과 마찬가지로 가쪽 체인을 활성화시키는 기능적이고 역동적인 코어 안정성 운동이다. 두 발을 모으고 서서 두 팔을 머리 위로 손바닥을 마주보고 똑바로 세운다. 엉덩이 근육을 쥐어짜서 복부를 편평하게 만들고, 다른 다리를 옆으로 올리면서 체중을 지지발 쪽으로 부드럽게 기울인다. 이 운동 내내, 몸의 균형을 잃거나 앞 또는 뒤로 기대지 않고 머리와 손가락을 통해 몸을 늘이도록 노력한다(균형에 대한 도움이 필요한 경우 상단 팔을 위로 들어 올려 몸통에 수직이 되도록 한다).

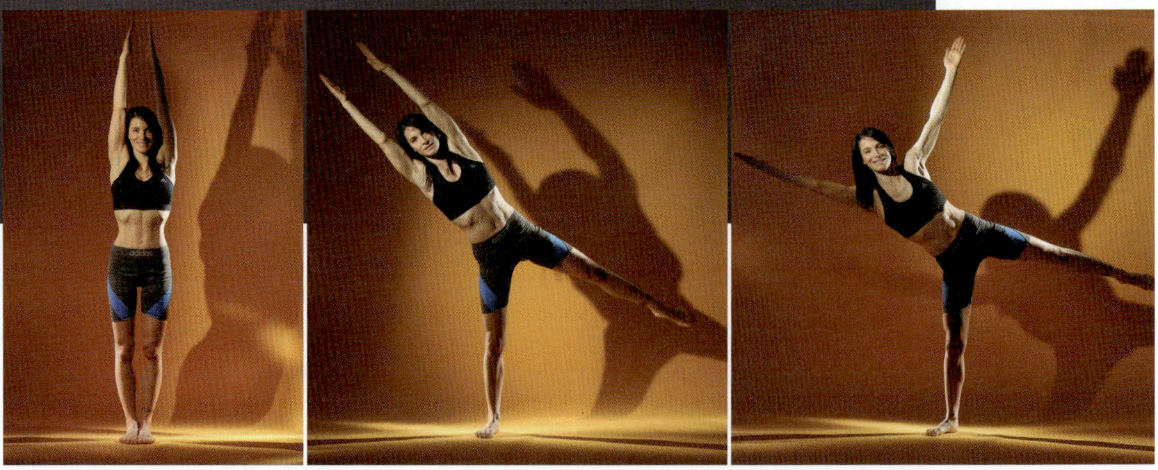

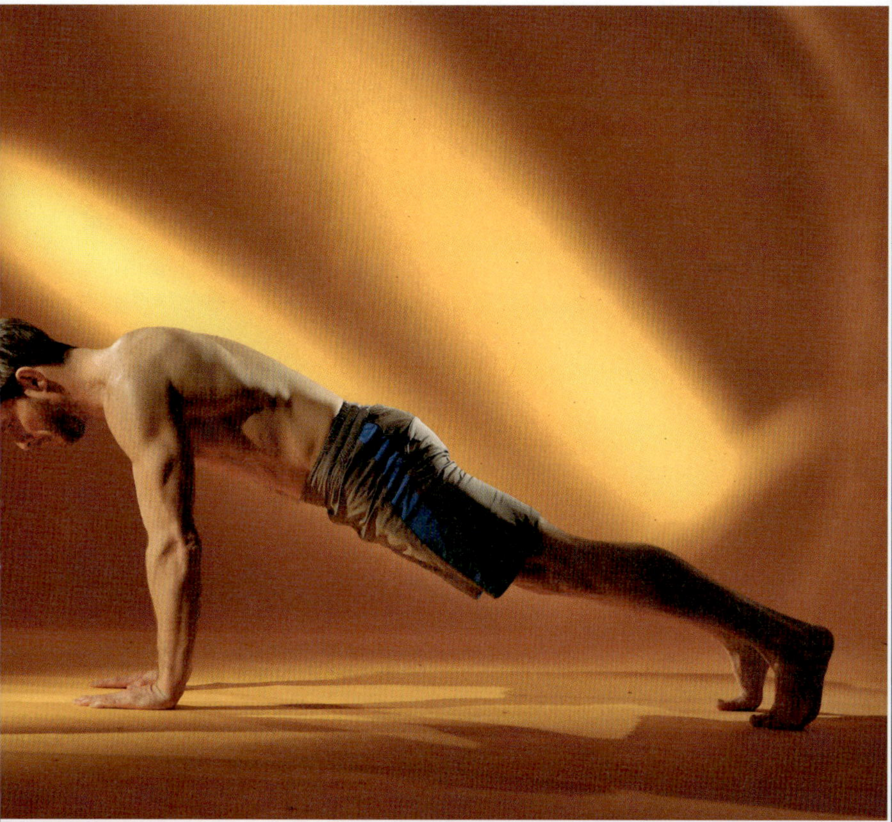

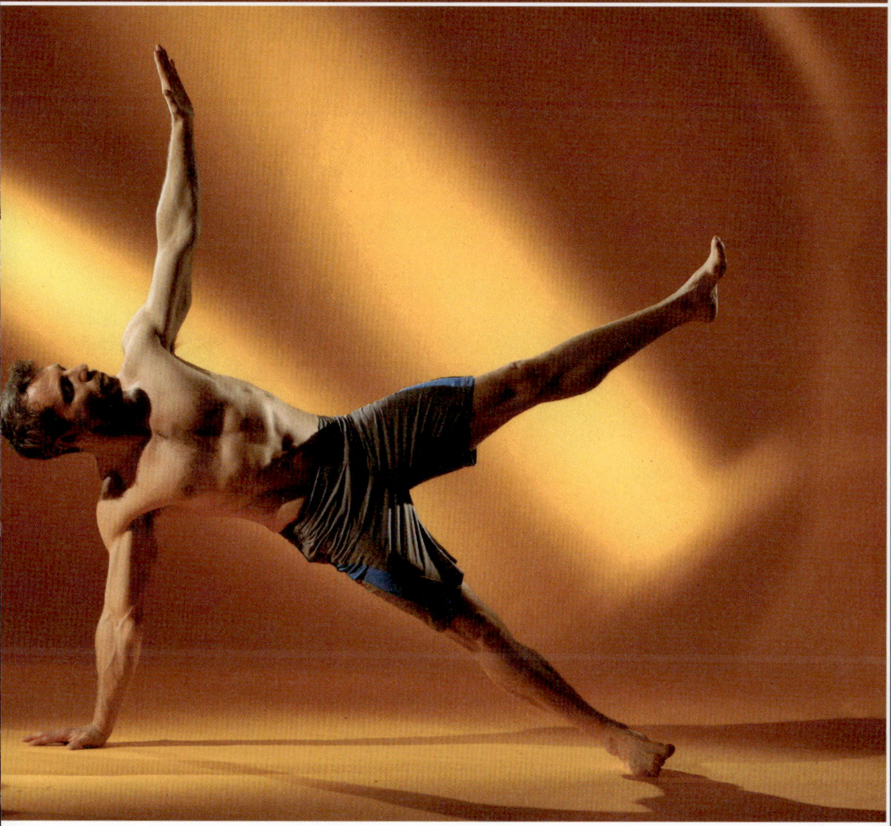

## 05. 바닥 자세에서 별 운동

이 바닥 버전은 별 운동을 좀 더 어렵게 만들어 균형과 코어 강화 실행을 강화한다. 플랭크 자세로 시작한 다음, 한쪽 엉덩이를 열고 몸을 회전시켜(바닥 발을 발가락에서 바깥쪽 가장자리로) 한 손에는 몸을 지탱하면서, 윗쪽 팔은 당신의 몸통과 윗쪽 다리는 가능한 한 아래 다리 위로 높이도록 들어올린다.

# 나선 체인 The Spiral Chain

골반: 두 나선으로 시작하는 위앞 엉덩뼈 가시

다리: 넙다리 근막 긴장근, 엉덩정강 근막띠, 앞 정강근(한쪽으로 가는), 긴 종아리근, 넙다리 두갈래근(궁둥뼈와 반대쪽으로 가는 종아리뼈의 머리)

발: 첫 번째 발허리뼈 와 엄지 발가락

몸통: 배속 빗근, 백선(복부), 배바깥 빗근(반대편의)

어깨 띠: 앞 톱니근, 마름근

목과 머리: 머리 널판근, 목 널판근, 척추 세움근, 엉치뼈, 엉치결절인대, 허리 엉치 근막

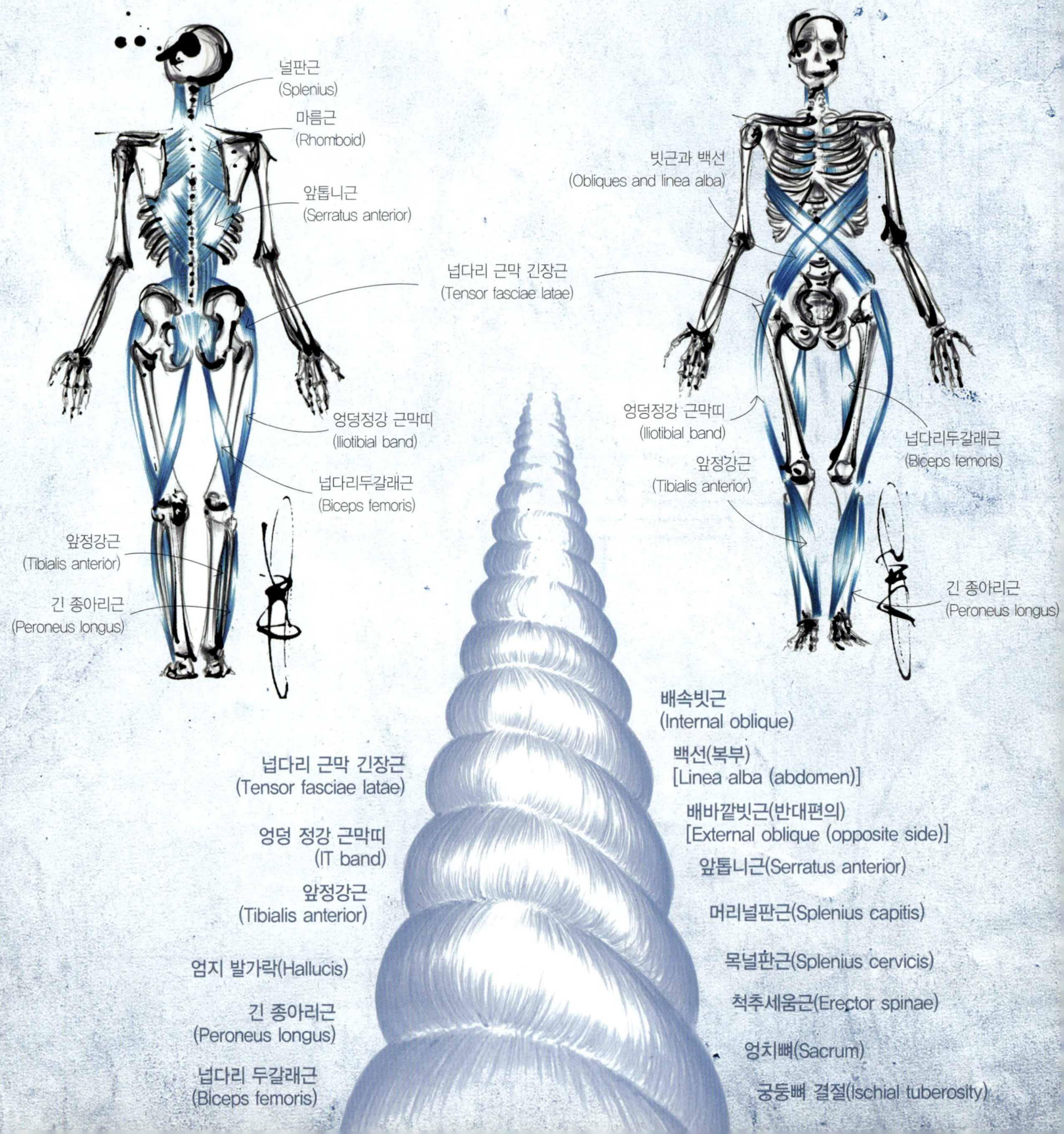

*기능 면에 필수적인 나선 체인은 회전 체인 또는 이중 체인으로도 불린다.*

나선형 체인은 효과적으로 이중의 "스트레이트 재킷"을 형성하며, 두 개의 반대되는 체인으로 나뉜다: 하나는 엉덩뼈 능선에서 아래로, 다른 하나는 엉덩뼈 능선에서 위로 가는 것이다. 몸을 따라 이동하면 앞 체인과 뒤 체인이 연결된다. 이 효과는 신체 활동이나 스포츠와 직결된다. 이것을 포함하고 있는 근육은 정확한 운동 기능뿐만 아니라 자세 균형에 기여한다.

### 나선 체인에서 발생할 수 있는 오작동

대부분의 문제는 회전 연습 없이 단일 관절 운동에 집중하는 것과 같은 단 하나의 평면에서의 훈련으로 인해 발생한다.

- 훈련할 때 어떤 형태의 회전 운동도 하지 않으면 나선 체인이 약해질 것이다. 당신의 스포츠가 회전이 필요하다면, 특별히 나선 체인에 초점을 맞추지 않는 한 어떤 진전도 이루지 못할 것이다.
- 불완전한 프로그램을 사용하면 같은 효과가 있다. 이러한 회전 운동을 일상이나 스포츠 활동에서 사용하지 않더라도, 다른 면(운동과 자세 모두)에서 유용한 이 체인에 속하는 일부 근육은 충분히 사용하지 않으면 효력이 없어질 수 있다.

**점과 점의 연결**

하지에서 발견된 최초의 근막 나선은 골반의 움직임을 발의 아치와 연결하는 구조를 형성한다. 이것은 발에 무너지는 아치가 골반이 앞으로 기울어 져서 발생할 수 있음을 의미한다.
반대로 발의 아치를 공으로 마사지하면 골반으로 가동성을 되돌릴 수 있다.

## 나선 체인 제한의 발견

이 체인은 특히 복잡하며, 무수하고 다양한 제한에 노출되어 있다.

모든 것을 즉시 치료하려고 하는 것은 비현실적이다. 당신은 종종 목표와 연관되어 있는 가장 간단하고 최악의 문제부터 시작해야 한다.

1. 다음과 같은 검사를 실행하여 목뼈의 회전에 제한이 있는지 판단한다. 무릎을 맞대고 의자나 상자에 앉아 가슴 위로 팔을 교차시킨다. 가능한 한 양쪽으로 몸을 돌리면서 엉덩이를 출발 위치로 유지하도록 노력한다. 오른쪽과 왼쪽으로 회전할 때 차이를 관찰한다.

2. 이전 검사의 버전을 사용하여 목뼈와 직접 연결된 제한을 분리한다. 이번에는 어깨를 움직이지 말고 고개를 최대한 오른쪽으로, 왼쪽으로 돌리도록 한다. 나선형 체인에 대한 완전하고 최적의 프로그램은 종종 목 운동을 포함한다.

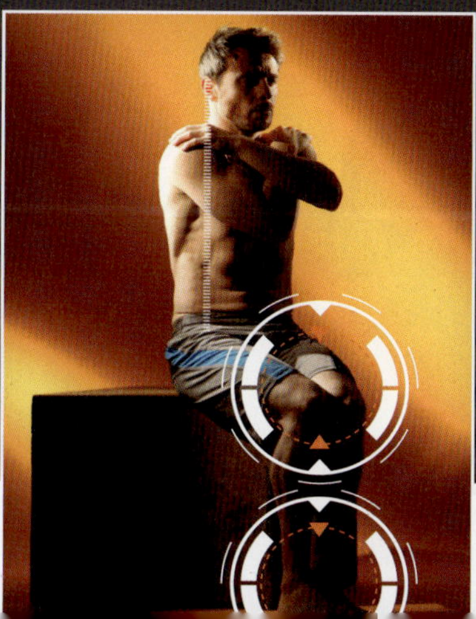

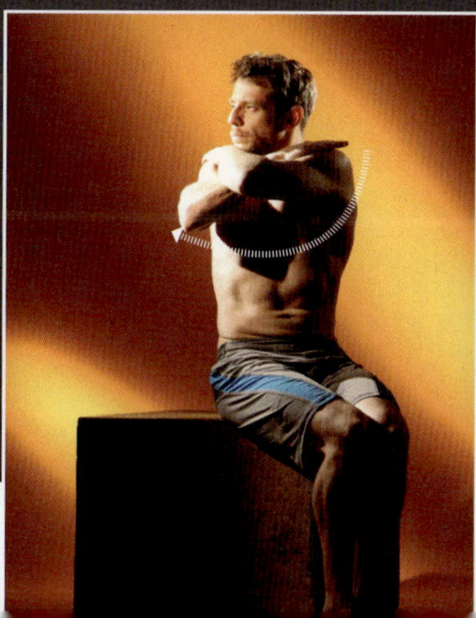

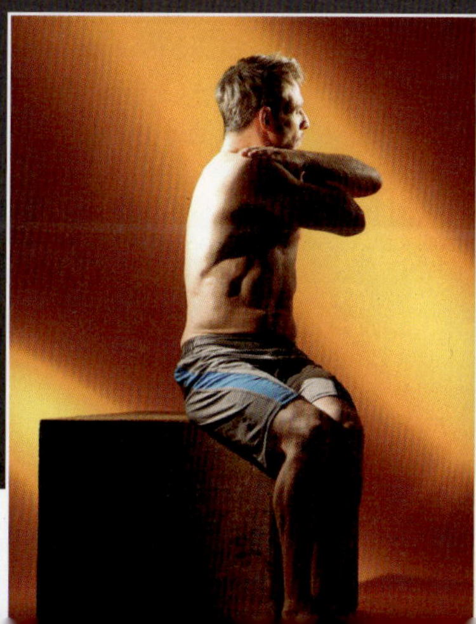

3. 하지를 포함시켜 검사를 확대한다. 두 발을 모으고 일어서서 팔은 35° 정도 옆으로 직접 벌리고 손바닥은 정면을 향한다. 같은 방법으로, 같은 팔 위치를 유지하면서 가능한 한 양쪽으로 돌린다.

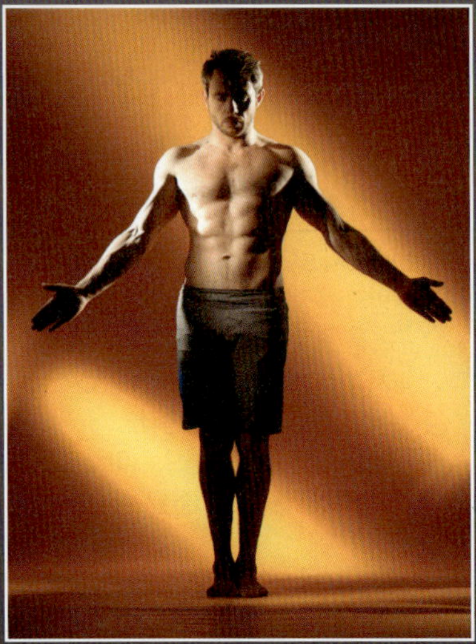
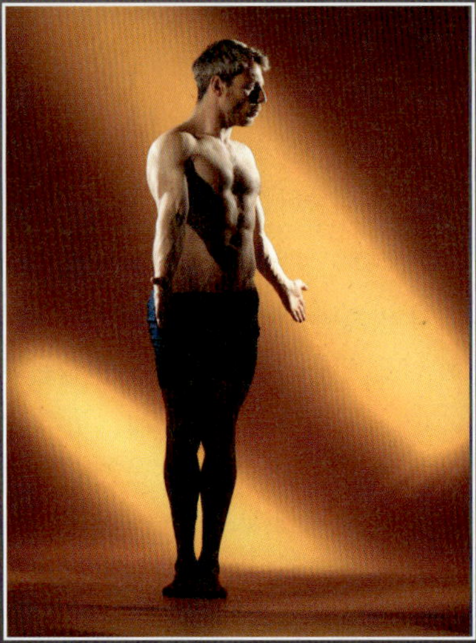
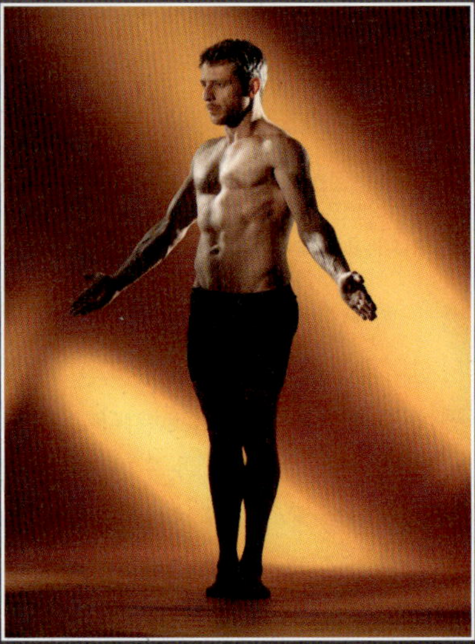

4. 좀 더 복잡한 움직임에서 전체 체인의 한계를 고려하고 특히 회전할 때 어떤 분절에서 보상되는지 결정한다. 삼각대 운동은 다음과 같이 완벽하다 : 앞쪽으로 길게 찌르는 자세를 취하고 뒷다리의 엉덩관절이 늘어날 때까지 몸을 내린다. 팔의 반대쪽 팔을 앞발에 평행하게 하고 뒷발과 일직선으로 바닥에 놓고, 몸통을 뒷다리로부터 멀리 회전시키고, 뒷다리 반대편 팔을 위로 뻗는다.

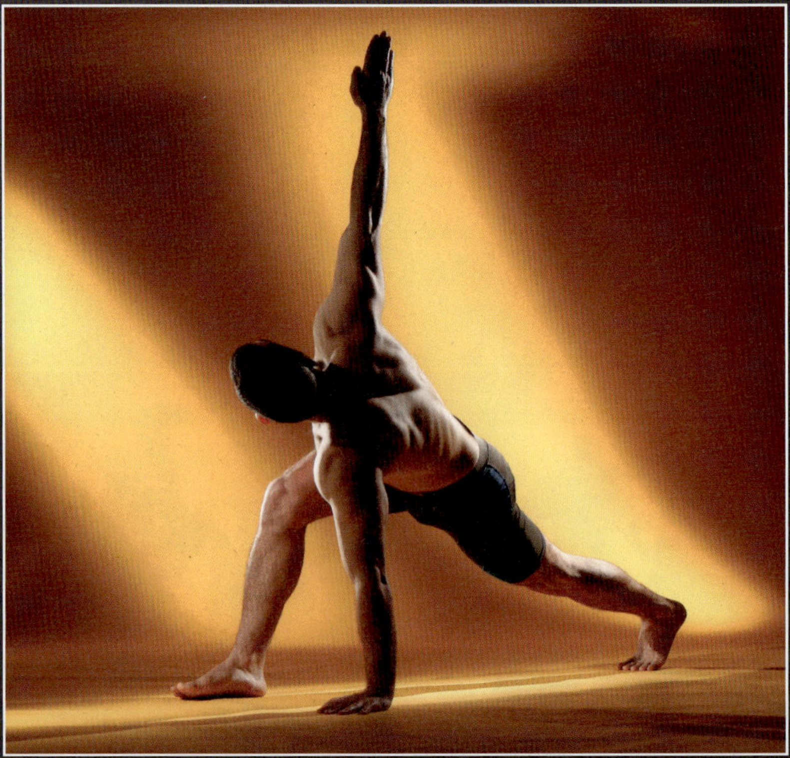

## 결론

이 네 가지 단계를 통해 보다 복잡한 동작을 시작하기 전에 문제가 있는 영역을 식별할 수 있다.

**아픈가요?** 병리학적 문제가 아니라면 이 책의 부분에서 통증 부위를 부위별로 치료하는 내용을 사용하여 문제를 해결한다.

**뻣뻣합니까?** 아니면 움직임에 제한이 있는가? 가동성의 재발견 전용 부분을 읽어야 한다. 몸에 귀를 기울인다. 당신은 누구보다 이것을 잘 알고 있다.

# 킬러 무브 KILLER MOVES

## 나선 체인의 발달(TO DEVELOP THE SPIRAL CHAIN)

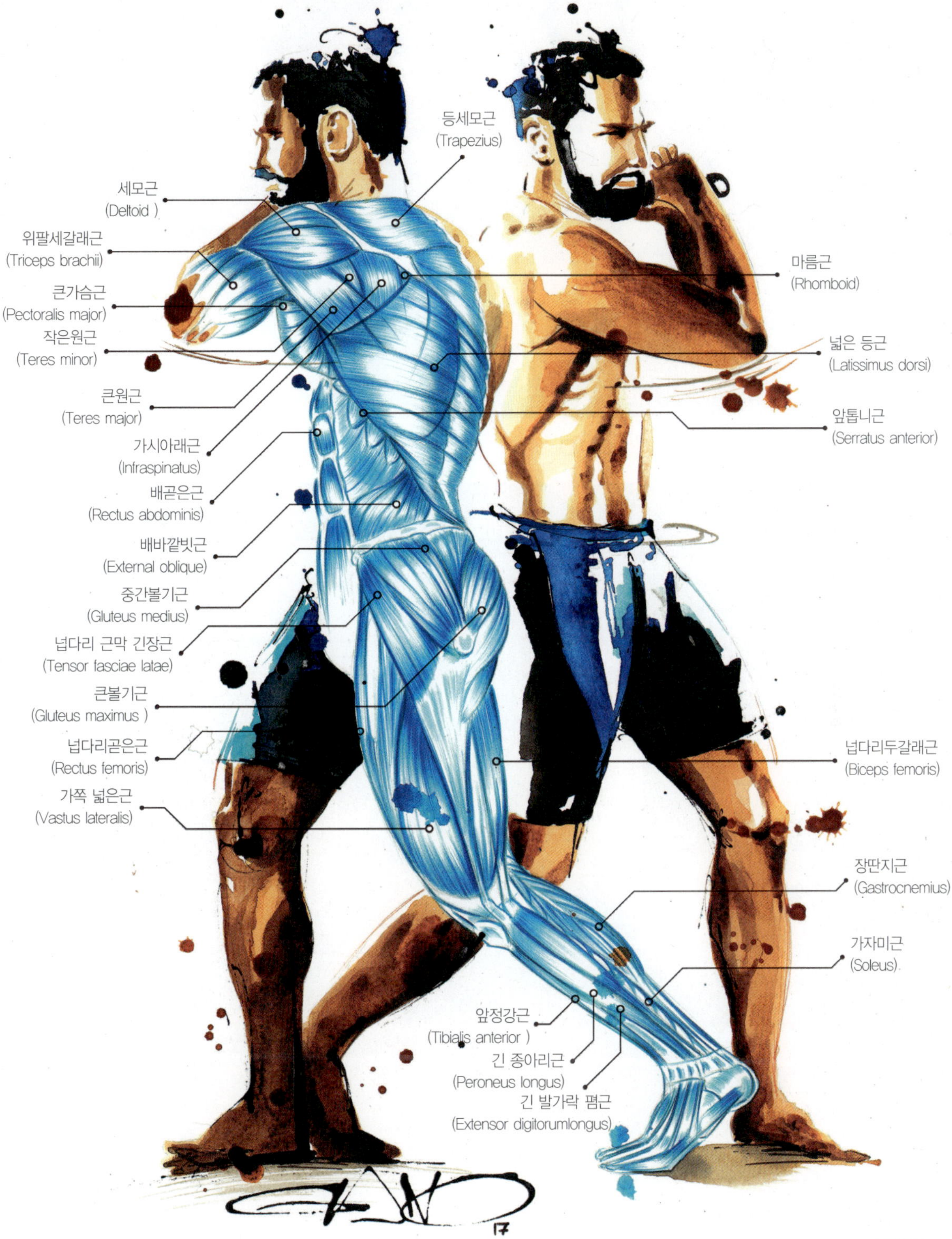

## 01. 운동 공 위에서 자동차 와이퍼 다리 차기

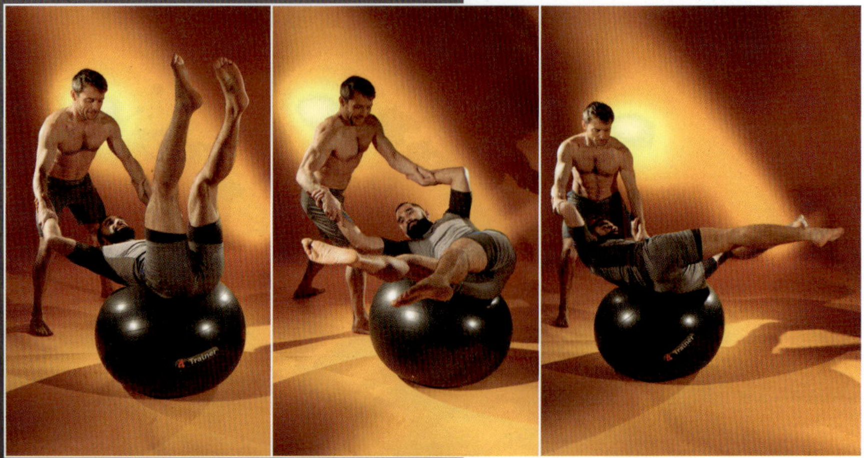

척추와 골반의 위치에 대한 인식을 높이기 위해 등을 맞춘 상태에서 운동 볼에 얼굴을 위로 향하게 눕힌다. 이 위치에서 등이 공 위에 아치형이 되도록 하면 안된다(옆으로 움직일 때 척추를 받쳐 주어야 한다). 체육관 사다리나 벤치를 잡고 있거나 파트너에게 당신을 지지해 달라고 요청한다. 다리를 들어 올려 바닥에 수직이 되게 한 다음 엉덩이를 오른쪽에서 왼쪽으로 돌리면서(다리를 계속 차는 동안) 다리를 걷어 찬다. 운동 내내 복부를 최대한 편평하게 유지하고 골반을 약간 앞으로 기울이고 골반 바닥을 잠근다.

## 02. 스키 케틀벨 흔들기

발과 무릎을 똑바로 세우고 양손으로 케틀벨 하나를 잡는다. 무릎을 약간 굽히고 진자운동처럼 케틀벨을 몸의 오른쪽과 왼쪽으로 한 번 움직인다. 운동 중에는 등을 똑바로 세우고 가슴을 내밀고 어깨를 뒤로 당긴다. 아래쪽 팔다리를 강하게 밀어서 케틀벨을 앞으로 들어 올려 움직임을 만든다. (세 번째 사진 참조). 상체는 움직임을 따라야 한다. 시작하지 않는다. 버전에 따라 케틀벨이 이마에서 멈추거나 머리 위로 올라간다. 이 운동 내내 무릎을 안쪽이나 옆으로 구부리지 않도록 조심한다. 무릎 보호대는 항상 발가락 선을 따라야하며 무릎은 평행을 유지해야 한다.

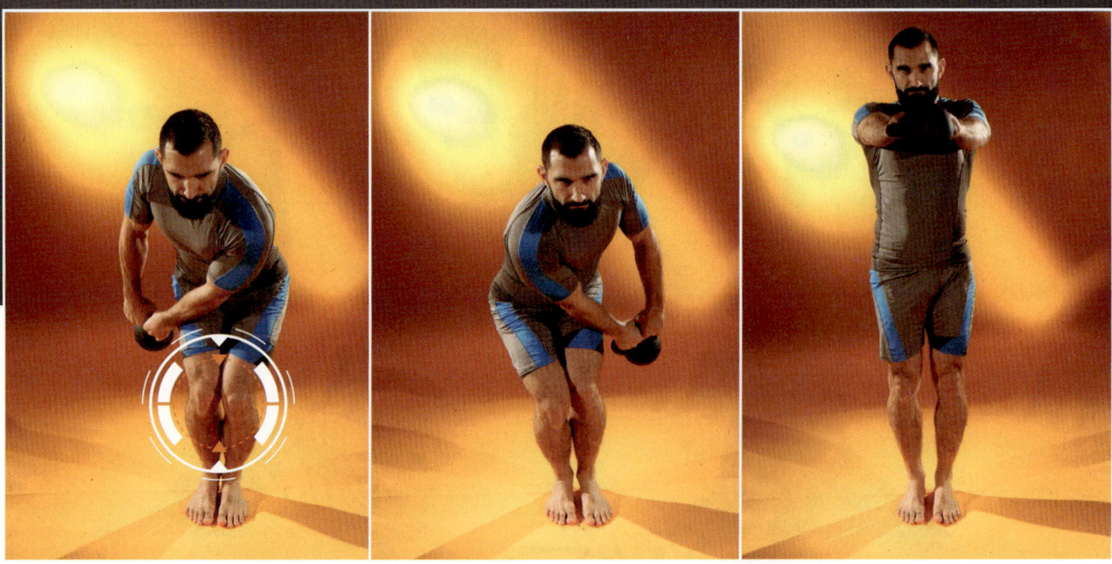

## 03. 회전하는 케틀벨 흔들기

엉덩이와 어깨 너비 사이에 발을 놓고 중립 위치에서 시작한다. 무릎과 엉덩이를 잠그지 않는다. 케틀벨을 양손으로 잡고 한쪽 어깨로 가져온다. 무릎을 구부리고 발을 평행하게 유지하고 케틀벨과 정렬한다. 어깨를 뒤로 당기고 등을 똑바로 유지하고 가슴을 밀어낸다. 가능한 한 수평으로 유지하려고 애쓰면서, 케틀벨을 가로로 다른 어깨 쪽으로 돌린다. 케틀벨이 몸에서 나오지 않도록 한다. 흔들면서 발, 무릎, 엉덩이를 돌려 케틀벨을 따라간다.

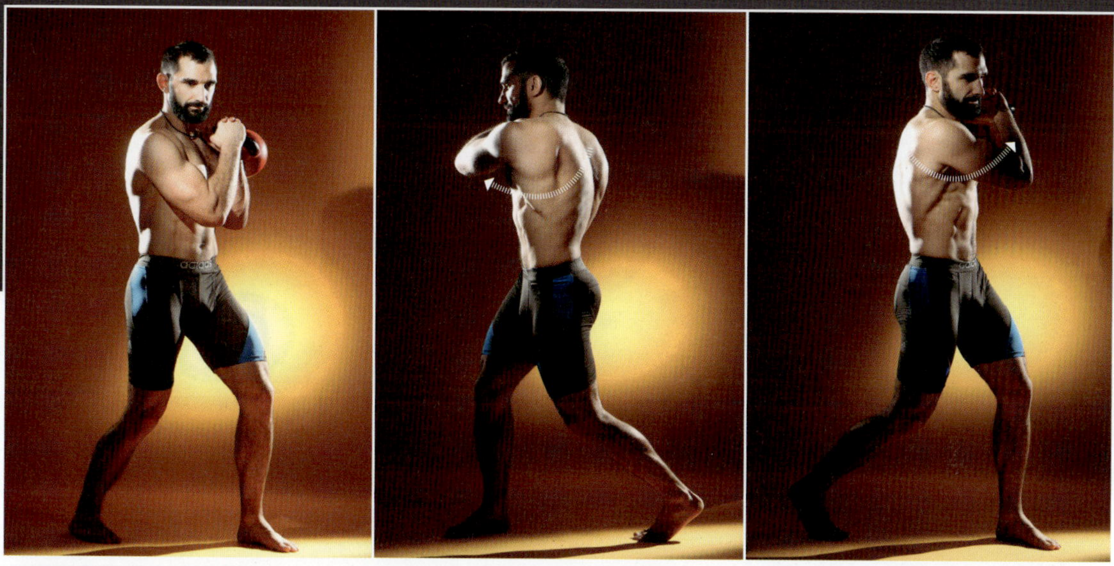

## 04. 운동 볼에서 무릎 돌리기

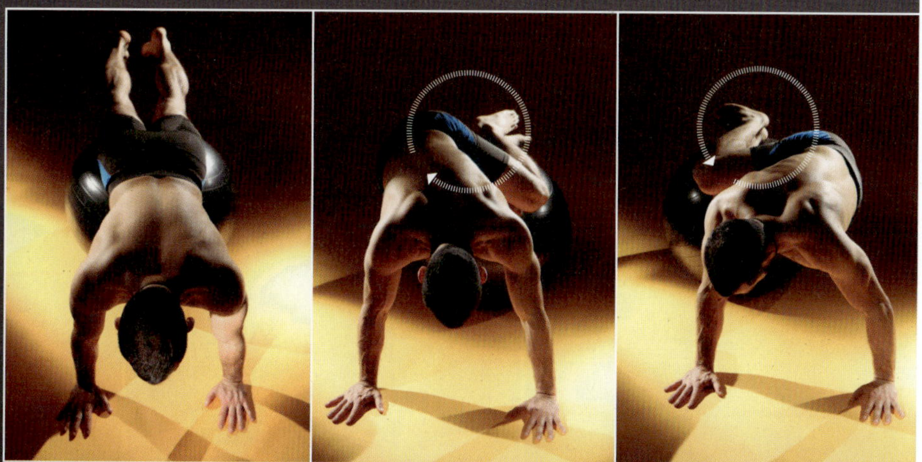

이 가동성 운동에서 웨이트나 반복의 증가의 측정은 없다. 당신이 주목해야 할 유일한 지표는 움직임의 유동성과 실행 속도뿐이다. 운동 볼의 상단에 아래 엉덩이/위쪽 허벅지를 대고 엎드린다. 손을 바닥에 놓고 팔을 완전히 펴서 팔굽혀펴기 자세를 취한다. 운동 내내 발을 모으고, 무릎을 가슴 쪽으로 가져오면서 엉덩이를 옆으로 돌린다. 엉덩이를 볼에 맞추어 돌려 무릎을 가슴 밑으로 집어넣는다. 엉덩이를 다른 방향으로 돌리고 무릎을 볼의 반대쪽으로 민다. 운동하는 동안 볼은 바닥에 원을 그린다. 이 운동을 가능한 많은 유동성과, 그 다음 가능한 빠르게 반복한다.

## 05. 수퍼 스콜피온

이 가동성 운동에서 웨이트나 반복의 증가의 측정은 없다. 당신이 주목해야 할 유일한 지표는 움직임의 유동성과 실행 속도뿐이다. 운동공의 상단에 아래 엉덩이/위쪽 허벅지를 대고 엎드린다. 손을 바닥에 놓고 팔을 완전히 펴서 팔굽혀펴기 자세를 취한다. 엉덩이를 옆으로 돌리고 약간 구부러진 다리를 가능한 한 멀리 흔 든다. 이 자세를 뒤집기 전에 다리를 꽉 잡고 더 멀리 움직인다. 각 엉덩관절의 회전을 강조하기 위해 잠시 멈춤으로써 움직임의 범위에서 천천히 진행하도록 노력한다.

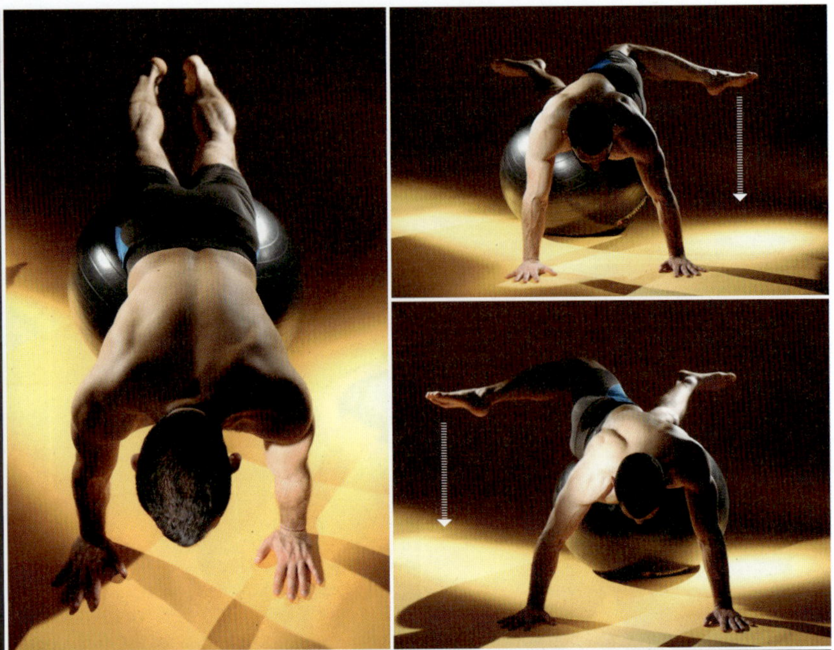

동작 범위가 충분하면 최대한 빨리 엉덩이를 돌려서 운동의 횟수를 늘린다. 긴장을 풀고 최대한 유동적으로 움직인다.

## 06. 케이블 또는 밴드를 이용한 통나무 자르기

굵은 줄과 함께 끈 또는 높은 도르래를 사용하여 신체의 한 쪽이 밴드 또는 기계의 고정 점을 향하도록 발을 엇갈리게 배치한다. 복부를 당기고 복부근육과 엉덩근육을 최대한 조인다. 몸통을 돌려서 양손으로 끈 또는 굵은 줄을 대각선으로 당긴다. 앞으로 기울이지 않는다. 전체 운동동안 균형을 조절해야만 한다. 운동 내내 등을 완전히 똑바로 세우고(어깨를 둥글게 하지 말 것), 가슴을 바깥쪽으로, 팔꿈치를 완전히 뻗은 상태로 유지하도록 한다.

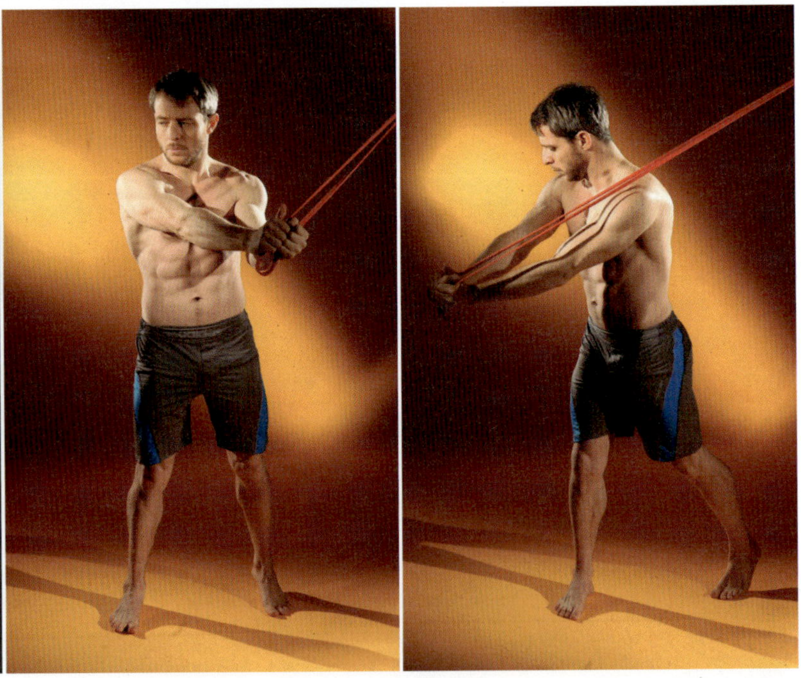

# 앞팔 체인 The Anterior Arm Chains

복장뼈: 체인의 시작점, 큰 가슴근의 닿는점과 함께

갈비: 작은 가슴근 닿는점

어깨뼈: 노뼈 방향으로 위팔 두갈래근을 향한 부리돌기

위팔뼈: 넓은등근과 위팔 두갈래근의 닿는점;깊은 손가락 굽힘근을 향한 자뼈의 안쪽 위 관절융기의 연장선

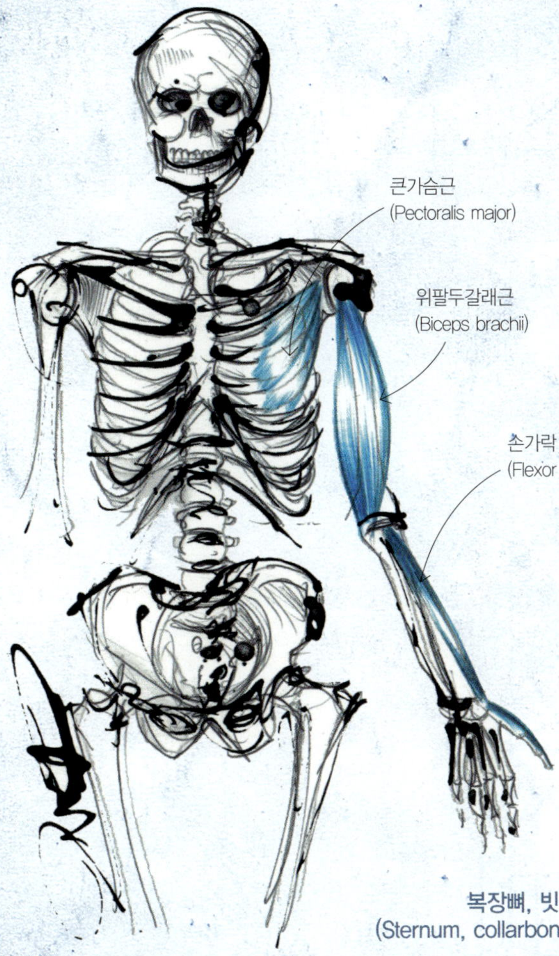


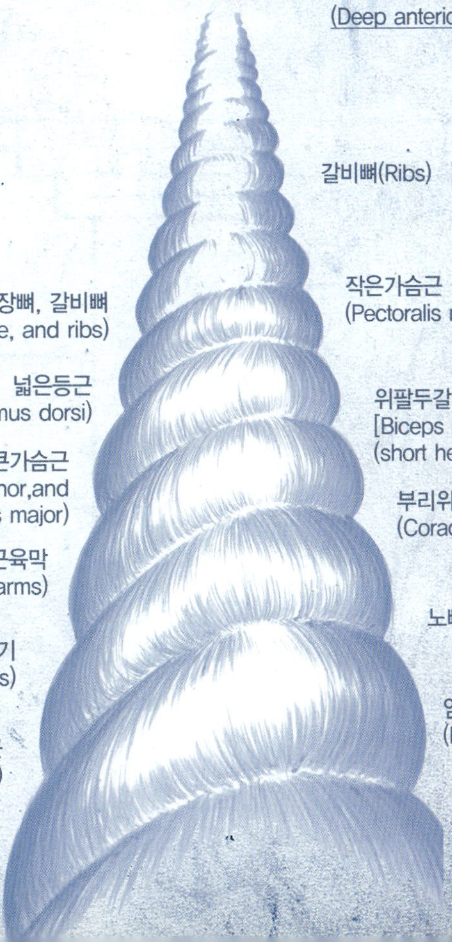

*얇고 깊은 앞 체인에서 계속해서 두 개의 앞 팔 체인이 있다: 표면적인 것과 깊은 것. 얇은 앞 체인과 마찬가지로, 깊은 앞쪽 팔 체인은 반응성이 있으며 다양한 자세 및 운동 적응 및 보상에 관여한다.*

얇은 앞쪽 팔 체인은 복장뼈, 갈비뼈 및 빗장뼈에서 가슴근의 부착에 이어 위팔뼈의 근처에 부착, 넓은 등근 및 위팔 두갈래근의 긴 머리까지 간다. 여기, 자뼈의 중간 위 관절융기를 통해 깊은 손가락 굽힘근으로 연장되는 근육 간 분할이 있다. 체인은 손목 관절을 통해 손가락의 손바닥면에서 끝난다.

깊은 앞쪽 팔 체인은 연결이 적지만 작은가슴근뿐만 아니라 갈비뼈(세 번째, 네 번째 및 다섯 번째 갈비에만)에 연결된다. 위팔 두갈래근의 짧은 머리쪽으로 계속 이어지고, 어깨뼈의 부리돌기를 거쳐 노뼈에 재결합 한다. 체인은 엄지 손가락의 앞쪽에 있는 골막의 끝에서 손배뼈 바로 앞에 온다.

### 앞쪽 팔 체인의 가능한 오작동

역도 프로그램에서 흔히 혹사당하는 앞팔 체인의 근육은 종종 자가 마사지와 가동술로 충분히 치료되지 않는다. 자세 문제는 앞쪽 팔 체인에 중대한 결과를 초래할 것이다. 국소화된 긴장감 외에도 이러한 자세 문제로 인한 불균형은 가슴, 어깨, 목에 문제를 일으키거나 지속시킬 수 있다.

# 킬러 무브 KILLER MOVES TO DEVELOP THE ANTERIOR ARM CHAINS

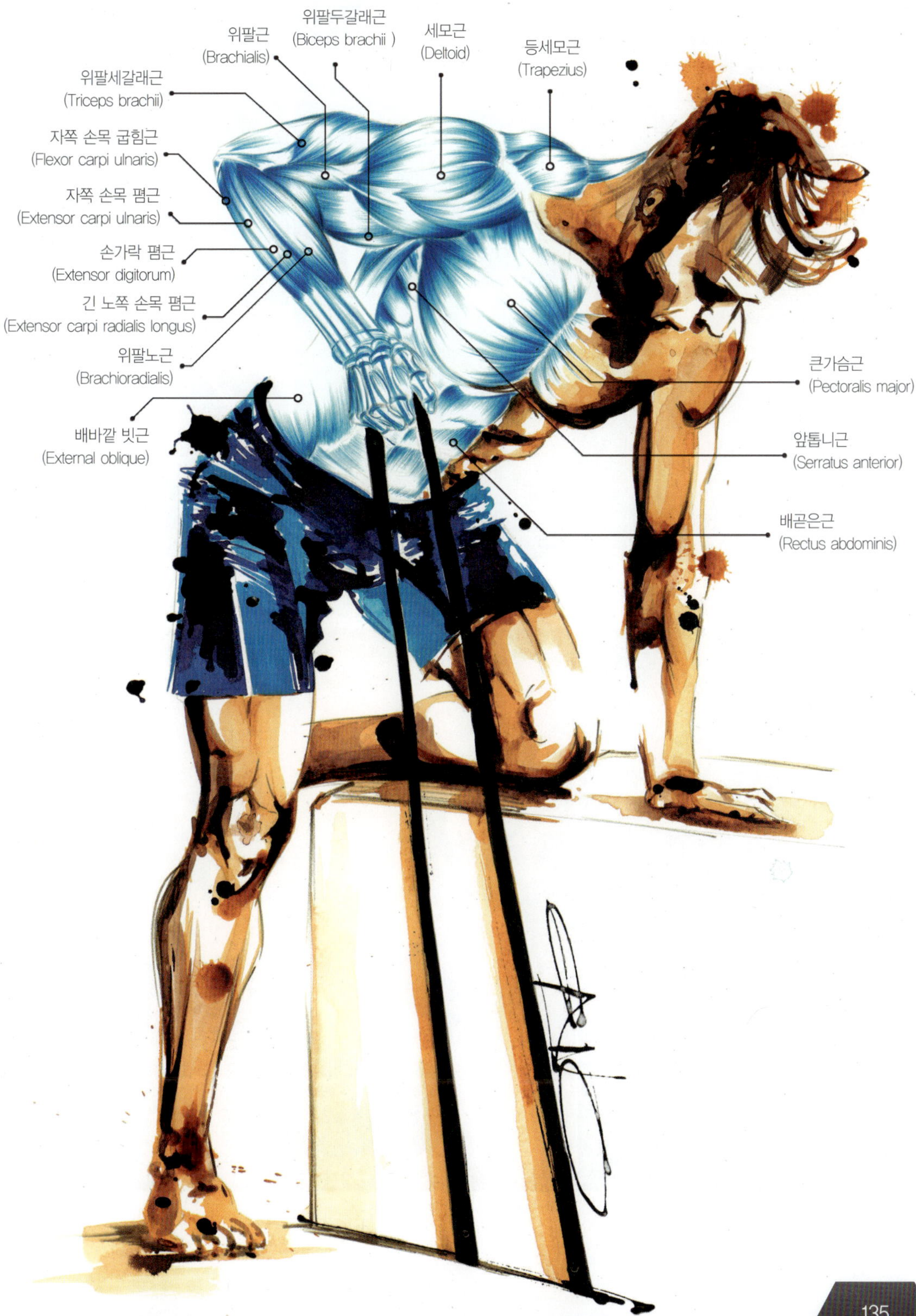

## 01. 풀업

올바르게 실행하면, 이 고전적인 운동은 특히 앞쪽 팔 체인을 성장시키는 강력한 방법이 될 수 있다. 이 운동에는 여러 가지 버전이 있다. 표준 버전부터 시작하겠다. 고정된 바(stationary bar) (손바닥이 어느 방향으로든 향할 수 있음) 또는 어깨 너비보다 약간 넓고, 손 사이의 공간이 있는 높은 고정 선반을 잡는다. 팔을 펴서 스스로 매달린다. 등을 구부리지 말고 가슴을 펴고 밀면서 세트를 시작하고, 어깨뼈를 서로 가까워지게 한 다음 가슴을 바 또는 선반 위로 당겨 상방으로 움직이게 한다. 시작 위치로 내려갈 때 갑자기 넘어지지 않도록 주의한다.

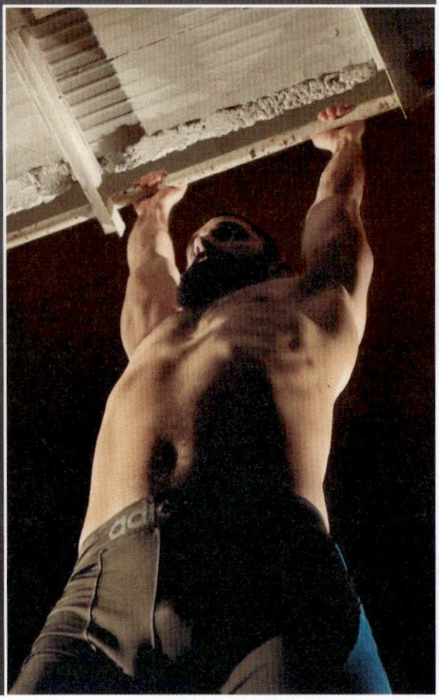

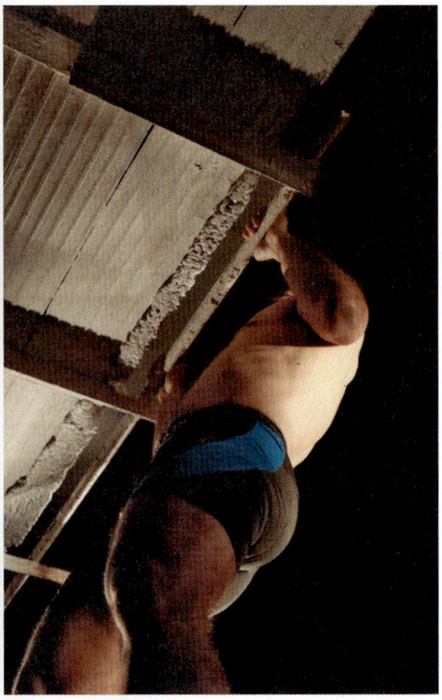

## 02. 하이 풀리 로우

이 운동은 대부분 하이 풀리 머신(high pulley machine)을 사용하여 실행되지만, 저항 밴드도 사용할 수 있다. 어깨 너비 보다 약간 작은 손 사이의 공간으로 막대 또는 바를 잡는다. 등을 펴고 바닥에 앉고(또는 머신이 있다면 머신에 앉음), 가슴을 펴고 어깨를 내리고 등을 당긴다. (바닥에 앉으면, 하이 풀리(high pulley) 또는 밴드 앵커(band anchor) 위치와 관련된 자세를 찾고, 운동을 실행할 때 어깨를 긴장시키거나 등을 과도한 폄 자세가 되지 않게 한다.) 복근을 긴장시키고 팔을 굽혀서 바 또는 밴드를 가슴쪽으로 당기고, 시작 위치로 곧게 펴서 돌아온다.

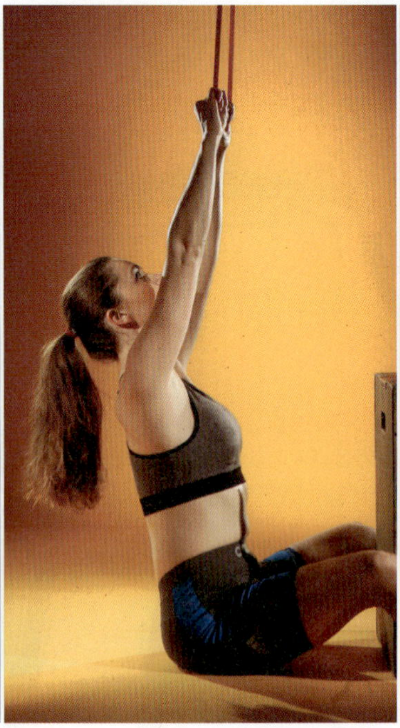

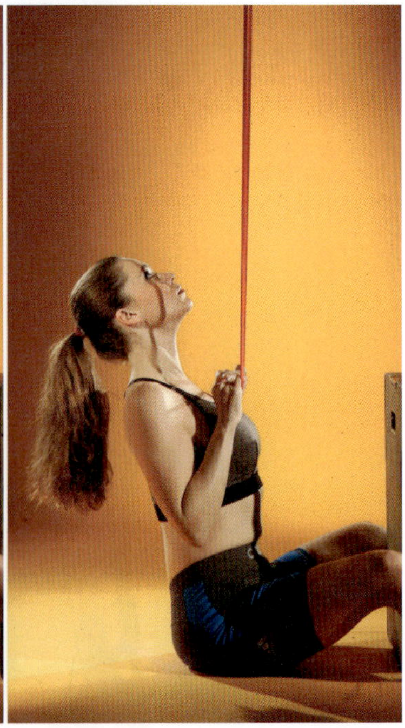

### 03. 한 팔 로우

상자 오른쪽에 서서 상자 안쪽 가장자리 아래에 밴드를 고정하고, 왼쪽 무릎을 상자 상단에 위치하게 한다. 앞으로 숙이고 왼손을 왼쪽 무릎보다 앞쪽으로 바닥의 오른쪽 발을 상자의 안쪽 가장자리와 평행하게 한다. 오른손으로 밴드를 잡고 오른쪽 무릎을 약간 구부린 다음 왼쪽 무릎과 손의 위치를 조정하여 등을 최대한 똑바로 안정된 자세로 만든다. 당김(오른쪽)에서 어깨뼈를 척추에 최대한 가깝게 이동하고, 어깨를 뒤로 당긴 다음 밴드를 엉덩이 높이까지 당겨 상방으로 움직인다. 움직임을 반대로 하여 시작 자세로 돌아간다.

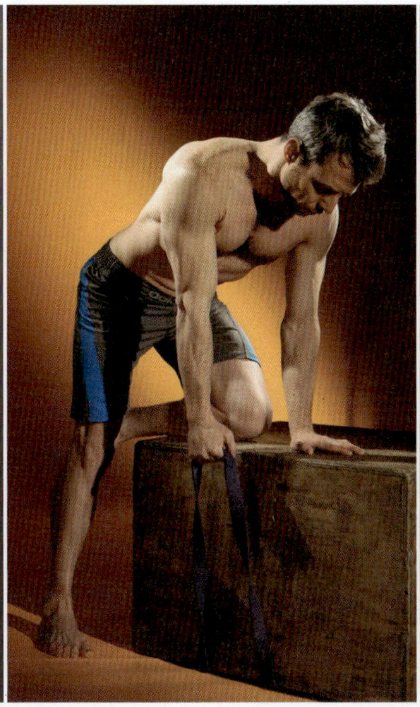

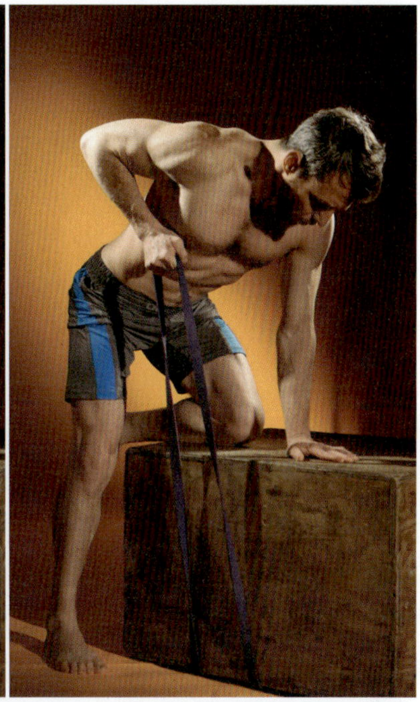

### 04. 서스펜션 트레이너를 이용한 리버스 풀

서스펜션 트레이너(suspension trainer) 스트랩을 중간 높이로 하고, 고정점(anchor point) 아래에 선다. 몸을 일직선으로 유지하면서, 팔이 몸통에서 완전히 펌 될 때까지 발뒤꿈치를 뒤로 젖히고 손바닥이 바닥을 향하게 한다. 어깨를 뒤로 젖히고, 가슴을 펴고, 어깨뼈 양쪽을 서로 조이면서 시작한다. 팔꿈치를 갈비뼈에 최대한 가까이 가져와서 몸을 들어 올리고, 손바닥이 서로 마주 보는 상태에서 손이 갈비뼈 근처에서 끝나도록 아래팔을 회전시키고 당기면서 동작을 마무리한다. 움직임을 반대로 하여 시작 자세로 돌아간다.

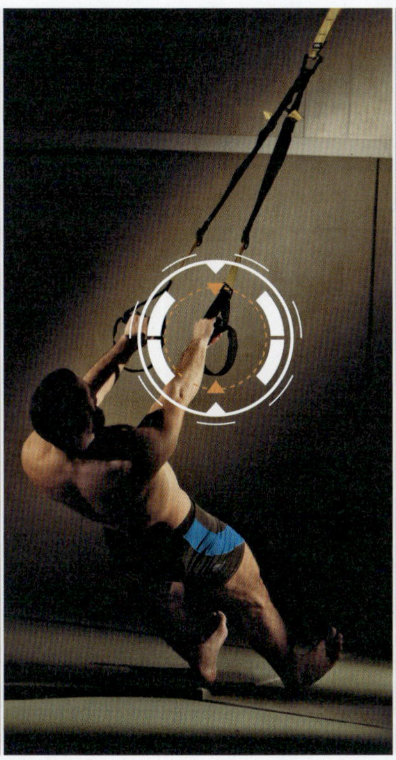

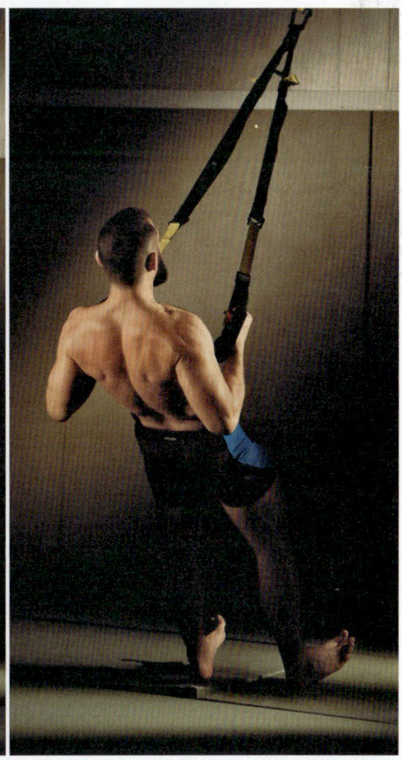

## 05. 서스펜션 트레이너를 이용한 파워 풀(pull)

서스펜션 트레이너 스트랩을 중간 높이로 하고, 안정된 자세를 유지한다. 발뒤꿈치로 지지해서 서고, 팔을 펴고 손바닥은 바닥을 향하게 하고 스트랩에 매달린다. 한 손으로 손잡이를 잡는다. 다른 팔을 똑바로 세우고 다른 팔 및 손잡이와 일직선을 유지한다. 어깨를 뒤로 젖히고, 가슴을 펴고, 어깨뼈 양쪽을 서로 조이면서 시작한다. 스트랩을 잡고 있는 팔의 팔꿈치를 갈비뼈쪽으로 가져 와서 몸을 위로 당긴다. 다른 팔은 구부리고 손을 갈비뼈쪽으로 가져와 스트랩을 잡고있는 팔처럼 움직인다. 움직임을 반대로 하여 시작 자세로 돌아가고 한번 더 반복한다.

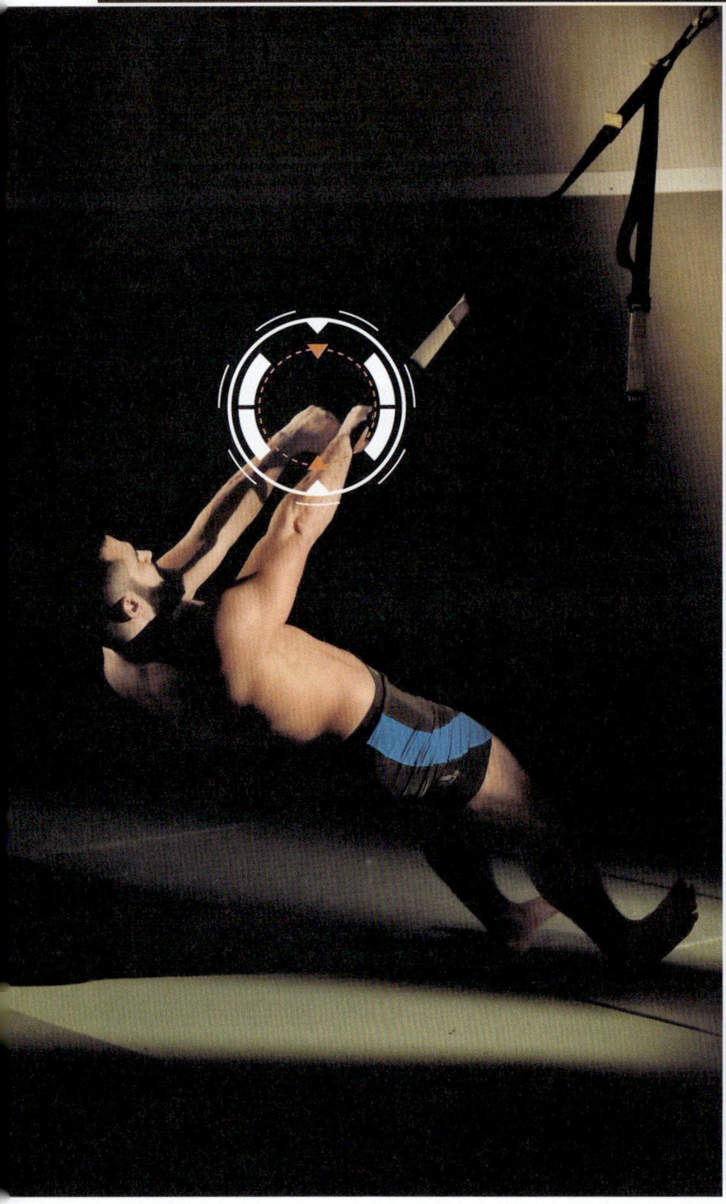

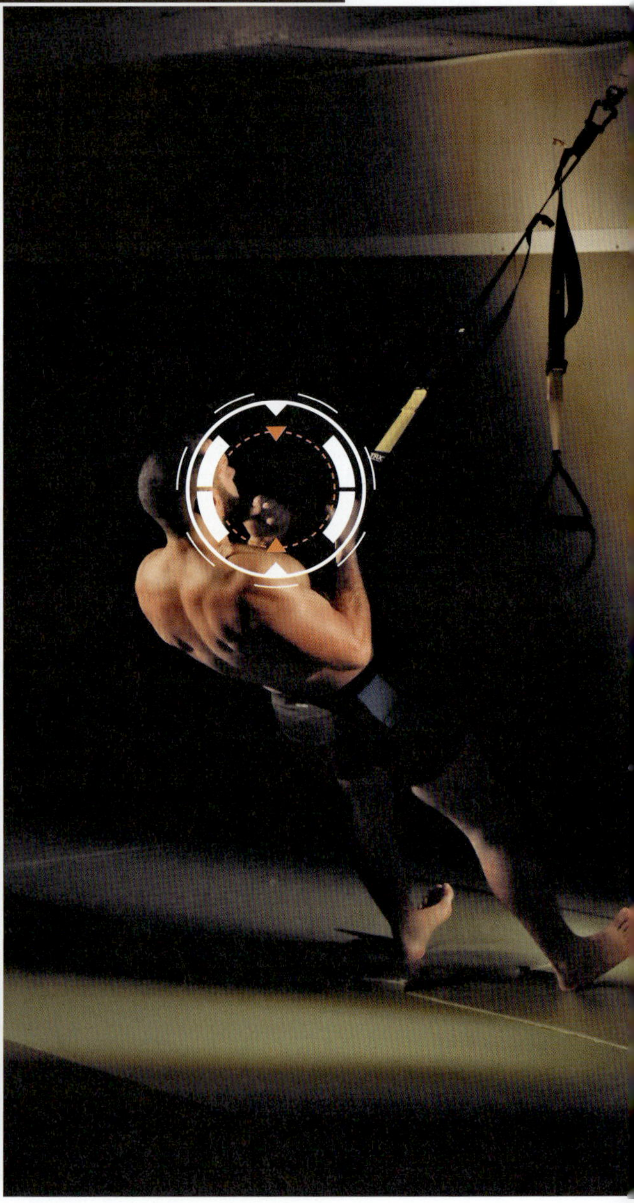

# 후방 상지 사슬 The Posterior Arm Chains

머리 뒤: 가시돌기를 통하여 등세모근 척추부의 이는곳

어깨: 어깨뼈의 가시를 향한 등세모근 섬유, 어깨세모근을 통한 어깨 편에 수렴(convergence)

팔: 경로는 위팔뼈 방향으로 어깨세모근을 지나 가쪽 근육사이 분할(external intermuscular partition)을 통해서 계속됨

아래팔: 위팔뼈의 가쪽위관절융기에서 손목을 향한 폄근까지

손: 손가락뼈와 손목뼈에서 이는곳으로 하여 이 사슬을 완성함

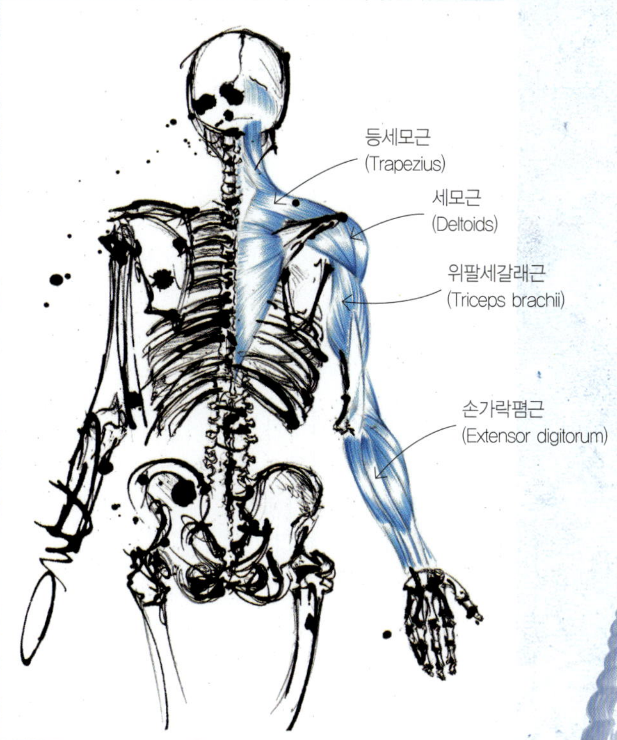


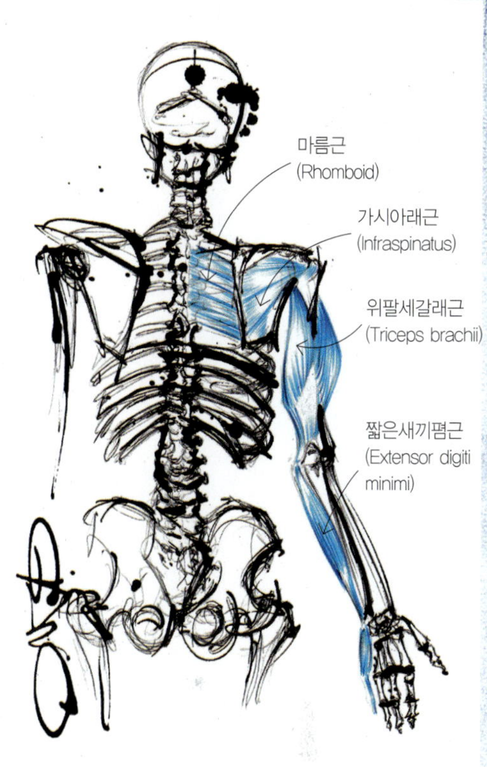


얇은 뒤팔 체인
(Superficial posterior arm chain)

깊은 뒤팔 체인
(Deep posterior arm chain)

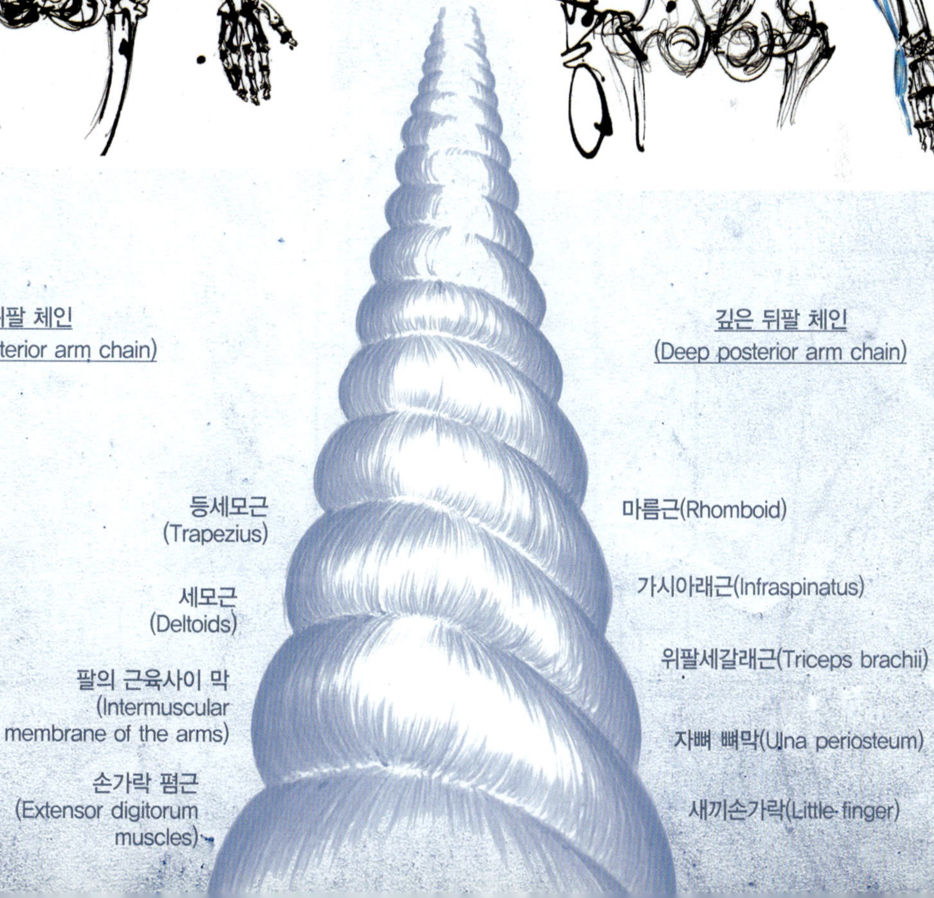

> *이러한 자세 사슬(postural chains)은 자세를 교정하기 위한 많은 프로그램에서 필수적이다.*

후방 사슬(posterior chain)의 예방적 치료 – 표면 후방 사슬(superficial posterior chain)과 같은 큰 사슬 또는 얕은 및 깊은 후방 팔 사슬(superficial or deep posterior arm chain)과 같은 작은 사슬 – 특히 팔에서 전방 사슬의 불균형을 방지 할 수 있다. 얕은 및 깊은 후방 팔 사슬 강화는 이 원리의 일부이므로 자세 훈련의 기본적인 부분이다.

### 후방 팔 사슬에서 나타날 수 있는 기능부전들

웨이트리프팅(weightlifting) 프로그램에서 종종 과부하를 겪는 후방 팔 사슬의 근육은 자가 마사지와 가동술(mobilization)로 충분히 치료되지 않는 경우가 많다. 자세 문제는 후방 팔 사슬에 중대한 결과를 초래할 수 있다. 국소적인 긴장 외에도, 이러한 자세 문제로 인한 불균형은 가슴, 어깨 및 목에 지속적인 문제를 일으킬 수 있다.

# 킬러 무브 KILLER MOVES
## 후방 팔 사슬을 개선 시키기 위한

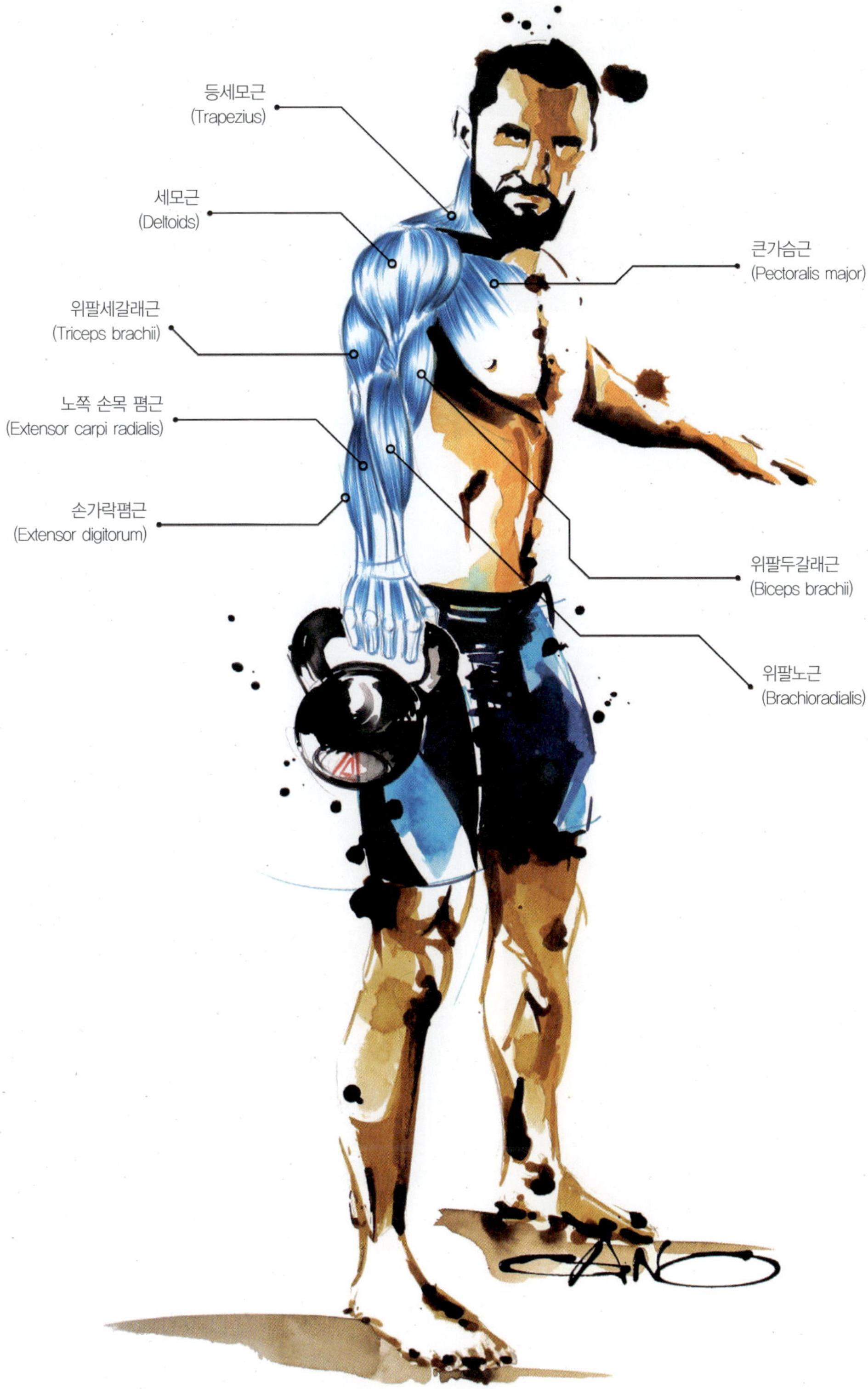

## 01. 팔로프 프레스

이 운동은 후방 팔 사슬의 강화와 활성화를 결합하게 한다. 밴드, 케이블 또는 스트랩에 장력이 가해지도록 앵커 포인트 또는 머신을 직각을 이루게 하고 떨어진 곳에 설치한다. 어깨를 낮추고 팔꿈치를 옆에 두고 신체 앞의 두 손으로 밴드나 손잡이를 잡고 시작한다. 복부를 당기고 볼기근을 조이고 고정점(anchor point)을 향하여 등의 자세를 바르게 하고 엉덩이 나 가슴을 돌리지 않고 팔을 앞으로 펴하면서 이 자세를 유지한다. 신체의 양쪽에서 세트를 실행한다.

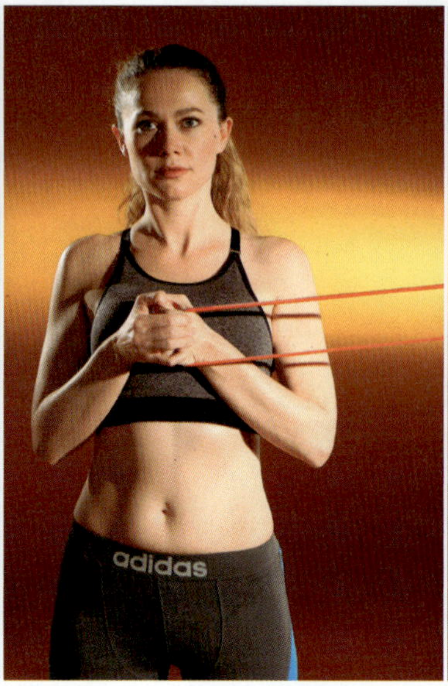

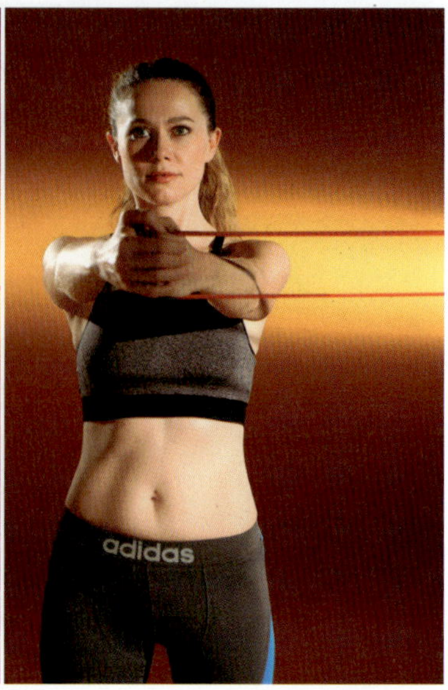

## 02. 파이크 푸쉬-업

클래식 푸쉬-업 자세를 취하되 손을 서로 더 가깝게 하고 발을 더 멀리 둔다. 아래쪽 자세에서 가슴을 펴고 팔꿈치는 신체에 가깝게 하고 복근과 볼기근이 관여하게 한다. 볼기근으로 이어지게 팔을 위로 밀고, 엉덩이를 닫는다.

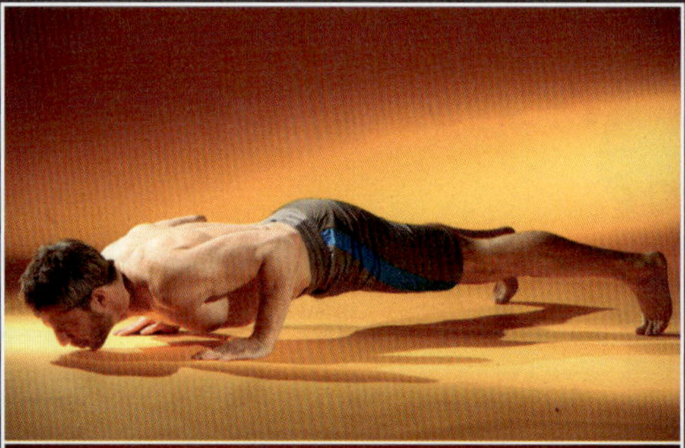

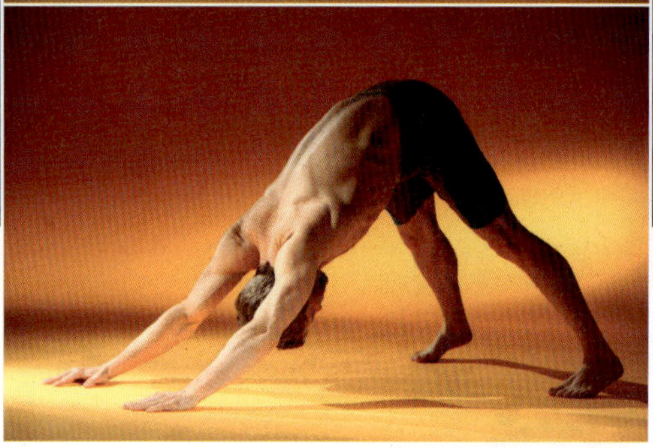

## 03. 서스펜션 트레이너를 이용한 위팔세갈래근 폄

서스펜션 트레이너 뒤에서, 양쪽 손잡이를 잡고 무릎을 완전히 펴고 복부를 당기고 볼기근을 압박하여 최대한 몸을 곧게 펴면서 앞으로 몸을 기울인다. 팔꿈치가 머리 옆에 위치하게 하면서 위 팔을 완전히 구부리고, 손바닥이 앞을 향한 자세를 한다. 팔꿈치를 몸통과 머리와 나란히 유지하면서 팔꿈치를 완전히 폄하여 운동을 실행한다. 팔꿈치를 넓게 펼치지 않는다. 전체 동작 중에 팔을 서로 평행하게 유지한다.

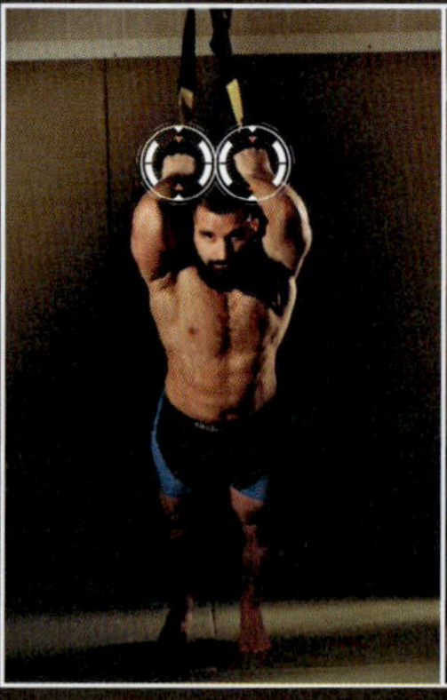

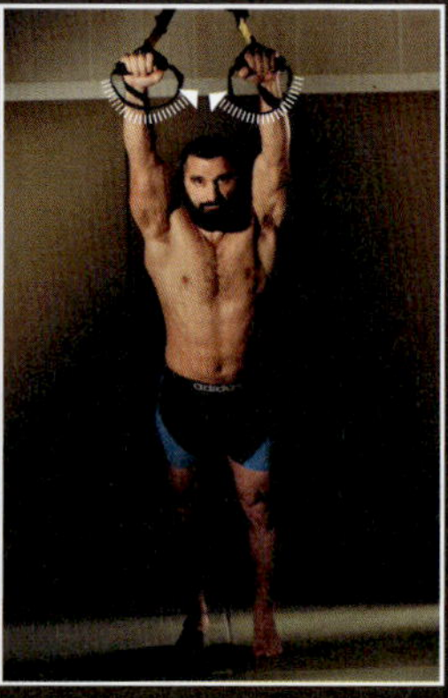

## 04. 오이 주키

가라데에서 이 기술은 두 다리의 힘을 팔에 가져온다. 완전한 형태로, 이 운동은 나선 사슬(spiral chains)이 참여해서 후방 팔 사슬을 넘어서 지나간다. 깊고, 지속적인 런지 자세를 취하고 동적 강화 운동을 어깨뼈에 사용함으로써 이 운동은 후방 팔 사슬의 킬러 움직임이 된다. 체육관 사다리에 저항 밴드를 연결한다. 한 손으로 저항 밴드를 잡고 사다리에서 멀리 향하게 한다. 다른 손으로 팔꿈치를 완전히 편한 상태에서 머리 위로 케틀벨을 들어 올린다(머리 위로 편한 팔은 앞면 다리와 같은 면에 있다).

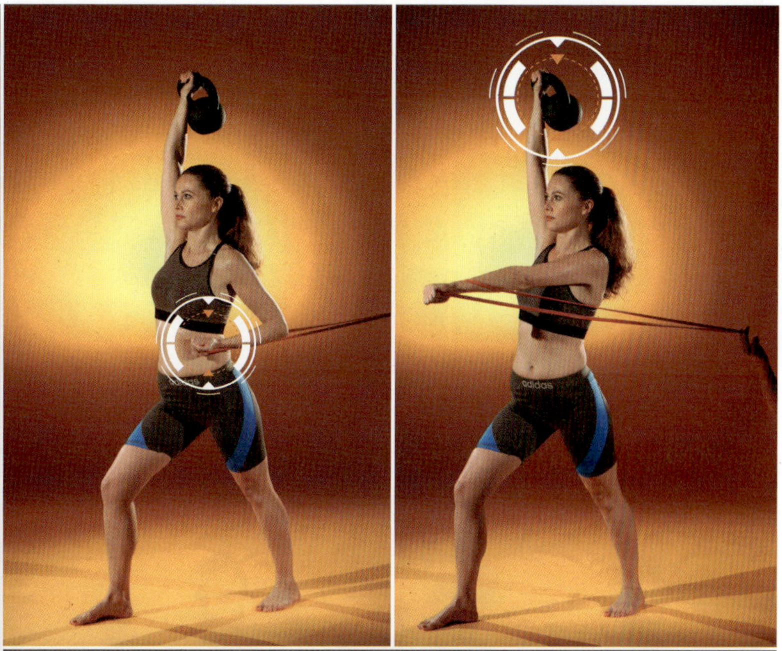

가슴을 내밀고 밴드를 쥔 팔을 주먹을 앞으로 던지는 것처럼 손바닥을 바닥쪽으로 향하게 하여 운동한다.

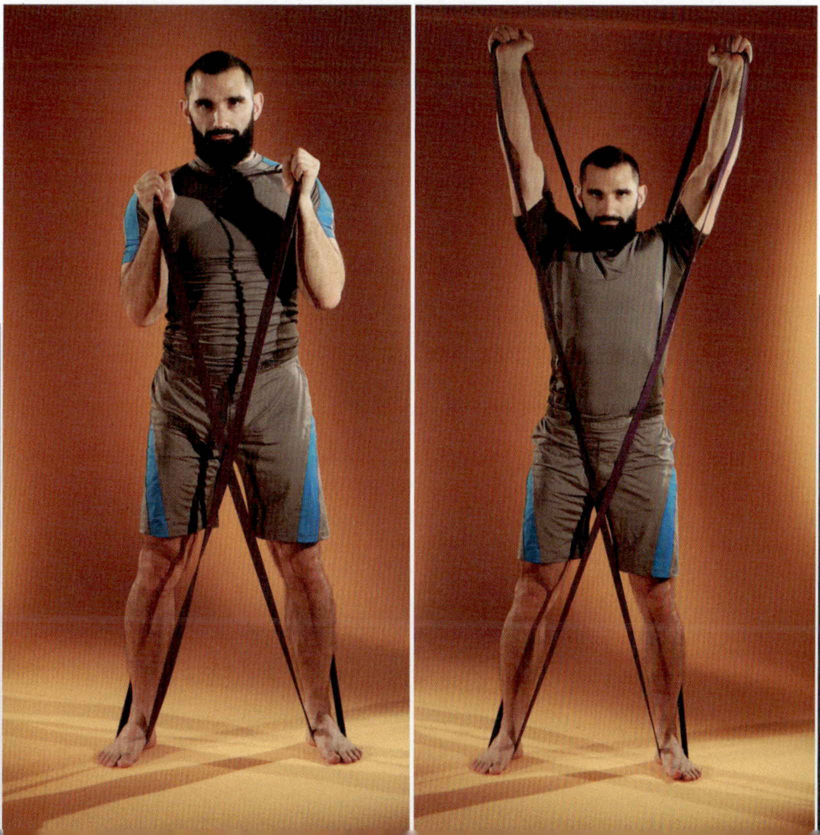

## 05. 밴드를 사용한 확장된 크로스

각 발 밑에 두개의 저항 밴드를 하나씩 사용하고, 몸 앞에서 대각선으로 교차시킨다. 손이 서로 마주보도록 양손으로 밴드를 잡고 팔꿈치를 펌하여 등 자세를 변경하지 않고 밴드를 천장쪽으로 당긴(발 아치가 무너지지 않게 주의).

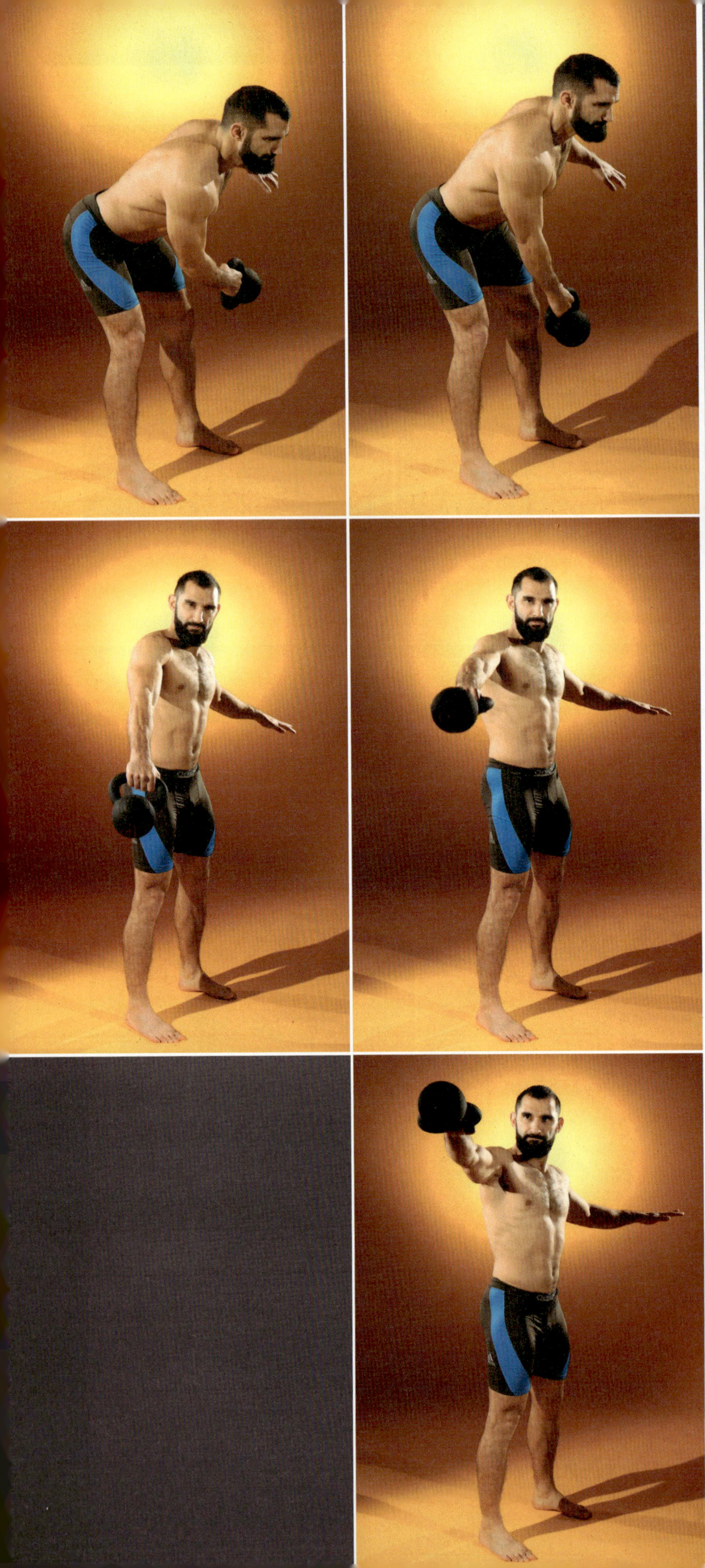

## 06. 측면 케틀벨 스윙

전통적인 한 손 스윙처럼 몸을 앞으로 기울인다. 체중을 왼쪽에서 오른쪽으로 옮기면서 발에서 진자운동(pendulum)을 시작한다. 케틀벨이 무릎을 통과할 때 무릎과 엉덩이를 통해 펴서 일어선다. 속도가 빨라지면 케틀벨이 더 높아진다. 케틀벨이 가슴 높이에 다다르면 손바닥이 바닥을 향할 때까지 팔을 돌리기 시작할 수 있다. 항상 측면 회전 운동으로 엉덩이를 편다. 케틀벨을 돌리는 쪽에 엉덩이를 고정한다. 체중이 앞발로 이동하고 뒷발이 자유로워지면 두 발이 움직임 방향으로 회전 할 때 발뒤꿈치를 들어 올린다(사진에는 보이지 않음).

# 깊은 전방 체인 The Deep Anterior Chain

발: 긴발가락굽힘근, 뒤정강근, 앞정강근, 긴종아리근

다리와 엉덩관절: 오금와, 모음근

골반: 골반바닥근

몸통: 허리네모근, 엉덩허리인대, 엉덩허리근, 가로막, 심장막, 복장뼈의 후방, 인두, 갈비근들, 앞세로인대, 긴목근, 긴머리근

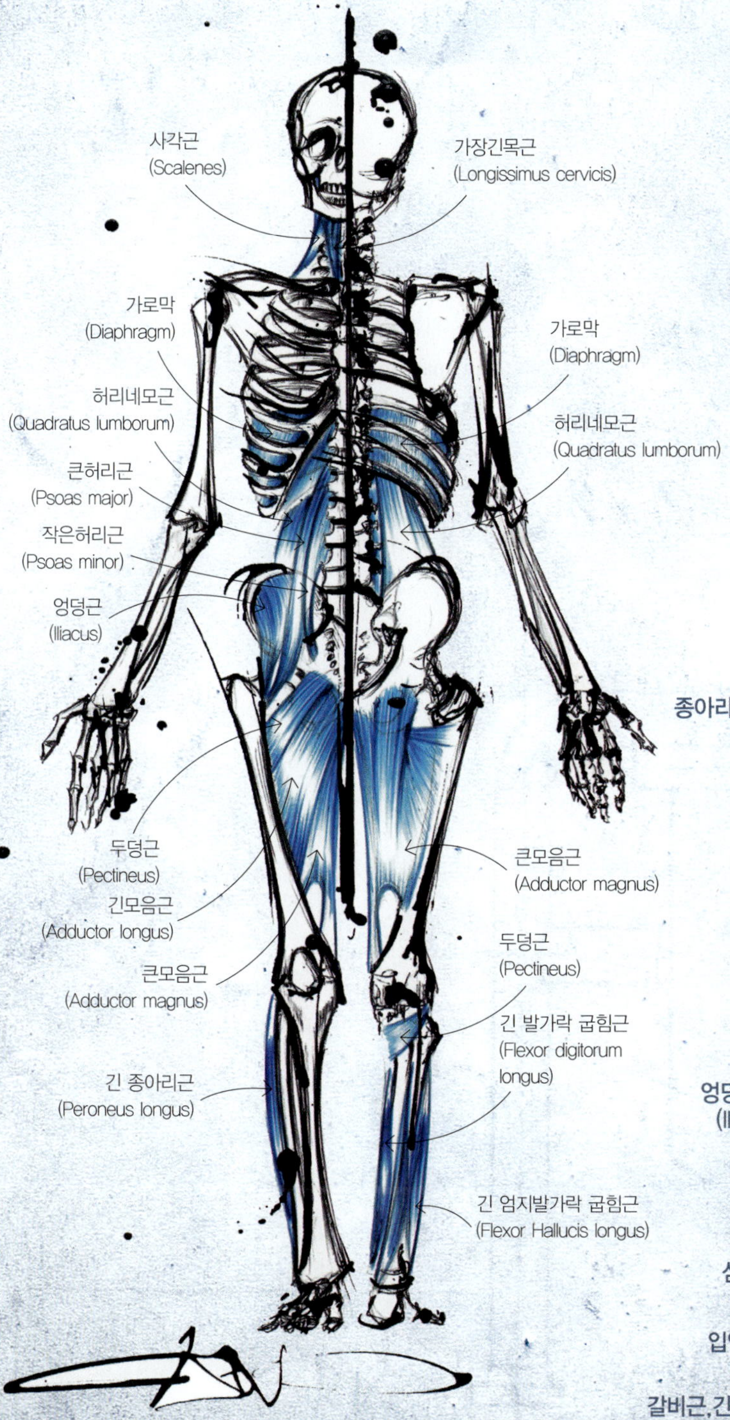


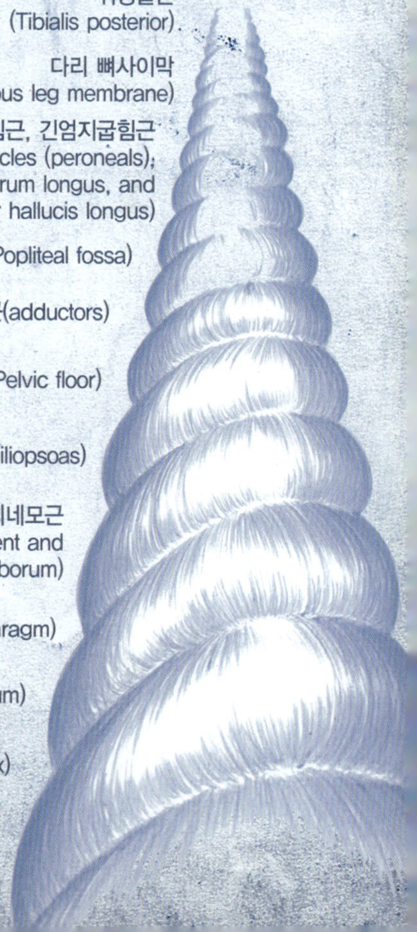

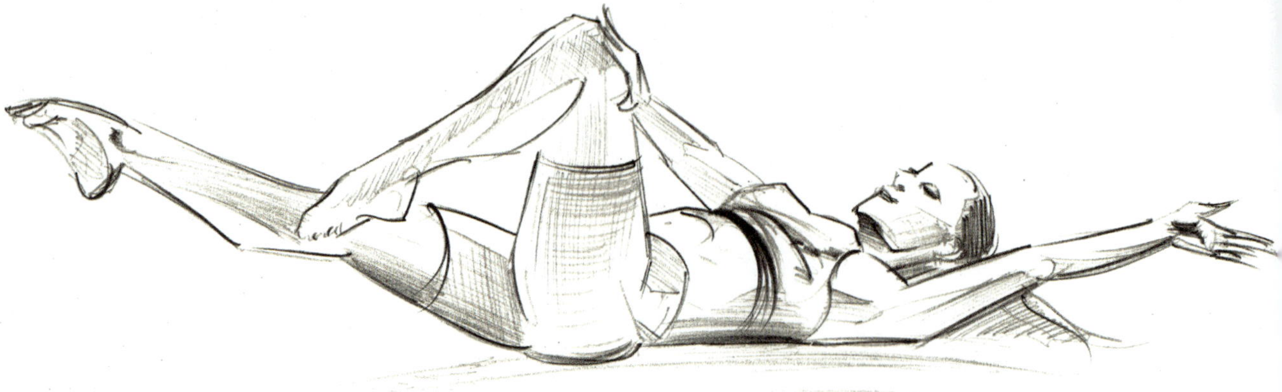

*깊은 전방 사슬은 코어 안정성을 위한 근육 사슬이며 균형에도 필수적이다.*

이 사슬의 강화는 기능적 안정성과 힘을 전달하는 다른 사슬과 시너지 효과를 내기 위해 필수적이다. 이것은 몸의 균형을 위한 근육과 근막의 가장 깊은 곳에서 자세를 연결한다. 이것은 신체 기관(human machine) 전체에서 적절한 기능을 발휘하는 핵심이다.

호흡은 깊은 전방 사슬에서 중요한 역할을 한다(78페이지 참조). 호흡기 질환은 목의 경직을 유발하며, 종종 목갈비근의 과사용과 긴장감 때문에 발생한다. 호흡장애는 또한 엉덩이 굽힘근 및 모음근에 경직을 유발한다.

### 깊은 전방 사슬에서 나타날 수 있는 기능부전들

- 호흡은 기능적 균형의 필수적인 부분이다. 호흡이 흐트러지면 혀, 턱, 목, 또는 갈비근의 가동성을 상실할 수 있다. 긴목근과 긴머리근의 비동기화(desynchronization)와 호흡의 연관성은 목과 머리에 대한 지지의 기능이 제대로 발휘되지 못하고, 전신의 균형에 영향을 미칠 수 있다는 것을 의미한다.
- 이 사슬이 지속적으로 활성화되면 지구력이 떨어지면서 하나 또는 여러 개의 링크를 지치게 할 수 있다. 이것은 다른 근육들이 개입하여 유해한 보상을 유발하거나 심지어 하지 말아야 할 일을 함으로써 스스로 긴장되게 할 수 있다. 예를 들어, 허리근의 경우이다. 이것은 필요 이상으로 자주 사용되는 근육이다.

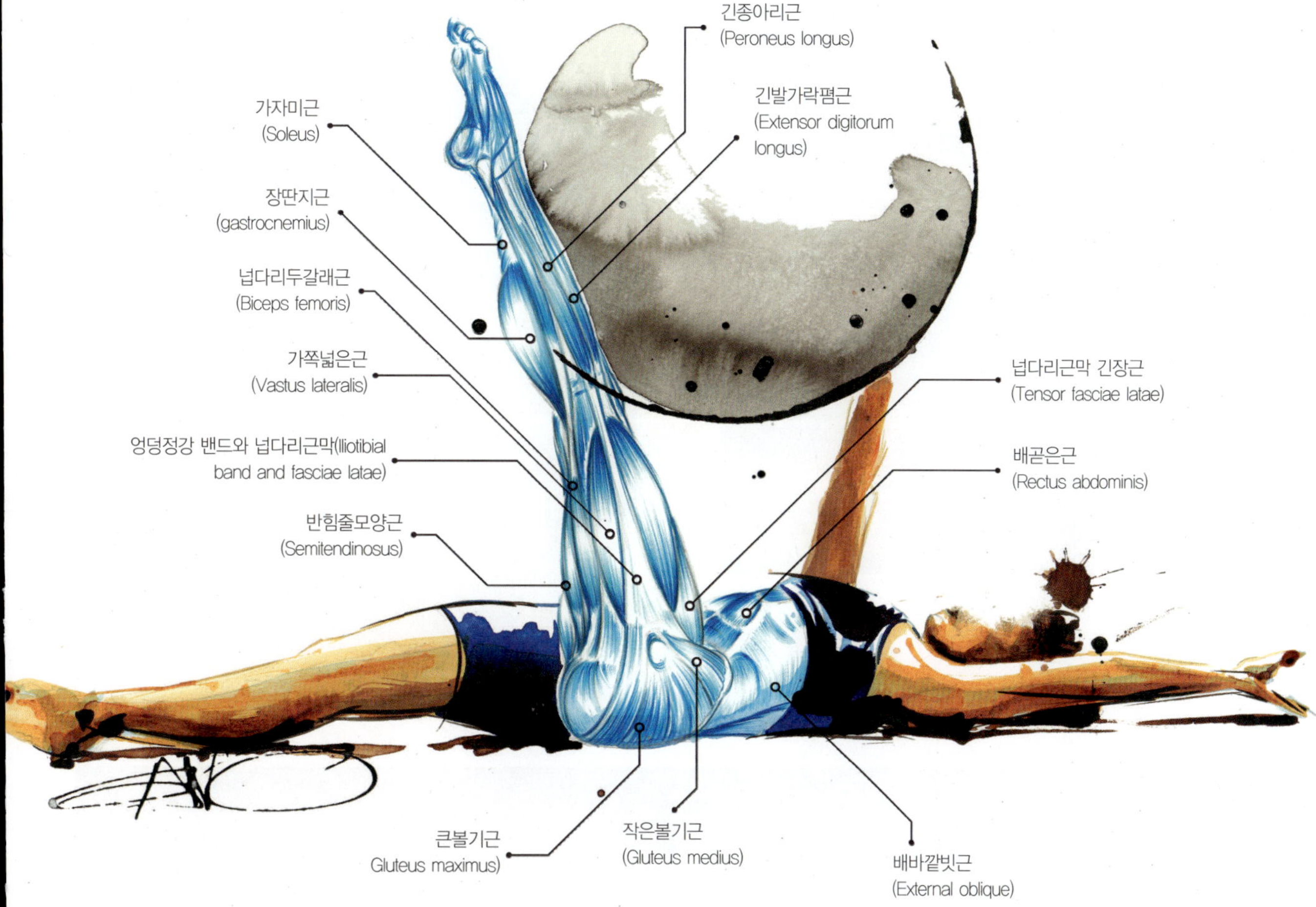
긴종아리근
(Peroneus longus)
긴발가락폄근
(Extensor digitorum longus)
가자미근
(Soleus)
장딴지근
(gastrocnemius)
넙다리두갈래근
(Biceps femoris)
가쪽넓은근
(Vastus lateralis)
엉덩정강 밴드와 넙다리근막(Iliotibial band and fasciae latae)
반힘줄모양근
(Semitendinosus)
넙다리근막 긴장근
(Tensor fasciae latae)
배곧은근
(Rectus abdominis)
큰볼기근
Gluteus maximus)
작은볼기근
(Gluteus medius)
배바깥빗근
(External oblique)

## 01. 수평 앉음

무릎을 세우고 정강이를 바닥에 평행하게 하고 엉덩이와 벽 사이에 스위스볼을 끼운 상태에서 네 발기기 자세에서 시작한다. 등을 곧게 펴고 골반바닥근을 잠그면서 복부를 최대한 잡아당긴다. 엉덩이로 볼을 최대한 누른다(squish). 더 어려운 버전은 몸통을 일직선으로 유지하고, 한쪽 팔을 직선으로 올리는 것이다.

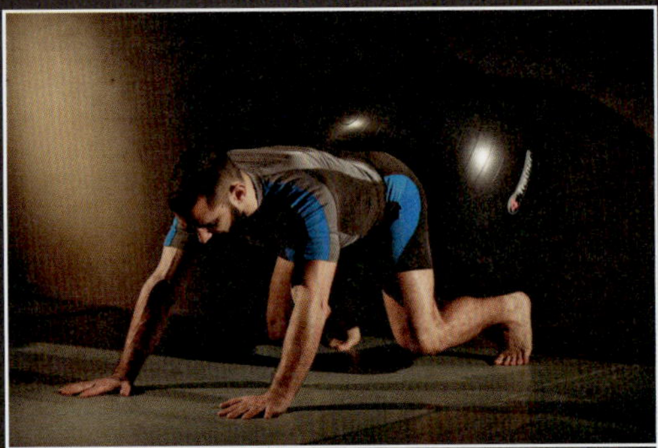

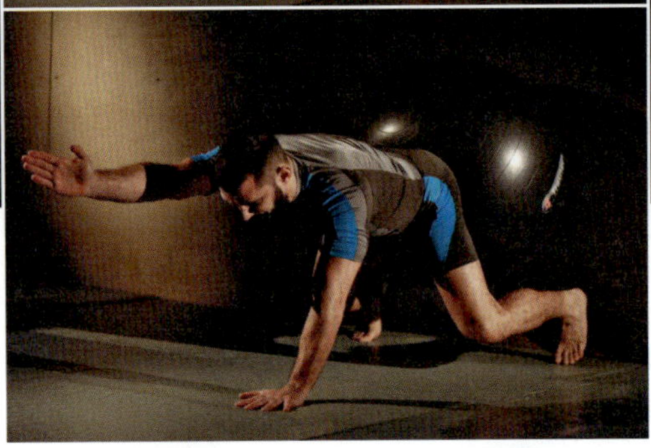

## 02. 스위스볼을 사용한 전면부 강화

팔꿈치나 손으로 스위스볼 위에서 몸을 지탱한다. 복부를 당기고 골반을 약간 뒤로 기울여 볼기근과 복부를 활성화한다. 골반바닥근과 복부를 당겨 배가로근을 활성화한다. 자신의 팔꿈치나 손을 번갈아 가게 지지하면 더 어렵게 할 수 있다.

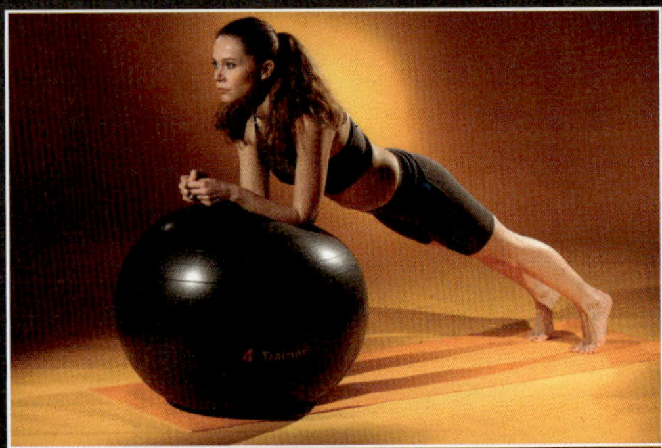

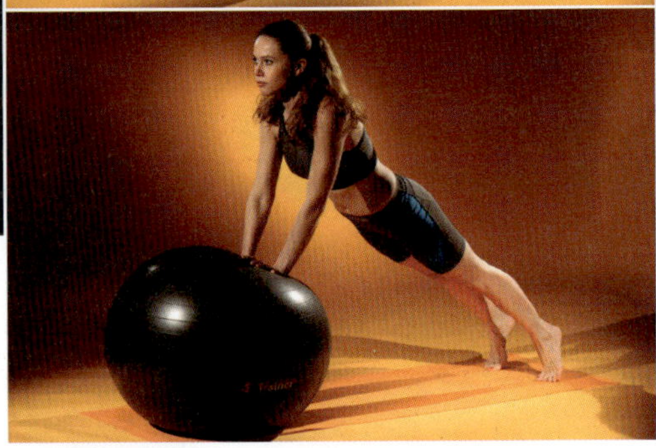

## 03. 반대편 손과 발을 이용한 스위스볼 운동

등을 바닥에 납작하게 깔고 눕는다. 복부와 골반바닥근을 최대한 당겨 조인다. 한쪽 다리와 반대쪽 팔 사이에 스위스볼을 놓는다. 유연성이 있는 경우 한쪽 다리를 펴고 다른 쪽 무릎을 구부린 상태에서 운동을 시행한다.

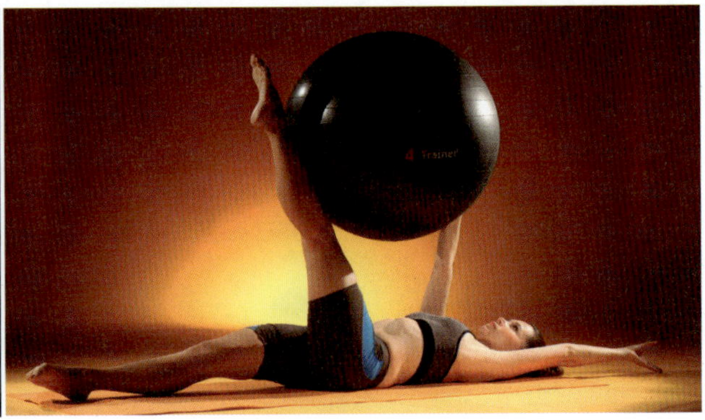

## 04. 스위스볼 위에서 스트레이트 레그 레이즈

체육관 사다리나 파트너를 잡고 스위스볼 위에 눕는다. 볼 위에 바로 눕고, 허리의 커브 모양을 만든다. 복부가 최대한 편평하게 하고 골반바닥근을 수축하고 다리가 수직이 될 때까지 올린다. 부드럽게 살짝 엉덩이를 편다. 다리를 내릴 때 복근이 활성화되는 것을 느끼고 이 자세를 유지한다. 더 어려운 옵션은 플러터 킥(flutter kicks)을 작은 동작 범위에서 빠르게 실행한다.

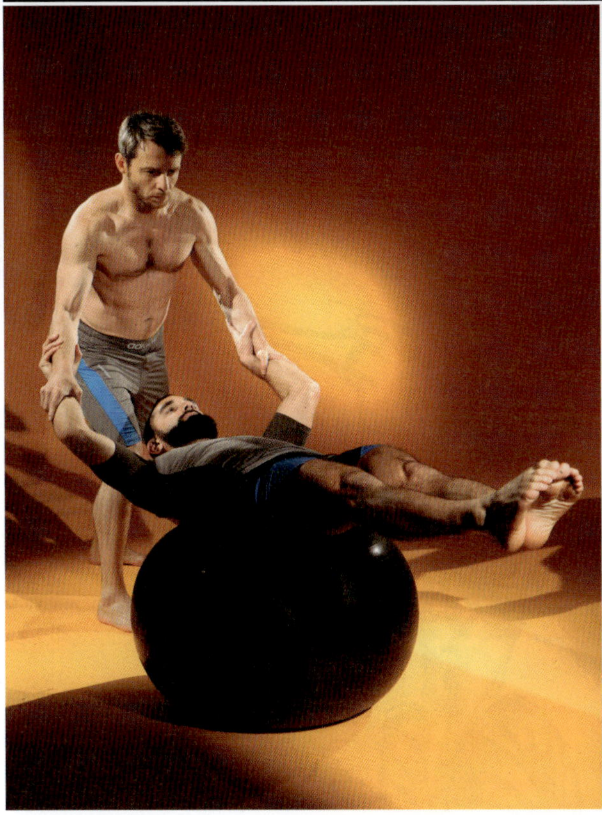

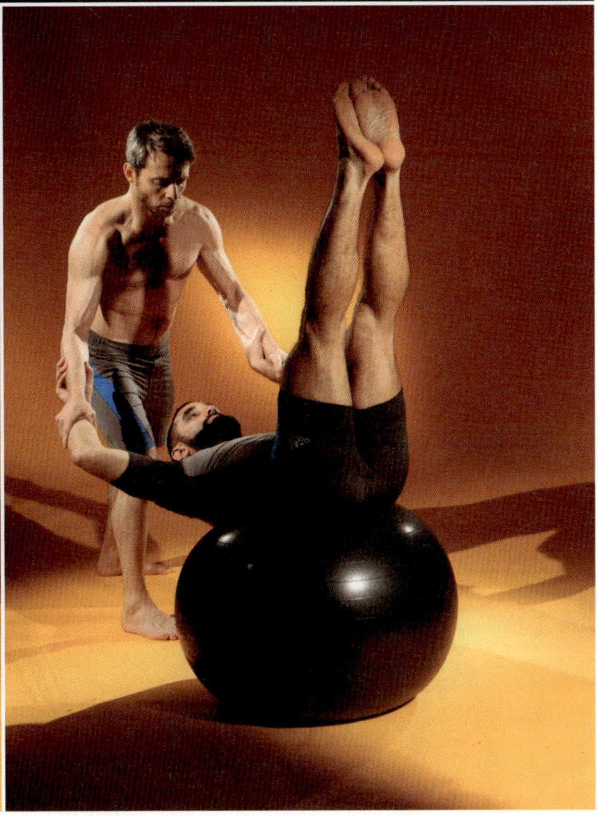

## 05. 똑바로 편 반대편 팔과 무릎 크런치

머리 위로 한 팔을 쭉 뻗고 눕는다. 복부를 편평하게 하고 골반을 약간 뒤로 기울인다. 다른 팔의 손을 반대쪽 다리에 댄다. 다른 다리는 똑바로 유지하고 약간 올린다. 손을 무릎에 대고 가능한 반대로 민다. 발뒤꿈치가 바닥에 닿으면 안 된다. 운동 중에 골반바닥근을 수축하고, 복부를 당기며 허리를 편다.

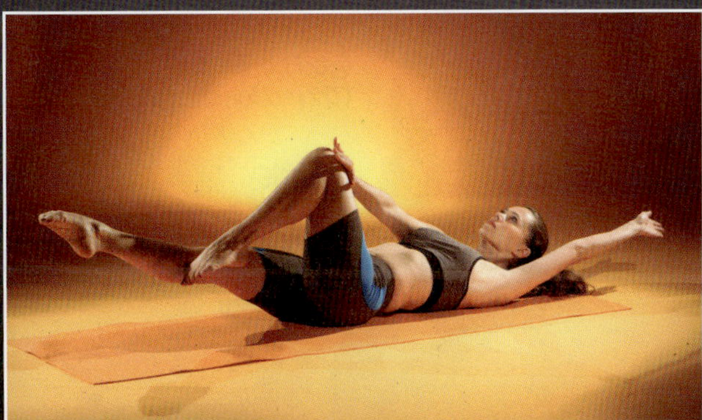

# 후방 기능 사슬 The Posterior Functional Chain

팔:넓은등근 힘줄에서 시작

가슴: 등허리근막

골반대: 큰볼기근

허벅지: 엉덩정강근막띠와 가쪽넓은근

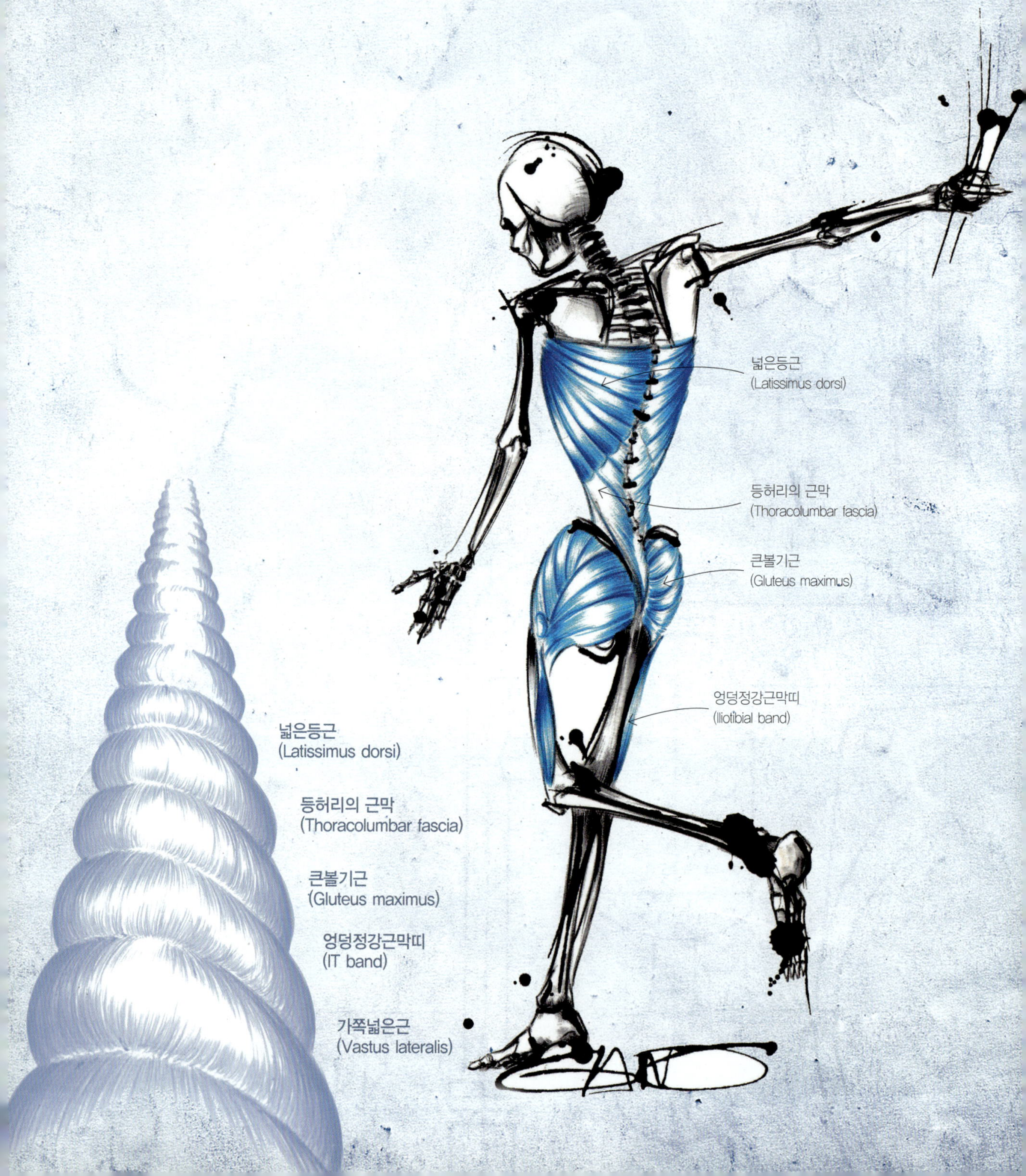

# 전방 기능 사슬 The Anterior Functional Chain

팔: 팔과 연결된
큰가슴근에서 시작

가슴: 큰가슴근,
배곧은근, 수직 복강

골반대: 두덩뼈

허벅지: 큰모음근,
넙다리뼈의 안쪽면

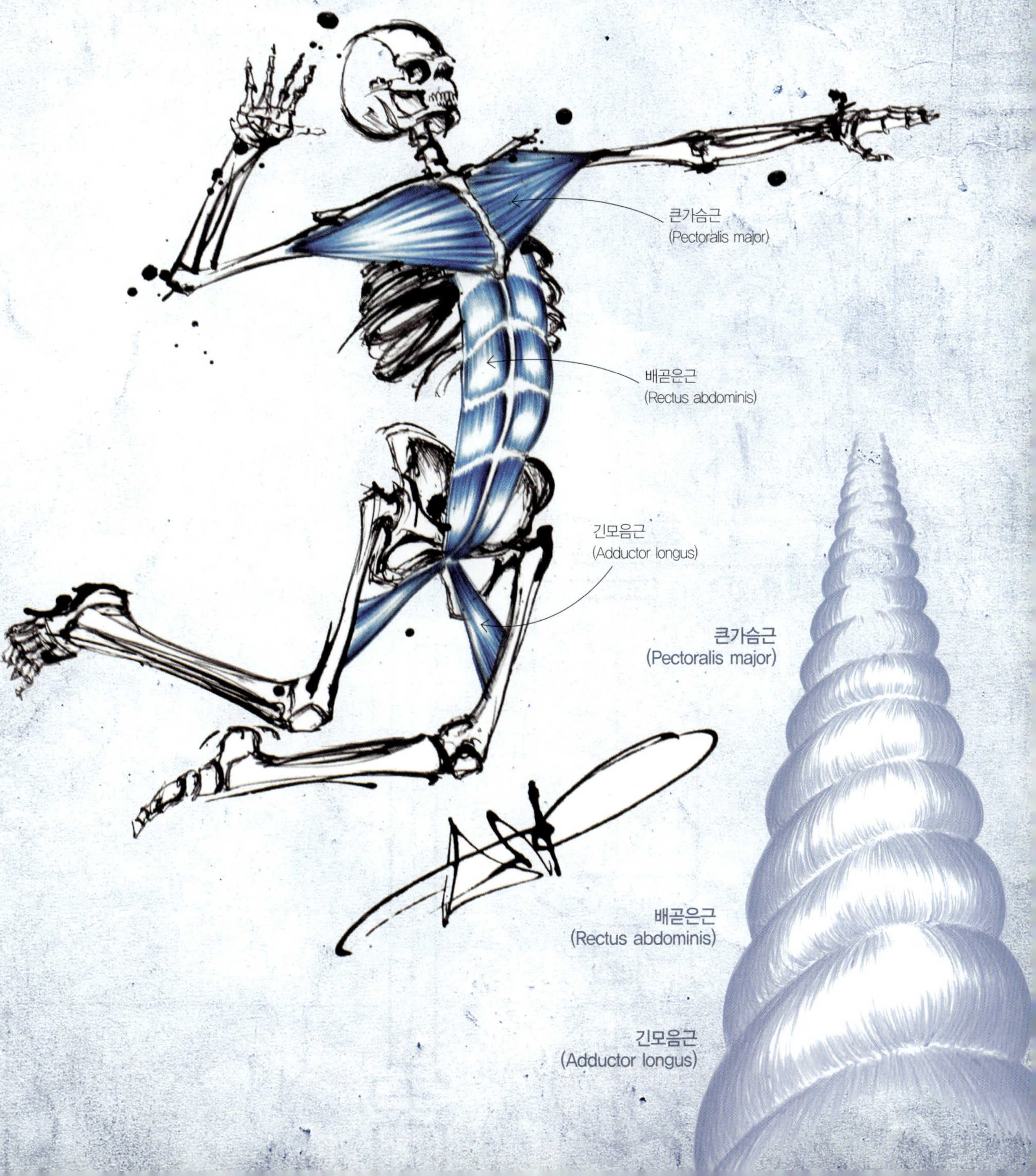

*이 근육 사슬은 완전한 해부학적인 사슬을 초월하는 연결 고리이다. 이 사슬은 팔과 다리 사슬의 연장이며 복잡한 활동에서 효과적인 움직임을 담당한다.*

이 사슬들이 완전히 훈련된 경우(개별 링크의 고립된 강화 운동뿐만 아니라) 전방 및 후방 기능적 사슬은 상지와 하지의 상반된 협응력의 사용을 조정함으로써 상호연결을 사용하는데, 이는 더 큰 확장, 탄성 에너지에 대한 잠재력, 그리고 더 큰 발전 능력을 가능하게 한다.

후방 움직임의 주요 활동 요소로서, 후방 기능 사슬을 동원하는 운동은 항상 복합적인 기능 이동 훈련을 위한 준비 도구로서 비대칭에서 우세한 후방 움직임 패턴(예: 백핸드 테니스 스윙과 럭비 패스)을 포함하는 운동 시작 부분에서 실행해야 한다. 훈련에 다시 집중하고 관절과 근육 사슬의 모든 부분을 다시 연결하기 위해 동일한 운동으로 시행하여 운동을 끝낸다.

전방 움직임의 주요 활동 요소로서, 전방 기능 사슬을 동원하는 운동은 항상 복합적인 기능 이동 훈련을 위한 준비 도구로서 비대칭에서 우세한 전방 움직임 패턴(예: 테니스 서브 및 배구 스파이크)을 포함하는 운동 시작 부분에서 실행해야 한다. 훈련에 다시 집중하고 관절과 근육 사슬의 모든 부분을 다시 연결하기 위해 동일한 운동으로 시행하여 운동을 끝낸다.

### 기능적 사슬에서 나타날 수 있는 기능부전들

- 신체의 상부와 하부 사이의 조율이 부족하면 기능적 사슬의 최적의 활성화를 달성하기가 어렵거나 심지어 불가능해진다.
- 골반-어깨 분리작용이 없으면 엉덩관절과 몸통의 가동성이 허용되고, 이러한 사슬이 완전한 힘을 발휘하도록 요구된다.
- 사슬에서 연결의 단축(Shortening): 연결이 거의 없으므로 보상이 매우 제한적이다. 볼기근 또는 가슴, 모음근 또는 등 근육이 너무 뻣뻣하거나 너무 약하면 기능적 사슬 전체가 위태로워질 수 있다.

# 킬러 무브 KILLER MOVES
## 기능선을 개선 시키기 위한

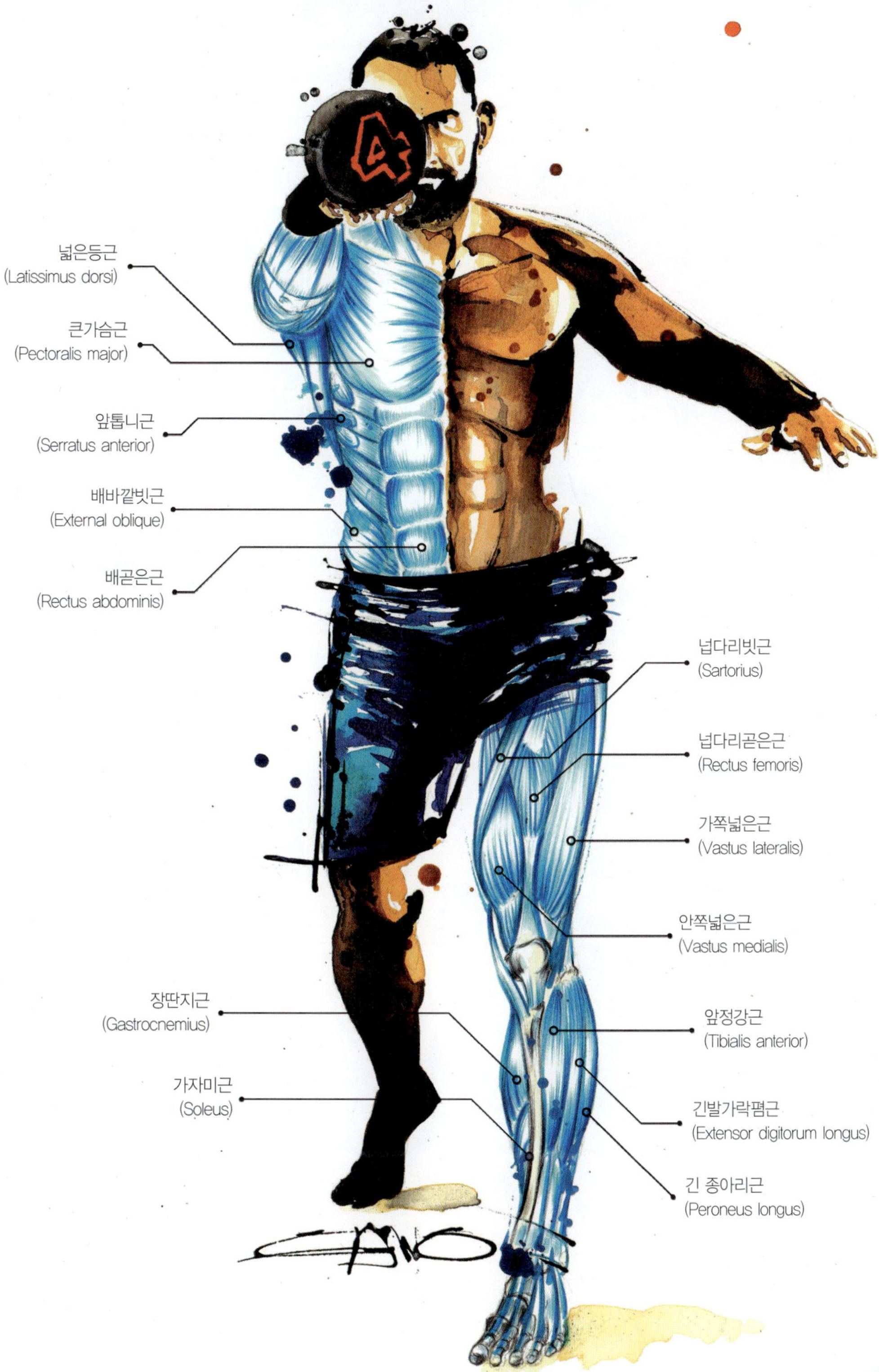

## 01. 아틀라스 스윙

똑바로 서서 두 손으로 케틀벨의 양쪽 손잡이를 잡는다. 가슴을 내밀고 어깨를 약간 뒤로 젖힌다. 발에서 부터 회전하기 시작한다. 케틀벨을 올리는 쪽의 발 방향으로 체중을 기울인다. 이것은 다른 발을 자유롭게 하여 발뒤꿈치가 바닥을 더 크게 움직일 수 있게 해준다. 회전하면 두 발이 케틀벨과 같은 방향으로 동시에 회전한다. 발가락은 항상 케틀벨을 따라가야 한다. 엉덩이는 몸의 회전을 시작하고, 몸통이 시작 축에 수직으로 회전할 수 있게 한다. 만약 사각형 방에서 이것을 하고 있다면, 벽을 마주 보고 시작한다. 케틀벨이 완전히 올라가면 시작 벽의 수직인 벽을 마주하고 있어야 한다. 케틀벨을 올리고 내릴 때 엄지손가락은 하늘을 향하게 한다. 엄지손가락이 엉덩관절 높이에 도달한 후에 반대편으로 회전을 하고 반대편 운동을 할 수 있다. 머리가 팔 사이에 있을 때 케틀벨을 머리 위로 최대한 높이 올려야 한다. 스윙 구동력은 하체에서 나오고 상체에 의해 작동되지 않는다는 것을 기억해야 한다. 진자 움직임(pendulum movement)은 정지하지 않고 유동적이어야 하며, 이동 끝에서 역방향으로 필요에 따라 케틀벨의 속도를 늦춰야 한다.

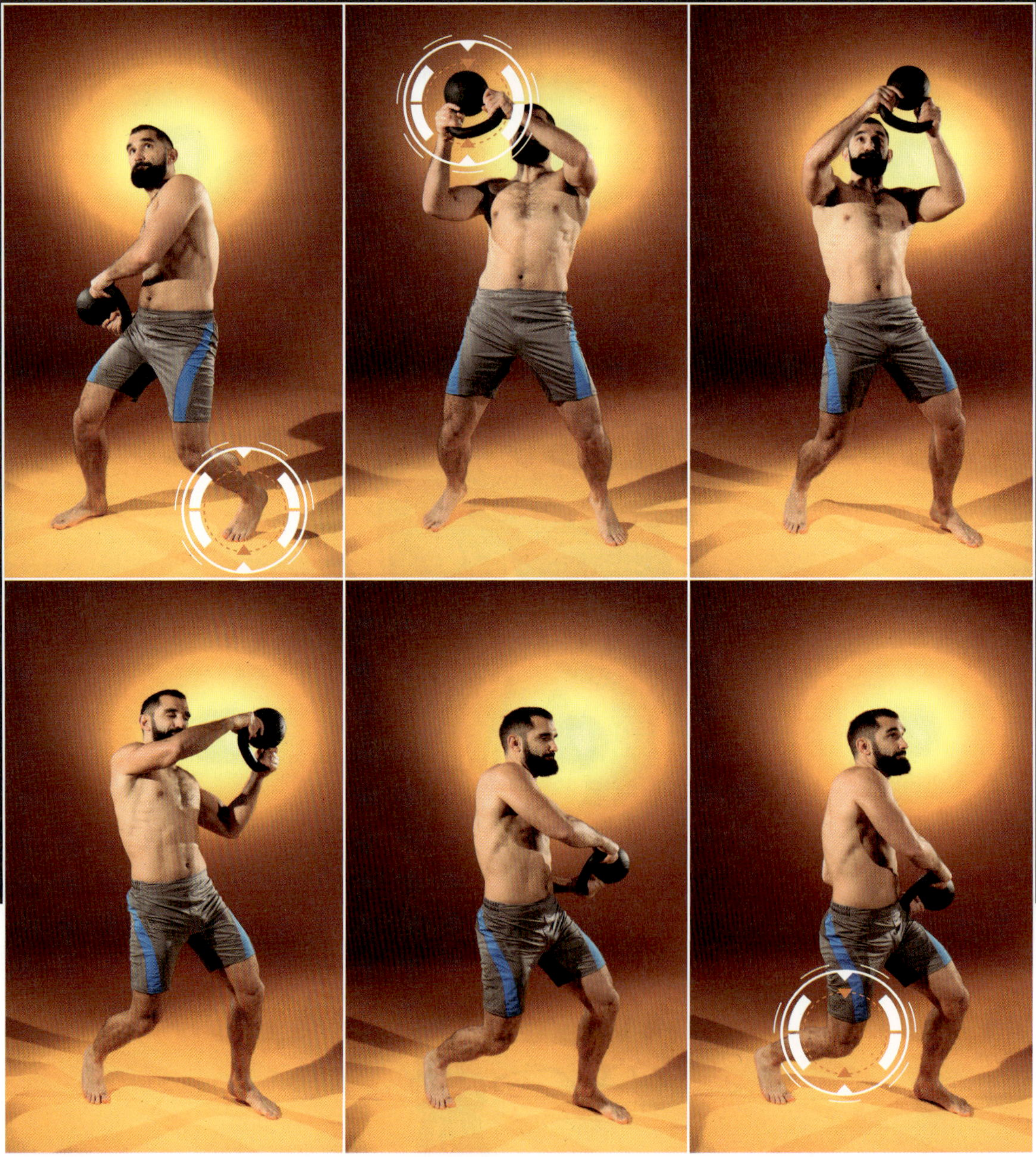

## 02. 측면 스윙

발을 어깨 너비만큼 벌리고 몸의 축에서 45° 정도 떨어진 곳에 위치시킨다. 발을 약간 움직일 수 있지만, 무릎과 발목의 측면 긴장을 피하기 위해 무릎과 일직선을 유지해야 한다.
무릎을 굽혀 움직이기 시작한다(전통적인 스윙보다 훨씬 더 깊게 바닥에서 1/3 스쿼트) 케틀벨을 앞으로 내밀기 위해 다리를 힘있게 움직인다. 운동 내내 등을 똑바로 유지한다. 케틀벨을 양손으로 잡고 운동 내내 엄지손가락이 천장을 향하도록 한다.

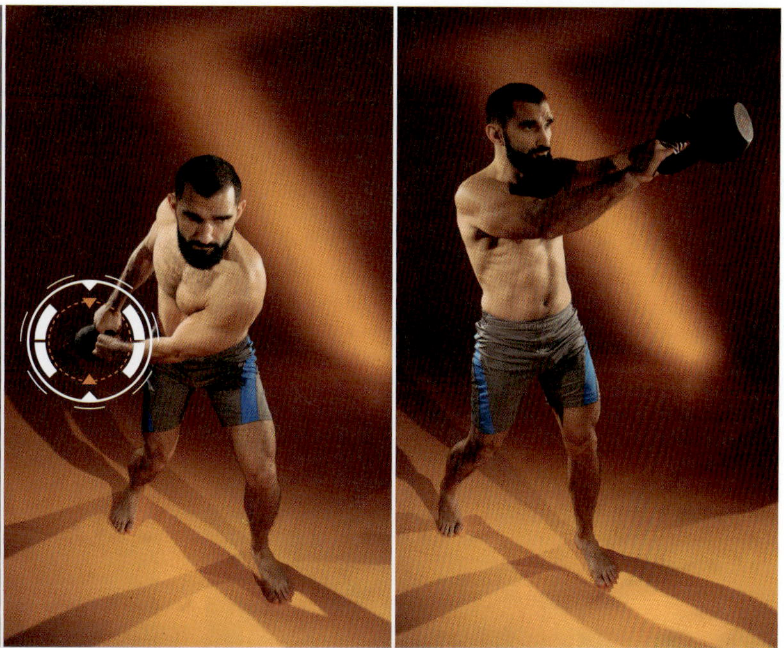

이 운동은 한 손으로도 할 수 있다. 한 손으로 하고 싶다면, 케틀벨을 다시 잡는다. 각각을 반복적으로 교대해서 하지 않는다. 한쪽에서 실행한 후 다른쪽에서 실행한다.

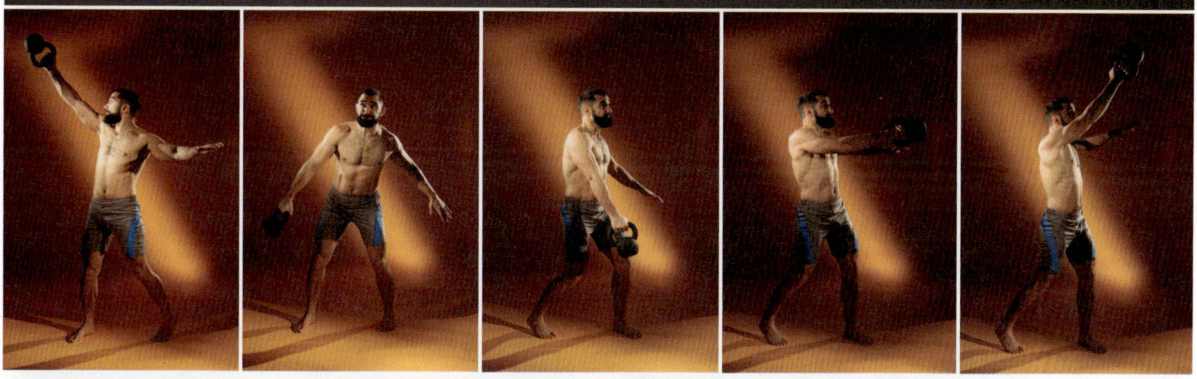

## 03. 벤트 오버 스윙

이 운동 내내 발을 평행하게 유지하는 것이 중요하다. 앞으로 기대어 엉덩이와 무릎을 구부리고 어깨를 케틀벨에 수직으로 맞춘다. 케틀벨을 너무 세우지 않고 옆으로 움직인다. 케틀벨은 어깨의 축에 맞춰 대각선으로 위아래로 올라간다. 움직임이 끝나면 어깨, 팔 및 케틀벨이 모두 한 줄에 있어야 한다. 일단 케틀벨이 가장 높은 위치에 있으면, 전신을 이용하여 가속을 일으키면서 이것이 아래로 움직일 때 이것을 채찍질(whip)해 보도록 한다. 운동을 다시 시작하려면 반대쪽으로 들어 올릴 때 움직임이 느려지도록 한다.

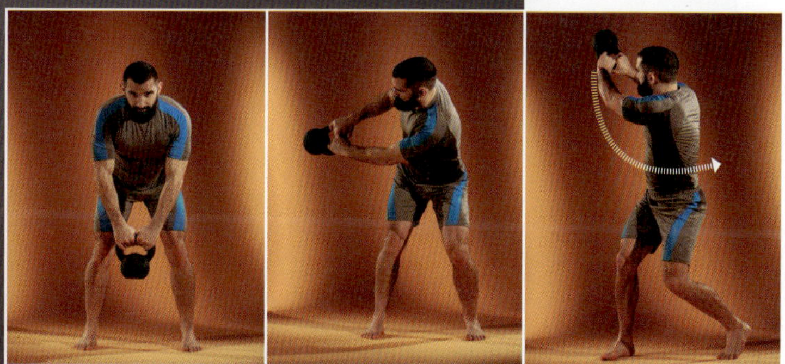

## 04. 하이 로테이션

손잡이 측면에 손을 대고 발을 평행하게 하고 움직이면서 케틀벨을 잡는다(발가락은 움직이는 동안 케틀벨을 따라간다). 엉덩이와 무릎을 구부리고 엉덩이 뒤쪽에 케틀벨을 위치하면서 시작한다. 어깨는 엉덩이와 일직선을 유지하게 한다. 케틀벨의 라인은 앞쪽 어깨는 높게 하고 뒷쪽 어깨는 매우 낮춰야 한는 것이 중요하다. 여기에서 케틀벨을 앞뒤로 움직여 거의 완전한 원을 그리며 엉덩이의 다른 쪽이 정확한 반대 위치에 도착하도록 한다. 이 원은 바닥에 평행하지 않고 대각선이며 케틀벨은 대각선으로 매우 높아진다. 이 운동을 하는 동안 팔을 부분적으로 구부린다.

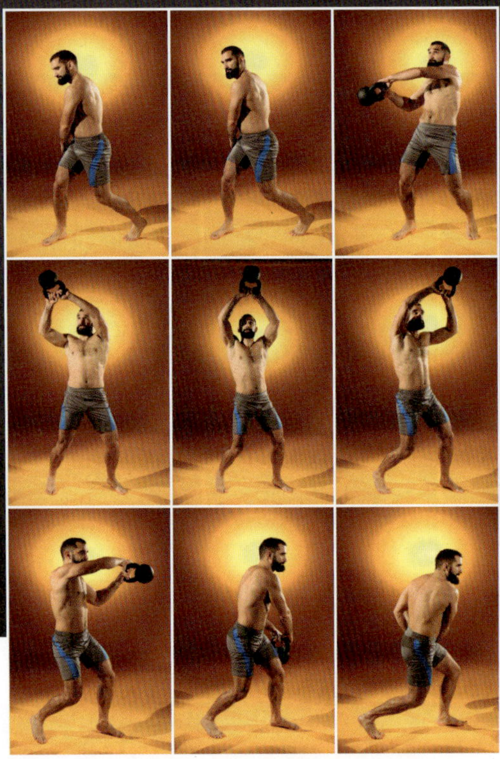

## 05. 수평 스윙

이 운동은 양손에 케틀벨을 사용하여 실행한다. 발을 어깨 너비로 벌리고 운동 내내 가능한 한 평행하게 유지한다. 케틀벨을 한쪽에서 다른쪽으로 움직인다. 케틀벨은 동시에 움직이지 않는다. 첫번째는 엉덩이의 회전과 다리의 앞쪽으로의 추력(forward thrust)에 의해 움직이며, 두번째는 움직임에 따른다. 다리는 움직이는 동시에 주축(pivot)이 되어 몸의 방향을 따라간다. 팔은 전체적으로 펴지며 회전이 끝날 때까지 구부리지 않는다. 두 번째 팔이 몸의 축을 감싸는 경우를 제외하고, 운동 중에 팔을 서로 멀리 떨어 뜨려둔다. 수평 스윙은 완전히 수평이 아니다: 케틀벨의 궤적은 약간 대각선으로 되어 있는데, 바닥과 평행하기보다는 하늘 방향에 있다. 수평 스윙은 한 팔로도 할 수 있다.

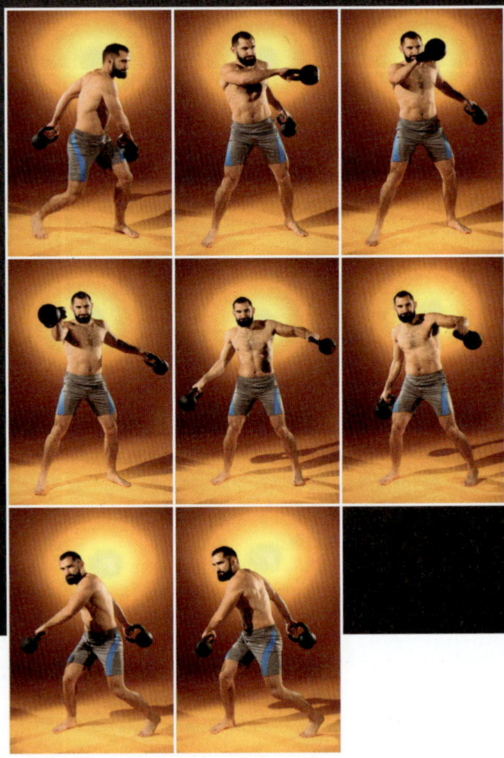

## 열린 그리고 닫힌 사슬 운동

근육 사슬은 열린 사슬 운동 또는 닫힌 사슬 운동으로 작용한다.

열린 사슬 운동은 주먹을 뻗거나 축구를 걷어차는 경우와 같이 말단이 자유로울 때이다. 반대로, 닫힌 사슬 운동은 원위부 끝이 고정되어 있을 때이다. 스쿼트나 데드리프트를 할 때 그렇다.

기능 훈련에서 두 가지 방법 중 하나를 단독적으로 사용하는 것에 대해서 논쟁이 있다. 종종 단관절 분석 움직임(monoarticular analytical movements) 대 다 관절 복합 움직임(polyarticular complex movements) 또는 심지어 가이드해주는 역도 운동 대 자유 중량을 사용하는 역도 운동으로 축소될 정도로 많은 논쟁이 있다. 이 논쟁을 반대하는 것에 대한 근거는 없다. 신체 훈련에서 종종 반-닫힌 사슬 운동(semi-closed kinetic chain)에 대해 이야기하기 때문이다. 이 운동은 사이클링에서와 같이 강한 저항에 대항하여 움직이는 자유 먼쪽 끝(free distal end)과 관련된 것이다. 더욱이, 사슬은 단순한 자유 운동 또는 가이드된 이중성 운동(guided exercise duality)과는 다른 방식으로 열림 또는 닫힘(open or closed) 될 수 있다는 점에 유의해야 한다. 따라서 단일 관절 움직임은 매우 기능적일 수 있다. 예를 들어, 쇼핑백을 들고 이동하는 두갈래근 컬(biceps curl)이 그렇다. 이상적으로는 두 방법이 서로를 보완 할 수 있으므로, 이 논쟁에 속지 마라.

이 주제에 대한 최근 연구(기본적으로 2000년 Mikkelsen, 2013년 Chatrenet 연구의 문헌 고찰을 통한 기능적 재교육을 기반으로 함)는 이 두 가지 방법을 혼합하고 지능적으로 사용하도록 규정하며, 때로는 무게 조절(control of the weight)에 초점을 맞추고 때로는 운동 감각적 질(kinesthetic qualities)에 중점을 둔다.

*열린 및 닫힌 사슬 운동의 정의는 이들이 서로 반대라는 것을 암시하지만 실제로는 서로 보완 할 수 있다.*

## 수축을 위한 프로그램

근육은 움직일 때 지속적으로 수축하지 않는다. 리듬, 속도 및 긴장은 모두 다양하다. 그육은 가속(accelerate)하고 움직임을 발생하기 위해 짧아진다. 그리고 균형을 제공하여 늘어나는(elongating) 것에 의하여 멈춘다. 마지막으로 움직임을 협응하는 신호를 받는다. 따라서, 수축을 위한 훈련 프로그램을 고려하는 것이 필수적이다. 동심성 수축을 하는 동안, 무릎을 구부린 자세에서 일어설 때와 같이 근육의 닿는 곳(insertion)이 서로 가까이 접근한다. 편심성 수축을 하는 동안, 근육의 닿는 곳은 서로 멀어진다. 두갈래근 컬 운동 중에 스프린트에서 감속하거나 바를 내릴 때 발생한다. 등축성 수축 동안에는, 근육의 닿는 곳이 움직이지 않는다.

이것은 플랭크(plank) 운동과 같은 정적인 자세에서 발생한다. 신체 기관(human machine)을 최대한 활용하려면 이러한 근육 수축의 모든 유형들을 매일 훈련해야 한다.

# 더 나은 움직임

## Moving Better

움직이기 위해서는 잘 움직여야 한다. 가동성을 개선한다는 것은 더 나아진다는 것을 의미한다. 이것은 어떤 종류의 훈련이든 필수 조건이다. 기술적 관점에서 가동성은 유연성, 운동 조절, 균형 및 힘의 질적인 향상을 우선시한다. 힘의 수준은 특히 최적화된 작용근-대항근의 비율, 측면 균형 및 운동과 자세 근육의 최소한 된 힘의 수준이 중요하다.

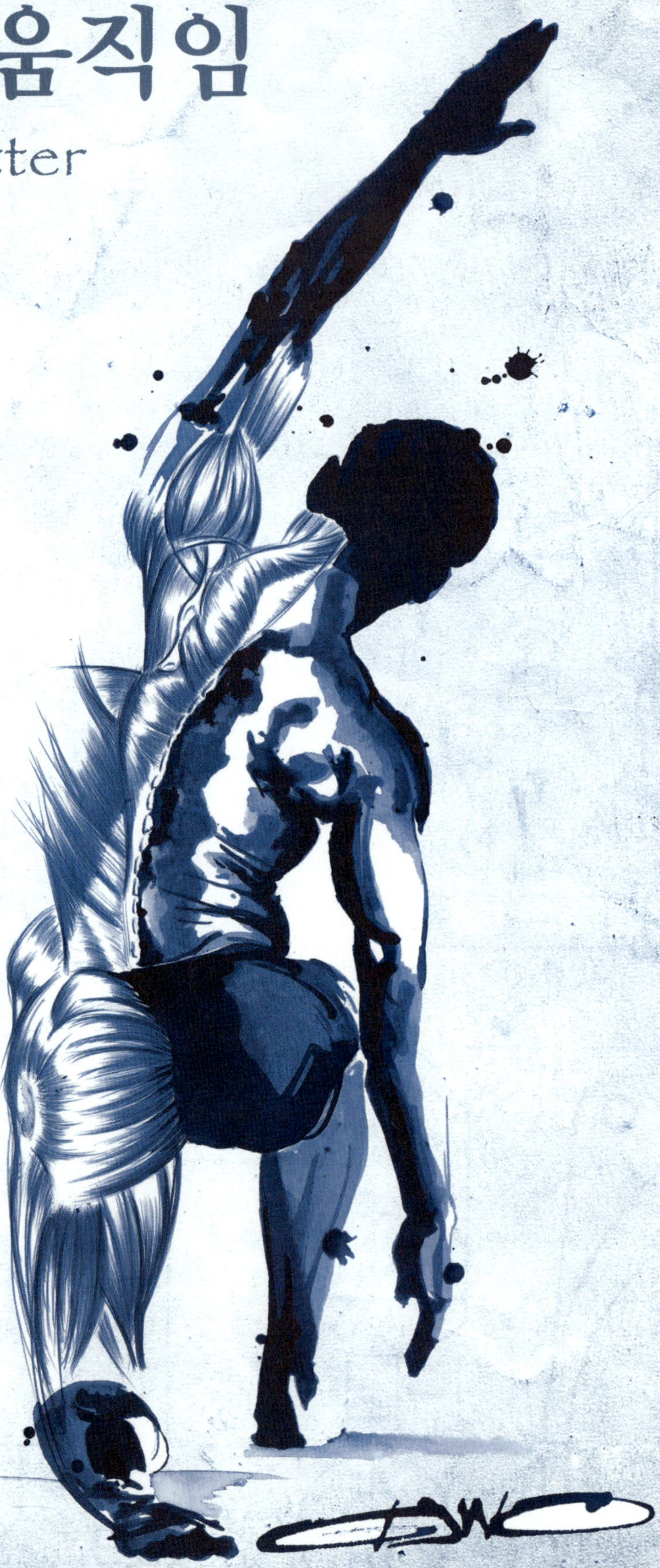

# PART IV 가동성 MOBILITY

*기술적 관점에서 가동성은 유연성, 운동 조절, 균형 및 힘의 질적인 향상을 우선시한다. 힘의 수준은 특히 최적화된 작용근-대항근의 비율, 측면 균형 및 운동과 자세 근육의 최소한 된 힘의 수준이 중요하다. 사람들을 지도할 때, 나는 이런 질문을 한다.*

## 할 수 있겠어요?

그들은 약간의 추가적인 부하를 고려하기 전에, 내가 요구한 것을 할 수 있는가?
그들은 내가 요구하는 운동이나 자세를 움직이고 실행할 수 있는 최소한의 능력을 가지고 있는가?

## 기술적 관점에서 볼 때, 가동성은 다음과 같은 질(qualities)을 우선시한다.

### 유연성

유연성은 단순히 최대 관절 범위일 뿐이다.
관절의 움직임 중에 연부조직이 늘어나는 능력을 향상시키는 것은 가동성의 핵심 중 하나이다.

### 운동조절

운동 조절은 특정 움직임을 취하려고 할 때 동적인 자세 조절과 몸통 및 팔다리를 안정성있게 움직이는 능력이다.

### 균형

균형은 중요한 신체적인 질(physical quality)이다.
종종 고유수용성 감각 (시각적 신호없이 신체의 전부 또는 일부를 움직이는 것)으로 만 제한되는 경우, 신체를 유지하고 균형을 유지할 수 있는 개인의 능력은 외부 수용 시스템(외부 신호에 대한 반응)을 요구하며 가동성 훈련에 필수적인 부분이다.

### 근력

가동성 훈련의 맥락에서, 근력은 최대 근력, 지구력은 최대 근력과 관련이 없다. 여기서, 우리는 움직이는 데 필요한 최소 근력 수준에 대해 이야기하고 있다. 후방 사슬의 유연성은 완벽하지 않을 수 있지만, 전방 사슬이 충분히 강하지 않으면 운동에 영향을 미친다.

다음과 같은 수준의 강도가 특히 중요하다.

- **작용근-대항근 비율의 최적화(Optimization):** 작용근 역할을 하는 대부분의 근육 (근육 수축 시 단축)에는 작용근이 활성화 될 때 대항근은 길어진다. 한 쌍의 작용근-대항근 불합리한 불균형으로 인해 부상을 입을 수 있고 가동성이 제한된다.
- **외측 균형:** 기능적인 측면 균형도 중요하다. 코치들은 과거에 비해 절대 균형(absolute balance)에 대해 강박 관념이 적어지는 경향이 있다. 일상생활에서 균형을 잡는 것은 건강에 기여하며 가동성을 최적화 할 때 우선한다.
- **운동 근육(motor muscles)에서 최소 근력 수준:** 근력이 부족하여 움직임이 제한되는 사람들도 있다. 이러한 약점은 종종 큰 운동 근육에서 명백하게 나타나는데, 이 근육들은 그들이 기본 역할을 실행 할 수 있도록 훈련되어야 한다. 근력은 기능적 훈련의 필수 요소이다.
- **자세 근육의 최소 힘의 수준:** 가동성은 움직임에만 국한되지 않는다. 이것은 또한 서 있거나 앉는 것과 같은 자세의 요구에 관해서는 기능부전을 일으킬 수 있는데, 이는 종종 심부 근육의 약화 또는 뻣뻣함과 관련이 있다. 이 근육을 재활하고 강화하는 것은 최상의 상태로 돌아가는 위해 중요하다.

*가동성은 움직임에 적용되는 통제된, 능동적, 다관절 유연성으로 설명될 수 있다.*

## 가동성 평가

이 복합적인 신체적 질(composite physical quality)을 평가하는 것은 복잡한 만큼 간단하다. 우리는 그저 "당신이 할 수 있습니까?"라는 질문에 대답하려고 한다. 동시에 이 능력들은 운동 중에 사용되는 $VO_2$ max (최대 2 imum 부피의 산소량, 이는 사람의 지구력 수준을 잘 나타내는 표시임)와 같은 생리학적 값보다 훨씬 더 주관적이고, 운동선수의 힘을 정밀하게 평가 할 수 있는 근육 드라이브 중 절대 힘 또는 절대 속도와 같은 역학적인 값이다.

FMS® 배열 (기능적 움직임 시스템)과 같은 효과적인 도구를 문헌에서 찾을 수 있다. 이 도구는 움직임 전문가가 아닌 개인의 운동 패턴을 신속하게 평가하는 데 탁월하다(Minick et al. 2010). 이 검사는 최근 21점에서 100점으로 증가하여 정밀도가 크게 향상되었다(Butler et al. 2012). 또한 적용 가능하고 효과적인 솔루션을 제공하는 TPI® 접근 방식 (2003년에 타이틀리스트 성과 연구소라고 하는 훈련 및 인증 시스템)과 Movement Matrix® (Comerford and Mottram 2012)도 있다. 실용적이고 기능적으로, 각 주요 가동성 개발 활동에 대해 두 가지 테스트를 사용하는 것을 제안한다.

일상생활에서, 그리고 더 많은 스포츠 활동에서, 우리는 추가적인 무게(허리 굽히기, 물건 줍기, 앉기, 물건 잡기 등)가 포함되지 않은 상황과 추가적인 무게가 있는 상황(무거운 물건 운반 또는 들기 등)에 직면한다. 따라서 두 상황을 체계적으로 테스트하는 것이 중요하다. 또한, 우리의 모든 선택적인 테스트를 완료함으로써, 당신은 분석적이고, 단일 관절 문제에서 전체 근육 사슬 내 더 일반적인 한계에 이르기까지 몸 전체를 탐색 할 수 있다.

**할 수 있겠어요? 당신은 기능적 입니까?**

**응답이 없는 경우**

그런 다음 즉시 훈련 내에서 수정해야 한다.
목표는 정상적인 움직임 능력을 회복하는 것이다.

**응답이 있는 경우**

그런 다음 이러한 운동은 이미 만족스러운 가동성을 유지하는데 도움이 되며, 더 강렬하거나 체계적인 방식으로 훈련 전반에 걸쳐 확산 될 수 있다.
또한 더 강하고 어려운 운동을 추가하여 정상 수준 이상의 움직임 가능성을 개발할 수 있다.

## 가동성을 위한 계획

사람들이 통증을 겪고 있다면, 그들은 잘 움직이지 않는다. 그들이 제대로 움직이지 않으면, 사지가 강하거나 안정적이지 않다. 가동성은 움직임, 힘, 안정성을 기반으로 한다. 논리적으로 가동성 향상은 다음 순서로 계획해야 한다.

1. 통증을 완화시킨다.
2. 최소한의 가동성을 회복한다.
3. 근육 사슬에서 근력을 향상시킨다.
4. 가동성을 유지한다.

일단 어떤 제한이 해결되고 통증이 없는 수준의 가동성에 도달하면, 근육 사슬의 근력과 복잡한 가동성은 평생 동안 매일 유지되어야 한다. 결과적으로 뻣뻣함과 통증을 없애기 위한 세션은 덜 시급해지지만, 적어도 일주일에 한 번은 이루어져야 한다.

최소한의 가동성을 회복하는 것은 더 이상 문제가 되지 않지만, 노화 또는 급성과 만성 부상으로 인한 경직으로 인해 때때로 이러한 방법을 다시 시행해야 할 수도 있다. 필요할 때 이 책을 사용해라.

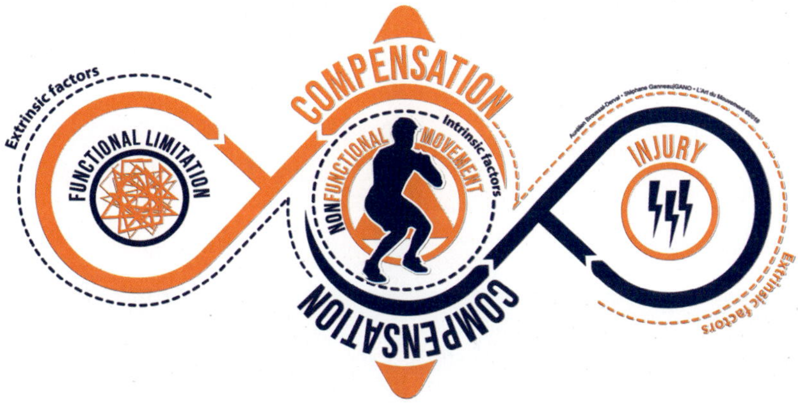


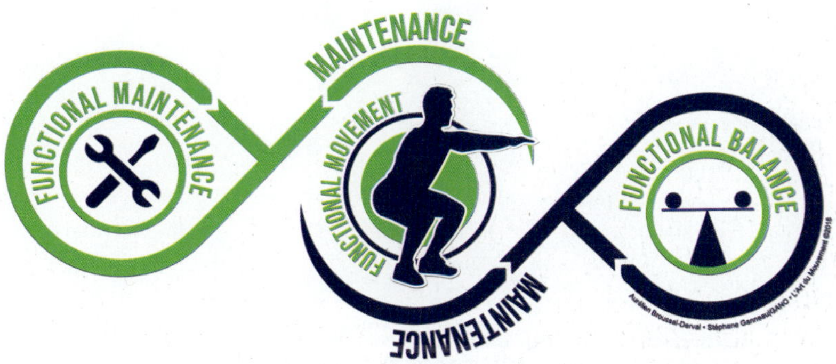


*가동성을 향상시키기 위한 계획을 세워야한다.*

## 가동성 회복

이 부분에서 제공되는 교정 방법은 다른 움직임 상황에서 가동성 부족을 확인하는 것이다. 이 프로그램은 신체가 훈련뿐만 아니라 제한이 없고 통증이 없는 삶을 위해 기능적으로 작동 할 수 있도록 최소한의 가동성을 회복하는 것을 목표로 한다.

이 방법에는 다음과 같은 기본 움직임 중에 최적의 기능을 회복하는 것이 포함한다.

- 앉기
- 무릎 꿇기
- 눕기
- 확장
- 당기기
- 돌기

이러한 기본적인 기능 중 하나를 실행할 수 없거나, 그렇게 할 때 일관된 통증이 발생하는 경우 즉시 수정 전략을 실행한다.

이 기본적인 움직임은 이 책의 앞부분에서 설명한 근육 사슬의 강한 연결 고리와 움직임과 자세에서의 상호 작용에 의해 제한되거나 증폭될 수 있다. 이 책의 다음 8개 섹션에서는 다음 제목을 사용하여 가장 일반적인 가동성 문제에 대해 설명한다.

- 어깨 가동성
- 발목 발등굽힘
- 발 가동성
- 골반의 뻣뻣함
- 무릎 궤적
- 하부 후방 사슬의 제한
- 상부 등의 문제
- 허리뼈 부위의 장력

### 교정 운동

일상 생활, 스포츠 연습 또는 이 책에서 제안한 다른 테스트를 실행할 때 어려움, 제한 또는 통증을 발견한 경우 가동성을 다시 훈련 시켜야 한다. 3단계 또는 4단계로 교정 운동을 실행하는 것이 좋다. 이 교정 운동을 한다.

- 아침에 일어나면, — Three Stages
- 잠자리에 들기 전 저녁에, — Three Stages
- 워밍업 중에, — Three Stages
- 여러 세션을 연습 할 수 있는 전용 세션 중에 이 경우, 체중을 추가하는 네 번째 단계를 실행 할 수 있다. — Four Stages

**4단계를 확장하거나, 더 강렬하게 만들거나, 별도로 실행 할 수 있다.
그럼에도 불구하고, 이러한 효과는 이것들을 결합함으로써 증가한다.**

### 연부조직 이완

이 첫 번째 단계는 통증과 근육의 긴장을 줄이고 근육을 길게 하고 더 잘 움직일 수 있도록 준비하기 때문에 중요하다.
셀프 마사지는 스트레칭을 최대한 활용하기 위한 필수적인 첫 단계이다.

### 가동범위의 증가

이제 근육, 힘줄 및 근막이 이완되었으므로, 두 번째 단계는 스트레칭을 통해 이러한 구조의 길이를 변경하는 것이다.
모든 스트레칭 기술은 수동적인 자세, 수축 및 이완을 통한 수동 스트레칭 또는 보다 더 훈련 된 사람들을 위한 탄도(튀는) 스트레칭을 통해 유연성을 향상 시키도록 설계 되었다.
자세를 다시 프로그래밍하기 위해서, 최근에는 저항 밴드를 사용하고 이 단계에서 관절을 열 수 있다.

### 움직임으로 이동

이 단계에서 사용되는 운동에는 능동적 유연성, 운동 조절, 균형 및 동적 코어 강화가 결합되어 가동성이 향상된다.
이것들은 수동적이고 국소적이기 때문에, 가동 범위의 증가가 반드시 움직임으로 전환되는 것은 아니며, 이 단계를 매우 중요하게 만든다.

### 선택적: 무게의 사용

궁극적으로 일상생활에 도움이 되고 능동적 유연성-저항 훈련 운동을 증가시키기 위해 신 훈련을 준비하고 싶은 사람들을 위해, 광범위 운동을 사용하는 저항 훈련 운동은 적절한 운 세션이 끝날 때 사용되어야 한다. 올바른 무게 사용해야 한다. 우리는 힘을 얻는 것이 아니 가동성을 높이려고 노력하고 있다. 따라서 이 적인 무게는 사람마다 다르다.
자세 또는 운동 실행에 사용된 기법의 질 보상하지 않고 운동 범위를 증가시키기 위한 게를 선택한다.

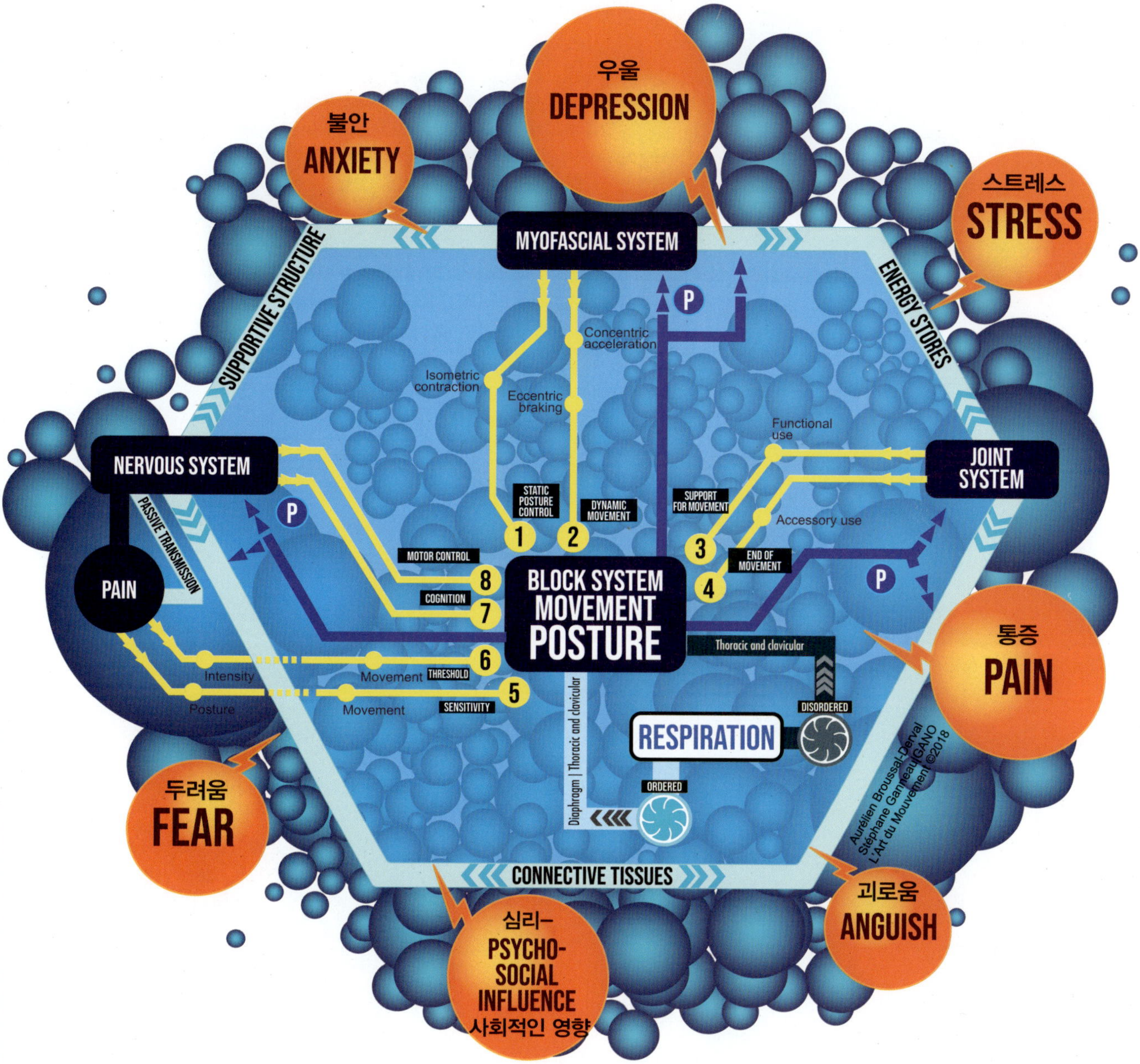


# THE SYSTEM OF MOVEMENT

붕괴(disruption)　　P 고유수용기(proprioception)

## 다양한 스트레칭 방법

스트레칭 방법은 많은 목적을 달성 할 수 있기 때문에 스포츠 세계에서 널리 논의되고 있다. 회복에서 준비운동에 이르기까지 그 목적은 다양하다. 사용 방법을 상황에 따라 조정되어야 한다. 이 방법의 2 단계에서 두 가지 입증된 방법을 독립적으로 사용할 수 있다(가동 범위의 증가).

**수동적 스트레칭:** 이 방법은 일반적으로 초보자를 위한 것이지만 레벨에 관계없이 교육 훈련 내내 사용할 수 있다. 조만간 진행 상황을 볼 위험이 있으므로, 가능한 한 수축하고 편안한 스트레칭을 진행한다. 우리의 방법에 맞춰진 기본적인 움직임 : 통증을 유발하지 않고 가능한 한 근육을 늘리고 20-30초 동안 자세를 유지한다. 의도적인 유연성 훈련을 하고 있는 운동선수를 위한 고급 옵션은 가동 범위를 늘리기 위해 반동 움직임(bounce)을 주는 것이다.

**수축/이완:** 이 방법은 더욱 발전되었다. 먼저 스트레칭 할 근육을 강하게 수축한 다음 즉시 그 근육에 대해 수동 스트레칭을 실행한다. 이 방법에는 운동을 하는 동안에 경험하고자 하는 강도와 뻣뻣함(stiffness)의 영역에 따라 사용할 수 있는 몇 가지 변화가 있다. 예를 들어, 먼저 대상 근육을 길게 한 다음 공기 중에서 (수동적으로) 또는 밴드를 사용하여 3~10초 동안 강하게 수축시킨다. 목표 근육을 10초에서 20초 정도 늘려서 이를 따른다. 새로운 수축 및 이완 주기 동안 방금 도달 한 위치에서 다음 스트레치를 시작하여 스트레치 중 가동 범위를 점차적으로 증가시킨다.

스트레칭 방법은 많은 목적을 달성 할 수 있기 때문에 스포츠 세계에서 널리 논의되고 있다. 회복에서 예열에 이르기까지 그 목적은 다양하다. 사용 방법은 상황에 따라 조정되어야 한다.

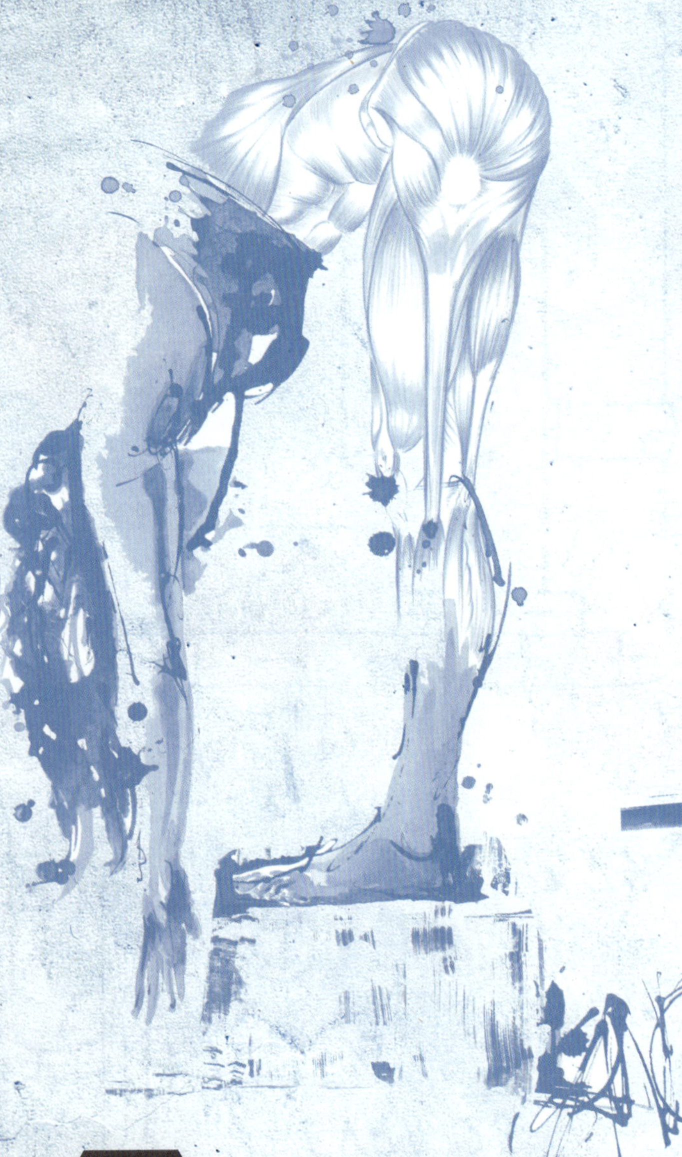

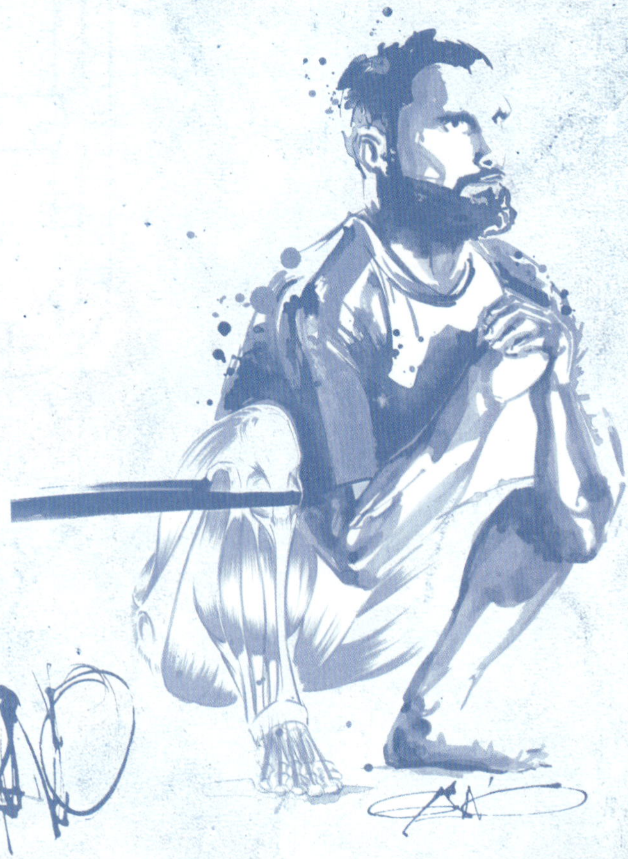

# 테스트 TESTS

## 어깨 가동성(Shoulder Mobility)

### 1

#### FMS 어깨 검사

서서 엄지손가락을 넣어 주먹을 쥔다. 팔꿈치를 펴고 한쪽 팔은 어깨 위로, 다른 한쪽 팔은 등 뒤로 뻗는다. 주먹을 펴지 말고 양손을 등 뒤로 최대한 가까이 모은다. 양방향으로 실행한다. 주먹 사이의 너비가 손 너비보다 작으면 테스트는 성공적이다. .

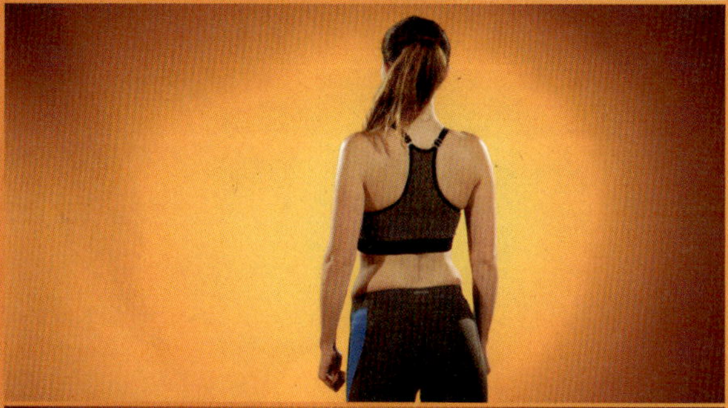

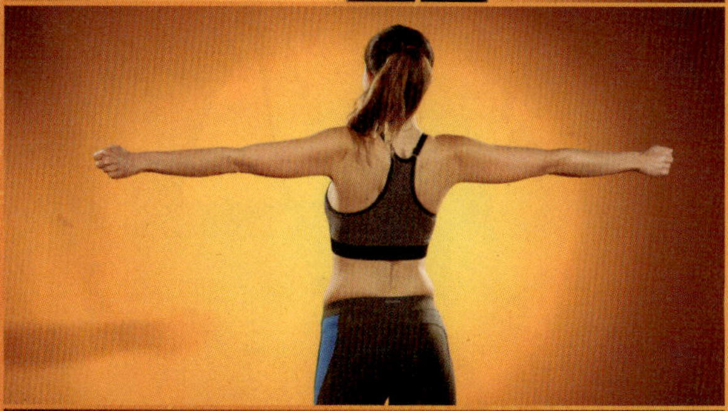

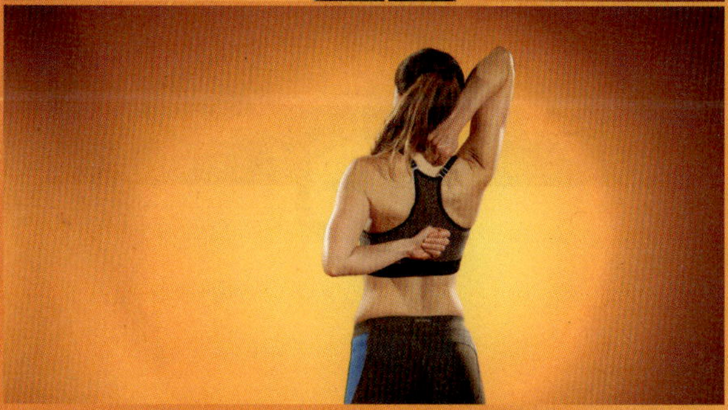

### 2

#### 덤벨 운반 검사

일어서서 양손에 각각 20파운드(9.1kg)무게의 덤벨을 든다. 유지할 때 자연스러운 자세(natural position)를 관찰한다. 가슴이 밖으로 나오고 어깨가 낮게 뒤로 가고, 덤벨이 바깥을 향하고 있다면 테스트를 통과 한 것이다.

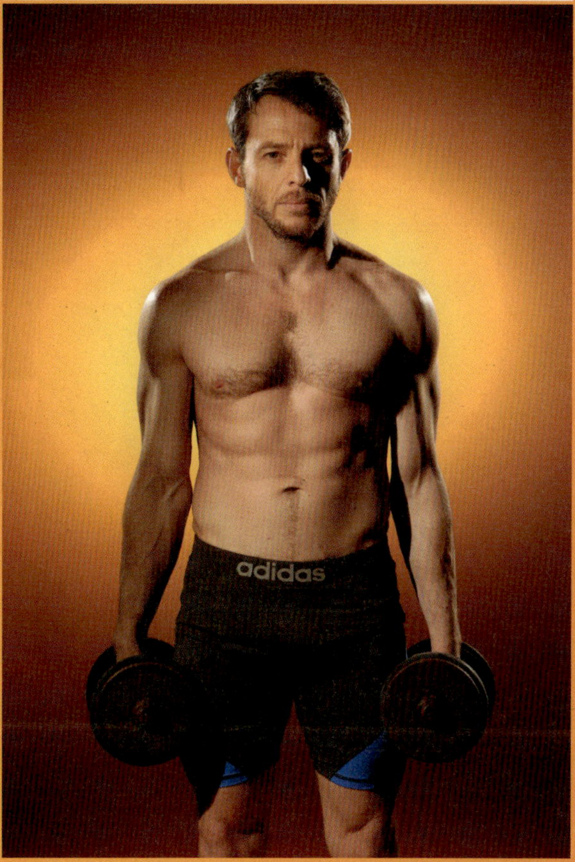

solution 01

마사지 스트레칭 가동성 근력운동

다음 각 운동 중 1~3세트를 동일한 어깨 위에 순서대로 실행한다. 운동하는 동안 멈추지 않는다. 완료되면 반대편 어깨를 위해 운동을 다시 진행한다.

# 어깨 가동성

## 01. 땅콩볼을 이용한 가슴 마사지

벽을 마주 보고 한 손을 등 뒤로 하고 빗장뼈 아래에 작은 가슴근에 땅콩볼을 놓는다. 많은 사람들이 손가락으로 이 근육을 찾을 수 있다. 밧줄같은 느낌이다. 가슴과 벽 사이의 땅콩볼을 놓는다. 가장 민감한 부분에 위에서 아래로 10번, 왼쪽에서 오른쪽으로 10번, 원형으로 10번 굴린다.

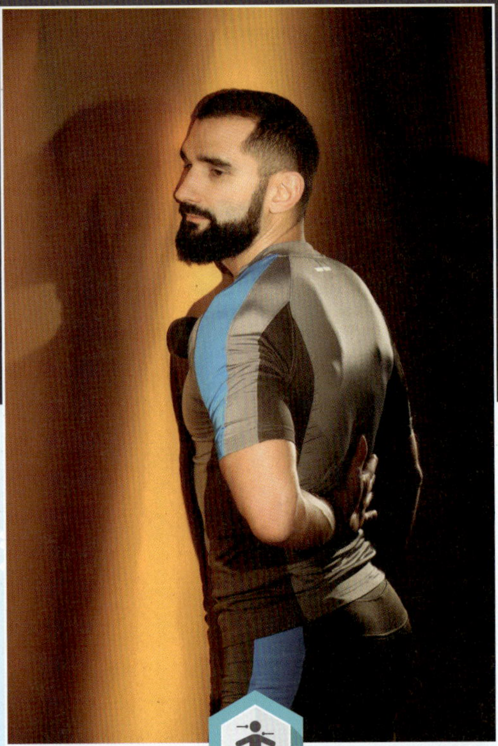

## 02. 밴드 스트레칭

밴드를 바닥과 거의 수직으로 유지한 채, 누군가 당신 팔을 잠금장치에 넣듯이 손을 등에 대고 손목을 밴드 바닥에 통과시킨다. 다리로 런지 자세를 취한다(다리 반대편 팔을 등 뒤에 두고). 어깨가 앞으로나 안쪽으로 움직이지 않게 하면서, 천천히 런지를 하며 밴드가 손을 잡아당겨 스트레치를 일으키도록 한다. 손을 최대한 높이 들어 올리기 위해 몸을 내린다. 스트레칭을 30초간 유지한다.

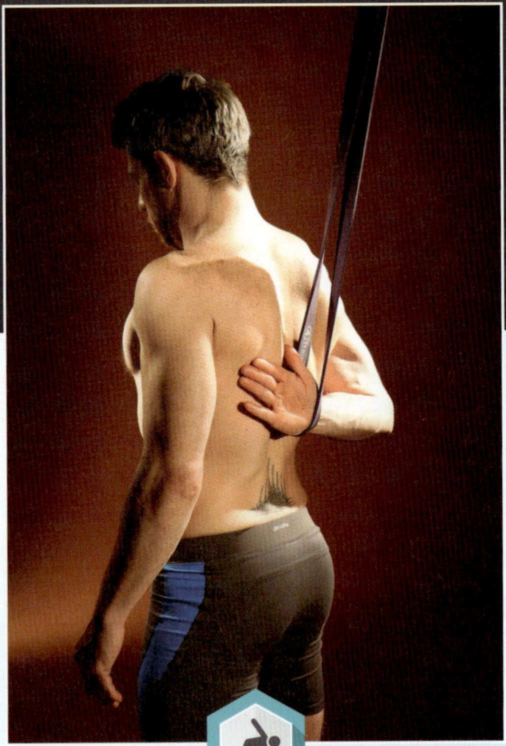

## 03. 블루 엔젤

엎드려 누운 후 빗장뼈 아래에 작은가슴근과 바닥 사이에 마사지볼을 놓는다. 공이 있는 쪽 팔을 등 뒤로 잠금위치에 놓고 손을 등 뒤로 최대한 멀리 이동시킨다. 10회 반복한다.

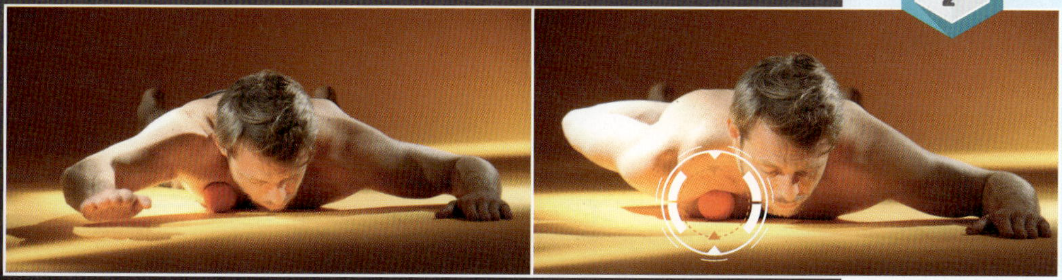

## 04. 옵션: 케틀벨 암 바

태아 자세(fetal position)로 누워서 양손으로 케틀벨을 잡는다. 등을 대고 구른다. 한 손으로 케틀벨을 수직으로 들어 올린다. 반대편 팔을 머리 위로 뻗고 반대쪽 다리의 엉덩이와 무릎을 구부려 발을 바닥에 편평하게 올려 신체를 지탱한다. 무릎이 구부러진 상태로 지지한 다리를 다른 다리 위로 이동할 때 측면움직임을 계속한다. 다음으로 두 다리를 평행한 위치로 펴고 엉덩이를 바닥에 편평하게 눌러준다. 이 자세를 가능한 한 15초 이상 유지한다.

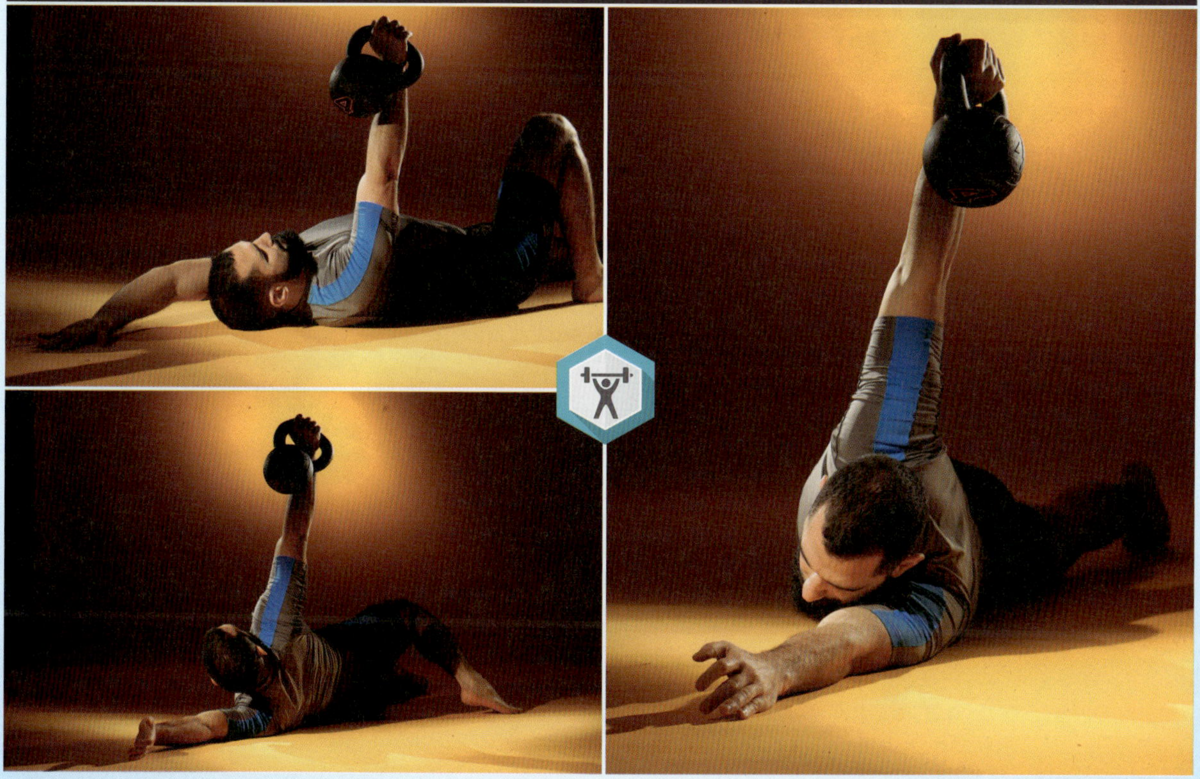

solution 02

마사지 스트레칭 가동성 근력운동

다음 각 운동 중 1~3세트를 동일한 어깨 위에 순서대로 실행한다. 운동하는 동안 멈추지 않는다. 완료되면 반대편 어깨를 위해 운동을 다시 진행한다.

# 어깨 가동성

## 01. 팔꿈치 위치에 따른 중간과 뒤 어깨세모근 마사지

옆으로 누워 어깨 중간과 바닥 사이에 작은 마사지 볼을 넣는다. 앞에서 뒤로, 왼쪽에서 오른쪽으로, 그리고 원을 그리며 구른다. 팔을 자유롭게 가쪽 또는 안쪽 돌림한다. 가쪽 또는 안쪽 돌림된 위치에서 수축과 이완을 통해 스트레칭을 시작할 수 있다.
각 유형별로 10회의 마사지를 실행한다.

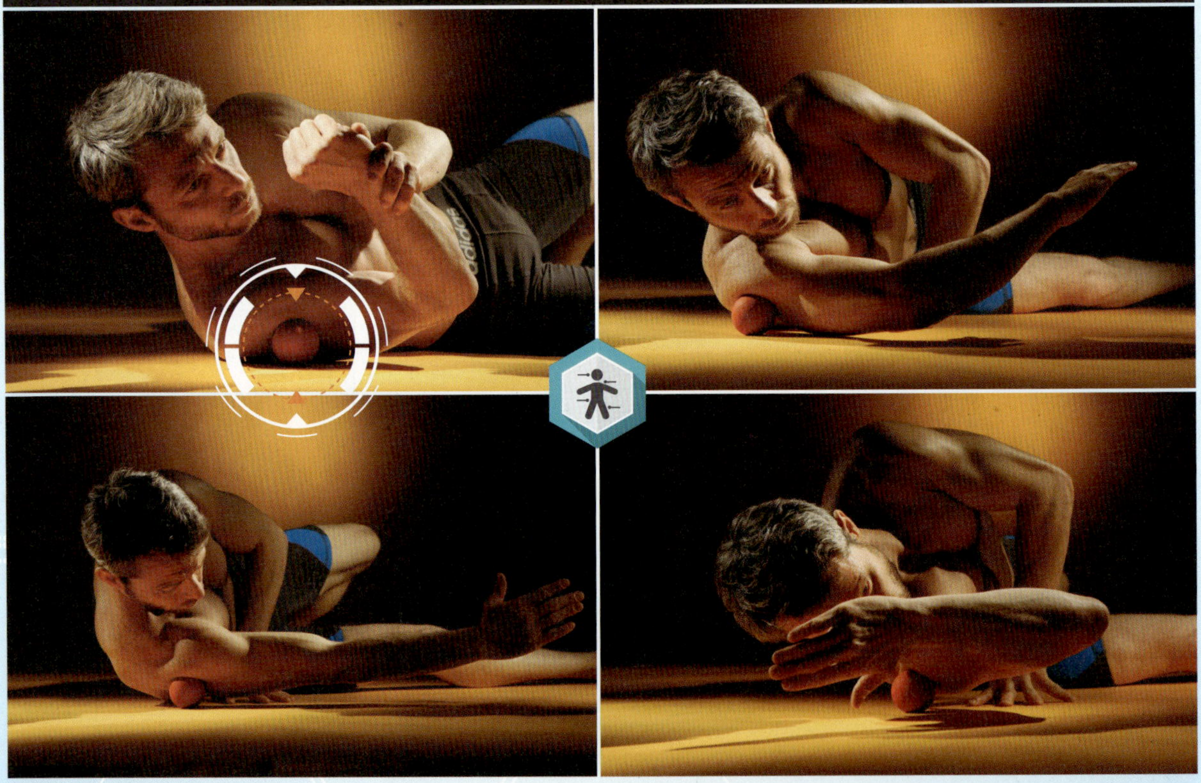

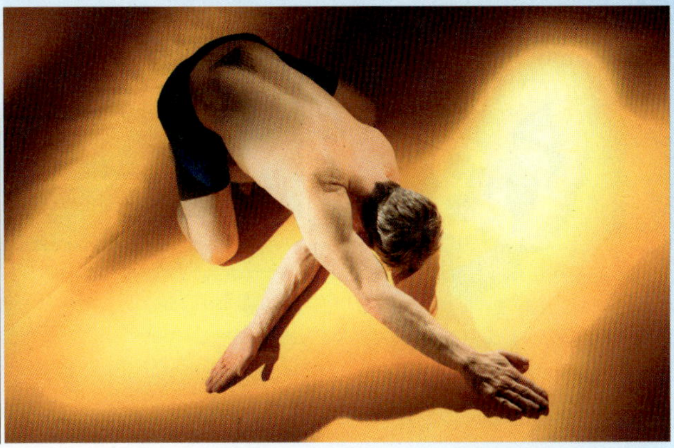

## 02. 바닥에서 중간어깨세모근 스트레칭

(너무 뻣뻣한 경우 네발자세를 하거나) 배를 바닥에 대고 눕고 가슴 밑으로 한쪽 팔을 몸통에 수직으로 교차시킨다. 어깨 근육으로 보상하지 않는다.
스트레칭을 30초간 유지한다.

## 03. 어깨 돌림근 스매시

공을 잡고 어깨를 90° 안쪽돌림하고 팔꿈치를 구부린 상태에서 등을 대고 눕는다. 작은 마사지 공을 어깨 밑으로 밀어 넣고 가쪽돌림과 안쪽돌림을 번갈아 하며 공에 압력을 가한다. 10회 회전한다.

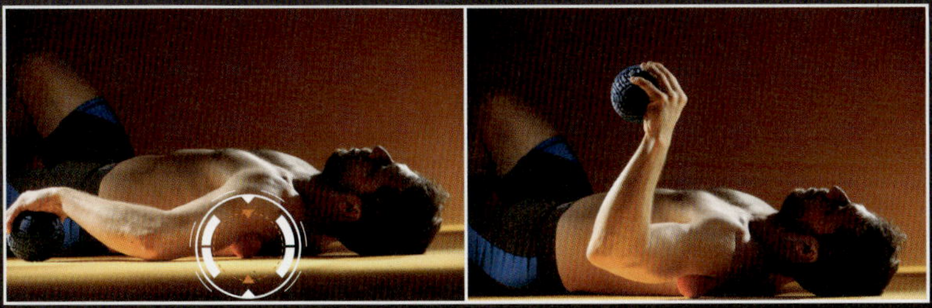

## 04. 옵션: 공 위에서 케틀벨을 이용한 근육둘레띠운동(회전근개운동)

스위스볼 옆에 앉아 팔꿈치를 공의 윗부분 가운데에 놓고 가운데를 납작하게 한다. 어깨를 가쪽돌림 또는 안쪽돌림하여 케틀벨을 앞쪽에서 뒤로 기울여 운동 강도를 높인다. 반복할 때마다 동작 범위를 늘린다.
10회 회전한다.

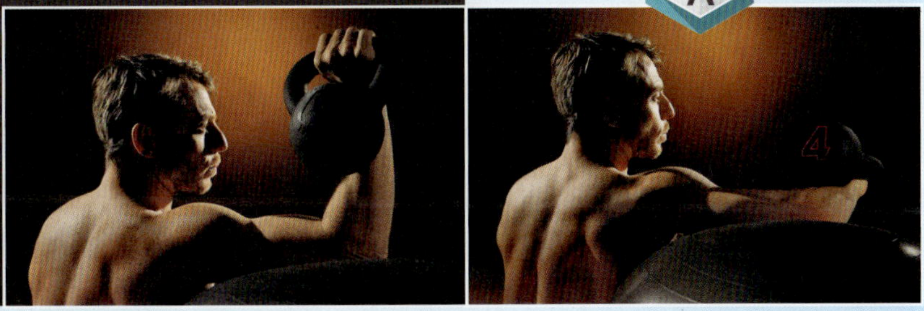

solution 03

마사지 스트레칭 가동성 근력운동

다음 각 운동 중 1~3세트를 순서대로 진행하면서 반대측과 번갈아 가며 실행한다. 운동하는 동안 멈추지 않는다.

# 어깨 가동성

## 01. 공을 이용한 뒤어깨세모근 마사지

벽에 등을 대고 서서 어깨와 벽 사이에 마사지 볼을 놓는다(왼쪽 사진 참조). 위에서 아래로, 아래에서 위로 굴려서 원을 그리며 움직인다. 등 뒤로 팔을 뻗거나, 앞으로 뻗거나, 머리 위로 뻗는 등 세 가지의 팔 위치를 사용한다.
각 위치에서 10회의 마사지를 실행한다.

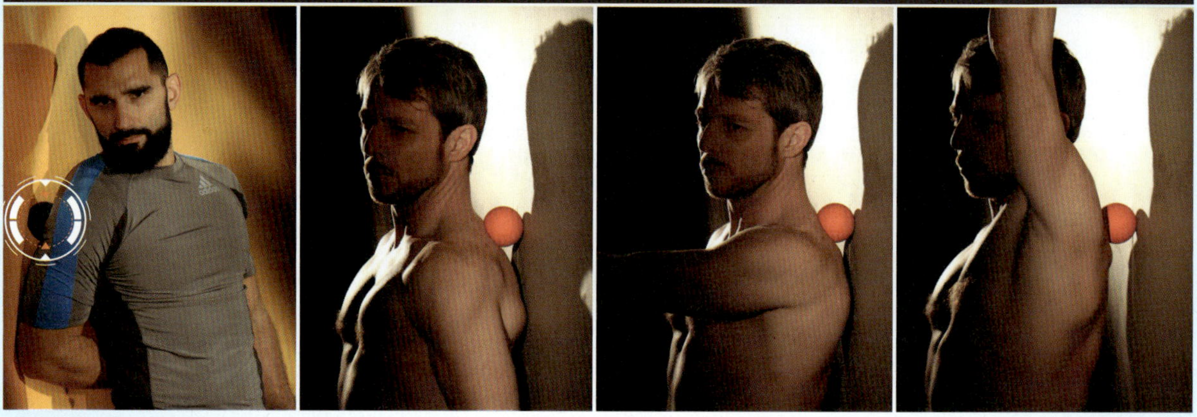

## 02. 머리위로 스트레칭

테이블을 사용해 지지한다. 가슴을 펴고 어깨를 내린 상태에서 엉덩이를 구부리고 가슴을 바닥과 평행하게 하고 곧게 뻗은 다리와 수직으로 테이블 위에 손을 올려 팔 사이에 머리를 놓는다. 이 운동은 손바닥이 위로 혹은 아래로 향하는 두 가지 방법이 있다. 좀 더 어려운 동작은 바닥에 무릎을 꿇고 한다.
스트레칭을 20~30초간 유지한다.

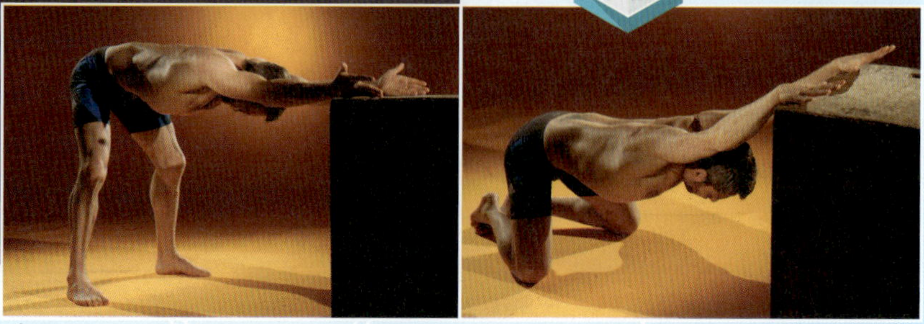

### 03. 엎드려서 수영

배를 바닥에 대고 누워 팔을 뻗어 머리 위로 교차시킨다. 몸을 아주 살짝 옆으로 돌려 안쪽에 있는 팔로 원을 그리고 다음 몸을 살짝 들어 몸통 밑으로 팔을 통과시킨다. 몸통을 덜 들수록 어깨에 더 많은 압력이 가해진다. 각각 3~4회 반복한다.

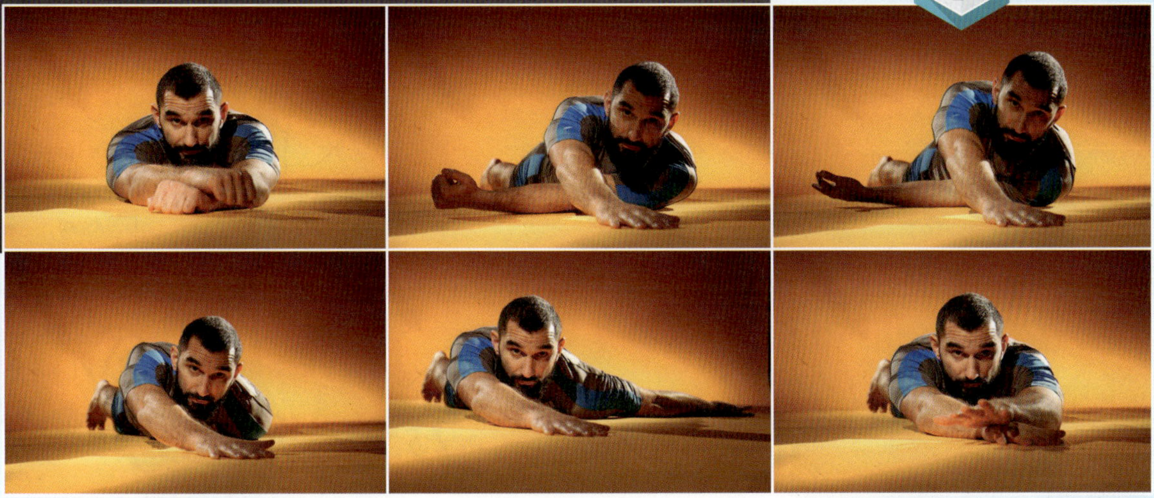

### 04. 옵션: 공 위에서 어깨 운동

스위스볼에 등을 대고 누워 발끝으로 몸을 지탱한다. 등을 완전히 핀다. 양손에 2.5~5파운드(1.1~2.3kg) 무게를 잡고 어깨 돌림을 한다. 새끼손가락이 다리 쪽을 가리키도록 하면서 어깨를 내린다. 엉덩이 높이에 오면 엄지손가락이 아래를 가리키도록 손을 돌린다. 새끼손가락이 위로 향하도록 팔을 든다. 새끼손가락은 항상 어깨의 충돌을 피하기 위해 움직임의 방향을 안내한다. 다른 쪽 팔도 같은 동작을 한다. 한쪽 팔당 10회씩 회전을 실행한다.

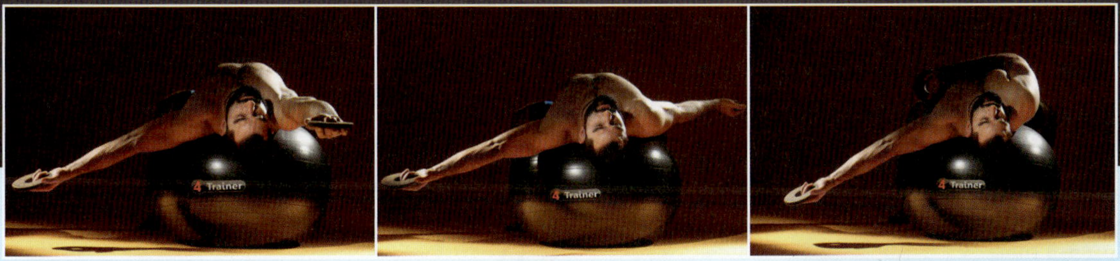

solution 04

## 어깨 가동성

마사지

스트레칭

가동성

근력운동

다음 각 운동 중 1~3세트를 동일한 어깨 위에 순서대로 실행한다. 운동하는 중간에 멈추지 않는다. 완료되면 반대편 어깨를 위해 운동을 다시 진행한다.

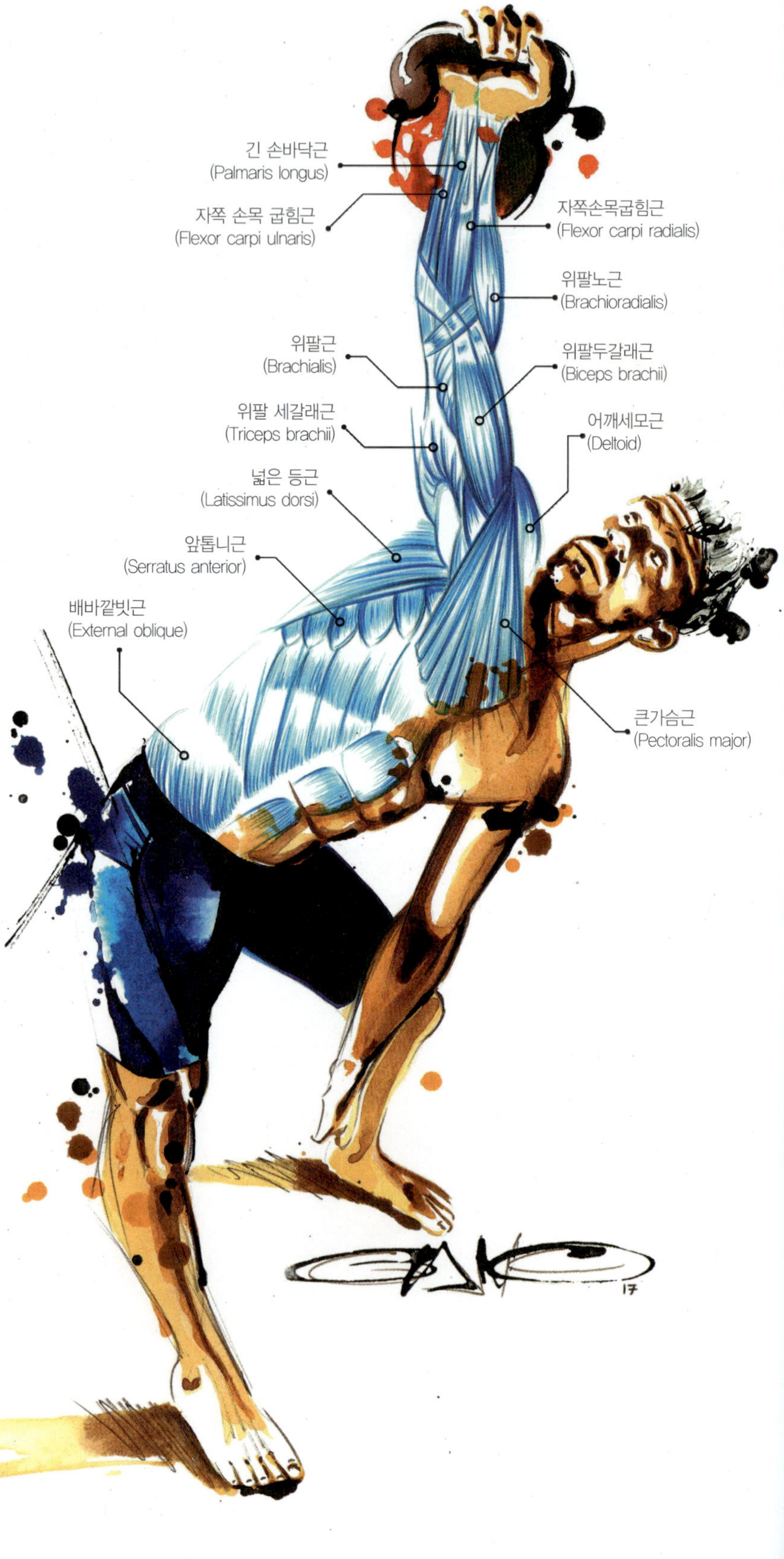

## 01. 볼을 이용한 앞어깨세모근 마사지

어깨 앞에 마사지 볼을 놓고 벽에 몸을 댄다. 위에서 아래로, 왼쪽에서 오른쪽으로, 그리고 원을 그리며 움직인다. 각 방향으로 10회씩 마사지를 실행한다.

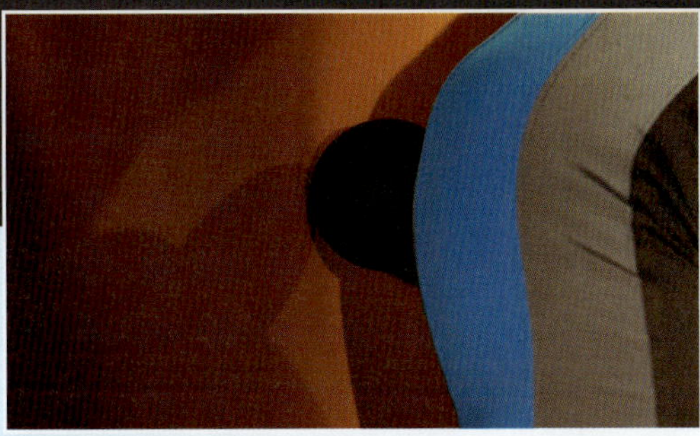

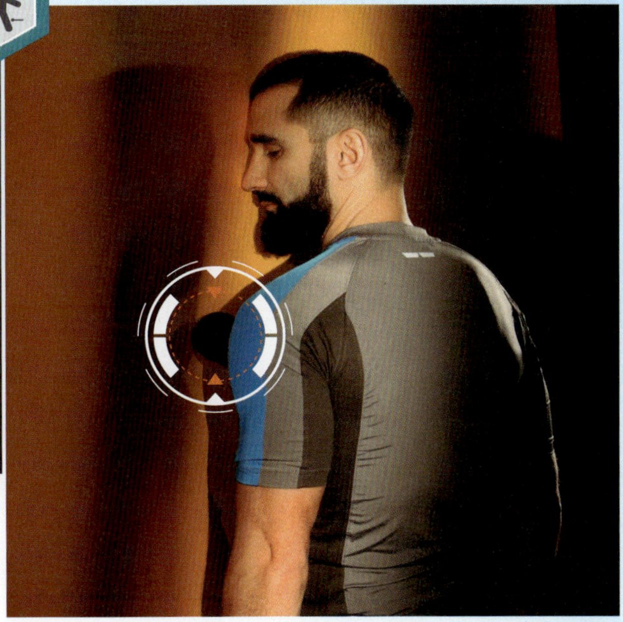

## 02. 서스펜션 트레이너를 이용한 어깨 스트레칭

손잡이를 중간 높이로 둔 상태에서 엉덩이를 구부리고 허리를 곧게 세운다. 무릎을 약간 구부리고 손잡이를 잡고 뒤로 이동한다. 스트레칭을 20~30초간 유지한 후 회전하여 각 측면에 대해 20~30초간 더 길게 스트레칭을 한다.

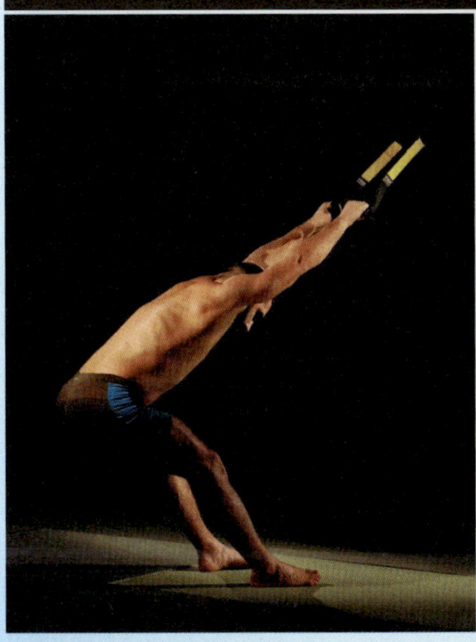

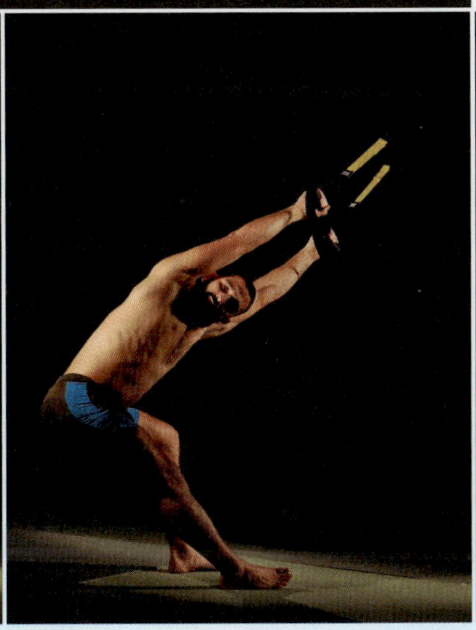

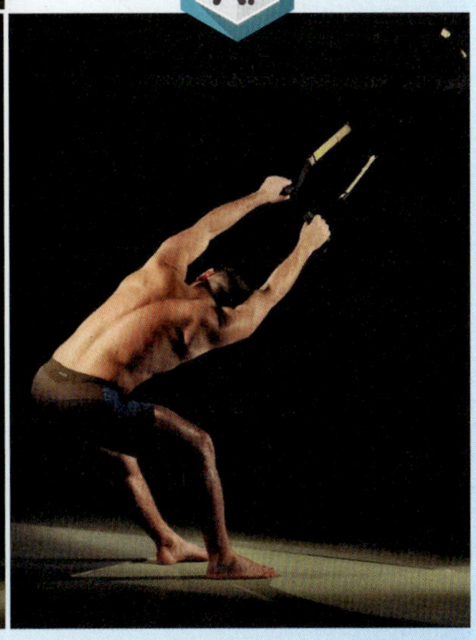

## 03. 서스펜션 트레이너를 이용한 벽 미끄러짐

가장 낮은 위치에 있는 손잡이를 잡고, 양손을 머리 위로 들며 앞으로 넓게 런지를 한다. 그 자세에서 팔꿈치를 아래쪽으로 내려 위팔이 바닥과 평행하게 위치하도록 한다. 가슴이 벽쪽으로 기울어 있고 팔이 벽에 닿지 않도록 팔꿈치를 몸통과 일직선으로 유지한다. 런지 자세를 할 때 허리를 굽히지 말고 다른 보상 자세를 피한다.

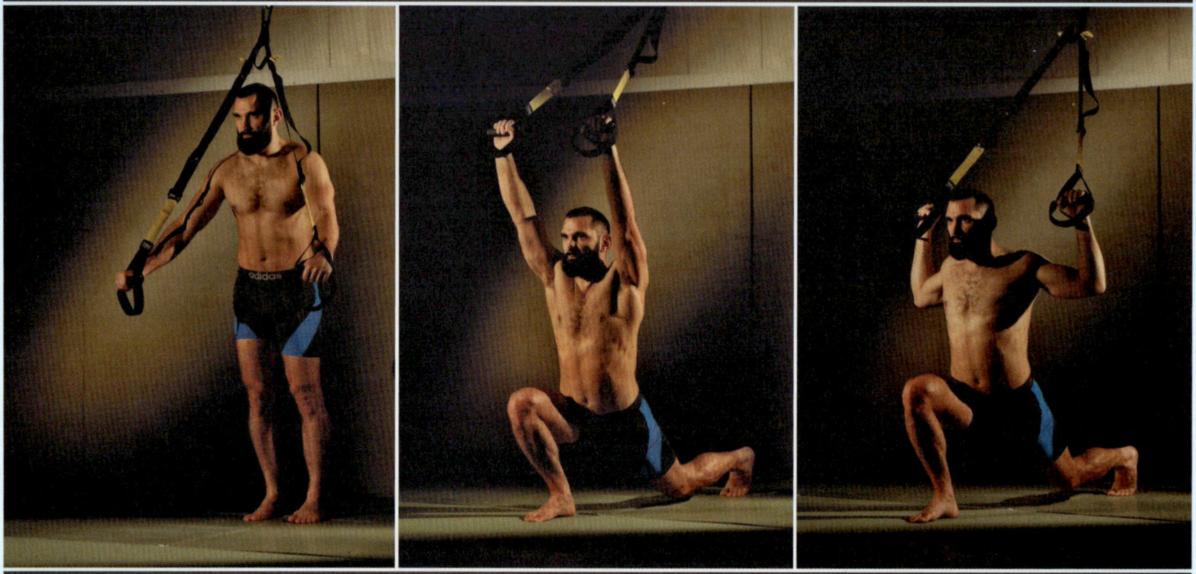

변형으로 양손을 머리 위로 들고 런지 자세를 할 때 각 측면으로 회전하여 기능 및 나선형 사슬을 결합할 수 있다.
각 측면에 대해 5회 반복한다.

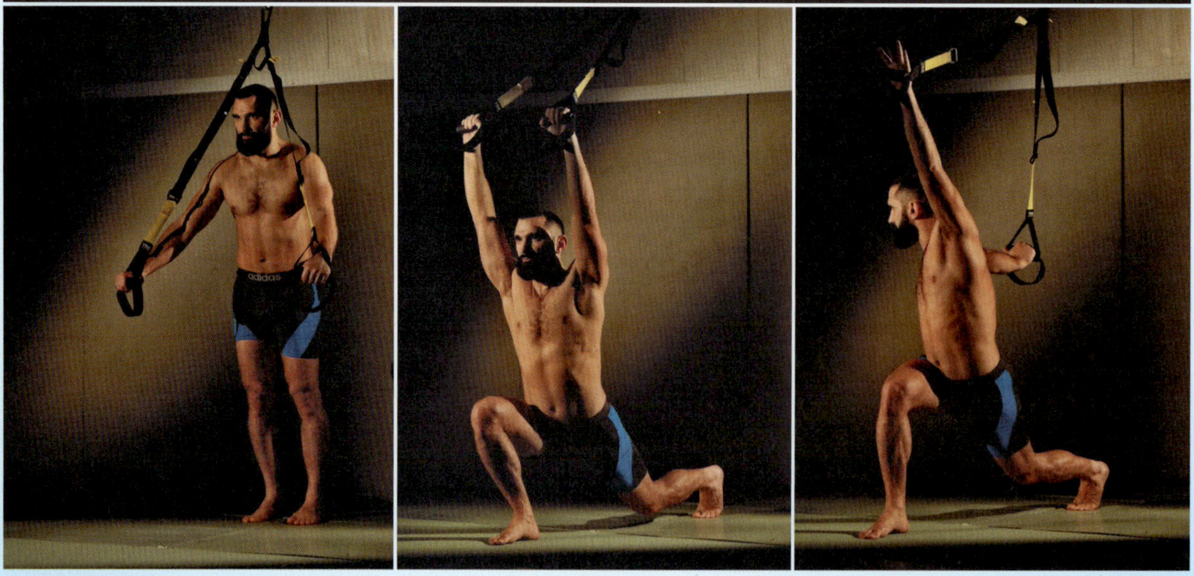

## 04. 옵션: 풍차 케틀벨

서 있는 자세에서 팔꿈치를 펴고 머리 위로 케틀벨을 든다. 팔꿈치를 구부리지 말고 가능한 손가락이 바닥에 닿을 때까지 팔이 같은 쪽 다리를 따라 미끄러지도록 몸통을 앞으로 구부리고 돌린다. 운동하는 동안 케틀벨을 본다. 이상적으로 양쪽 무릎은 쭉 펴는 것이 좋다. 무릎을 굽혀야 할 경우에는 무릎을 바깥쪽으로 구부리고 추가적으로 스트레칭한다. 가능한 낮게 아래로 이동한 다음, 항상 케틀벨을 시각적으로 접촉하면서 천천히 조절하며 위로 이동한다. 팔당 10회 반복한다.

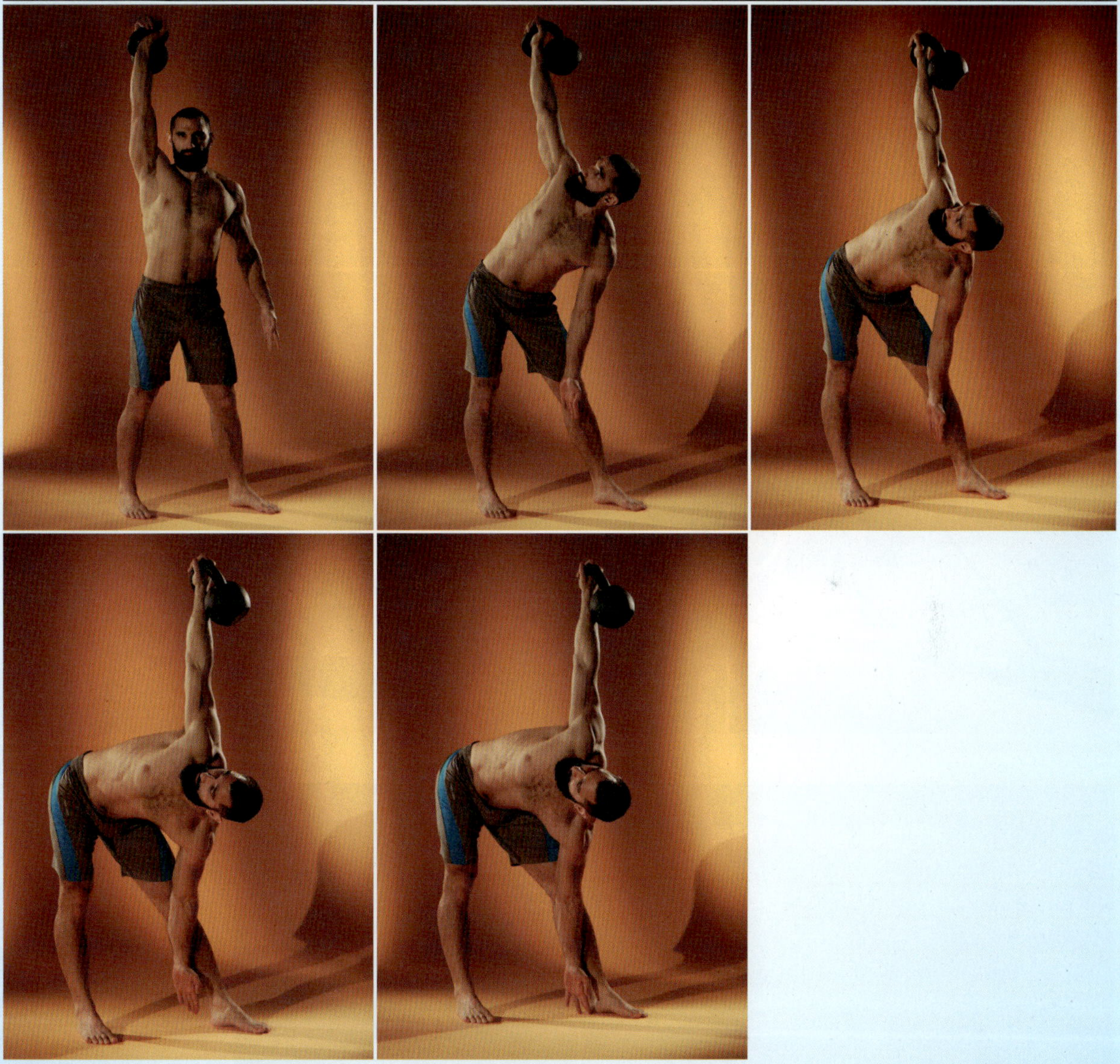

마사지 스트레칭 가동성 근력운동

# solution 05

다음 각 운동 중 1~3세트를 동일한 어깨 위에 순서대로 실행한다. 운동하는 동안 멈추지 않는다. 완료되면 반대편 어깨를 위해 운동을 다시 진행한다.

## 어깨 가동성

### 01. 웨이트바를 이용한 등세모근 마사지

엇갈리게 선 자세에서 가운데 사진에서처럼 등세모근 위에 웨이트바를 놓는다. 머리를 앞으로 기울이고 바에서 멀리 떨어져서 근육을 길어지게 한다. 변형된 자세는 막대를 논 같은 쪽 팔을 머리 위로 들어 마사지를 하는 것이다.

등세모근 위로 막대를 위아래로 굴려 10회 실행한다.

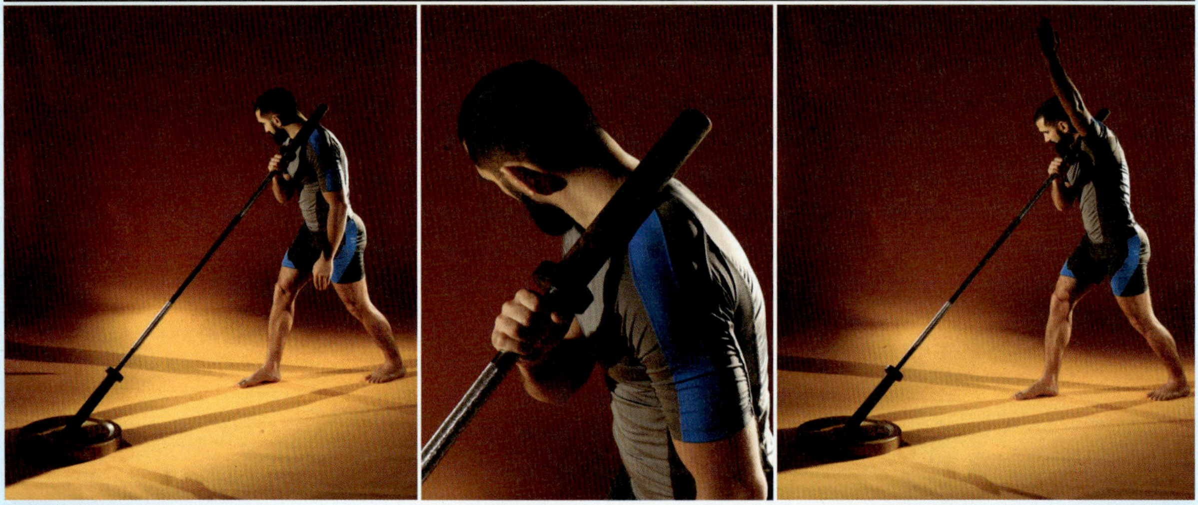

### 02. 저항밴드 슬링 스트레칭

밴드를 바닥에 고정시키고 고정점이 뒤로 향하게 하여 어깨 위에 밴드를 고정시킨다. 등세모근이 가능한 이완하도록 밴드가 어깨를 아래쪽과 뒤쪽으로 당길 수 있도록 런지를 앞으로 한다. 스트레칭을 20초간 유지한다. 그리고 어깨를 으쓱한 다음 그 자세에서 몇 초간 유지하고 있다가 다시 이완된 자세로 돌아와 몇 초간 긴장을 푼다. 어깨로 동그라미를 그리며 마무리한다.

수동적인 스트레칭을 20초간 유지한다. 수축과 이완 동작을 3회 실행한 다음 10회 원그리기를 실행한다.

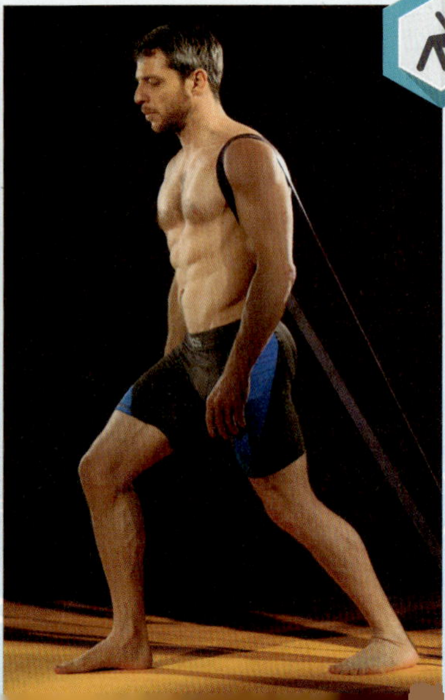

## 03. 압축 스틱으로 팔 올리기

벽과 등세모근 사이에 스틱을 대고 등으로 눕는다. 스틱을 댄 쪽 팔을 위로 들어 올려 바닥과 수직이 되게 한 다음 머리 위로 올린다. 운동하는 동안 손바닥이 얼굴 쪽 바라보게 하고 벌린다.

10회 반복한다.

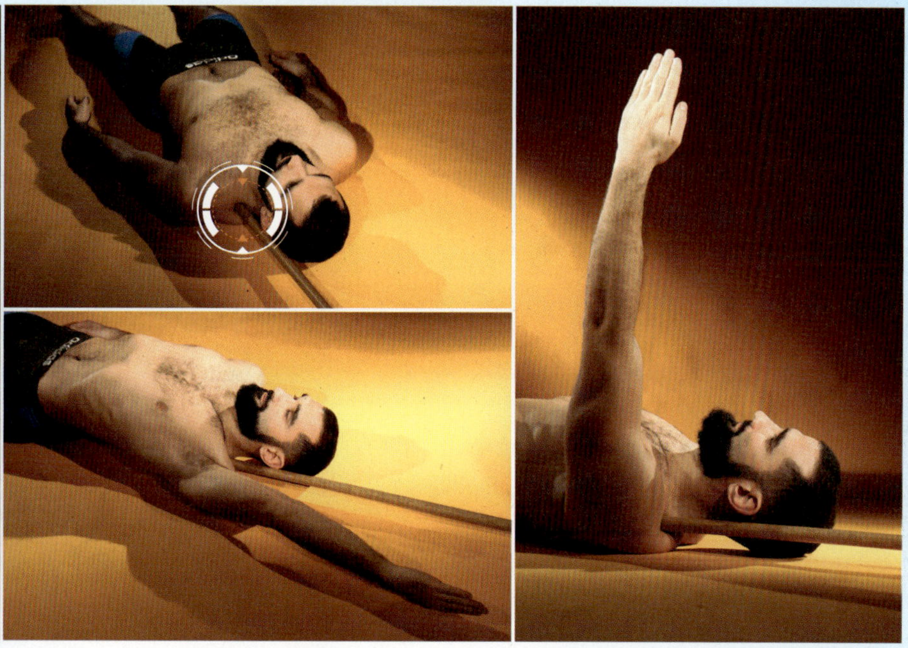

## 04. 옵션: 케틀벨과 저항밴드 조합

등을 대고 눕고 케틀벨을 잡고 위로 든다. 같은 팔의 위팔에 저항 밴드를 건다. 밴드로 하여금 위팔을 바깥쪽 측면으로 당기게 한다. 어깨를 소켓 뒤쪽으로 이동시키기 위해 교각 자세(bridge position)로 엉덩이를 들어 올린다. 이 자세에서 천천히 어깨를 안쪽으로 돌린 다음 가쪽으로 회전시킨다.

6회 시행한다(안쪽돌림 3회, 가쪽돌림 3회).

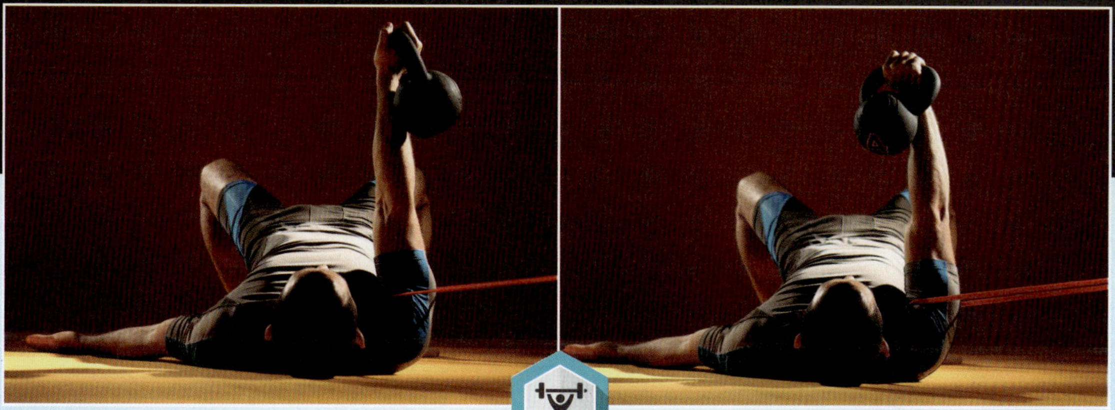

# 테스트 TESTS

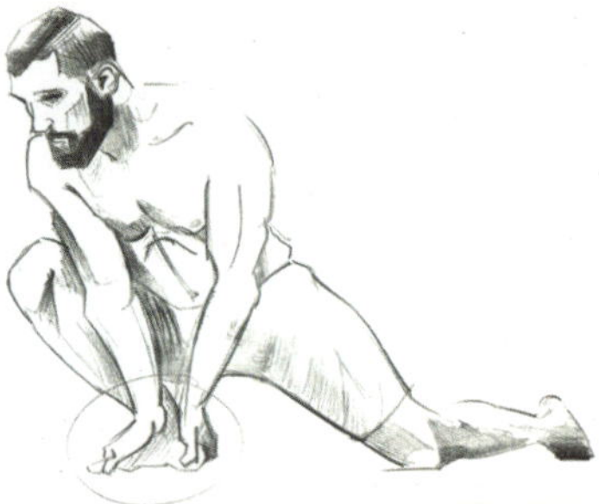

## 발목 발등굽힘(Ankle Dorsiflexion)

### 1

기사단자세(knighthood)

벽에서 1 주먹 정도 거리를 두고 앞발의 발가락과 무릎이 벽으로 향하게 한다. 앞발을 바닥에 편평하게 놓고 (이 테스트 중에 발 뒤꿈치를 바닥에서 들어 올리지 말고) 뒷발을 바닥에 편평하게 펴고 손을 엉덩이에 대고 자세를 앞으로 움직여 벽을 향한 앞쪽 무릎 앞발을 넘어서게 한다. 무릎 무릎뼈가 벽에 닿으면, 테스트를 통과 한 것이다

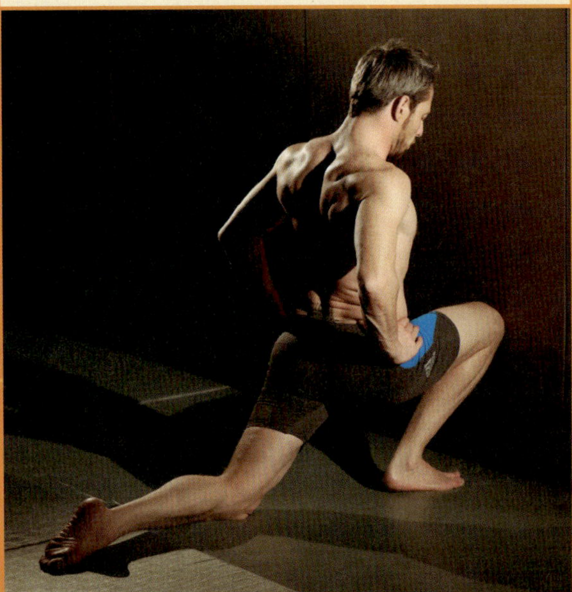

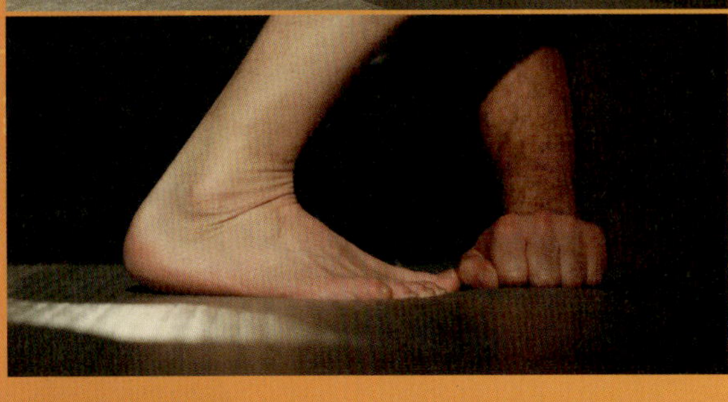

### 2

권총 테스트

위에 저항 밴드를 걸고 양손으로 잡는다. 지지하는 발 하나는 바닥에 편평하게 유지하고 (발 뒤꿈치를 바닥에서 들어 올리지 말 것) 한쪽 다리로만 쭈그리고 앉는 자세로 움직인다. 저항 밴드를 사용하여 천천히 내려간다. 발 뒤꿈치를 들지 않고 완전히 쪼그려 앉아 있을 수 있다면 이 테스트는 성공적이다.

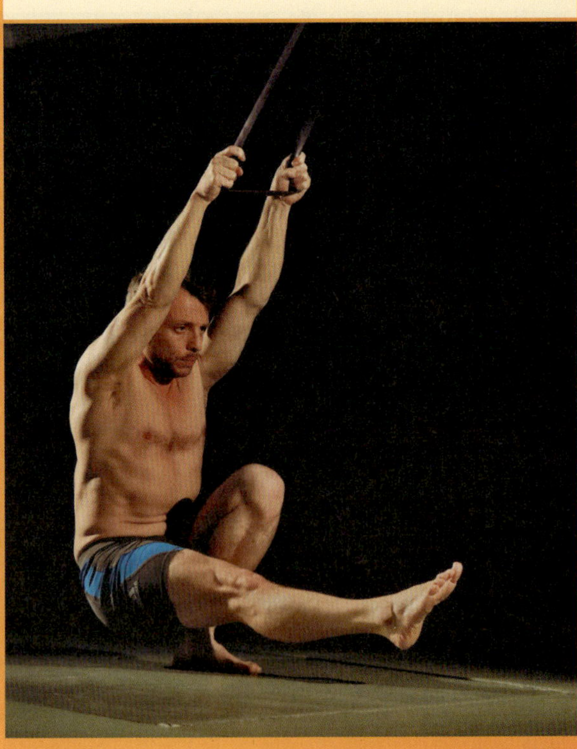

다음 각 연습의 1~3 세트를 순서대로 진행하면서, 측면을 번갈아가며 실행한다. 운동을 하는 동안 멈추지 않는다.

마사지 | 스트레칭 | 가동성 | 근력운동

# solution 01

## 발목 발등굽힘

### 01. 롤러를 이용한 종아리 마사지

종아리에 롤러에 놓고 엉덩이를 바닥 쪽으로 눌러 마사지 강도를 변경한다. 필요한 경우 마사지 되는 다리 위로 반대쪽 다리를 교차시켜서 마사지를 더욱 강하게 할 수 있다.

앞뒤로 10회, 좌우로 10회, 발목회전 움직임 10회를 실행한다.

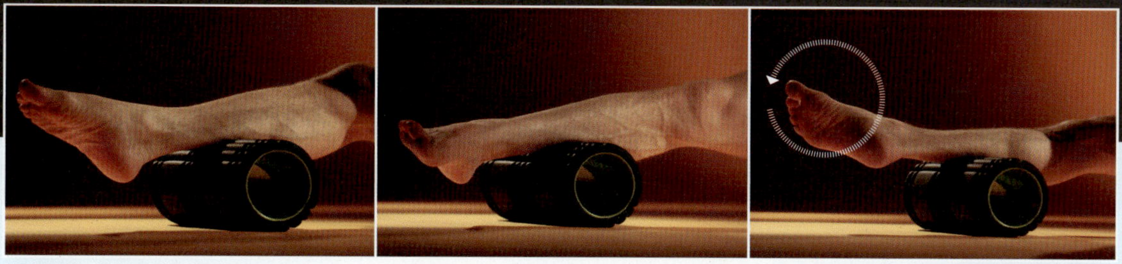

### 02. 바닥에 발 앵커를 한 기사단자세에서 스트레칭

무릎과 뒷다리와 발이 바닥에 닿은 매우 낮은 런지 자세에서, 앞발을 잡고 바닥에 고정시킨다. 앞발의 발뒤꿈치를 바닥에서 들어 올리지 않고 앞쪽 무릎을 최대한 앞으로 움직인다. 스트레칭을 증가시키기 위해서, 앞쪽 무릎이 가능한 한 앞발의 발가락을 넘어가도록 한다.

스트레칭을 30초 동안 유지한다.

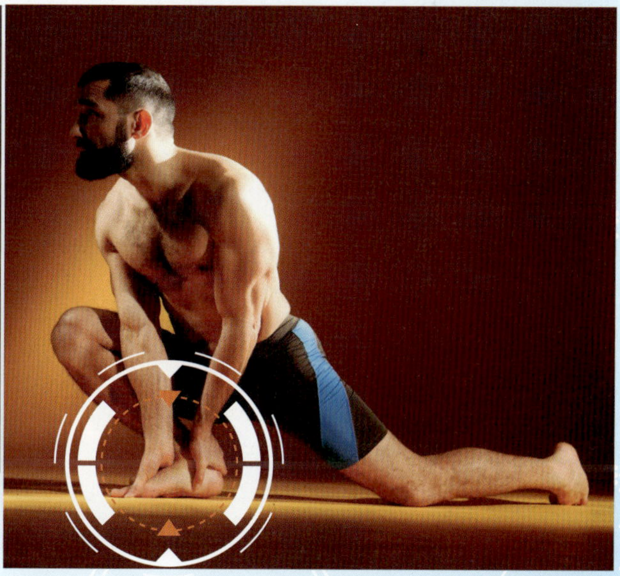

## 03. 합기도 움직임

이 움직임은 합기도에서 영감을 얻었으며 동적인 발목 유연성을 위한 강력한 운동이다. 낮은 런지 자세에서 앞쪽 무릎이 발가락을 천천히 지나가도록 하여, 앞발의 발뒤꿈치가 바닥에서 들어 올려지는 순간에 천천히 움직인다. 그 후에는 앞쪽 무릎을 바닥에 놓고 다른 발목에서 실행하기 위해 자세를 거꾸로 한다(마지막 사진은 다리와 발의 스트레치를 보여준다).

양쪽에서 각각 3회씩 앞으로 이동하여 실행한다.

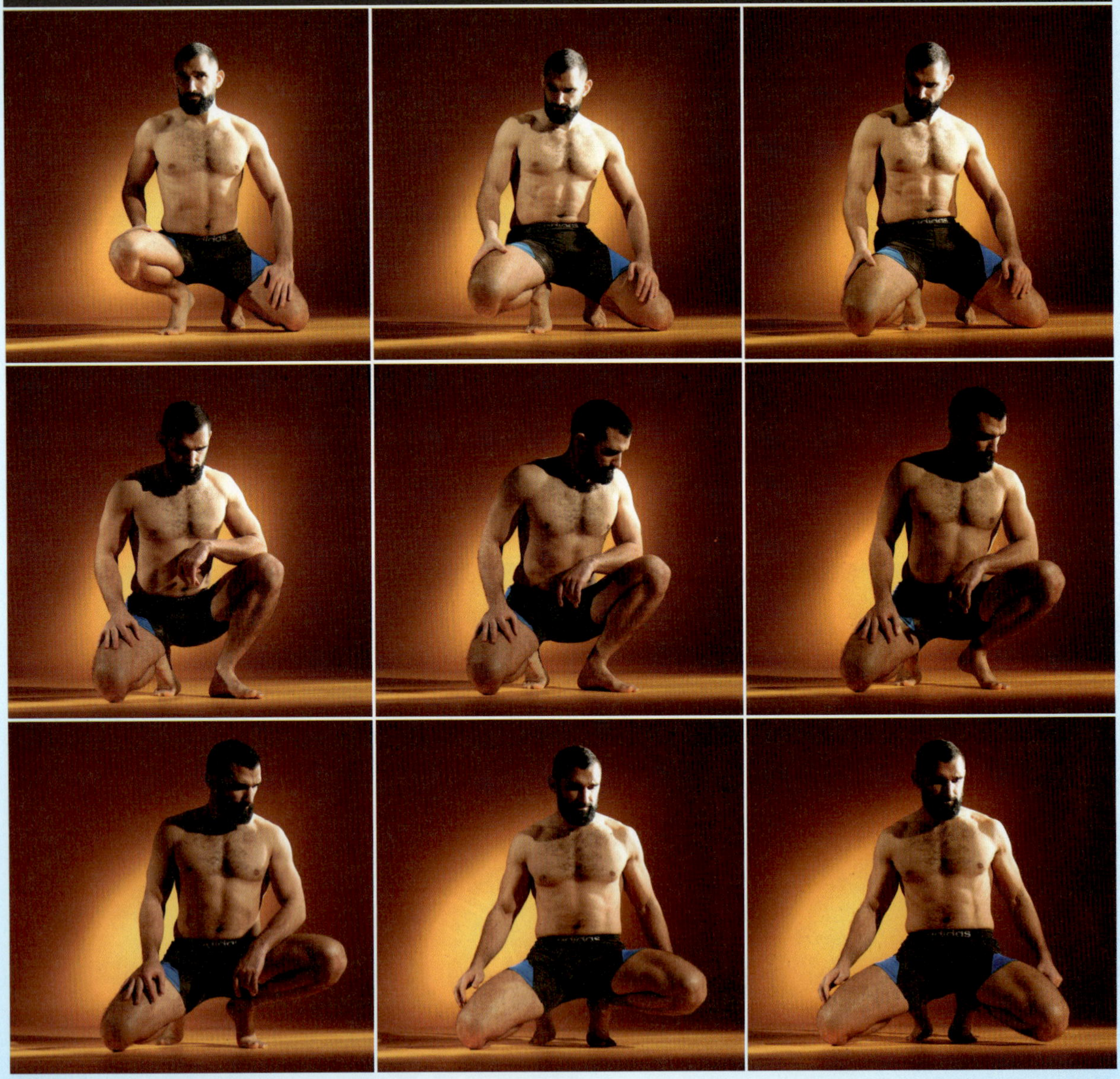

### 04. 선택 사항 : 등에 바를 걸어 종아리를 활성화하기 위한 보행

어깨 뒤에 웨이트바를 놓는다. 앞발을 올리고, 발끝을 바닥에 닿이게 굴려서 마무리하여 반대쪽 무릎을 엉덩관절까지 들어올려서, 발끝에서 뒤꿈치까지 걷는 움직임으로 과장(exaggerate)한다.

양쪽에서 3단계를 실행한다.

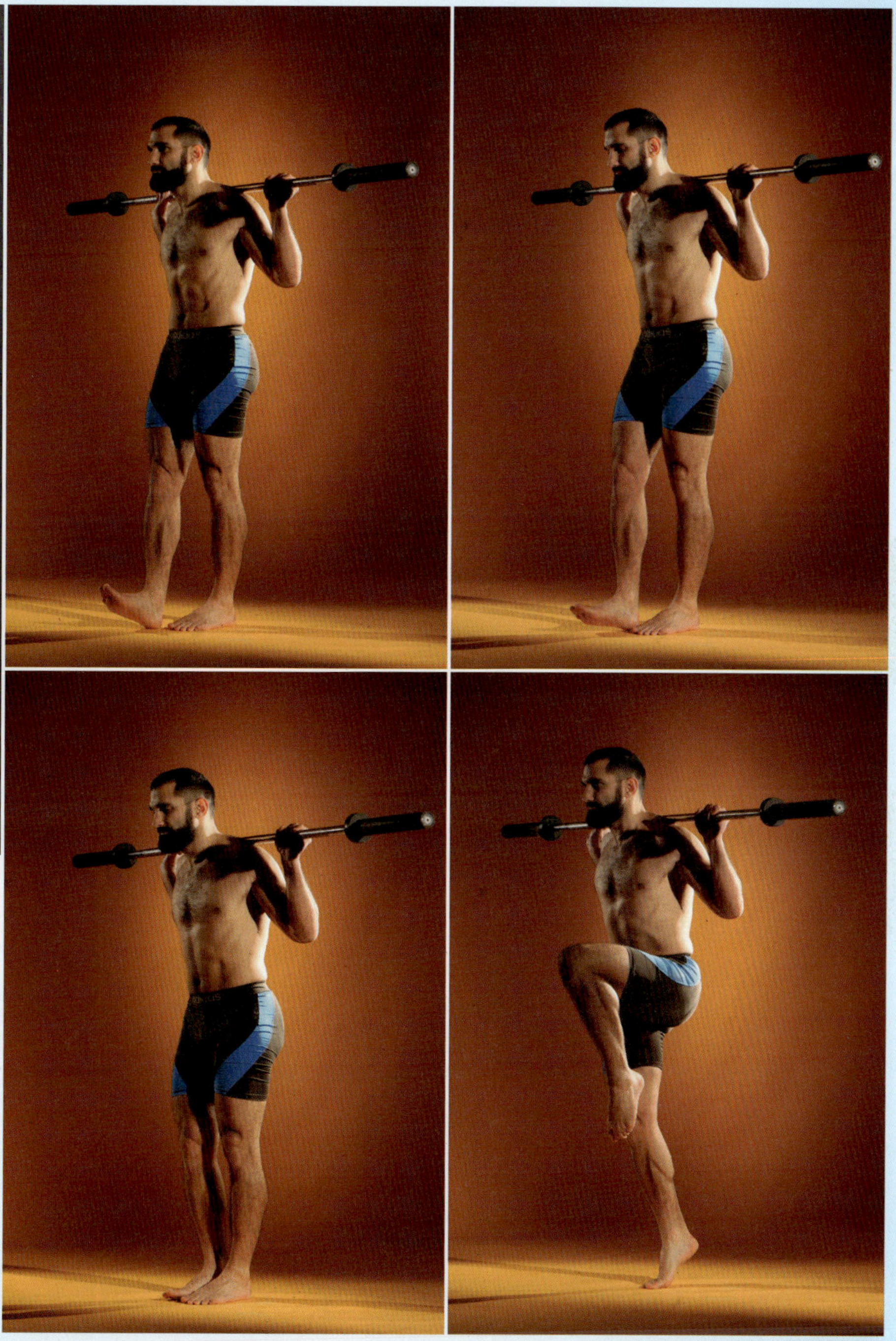

solution 02

마사지 스트레칭 가동성 근력운동

다음 각 연습의 1~3 세트를 순서대로 진행하면서, 측면을 번갈아가며 실행한다. 운동을 하는 동안 멈추지 않는다.

# 발목 발등굽힘

## 01. 큰 마사지볼을 이용한 종아리 마사지

종아리에 큰 마사지볼(large massage ball)을 놓고 엉덩이를 바닥 쪽으로 눌러 마사지 강도를 변경한다. 필요한 경우 마사지하는 다리 위로 반대쪽 다리를 교차시켜서 마사지를 더욱 강하게 할 수 있다.

앞뒤로 10회, 좌우로 10회, 발목회전 움직임 10회를 실행한다.

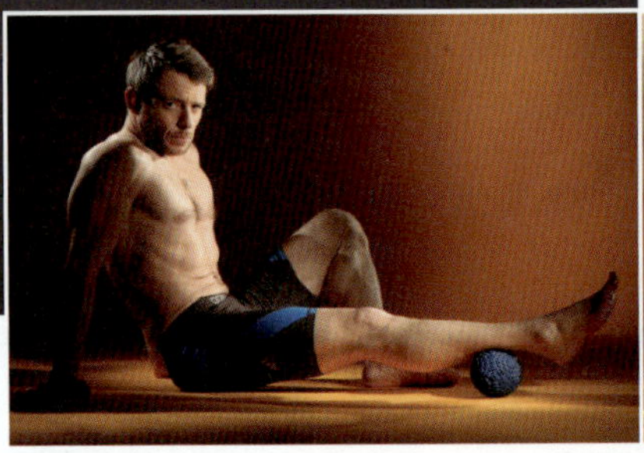

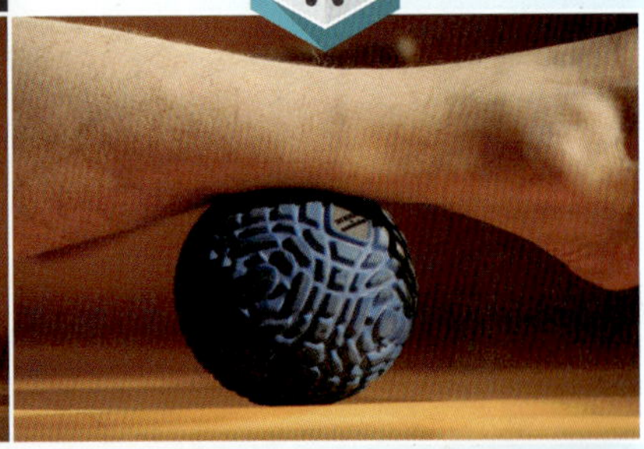

## 02. 한쪽 무릎을 구부리고 반대편 무릎은 편 자세에서 벽에 향한 스트레치

팔을 머리 위로 올리고 발을 비틀거리는 자세로 벽을 향해 앞으로 민다. 양쪽 발끝이 벽을 향하고 있는지 확인한다. 뒤발의 발뒤꿈치가 바닥에 편평하게 하고 뒤쪽 무릎이 완전히 펴된 상태에서 엉덩이를 앞으로 움직여 뒷다리 종아리의 스트레칭을 만든다. 추가적인 스트레칭을 위해, 뒤쪽 무릎을 약간 구부린다.

스트레칭을 30초 동안 유지한다.

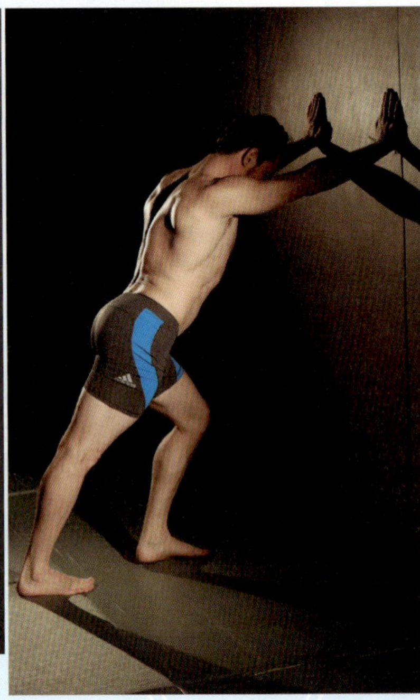

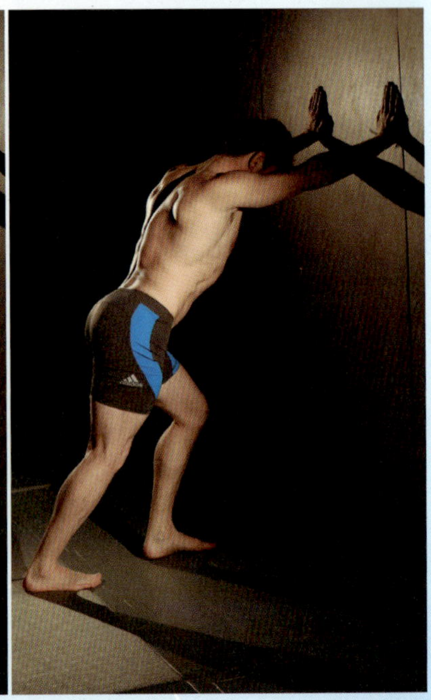

## 03. 가동성 스쿼트

가능한 한 키가 커지게 하고, 발뒤꿈치가 바닥에 편평하고 무릎이 바깥쪽을 향하도하여 풀-스쿼트 자세(fully-squatted position)로 움직인다. 한쪽 팔을 머리 위로 뻗고, 다음 다른 팔을, 마지막으로 두 팔에 머리 위로 뻗는다. 운동 중, 특히 팔을 머리 위로 뻗을 때 몸통을 똑바로 세우도록 노력한다. 발뒤꿈치를 바닥에 유지할 수 없다면, 발뒤꿈치 아래에 웨지(wedge)를 사용할 수 있지만, 웨지(wedge) 없이 하기 위해 노력한다. 심화 단계는 발의 볼 아래에 웨지(wedge)를 사용하는 것이다.

각 팔마다 5회 반복하고 양 팔로 5회 반복한다.

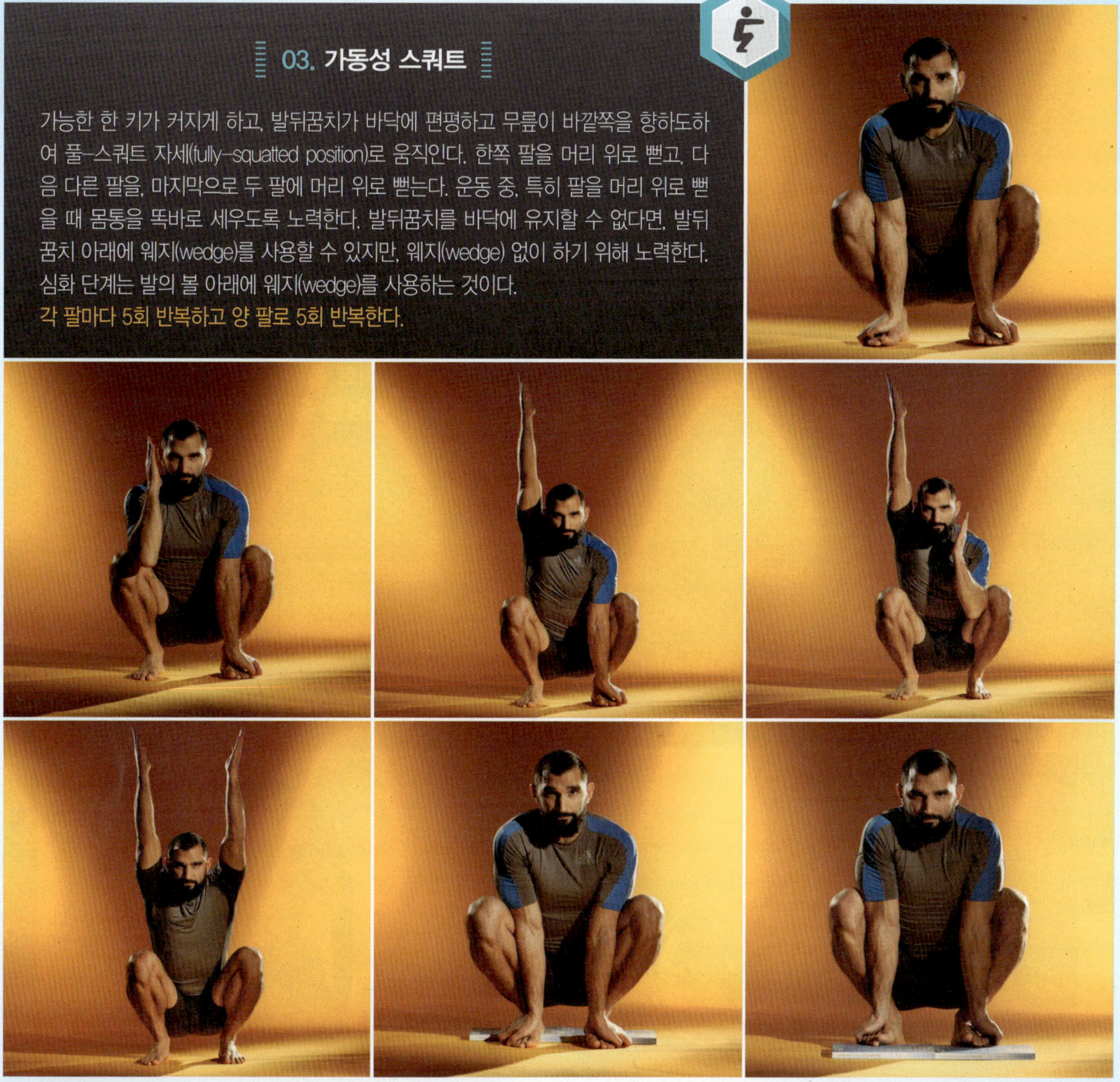

## 04. 선택 사항 : 무게 바를 사용한 딥 스쿼트

더 가벼운 무게를 사용하고 평소보다 깊게 스쿼트를 하는 경우 클래식 스쿼트를 사용하여 가동성을 향상시킬 수 있다. 너무 불편하지 않으면 가장 낮은 위치에서 몇 초 동안 일시 정지 할 수도 있다. 가슴을 내밀고, 눈을 수평 위로 맞추고, 손목을 편한 그립을 사용하여 바를 어깨 뒤에 단단히 고정한다(오토바이에서 가속할 때처럼).

5회 반복한다.

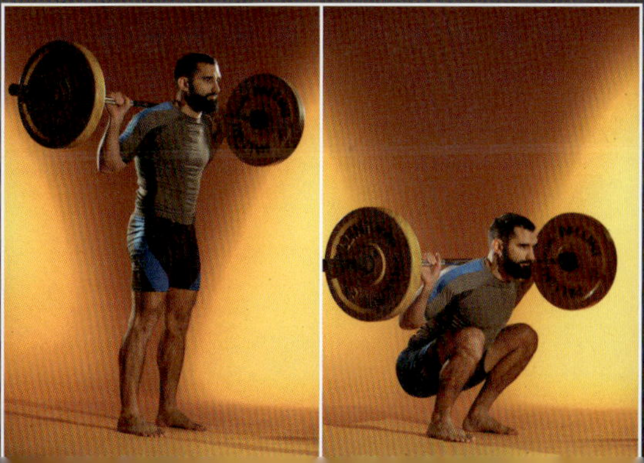

solution 03

마사지 스트레칭 가동성 근력운동

다음 각 연습의 1~3 세트를 순서대로 진행하면서, 측면을 번갈아가며 실행한다. 운동을 하는 동안 멈추지 않는다. 완료되면, 다른 다리에 대해 시리즈를 다시 시행한다.

# 발목 발등굽힘

## 01. 웨이트바를 이용한 종아리 마사지

팔로 체중을 지지하고, 무릎을 완전히 편 상태에서 종아리를(체중판이 없는) 바 위에 올려 놓는다. 엉덩이를 펴서 바 위에서 종아리를 눌러 원하는 압력을 만들어 줌으로써 마사지의 강도를 조절한다. 필요한 경우 마사지를 받고 있는 다리 위로 반대측 다리를 교차시킴으로써 마사지를 더욱 강하게 한다.

앞뒤로 10회 굴리고(정지 상태에서), 발목으로 원 그리기 10회를 실행한다.

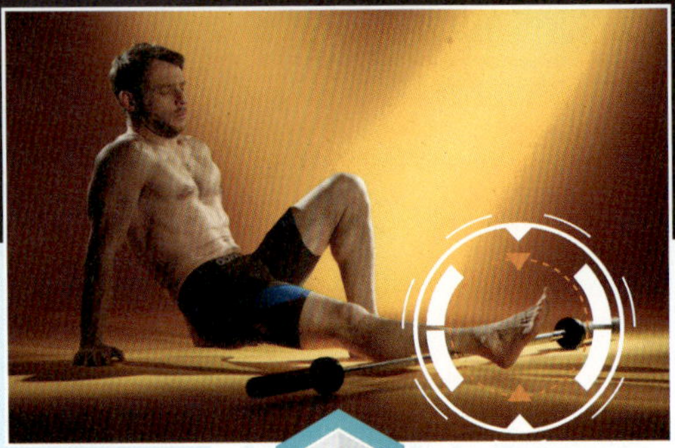

## 02. 웨이트 플레이트와 저항밴드를 이용한 종아리 스트레칭

발뒤꿈치가 웨이트 플레이트 가장자리에서 떨어지는 전형적인 종아리 스트레칭을 한 후(그리고 플레이트의 높이에 따라 바닥에 닿음), 정강이의 아래 부분에 저항 밴드를 걸어 뒤쪽 당김을 추가한다.

스트레칭을 20~30초간 유지한다.

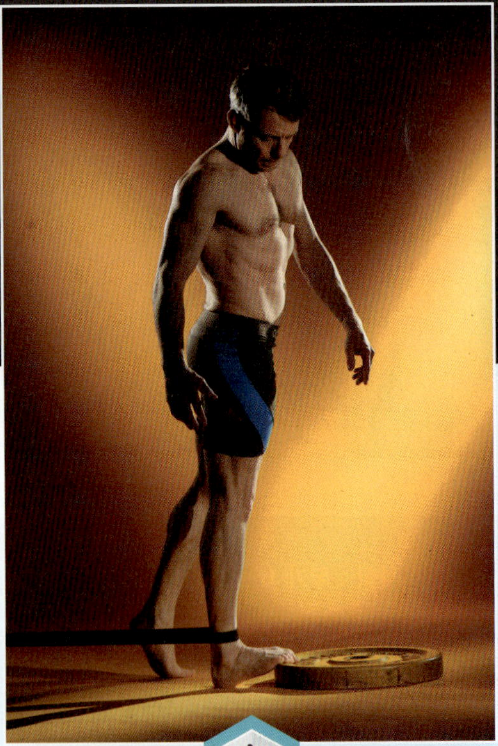

### 03. 밴드를 이용한 발등굽힘과 발바닥쪽굽힘

바닥에 앉아서 발의 발끝을 근처 바닥에 고정된 저항 밴드에 놓고 밴드를 팽팽하게 만든다. 발목을 발등굽힘하여 발가락을 최대한 몸쪽으로 가져온다. 긴장을 풀고 저항 밴드를 떼어낸 다음 발볼에 고리를 감고 손으로 밴드를 팽팽하게 잡는다. 발끝을 가능한 멀리 떨어지도록 발바닥쪽 굽힘한다.
각 방향으로 6회 반복한다.

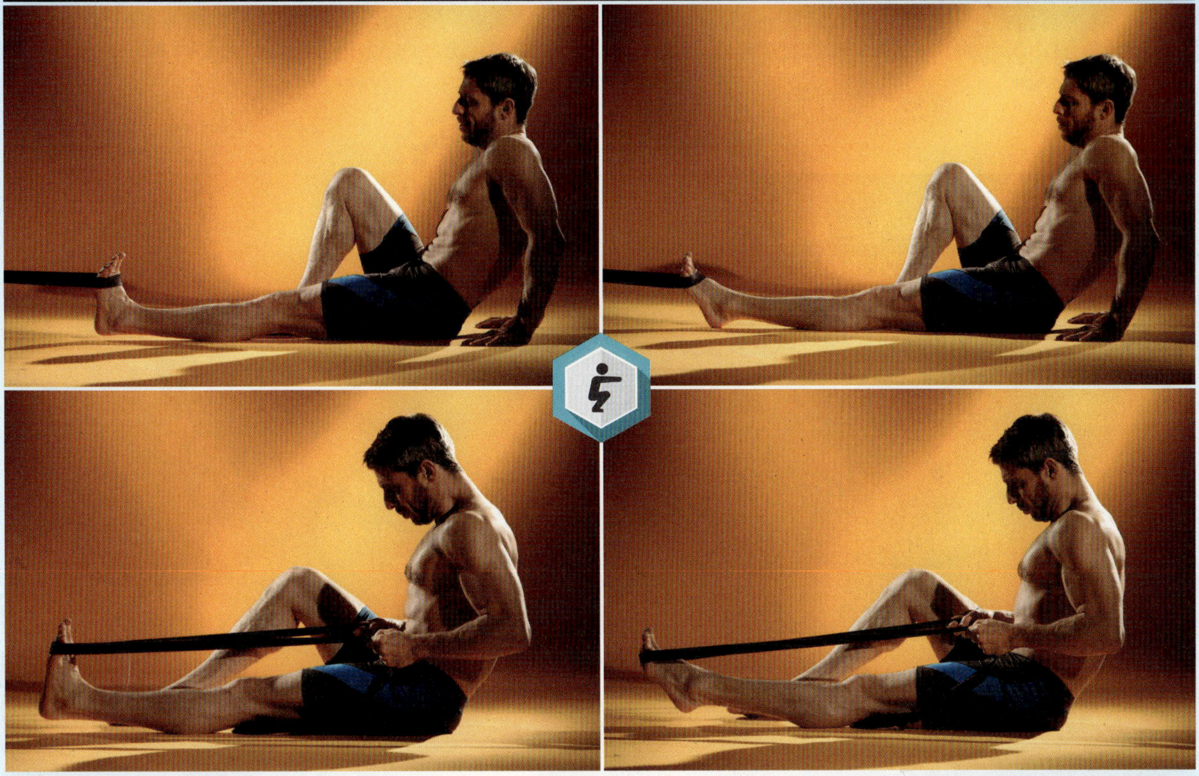

### 04. 옵션: 양쪽 종아리의 흔들리는 의자

어깨 뒤쪽에 웨이트바를 얹고 발을 흔들의자 같이 흔들리는 것처럼 발뒤꿈치에서 발끝까지 천천히 움직인다.
각 방향으로 10회 느리게 반복한다.

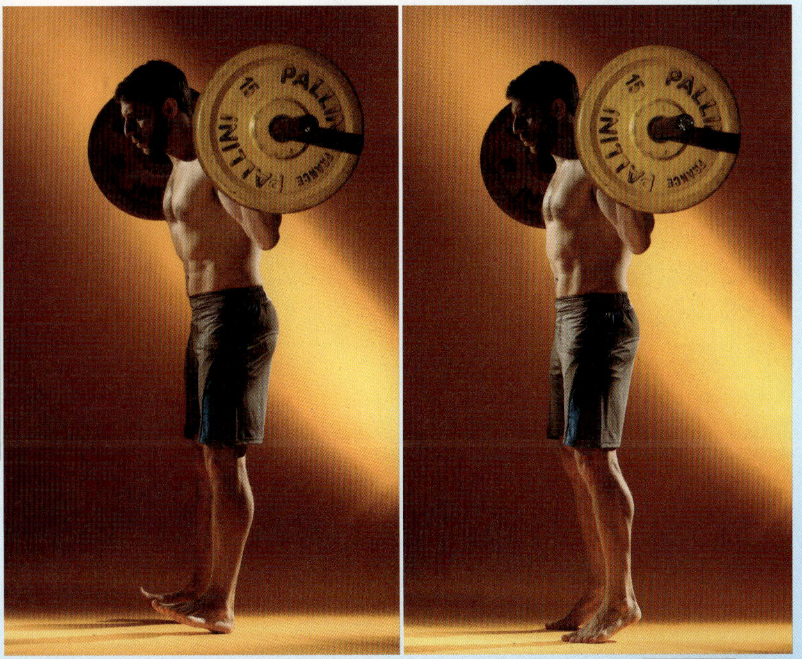

solution 04

마사지 스트레칭 가동성 근력운동

다음 각 연습의 1~3 세트를 순서대로 진행하면서, 측면을 번갈아가며 실행한다. 운동을 하는 동안 멈추지 않는다. 완료되면, 다른 다리에 대해 시리즈를 다시 시행한다.

# 발목 발등굽힘

## 01. 스틱 또는 짧은 바를 이용한 정강이 마사지

마사지 스틱이나 짧은 바로 정강이를 굴려 민감하고 뻣뻣한 부위를 찾는다. 이러한 부위에 마사지를 집중하여 한다. 상하로 10회 좌우로 10회 마사지를 실행한다.

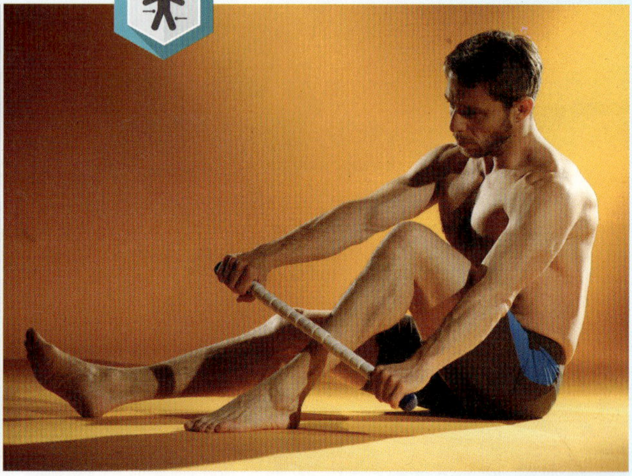

## 02. 계단 또는 쌓아 올린 책 위에서 종아리 스트레칭

계단이나 책더미 위에서 발뒤꿈치를 가장자리에서 떨어지게 선다. 먼저 종아리 긴장을 풀어 바닥으로 떨어지도록 한다. 그런 다음 발가락으로 최대한 멀리 가리키게 하여 수축시킨 자세를 유지한 다음 다시 완전히 이완한다. 각 동작에서 3~7초 유지하고 3~5회 반복한다.

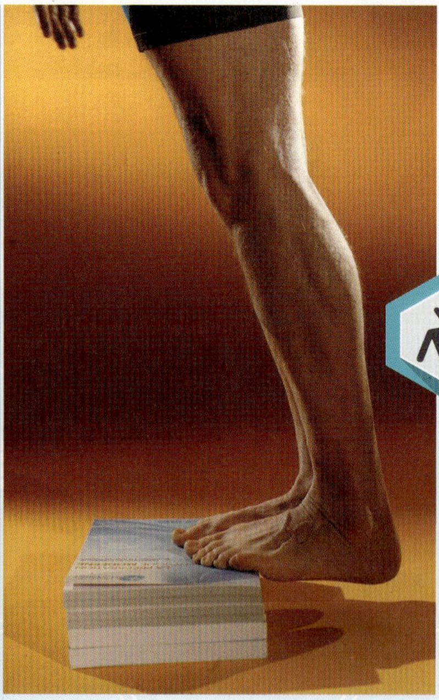

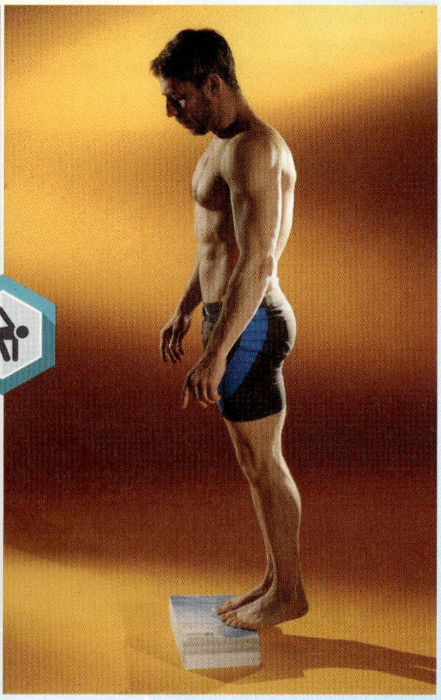

## 03. 교차한 딥 기사단자세 런지와 뒤쪽 사슬 스트레칭

뒤쪽 다리의 무릎과 발등과 발이 바닥에 닿은 매우 낮은 런지 자세에서 앞발을 잡고 바닥에 고정 시킨다. 바닥에서 앞발의 발뒤꿈치가 들리기 전까지 앞쪽 무릎을 최대한 앞으로 이동시킨다. 그런 다음 앞무릎을 펴고 뒷무릎을 구부려 엉덩이를 뒷다리 위에 오게 움직여 앉는다. 마지막 위치에서 앞쪽 발끝이 당신에게서 멀리 떨어지게 하고 앞쪽 무릎을 완전히 편다.

각 위치에서 3~5초 동안 유지하고 10회 반복한다.

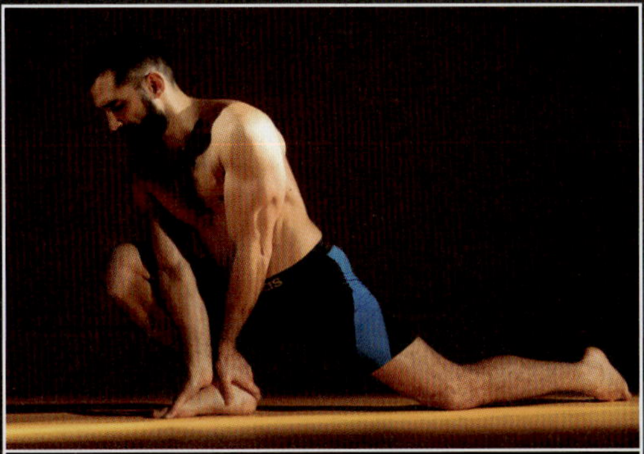

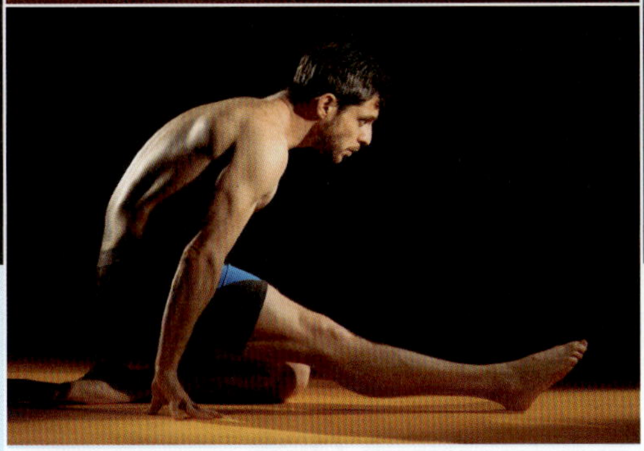

## 04. 옵션: 웨이트를 들고 한 발 스쿼트

어깨 뒤쪽에 웨이트바를 놓고 뒷발의 발등을 상자나 벤치에 견고하게 올려놓는다. 측면의 보상이나 회전 없이, 앞쪽 엉덩이와 무릎을 바닥 쪽으로 구부려 스쿼트하고 무릎이 발가락 위에서 움직이게 한다. 운동 내내 앞발의 뒤꿈치가 바닥에 닿도록 유지한다.(뒤꿈치가 위로 올라간 경우 박스나 벤치에서 조금 더 멀리 이동한다) 이 운동은 고급기술이 필요하다.

다리 당 3~4회 반복한다.

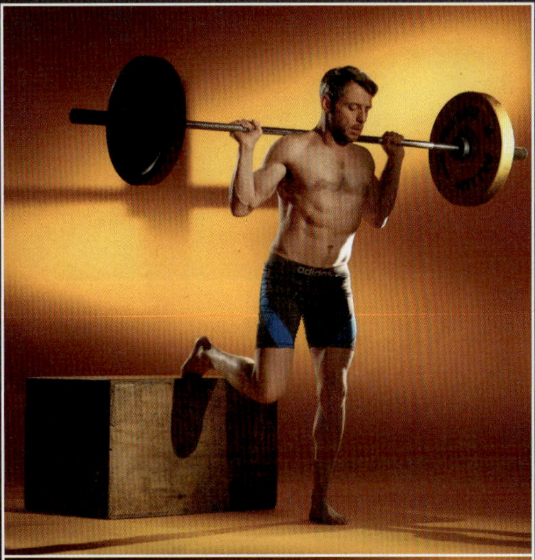

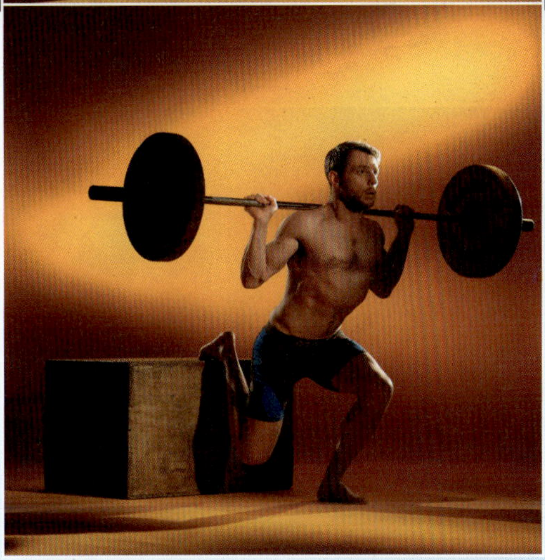

solution 05

마사지 스트레칭 가동성 근력운동

다음 각 연습의 1~3 세트를 순서대로 진행하면서, 측면을 번갈아가며 실행한다. 운동을 하는 동안 멈추지 않는다.

# 발목 발등굽힘

## 01. 두 개의 볼을 이용한 마사지

양손에 마사지 볼을 들고 종아리 양쪽에 하나씩 놓는다. 공을 위에서 아래로, 앞뒤로 굴리고 원을 그리며 움직인다. 그런 다음 공들을 꽉 잡고 종아리 양쪽 피부 위로 위에서 아래로 민다. 민감한 부위를 찾으면 공을 근육에 밀어 넣고 회전시키거나 비틀어 통증을 완화시킨다.

각 다리에 대해 1~3분 동안 실행한다. 가장 민감한 부분에 더 많은 시간을 할애한다.

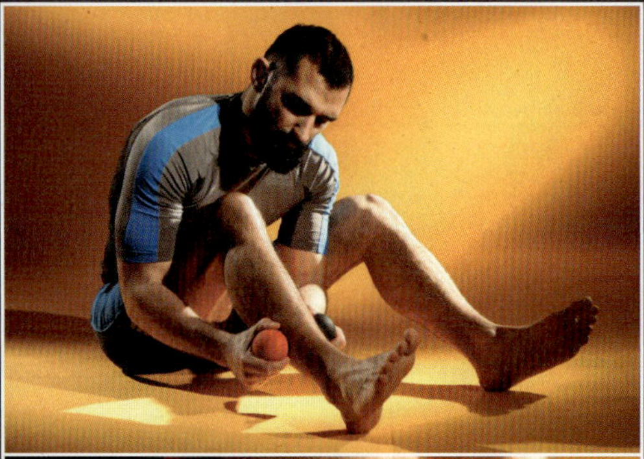

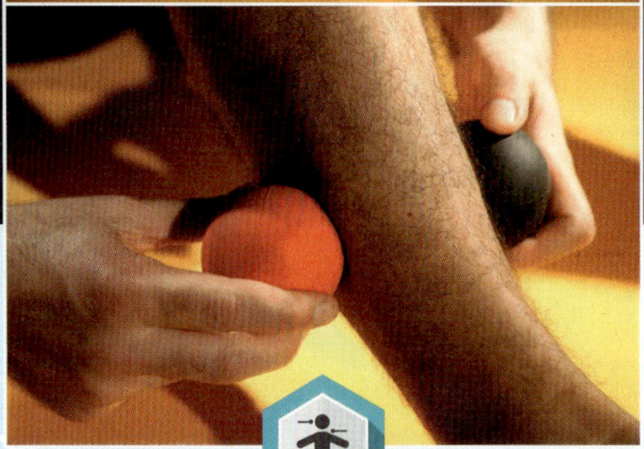

## 02. 네발자세에서 레이즈 스트레칭

이것은 아래쪽을 보는 강아지 포즈(dog pose)의 덜 정확한 버전이다. 뒤쪽 사슬을 길게 하는데, 특히 종아리를 길게 하고 발뒤꿈치는 바닥에 놓는다. 관절을 재정렬(realign) 하기 위해 허벅지에 저항 밴드를 사용하여 뒤로 당길 수 있다. 만약 여러분이 수축과 스트레칭을 번갈아 가며 이 동작을 운동하고 싶다면, 발끝으로 올라와 종아리를 수축시킨 다음 발꿈치를 바닥에 다시 내려놔 종아리를 늘이도록 한다.

아래쪽을 보는 강아지 위치에서 30초간 수동적으로 스트레칭을 실행한다. 그런 다음 발끝으로 버티기 10초와 발뒤꿈치로 스트레칭 10초를 번갈아 가며 2세트를 실행한다.

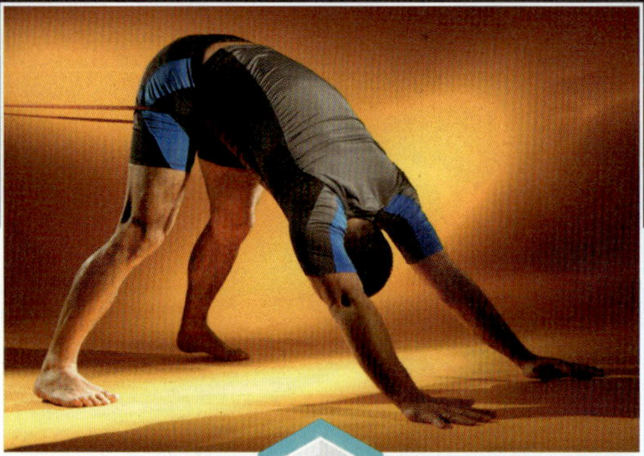

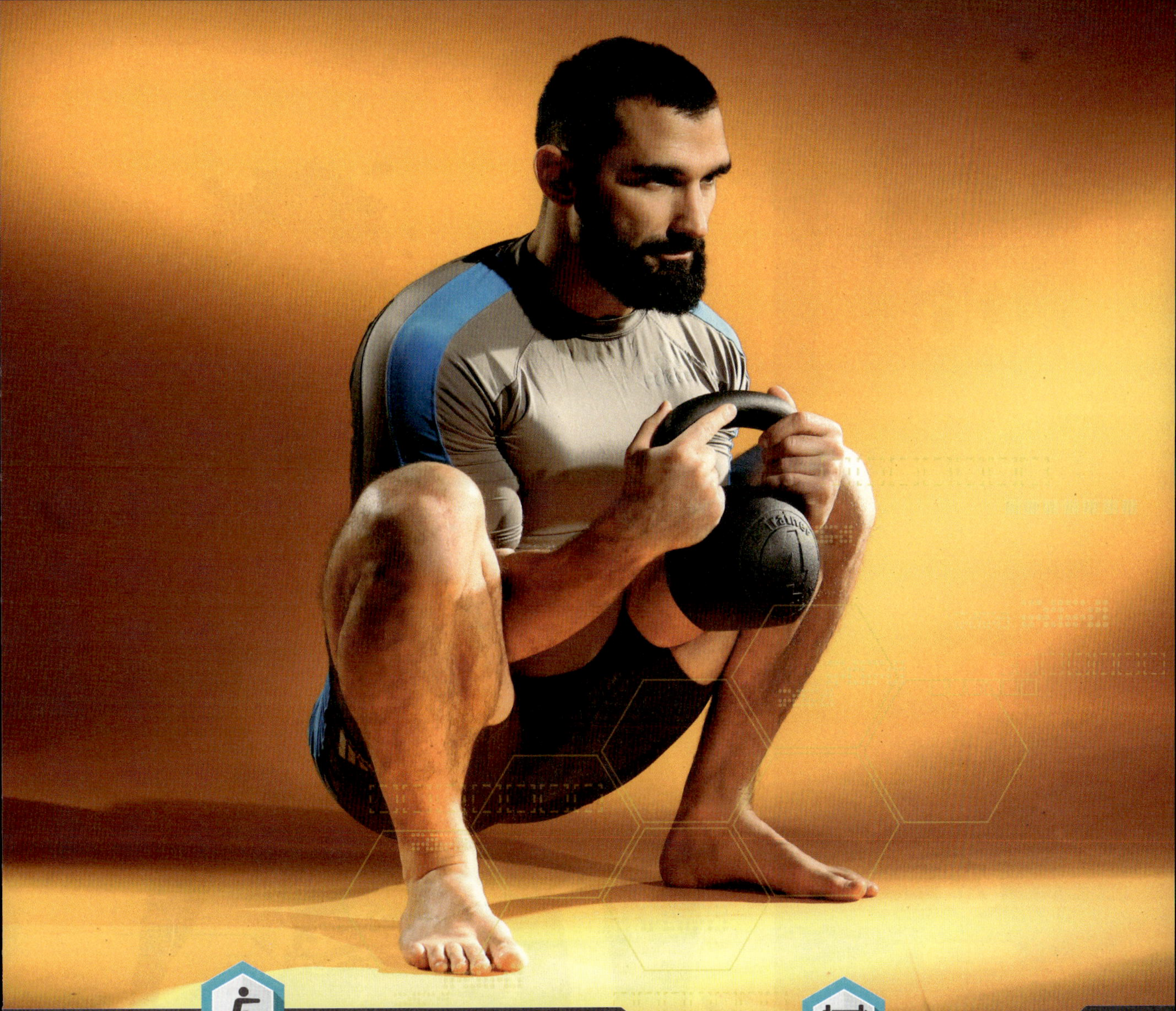

### 03. 저-가동성 케틀벨 고블릿 스쿼트

서 있는 자세에서 가슴 앞에 양손으로 케틀벨을 잡는다. 골반을 뒤로 기울지 않는다. 아래쪽 위치에서 위팔과 팔꿈치를 안쪽 허벅지와 무릎에 대고 눌러 밀어낸다.(더 멀리) 필요한 경우 균형추로서 케틀벨을 몸통에서 약간 멀리 이동시킨다. 운동 중에는 발을 바닥에 편평하게 유지하고 가슴을 펴고 몸통을 세운다. 아래쪽 위치에 있을 때 발의 위치를 바꾸지 말고 체중을 한 발에서 다른 발로 옮기고 매번 무릎을 최대한 앞으로 움직인다.

10회 반복한다(각 측면에 5회 체중 이동).

### 04. 옵션: 정상-가동성 케틀벨 고블릿 스쿼트

이 운동은 하강을 가능한 많이 조절하고, 바닥 위치에서 최소 2초를 보낸 다음, 서 있는 자세로 다시 빠르게 가속한다는 점을 제외하면 이전 운동과 동일하다.

6회 반복한다.

solution 06

## 발목 발등굽힘

마사지

스트레칭

가동성

근력운동

다음 각 연습의 1~3세트를 순서대로 진행하면서, 측면을 번갈아가며 실행한다. 운동을 하는 동안 멈추지 않는다. 완료되면, 다른 다리에 대해 시리즈를 다시 시행한다.

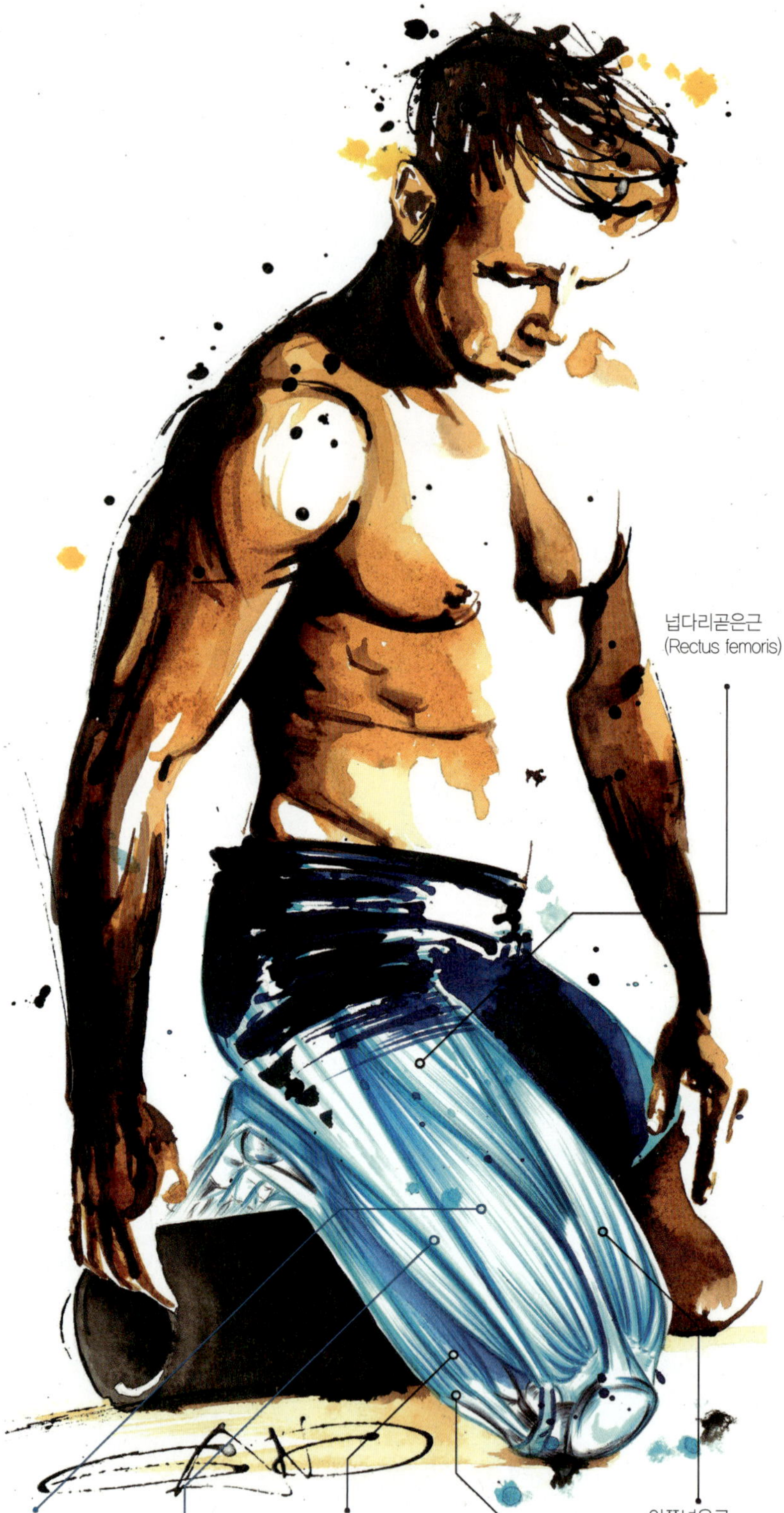

## 01. 롤러를 이용한 앞쪽 정강이 마사지

바닥에 무릎을 꿇고 무릎 하나를 들어 올려 정강이 가장 근육 부분(바깥쪽 절반) 아래에 롤러를 놓고 무릎을 꿇고 발 뒤꿈치에 앉는다. 처음에, 롤러에 체중을 싣고 롤러에 부분적인 압력만 가하고, 서서히 그 다리에 체중을 다시 기울인다. 민감한 장소를 찾아 작은 부위로 굴러간다. 압력이 너무 심한 통증이 유발되면, 롤러에서 멀어지게 한다. 그래도 너무 통증이 심하면, 마사지가 과하게 시행된 것이다.

작은 부위에서 앞뒤로 10~15회 마사지를 실행한다.

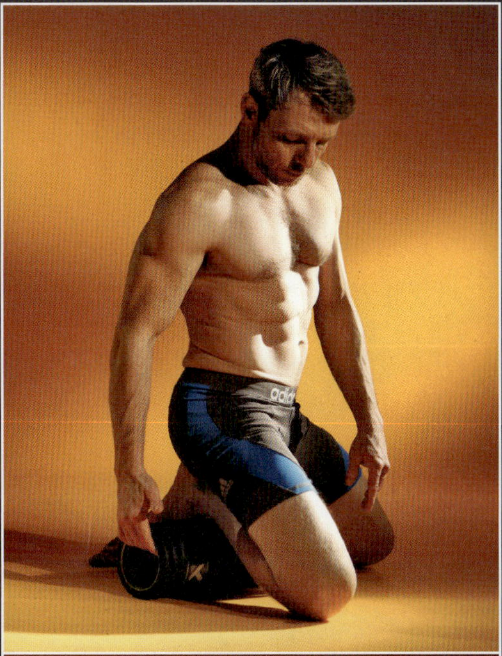

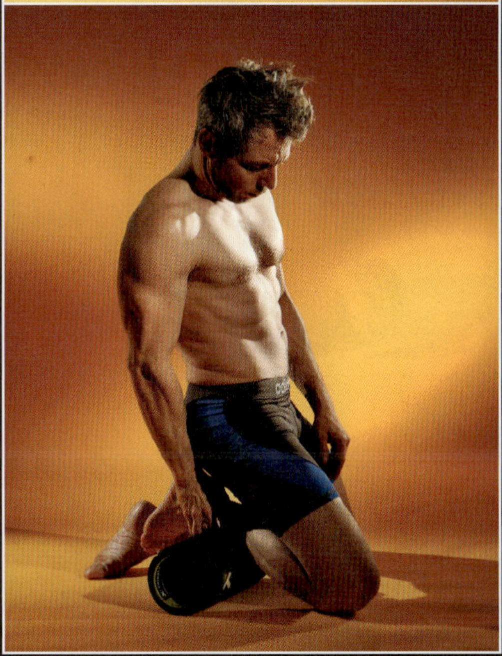

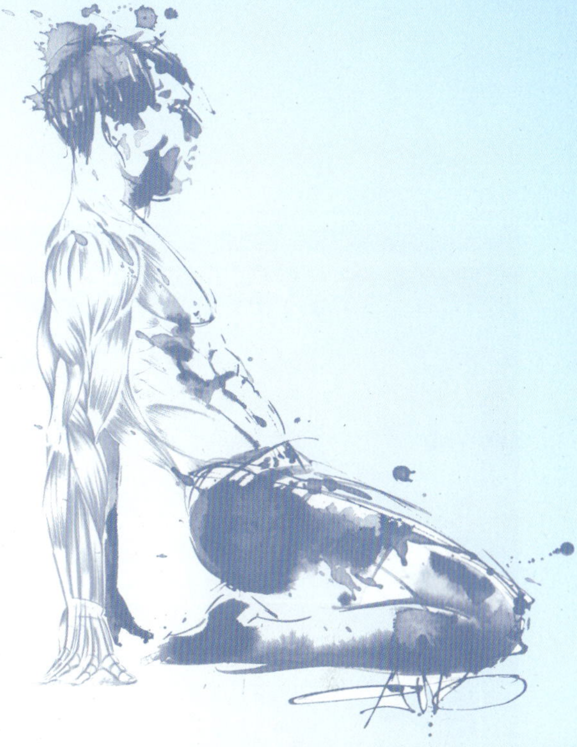

## 02. 양쪽 발목을 위한 폄 스트레치

바닥에 정강이를 대고 양발을 편평하게 뻗어서 무릎을 꿇는다. 몸을 뒤로 젖히고 손을 뒤 바닥에 놓고, 발 뒤꿈치에 완전히 앉으려고 한다.

최종 자세를 20~30초 동안 유지한다.

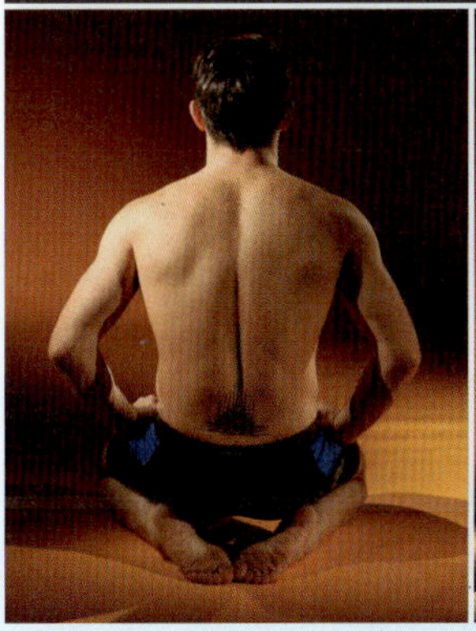

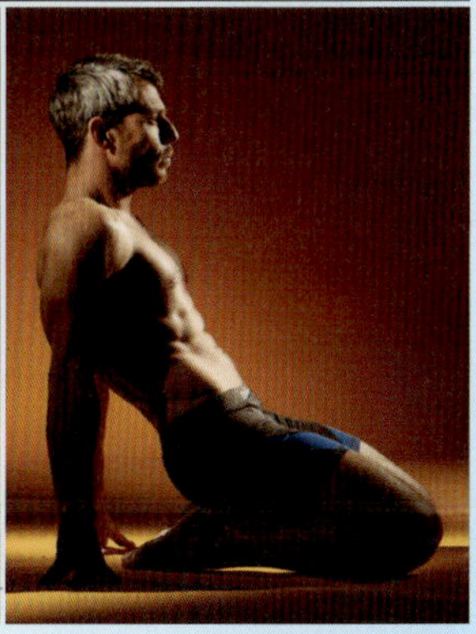

### 03. 순환 움직임이 있는 상자에서 땅콩볼 마사지

바닥에 정강이를 대고 한쪽 발을 상자 위에 올려놓고 무릎을 꿇고, 무릎을 들어올린 다음 상자와 정강이 사이에 땅콩볼을 놓는다. 가장 민감한 장소를 찾아 작은 부위로 굴러간다. 발목으로 원을 그리면서 앞뒤로 조금씩 움직인다. 최소 10개의 발목 원 그리기를 실행한다(한 방향으로 5회 회전, 다른 방향으로 5회 회전).

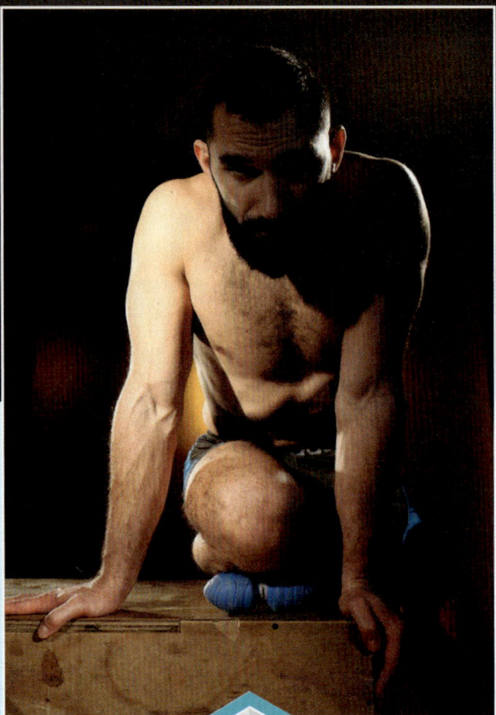

### 04. 선택사항: 뼈 톱 종아리 스매시

정강이 앞쪽에 자가-마사지 테크닉을 실행하되 이번에는 다른 다리 또는 발을 아래쪽 종아리 또는 발목 위로 교차시킨다. 천천히 뒤와 롤러쪽으로 기울여서 압력을 가한다. 앞뒤로 작은 움직임으로 10~15회 마사지를 하고 오른쪽에서 왼쪽으로 10~15회 마사지를 한다.

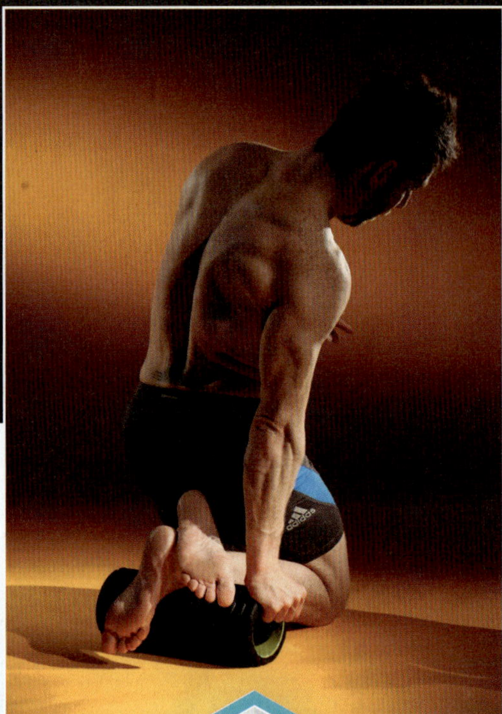

# 테스트 TESTS

## 발 가동성(Foot Mobility)

### 1

**발가락 폄**

기사단자세 런지(lunged knighthood position)에서 시작한다. 발가락의 압력을 증가시키기 위해 천천히 뒷발 뒤꿈치에 앉는다. 이 테스트 중에, 올바르게 실행하지 못하는 이유를 확인한다. 발 아치에 통증이나 뻣뻣함만 느껴져야 한다. 이 책의 다른 섹션을 사용하여 다른 문제를 찾고 교정해야 한다. 뒷발 아치에 통증이나 뻣뻣함이 없으면 테스트를 통과 한 것이다.

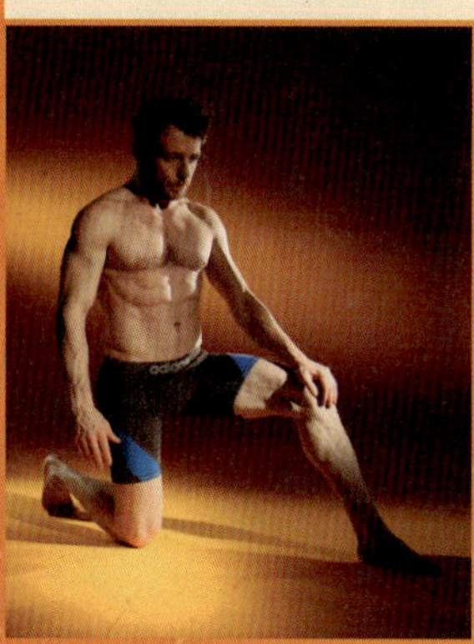

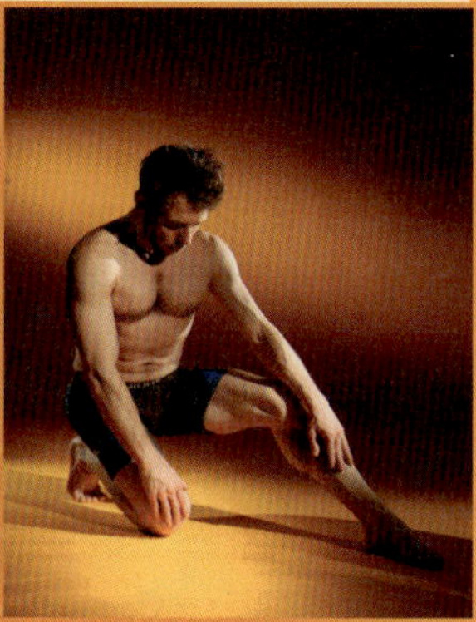

### 2

**발가락 굽힘**

바닥에 앉아서 각 발가락 사이에 손가락 너클(엄지손가락은 제외함)을 끼운다. 검지로 시작한다. 이 운동으로 인해 발에 너무 많은 과도긴장(strain)을 받거나, 경련(cramp)을 일으키거나, 발가락을 충분히 분리할 수 없다면, 이 테스트에 실패했고 섹션의 교정 운동이 도움이 될 것이다.

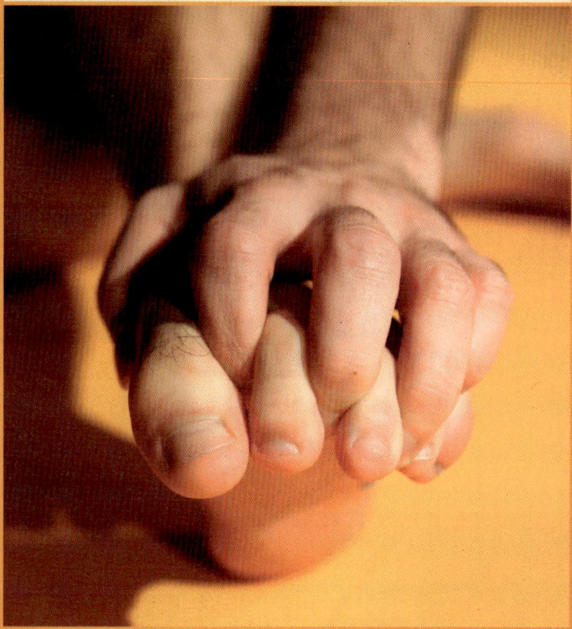

solution 01

마사지 스트레칭 가동성 근력운동

다음 각 연습의 1~3 세트를 순서대로 진행하면서, 측면을 번갈아가며 실행한다. 운동을 하는 동안 멈추지 않는다.

## 발 가동성

### 01. 볼을 이용한 발 마사지

발 아래에 마사지 볼을 놓고 선다. 볼에 적당한 압력을 가하면서 발의 V자 모양을 따라 아치 아래에 작은 원을 그리며 볼을 굴린다.
한 발에 1분 동안 실행한다.

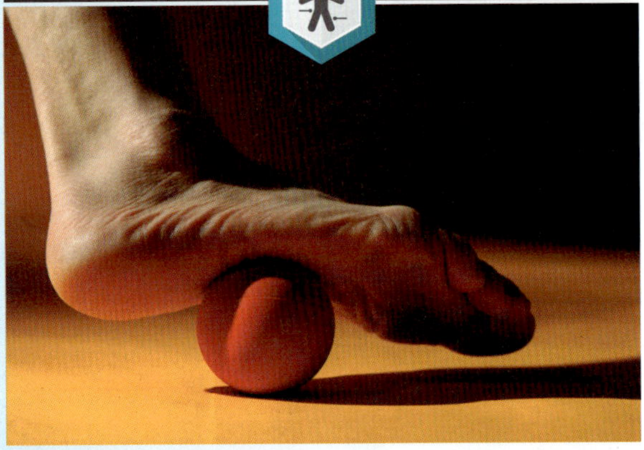

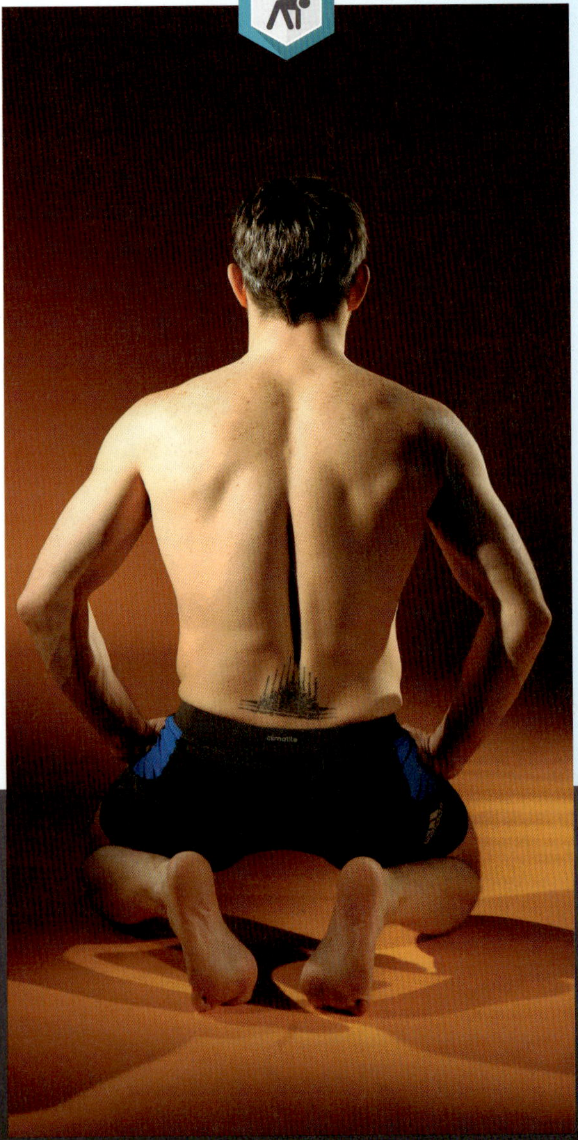

### 02. 무릎을 꿇고 발가락 폄

발 뒤꿈치를 뒤로하고 발 밑에 발가락을 댄 채 바닥에 무릎을 꿇고 앉는다.
스트레칭을 30초 동안 유지한다.

## 03. 발을 통한 롤링

발을 딛기 전에 한 발뒤꿈치를 다른 발의 발가락 앞쪽에 놓고 똑바로 걷다가 앞발 (즉, 처음엔 발뒤꿈치, 다음 발 전체, 그 다음 발가락)을 최대한 완전하게 굴린다.발을 최대한 많이 굴리면서 발 아치의 가동성 및 고유수용성감각 향상을 목표로 한다.

각 발마다 5걸음을 내딛는다.

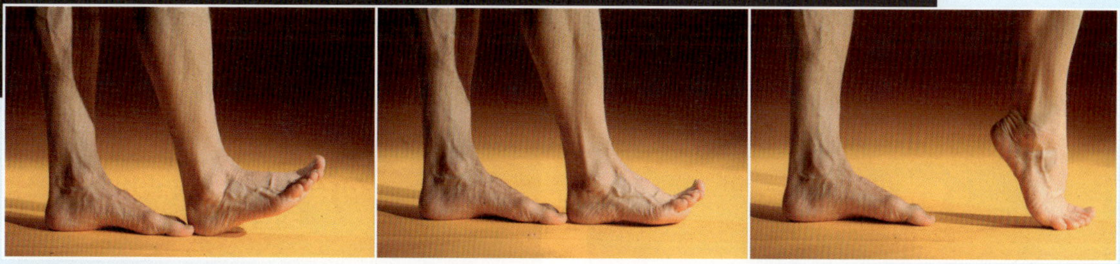

## 04. 선택 사항 : 발에 체중을 부하를 한 롤링

각 손에 덤벨을 들고 앞의 운동과 같은 기법으로 걷는다. 이번에는 다음 단계를 실행하기 전에 발을 굴려서, 각 단계가 끝날 때 발끝을 들어 올린다.

각 발마다 5걸음(뒤꿈치 올리기 포함)을 내딛는다.

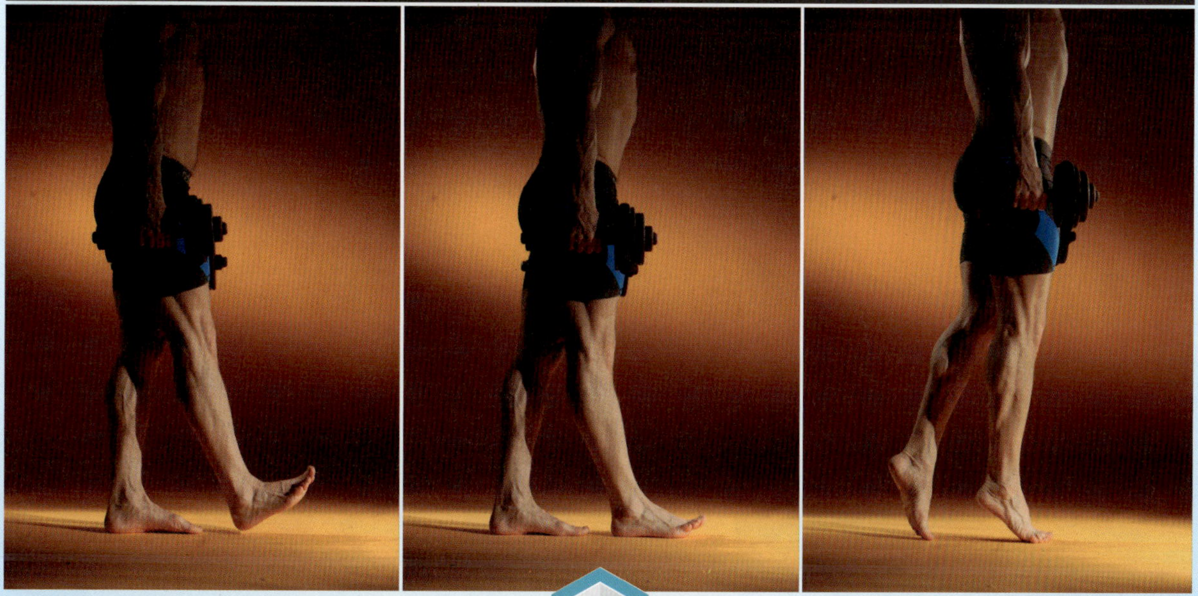

# solution 02

마사지 스트레칭 가동성 근력운동

다음 각 연습의 1~3세트를 순서대로 진행하면서, 측면을 번갈아가며 실행한다. 운동을 하는 동안 멈추지 않는다.

## 발 가동성

### 01. 볼을 이용한 발목 마사지

발목 안쪽 커브에 마사지 볼을 놓는다. 조직을 아래로 당겨 피부를 스트레치하고 발을 굽힘과 폄하면서 공을 회전하거나 비틀어준다.
각 영역에서 20초 동안 실행한다.

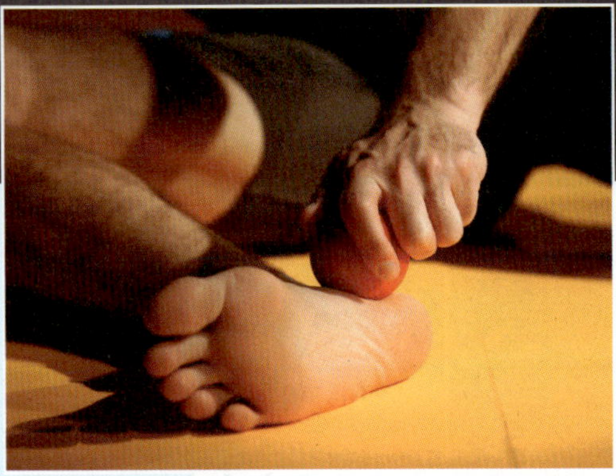

### 02. 아킬레스 힘줄과 종아리 스트레칭

발뒤꿈치를 바닥에 유지하면서, 발 앞쪽을 벽에 둔다. 무릎을 완전히 펴고 똑바로 선다. 스트레칭이 느껴질 때까지 벽쪽으로 기울인다.
30초 동안 자세를 유지한다.

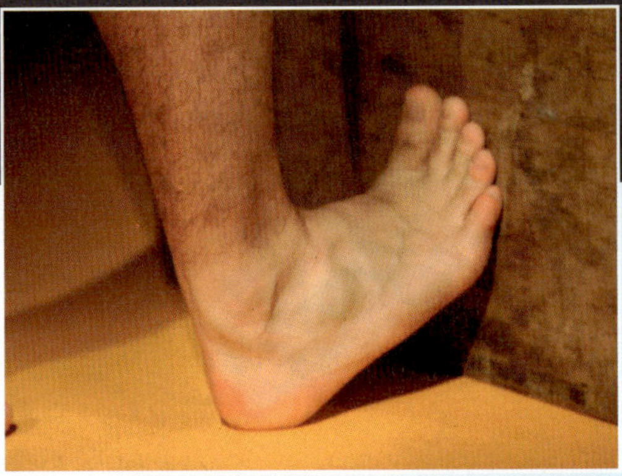

### 03. 무릎을 구부리고, 한 발의 좌우 회전

무릎을 약간 구부린 상태에서 왼쪽 다리로 서고, 오른발은 왼쪽 종아리와 거의 수평을 유지하게 한다. 손을 머리 뒤로 하고, 팔꿈치를 최대한 멀리 벌린다. 이 자세에서 엉덩이가 아닌 몸통을 천천히 동적으로 왼쪽으로 회전한다. 최대 회전에 도달하면, 즉시 방향을 반대로 하여 오른쪽으로 회전한다. 몸통을 가능한 한 양쪽 방향으로 회전한다.
각 발목에서 각 방향으로 5번 회전한다.

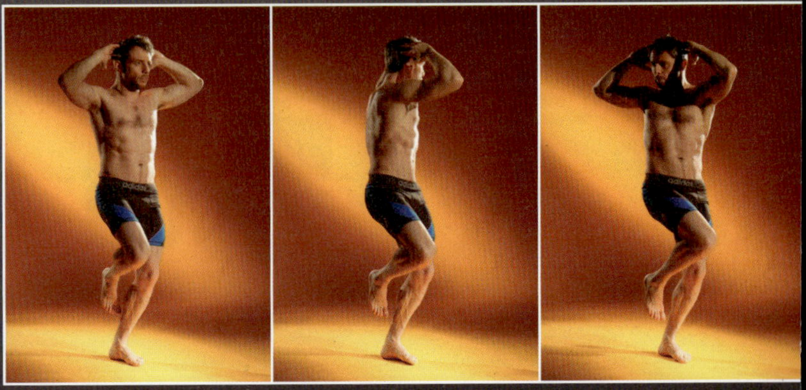

## 04. 선택 사항 : 웨이트바를 사용한 런지

어깨 뒤에 웨이트바를 놓는다. 먼저 왼쪽 발 뒤꿈치를 바닥에 닿아 왼쪽 다리를 전방 런지 자세로 하게 하고, 다음 오른쪽 발목을 발등굽힘 자세로 과장(exaggerating)하면서 가능한 한 발을 최대한 굴린다. 움직임이 끝나면 런지 자세로 몇 초 동안 쉬고, 왼쪽 무릎이 왼발의 발가락을 넘어 움직일 수 있도록 한다(왼쪽 발뒤꿈치가 바닥에 남아 있음).
오른쪽 다리와 왼쪽 다리를 번갈아 가며 10회 반복한다.

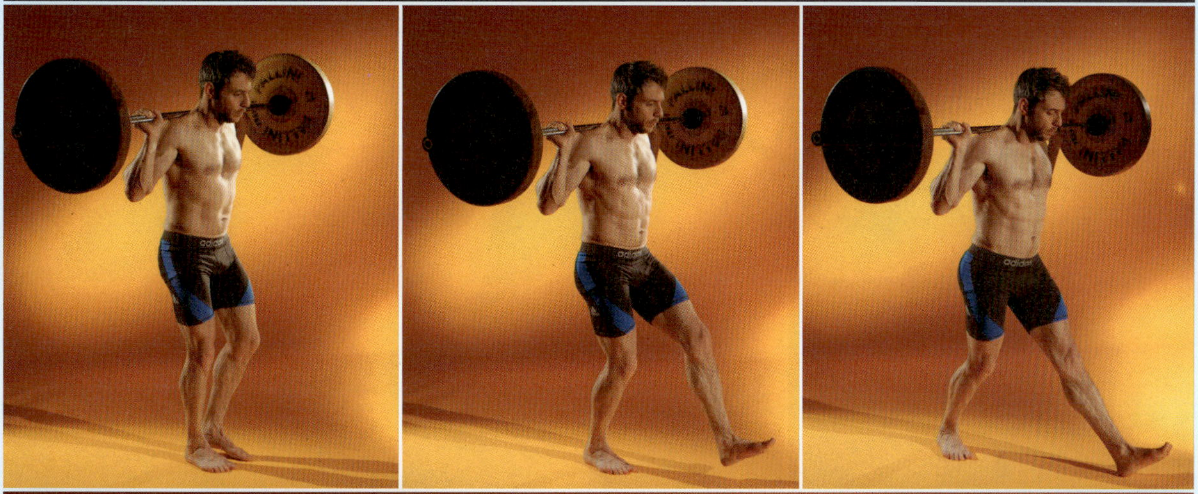

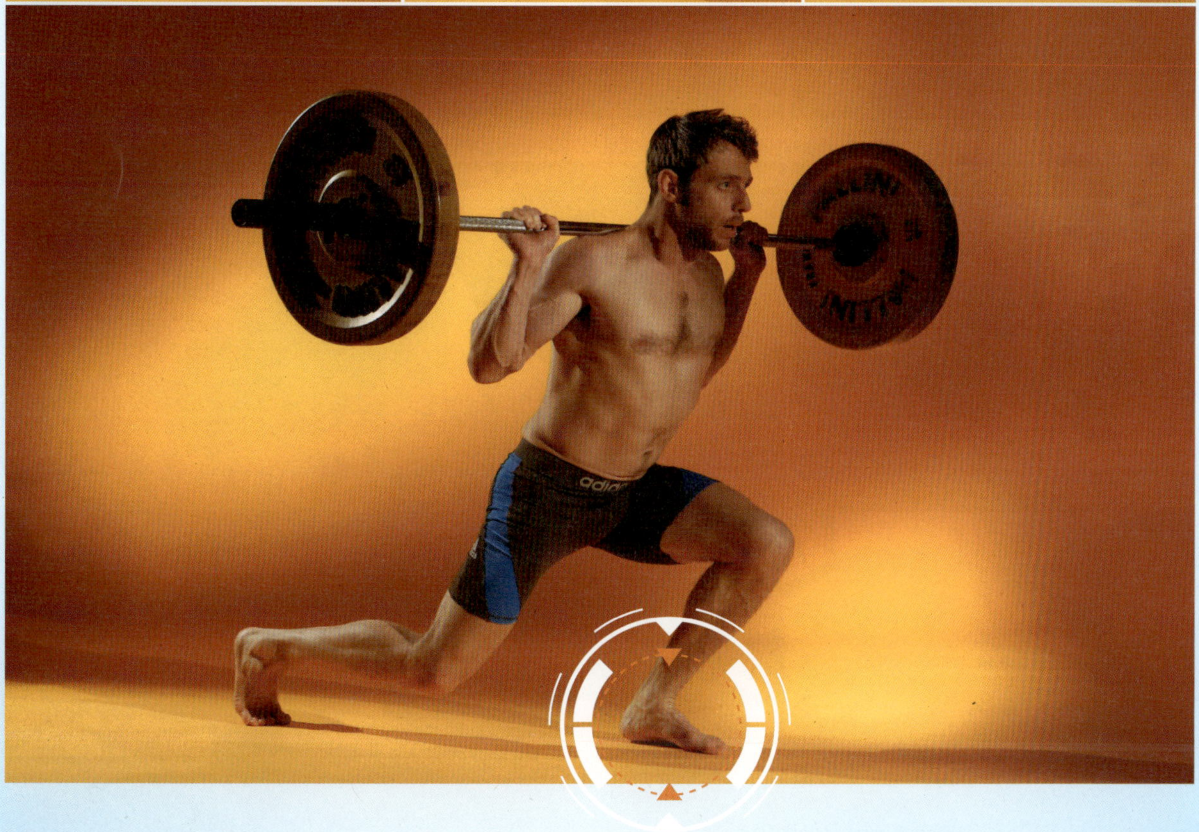

solution 03

마사지 스트레칭 가동성 근력운동

다음 각 연습의 1~3세트를 순서대로 진행하면서, 측면을 번갈아가며 실행한다. 운동을 하는 동안 멈추지 않는다.

## 발 가동성

### 01. 공을 이용한 발 마사지

바닥에 발뒤꿈치와 발바닥 앞쪽에 볼에 놓고, 공에 적당한 압력으로 볼에 마사지를 적용한다. 발뒤꿈치를 축으로, 발을 좌우로 돌려서 발의 전체를 마사지한다.

발 당 1분 동안 실행한다.

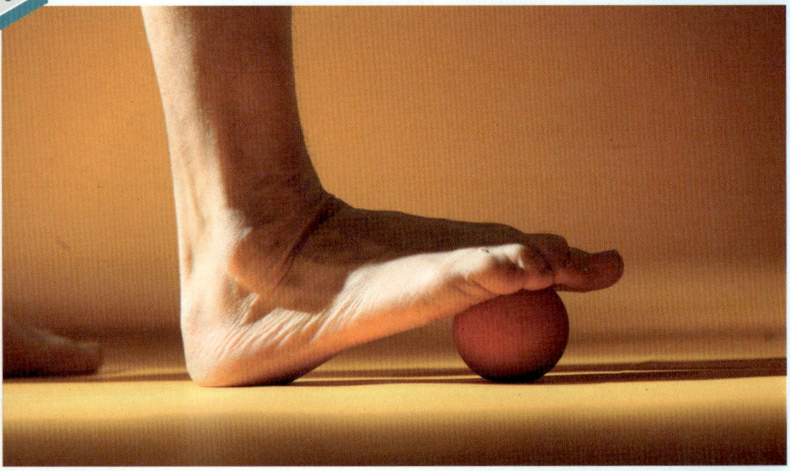

### 02. 발가락 스트레치

무릎을 약간 구부린 채 왼쪽 다리로 선다. 오른쪽 무릎을 들어 올려 발을 향하게 하고, 발가락을 구부리고, 다리를 내려 적당한 압력을 이용하여 바닥을 발가락의 윗부분으로 누른다.

30초 동안 자세를 유지한다.

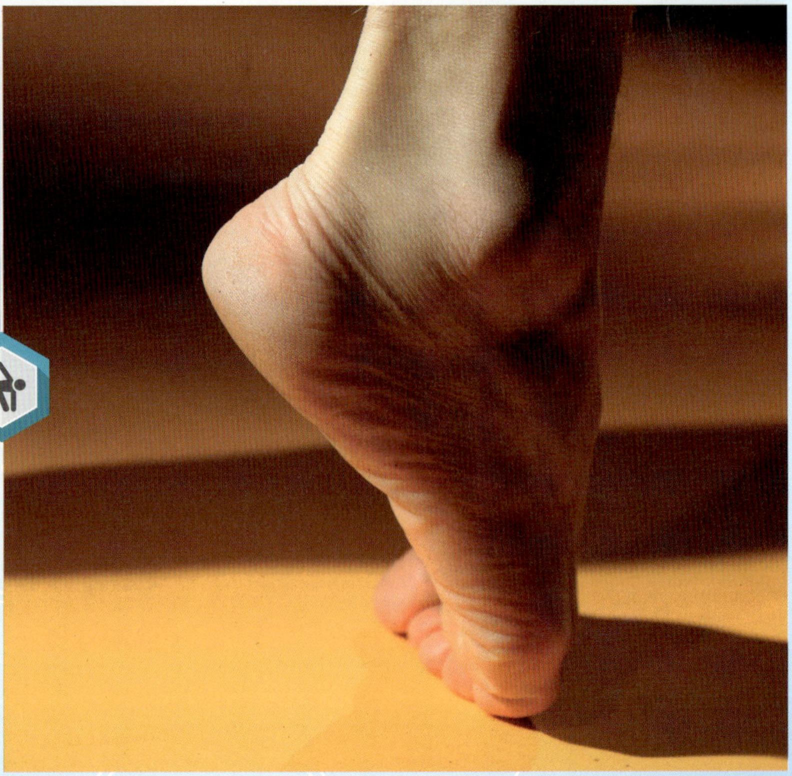

### 03. 락킹 체어

엉덩이에 손을 얹고 선다. 발가락을 들어올리는 동안 바닥에 뒤꿈치를 닿이게 하면서 체중을 이동하며 신체를 앞으로 기울이고, 발끝을 바닥을 누르면서 신체를 뒤로 기울이며 발을 뒤로 젖히면서 스윙한다.
앞으로 5번 기울이고 뒤로 5번 기울인다.

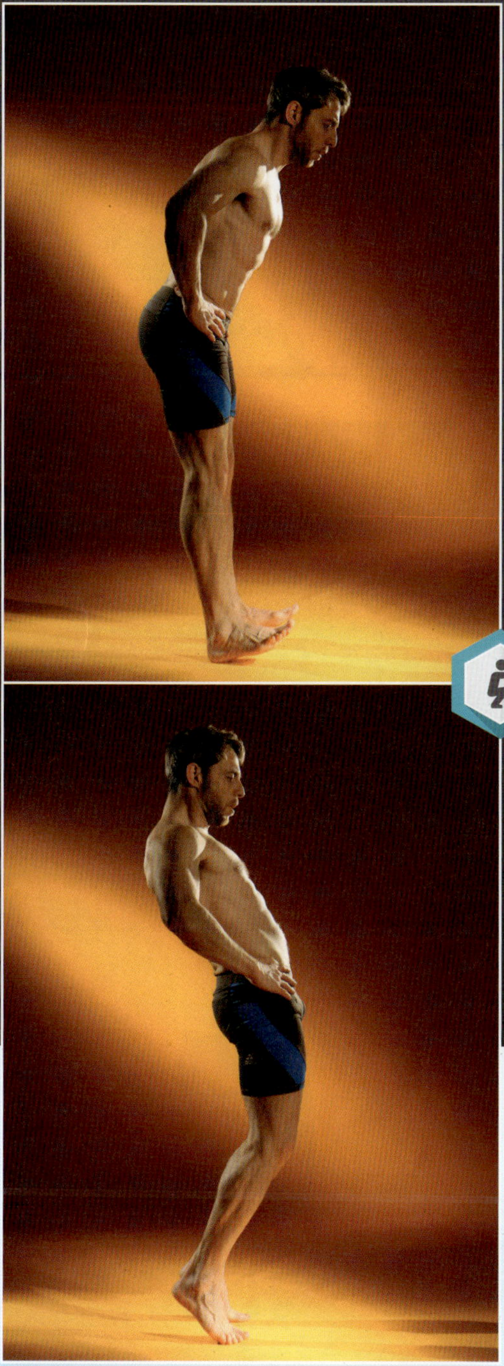

### 04. 선택 사항 : 체중부하를 한 락킹 체어

어깨 뒤쪽에 웨이트바를 대고 선다. 엉덩이를 굽힘하거나 펴지지 않고 발뒤꿈치에서 발끝까지 기울인다.
각 방향으로 5회, 10번 반복한다.

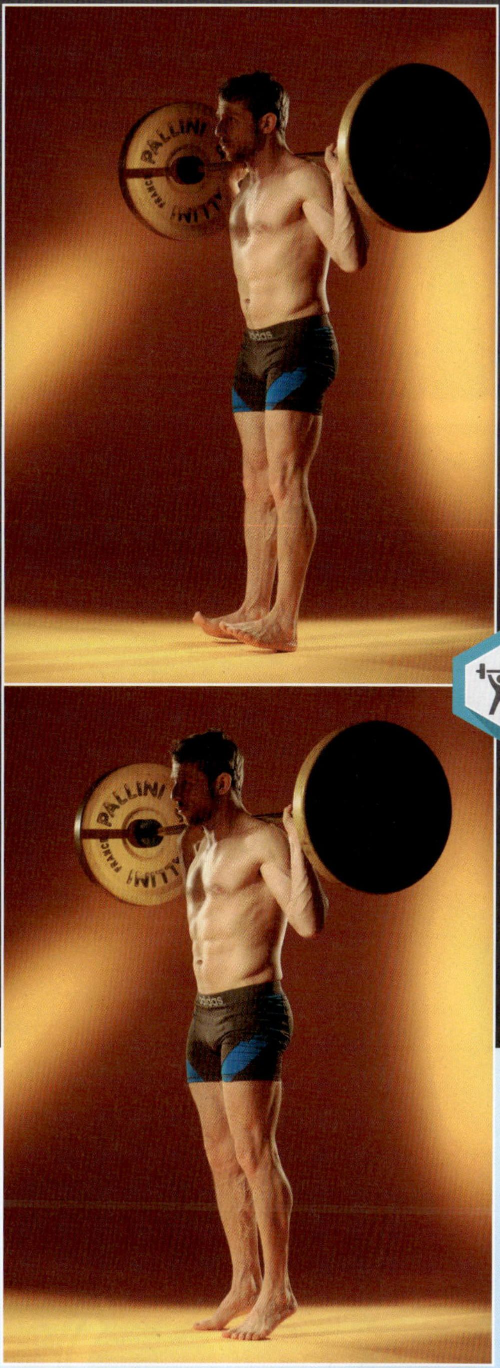

solution 04

마사지 스트레칭 가동성 근력운동

다음 각 연습의 1~3세트를 순서대로 진행하면서, 측면을 번갈아가며 실행한다. 운동을 하는 동안 멈추지 않는다. 완료되면, 다른 발에 대해 시리즈를 다시 시행한다.

# 발 가동성

## 01. 볼을 이용한 발뒤꿈치 마사지

발바닥은 바닥에, 발뒤꿈치는 마사지 볼에 놓는다. 공의 압력을 서서히 높이면서 공을 오른쪽에서 왼쪽으로 굴려준다. 한발에 1분 동안 실행한다.

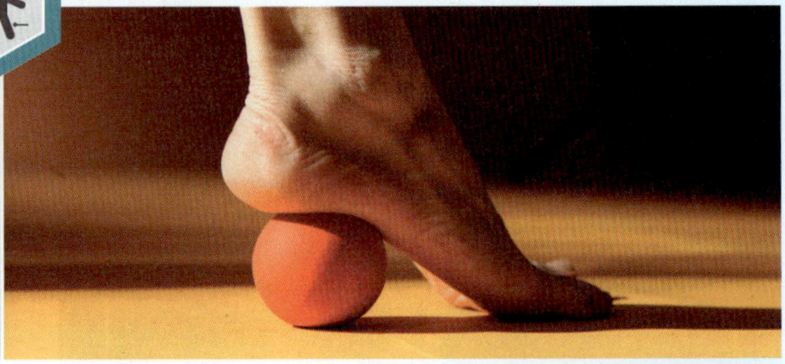

## 02. 관절 떼어당김을 동반한 종아리 스트레치

오른발을 왼발 앞에 놓고, 다리가 엇갈린 자세에서 왼발의 발목이나 정강이 아래쪽을 바닥에 고정된 저항 밴드를 걸고, 밴드가 팽팽하게 되는 거리에서 왼쪽 엉덩관절이 최대로 폄되는 자세를 실행한다. 왼쪽 무릎이 두 번째와 세 번째 발가락을 지나도록 천천히 앞으로 움직인다. 운동 중 발 뒤꿈치가 바닥에 편평하게 유지하게 한다.
30초 동안 스트레칭을 실행한다.

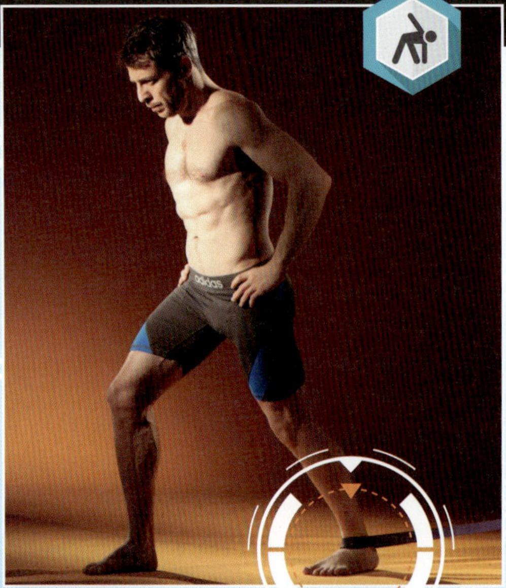

## 03. 한 발로 돌리는 고유수용성 감각 훈련

한쪽 다리로 선다.점진적으로 체중을 발과 발가락 앞쪽으로, 그 다음 발 바깥쪽으로, 발 뒤꿈치와 발 안쪽으로 옮긴다. 다른 방향으로 순서를 반복한다.다음 버전은, 눈을 감고 실행한다. 각 방향으로 두 번 반복한다.

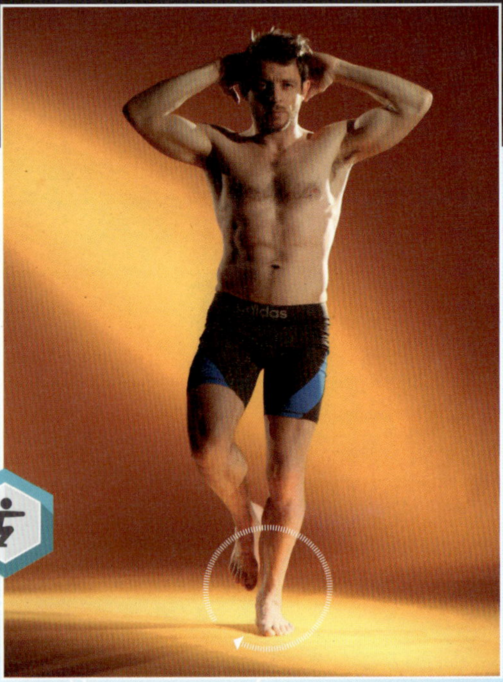

### 04. 선택 사항; 한 발로 서서 케틀벨 회전

오른쪽 다리로 서서 오른손으로 케틀벨을 잡는다. 케틀벨을 등 뒤를 지나 왼손에 넘기고, 앞으로 가지고 와서 오른손으로 다시 넘긴다. 케틀벨을 움직일 때, 가슴을 내밀고 어깨를 내린다. 다음 버전은, 눈을 감고 실행한다. 각 다리에서 3회 회전을 실행한다.

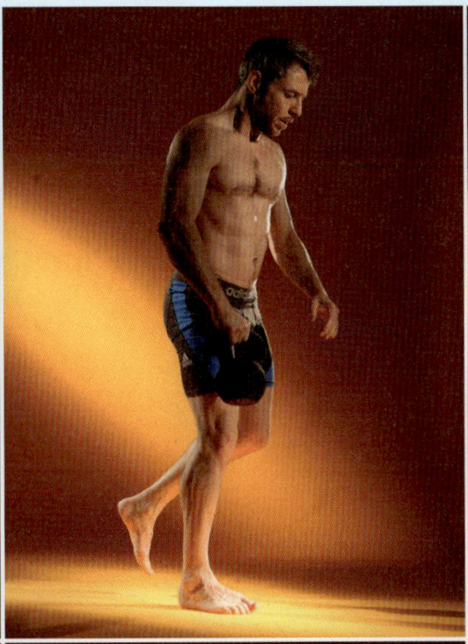
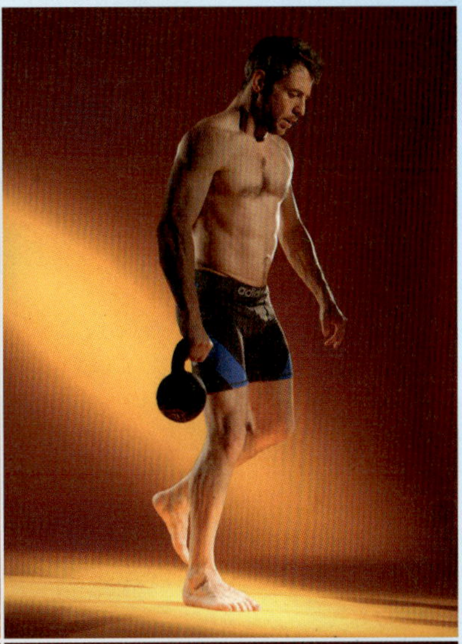
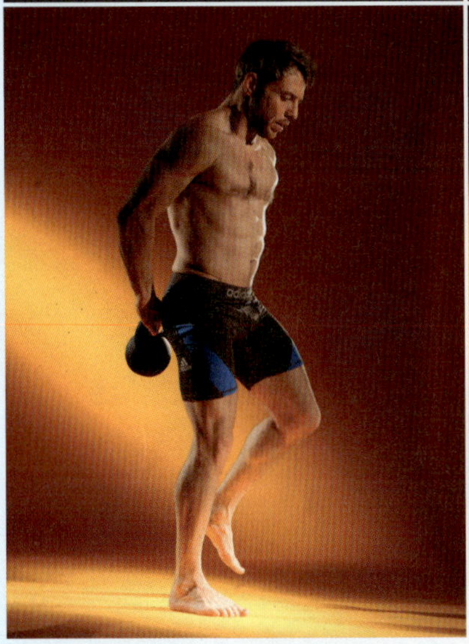
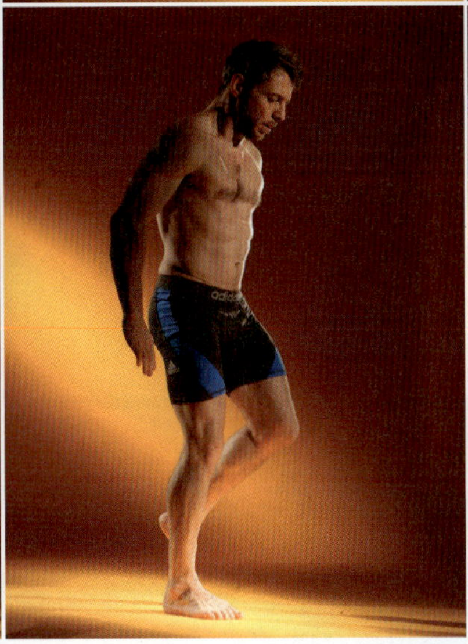
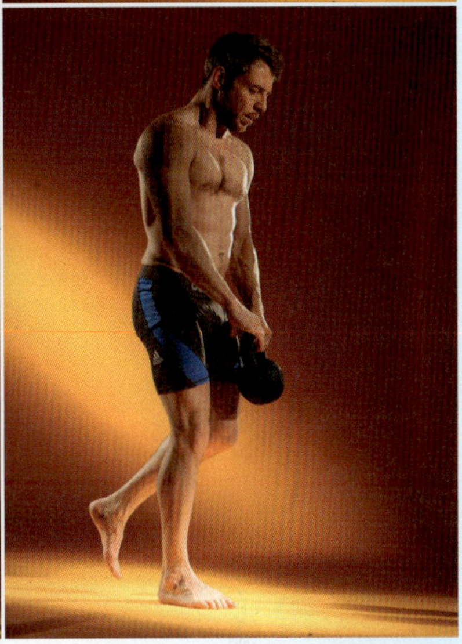

## 발목 관절 떼어당김(joint distraction)을 위한 저항 밴드의 위치

발목 관절을 재배치(reposition)하기 위해 저항 밴드를 사용하는 것에 대한 논란이 있다. 정강이의 밑부분 주위에 밴드를 두르는 대신 밴드가 발목의 목말뼈 위에 위치해야한다고 주장한다. 이 방법은 저항 밴드가 고정점을 만든다는 사실을 무시한다. 밴드 위치를 결정하는 것은 원하는 관절의 떼어당김 방향에 따라 결정된다. 정강뼈를 앞으로 다시 정렬하려면, 밴드를 목말뼈 위에 놓거나 앞쪽에 고정된 밴드를 사용하여 밴드를 팽팽하게 하여 종아리 밑부분 주위에 놓아 정강뼈/종아리뼈를 앞으로 당기게 한다. 반대로, 정강이 밑부분 주위의 밴드를 사용하여 정강뼈/종아리뼈를 뒤로 당기면 뒤로 다시 정렬시킬 것이다.

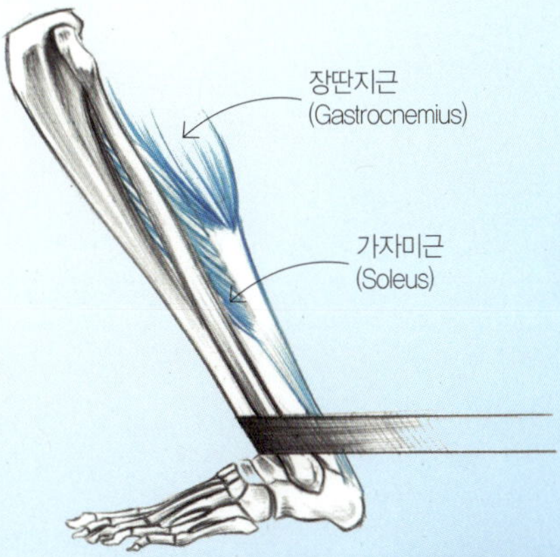

# 테스트 TESTS

## 골반 경직(Pelvic Stiffness)

1

### 팔을 앞으로 편한 상태에서 스쿼트

서 있는 상태에서 쐐기(wedge) 위에 발 뒤꿈치를 올려놓고 팔을 앞으로 폄 시킨다. 등을 똑바로 유지하면서 가능한 스쿼트 자세를 최대로 낮춰 운동을 실행한다. 만약 허리를 똑바로 유지 못하거나 또는 발 뒤꿈치를 쐐기 위에 고정시킬 수 없을 경우에는 다음에 제시하는 케틀벨 데드리프트 운동 검사를 실행하면 도움이 될 수 있다.

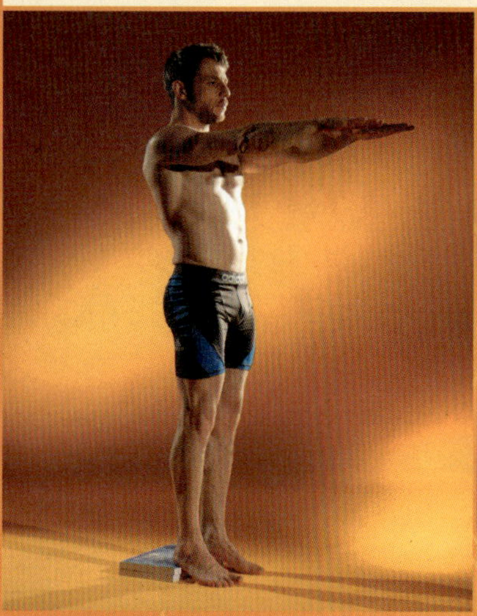

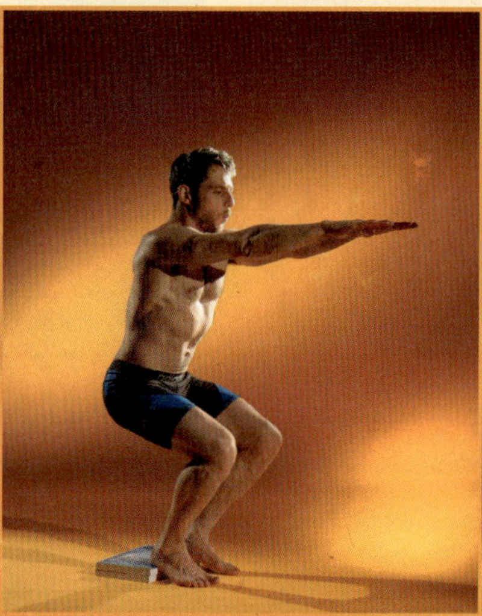

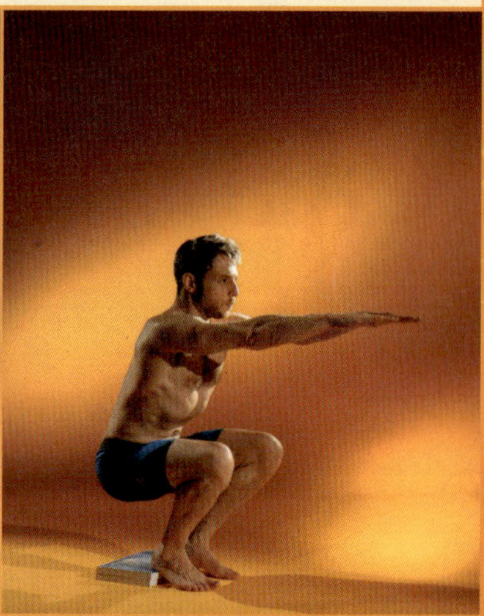

2

### 케틀벨 데드리프트 검사

20파운드(9.1kg)짜리 케틀벨을 발 사이에 두고 양손으로 케틀벨 손잡이 중앙을 잡는다. 등을 똑바로 유지하고, 어깨를 뒷 당김 시키고, 머리와 허리를 똑바르게 유지해야 한다(머리를 중립 자세를 유지한 상태에서 케틀벨을 정면으로 쳐다본다). 이 자세에서, 등과 어깨자세가 틀어지지 않으면서 케틀벨을 바닥에서 들어 올릴 수 있어야 한다(무릎을 약간 구부리면서). 케틀벨을 들어 올릴 때 등을 똑바로 유지 못하거나 또는 낮은 스쿼트 자세에서 케틀벨을 들어 올릴 수 있을 때에는 다음에 제시하는 운동들을 더 많이 실행해야 한다.

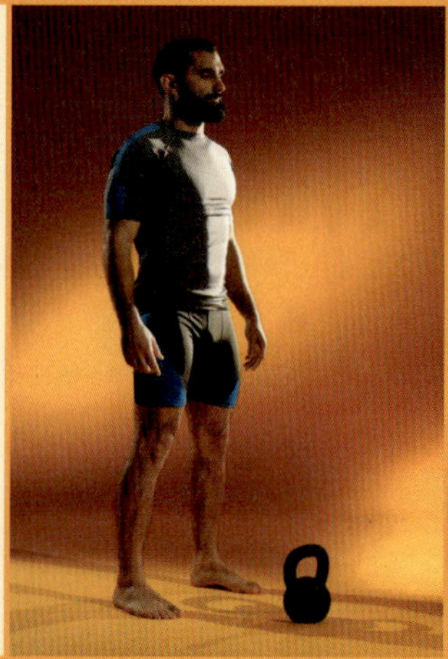

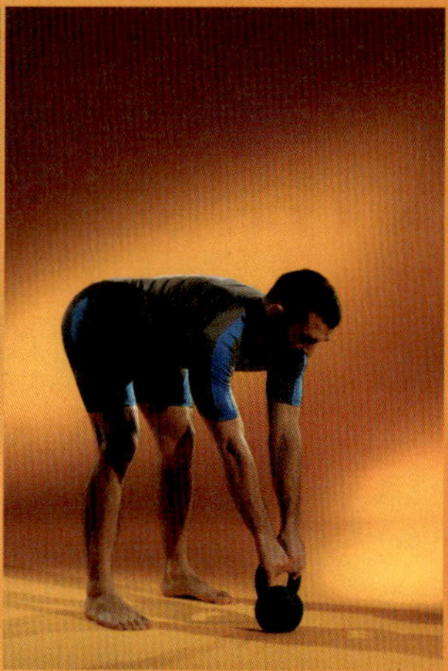

운동을 순서에 따라 1~3세트 씩 순서대로 운동을 실행하세요. 운동 사이에 쉬지 마세요.

마사지 스트레칭 가동성 근력운동

solution 01

## 골반 경직

### 01. 폼롤러를 이용한 볼기근 마사지

왼쪽 넓적다리 방향으로 폼롤러를 놓고 왼쪽 볼기근을 폼롤러 위에 놓는다. 왼쪽 발목을 오른쪽 무릎 위로 교차시키고 엉덩이를 좌우로 움직이면서 볼기근 마사지를 실행한다
측면 마사지를 10회, 1~3세트 반복하며, 매번 마사지 부위를 약간씩 바꿔가면서 실행한다.

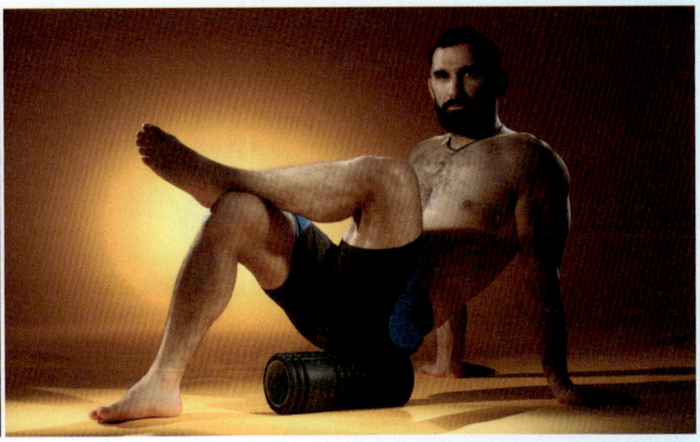

### 02. 다리를 4자 모양 한 상태에서 서스펜션 트레이너를 이용한 스트레칭

서스펜션 트레이너의 손잡이를 잡고, 발을 움직이지 않도록 고정한 상태에서 엉덩이를 뒤로 움직인다. 오른쪽 엉덩이와 무릎을 90° 굽힘 한 다음 왼쪽 발목을 오른쪽 무릎 위로 교차시킨다. 만약 가능하면, 오른쪽 무릎을 완전히 굽힘 하도록 한다.
스트레칭을 20-30초 유지한다.

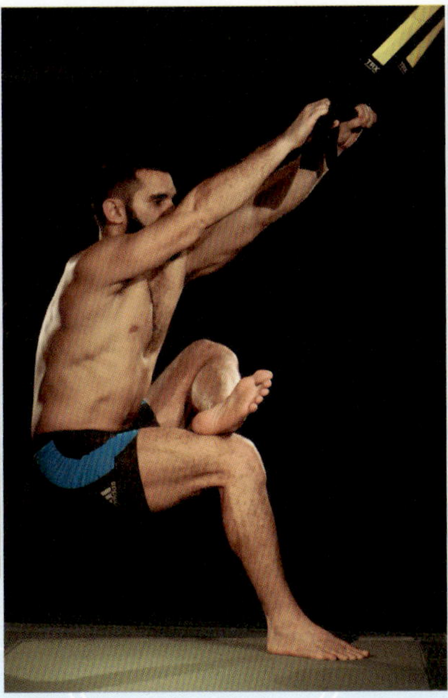

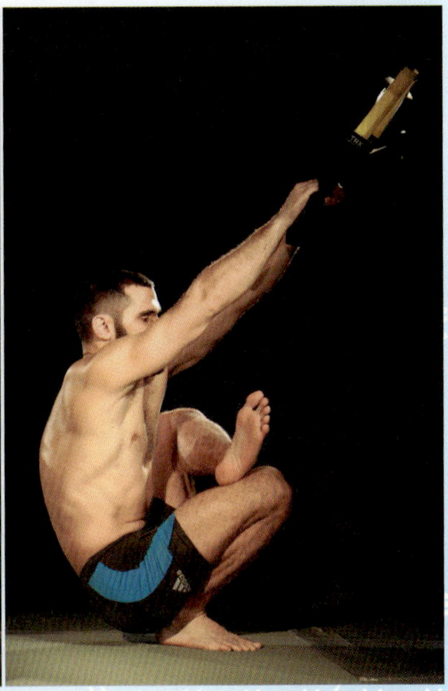

### 03. 서스펜션 트레이너 잡고 일어나기

서스펜션 트레이너의 손잡이 또는 저항 밴드를 팽팽하게 한 상태에서 잡고, 오른쪽 다리를 앞쪽으로 구부린 상태에서 왼쪽 다리를 옆면과 뒤쪽으로 구부린 상태로 바닥에 앉는다. 서스펜션 트레이너 또는 저항 밴드의 도움을 받으면서 일어나며(두 번째 사진을 참고), 왼쪽 다리를 앞쪽으로 구부린 상태에서 오른쪽 다리를 앞뒤로 구부린다.

5회 반복한다.

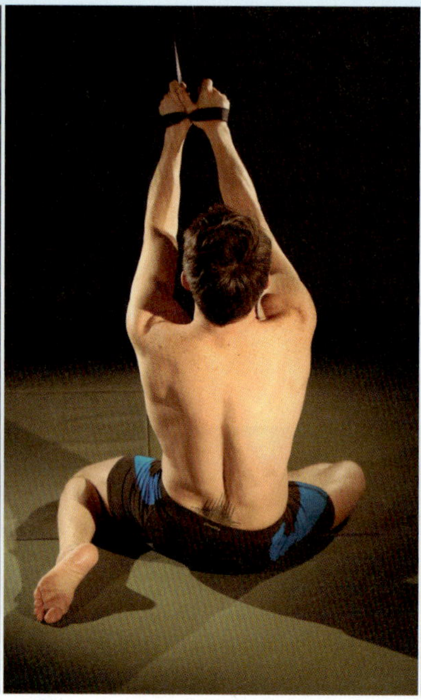

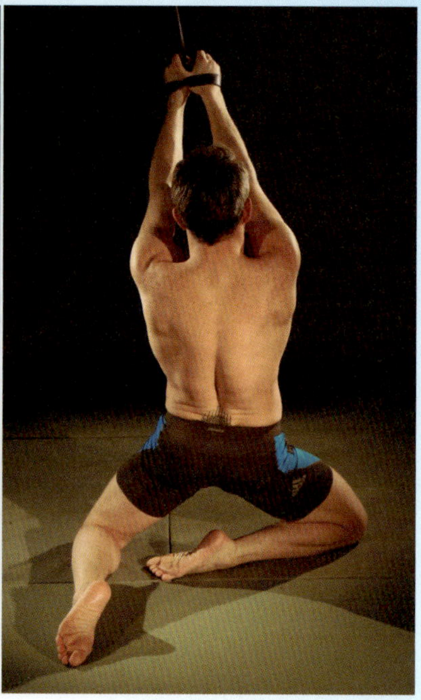

### 04. 선택 사항 : 바벨을 이용한 교각운동

바닥에 앉은 상태에서 바벨 바를 다리 위에 두고 눕는다. 바벨 바를 엉덩이 바로 위에 놓고 바벨 바를 넓게 잡는다. 운동하는 동안 팔꿈치를 편한 상태로 고정시킨다. 엉덩관절과 무릎관절을 굽힘 시켜 발 뒤꿈치를 엉덩이쪽으로 가져와 무릎관절을 90° 굽힘 한 상태를 유지한다. 숨을 들어 쉬면서 엉덩이를 높이 들어올리고, 숨을 내쉬면서 엉덩이를 바닥으로 내린다. 4~7회 반복한다.

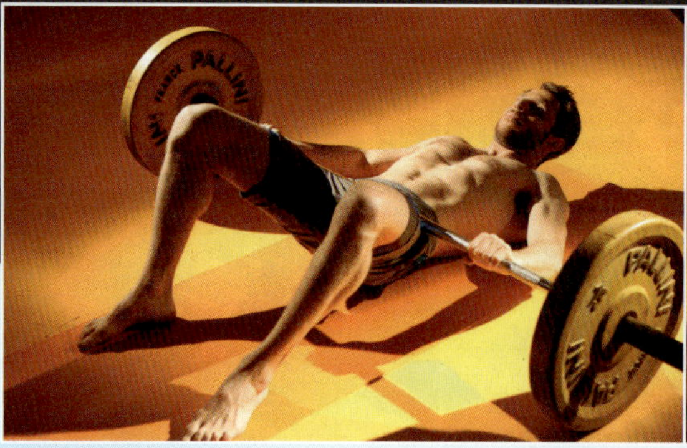

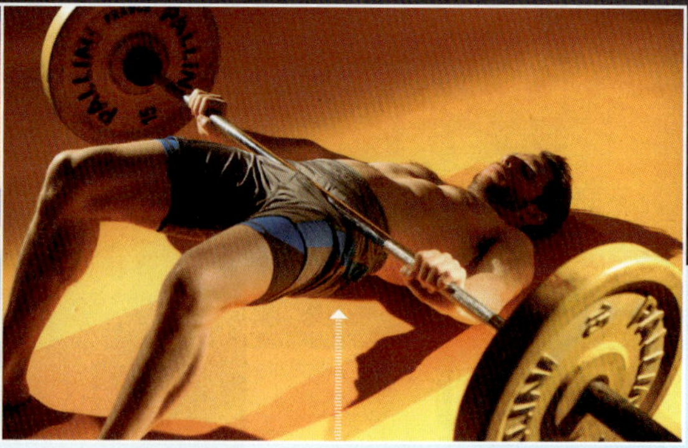

운동을 순서에 따라
1~3세트 씩 순서대로
운동을 실행하세요. 운동
사이에 쉬지 마세요.

마사지 · 스트레칭 · 가동성 · 근력운동

# solution 02

## 골반 경직

### 01. 볼을 이용한 볼기근 마사지

바로 누운 자세에서 의자나 박스 위에 발을 들어 올려놓는다. 엉덩이 바로 아래에 마사지 볼을 놓고, 의자 위에 있는 발을 이용하여 볼기근에 받는 압력 강도를 조절한다.

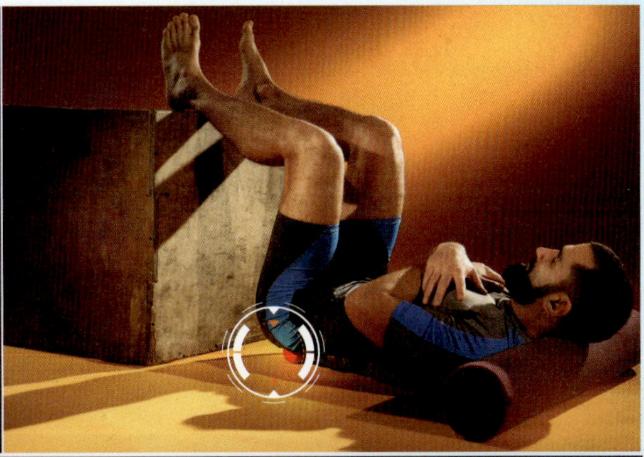

위쪽에서 아래로 10회, 왼쪽에서 오른쪽으로 10회, 원 그리기를 10회 실행한다. 마지막으로, 바닥에 누워 무릎을 벌리고 마사지 볼을 볼기근 주변에 놓고 위에 제시한 방법으로 각 10회 실행한다.

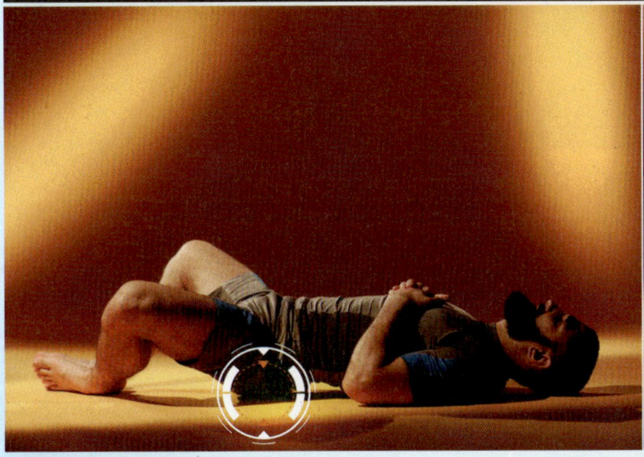

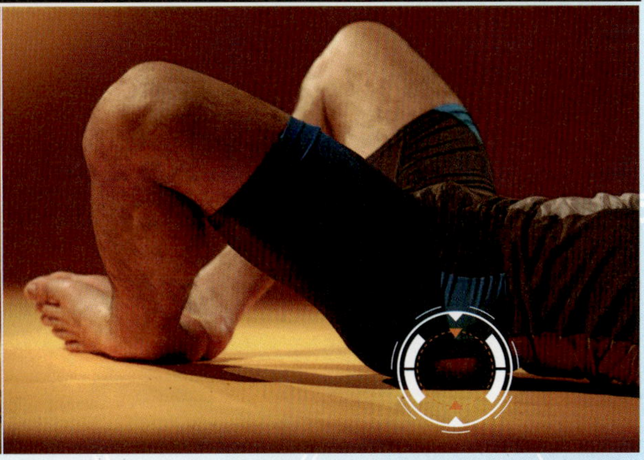

## 02. 상자 및 저항 밴드를 이용한 엉덩관절 돌림

다리 한쪽을 상자 또는 벤치 위에 정강이가 앞쪽으로 향한 상태에서 무릎을 최대한 굽힘하고 발바닥이 반대쪽 엉덩관절 근처에 있도록 놓는다. 손과 다른 다리로 몸을 지지하면서 가능한 몸통을 앞으로 최대한 굽힘 한다. 변형된 다른 운동 형태는 머리 위에 저항 밴드를 고정한 상태에서 팽팽하게 늘린 상태에서 허벅지 주위에 밴드를 감고 몸통을 앞으로 굽히면 관절의 재 정렬을 이룰 수 있는 운동이다.
스트레칭을 30초 동안 유지한다.

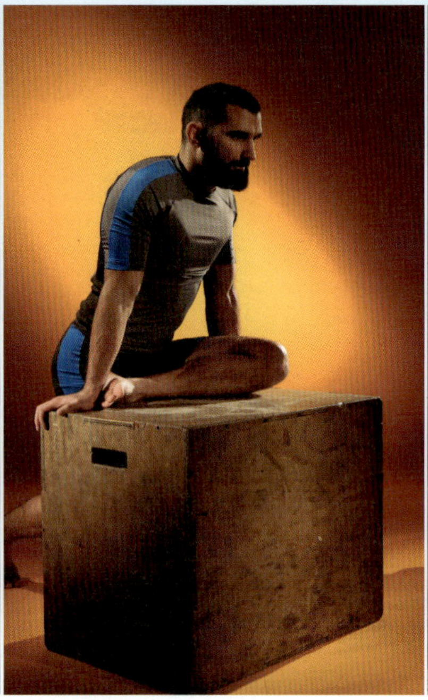

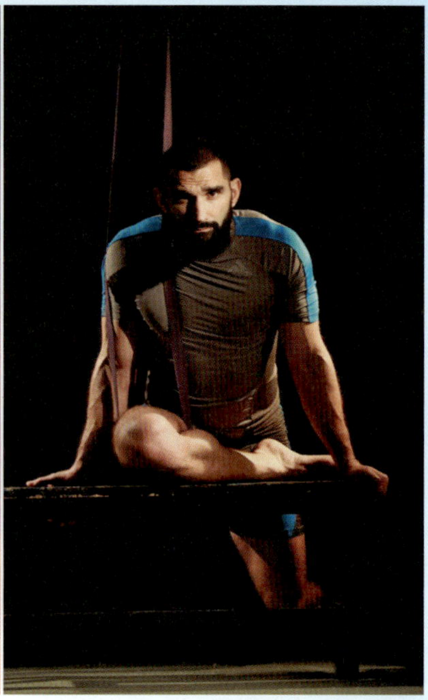

## 03. 선택사항 : 가벼운 케틀벨을 들고 일어나기

가벼운 케틀벨을 잡는다(만약 일어나기 위해 자세를 바꿔야 한다면 너무 무거울 수 있다). 바닥에서 엉덩이와 무릎관절을 굽힘하고 발뒤꿈치가 바닥에 닿도록 앉는다. 무릎을 한쪽으로 내린 다음 엉덩이를 펌 상태로 무릎 꿇는 자세를 취한다. 바닥에 다시 앉아 시작한 자세를 취한다음 반대편 다리도 똑같은 동작을 반복한다.
10회 반복한다(양쪽 각 5회 실행).

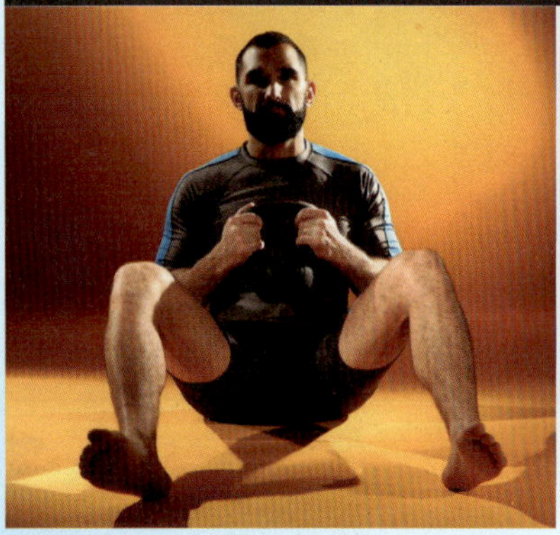

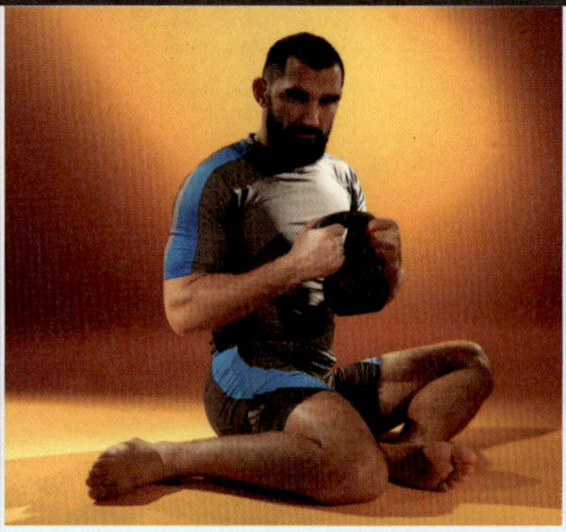

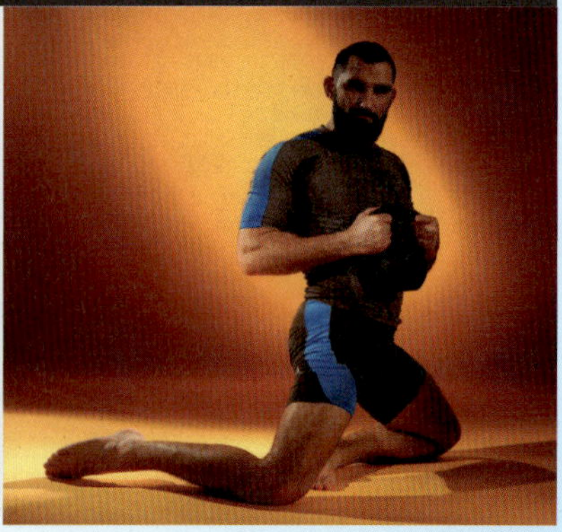

운동을 순서에 따라 1~3세트 씩 순서대로 운동을 실행하세요. 운동 사이에 쉬지 마세요.

마사지 스트레칭 가동성 근력운동

solution 03

## 골반 경직

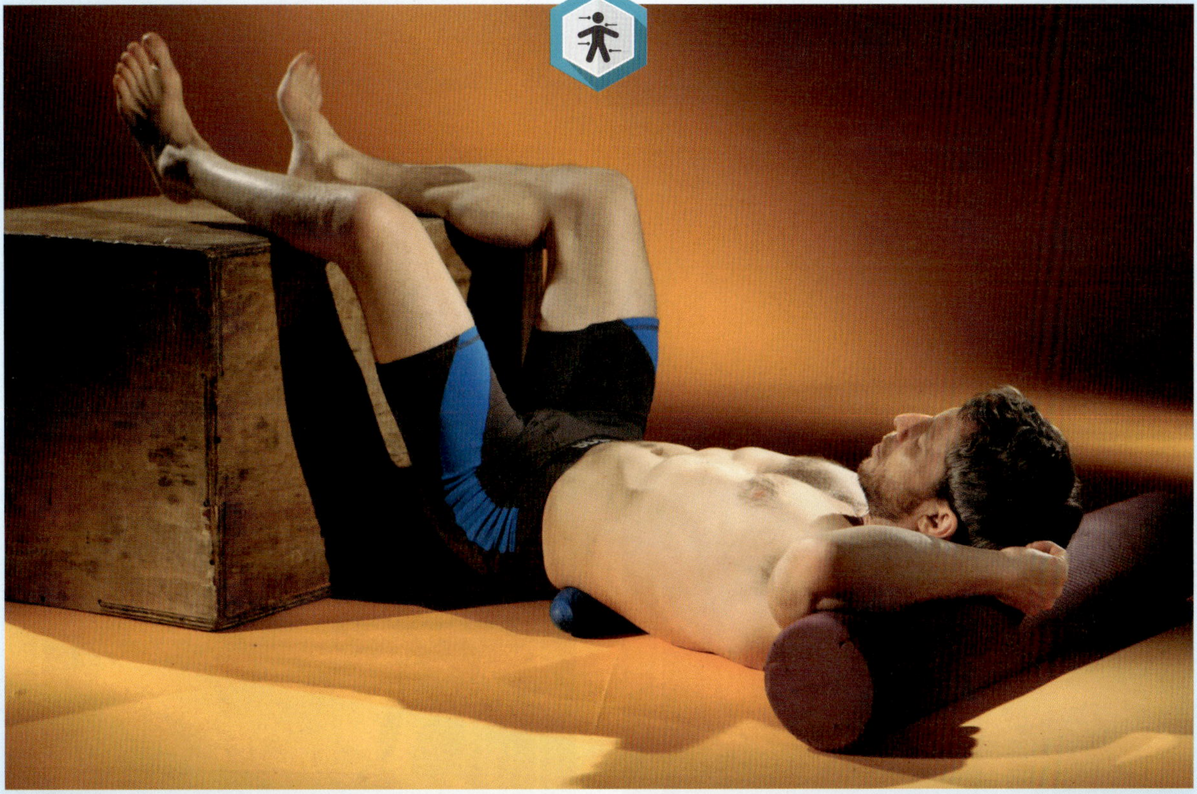

### 01. 땅콩볼을 이용한 허리 마사지

등을 대고 누워서 엉덩이와 무릎을 90° 굽힘 한 상태에서 상자위에 발을 들어 올려놓는다. 더욱 이완된 자세를 만들기 위해 목에 폼롤러를 사용할 수 있다. 척추 허리 부위에 땅콩볼을 밀어 넣는다. 박스위에 놓여 있는 다리를 이용하여 마사지 강도를 조절한다. 변형된 자세는 한쪽 다리의 정강이 안쪽을 상자위에 올려놓고 옆으로 누워 엉덩이 바로 위의 허리 부위에 땅콩볼을 이용하여 마사지를 실행한다.
양쪽을 마사지 하며, 각 자세 당 30~45초 동안 유지한다.

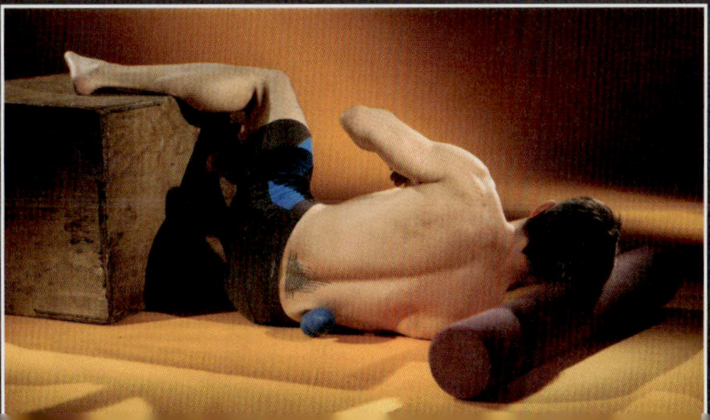

## 02. 밴드를 이용해 허리네모근 스트레칭

발에 저항 밴드를 묶고 밴드를 멀리 떨어진 곳에 고정 시킨 상태에서 밴드를 팽팽하게 만들 상태에서 누운다. 팔을 머리 위로 최대한 폄한 상태로 최대한 이완된 상태를 유지한다. 케틀벨 또는 고정된 사다리를 붙잡아 몸을 늘린다.
스트레칭을 30초~60초 동안 유지한다.

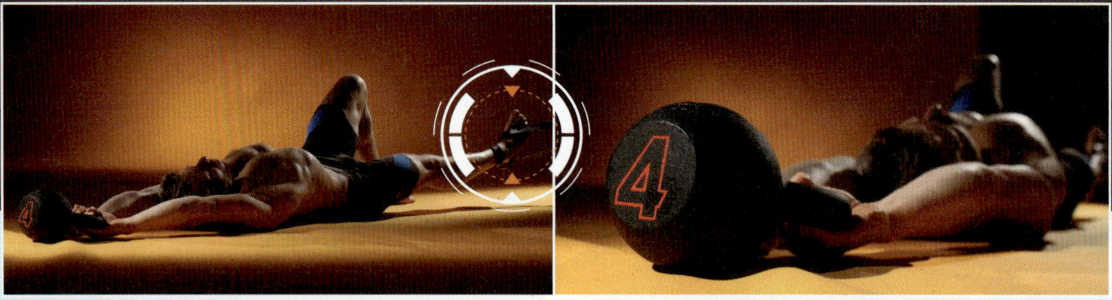

## 03. 전갈 자세

엎드린 자세로 스위스볼 위에 허벅지를 올려놓고 손을 바닥에 대고 플랭크 자세로 몸통을 유지한다. 엉덩이를 천천히 옆으로 돌리면서 위쪽에 있는 다리를 반대쪽 방향으로 최대한 움직인다. 골반과 어깨를 최대한 분리하고, 어깨를 바닥과 평행하게 유지한다. 천천히 운동속도를 높일 수 있다. 이 운동은 20초 동안 자신의 운동 속도에 맞게 실행한다. 만약 운동 강도를 높이고자 하면 더 빨리 이 운동을 실행한다.

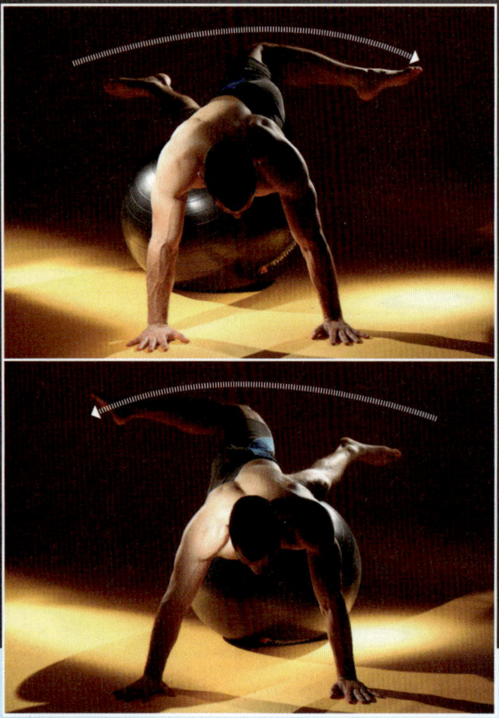

## 04. 선택사항: 밴드를 이용한 허리 돌림 및 폄

운동 파트너 또는 체육관 사다리를 이용해서 발을 고정된 상태에서 엉덩이를 스위스볼 위에 대고, 손은 저항 밴드를 잡고 스위스볼 위에 엎드린다. 상체가 바닥과 평행해질 때까지 가슴을 펴고, 머리를 중립위치에 둔다(눈을 똑바로 앞을 본다). 손을 올릴 때, 손을 분리해서 팔꿈치를 펴해서 V자 모양을 만들 때까지 엄지손가락을 위로 향하게 한다. 엉덩이를 공위에 대고, 몸통을 오른쪽, 왼쪽으로 끝까지 돌림 한 다음, 이완 한다. 15회 반복한다.

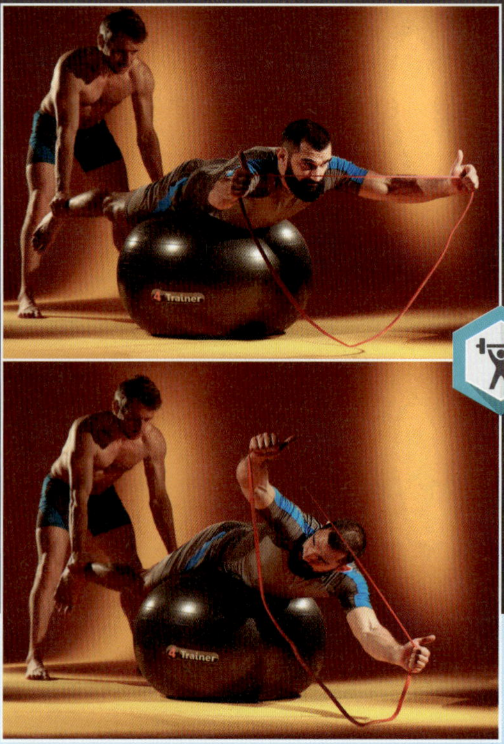

운동을 순서에 따라 1~3세트 씩 순서대로 운동을 실행하세요. 운동 사이에 쉬지 마세요.

마사지 스트레칭 가동성 근력운동

solution 04

## 골반 경직

### 01. 큰 마사지볼을 이용한 엉덩허리근 마사지

왼쪽 엉덩이와 무릎이 구부러지고, 오른쪽 다리가 몸통과 일직선이 되도록 반플랭크(semi-plank)자세로 엎드린다. 오른쪽 엉덩이 밑에 큰 마사지 공을 놓는다. 오른쪽 엉덩관절을 굽힘 한 상태에서 마사지 볼을 앞 · 뒤, 왼쪽 · 오른쪽 및 원을 그린다. 왼쪽 엉덩이, 무릎 또는 둘 다 펴서 볼에 가해지는 압력을 높일 수 있다.

양쪽 모두 30초~1분 동안 각 각 앞 · 뒤, 왼쪽 · 오른쪽 및 원을 그리는 마사지를 10회 반복한다.

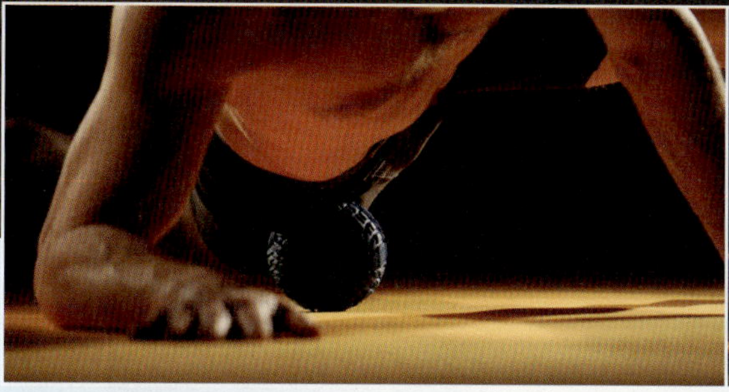

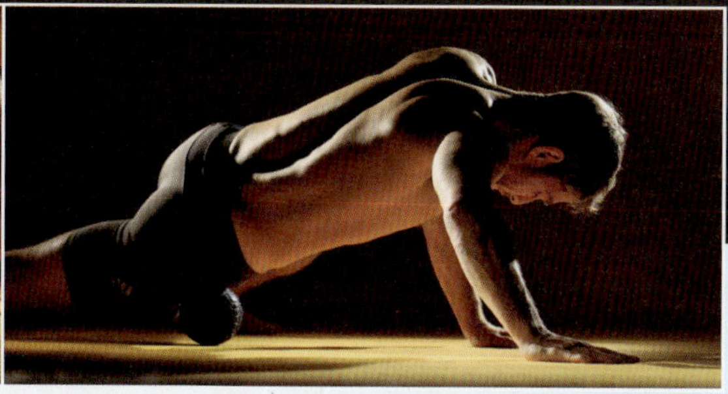

### 02. 전방 런지자세에서 밴드를 이용한 스트레칭

앞에 고정되어 있는 긴 저항 밴드가 있는 상자를 정면에 두고 서서, 밴드를 팽팽하게 한 다음 왼쪽 위쪽 넙다리 근육 주변에 밴드를 걸친다. 왼쪽 팔을 머리 위로 펴하고, 왼쪽 무릎을 최대로 뒤로 폄한 상태에서 오른쪽 발을 상자 위에 올려놓고 깊은 런지자세를 유지한다. 스트레칭 되는 느낌을 느낄 수 있도록 오른쪽 넙다리 쪽으로 몸통을 기울인다.

스트레칭을 30초 동안 유지한다.

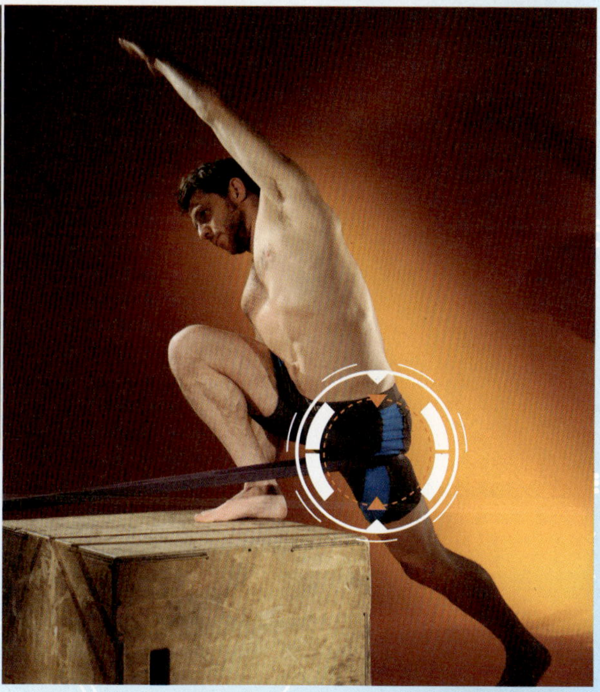

## 03. 변형된 스쿼트 또는 앞쪽으로 굽힘

허리를 완전히 펴하고, 발뒤꿈치를 들지 않고 가능한 한 낮게 스쿼트를 실행한다(필요하다면 발뒤꿈치를 쐐기 위에 놓는다). 스쿼트 동작을 3초 동안 실행하고, 마무리 자세에서 3초 유지하는 자세를 반복한다. 일어서서 다리를 향해 몸통을 굽힘 하면서 무릎을 쭉 뻗는다. 굽힘 자세를 3초간 유지한다.

각 동작들을 4회 반복한다.

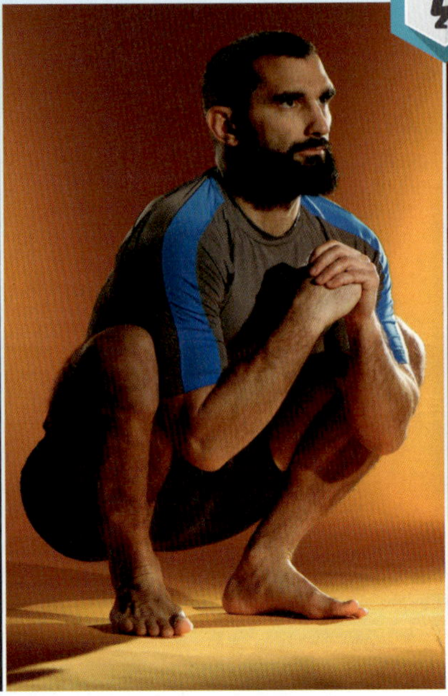

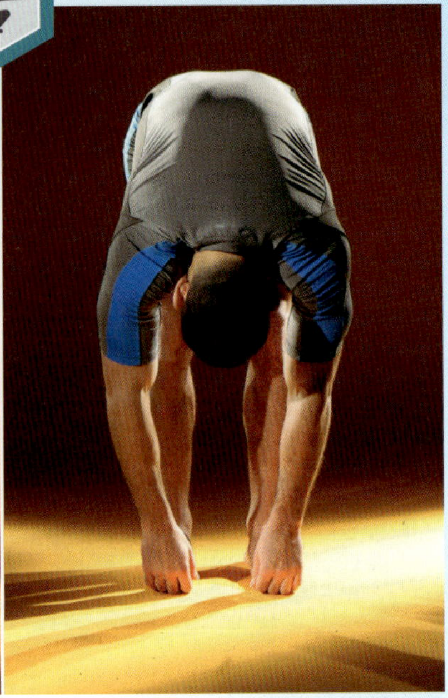

## 04. 선택사항: 중량들고 깊은 런지

어깨 뒤쪽에 웨이트 바를 놓는다. 앞쪽 무릎의 무릎뼈가 발가락과 일직선을 유지하면서 가능한 범위 내에서 발을 앞으로 내 딛는다. 허리를 굽히지 않고, 가능범위 내에서 엉덩이를 벌려야 한다.

오른발과 왼발을 번갈아가면서 6회 반복한다.

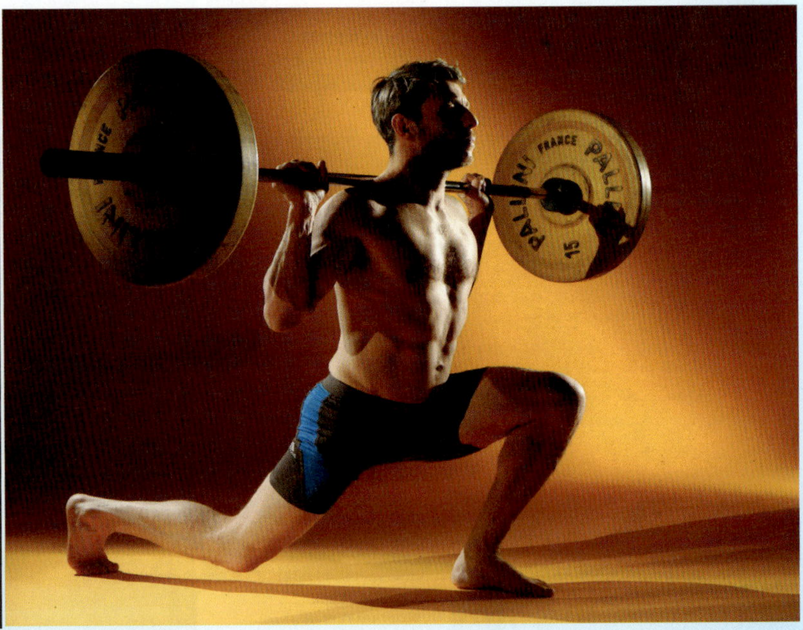

운동을 순서에 따라 1~3세트 씩 순서대로 운동을 실행하세요. 운동 사이에 쉬지 마세요.

마사지 · 스트레칭 · 가동성 · 근력운동

solution 05

# 골반 경직

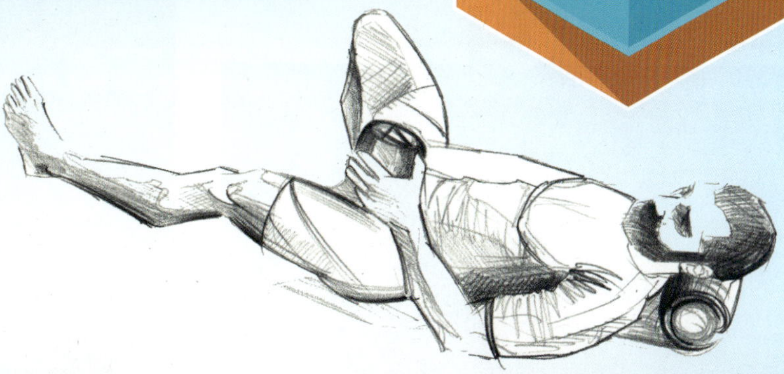

## 01. 케틀벨을 이용한 엉덩허리근 마사지

등을 대고 누워 한쪽 무릎을 바닥쪽으로 내린다. 편안함을 위해 머리 밑에 폼롤러를 사용할 수 있다. 이 자세에서 더 쉽게 접근할 수 있게 엉덩이의 위쪽의 엉덩허리근에 케틀벨을 놓는다. 좀 더 정확하게 적용하기 위해 손을 이용해 엉덩허리근을 마사지 할 수 있다. 1분 동안 위에서 아래로, 왼쪽 · 오른쪽으로 부드럽게 마사지를 실행한다.

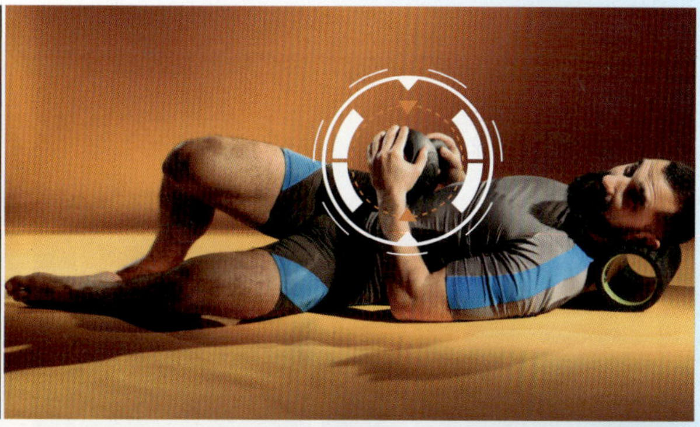

## 02. 앞에서 당긴 저항밴드를 이용한 런지 스트레칭

위쪽 허벅지 주변에 저항밴드를 걸고 팽팽해질 때까지 뒤로 물러서 거리를 유지한 다음 보폭을 넓게 한 상태에서 스쿼트 런지 자세로 유지한다. 팔을 머리 위로 올리고 몸통을 반대쪽으로 기울여 추가적인 스트레칭을 실행한다.
이 자세를 10~30초 동안 유지한다.

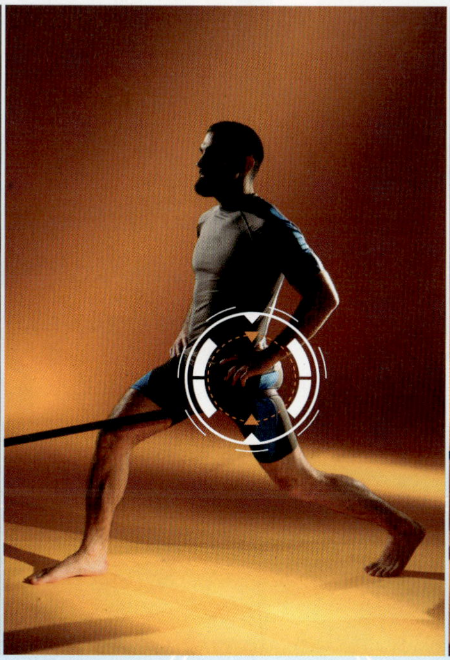

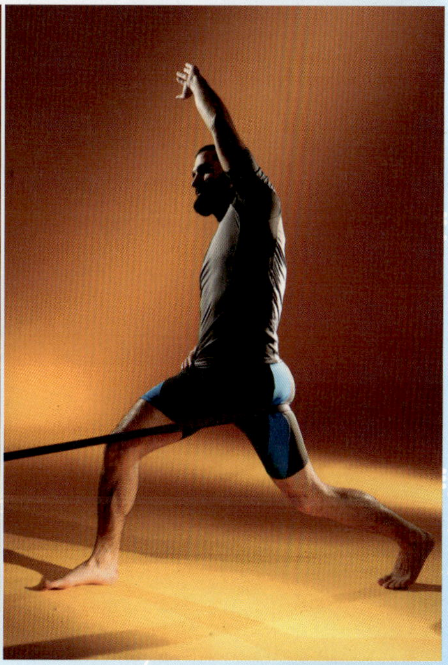

## 03. 팔을 위로 올린 상태에서 런지

양발을 서로 평행하게 유지하고, 가능한 한 깊게 런지를 한 상태에서 양쪽 손바닥을 서로 마주 본 상태에서 손을 머리 위로 올려 뻗는다. 머리를 펴하고, 가능한 허리를 최대로 폄한다.

다리를 바꾸지 않고 4회 반복한다.

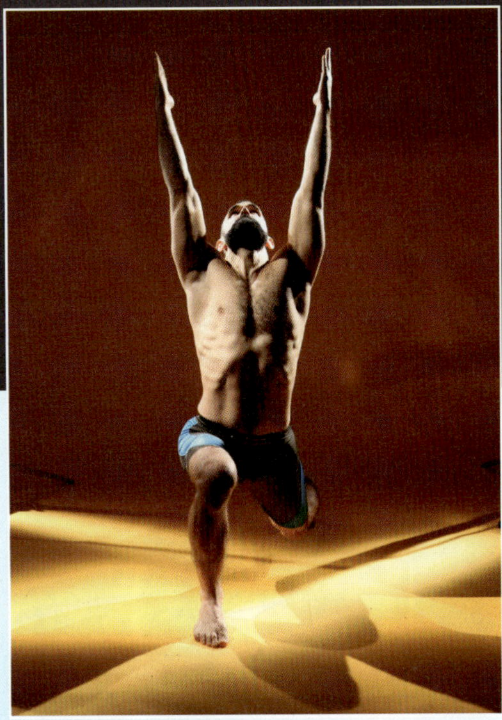

## 04. 선택 사항 : 엉덩허리근에 중량 부하 상태에서 운동

등을 대고 누워 케틀벨을 한쪽 허리근 위에 놓는다. 엉덩이를 약간 굽힘하고, 무릎을 완전히 폄한 상태에서 다리 전체를 들어 올려 허리근을 활성화시킨다. 다른 변형된 자세로, 무릎을 굽힘 하거나 또는 다리를 다른 방향으로 움직일 수 있다.

이 자세에서 30초~1분 동안 유지한다.

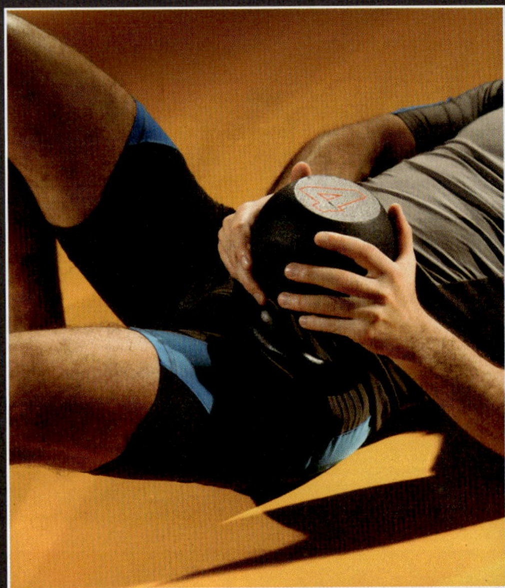

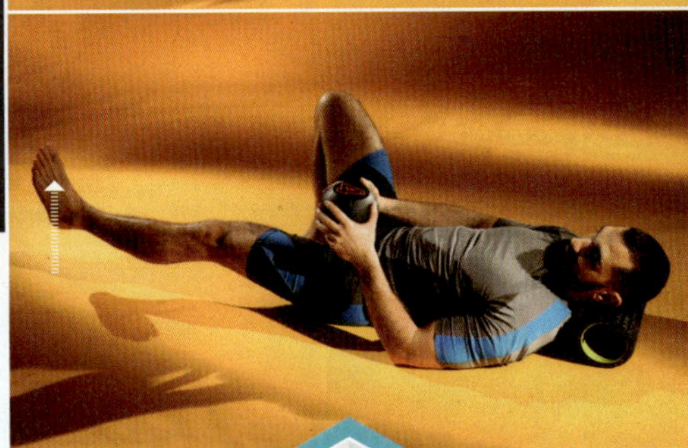

# 테스트 TESTS

## 무릎 궤도(Knee Trajectory)

1

### 런지 검사

두 손을 엉덩이에 대고 두 발을 모으고 서 있는다. 앞으로 런지 자세를 한 다음 다시 시작 위치로 돌아온다. 거울을 마주하거나 보조자의 도움을 받아 같은 동작을 15회 반복한다. 이 검사를 통과하기 위해서는 무릎이 발가락과 일직선 내에서 움직여야 한다. 무릎이 안쪽으로 이동하면(두 번째 사진 참조), 교정 운동을 실행해야 한다.

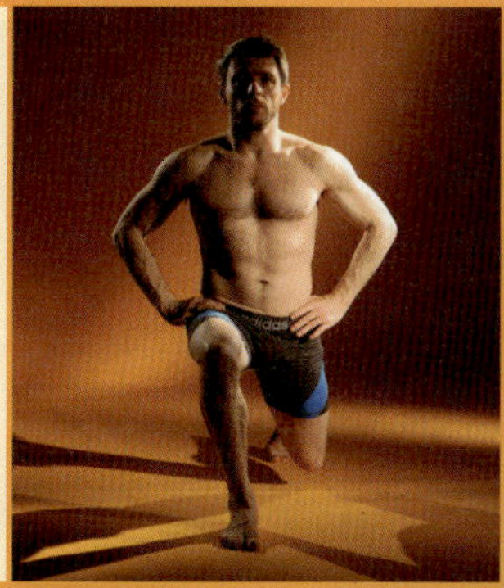

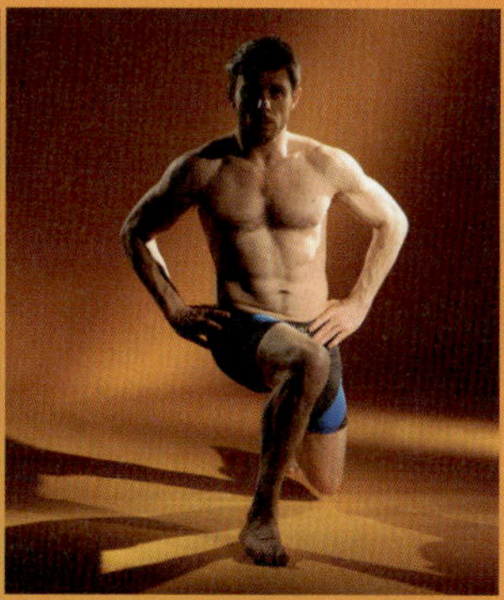

2

### 웨지 검사

서 있는 자세에서 요가에서 이용하는 블록을 옆에 세운다. 엉덩이에 손을 얹고 한쪽 다리를 이용해 무릎을 굽힘 하면서 다른 쪽 무릎으로 블록을 접촉한다. 만약 무릎으로 블록을 접촉하면서, 움직일 때 통증이 없으며, 균형을 유지할 수 있다면 이 검사를 통과한다.

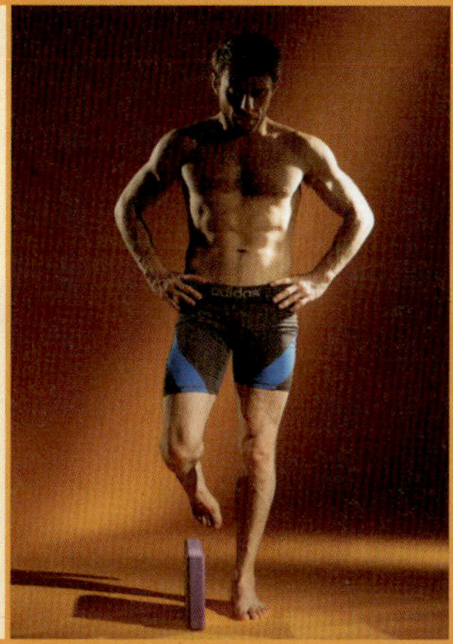

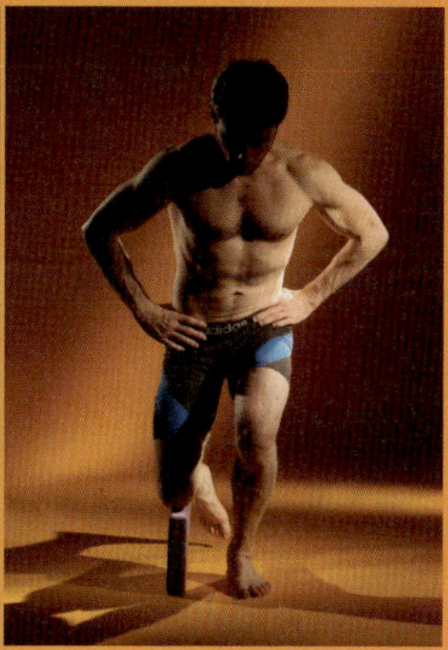

3

### 몬스터 스쿼트 검사

서 있는 자세에서 탄력밴드를 무릎 바로 아래에 위치하게 한다. 발을 평행하게 유지하고 손을 엉덩이에 대고 최대한 낮게 쪼그려 앉는다. 무릎은 발가락과 일직선이 되어야 한다. 무릎이 안쪽으로 이동하면, 교정 운동을 실행해야 한다.

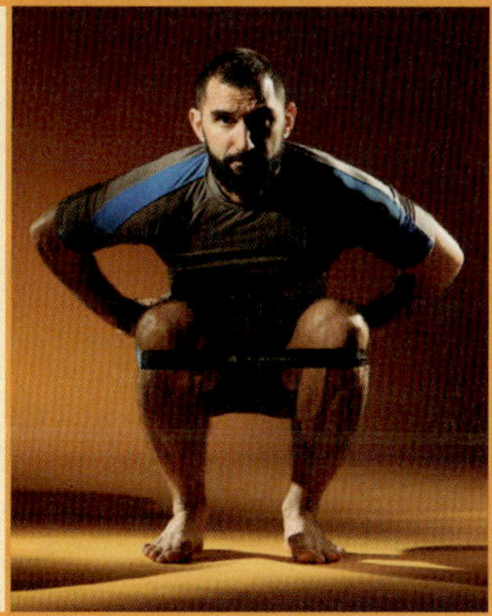

solution 01

마사지 스트레칭 가동성 근력운동

운동을 순서에 따라 1~3세트 씩 순서대로 운동을 실행하세요. 운동 사이에 쉬지 마세요.

# 무릎 궤도

## 01. 큰 공을 이용한 모음근 마사지

엎드려 누워 팔꿈치로 몸을 지지한다. 큰 마사지 공을 허벅지 안쪽에 놓고 안쪽에서 뒤쪽으로, 위에서 아래로 굴린다. 가장 긴장되어 있고 민감한 부위를 찾아내어 그 부위를 집중적으로 마사지 한다.

각 방향으로 12회 씩 마사지를 실행한다.

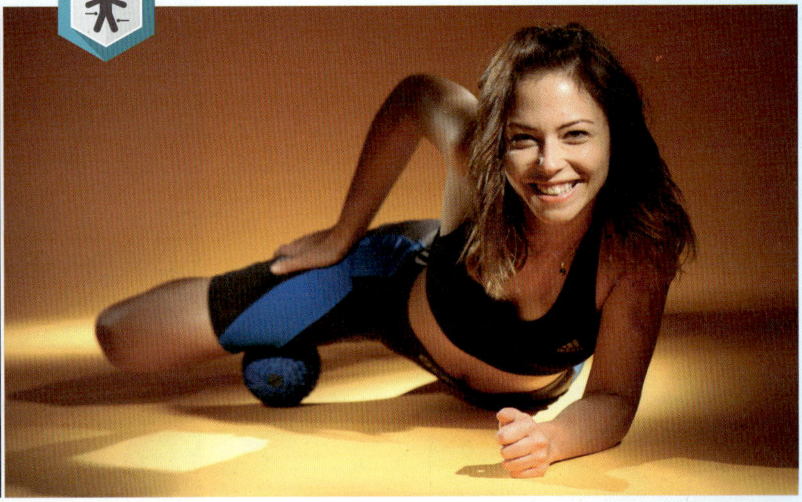

## 02. 저항 밴드를 이용한 모음근 스트레칭

저항 밴드를 바닥에 놓고 그 위에 누워 무릎을 굽힘하고 밴드의 각 고리 끝을 양쪽 무릎과 연결시킨다. 벽이나 벽의 모서리에 발을 댄 상태에서 밴드가 무릎에서 최대한 멀리 당길 수 있도록 한다.

좀 더 강한 스트레칭 방법은 벽에 등을 대고 쪼그려 앉는 방법이다. 각 동작을 30초에서 2분 동안 유지한다.

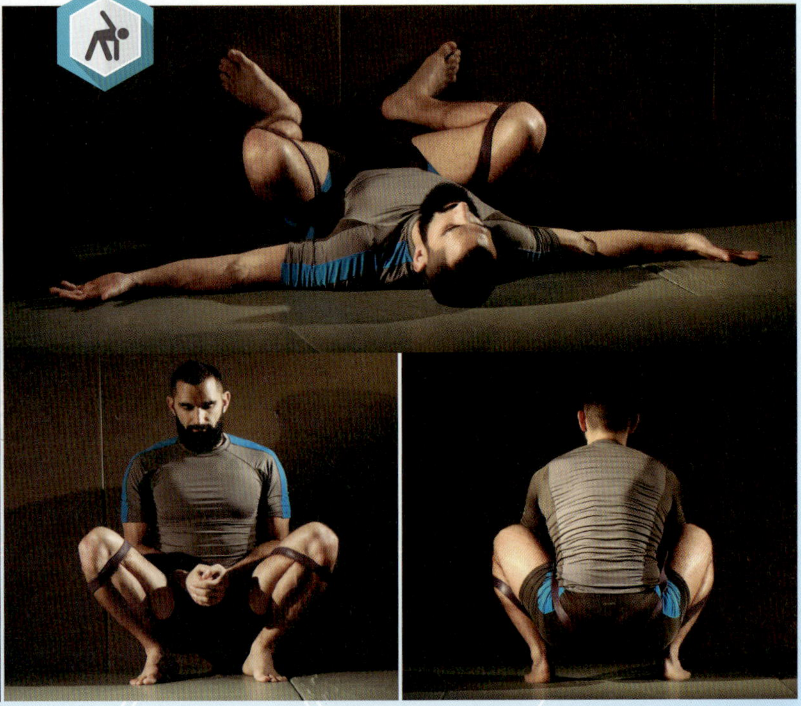

### 03. 깊은 가쪽 스쿼트

똑바로 서서 두 손을 엉덩이에 대고 한쪽 다리로 옆으로 발을 내딛으면서(발을 옆으로 내딛지 않으면서 무릎을 완전히 폄한 상태) 지지 다리로 쭈그리고 앉는다. 다시 일어서서 다리를 폄한 다리를 다시 시작 자세로 가져온다.
반대 쪽 다리를 운동하기 전에 같은 쪽을 4회 반복한다.

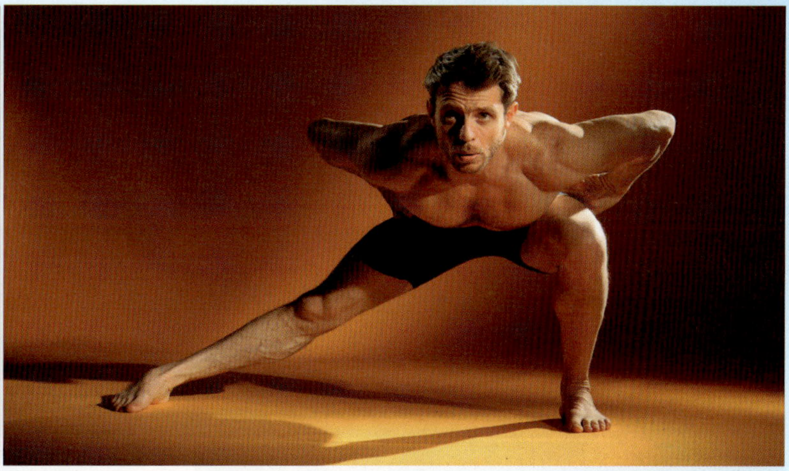

### 04. 선택 사항 : 중량들고 깊은 스쿼트

어깨 뒤쪽에 웨이트 바를 놓고 최대한 깊게 쪼그려 앉는다. 운동 중에는 발을 바닥에 편평하게 유지하면서 가슴을 펴고 몸통을 세워야 한다. 깊게 쪼그려 앉을 때 통증이 있으면, 발뒤꿈치 아래에 쐐기를 이용할 수 있으며, 중량 없이 운동할 때에는 천장에 매달린 저항 밴드를 잡고 운동할 수 있다.
깊게 쪼그려 앉은 자세를 30초 유지한다.

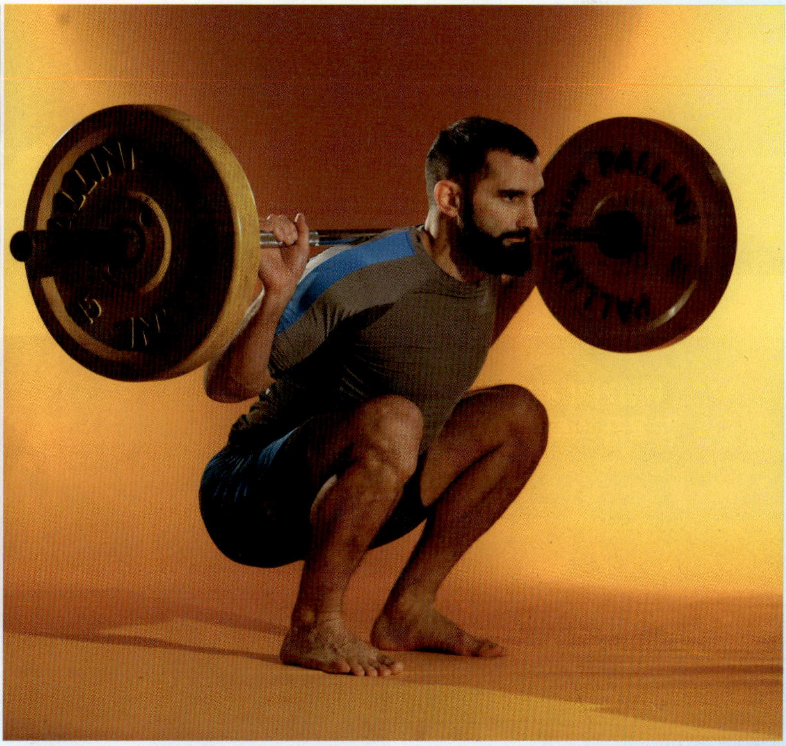

solution 02

마사지 스트레칭 가동성 근력운동

운동을 순서에 따라 1-3세트 씩 순서대로 운동을 실행하세요. 운동 사이에 쉬지 마세요. 한쪽다리 운동을 마치면, 다른 쪽 다리 운동을 실행하세요.

# 무릎 궤도

## 01. 폼롤러를 이용한 모음근 마사지

엎드려 누워 팔꿈치로 몸을 지지한다. 폼롤러를 허벅지 안쪽에 놓고 가장 긴장되어 있고 민감한 부위를 찾아내어 그 부위를 집중적으로 마사지 한다. 왼쪽, 오른쪽 모음근을 각 12회씩 마사지를 실행한다.

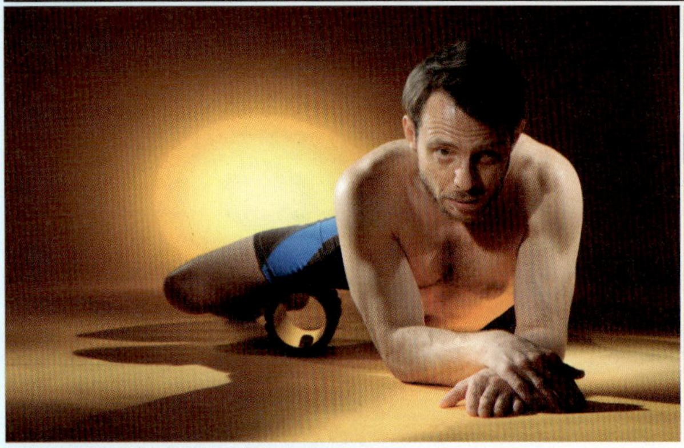

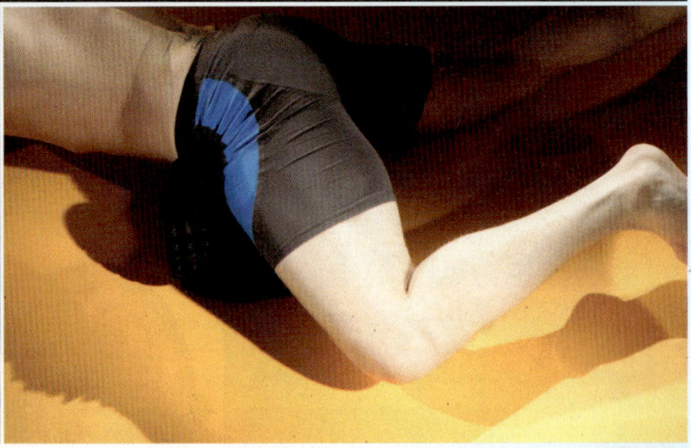

## 02. 네발기기 자세에서 모음근 스트레칭

팔꿈치를 바닥에 놓고 등을 편평하게 무릎을 약 90° 굽힘 한 상태의 네발기기 자세를 만든다. 무릎을 최대한 멀리 벌린다. 마지막 자세에서 30초~2분 동안 유지한다.

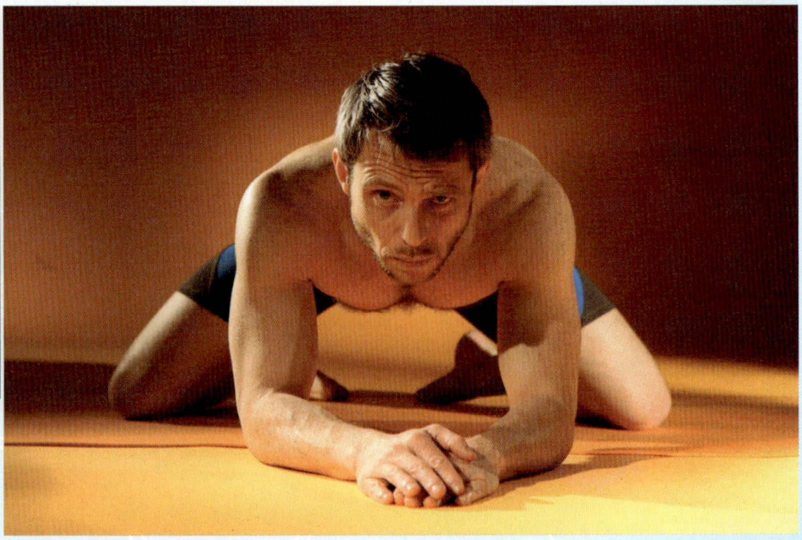

## 03. 스모 스쿼트

양손으로 저항 밴드를 잡고 두 팔을 머리 위로 뻗는다. 스모 스쿼트(양발이 최대한 떨어져 있는 스쿼트) 자세를 잡은 다음, 한 쪽 다리를 들면서 몸 전체를 반대쪽 옆으로 기울인다. 들었던 다리를 천천히 돌려 시작했던 위치로 돌아간 다음 다른 방향으로 반복해서 운동을 실행한다. 한 방향으로 3회 실행하고, 다른 방향으로 3회 실행한다.

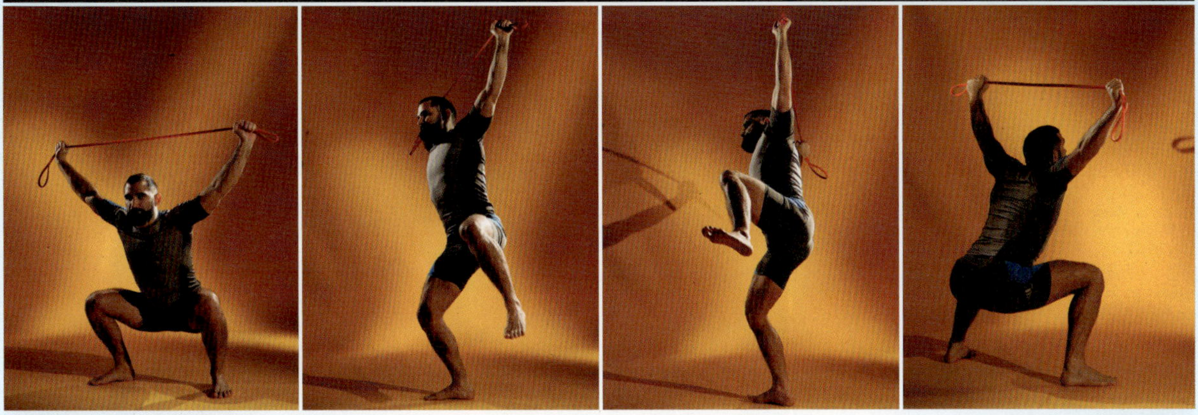

## 04. 선택사항 : 스위스볼을 이용한 한쪽 다리 스쿼트

다리를 뒤쪽으로 움직여 스위스볼 위에 발끝과 아래 정강이를 올려놓고 지지 발은 공보다 조금 앞쪽에 놓고 손은 엉덩이에 댄다. 옆면 보상이나 돌림이 없는 상태에서 앞쪽지지 다리의 엉덩이와 무릎을 굽힘 하면서 앉으며, 공을 약간 앞으로 굴리면서 앞쪽 지지 다리의 무릎뼈가 발가락 방향과 같은 방향에 위치해야 한다.

10회 반복한다.

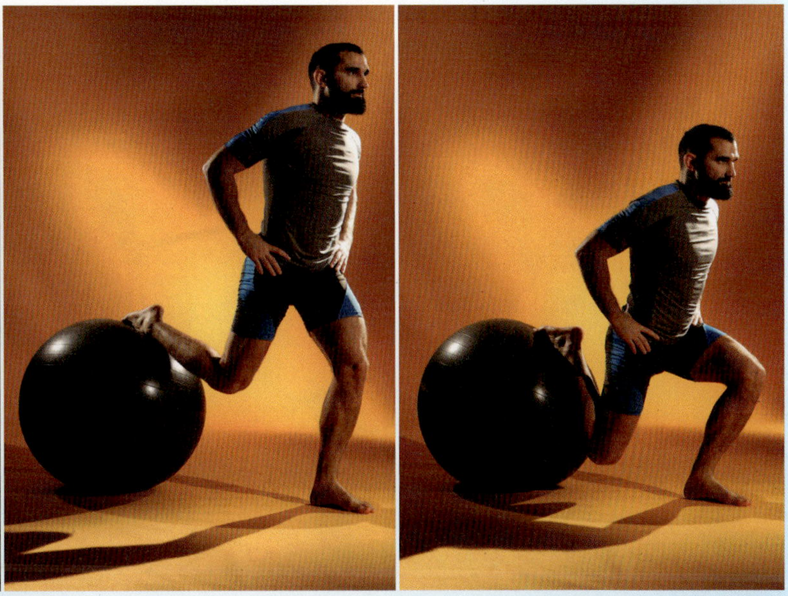

solution 03

마사지 스트레칭 가동성 근력운동

운동을 순서에 따라 1~3세트 씩 순서대로 운동을 실행하세요. 운동 사이에 쉬지 마세요.

# 무릎 궤도

## 01. 볼을 이용한 무릎 뒷면 마사지

앉아서 무릎 뒤쪽에 마사지 볼을 놓고 무릎을 굽힘 한다. 무릎을 더 굽힘 해서 종아리와 허벅지사이의 마사지 볼을 압박시킨다.
20~30초 동안 자세를 유지한다.

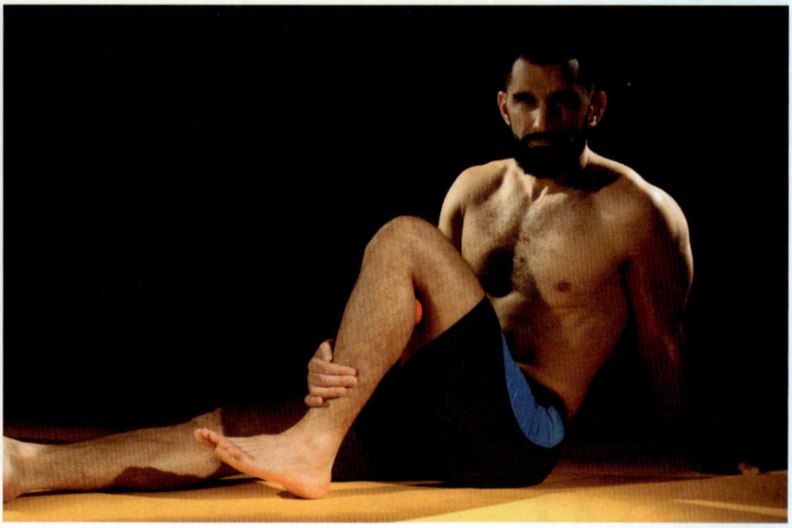

## 02. 밴드와 네발 기기 자세에서 후방 체인 스트레칭

한쪽 다리를 저항밴드(밴드를 뒤쪽에 고정하고 거리를 두고 팽팽하게 유지)에 놓고 네발 기기 자세를 취한다. 팔로 바닥을 밀면서 엉덩이를 최대한 높게 들어올린다. 이 자세에서 밴드는 다리를 뒤쪽으로 당긴다. 어깨, 엉덩관절 및 후방 체인 움직임이 가능하다면, 무릎과 팔꿈치를 최대한 많이 폄한다. 등을 둥글게 하지 말고, 몸통과 머리가 일직선을 유지해야 한다. 이 자세를 30초 동안 유지 한 다음, 반대쪽 다리도 같은 방법으로 운동을 실행한다.

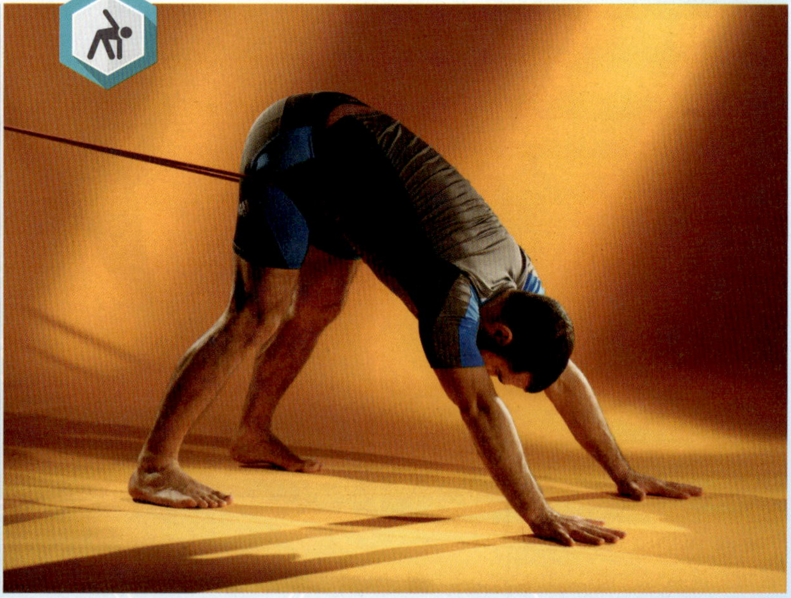

## 03. 무릎 굽힘한 상태에서 밴드를 이용한 한쪽 다리 균형 운동

밴드를 앞에 고정하고 거리를 두고 팽팽하게 유지한 채 한쪽 무릎 주위에 감는다. 눈을 감고 밴드를 감은 다리로 서 있는다. 이상적인 것은, 보조자에게 밴드 방향을 약간 바꾸도록 요구하는 것이다. 엄지발가락과 새끼발가락 사이에서 무릎을 유지해야 한다.
각 다리를 30초 간 균형을 유지해야 한다.

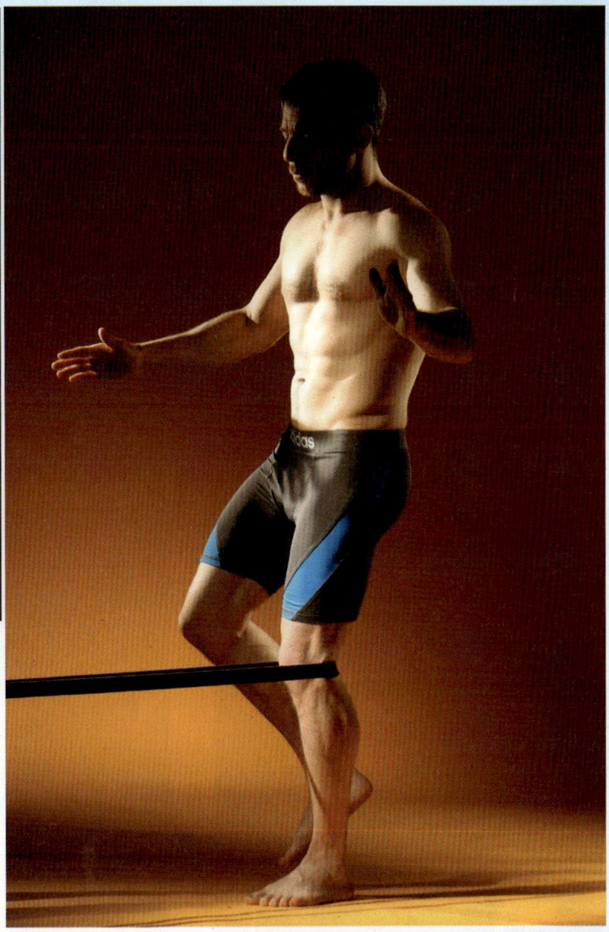

## 04. 선택사항 : 스위스볼과 웨이트 플레이트를 이용한 스쿼트

스위스 볼을 등 뒤에 놓고 웨이트 플레이트를 앞에서 잡고 몸통을 발과 일직선이 되게 한다. 스쿼트 하는 동안 가능한 공을 최대한 뒤로 밀면서 몸통을 바닥과 수직을 유지하면서 쪼그려 앉는다.
10회 반복한다.

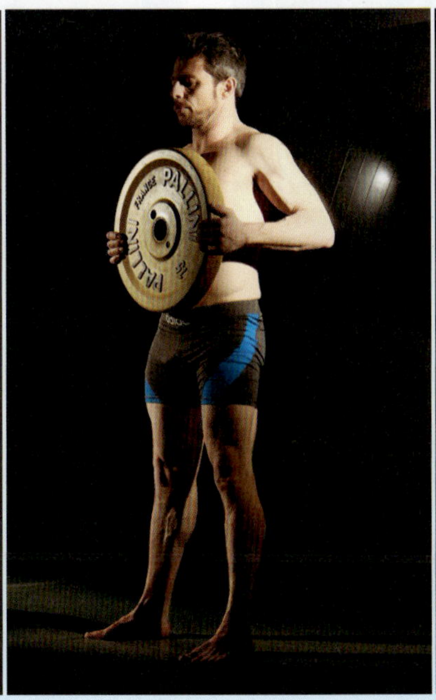

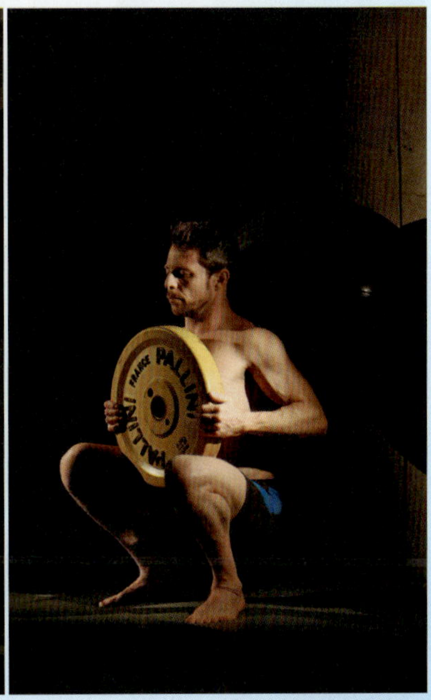

운동을 순서에 따라 1~3세트 씩 순서대로 운동을 실행하세요. 운동 사이에 쉬지 마세요. 한쪽다리 운동을 마치면, 다른 쪽 다리 운동을 실행하세요.

solution 04

마사지 | 스트레칭 | 가동성 | 근력운동

# 무릎 궤도

## 01. 폼롤러를 이용한 무릎뼈 힘줄 마사지

기사단 자세(knighthood position)에서 한쪽 무릎을 폼 롤러 위에 놓고 다른 한쪽 다리는 런지 자세를 잡는다. 앞쪽 다리를 이용하여 마사지 강도를 조절한다.
앞에서 뒤로 10회 마사지한다.

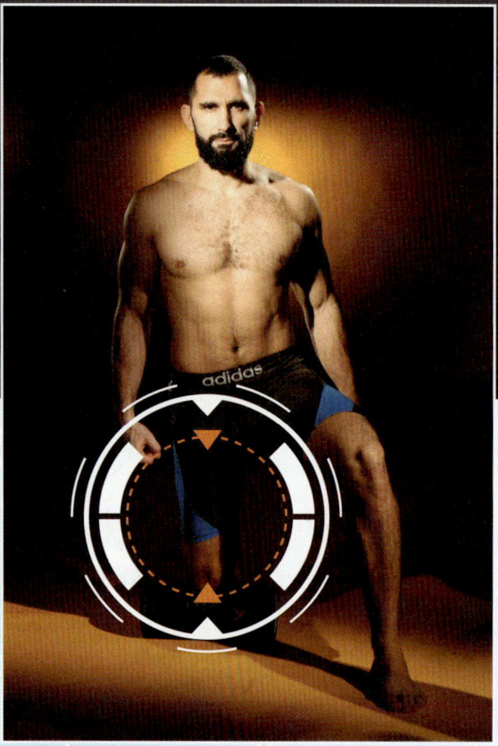

## 02. 저항 밴드를 이용한 앞쪽 런지 운동

저항 밴드를 앞에 고정 시키고 종아리 또는 정강이 위쪽에 밴드를 감고, 앞쪽으로 런지 자세를 잡는다.
30초 동안 자세를 유지한다.

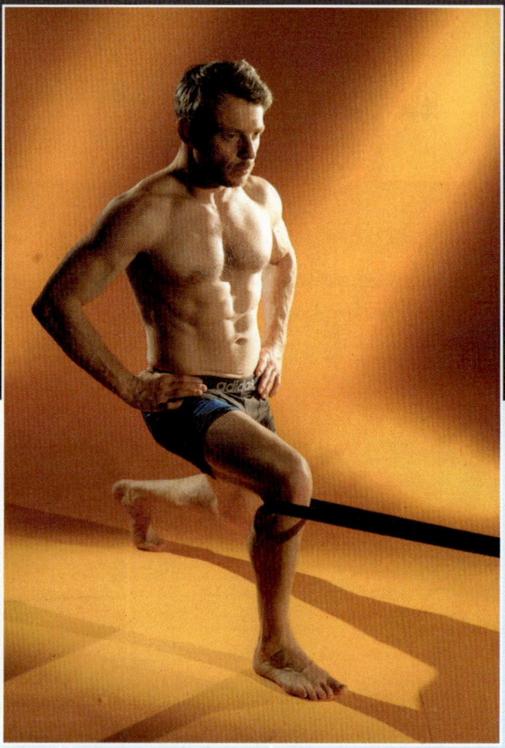

## 03. 서스펜션 트레이너를 이용한 코삭 스쿼트

서스펜션 트레이너를 잡고 한 쪽 다리를 옆으로 내디딘 다음(완전히 체중 이동이 되지 않은 상태에서 무릎을 완전히 폄한 상태)지지 다리로 쪼그리고 앉는다. 발끝과 무릎뼈가 일직선을 유지해야 하는 무릎 궤도에 집중해야 한다.
다른 쪽 다리를 실행하기 전에 10회 실행한다.

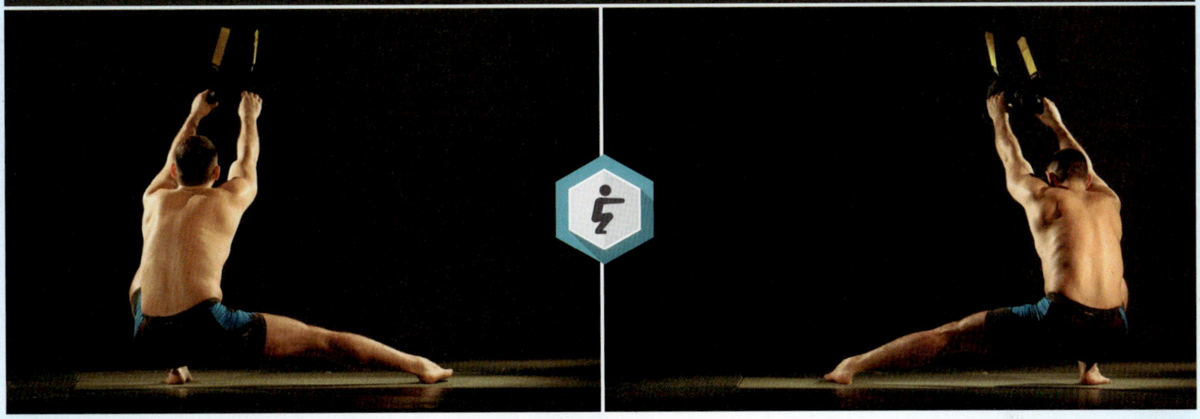

## 04. 선택 사항 : 케틀벨을 이용한 단계 별 무릎 운동

양손으로 케틀벨을 들고 허리를 최대한 똑바로 유지하고 엉덩이를 구부리지 않고 한쪽 무릎을 굽혀 바닥에 대고 다른 쪽 엉덩이는 굽히지 않게 한다. 다리를 움직이기 전에 발뒤꿈치에 앉아서 정강이와 발등이 바닥에 편평하도록 한다.
무릎을 꿇은 단계까지 운동을 실행 한 다음 움직임을 반대로 실행하면서 시작 자세로 되돌아간다. 다른 쪽 다리도 반복해서 운동을 실행한다.

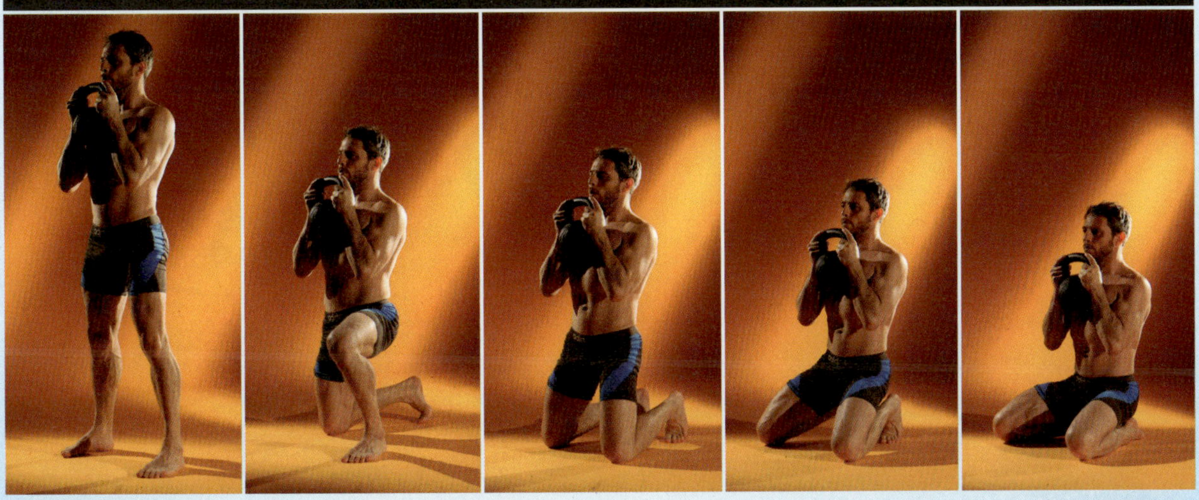

# 테스트 TESTS

## 다리 후방 근막 체인 제한 (Restrictions in the Lower Posterior Chain)

1

### 발가락 닿기

오른쪽 무릎을 약간 굽힘 한 채로 왼발의 발가락을 만지기 위해 몸통을 앞으로 굽힘 한다. 그런 다음 왼쪽 무릎을 약간 굽힘 한 채로 오른쪽 발가락을 만지기 위해 몸통을 앞으로 굽힘 한다. 어느 한쪽 발가락을 만질 수 없는 경우에는 교정 운동을 실행해야 한다. 또한 두 다리의 차이점을 주목해야 한다. 자유스럽게 만질 수 없는 다리를 더욱 집중하면서 운동을 실행하는 것을 권장한다.

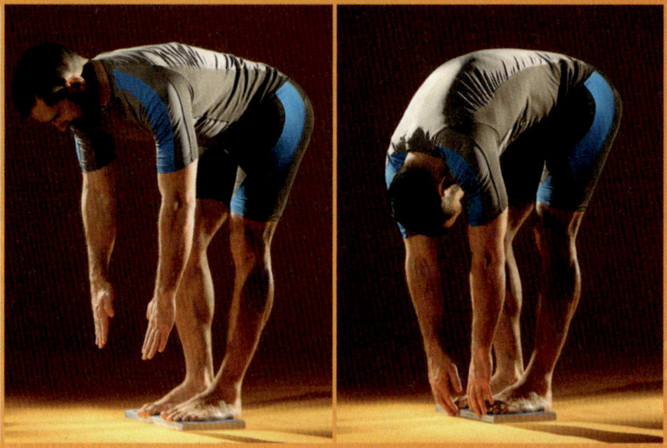

2

### 편평 등 상태에서 케틀벨 바닥 닿기

가벼운 케틀벨(여자의 경우 약 10lb[4.5kg], 남자의 경우 약 20lb(9.1kg))을 들고 가슴을 앞으로 밀면서 어깨뼈를 안정화 시킨 상태에서 발을 어깨 너비로 벌린다. 무릎 굽힘을 최소화하면서 몸□을 앞으로 굽힘 하면서 케틀벨이 앞쪽에서 바닥 쪽으로 내림한다. 앞을 바라보면서 등을 똑바로 폄한 상태를 유지하고 머리를 중립자세를 유지해야 한다. 이 검사를 통과하려면 몸통이 바닥과 평행을 이뤄야 한다(일부는 케틀벨이 바닥에 닿도록 할 수 있다)

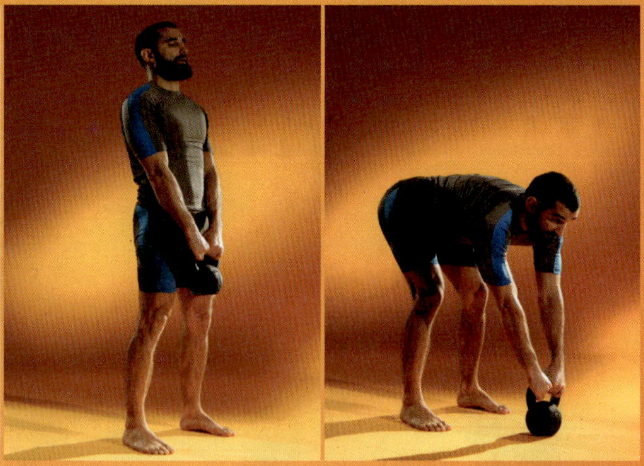

운동을 순서에 따라 1~3세트 씩 순서대로 운동을 실행하세요. 운동 사이에 쉬지 마세요. 한쪽다리 운동을 마치면, 다른 쪽 다리 운동을 실행하세요.

마사지 스트레칭 가동성 근력운동

solution 01

# 다리 후방 근막 체인 제한

## 01. 웨이트 바를 이용한 뒤넙다리근 마사지

팔과 한 발에 몸무게를 지탱하면서, 허벅지와 무릎을 완전히 폄한 상태에서 웨이트 바(웨이트 플레이트가 추가 된 상태) 위에 놓는다. 엉덩관절을 폄해서 웨이트 바를 허벅지로 누르거나 또는 팔꿈치를 구부려 엉덩이를 바닥 쪽으로 내려 줌으로써 뒤넙다리근에 압력을 조절해 마사지 강도를 변화시킨다.
앞뒤로 10회 실행한다.

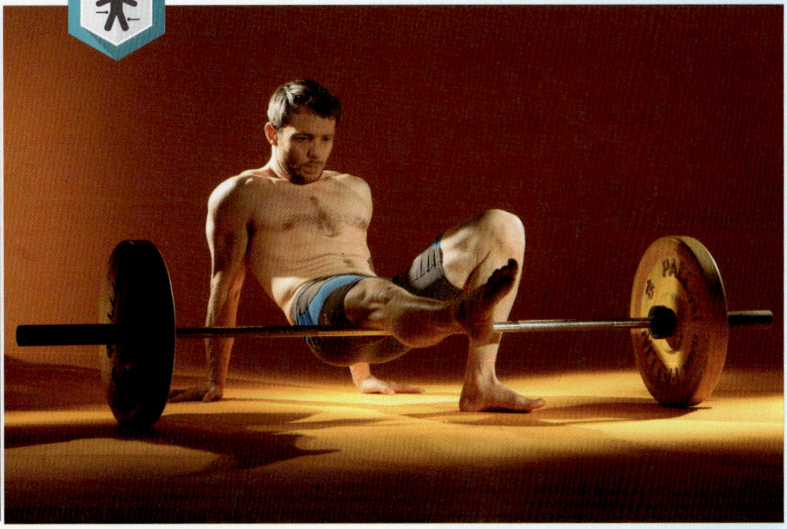

## 02. 저항 밴드를 이용한 한쪽 다리 스트레칭

바닥에 등을 대고 누워 저항밴드의 고리를 다리에 연결한다. 엉덩이를 구부리고 무릎을 완전히 폄한 상태에서 다리를 머리 위로 들어 올린다. 팔을 머리 위로 올린 상태에서 다리를 잡아 당긴다. 반대편 다리는 바닥에서 들어 올리거나 한쪽 무릎을 구부리는 보상작용을 하지 않아야 한다.
스트레칭을 30초 동안 유지한다.

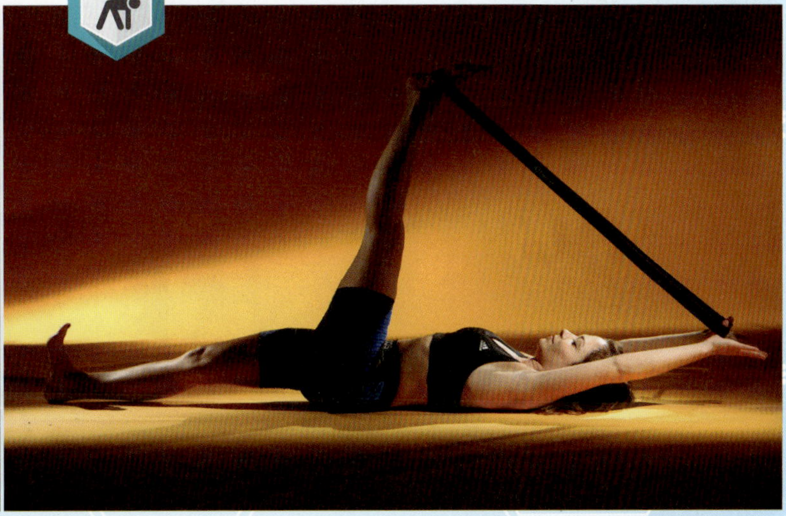

## 03. 저항 밴드를 이용한 한쪽 다리 굽힘 보조

바닥에 등을 대고 누워 저항밴드의 고리를 다리에 연결한다. 엉덩이를 구부리고 무릎을 완전히 편한 상태에서 다리를 머리 위로 들어 올린다. 반대편 다리는 바닥에서 들어 올리거나 한쪽 무릎을 구부리는 보상작용을 하지 않아야 한다.
10회 실행한다.

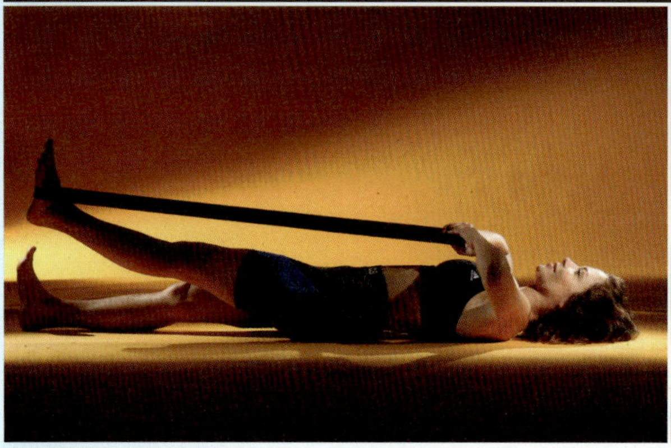

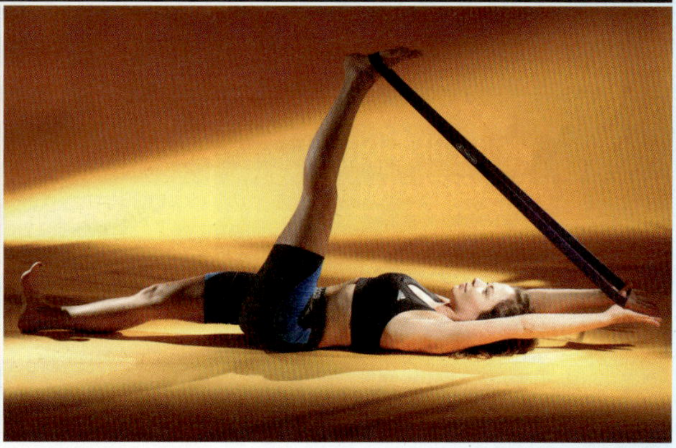

## 04. 선택사항 : 케틀벨을 이용한 아라베스크

두 발을 모은 상태로 서있는 자세에서 팔꿈치를 펴하고 케틀벨 손잡이를 잡는다. 가슴을 펴고 머리를 중립위치에 놓는다. 무릎을 완전히 편한 상태에서 한쪽 다리를 들어 올리면서 몸통을 앞으로 구부린다. 몸통과 들어 올린 다리는 일직선이 되게 만든다. 엉덩이를 벌리거나 또는 무릎을 구부리면서 몸을 뒤로 젖히는 보상작용을 하지 않아야 한다. 몸통과 들어 올린 다리는 바닥과 평행을 이뤄야 한다.
천천히 4회를 실행한다.

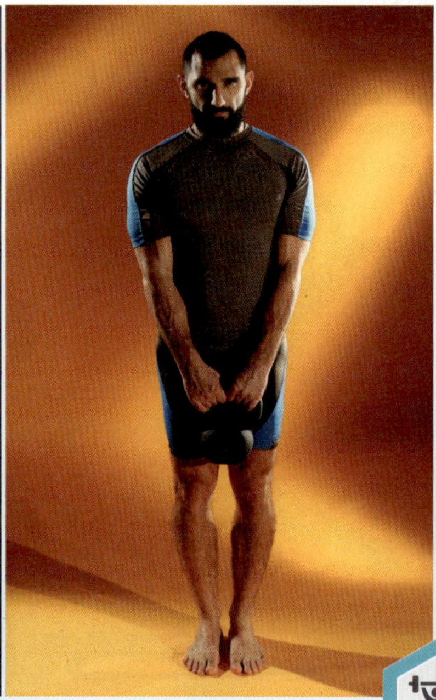

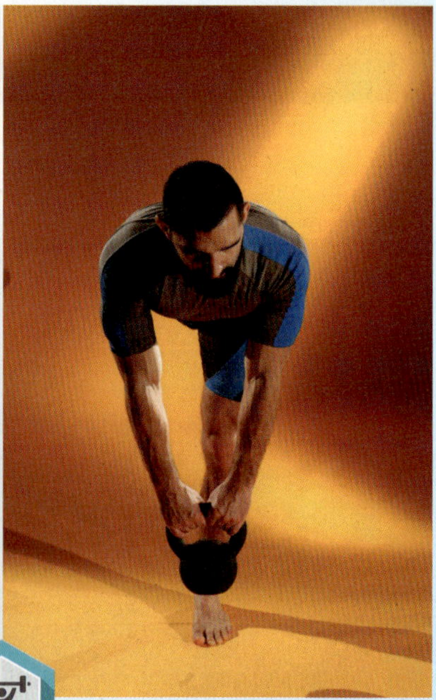

운동을 순서에 따라 1~3세트 씩 순서대로 운동을 실행하세요. 운동 사이에 쉬지 마세요. 한쪽다리 운동을 마치면, 다른 쪽 다리 운동을 실행하세요.

마사지 · 스트레칭 · 가동성 · 근력운동

solution 02

# 다리 후방 근막 체인 제한

## 01. 폼롤러를 이용한 볼기근 마사지

폼롤러 위에 볼기근을 놓는다. 마사지를 실행한 다리를 다른 쪽 다리 위로 교차시켜 근육을 늘려 마사지 강도를 높인다.

왼쪽, 오른쪽 각 10~20회 실행한다.

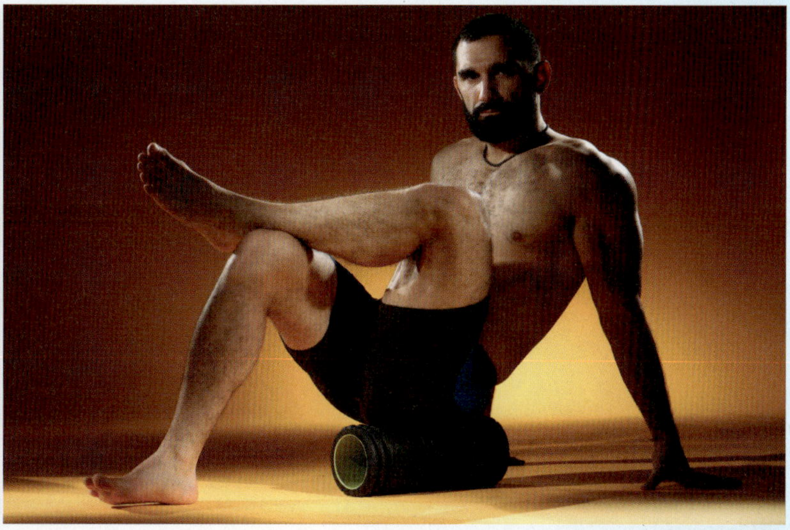

## 02. 다리 교차 스트레칭

양반 다리 자세로 앉아 발 뒤꿈치를 엉덩이에 바짝 갖다 댄 후 몸통을 앞으로 기울인다. 방금 마사지 한 쪽의 다리가 다른 다리 뒤쪽에 있어야 한다.

스트레칭을 30초간 유지한다.

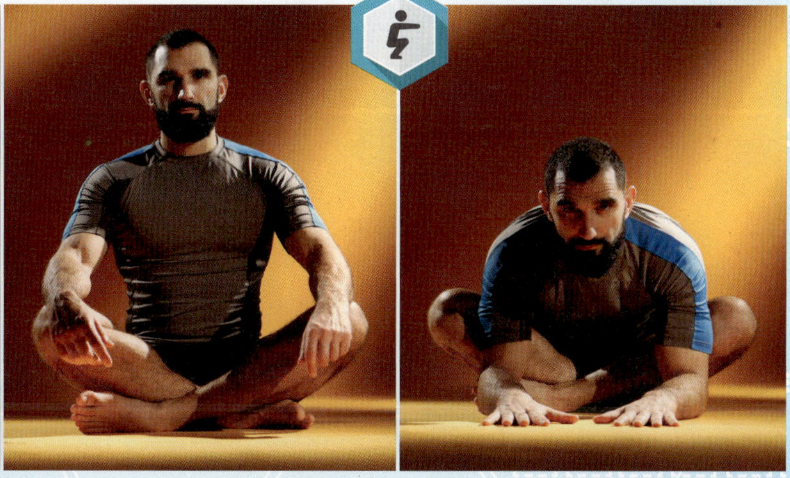

## 03. 동적 다리 움직임

벽에 수직으로 서있는다. 균형을 잡기 위해 벽에 손을 얹고, 허리를 안정화 시킨 상태에서 안쪽 다리를 앞, 뒤로 움직인다. 허리를 굽힘하는 보상작용을 하지 않아야 한다. 왼쪽, 오른쪽 각 10~20회 실행한다.

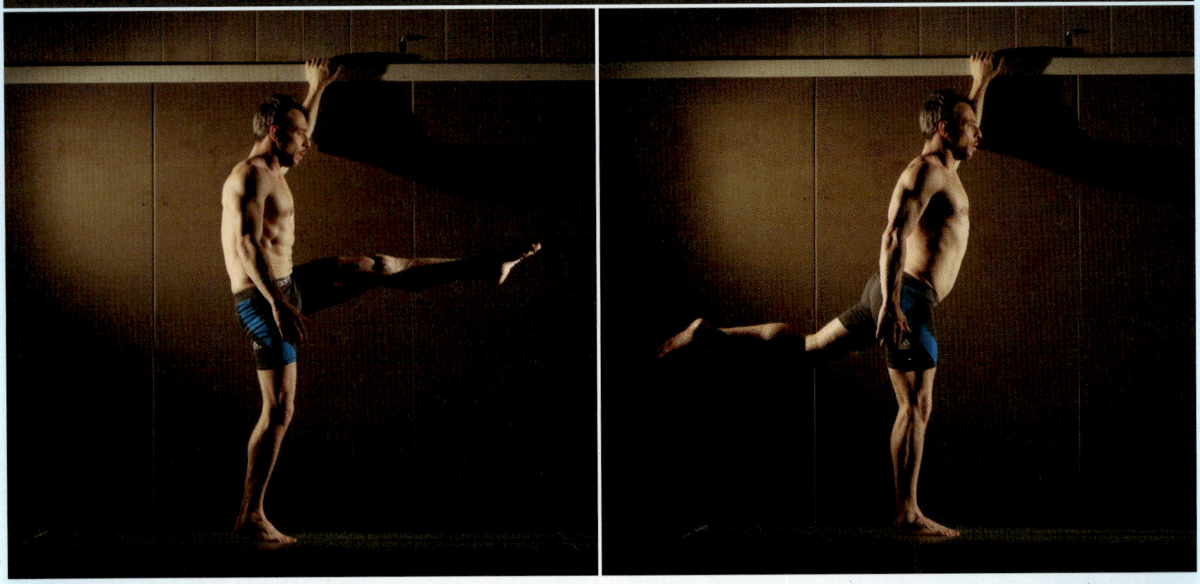

## 04. 선택 사항 : 짧은 궤도의 데드리프트

웨이트 바에 웨이트 플레이트를 놓고 들어 올리면서 무릎을 짧은 궤도로 움직인다. 양발을 엉덩이 너비로 벌리고 서서 양쪽 허벅지 보다 넓게 웨이트 바를 잡는다. 반복 운동을 시작하기 전에, 볼기근을 수축시켜 엉덩이 부위를 고정시킨다. 허리를 곧게 펴고 가슴을 내밀고 웨이트 바를 들고 잠시 멈추고 다시 3초 안에 시작 자세로 돌아간다. 4회 실행한다.

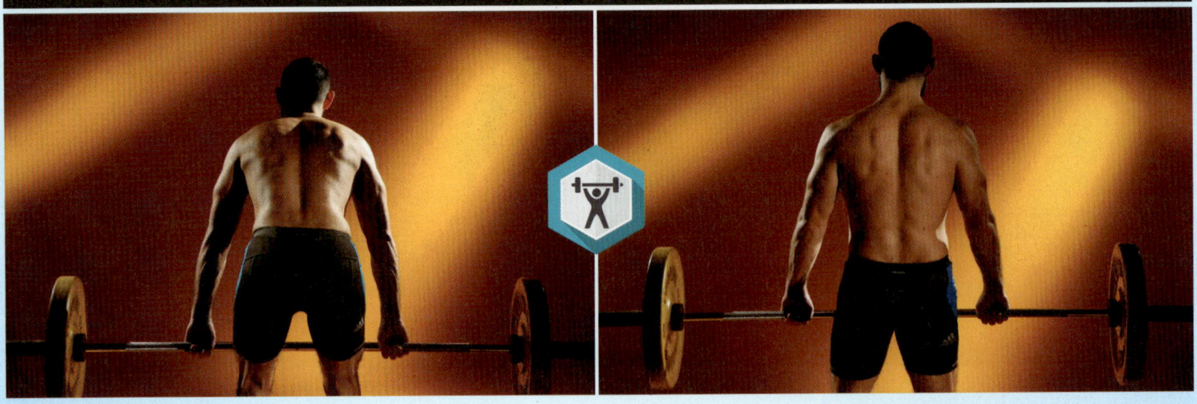

운동을 순서에 따라 1~3세트 씩 순서대로 운동을 실행하세요. 운동 사이에 쉬지 마세요. 한쪽다리 운동을 마치면, 다른 쪽 다리 운동을 실행하세요.

마사지 | 스트레칭 | 가동성 | 근력운동

solution 03

# 다리 후방 근막 체인 제한

## 01. 큰 마사지볼을 이용한 뒤넙다리근 마사지

테이블 또는 상지 위에 큰 마사지볼을 올려놓고 위에 앉는다. 앞쪽에서 뒤쪽으로, 왼쪽에서 오른쪽으로 굴리면서 가장 민감하고 뻣뻣한 부위를 찾아 원을 그리면서 움직인다.

각 부위별로 10회씩 마사지를 실행한다.

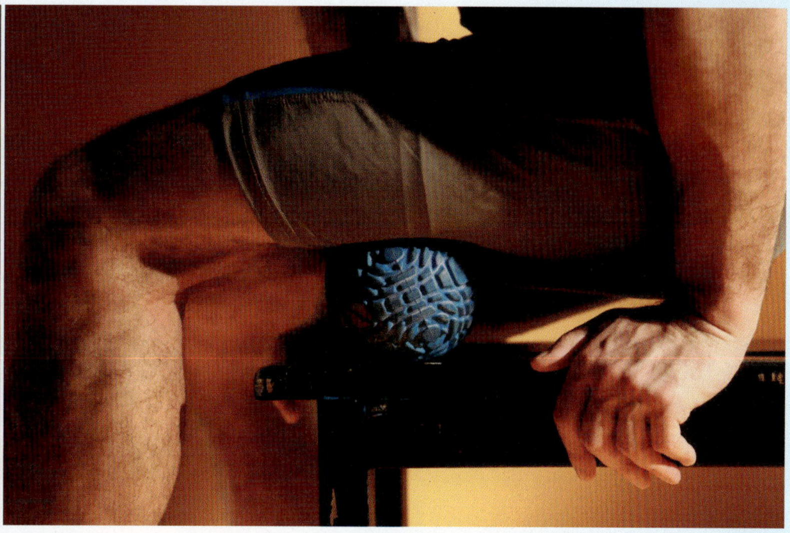

## 02. 네 발 자세에서 후방 근막 스트레칭

몸 뒤쪽에 고정되어 있는 저항 밴드로 네 발 자세를 만든 다음, 운동하고자 하는 다리의 허벅지 위에 밴들르 감은 후, 밴드가 팽팽하도록 앞으로 이동한다. 팔꿈치와 무릎이 완전히 펴진 상태에서 손을 바닥에 올린 후 네 발 자세를 유지한다.

스트레칭을 30초 동안 유지한다.

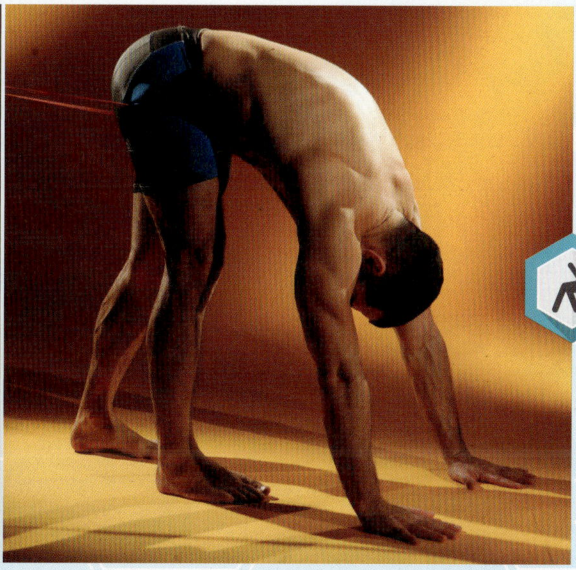

## 03. 동적 네 발 자세에서 푸쉬 업

개와 같은 네 발 자세에서 오른손과 왼손을 번갈아 움직여 팔굽혀 펴기와 처음 시작 자세를 반복한다. 시작 자세로 돌아갈 때에도 다리는 움직이지 않는다. 4회 실행한다.

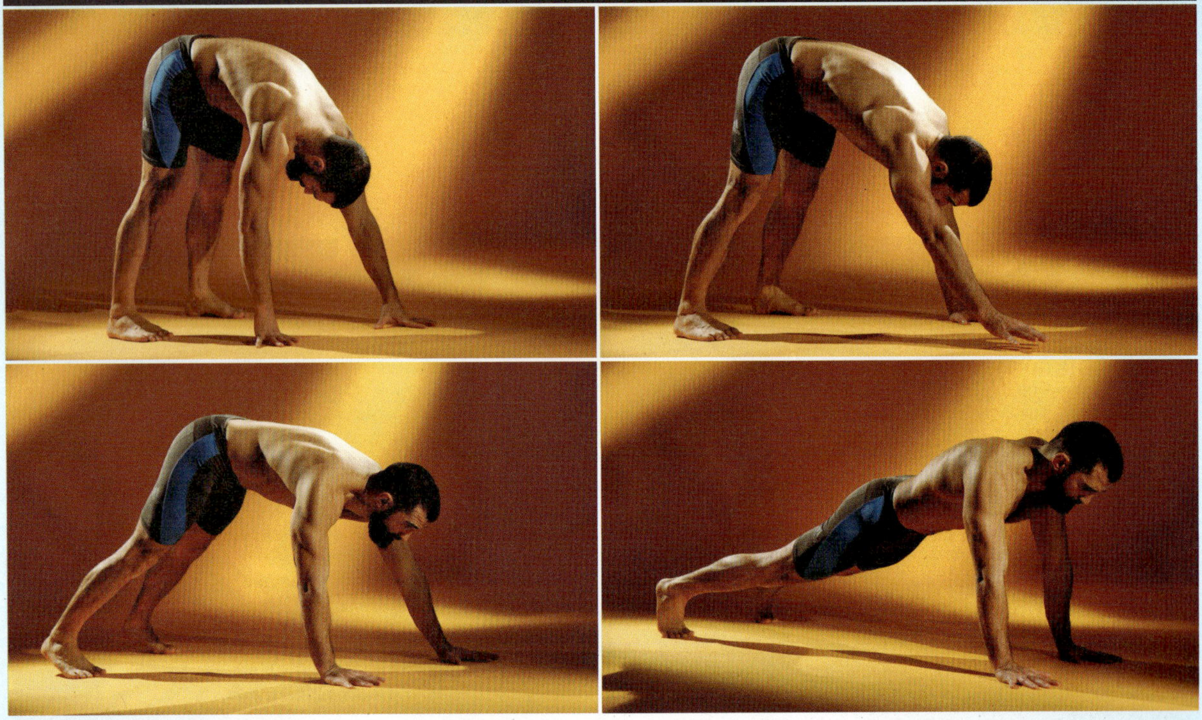

## 04. 선택 사항 : 케틀벨 스윙

케틀벨을 몸 앞에 놓고 다리와 케틀벨과 정삼각형을 만든다. 무릎을 굽히지 않고 양손으로 멀리 떨어져 있는 케틀벨 손잡이를 잡는다. 팔을 안쪽으로 돌린다(회전하는 것처럼). 가능한 볼기근을 최대한 활성화시키고 케틀벨을 바닥에 끌듯이 뒤쪽으로 움직인다. 쭈그리고 앉는 동작을 최소화하면서 이 모든 운동을 실행해야 한다. 다리 사이에서 케틀벨을 움직여 케틀벨과 볼기근을 동시에 움직이게 한다. 그런 다음 엉덩이를 강하게 펴면서 움직여 케틀벨이 최대한 큰 아크를 그리면서 앞쪽으로 움직이게 한다. 팔은 케틀벨을 움직이게 하지 않고, 어깨는 위쪽으로 움직이지 않게 해야 한다. 모든 운동은 골반과 후방 사슬 근막에 의해 비롯된다. 케틀벨은 엉덩이가 앞으로 나아갈 때까지만 움직인다. 케틀벨을 내리면서 숨을 들어쉬고, 케틀벨이 최고점에 있을 때 빠르고 힘차게 내쉰다. 6~8회 실행한다.

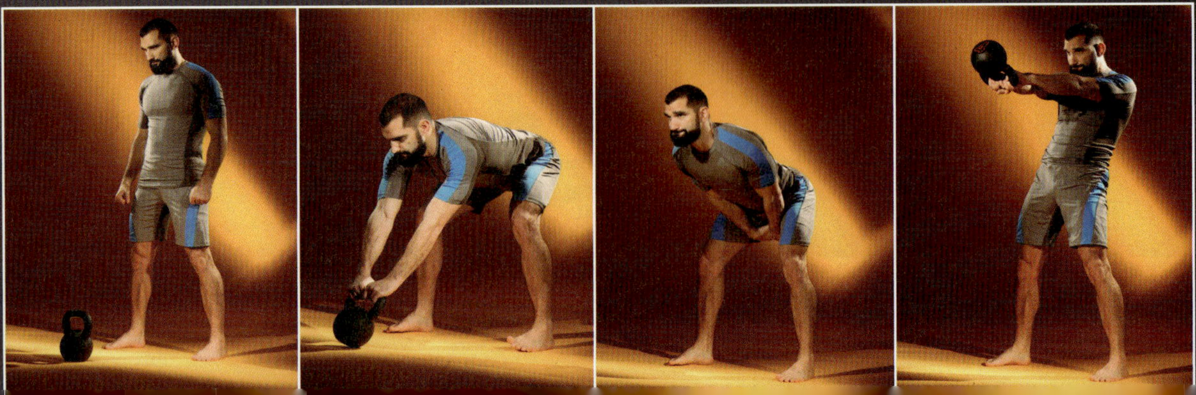

운동을 순서에 따라 1~3세트 씩 순서대로 운동을 실행하세요. 운동 사이에 쉬지 마세요. 한쪽다리 운동을 마치면, 다른 쪽 다리 운동을 실행하세요.

마사지 | 스트레칭 | 가동성 | 근력운동

solution 04

# 다리 후방 근막 체인 제한

## 01. 볼을 이용한 후방 근막 체인 마사지

상자나 위자에서 마사지 볼 위에 앉는다. 가장 민감하고 뻣뻣한 부위를 찾아 앞뒤로, 좌우로 굴리고, 원을 그리면서 끝마친다.

각 유형별로 마사지를 10회 실행한다.

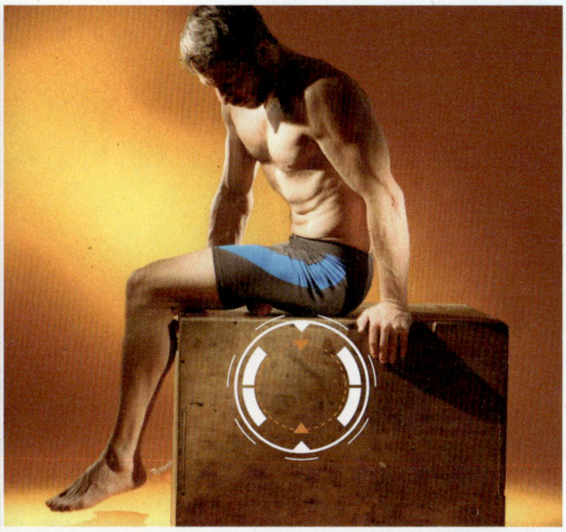

## 02. 엉덩관절을 늘려 후방 근막 체인 스트레칭

약간 틀어진 자세에서, 뒤쪽 다리 무릎을 펴고 앞쪽 무릎을 약간 굽힘 한다. 뒤쪽에 저항 밴드를 고정하고 허벅지 위쪽에 밴드를 감는다. 허리를 최대한 똑바로 유지하면서 몸통을 앞쪽으로 기울인다.

스트레칭을 20~30초 동안 유지한다.

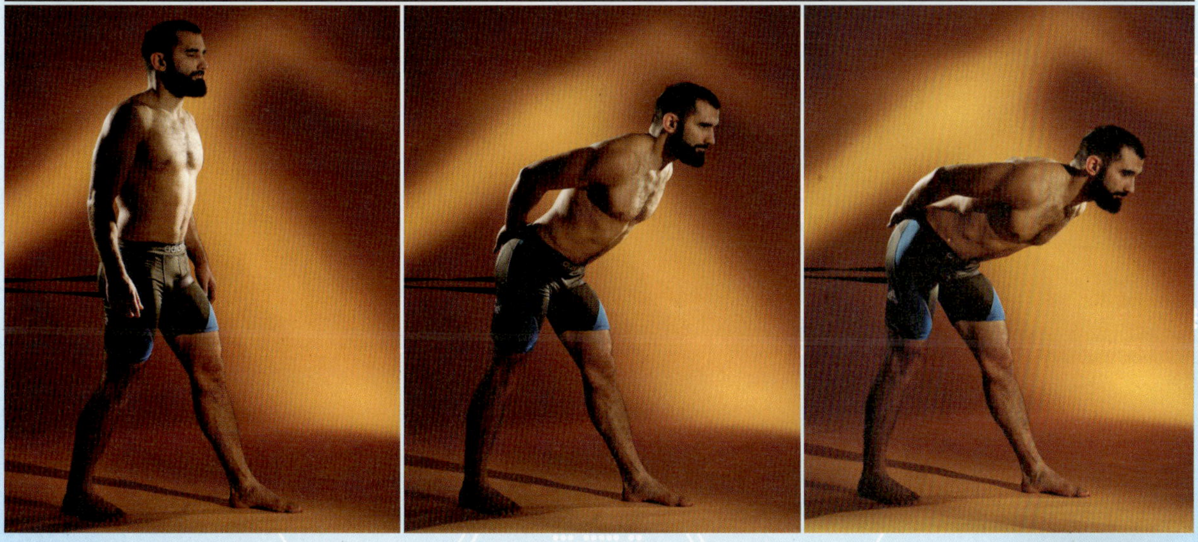

### 03. 서스펜션 트레이너를 이용한 풍차 운동

서스펜션 트레이너를 등지고 한 손으로 손잡이를 잡고, 팔꿈치를 펴해서 머리 위로 뻗어 서스펜션 트레이너의 끈을 팽팽하게 만든다. 발을 어깨 너비만큼 벌린다. 한쪽 손은 서스펜션 트레이너 손잡이를 잡고 반대쪽 손은 바닥에 닿게 몸통을 기울인다. 서스펜션 트레이너 손잡이 끈이 시야 밖으로 나가지 않게 하고, 바닥에 닿은 손을 무릎 안쪽으로 놓는다. 무릎을 구부릴 수 있지만, 목표는 운동하는 동안 계속 무릎을 펴하는 것이다. 아래에 있는 팔을 이용해 도움을 줄 수 있다. 손으로 바닥을 만지고 다시 시작 자세로 돌아온다.

양쪽 모두 각 4회를 천천히 실행한다.

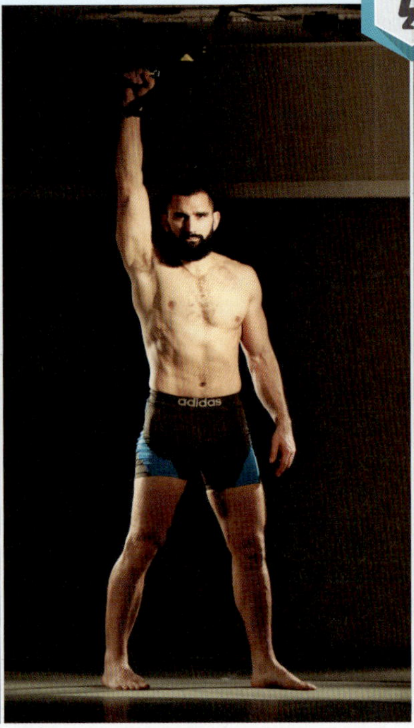

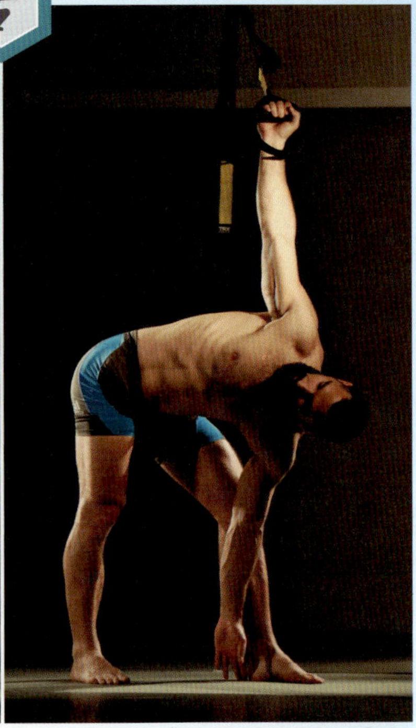

### 04. 선택 사항 : 경직된 다리 케틀벨 데드리프트

앞에 놓여 있는 케틀벨을 들고 서있는 자세에서 발을 나란히 놓고 가슴을 내밀고 어깨를 앞뒤로 당기면서 운동을 실행한다. 무릎을 완전히 펴하고 허리를 똑바로 펴면서 몸통을 앞으로 기울여서 케틀벨을 바닥에 놓는다. 무릎이 구부러지거나 등이 굽힘 하기 시작하면 다시 시작 자세로 되돌아간다.

5회 실행한다.

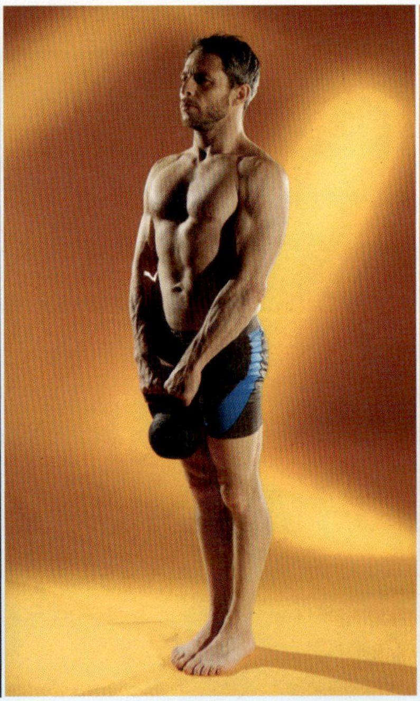

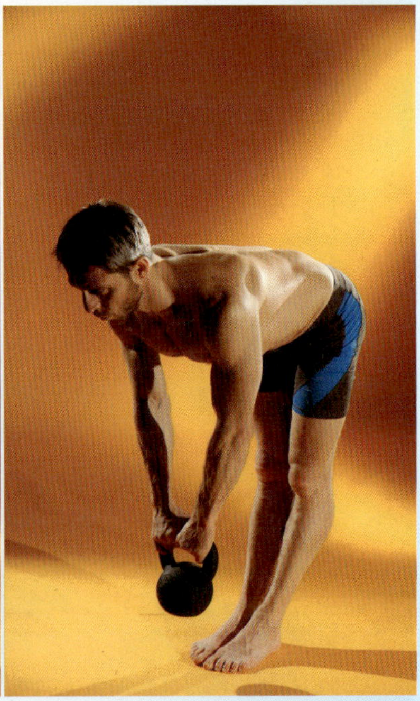

# 테스트 TESTS

## 윗등에서 문제(Problems in the Upper Back)

### 1

**의자 등받이를 이용한 윗등 폄**

의자 등받이의 윗부분이 윗등(척추에서 등뼈)이 오도록 의자에 앉는다. 키가 너무 작으면 책을 놓고 앉는다. 머리를 뒤로 젖혀 천장을 향할 수 있어야 한다. 만약 그렇게 할 수 없거나 통증이 있으면, 다음에 서술할 검사 방법을 이용해야 한다.

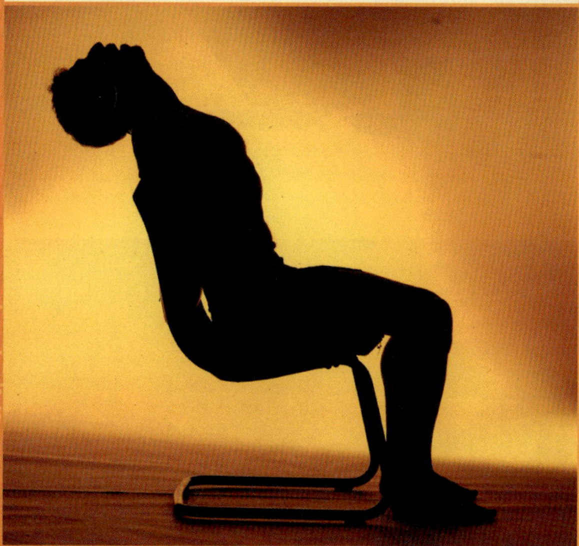

### 2

**케틀벨을 이용한 스위스 볼에서 윗등 폄**

일반적인 크기의 스위스 볼에 등을 대고 누워서 양발을 바닥에 고정하면서 머리 위로 무거운 케틀벨의 손잡이(최소 45lb[20kg])를 잡는다. 만약 균형을 잡을 수 없으면, 보조자에게 공을 안정시켜 달라고 요청할 수 있다. 케틀벨을 잡을 수 없으면, 바닥에 발을 딛고 있을 수 없으면, 통증을 느끼면 이러한 특별한 교정 운동들을 훈련에 포함시켜야 한다.

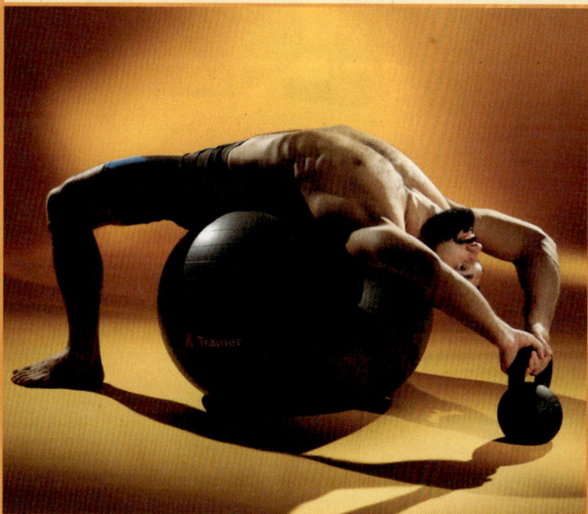

solution 01

마사지 스트레칭 가동성 근력운동

운동을 순서에 따라 1~3세트 씩 순서대로 운동을 실행하세요. 운동 사이에 쉬지 마세요.

# 윗등에서 문제

## 01. 폼롤러를 이용한 윗등 마사지

바닥에 엉덩이와 발을 바닥에 놓고 반듯하게 등을 대고 눕는다. 폼롤러를 윗등 밑에 놓는다. 팔짱을 끼고 두 손으로 양쪽 어깨를 잡고 무릎을 약간 굽힘하고 펌하면서 폼롤러를 움직여 윗등을 마사지 한다. 마사지가 끝나면, 폼롤러 위에서 몸통을 펌하고 굽힘 하는 동작을 반복한다. 움직임이 없는 모든 등 부위에 2분 동안 마사지를 실행한다.

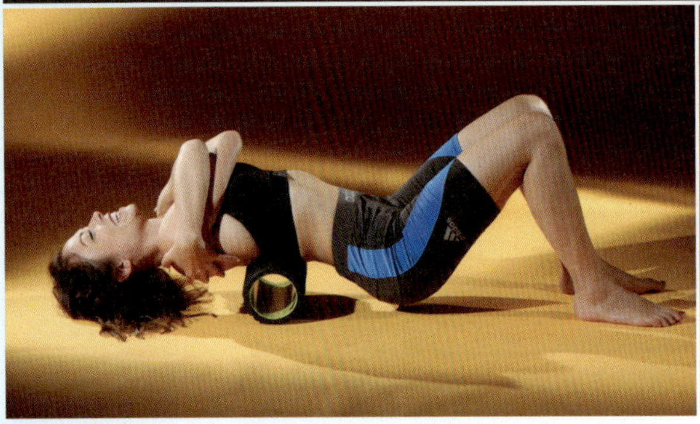

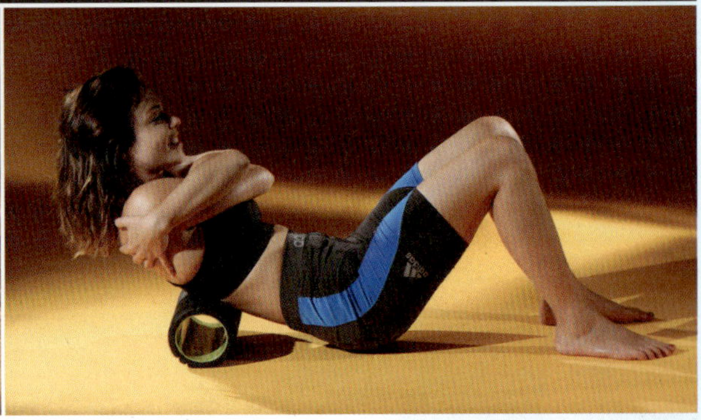

## 02. 케틀벨을 이용한 윗등 스트레칭

다리를 바닥에 똑바로 펴고 반듯하게 바닥에 눕는다. 폼롤러를 윗등 밑에 놓는다. 팔꿈치를 완전히 뻗은 상태로 머리 위에 있는 케틀벨 손잡이를 잡는다. 이 자세를 30초에서 1분 동안 유지한다.

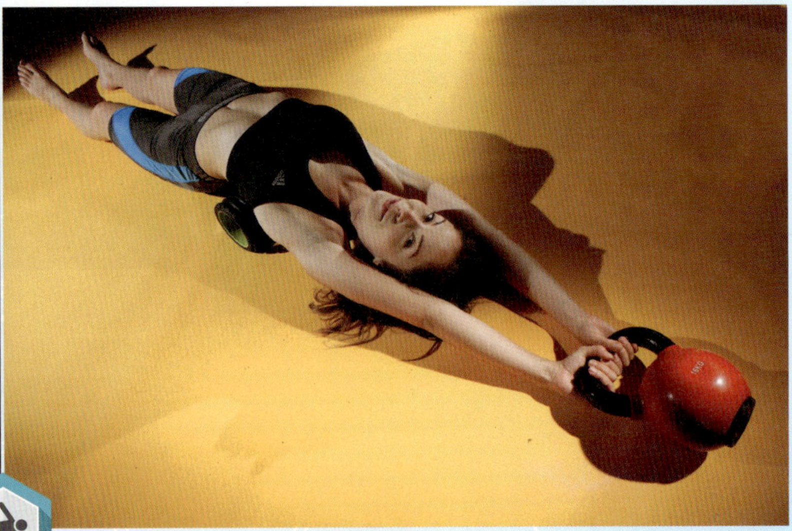

## 03. 폼롤러 위에서 수영

폼롤러를 이용한 윗등 셀프 마사지처럼 앞뒤로 움직이면서 스트레칭과 함께 평영 동작을 추가하여 가동성을 증가시킨다.
평형 동작을 10회 실행한다.

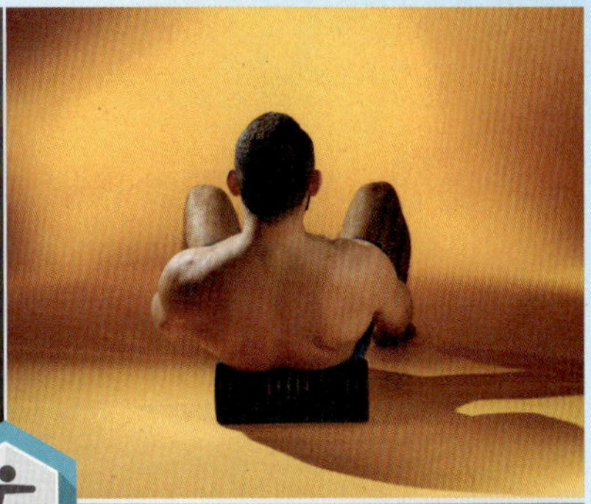

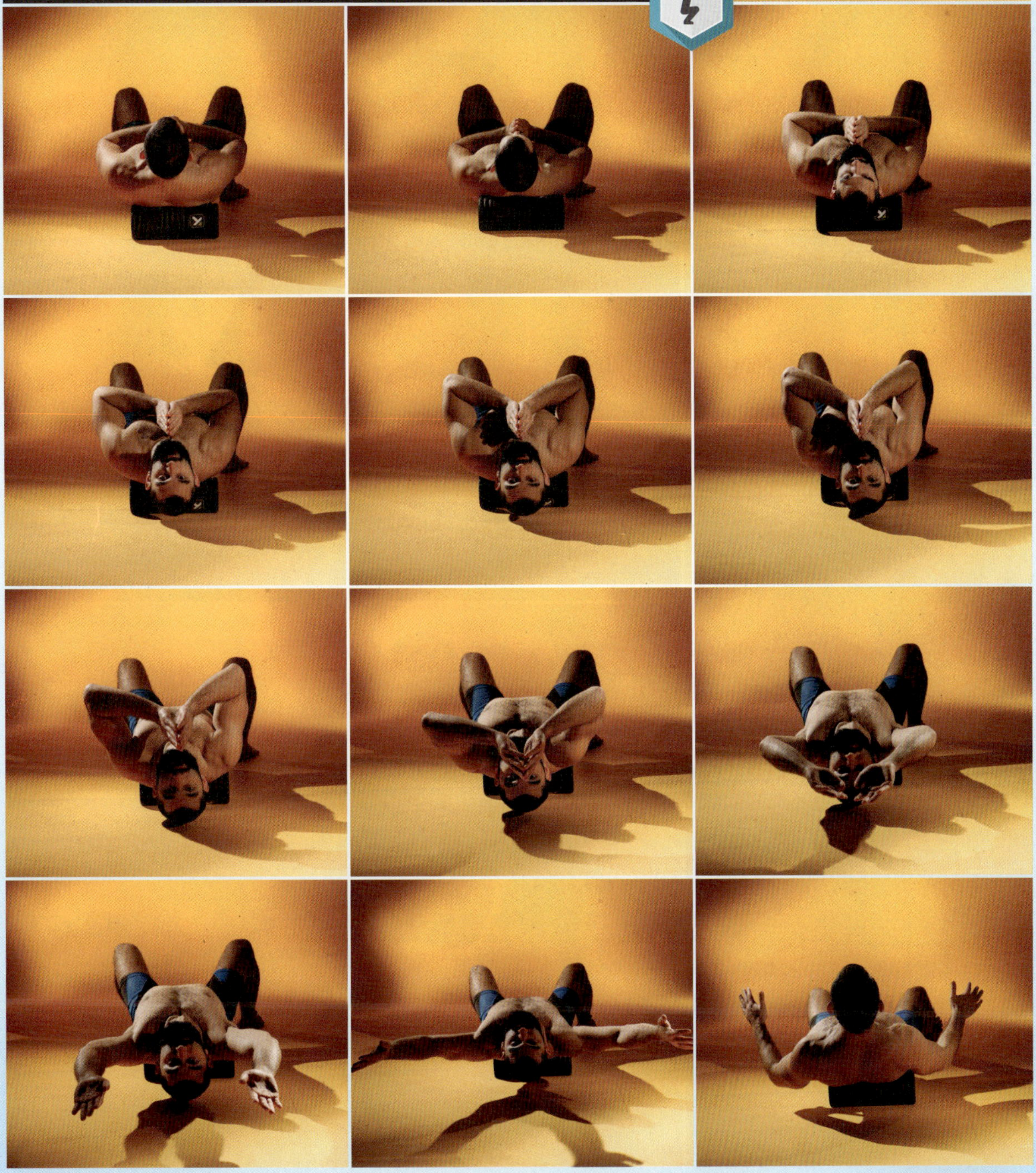

## 04. 선택 사항 : 스위스볼에서 허리 폄

허벅지와 엉덩이를 공에 대고, 발을 보조자 또는 체육관 사다리로 고정한 후 공 위에 엎드린다. 두 손을 귀에 대고, 몸통을 얼굴이 공에 닿을 때까지 굽힘 한다. 몸통이 가장 낮은 자세에 있으면, 머리를 들어 올리고 가슴을 내밀면서 몸통을 들어 올리는 동안 허리를 폄시킨다. 처음 자세로 돌아가 이완한다. 반복 할 때마다 허리를 굽힘하고 폄하는데 집중해야 한다.

6회 실행한다.

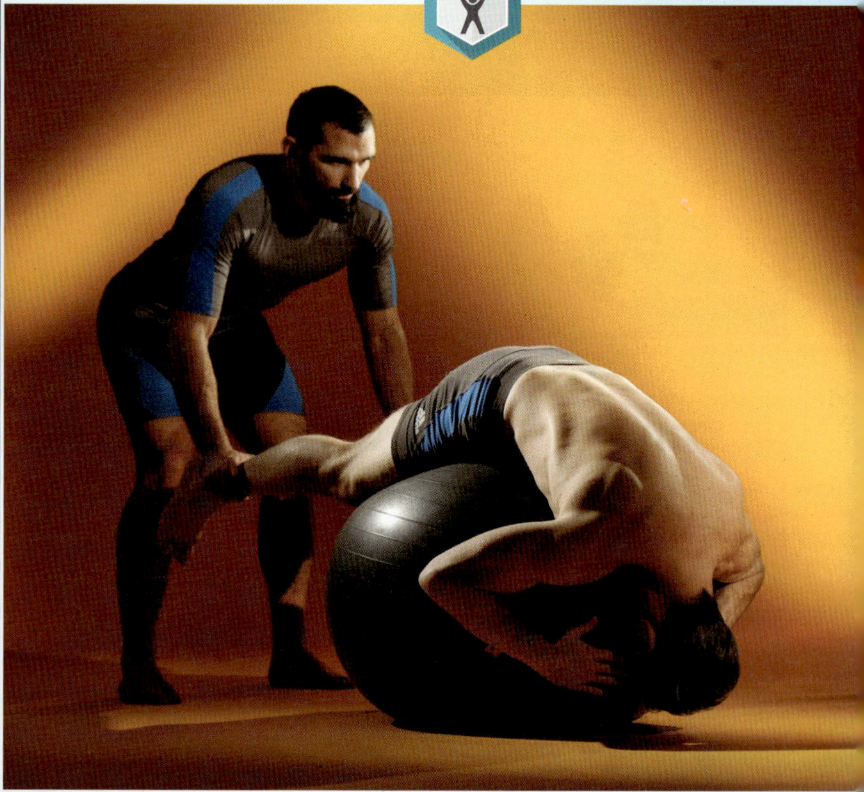

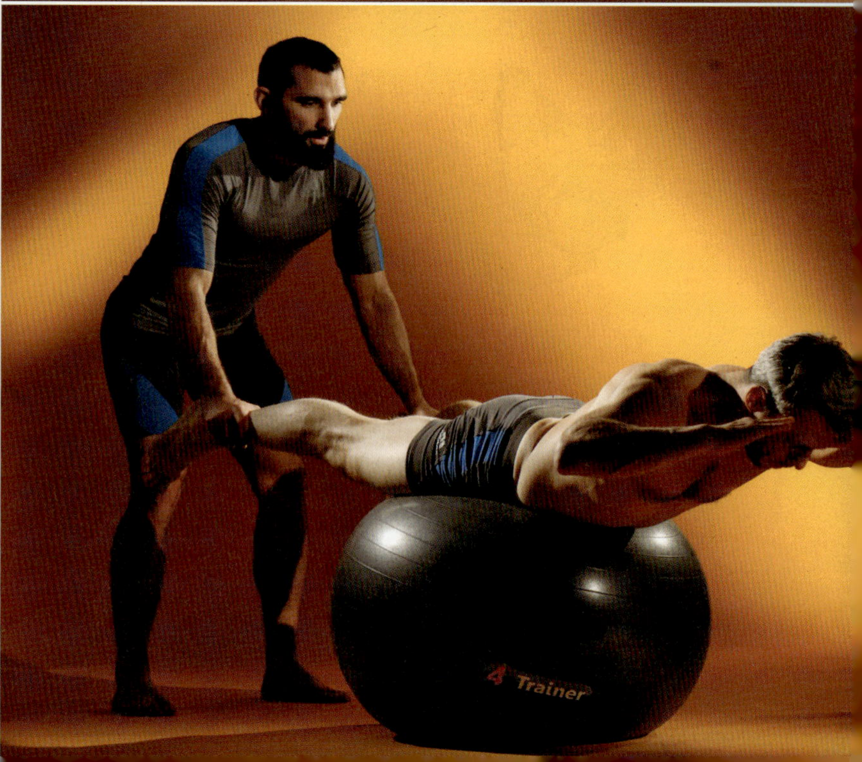

운동을 순서에 따라 1~3세트 씩 순서대로 운동을 실행하세요. 운동 사이에 쉬지 마세요.

마사지 스트레칭 가동성 근력운동

solution 02

# 윗등에서 문제

## 01. 땅콩 볼과 저항 밴드를 이용한 윗등 쪽 마사지

두 손으로 천장에 고정된 저항 밴드를 잡고(밴드를 팽팽하게 만듬) 윗등과 어깨뼈 아래에 땅콩 볼을 위치해 놓고 눕는다. 공에 등을 기대어 압력을 가하고 밴드를 잡아 당겨(또는 이완) 마사지의 강도를 조절한다.

앞, 뒤로 10회 실행한다.

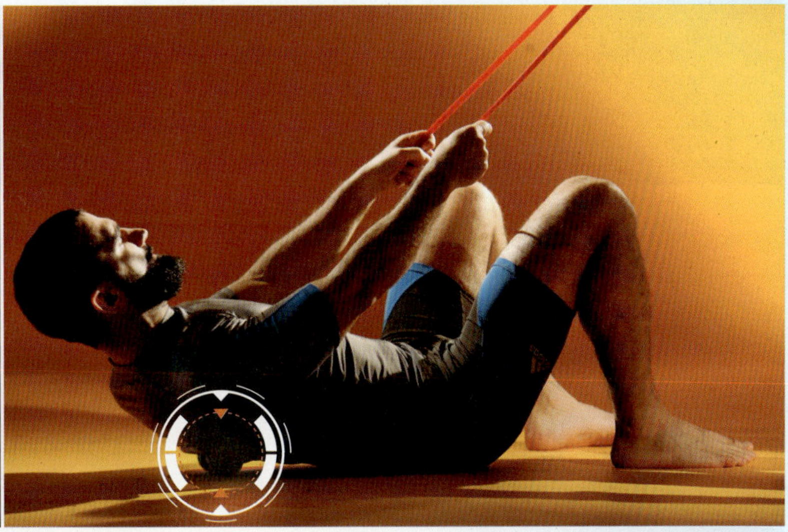

## 02. 땅콩 볼과 케틀벨을 이용한 윗등 쪽 스트레칭

다리를 바닥에 똑바로 놓고 등 아래에 땅콩 볼을 대고 눕는다. 팔꿈치를 완전히 폄한 상태에서 케틀벨 손잡이를 머리 위로 잡는다. 땅콩 볼을 움직여 다양한 부위에 압력을 가한다.

30초 동안 자세를 유지한다.

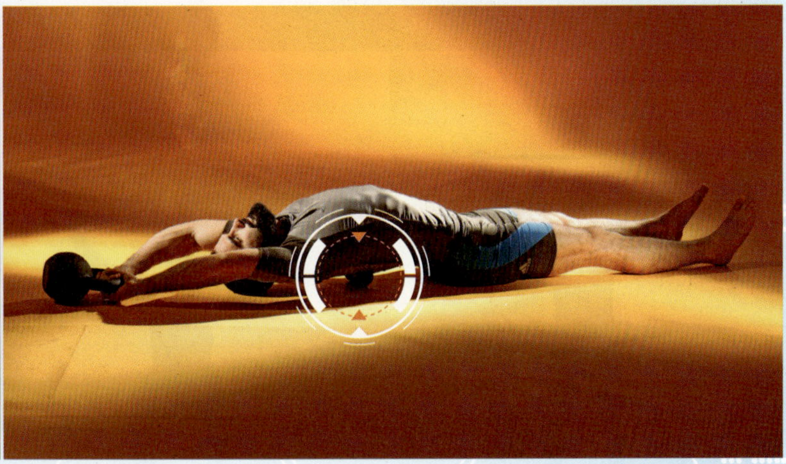

### 03. 고양이 자세

네발자세에서 고개를 숙이고 등을 굽힘하고 어깨를 바닥 쪽으로 내려 어깨뼈를 가능한 높이 들어 올리도록 한다. 그런 다음, 머리를 들고 등을 최대한 폄하면서 가슴을 바닥을 향해 내밀 시킨다. 10회 실행한다.

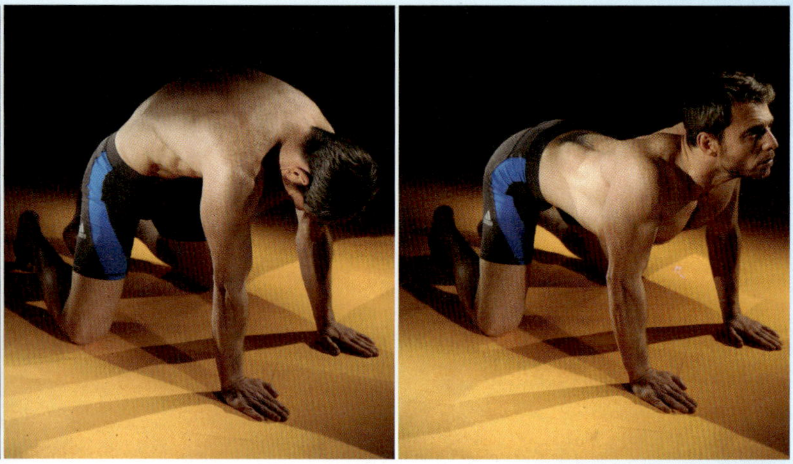

### 04. 선택사항 : 오버헤드 스쿼트

서있는 자세에서 바를 아주 넓게 잡고 완전히 팔꿈치를 폄하면서 머리 위로 바를 잡는다. 머리를 중립 자세로 유지하고 가슴을 내밀고 눈으로 바로 위를 향하게 한다. 몸이 유연하면 발을 엉덩이 넓이로 벌리고, 유연성이 떨어지면 발을 엉덩이 넓이보다 넓게 벌리고 선다. 등과 머리 정렬에 영향을 주지 않으면서 스쿼트 자세로 천천히 쪼그려 앉는다. 발끝과 무릎뼈가 일직선을 유지해야 하는 무릎에 집중해야 한다. 4회 실행한다.

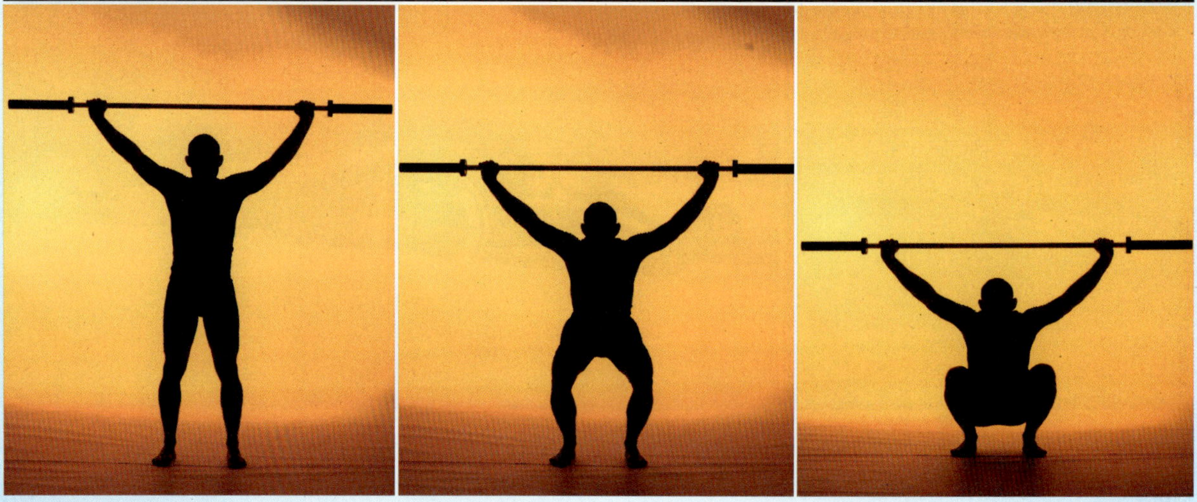

운동을 순서에 따라 1~3세트 씩 순서대로 운동을 실행하세요. 운동 사이에 쉬지 마세요.

마사지 | 스트레칭 | 가동성 | 근력운동

solution 03

# 윗등에서 문제

## 01. 폼롤러 마사지

바닥에 발을 편평하게 하고 척추에 맞춰 폼롤러를 놓고 등을 대고 누운다. 팔을 옆으로 벌려 완전히 이완시킨 후, 다리를 조금씩 밀면서 앞뒤로 구른다. 그런 다음, 팔을 교차시켜 손으로 어깨를 잡고 양쪽 다리로 조금씩 밀면서 앞뒤로 구른다.

각 각의 동작을 10회씩 마사지를 실행한다.

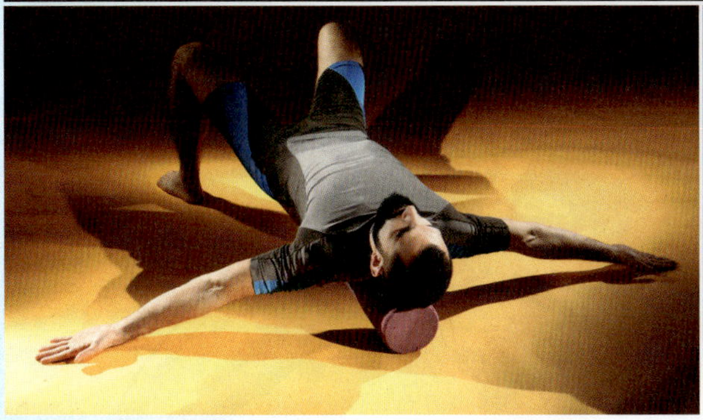

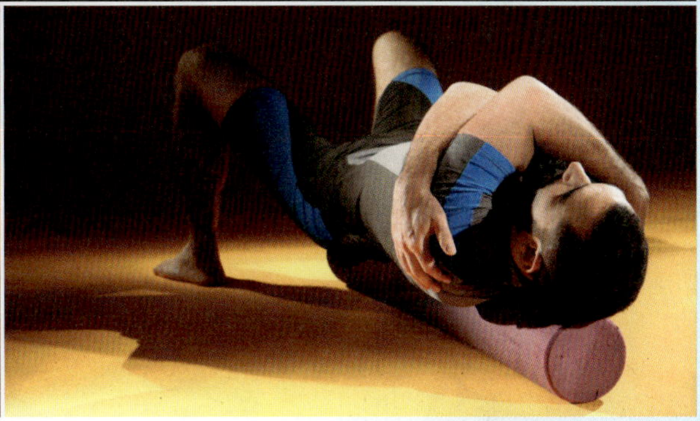

## 02. 팔을 벌려 폼롤러에서 스트레칭

위에 있는 운동과 같이 팔을 옆으로 벌려 양손을 완전히 이완시켜 손등이 바닥에 닿도록 한다.

스트레칭을 30초 동안 유지한다.

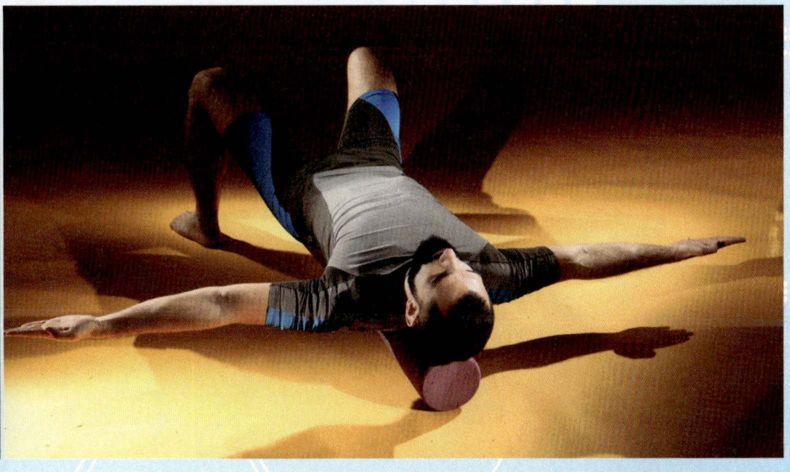

## 03. 스위스 볼에서 프레스

양손에 작은 웨이트 플레이트(2.5~5 lb [1.1~2.3 kg])를 들고 스위스 볼에 등을 기대고 등을 웅크린다. 엉덩이와 무릎을 폄시키면서 어깨와 팔을 동시에 공위로 몸을 완전히 폄하도록 한다. 공의 곡선에 맞춰 등을 완전히 늘린다. 팔꿈치를 폄하면서 웨이트 플레이트 무게를 이용해서 팔을 최대한 낮게 떨어뜨리도록 한다. 움직임을 반대로 하여 시작 자세로 되돌아간다. 10회 반복한다.

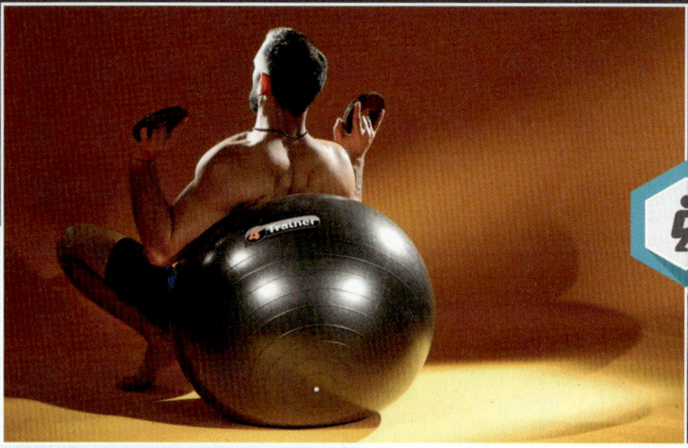

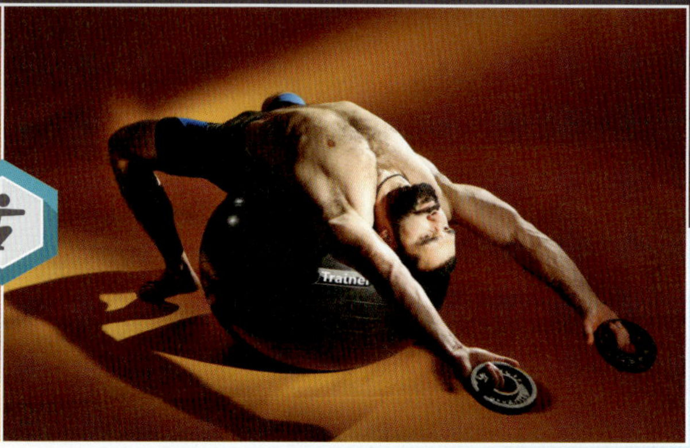

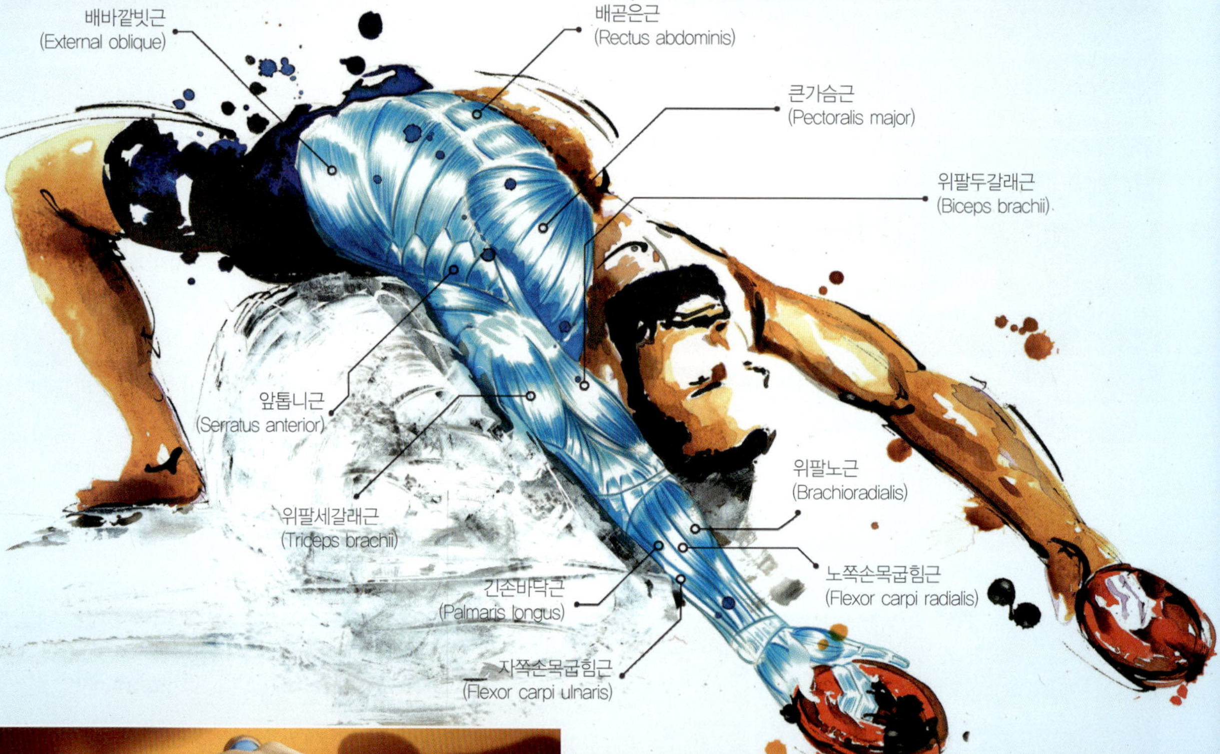


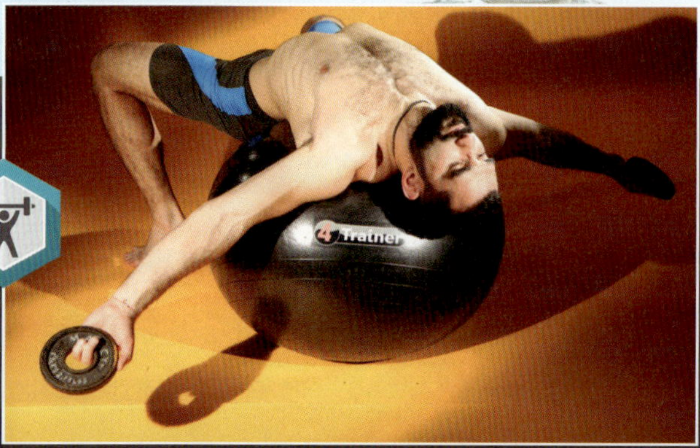

## 04. 선택 사항: 바운스와 함께 스위스 볼에서 비행

마지막과 같이 스위스 볼 위로 허리를 폄한 상태에서 손바닥을 위로 향하게 하고 팔을 옆으로 벌린다. 이 자세에서 팔을 짧고 역동적으로 튕기는 움직임을 실행한다. 활기차게 10회 반복한다.

운동을 순서에 따라 1~3세트 씩 순서대로 운동을 실행하세요. 운동 사이에 쉬지 마세요.

마사지 스트레칭 가동성 근력운동

solution 04

# 윗등에서 문제

## 01. 웨이트 바와 저항 밴드를 이용한 윗등 쪽 마사지

두 손으로, 위에 고정 된 저항밴드(밴드를 팽팽하게 만듦)를 잡고 등 위쪽 아래에 있는 웨이트 바에 어깨뼈 바닥이 오게 한다. 웨이트 바 위에서 머리를 뒤로 젖혀 등 위쪽에 압력을 가하고 저항 밴드를 잡아 당겨(또는 이완) 마사지 강도를 변경한다.
약 10회 정도 마사지를 실행한다.

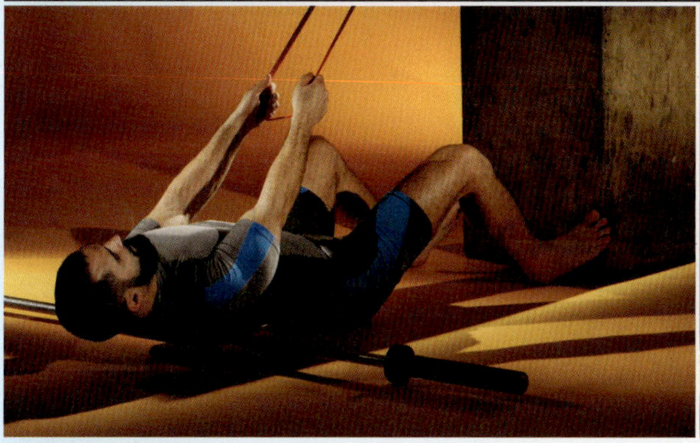

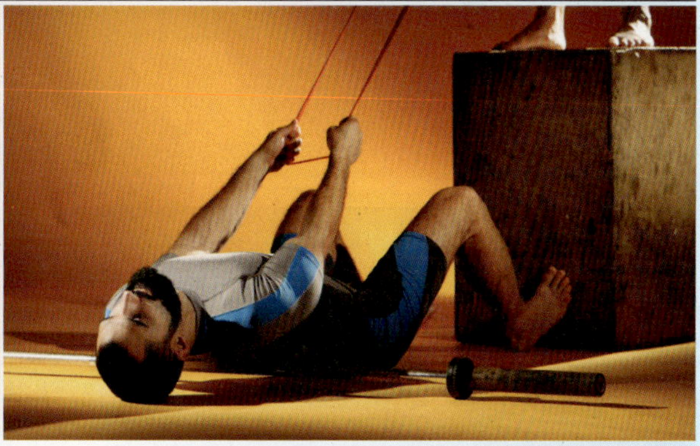

## 02. 웨이트 바에서 스트레칭

바닥에 앉아서 발을 바닥에 대고 웨이트 바(웨이트 플레이트가 추가된 바)에 등을 기대고 있는다. 팔꿈치를 웨이트 바 위를 감고(구르지 않도록 해야 함) 웨이트 바 위로 척추 만곡이 완전히 펴 될 수 있도록 한다.
스트레칭을 30초 동안 유지한다.

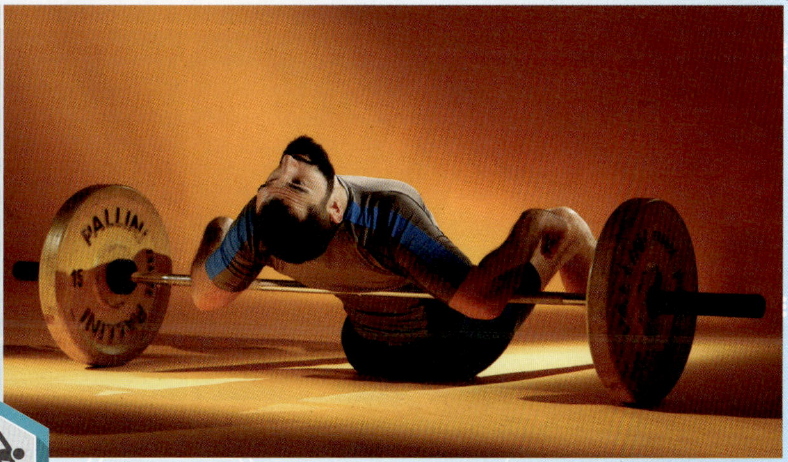

## 03. 마름모근 스트레칭

네발 자세에서 어깨뼈를 모음 한 다음 등을 둥글게 하면서 가능한 어깨뼈를 넓게 벌린다.
10회 반복한다.

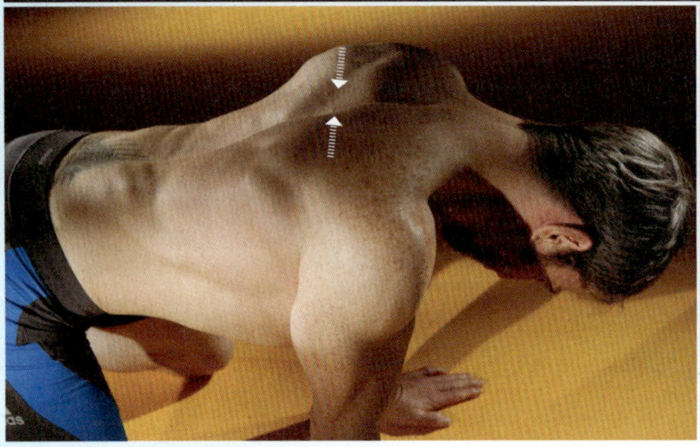

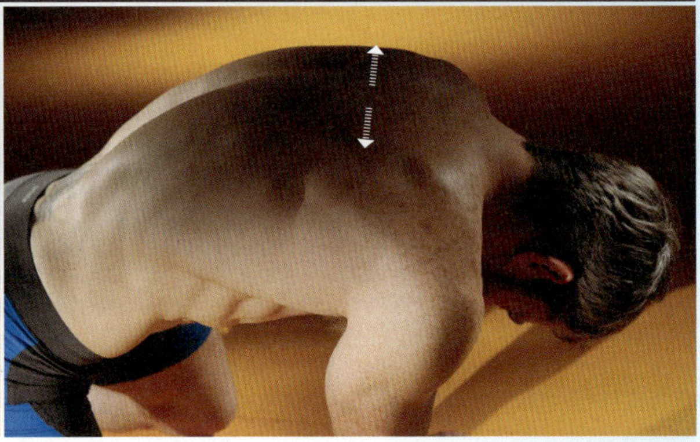

## 04. 선택 사항 : 스위스 볼 위에서 중량 들고 가슴 교차-가슴 펌 운동

양쪽 손에 작은 웨이트 플레이트((2.5–5 lb [1.1–2.3 kg])를 들고 스위스 볼 위에 등을 대고 누운다. 손바닥을 위로 향하게 하고 팔을 앞으로 벌려 가슴에서 양쪽 손이 교차하는 것과 가슴 위를 지나 양쪽 어깨 벌림 운동을 번갈아 가며 실행한다. 팔 위치를 바꿀 때마다 볼에 체중을 튕기는 움직임을 실행한다. 팔이 완전히 펼치면 잠시 멈춘다.
동적으로 10회 반복하세요.

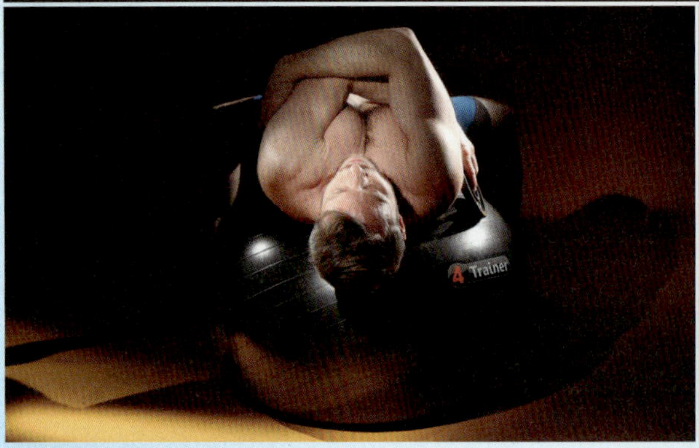


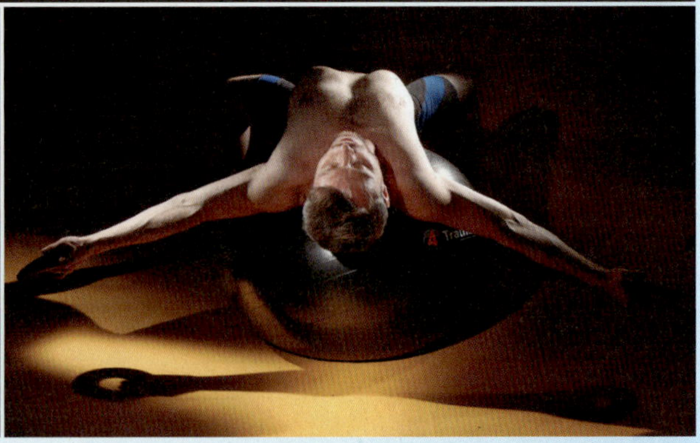

# 테스트 TESTS

## 허리 긴장 검사(Tension in the Lumbar Area)

### 1

**스핑크스**

스핑크스는 다리와 발등이 바닥에 닿은 상태로 엎드려 누운다. 손바닥을 갈비뼈 높이에서 몸통 가쪽면 바닥에 편평하게 놓는다. 팔을 완전히 폄한 상태에서 척추를 완전히 폄시킨다. 만약 허리에 통증이 있으면, 병원에 가서 의사의 진료를 받아야 한다. 관절가동범위 제한은 교정 운동 프로그램을 통해 움직임을 발달시켜야 한다.

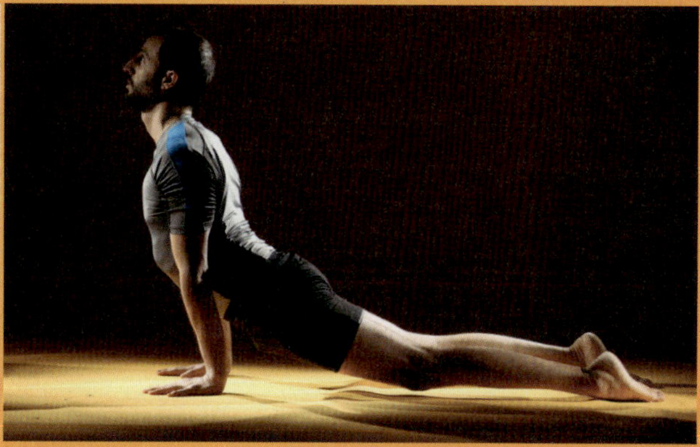

### 2

**허리 과다 폄**

바닥에 엎드려 두 손을 귀에 대고 발은 체육관 사다리에 고정하거나 보조자가 잡고 있는다. 머리를 들어 위로 보면서 등을 완전히 폄시킨다. 몇 초 동안 머리를 들어 유지할 수 없거나 연속해서 운동을 실행하지 못하면 움직임이 부족하다.

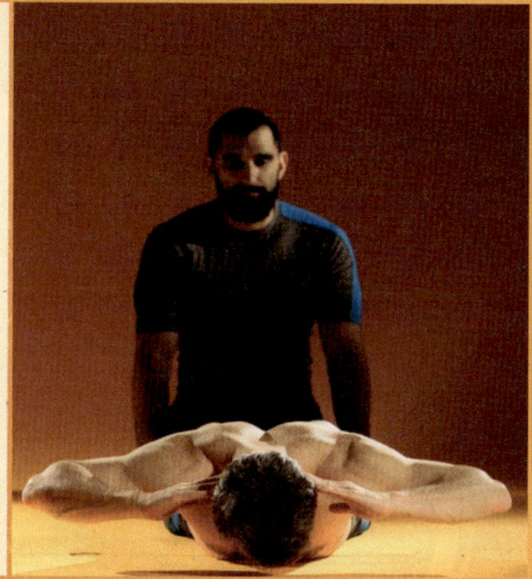

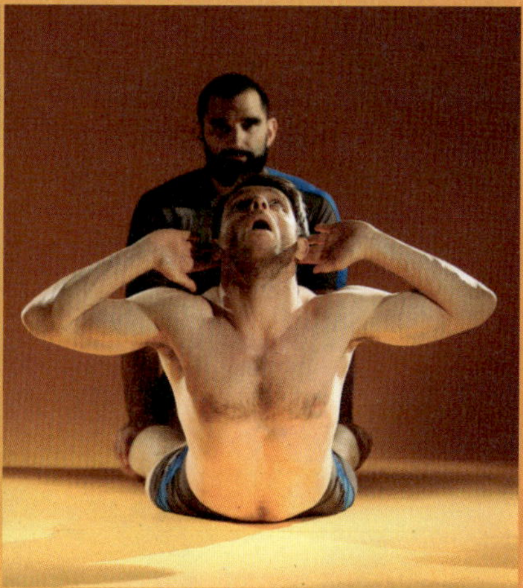

solution 01

마사지 스트레칭 가동성 근력운동

운동을 순서에 따라 1~3세트 씩 순서대로 운동을 실행하세요. 운동 사이에 쉬지 마세요.

# 허리 긴장

## 01. 폼롤러를 이용한 허리 마사지

바닥에 엉덩이와 발을 편평하게 하고 누운다. 허리 부위(허리뼈 만곡) 아래에 폼롤러를 놓는다. 팔을 교차시키고 양쪽 손으로 어깨를 잡고 무릎을 약간 굽힘, 폄하면서 폼롤러를 위, 아래로 움직여 허리 부위를 마사지 한다. 운동이 끝나면 폼 롤러 위에서 허리를 완전히 폄, 굽힘을 실행한다.

민감한 부위에 초점을 맞춰 압박을 가하면서 2분동안 실행한다.

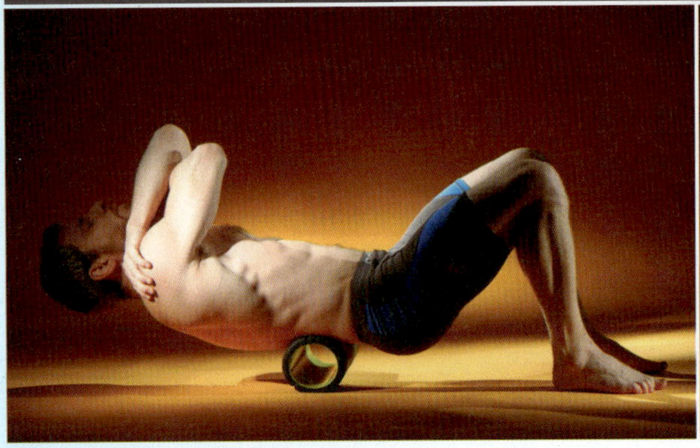

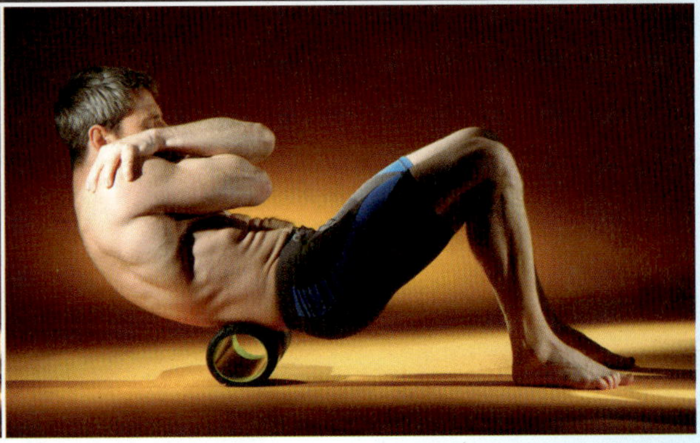

## 02. 저항 밴드와 폼롤러를 이용한 허리 스트레칭

다리와 등을 바닥에 똑바른 상태로 눕는다. 허리 부위에 폼롤러를 놓는다. 양손으로 머리 위에 고정 된 저항 밴드를 잡고 밴드를 잡아 당겨 팽팽하게 만든다. 팔꿈치를 완전히 폄한 상태에서 머리 위의 밴드를 잡고 긴장을 푼다.

스트레칭을 30초간 유지한다.

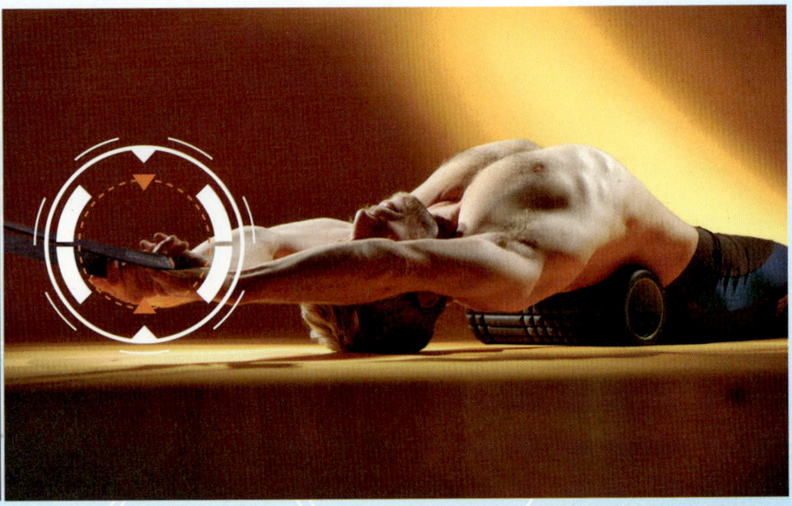

## 03. 스위스 볼 위에서 다리 접기 운동

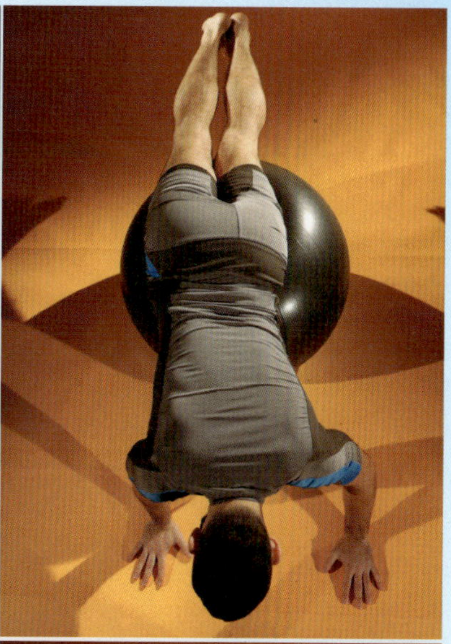

엉덩이와 허벅지 윗부분을 스위스 볼 위에 올려놓고 플랭크나 팔 굽혀 펴기 자세로 손에 체중을 부하한다. 엉덩이와 무릎을 굽혀 다리를 접으면서 스위스 볼을 가능한 한 옆으로 움직인 후 몸통에 맞춰 무릎을 가슴 쪽으로 접는다(가운데 사진 참조). 반대쪽으로 움직임을 계속 한 다음 다리를 펴서 처음 시작 자세로 돌아간다. 공으로 바닥에 원을 그리며, 움직임을 높이기 위해 노력해야 한다. 이완과 부드럽고 움직임 속도를 목표로 한다. 움직임이 향상되면 동작을 완벽하게 실행하면서 운동 속도를 빠르게 높인다.

10회 반복한다(오른쪽 5회, 왼쪽 5회).

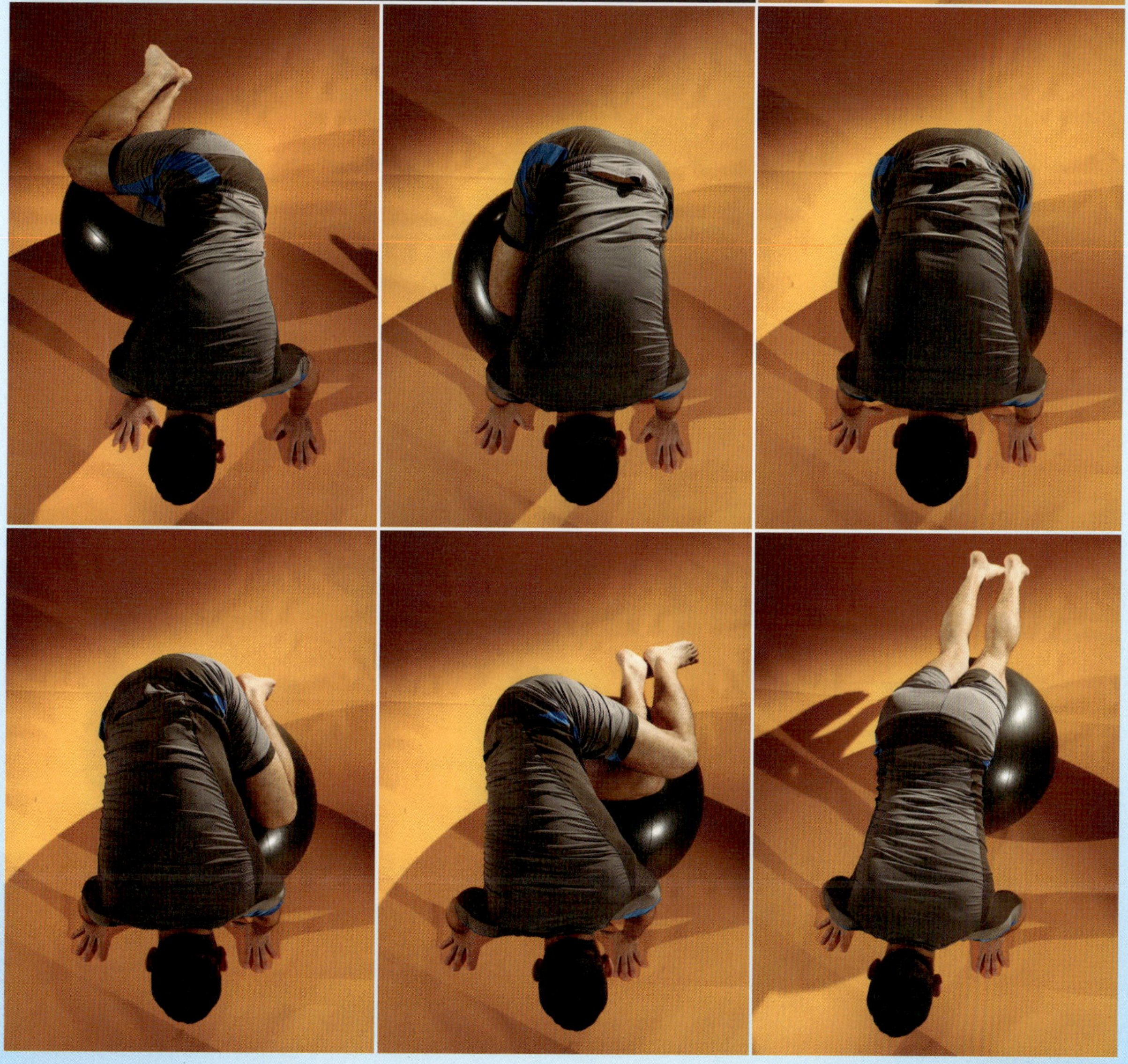

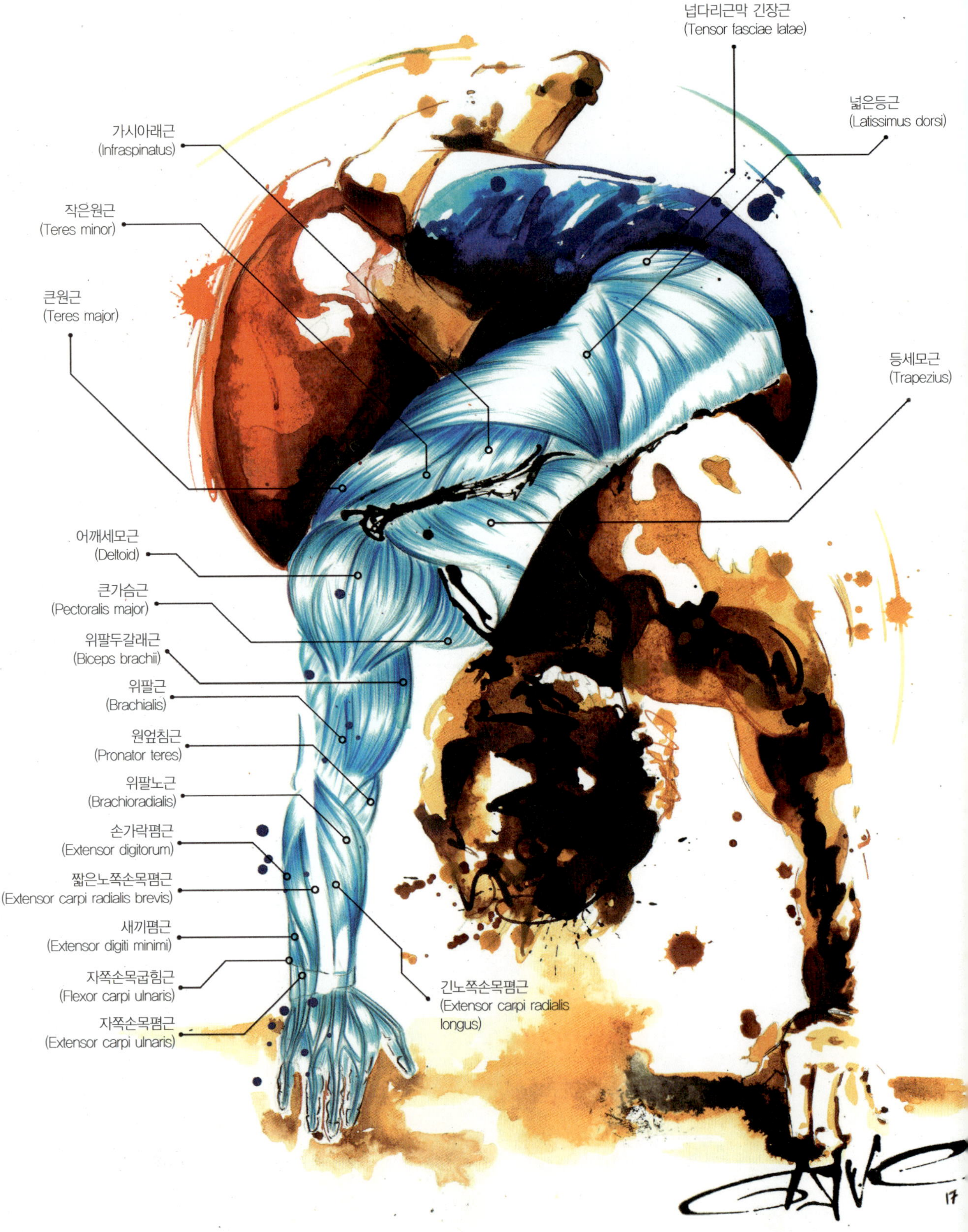
넙다리근막 긴장근
(Tensor fasciae latae)
넓은등근
(Latissimus dorsi)
가시아래근
(Infraspinatus)
작은원근
(Teres minor)
큰원근
(Teres major)
등세모근
(Trapezius)
어깨세모근
(Deltoid)
큰가슴근
(Pectoralis major)
위팔두갈래근
(Biceps brachii)
위팔근
(Brachialis)
원엎침근
(Pronator teres)
위팔노근
(Brachioradialis)
손가락폄근
(Extensor digitorum)
짧은노쪽손목폄근
(Extensor carpi radialis brevis)
새끼폄근
(Extensor digiti minimi)
자쪽손목굽힘근
(Flexor carpi ulnaris)
자쪽손목폄근
(Extensor carpi ulnaris)
긴노쪽손목폄근
(Extensor carpi radialis longus)

## 01. 선택사항: 박스 위에서 폄 운동

엉덩이를 상자 앞쪽 가장자리에 대고 상자 위에 엎드린다. 상자의 옆면을 손으로 잡고 팔을 이용해 상자를 꽉 쥔다(가능한 경우). 허벅지가 상자 앞쪽에 닿을 때까지 엉덩이를 굽힘 한다. 무릎을 90°로 굽혀 발을 바닥에서 들어 올린다. 일단 안정된 자세가 되면, 발뒤꿈치를 뒤쪽으로 당겨 엉덩이와 무릎을 완전히 폄한 다음 시작 자세로 돌아와 긴장을 푼다. 운동 중 머리를 중립 자세를 유지하면서 운동 속도를 조절한다.
10회 반복한다.

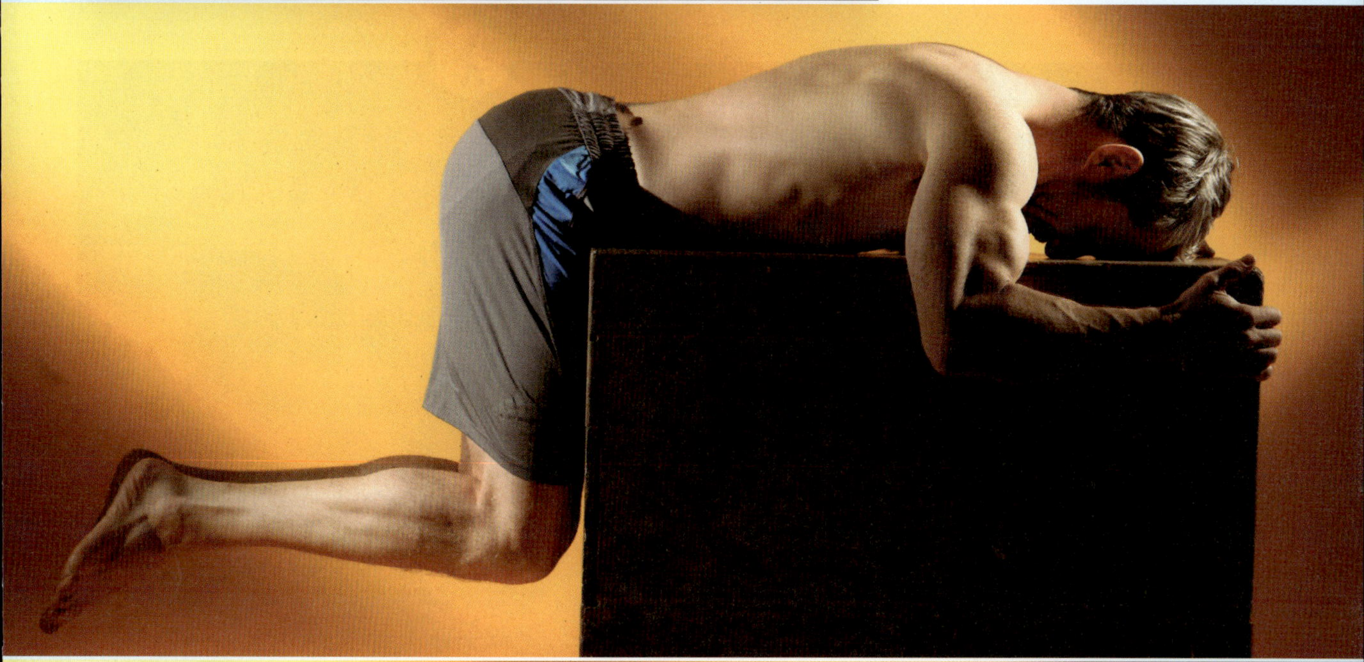

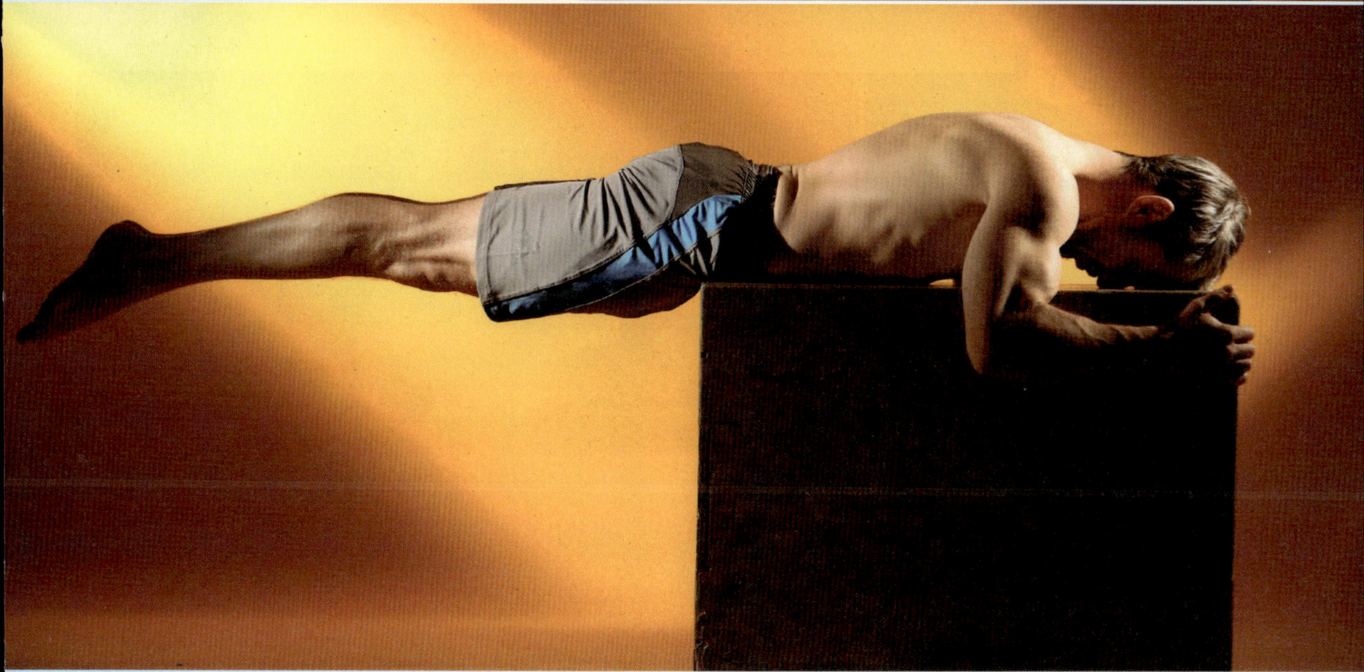

solution 02

마사지 스트레칭 가동성 근력운동

운동을 순서에 따라 1~3세트 씩 순서대로 운동을 실행하세요. 운동 사이에 쉬지 마세요.

## 허리 긴장

### 01. 큰 마사지 볼을 이용한 허리 만곡 마사지

공을 허리 부위에 대고 누워 발을 들어 상자 위에 올려놓는다. 허리의 한쪽 면에 큰 볼을 놓고 움직인다. 가슴에 팔을 교차시키고 상자 위에 있는 발로 몸을 받쳐서 마사지 강도를 조절한다.
좌, 우 마사지 10회, 위, 아래 마사지 10회, 원을 그리면서 10회를 실행한다.

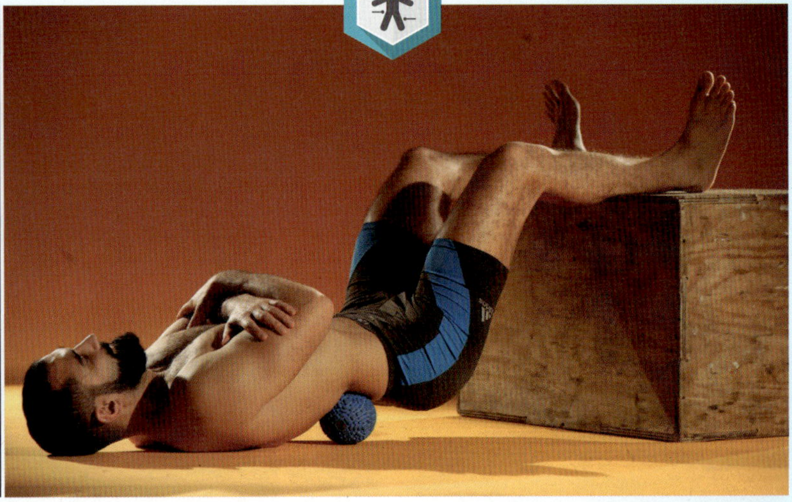

### 02. 큰 마사지 볼에서 스트레칭

큰 마사지 볼을 허리의 한쪽 면에 놓고, 발을 바닥에 놓고 무릎을 볼과 같은 방향으로 떨어지도록 한다.
30초 동안 자세를 유지한다.

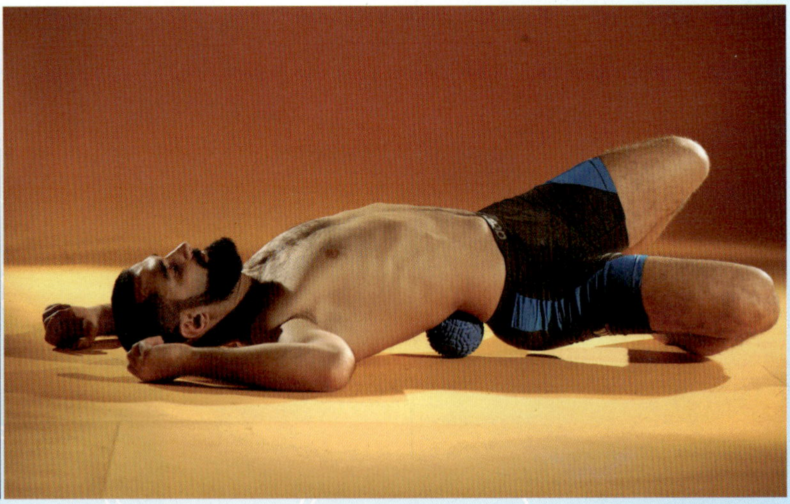

## 03. 서스펜션 트레이너를 이용한 가위 운동

플랭크 또는 팔 굽혀 펴기 자세에서 서스펜션 트레이너 손잡이에 발을 넣은 다음 엉덩이를 돌려 다리의 위치를 역방향으로 한다.

오른쪽, 왼쪽 각 5회씩 피벗운동을 실행한다.

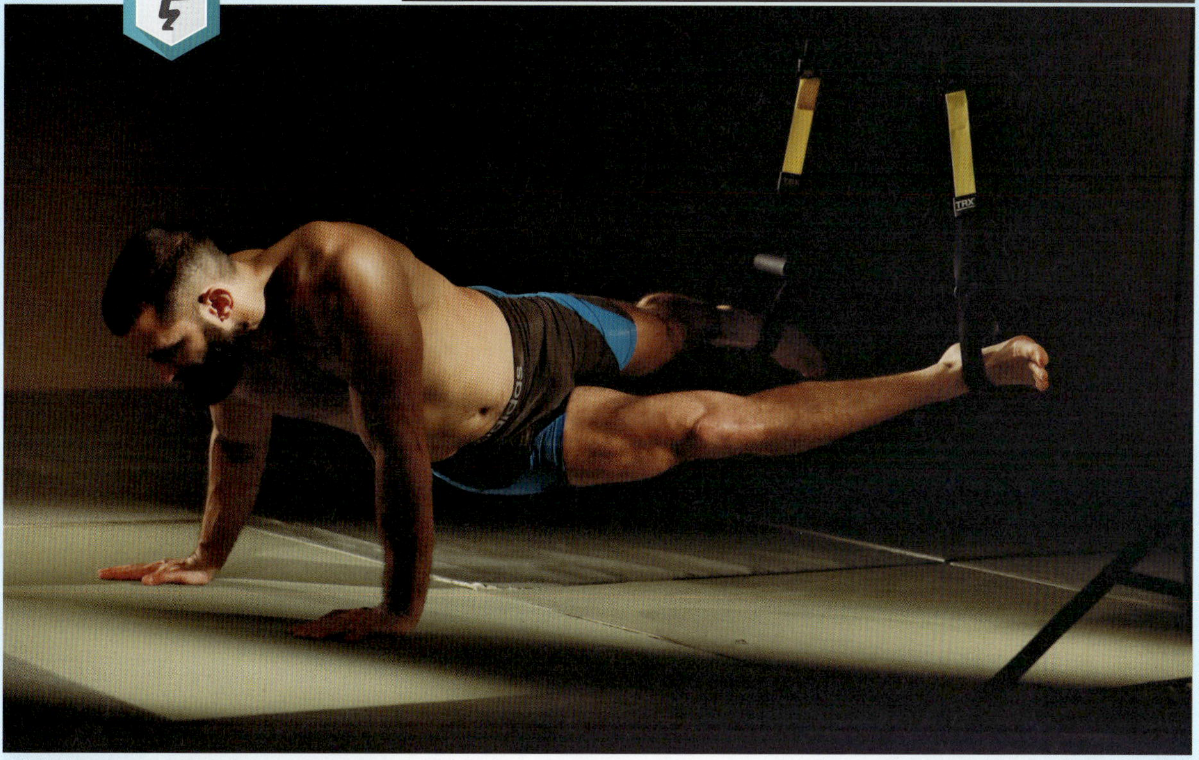

## 04. 선택사항 : 스위스 볼에서 펌 운동

스위스 볼 위에 배를 편평하게 놓는다. 허벅지가 공에 닿을 때까지 엉덩이를 굽힘 한다. 무릎을 굽힘 해서 발을 바닥에서 들어 올린다. 균형을 유지할 수 있도록 보조자의 손을 잡을 수 있다. 발뒤꿈치를 차서 엉덩이와 무릎을 완전히 폄하면서 시작 자세로 되돌아온다. 운동하는 동안 머리를 중립위치에 놓고 속도를 조절한다.

10회 반복한다.

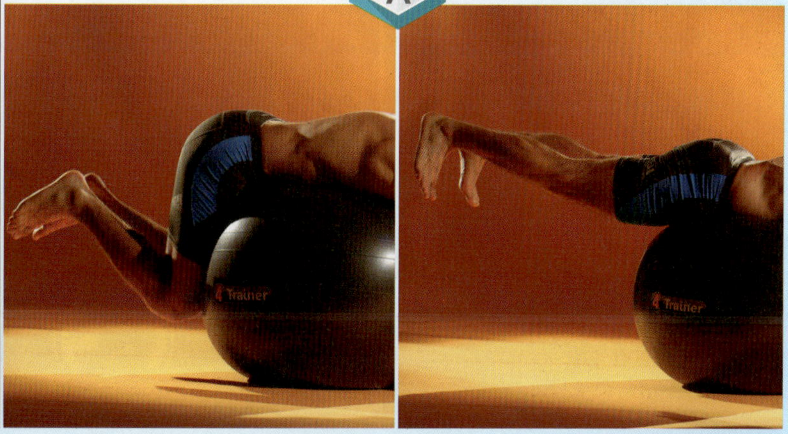

solution 03

마사지 스트레칭 가동성 근력운동

운동을 순서에 따라 1~3세트 씩 순서대로 운동을 실행하세요. 운동 사이에 쉬지 마세요.

## 허리 긴장

### 01. 땅콩볼을 이용한 허리 만곡 마사지

바닥에 엉덩이와 발을 편평하게 하고 누운다. 땅콩볼을 허리 아래에 양 옆으로 평행하게 놓는다. 팔을 교차시키고 양쪽 손으로 어깨를 잡고 몸통을 좌, 우로 돌려 땅콩볼 위의 허리근육이 마시지 되도록 한다. 운동을 마치면, 몸통을 땅콩 볼 위에서 폄과 굽힘 운동을 실행한다. 민감한 부위에 초점을 맞춰 압박을 가하면서 2분 동안 실행한다.

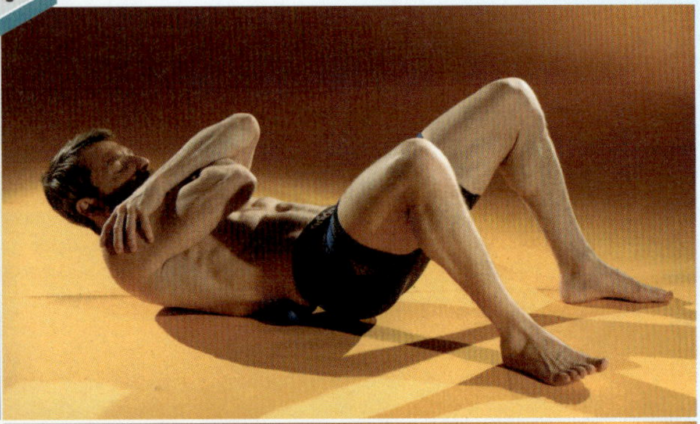

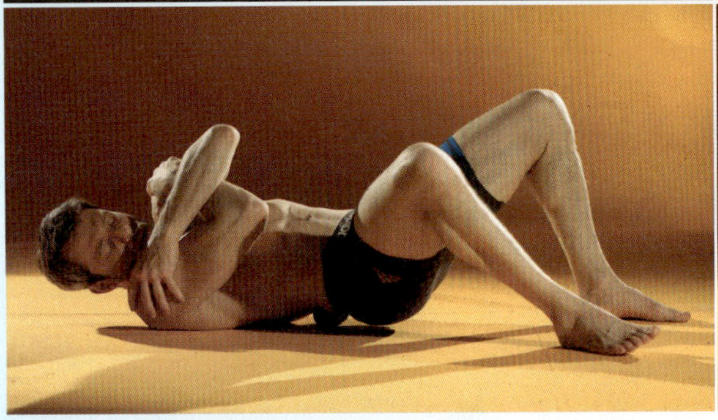

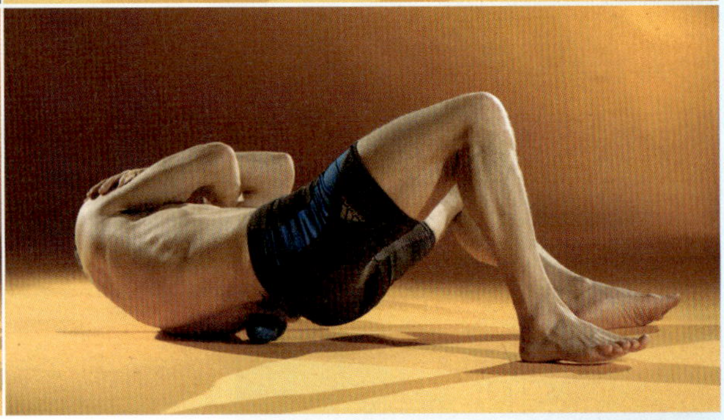

### 02. 땅콩 볼과 저항 밴드로 이용한 허리 스트레칭

발목 주위에 저항 밴드(발 근처에 밴드를 고정시키고 밴드를 팽팽하게 만든다)를 감는다. 다리를 반듯하게 펴고 편안하게 눕는다. 허리 만곡 아래에 땅콩볼을 놓는다. 팔을 교차시키고 양쪽 손으로 어깨를 잡고 밴드가 몸을 최대한 늘릴 수 있도록 한다.

스트레칭을 30초간 유지하고, 다른쪽 발목도 동일한 방법으로 반복한다.

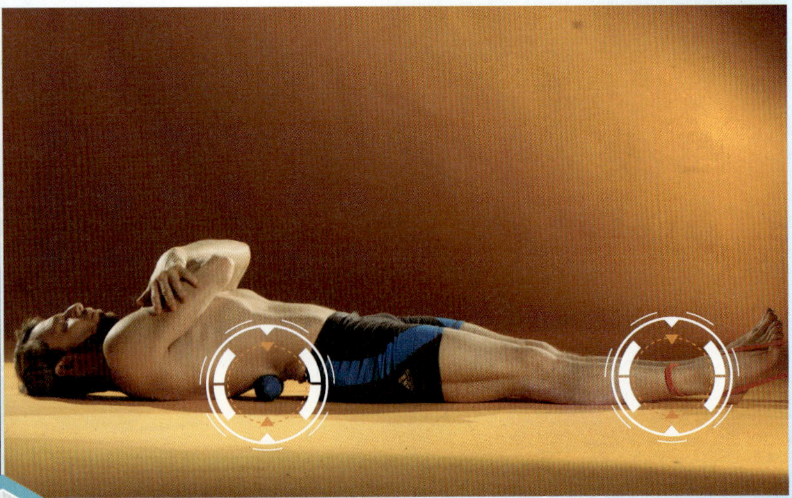

## 03. 스위스 볼에 앉아 골반 움직임 향상 운동

발은 바닥에 편평하게 하고 손은 무릎위에 올려놓고 스위스 볼 위에 똑바로 앉는다. 허리를 움직이지 않으면서 골반을 움직인다. 앞쪽 경사에서 뒤쪽 경사로, 뒤쪽 경사에서 앞쪽 경사로 각 5회씩 실행한다.

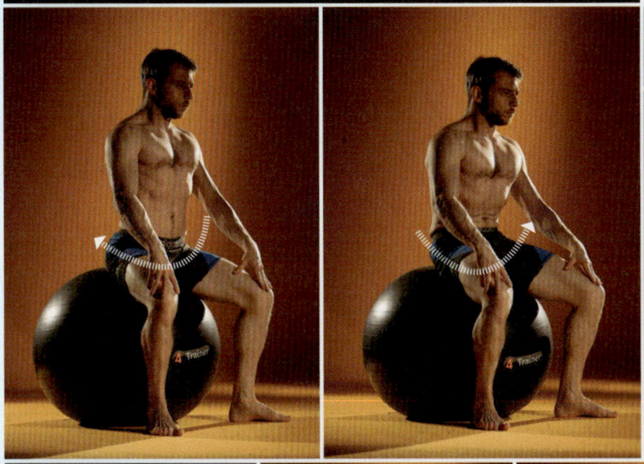

오른쪽에서 왼쪽으로 골반 경사 운동을 한 다음, 왼쪽에서 오른쪽으로 골반 경사 운동을 각 5회씩 실행한다.

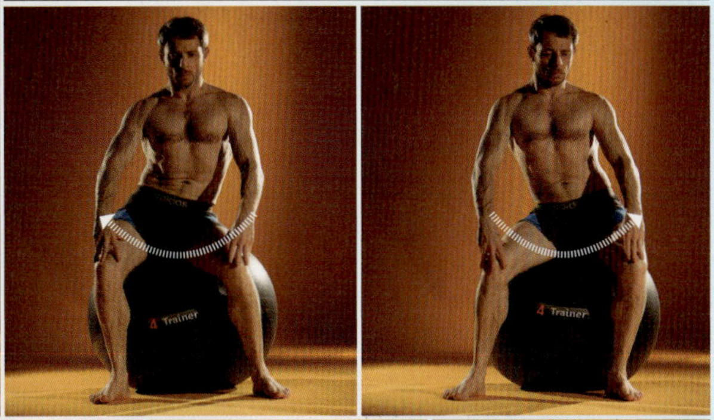

엉덩이에 손을 대고 각각 오른쪽으로 원을 그린 다음, 왼쪽에서 오른쪽으로 각 각 5회 실행한다.

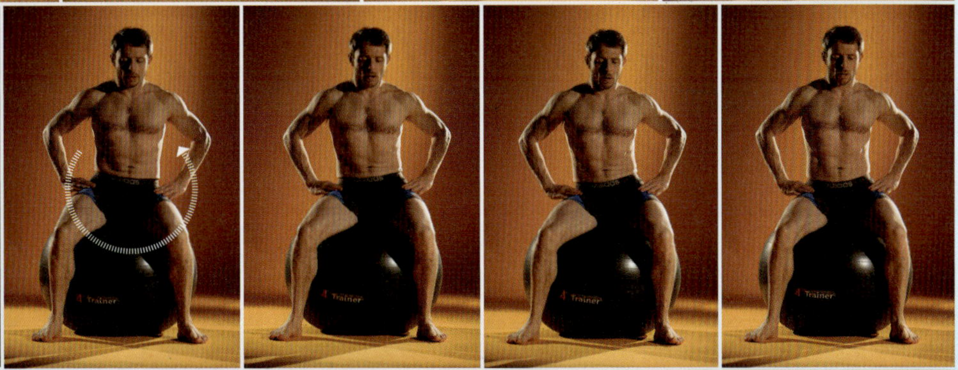

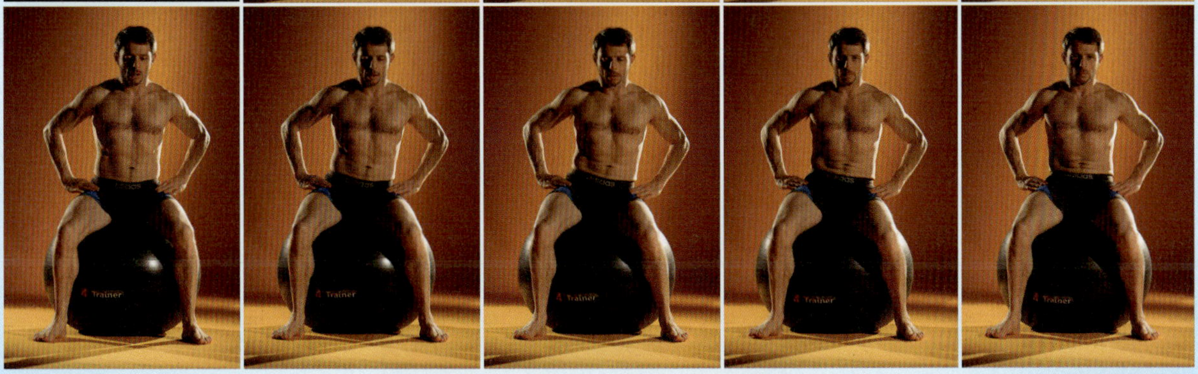

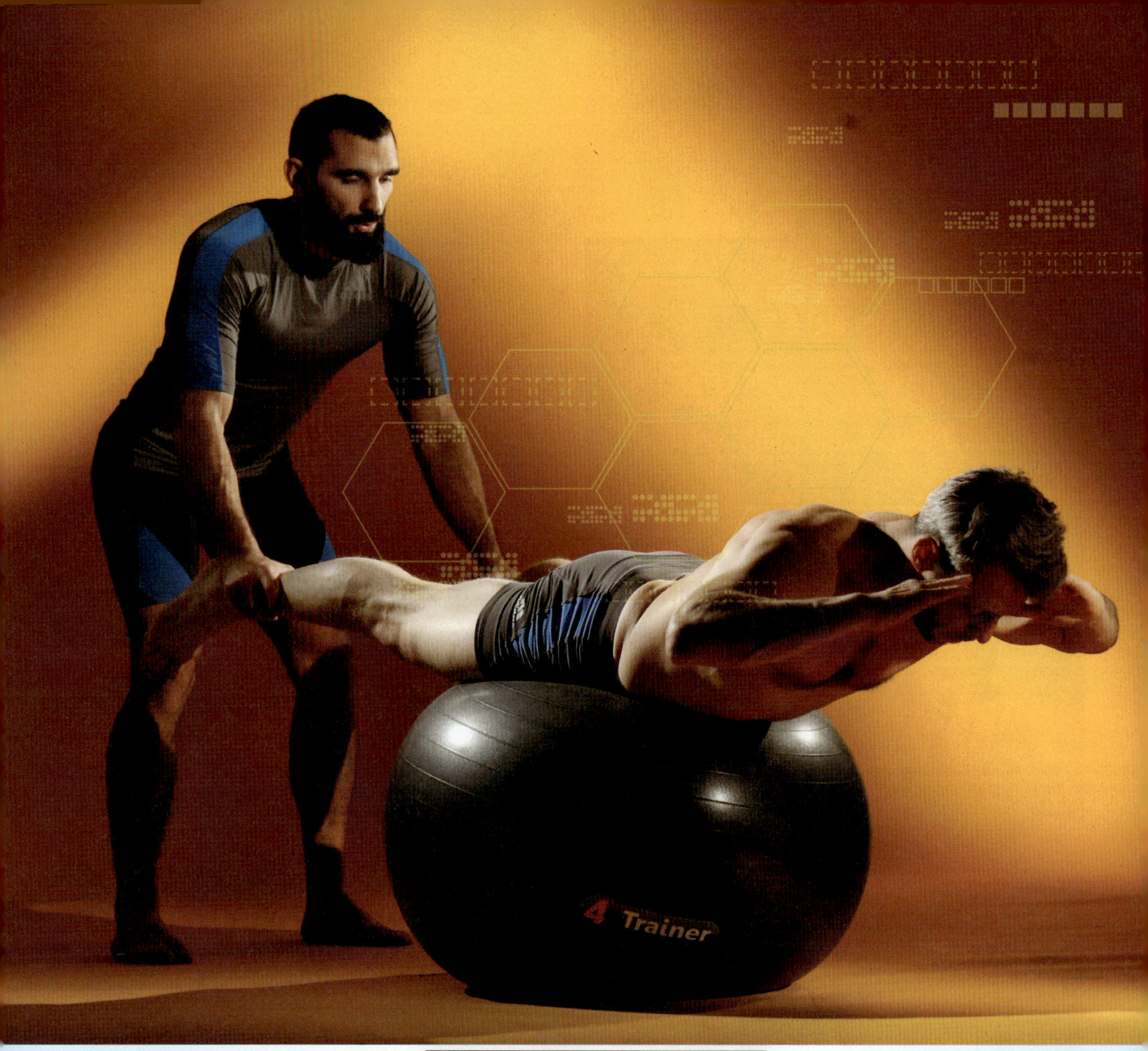


### 04. 선택사항 : 스위스 볼에서 허리 폄 운동

허벅지와 엉덩이를 스위스 볼에 대고, 발을 보조자 또는 체육관 사다리에 고정하고 볼 위에 엎드린다. 손을 귀에 대고(또는 이상적인 자세는 가슴 앞쪽에 무게 중심을 놓음) 얼굴이 공에 닿을 때까지 몸통을 내린다. 가장 낮은 위치에 있을 때, 머리를 들어 올리고 가슴을 내밀면서 몸통을 들어 올리면서 허리를 폄한다.

6회 반복한다.

운동을 순서에 따라 1~3세트 씩 순서대로 운동을 실행하세요. 운동 사이에 쉬지 마세요.

마사지 스트레칭 가동성 근력운동

solution 04

# 허리 긴장

## 01. 2개의 볼 또는 땅콩 볼을 이용한 허리 마사지

등을 대고 누워서 발을 들어 올리고 엉덩이와 무릎을 90°로 구부린 채 의자나 상자에 올려놓는다. 척추 양쪽에 하나씩 두 개의 마사지 볼을 밀어 넣거나(맨 위쪽의 두 번째 사진 참조) 또는 허리에 땅콩 볼을 밀어 넣는다. 상자 위에 있는 다리로 몸을 지탱하면서 마사지 강도를 조절한다. 추가로 다른 방법은 누워서 의자 위의 정강이 안쪽과 엉덩이 바로 위의 허리에 땅콩 볼을 놓고 옆으로 눕는 것이다. 반드시 양쪽 모두 마사지를 실행한다. 각 자세에서 10회 씩 마사지를 실행한다.

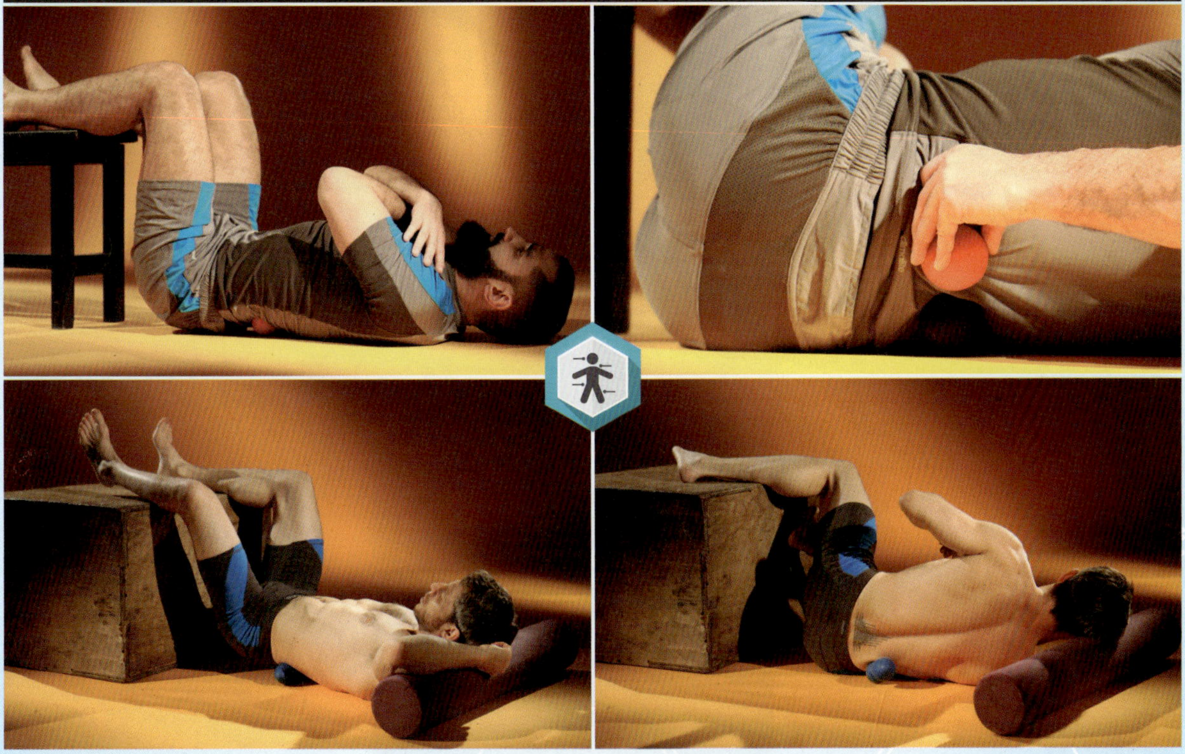

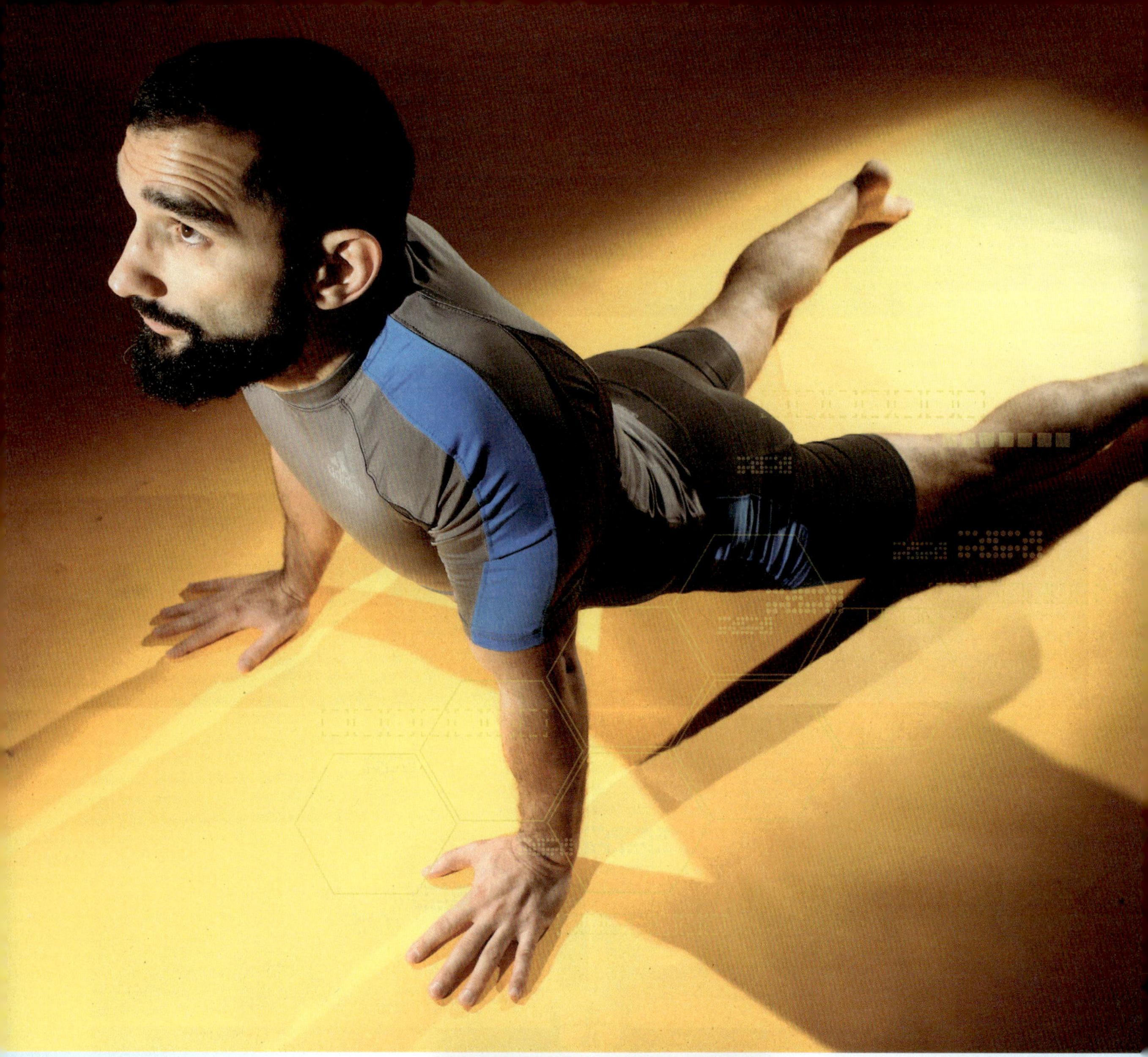

## 02. 스핑크스 스트레칭 (밴드를 이용 또는 밴드 없이)

바닥에 편평하게 엎드려 누워 손바닥을 갈비뼈 높이의 몸통 옆면에 평행하게 놓는다. 팔을 완전히 펌된 상태에서 척추를 완전히 펌 시킨다. 저항 밴드를 등 뒤로 감싸서 양손 아래에 고정한 상태에서 운동을 실행하면 운동의 효과를 더욱 높일 수 있다.

스트레칭을 30초 동안 유지한다.

## 03. 네발자세에서 뒤에서 앞으로 변형

네발자세에서 팔꿈치를 펌시키고 발뒤꿈치에 앉을 때까지 엉덩이를 뒤로 이동한다(첫 번째 사진은 마지막 자세가 나타나지 않았다). 그 다음 엉덩이를 앞으로 밀고 몸통 옆의 바닥에 있는 손바닥을 갈비뼈 높이에 놓고 팔꿈치를 완전히 펌시킨다. 척추를 완전히 펌시켜 천장을 올려다본다. 각 자세를 5~10초 동안 유지하고, 각각 6회 반복한다.

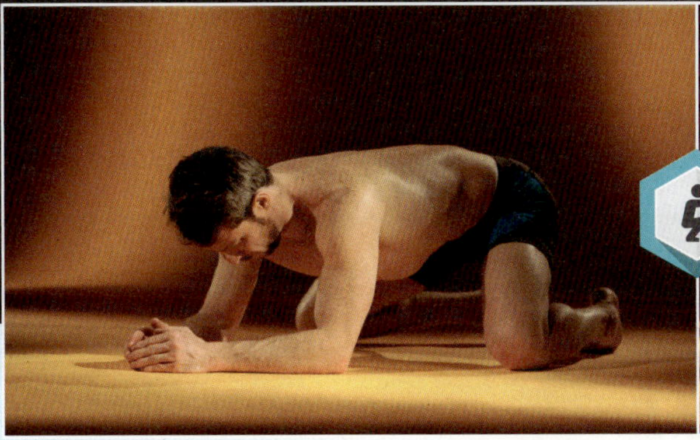

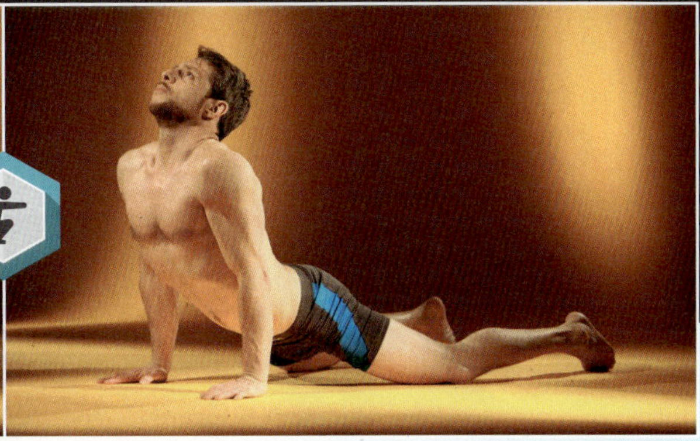

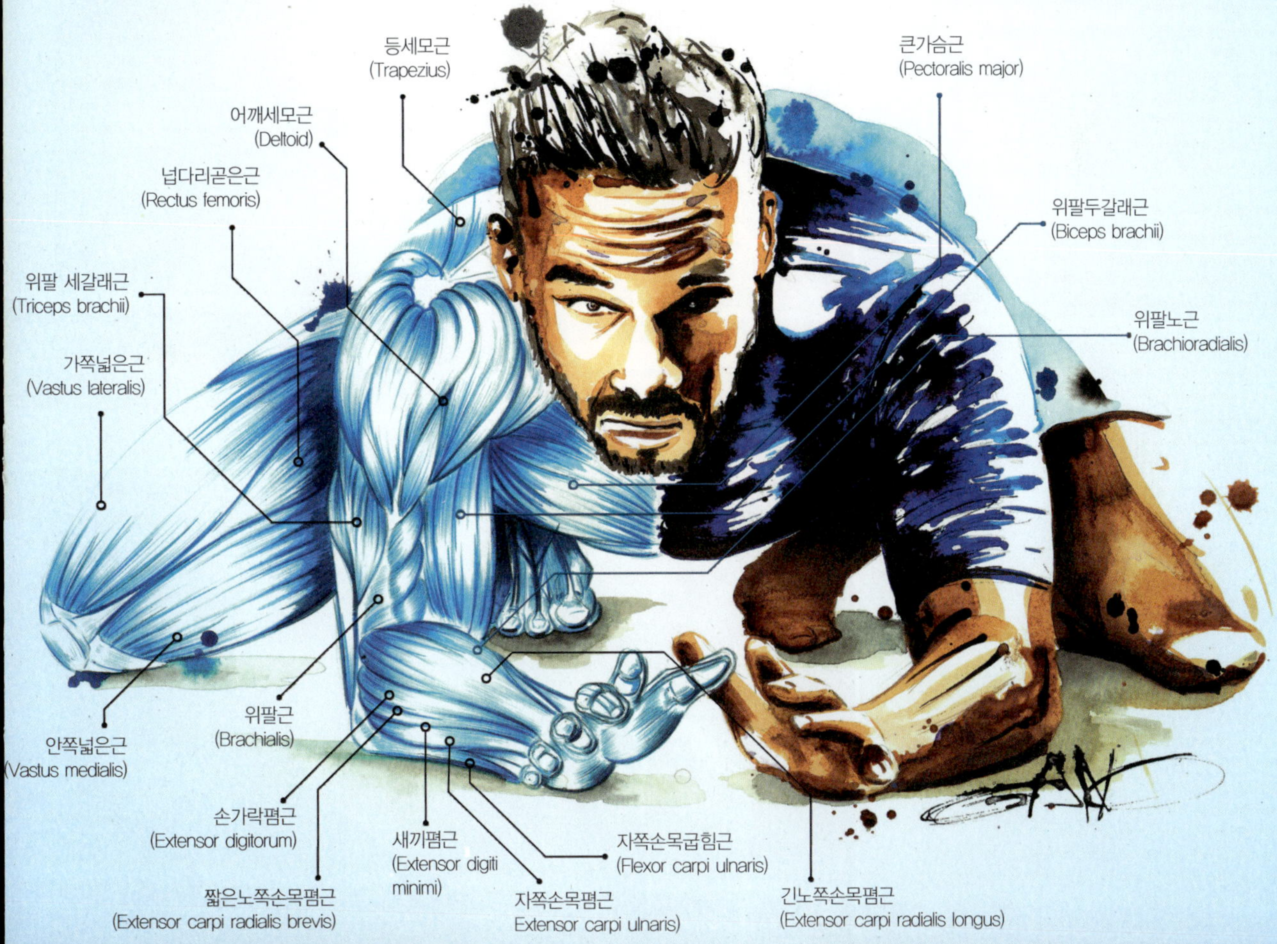

### 04. 선택 사항 : 스위스 볼에서 돌림과 함께 하는 메디슨 볼 허리 폄 운동

허벅지와 엉덩이를 볼 위에 올리고 발을 파트너나 체육관 사다리에 고정시킨 후 스위스 볼 위에 엎드린다. 메디슨 볼을 가슴 앞에서 들고 메디슨 볼이 땅에 닿을 때 까지 몸통을 내린다. 가장 낮은 위치에서, 머리를 들어 올리고 가슴을 내밀며 등을 펴면서 움직임을 반대로 한다. 몸통을 올릴 때 마다 마지막에 한 방향으로 돌리고 팔꿈치를 편다. 중립 위치로 다시 되돌아 오고, 또 다른 등 펴기를 반복한 다음 몸통을 다른 방향으로 돌린다. 운동을 하는 동안 등의 정렬을 바꾸지 않는다.

6회 반복하는데, 반복할 때마다 번갈아가면서 실행한다.

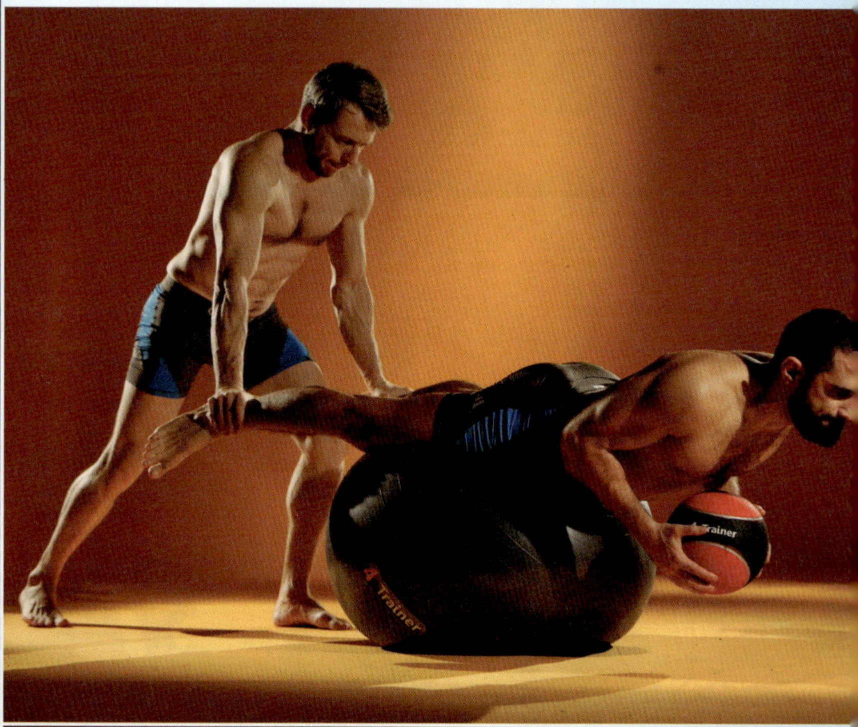


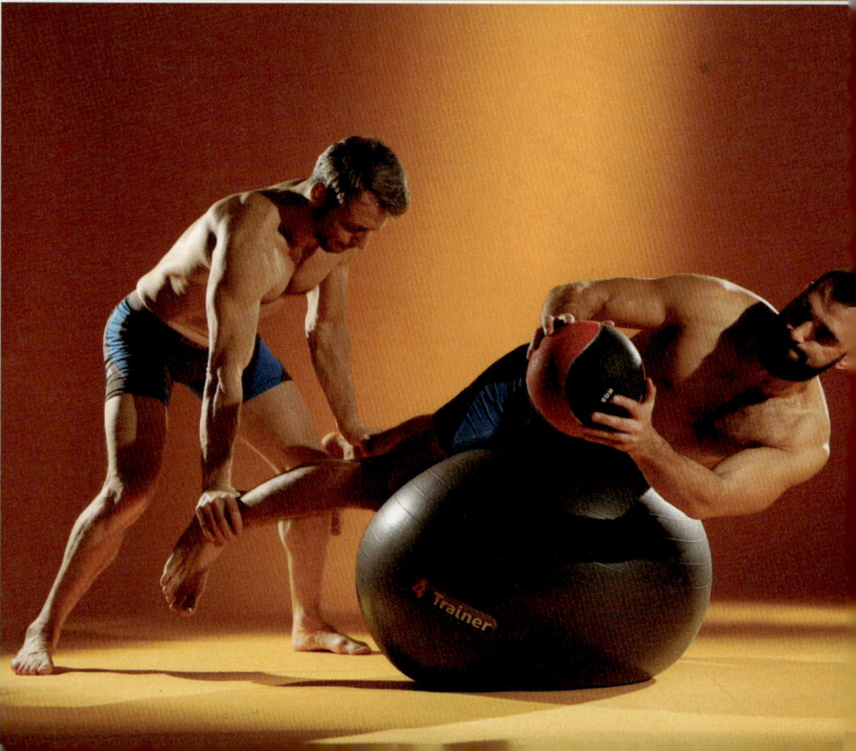

# 기능적 훈련 FUNCTIONAL TRAINING 01

*가동성이 중요한 움직임에 대한 기능적인 접근은 육상, 체조, 역도에서 영감을 얻은 훈련 프로그램의 핵심이다.*

인간의 움직임은 특정 스포츠에서만 해당될 수 있지만, 이는 또한 일상생활의 일부분이기도 하다. 간단히 말해서, **기능적인 움직임은 우리가 삶을 살 수 있게 해준다.** 가동성을 유지하고 발전시키기 위한 기본적인 접근 방식은 다음과 같은 내용을 실행하기 때문에 중요한 훈련이다.

- 공간의 3차원 사용
- 호흡에 대한 인식을 권장
- 편심성 및 동심성 근육 활동 촉진
- 중량이 있거나 없는 운동 포함
- 작용근과 대항근 사이의 균형 포함
- 몸의 위치와 움직임의 인식 생성
- 근육 조직의 근력과 근긴장도 향상

훈련은 더 이상 근력을 우선순위를 정하거나 지구력을 유지하는 것이 전부는 아니다. 대신에 우리는 어떠한 신체 활동에 대해서도 기본적인 가동성을 향상시키는 구성요소를 추가시키고, 모든 운동과 훈련 단계에서 일관되게 유지한다. 이를 통해 움직임에 다른 신체적 특성을 전달하고 특정 훈련 연습(또는 일상생활)이 운동기능에 미치는 유해한 영향을 퇴치할 수 있다.

**주의**

움직임에서 역학적인 제한, 심지어 병리학적 제한의 많은 부분은 운동조절의 상실에서 비롯된다.

## 조절능력 찾기

호흡, 감정, 신체적 장애(손상, 과훈련, 열악한 상태 등)는 단기 또는 장기적으로 심각한 근육 보상 및 다양한 불균형을 유발할 수 있다. 부분적으로, 신체는 그 움직임에 대한 조절능력을 상실하고, 제한된 문제의 무게로 인해 기능을 하지 못하는 기계가 된다.

**조절력을 찾아야만 한다.**

최적의 움직임에 숙달하기 – 신경 시스템으로부터 좋은 피드백에 의해 유도됨;

모든 방향에서 적절한 협응;

그리고 제한된 뻣뻣함, 유착 및 근육 불균형은 일상생활 활동 수준에 관계없이 통증과 움직임 제한 없는 삶의 핵심이다.

최근 연구들은 구조화되지 않은 움직임에 대해 많은 연구를 해왔으며, 이것이 손상에 의한 것이 아닌 경우 잘 조절되지 않은 움직임에 의해서 비롯되는 경우가 많다.

보상적인 움직임, 근육 불균형, 강력한 운동근육의 과사용은 많은 연구들에 의해 객관적으로 다루어지고 있다.

(Comerford and Mottram 2001; Sahrmann 2002; Richardson et al. 2004; Jull et al. 2000).

## 근섬유 종류와 움직임

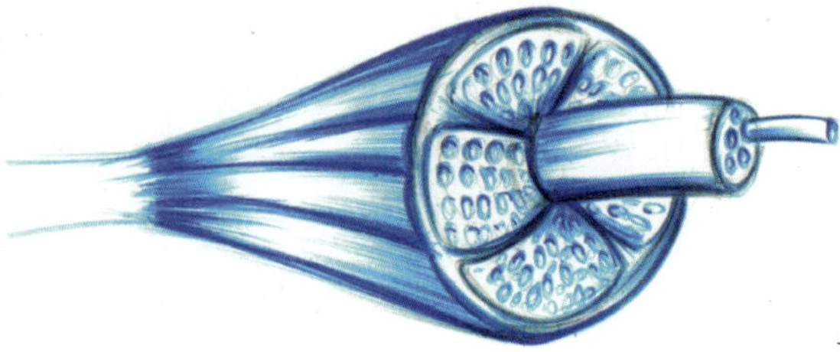

근육은 빠른 연축 섬유와 느린 연축 섬유로 구성되며 상대적인 비율은 훈련에 큰 영향을 미친다. 빠른 연축 근섬유는 빠르고 폭발적인 움직임을 만들어 낼 수 있게 되었으며, 고강도의 수축이 일어나나 쉽게 피로해진다. 반대로 느린 연축 근섬유는 피로도가 덜하며, 움짐임과 자세를 조절한다.

그 결과 인체의 신체 훈련에는 속도 및 힘 그리고 지구력과 운동 조절이라는 두가지 차원의 방법이 있다. 최적의 실행을 위해서는 둘 다 포함된다. 이것은 약간 컴퓨터와 비슷하다. 기계도 있고, 소프트웨어도 있다. 가능한 최대로 강해지려면 최고의 하드웨어와 최고의 소프트웨어로 업그레이드 해야 한다. 수년 동안 우리는 인간을 컴퓨터처럼 개선하려고 노력해 왔다. 운영체제를 개선하지 않고 더 좋은 그래픽 카드, 프로세서 또는 더 빠른 메모리 카드를 추가한다. 최대 기능을 위해서는 다음과 같은 사항들이 함께 진행되어야 한다. 최상의 운동 기능을 사용하고, 최적화된 근육과 연결하며 균형(항중력 및 자세 조절)과 가동성(가중 또는 빠른 움직임)을 촉진한다.

훈련 과정 내내 가동성과 균형을 결합하는 것을 항상 기억해야한다.
훈련 시 운동의 질, 가동성, 속도를 유지하고 전체 연습 시간 범위와
권장 세트 및 반복 횟수를 적용해야 한다.

스콜피온 운동(전갈 운동)을 예를 들어보자(208페이지 참조). 설명한 바와 같이 운동은 빠른 움직임을 사용하여 실행되지만, 신체의 정렬을 보장하고 심부 복부 근육을 긴장시키면서 최대 범위 지점에서 일시 정지 하여 느리게 실행될 수도 있다. 10회 반복 3세트, 휴식시간을 40초 갖는다. 이것은 분명히 균형에 초점을 맞춘 프로그램을 따르고 있다는 것을 의미한다.

반대로, 휴식을 취함으로써 전갈 운동을 연습할 수 있다. 이러한 경우, 반복 횟수나 경과된 시간을 측정하는 것이 아니라 부드러움이나 실행속도를 측정하는 것이다. 이 예시에서 이상적인 것은 단지 더 빨리 가기 위해서 하는 것이 아니라 조절된 상태로 전체 범위에서 움직임을 실행하는 것이다. 속도는 부드러운 움직임에 기초하여 실행해야 한다.

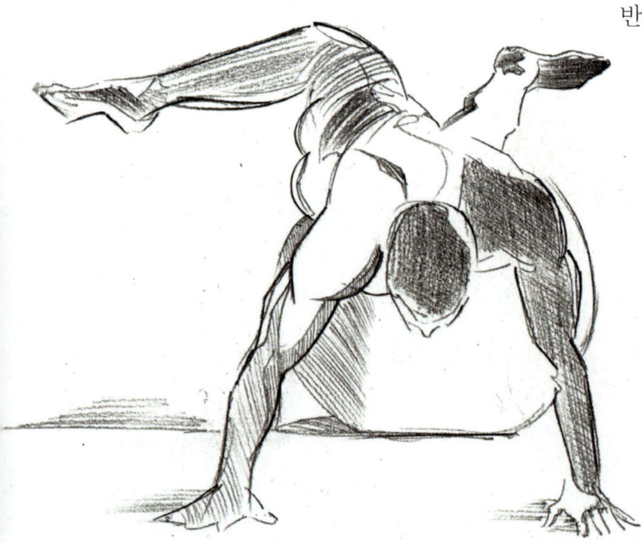

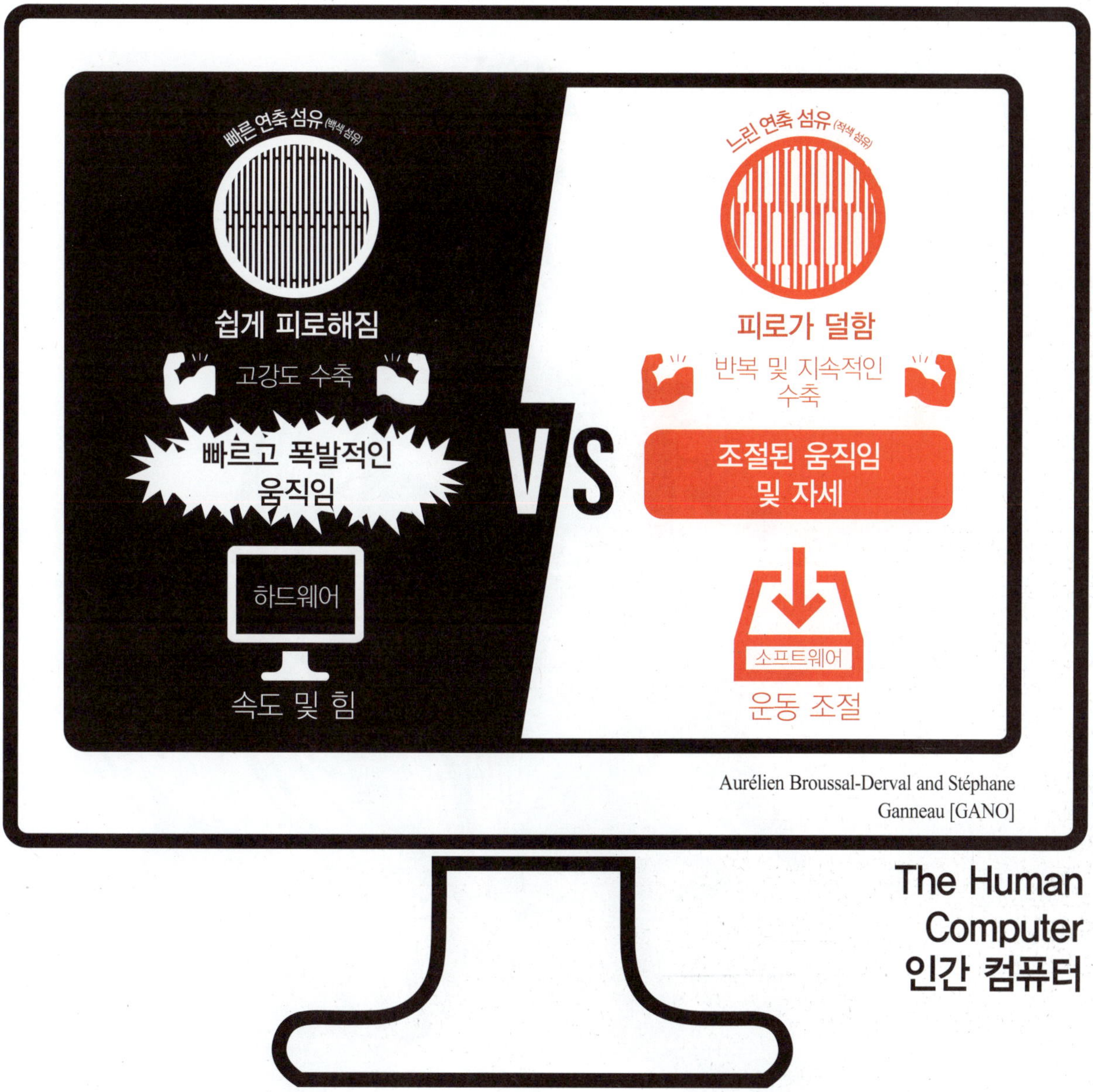


Aurélien Broussal-Derval and Stéphane Ganneau [GANO]

**The Human Computer**
**인간 컴퓨터**

# 운동 시리즈
# Exercise Series

이러한 운동들의 변형은 어려운 순서대로 제시되었다. 더 어려운 운동들을 실행할 때, 운동의 움직임을 더 어렵게 변형하면서 실행한다. 모든 경우에 첫 번째 몇 가지 운동들을 건너뛰지 않도록 주의한다. 시간이 지남에 따라 이 동작들은 준비운동으로 진행될 것이다.

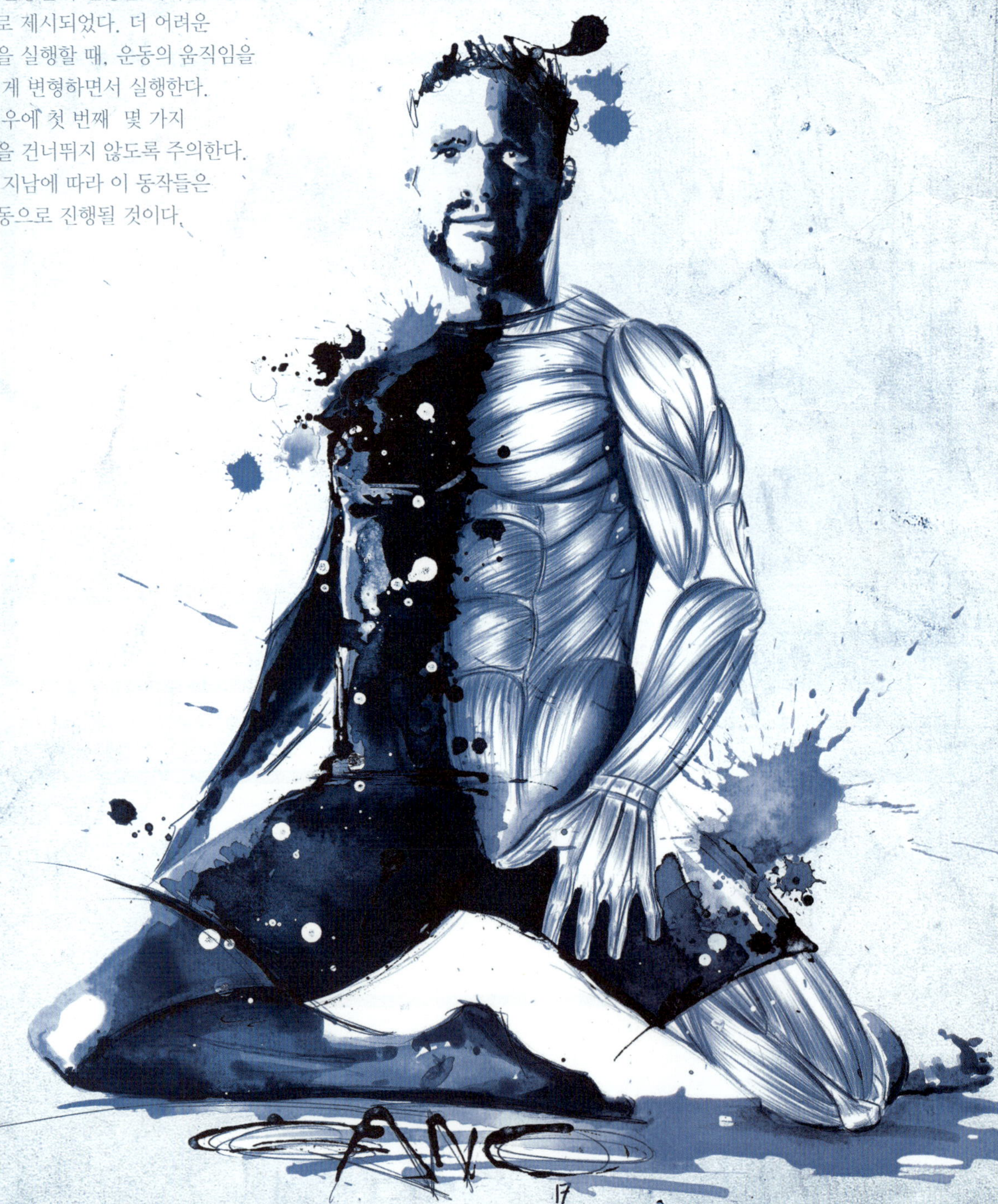

# 어깨 가동성과 조절 운동 시리즈

## SHOULDER-OPENING SERIES

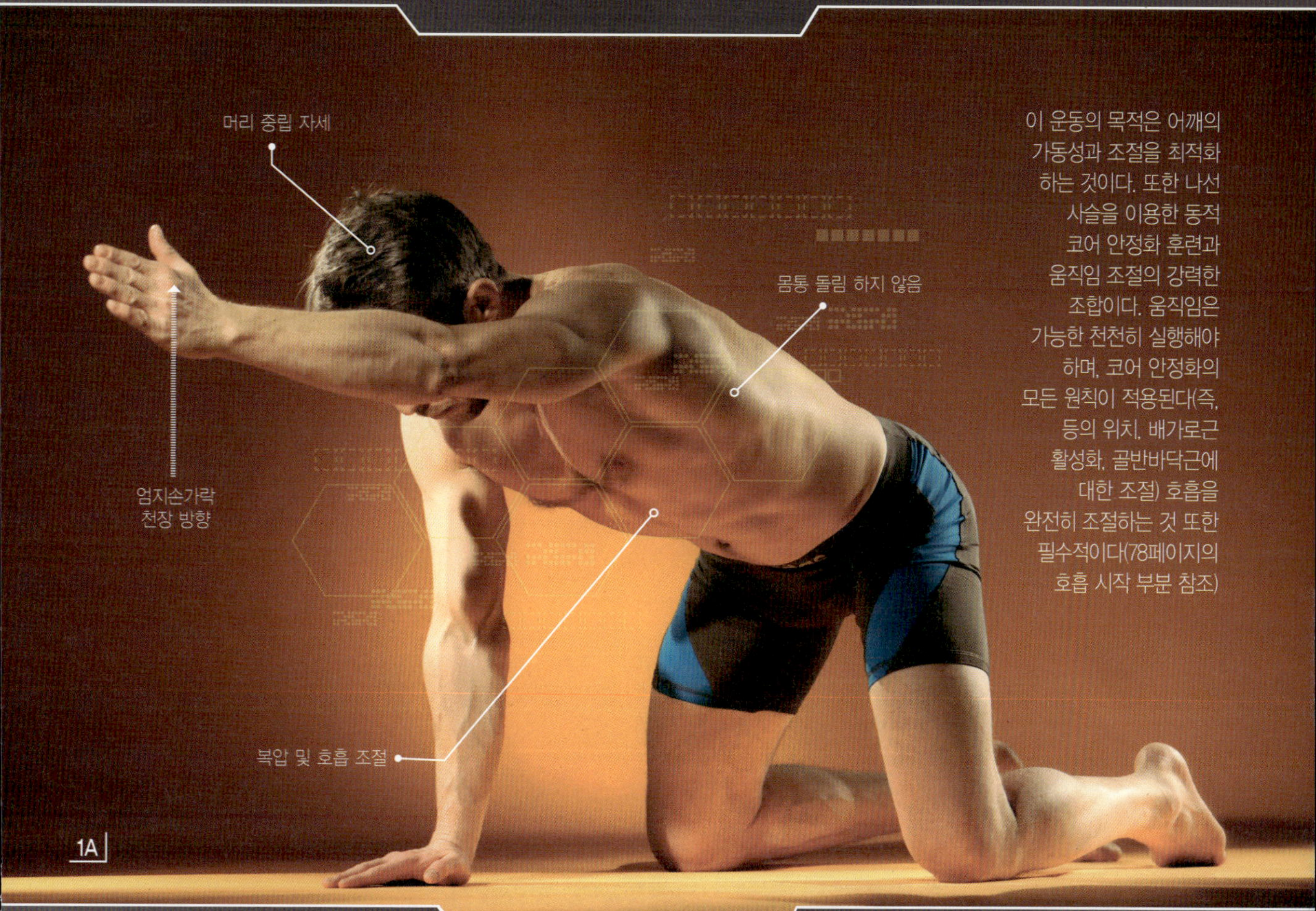


이 운동의 목적은 어깨의 가동성과 조절을 최적화 하는 것이다. 또한 나선 사슬을 이용한 동적 코어 안정화 훈련과 움직임 조절의 강력한 조합이다. 움직임은 가능한 천천히 실행해야 하며, 코어 안정화의 모든 원칙이 적용된다(즉, 등의 위치, 배가로근 활성화, 골반바닥근에 대한 조절) 호흡을 완전히 조절하는 것 또한 필수적이다(78페이지의 호흡 시작 부분 참조)

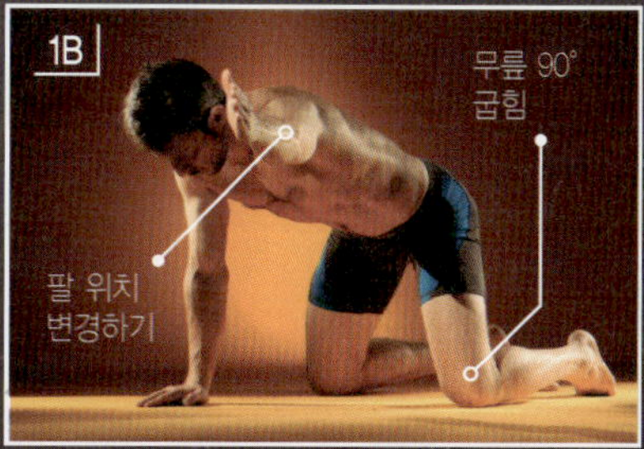


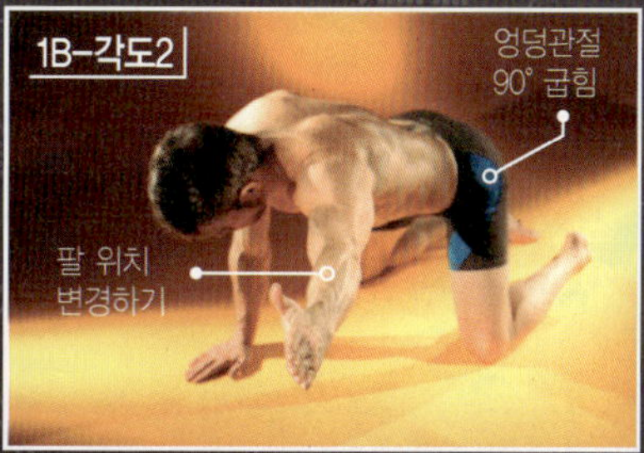


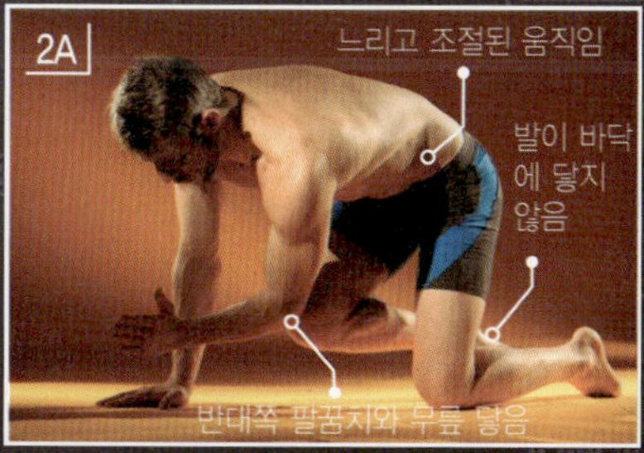


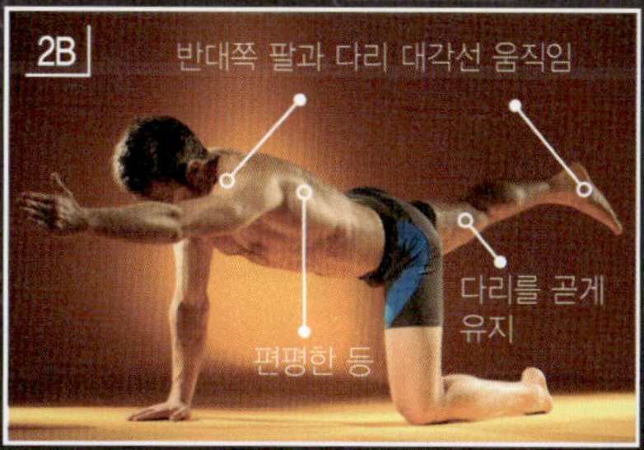


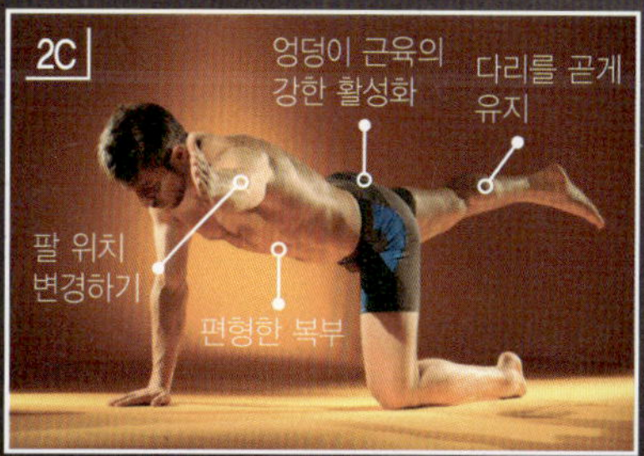

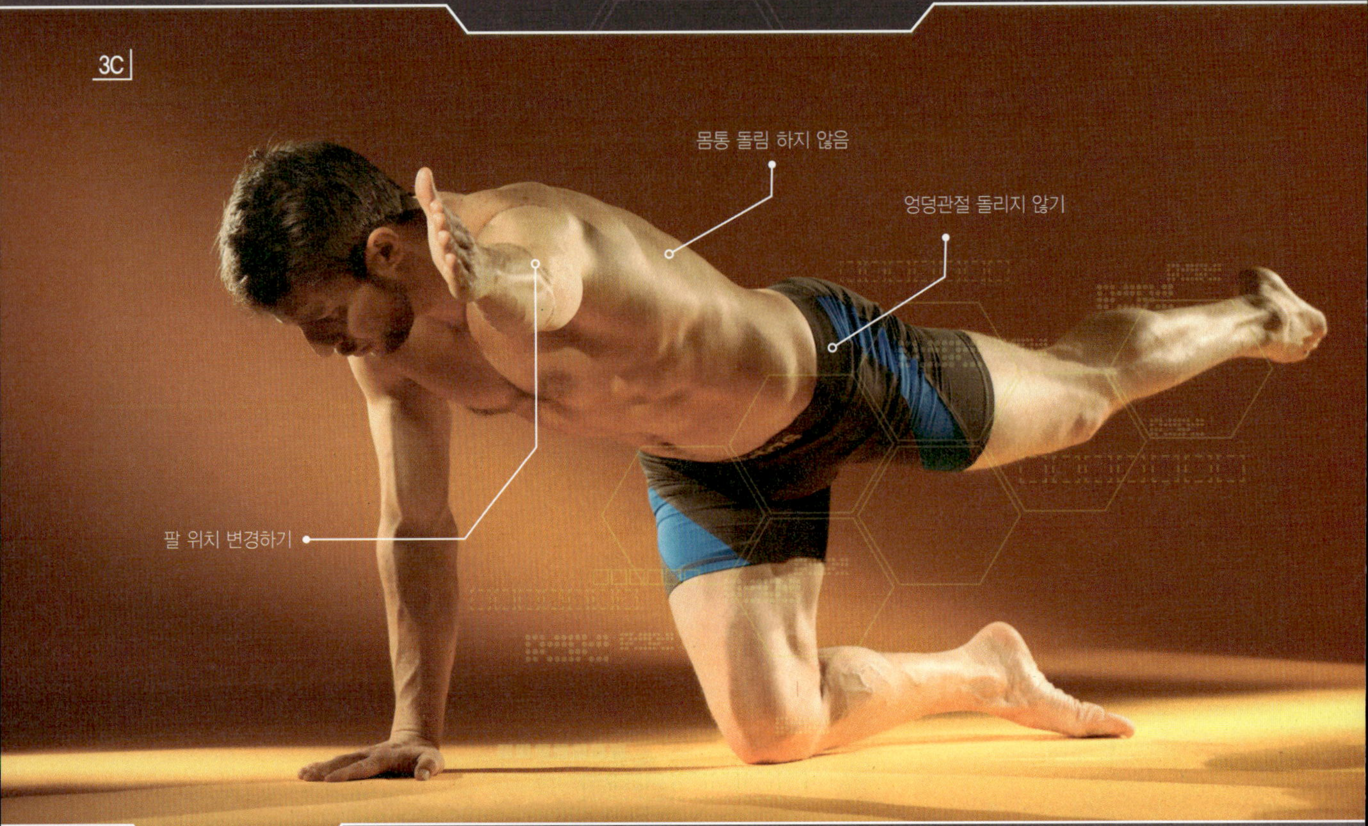
3C
몸통 돌림 하지 않음
엉덩관절 돌리지 않기
팔 위치 변경하기

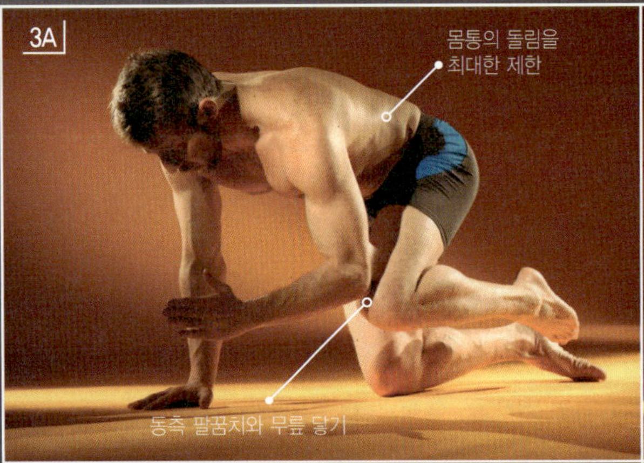
3A
몸통의 돌림을
최대한 제한
동측 팔꿈치와 무릎 닿기

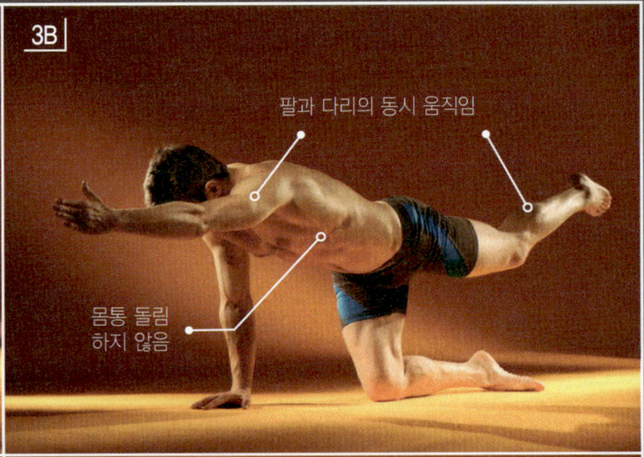
3B
팔과 다리의 동시 움직임
몸통 돌림
하지 않음

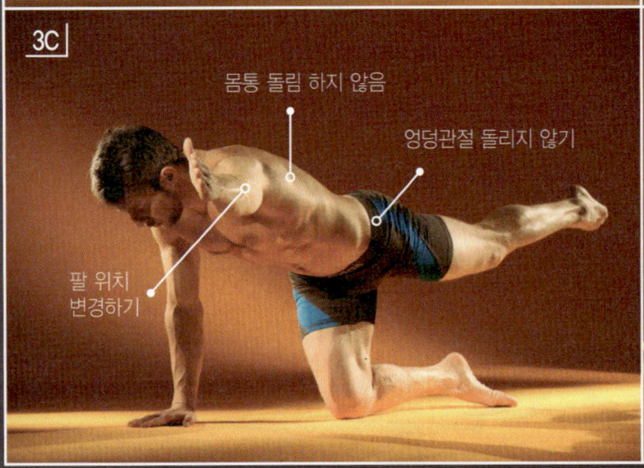
3C
몸통 돌림 하지 않음
엉덩관절 돌리지 않기
팔 위치
변경하기

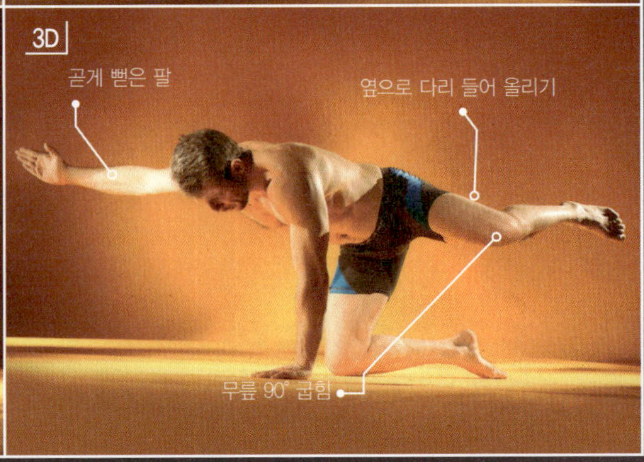
3D
곧게 뻗은 팔
옆으로 다리 들어 올리기
무릎 90° 굽힘

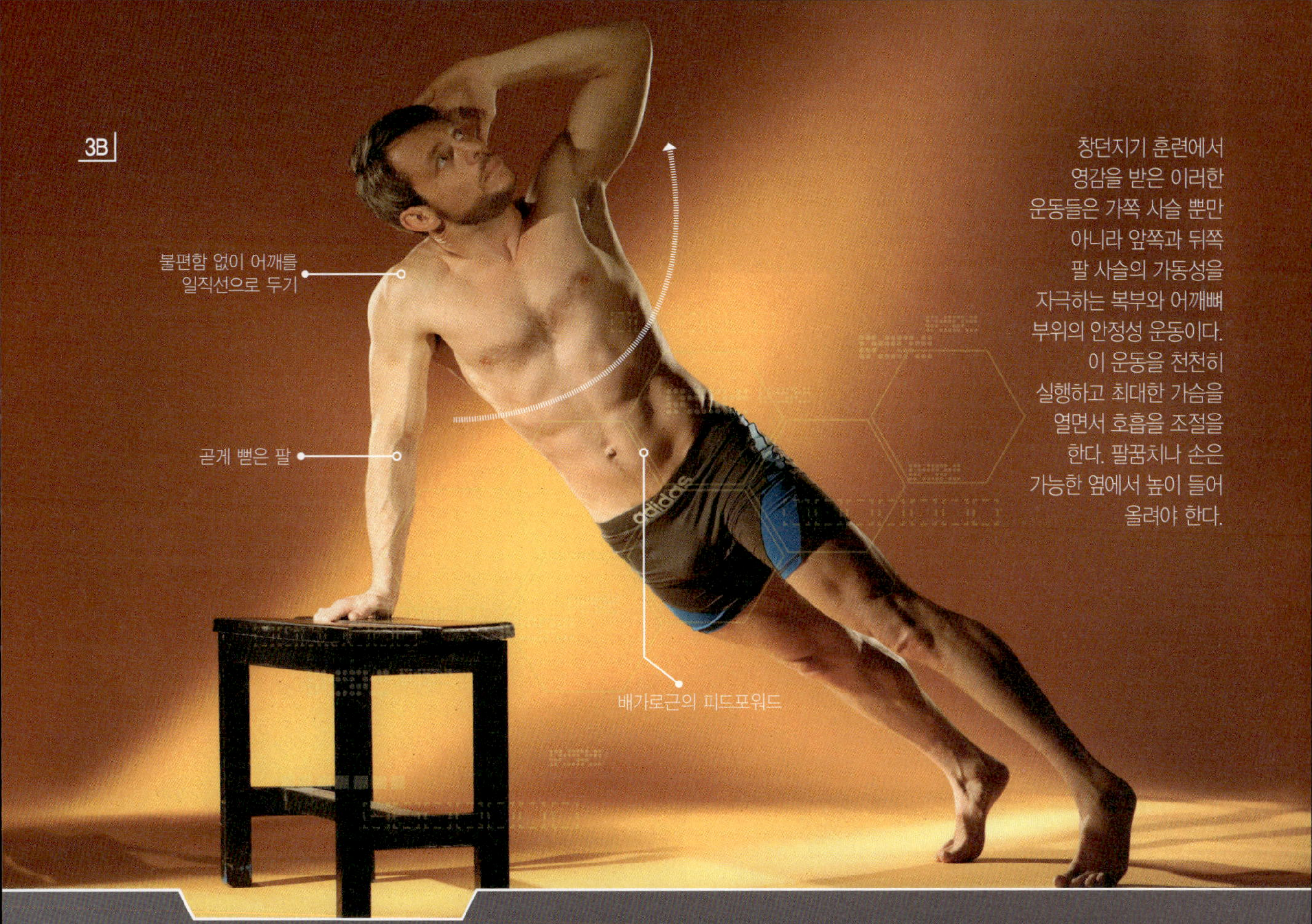


창던지기 훈련에서 영감을 받은 이러한 운동들은 가쪽 사슬 뿐만 아니라 앞쪽과 뒤쪽 팔 사슬의 가동성을 자극하는 복부와 어깨뼈 부위의 안정성 운동이다. 이 운동을 천천히 실행하고 최대한 가슴을 열면서 호흡을 조절을 한다. 팔꿈치나 손은 가능한 옆에서 높이 들어 올려야 한다.

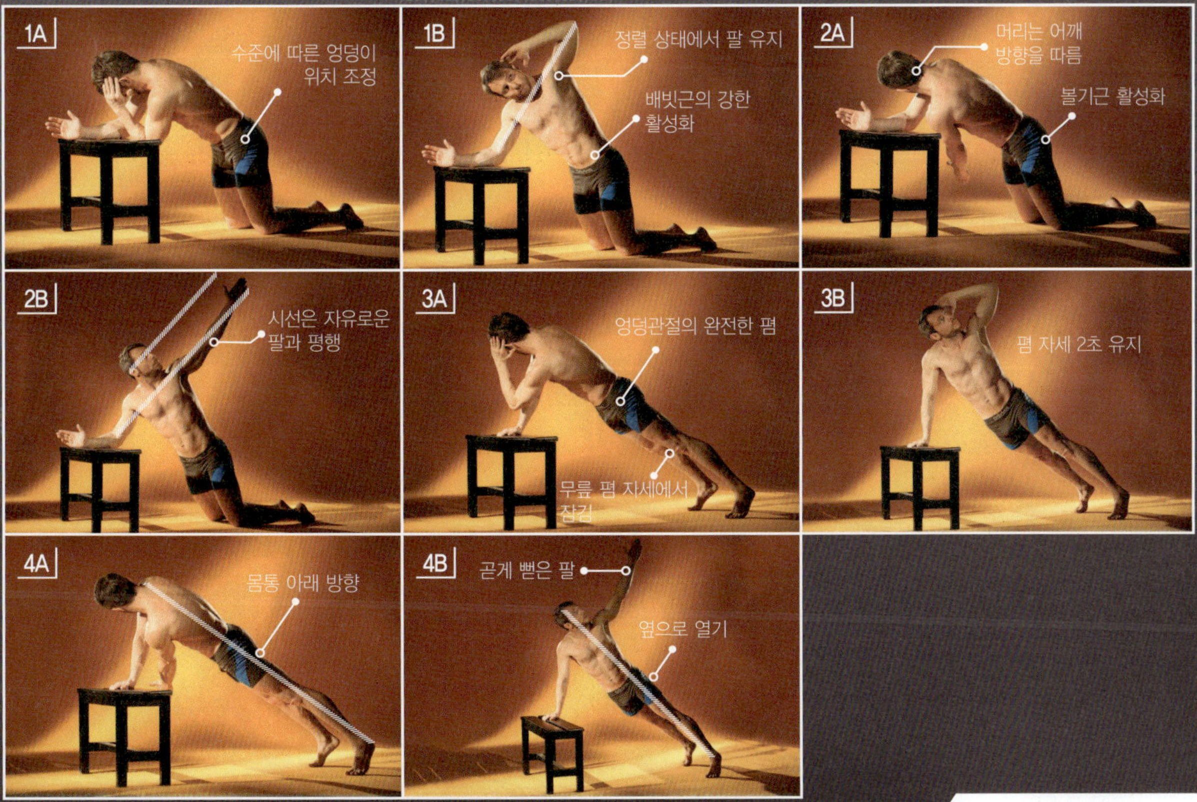

# 스핑크스 시리즈

## SPHINX SERIES

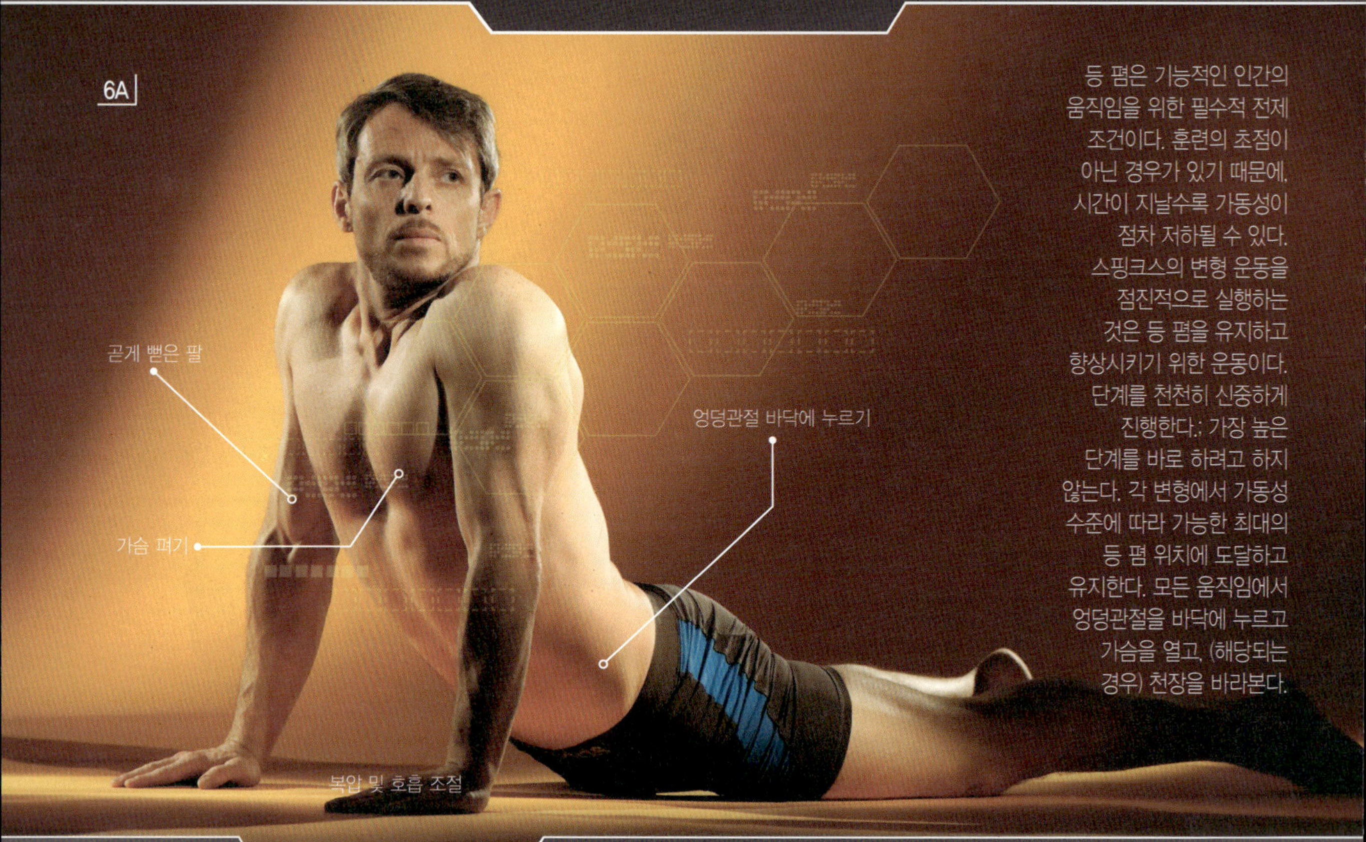


등 펌은 기능적인 인간의 움직임을 위한 필수적 전제 조건이다. 훈련의 조절이 아닌 경우가 있기 때문에, 시간이 지날수록 가동성이 점차 저하될 수 있다. 스핑크스의 변형 운동을 점진적으로 실행하는 것은 등 폄을 유지하고 향상시키기 위한 운동이다. 단계를 천천히 신중하게 진행한다.: 가장 높은 단계를 바로 하려고 하지 않는다. 각 변형에서 가동성 수준에 따라 가능한 최대의 등 폄 위치에 도달하고 유지한다. 모든 움직임에서 엉덩관절을 바닥에 누르고 가슴을 열고, (해당되는 경우) 천장을 바라본다.

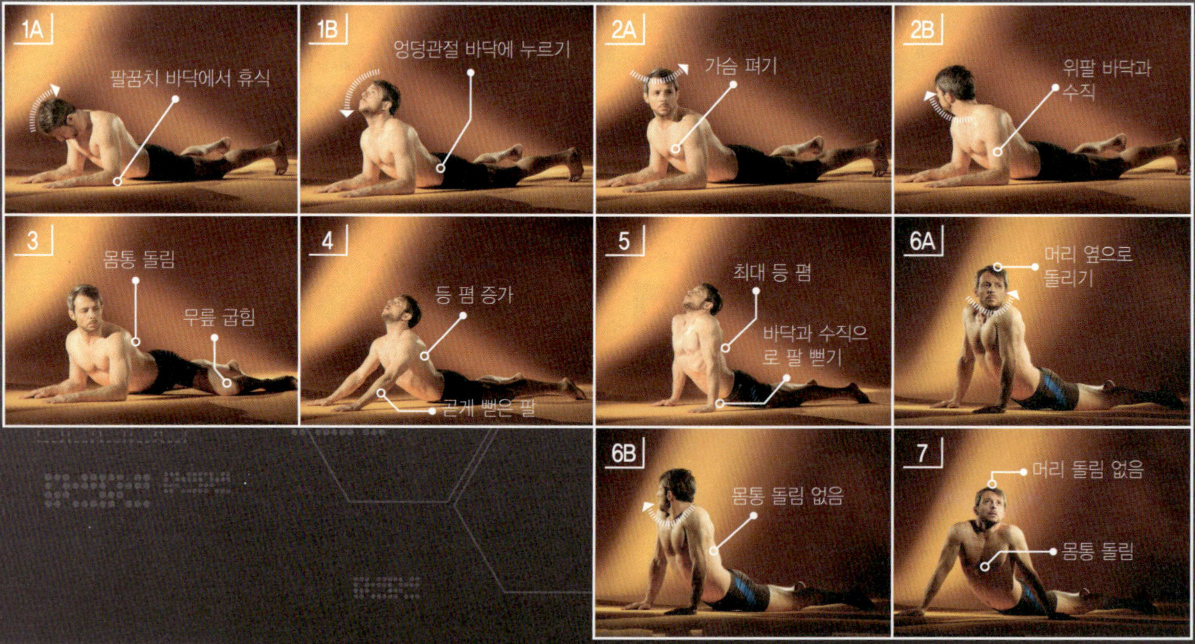

8A

운동 시리즈에서 가장 진보된 버전은 전방 사슬 방향으로 늘리는 것이다. 이 자세는 스핑크스 자세와 넙다리네갈래근의 매우 강한 스트레칭을 결합한다. 정강이가 벽에 닿은 상태에서 무릎에서부터 팔굽혀펴기 자세를 시작한다.

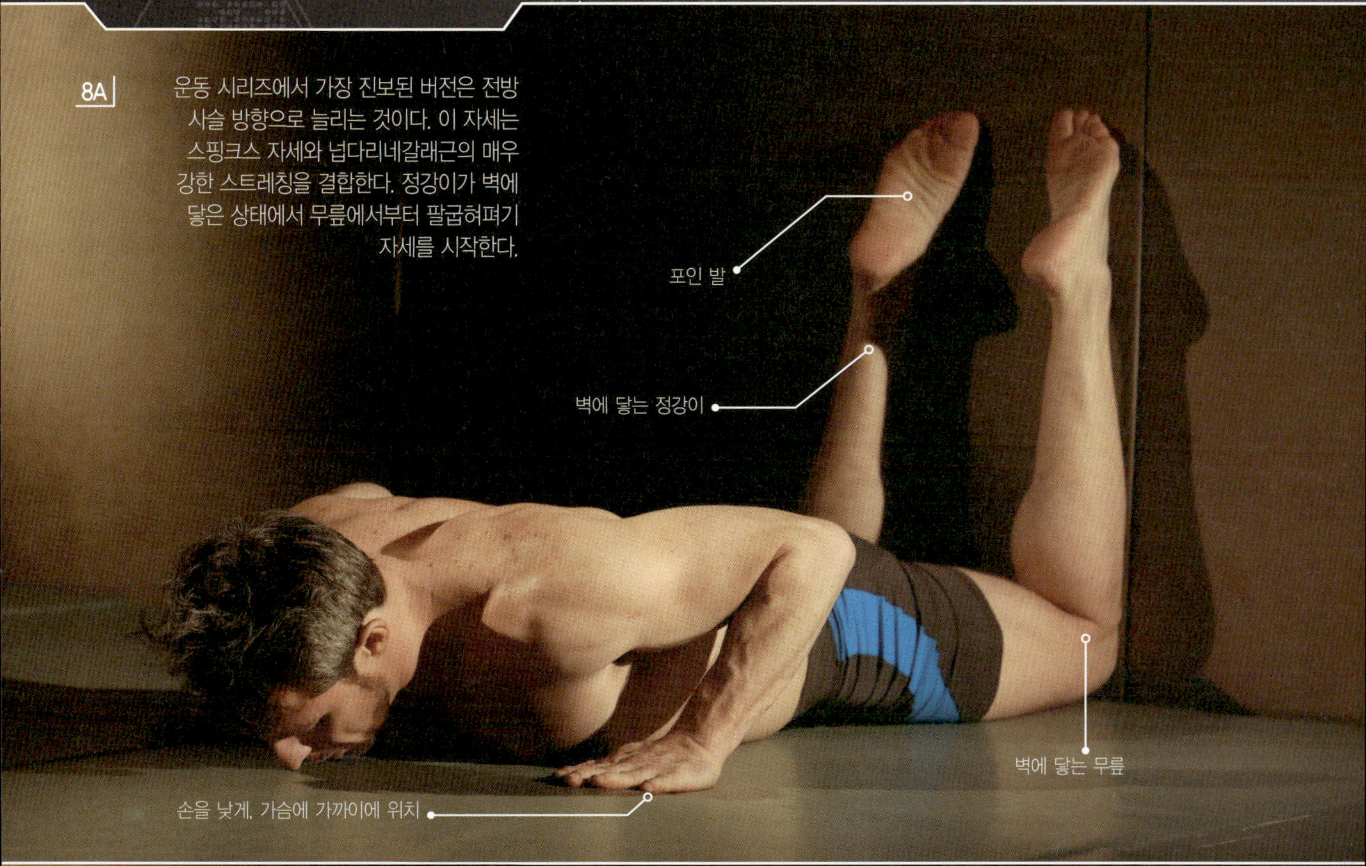
포인 발
벽에 닿는 정강이
벽에 닿는 무릎
손을 낮게, 가슴에 가까이에 위치

8B

천장을 보면서 최대한 등을 편다. 숨을 내쉬면서 이 자세를 유지하고 최대한 이완하도록 한다. 만약 이 자세가 쉬워지면 뒤에 있는 벽이 보일 때까지 천장을 보면서 가동범위를 증가시킬 수 있다. 또한 엉덩관절을 바닥으로 최대한 누를 수도 있다.

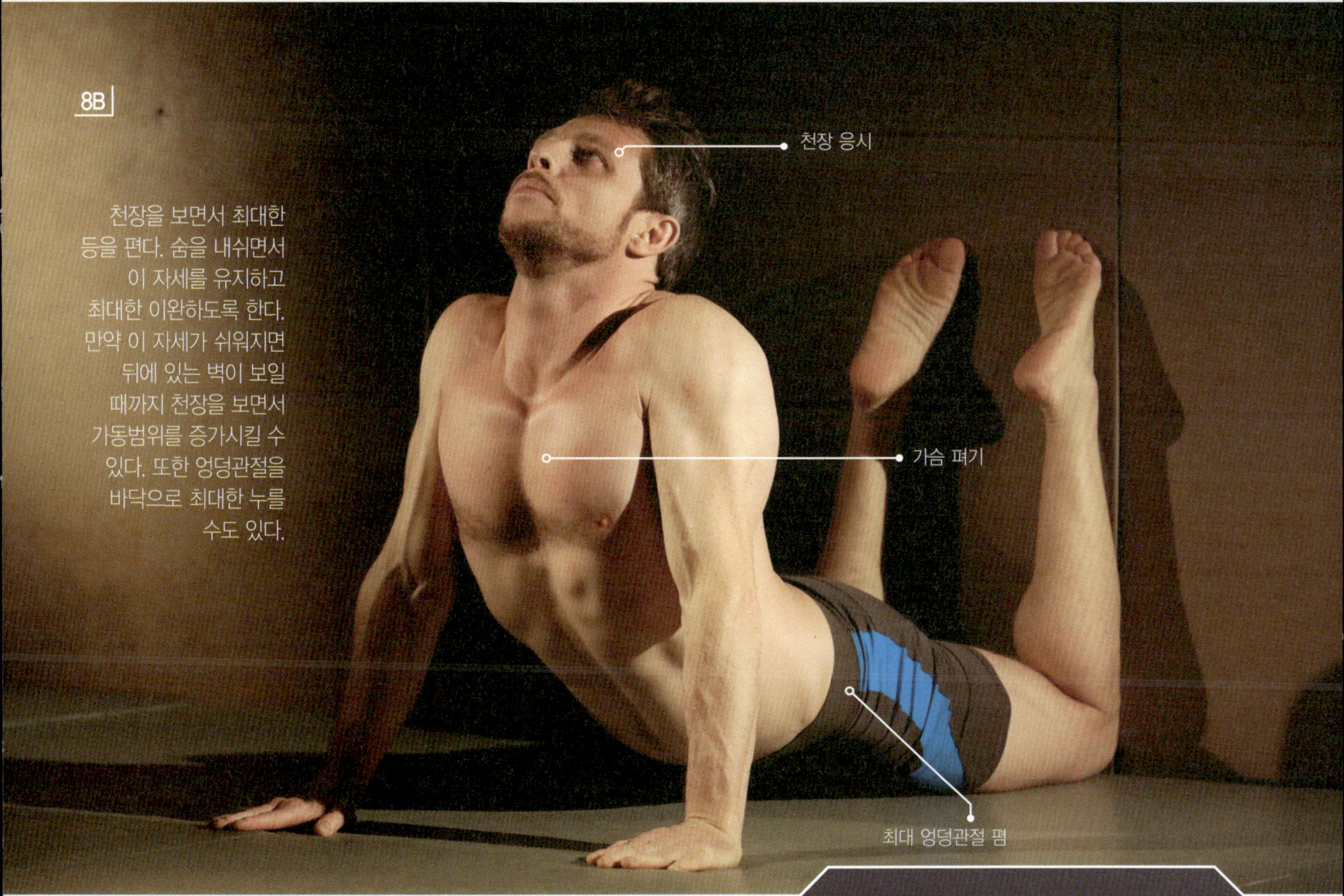
천장 응시
가슴 펴기
최대 엉덩관절 폄

# 골반 조절 시리즈
## PELVIC CONTROL SERIES

이 운동은 골반이 몸의 한 부부분이라고 집중할 수 있을 정도로 조절하는 것을 목표로 한다. 시간이 지남에 따라 도구 없이 하거나 사진에서 볼 수 있듯이 중간 크기의 메디슨 볼 또는 스위스 볼을 이용하여 다른 면들에서 엉덩관절을 움직이는 방법을 배울 수 있다.

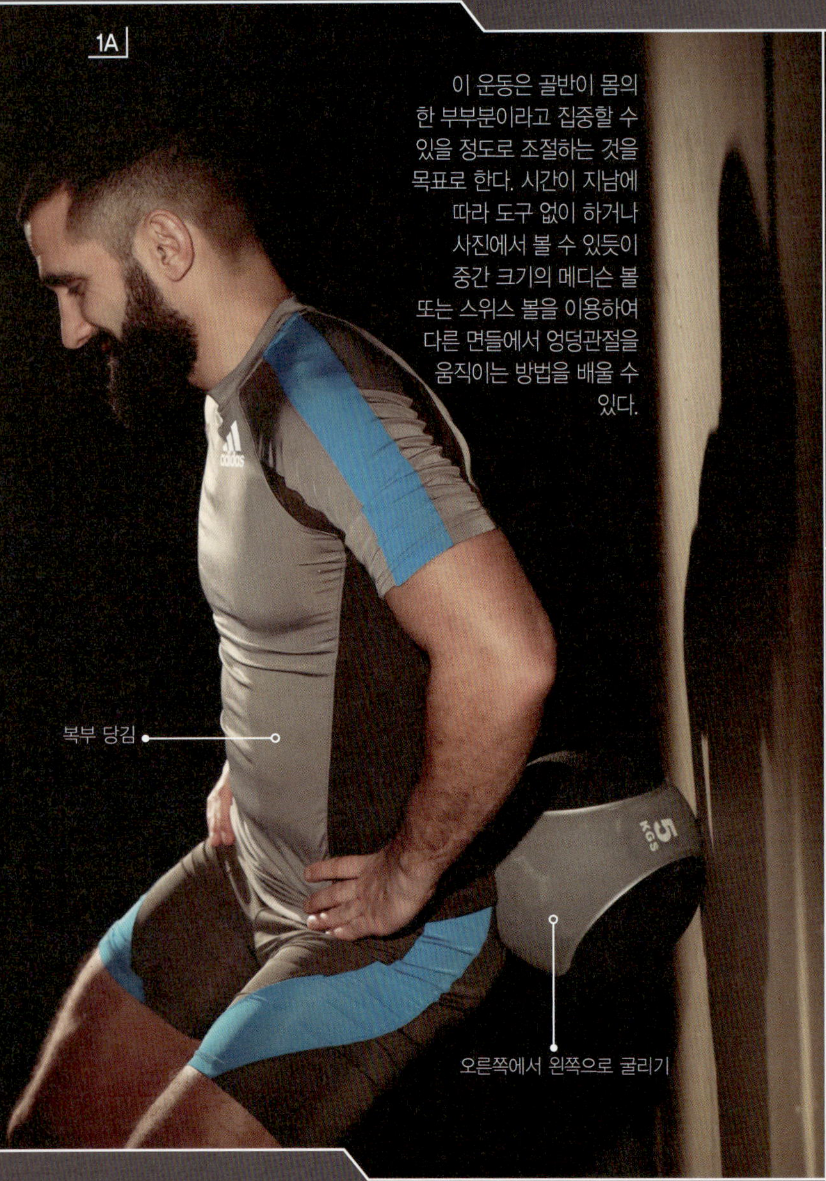


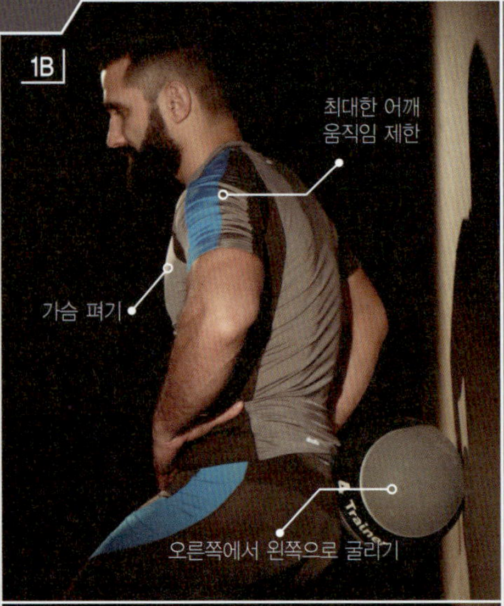


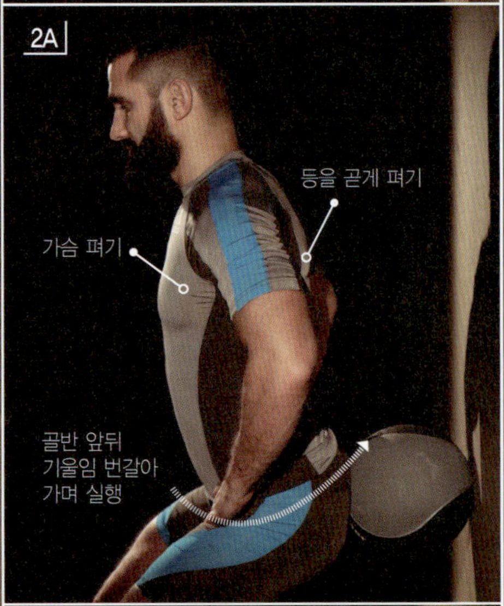


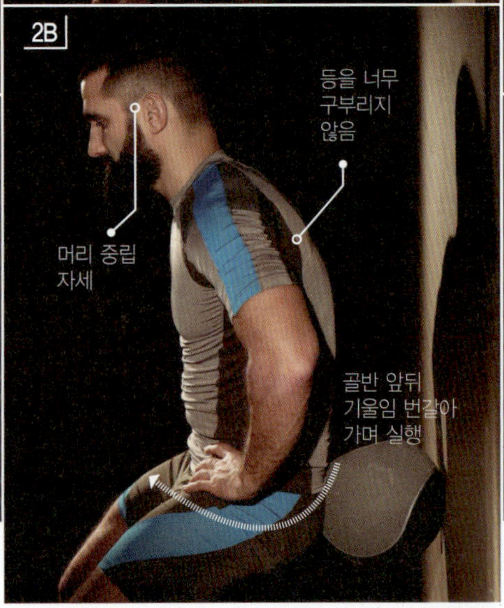

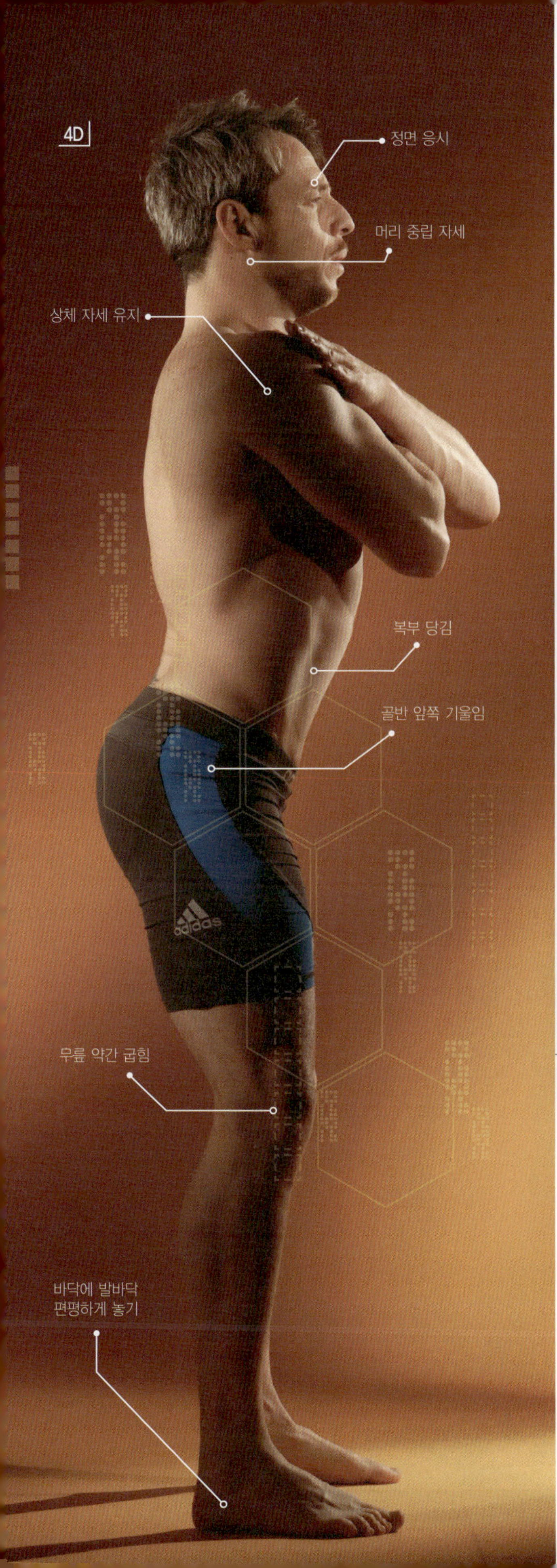
4D
정면 응시
머리 중립 자세
상체 자세 유지
복부 당김
골반 앞쪽 기울임
무릎 약간 굽힘
바닥에 발바닥
편평하게 놓기

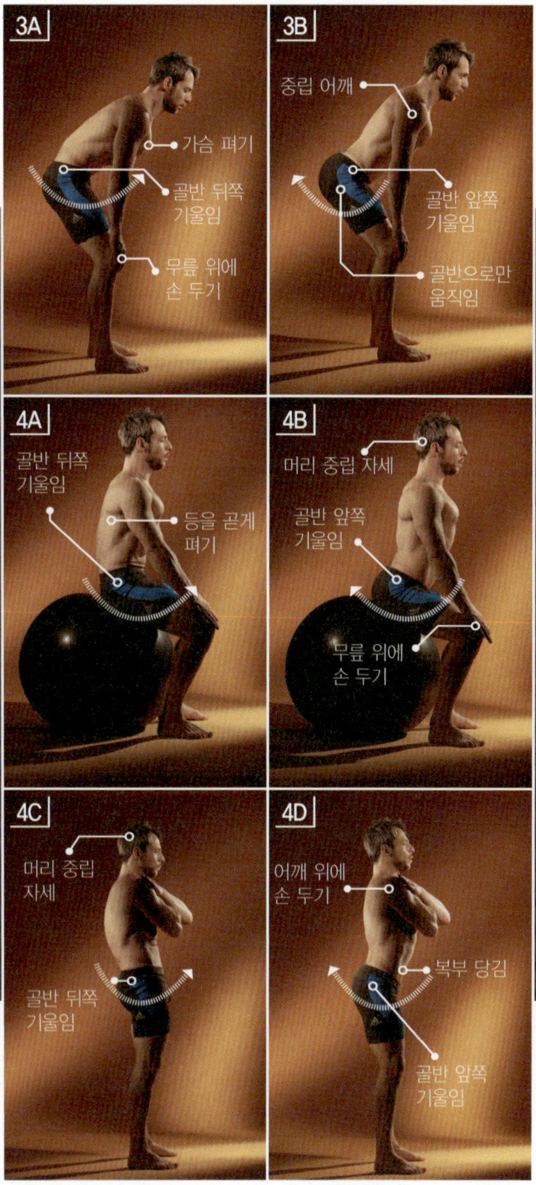
3A
가슴 펴기
골반 뒤쪽
기울임
무릎 위에
손 두기
3B
중립 어깨
골반 앞쪽
기울임
골반으로만
움직임
4A
골반 뒤쪽
기울임
등을 곧게
펴기
4B
머리 중립 자세
골반 앞쪽
기울임
무릎 위에
손 두기
4C
머리 중립
자세
골반 뒤쪽
기울임
4D
어깨 위에
손 두기
복부 당김
골반 앞쪽
기울임

# 오모플라타 운동 시리즈

## OMOPLATA SERIES

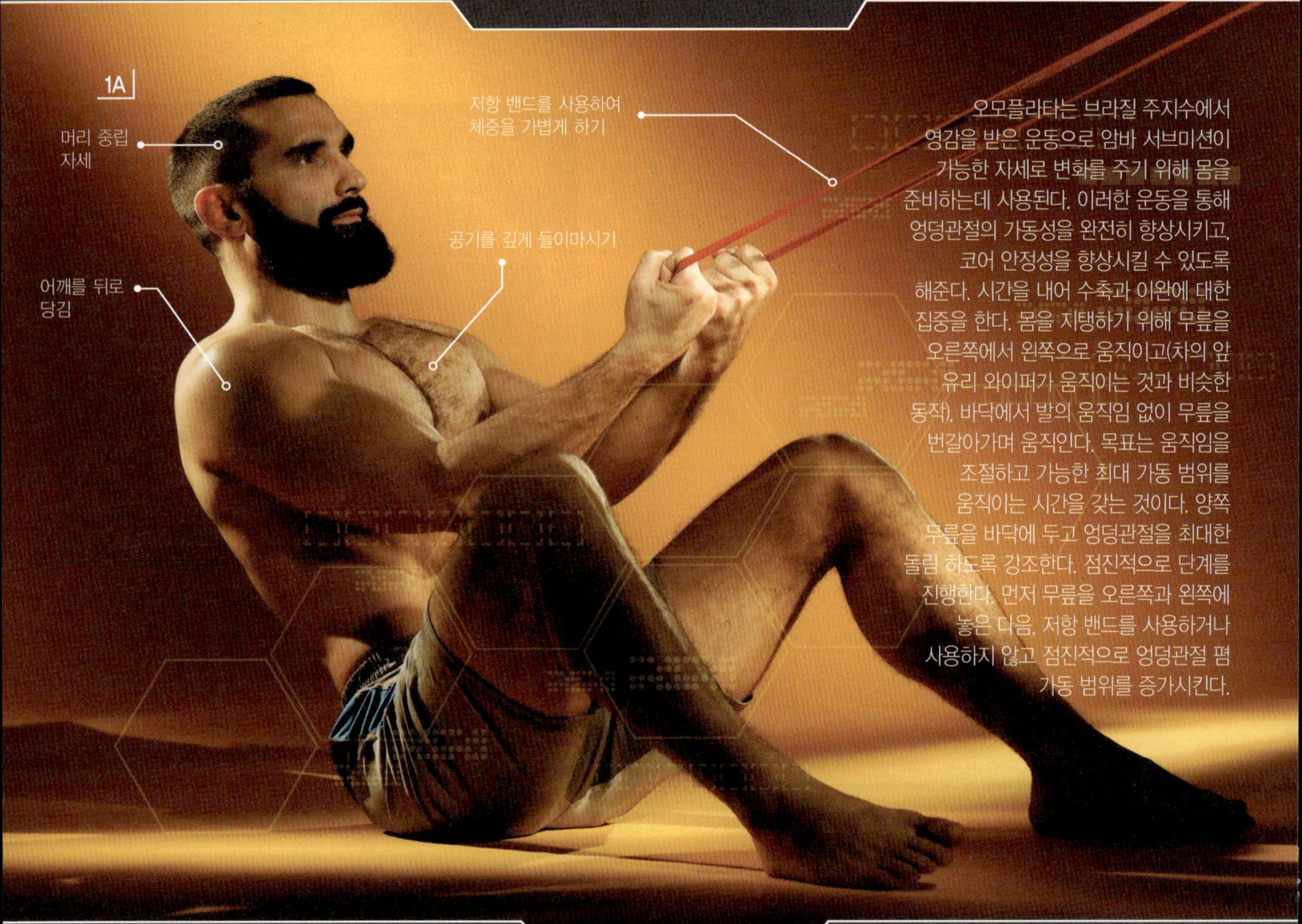
1A
머리 중립 자세
저항 밴드를 사용하여 체중을 가볍게 하기
공기를 깊게 들이마시기
어깨를 뒤로 당김

오모플라타는 브라질 주지수에서 영감을 받은 운동으로 암바 서브미션이 가능한 자세로 변화를 주기 위해 몸을 준비하는데 사용된다. 이러한 운동을 통해 엉덩관절의 가동성을 완전히 향상시키고, 코어 안정성을 향상시킬 수 있도록 해준다. 시간을 내어 수축과 이완에 대한 집중을 한다. 몸을 지탱하기 위해 무릎을 오른쪽에서 왼쪽으로 움직이고(차의 앞 유리 와이퍼가 움직이는 것과 비슷한 동작), 바닥에서 발의 움직임 없이 무릎을 번갈아가며 움직인다. 목표는 움직임을 조절하고 가능한 최대 가동 범위를 움직이는 시간을 갖는 것이다. 양쪽 무릎을 바닥에 두고 엉덩관절을 최대한 돌림 하도록 강조한다. 점진적으로 단계를 진행한다. 먼저 무릎을 오른쪽과 왼쪽에 놓은 다음, 저항 밴드를 사용하거나 사용하지 않고 점진적으로 엉덩관절 폄 가동 범위를 증가시킨다.

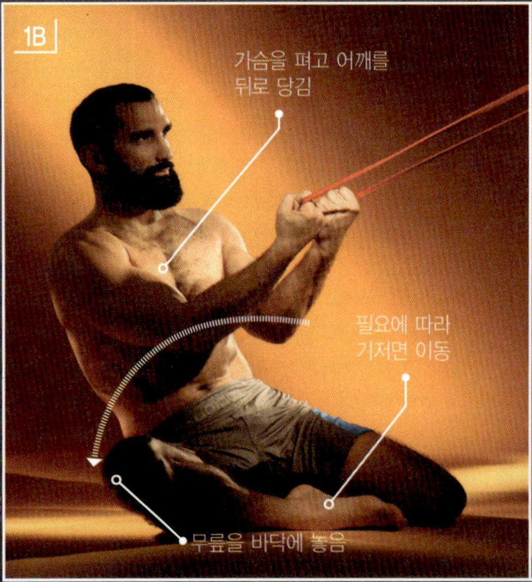


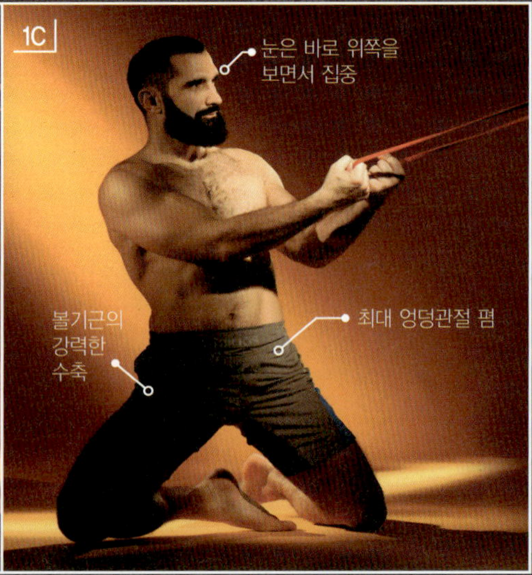
1C
눈은 바로 위쪽을 보면서 집중
볼기근의 강력한 수축
최대 엉덩관절 폄

2A

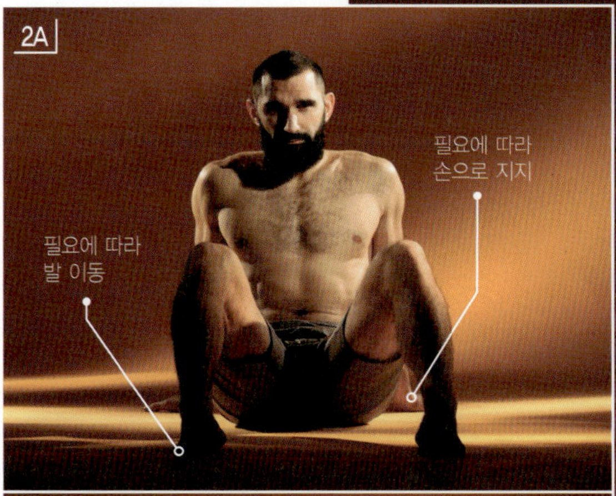
필요에 따라
손으로 지지
필요에 따라
발 이동

2B

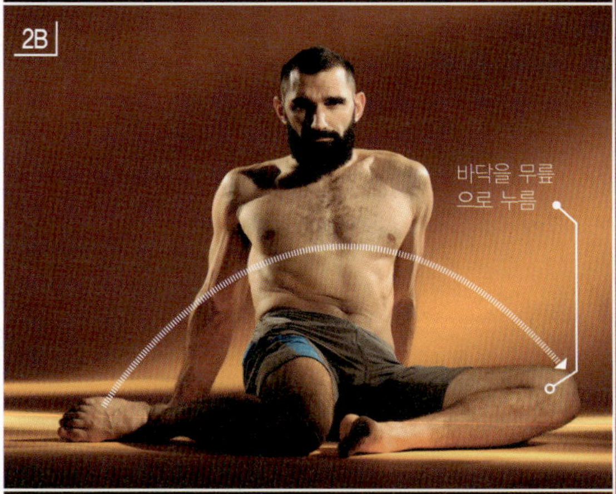
바닥을 무릎
으로 누름

2C

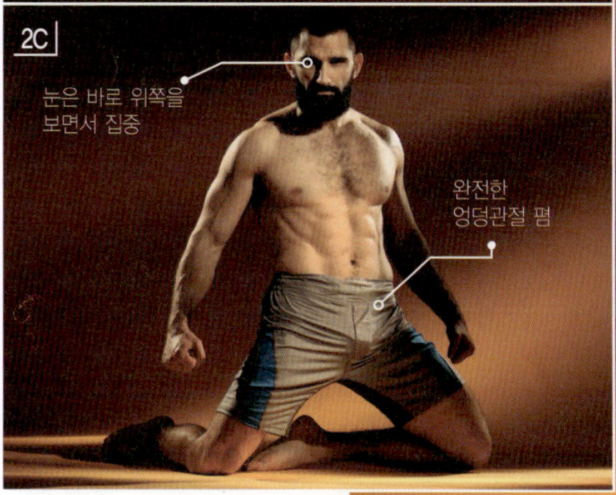
눈은 바로 위쪽을
보면서 집중
완전한
엉덩관절 폄

2D

저항 밴드를 놓는다. 무릎의 움직임과 위치에 집중하면서 엉덩관절을 최대 폄을 하는 것에 대해 특히 주의한다. 자유로운 팔을 대각선 뒤쪽으로 펴서 나선 사슬과 가쪽 사슬을 포함해 과도하게 움직일 수 있다. 팔을 최대로 뻗고 본인 스스로 신장이 늘어나도록 노력해야 한다.

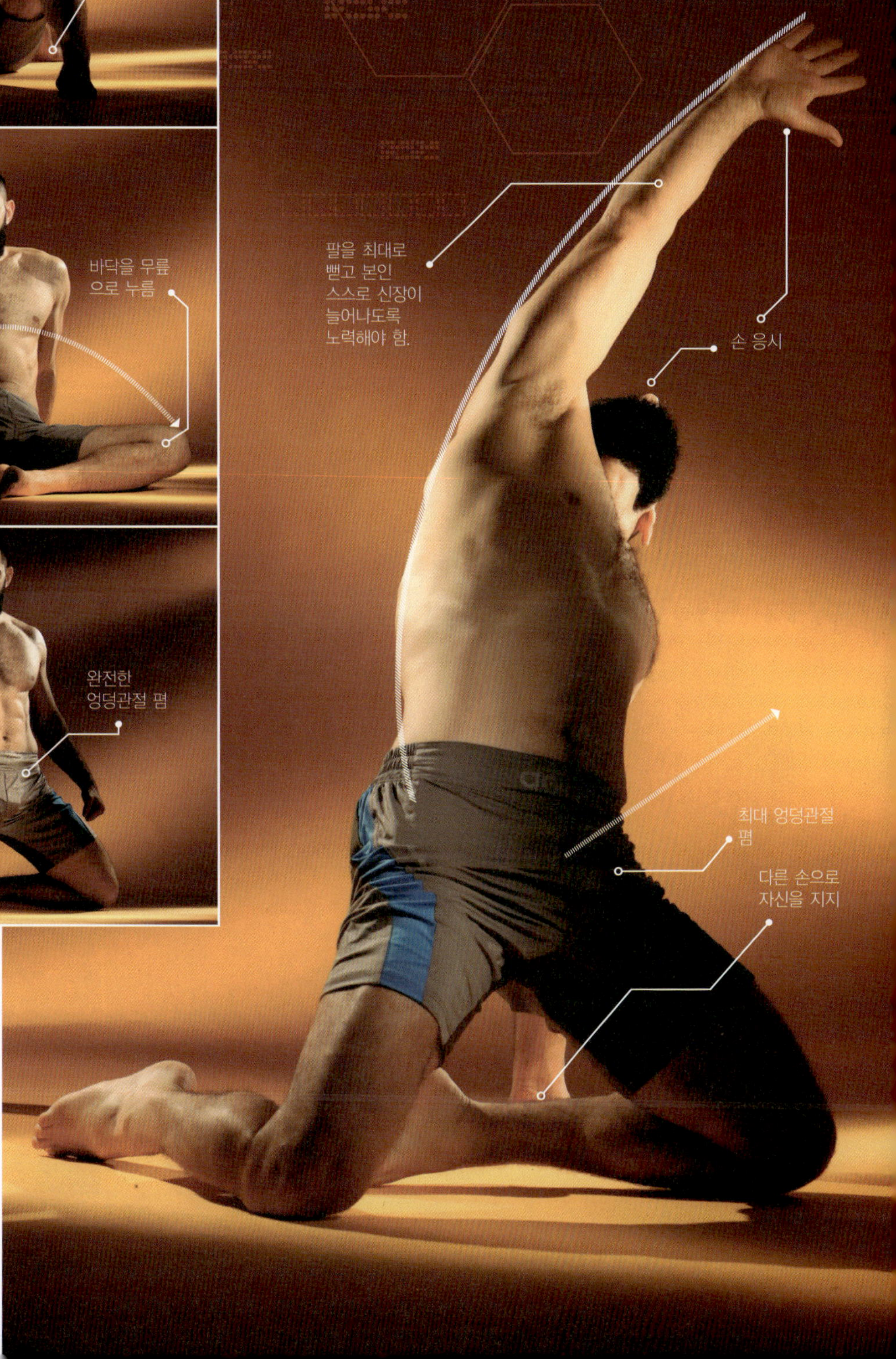
팔을 최대로
뻗고 본인
스스로 신장이
늘어나도록
노력해야 함.
손 응시
최대 엉덩관절
폄
다른 손으로
자신을 지지

3C

이 운동에서는 손을 사용하거나 바닥에서 발을 움직이지 않는다. 운동을 시작할 때 발의 지지가 유일한 지지이다. 양 무릎을 바닥에 두고 엉덩관절 폄을 한다. 일어났을 때, 왼쪽에서 오른쪽으로 쓸어내면서 하지(정강이)의 위치를 뒤집는다. 시작 자세로 되돌아 내려가는 것을 조절하고 다시 시작한다(앉은 자세에서 뒤로 넘어지지 않도록 한다).

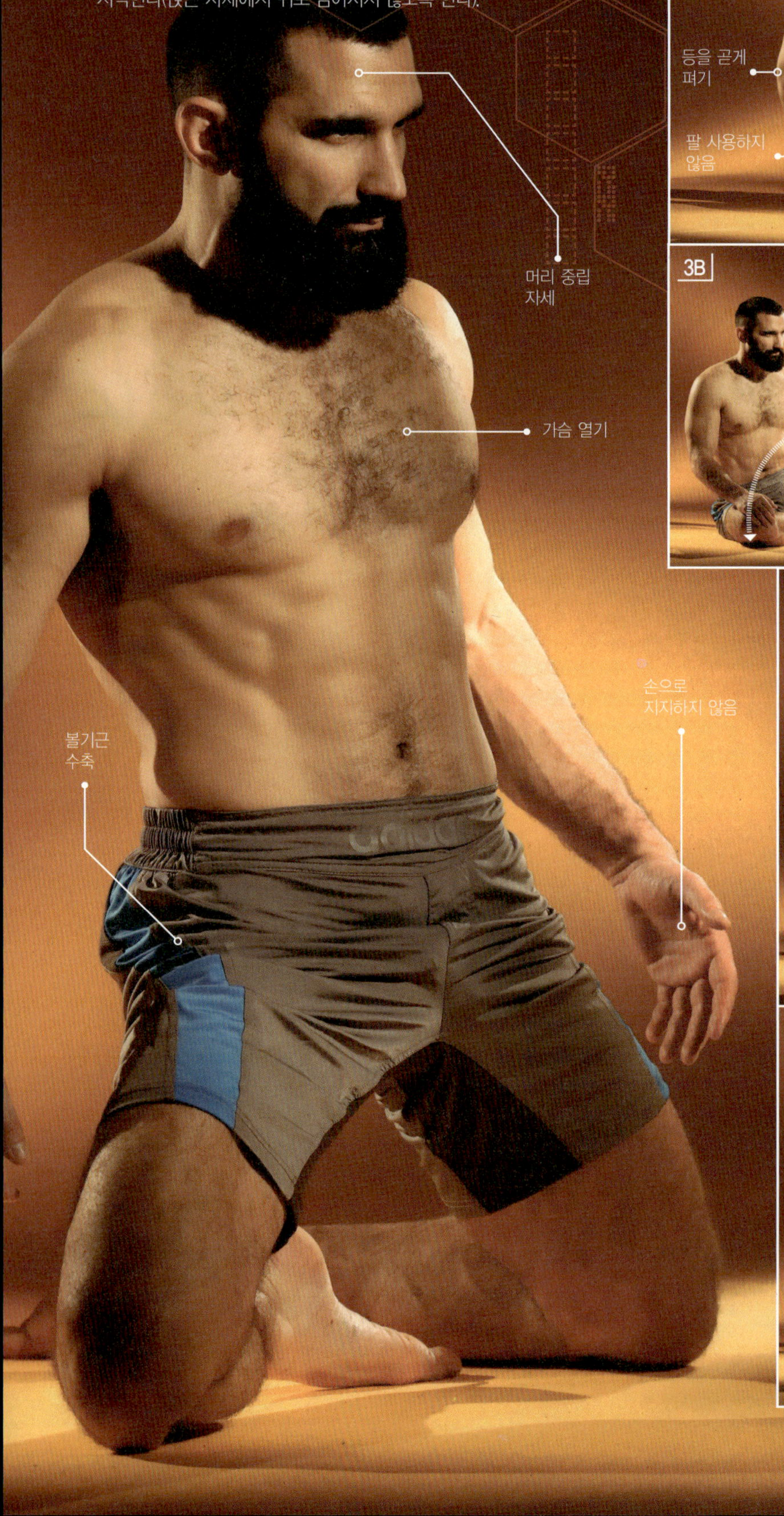


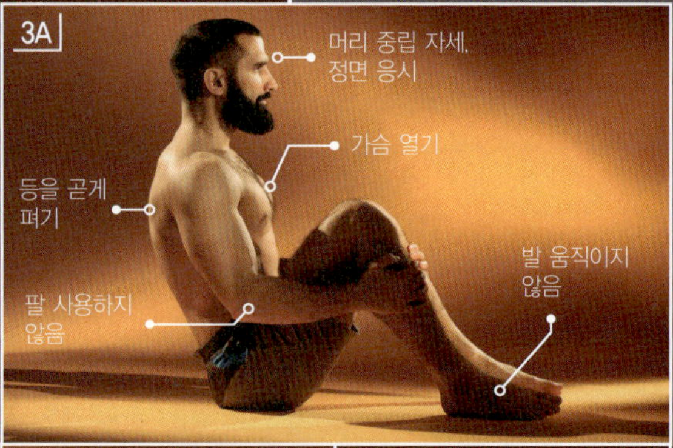


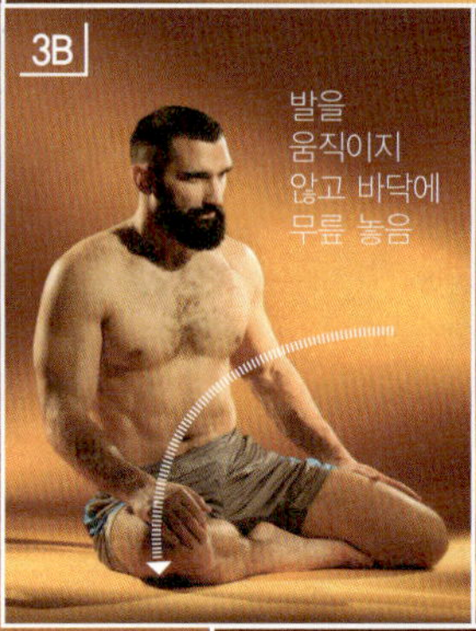


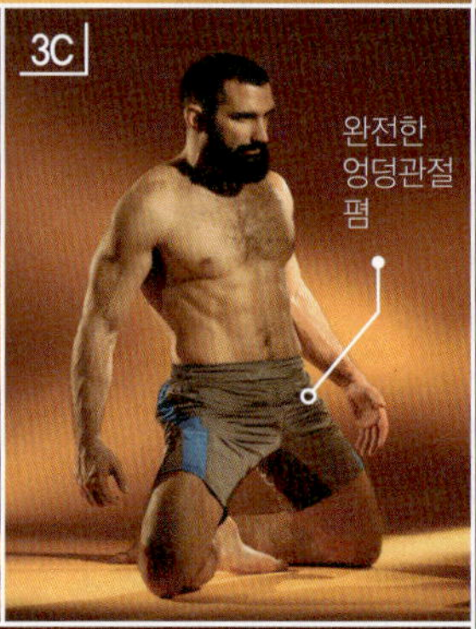


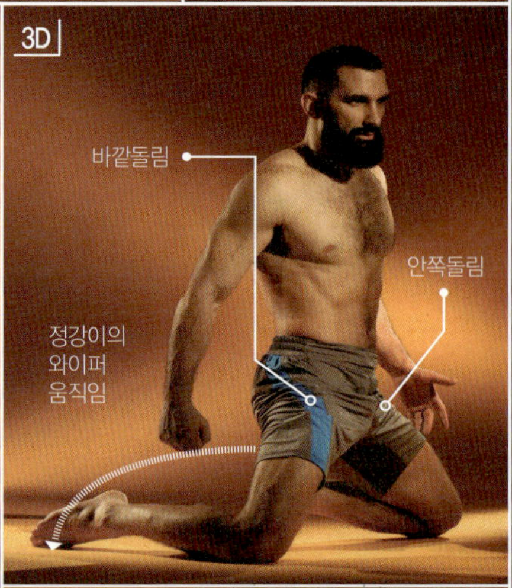


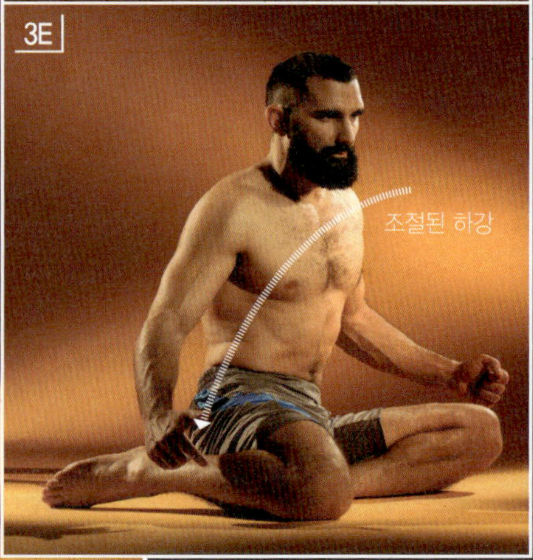

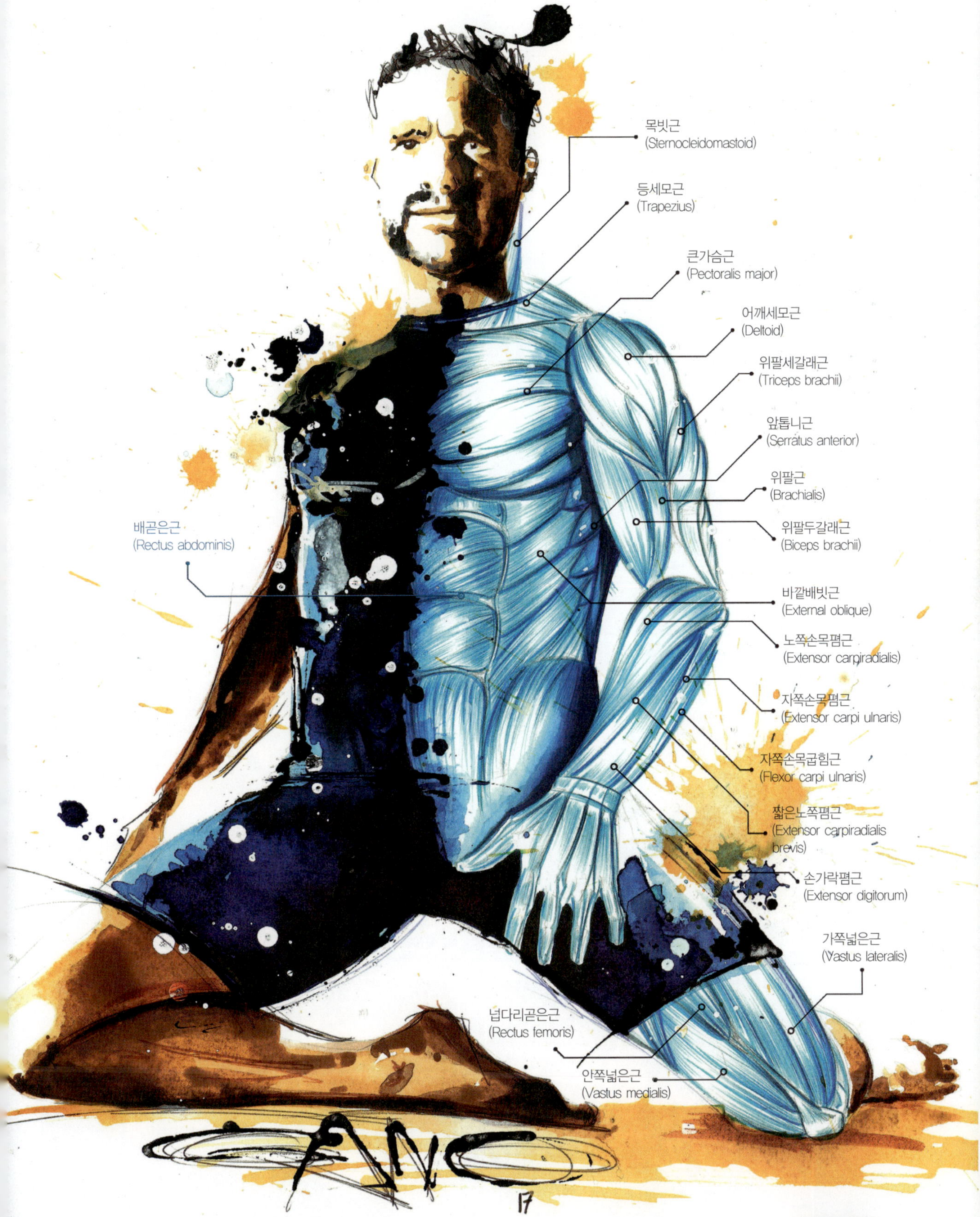
목빗근
(Sternocleidomastoid)
등세모근
(Trapezius)
큰가슴근
(Pectoralis major)
어깨세모근
(Deltoid)
위팔세갈래근
(Triceps brachii)
앞톱니근
(Serratus anterior)
위팔근
(Brachialis)
배곧은근
(Rectus abdominis)
위팔두갈래근
(Biceps brachii)
바깥배빗근
(External oblique)
노쪽손목폄근
(Extensor carpiradialis)
자쪽손목폄근
(Extensor carpi ulnaris)
자쪽손목굽힘근
(Flexor carpi ulnaris)
짧은노쪽폄근
(Extensor carpiradialis brevis)
손가락폄근
(Extensor digitorum)
가쪽넓은근
(Vastus lateralis)
넙다리곧은근
(Rectus femoris)
안쪽넓은근
(Vastus medialis)

4C

오모플라타 운동의 마지막 단계는 몸통 돌림과 초기의 앞 유리 와이퍼 움직임을 조합한다. 이 전체 조합을 숙달하면, 어떤 종류의 운동을 하기 전에 강력한 준비 운동 도구가 된다. 무릎을 바닥에 놓을 때, 몸통을 최대한 멀리 돌리고 뒤를 본다.

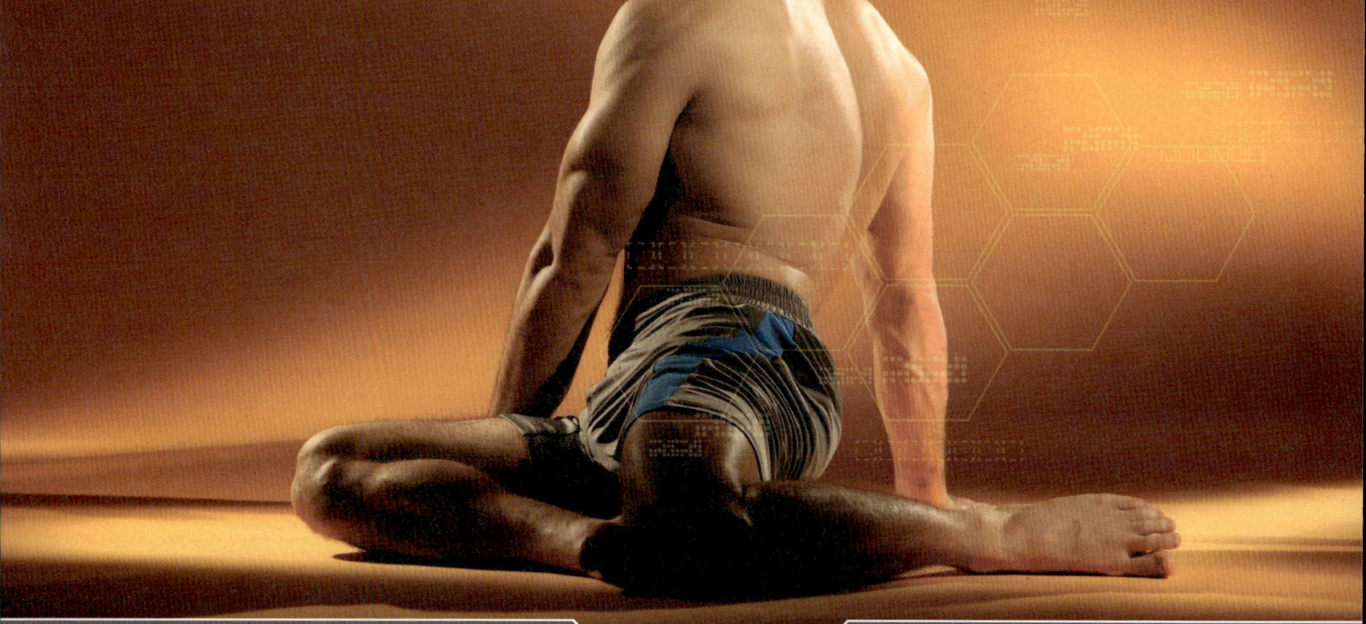

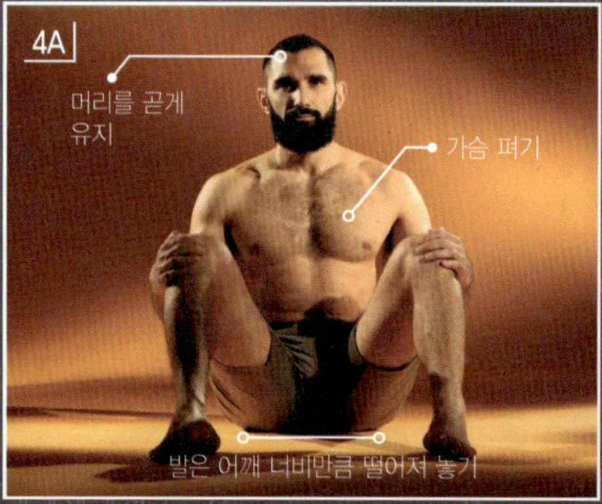


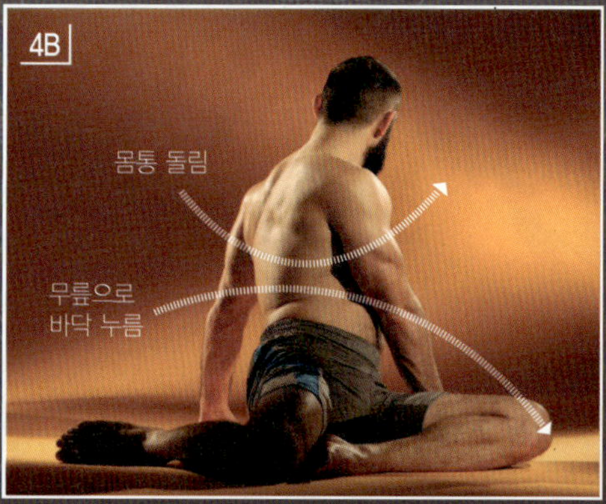


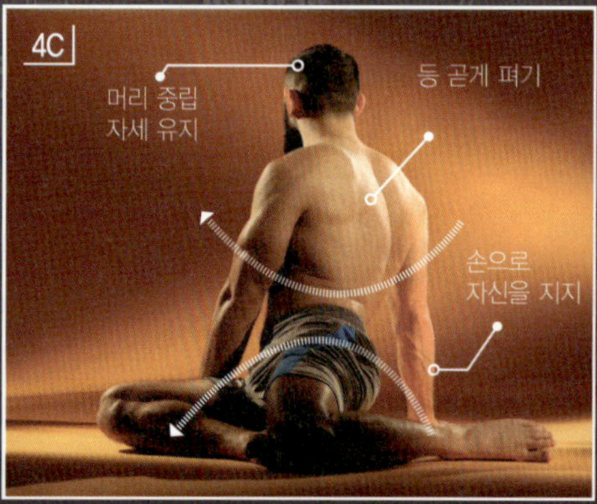


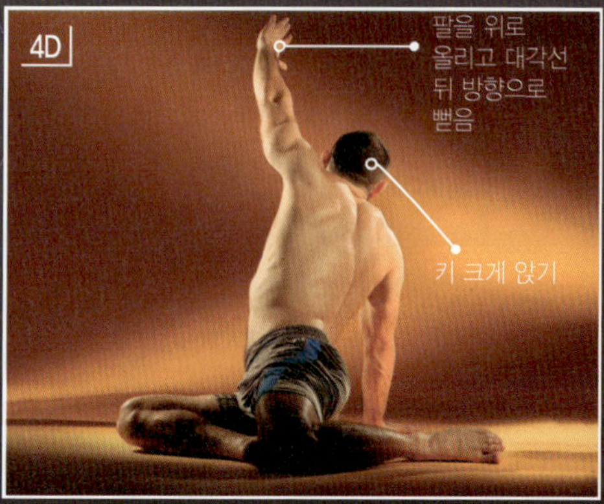

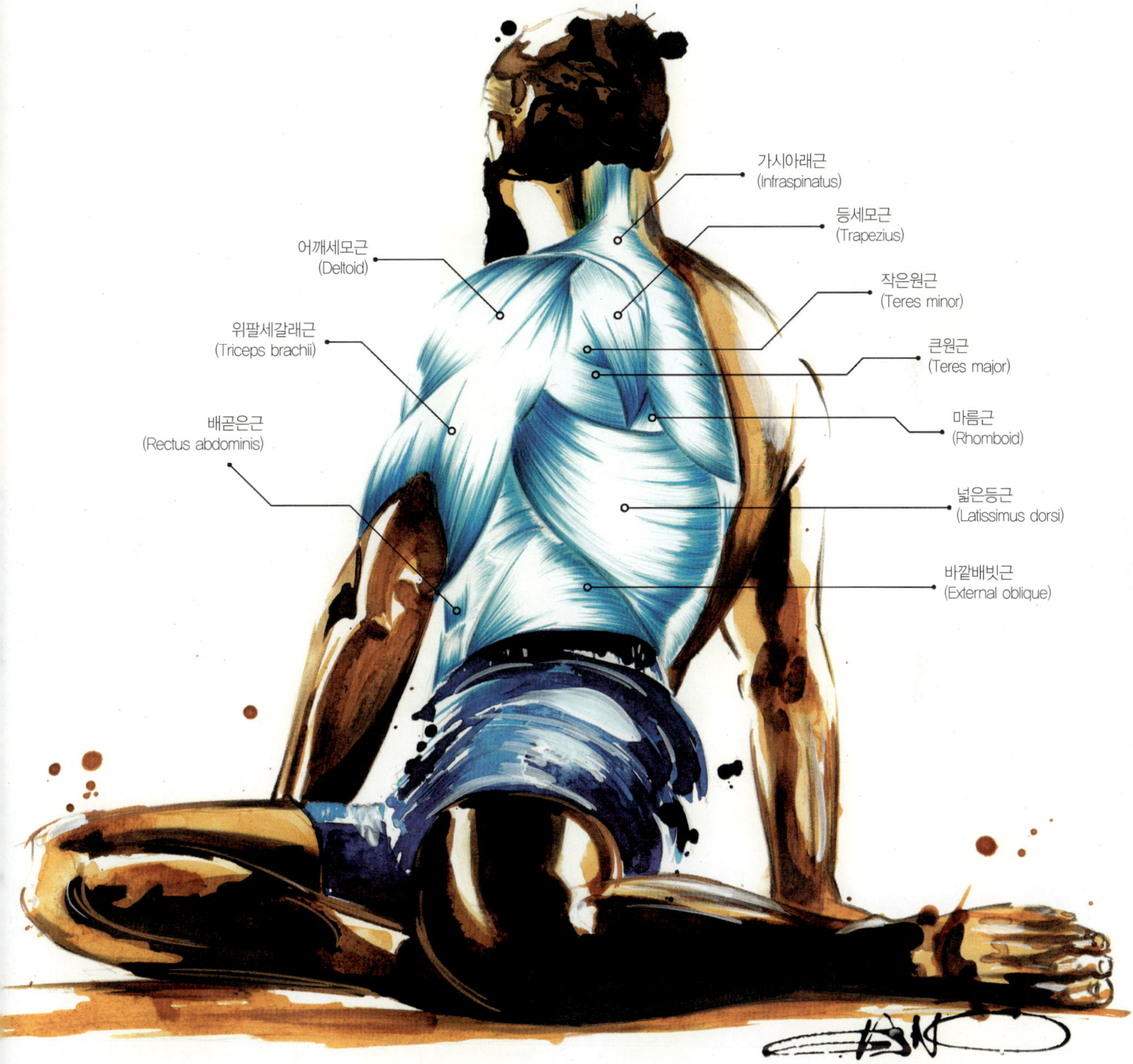
가시아래근
(Infraspinatus)
등세모근
(Trapezius)
어깨세모근
(Deltoid)
작은원근
(Teres minor)
위팔세갈래근
(Triceps brachii)
큰원근
(Teres major)
배곧은근
(Rectus abdominis)
마름근
(Rhomboid)
넓은등근
(Latissimus dorsi)
바깥배빗근
(External oblique)

# 일어서기 기본 운동 1 시리즈

## BASIC GET-UP 1 SERIES

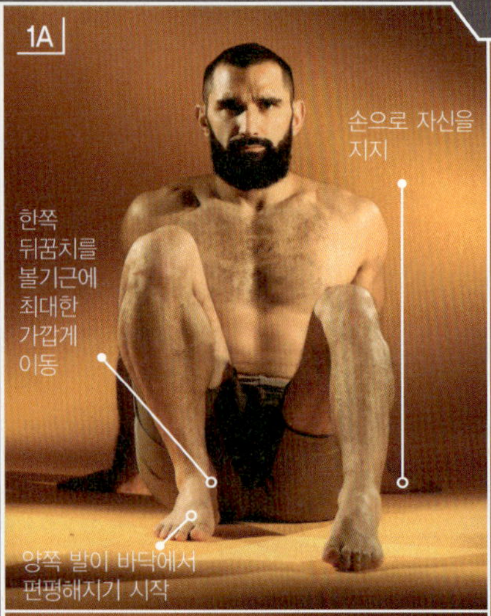
1A
손으로 자신을 지지
한쪽 뒤꿈치를 볼기근에 최대한 가깝게 이동
양쪽 발이 바닥에서 편평해지기 시작

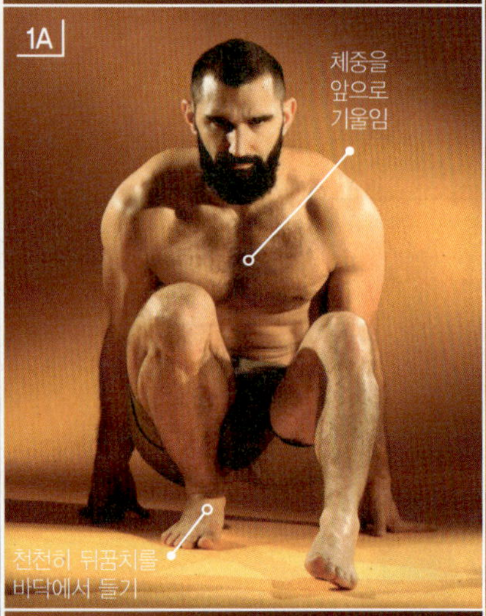
1A
체중을 앞으로 기울임
천천히 뒤꿈치를 바닥에서 들기

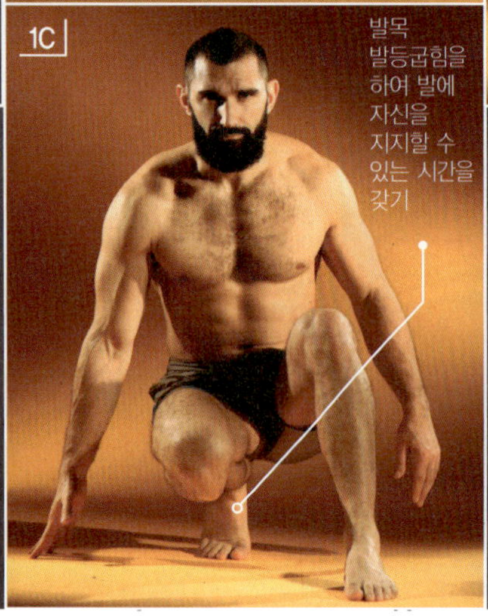
1C
발목 발등굽힘을 하여 발에 자신을 지지할 수 있는 시간을 갖기

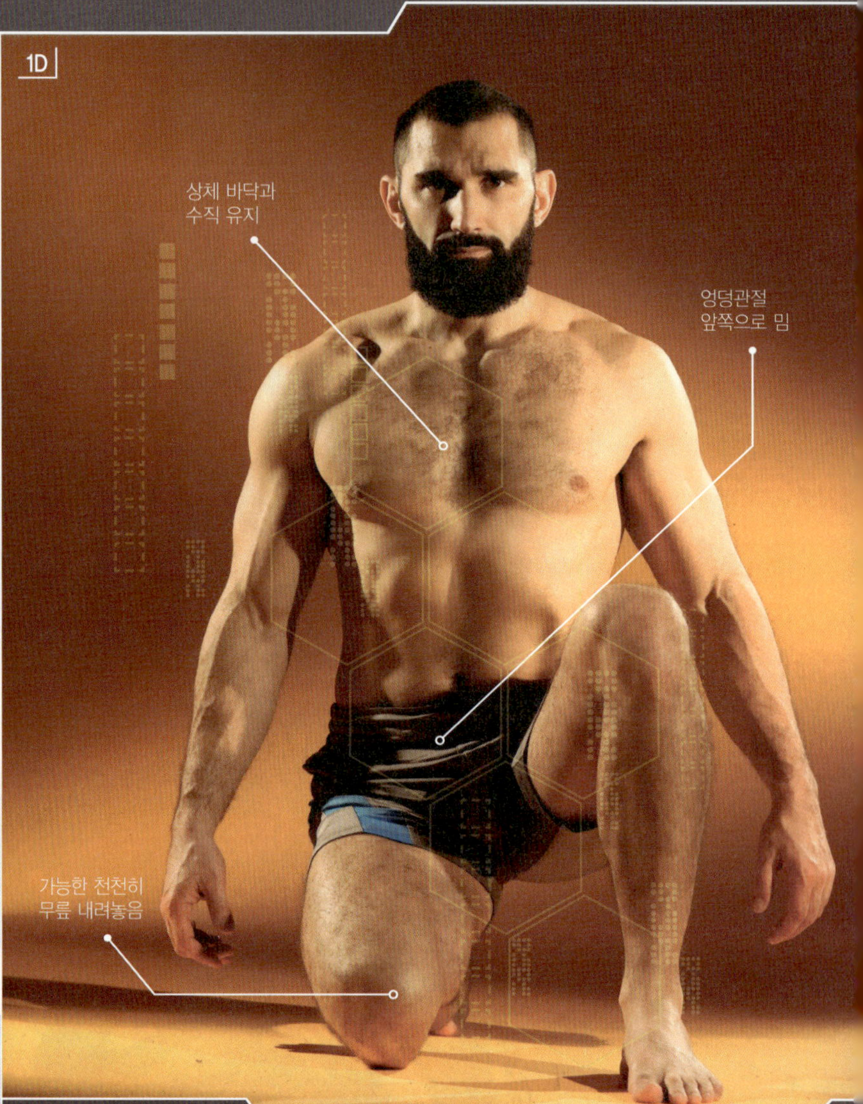
1D
상체 바닥과 수직 유지
엉덩관절 앞쪽으로 밈
가능한 천천히 무릎 내려놓음

이 운동은 발목 가동성을 향상시키지만 단순히 웅크린 자세에서 일어나는 것은 아니다. 또한 전신을 이용하여 앞뒤 움직임으로 발목 발등굽힘을 촉진시킨다. 앉은 자세에서 발 뒤꿈치를 최대한 엉덩이에 가깝게 가져옴으로써 다리가 기저면이 되도록 한다. 그리고 천천히 손과 다른 다리(몸 앞쪽 바닥에 놓여진 다리)를 사용하여 균형을 잡고, 일어서서 지지측 다리의 뒤꿈치를 바닥에서 천천히 들어 올리도록 한다.

2A

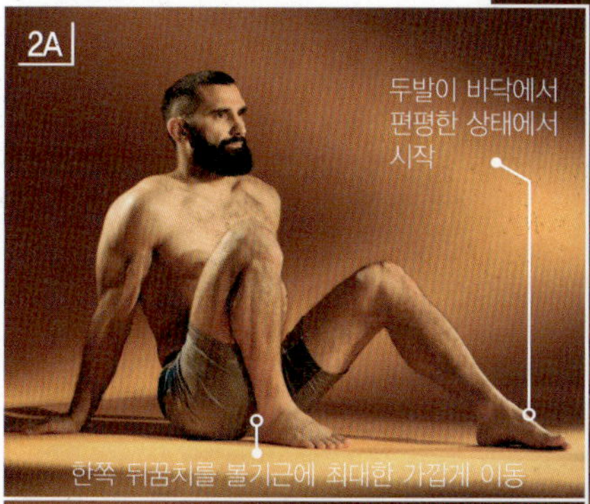


2B

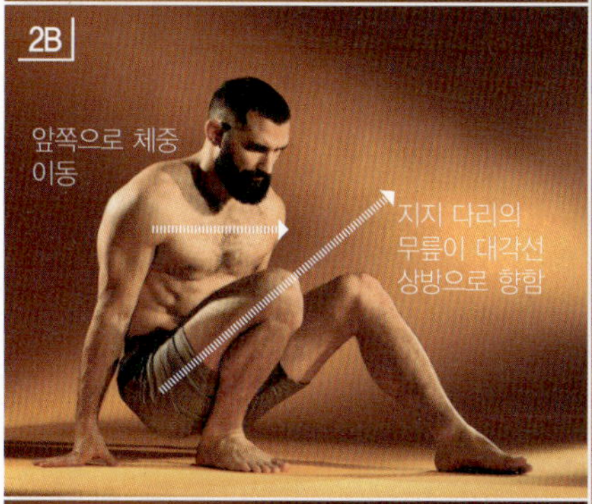


2C

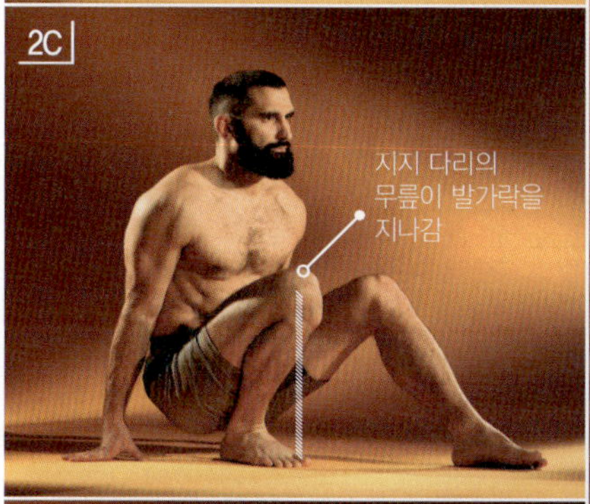
지지 다리의
무릎이 발가락을
지나감

2D

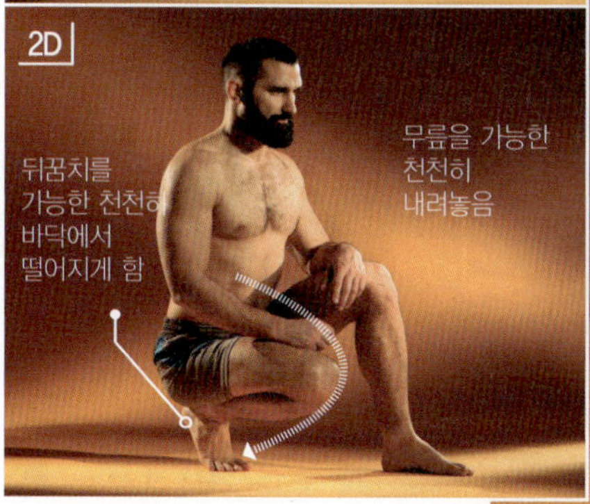
뒤꿈치를
가능한 천천히
바닥에서
떨어지게 함
무릎을 가능한
천천히
내려놓음

2E

다른 각도에서의 같은 운동이다. 이 운동 내 다른 운동에 대해서 필수적이기 때문에 안정적인 기저면을 만드는 것은 중요하다. 운동의 각 부분을 천천히 실행하고 각 중간 위치에서 멈추면서 발목 가동성을 높이기 위한 목표에 초점을 맞춘다. 이 운동은 끝나면 결국 기본 자세로 끝나기 때문에 일어서기 기본 운동이라 불린다.무술에서 이것은 종종 안정적, 이동적이며 안전한 자세이다.

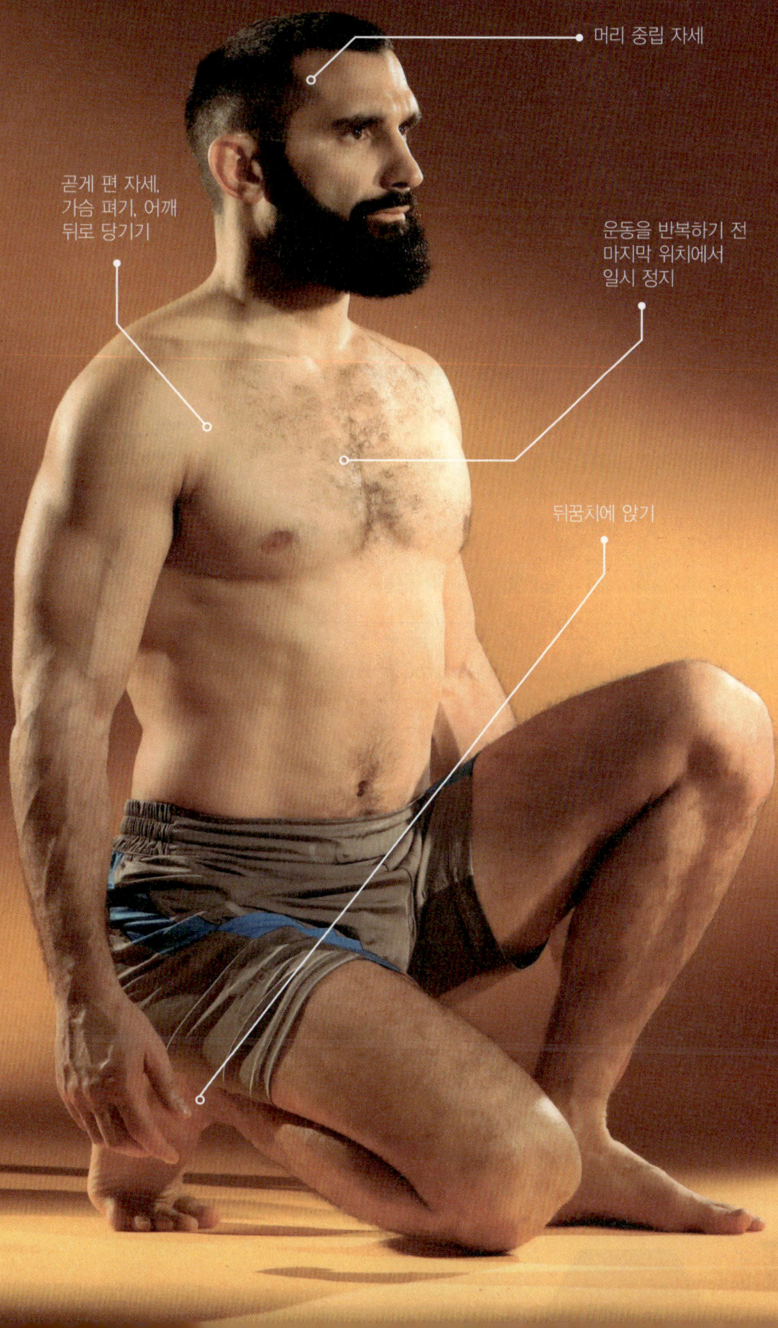
머리 중립 자세
곧게 편 자세,
가슴 펴기, 어깨
뒤로 당기기
운동을 반복하기 전
마지막 위치에서
일시 정지
뒤꿈치에 앉기

이 두가지 운동은 이전 운동의 발목 발등굽힘 부분에 움직임과 속도를 추가한다. 반복 횟수는 중요하지 않고, 운동을 실행하는 시간도 중요하지 않다. 당신은 움직임, 이완, 움직임이는 것을 멈추지 않고 부드러움을 추구해야 한다. 특히 발목 발등굽힘을 최대화하도록 하고 균형을 유지하는데 관심을 가져야 한다. 기본 일어서기를 하기 전에 구르기를 실행한다. 첫 번째 경우, 앞 단계와 같게 한다. 두 번째 경우, 구르기와 엉덩관절의 돌림과 결합시켜 한쪽 무릎을 바닥에 대고 한쪽 무릎을 들어 올린상태에서 일어선다.

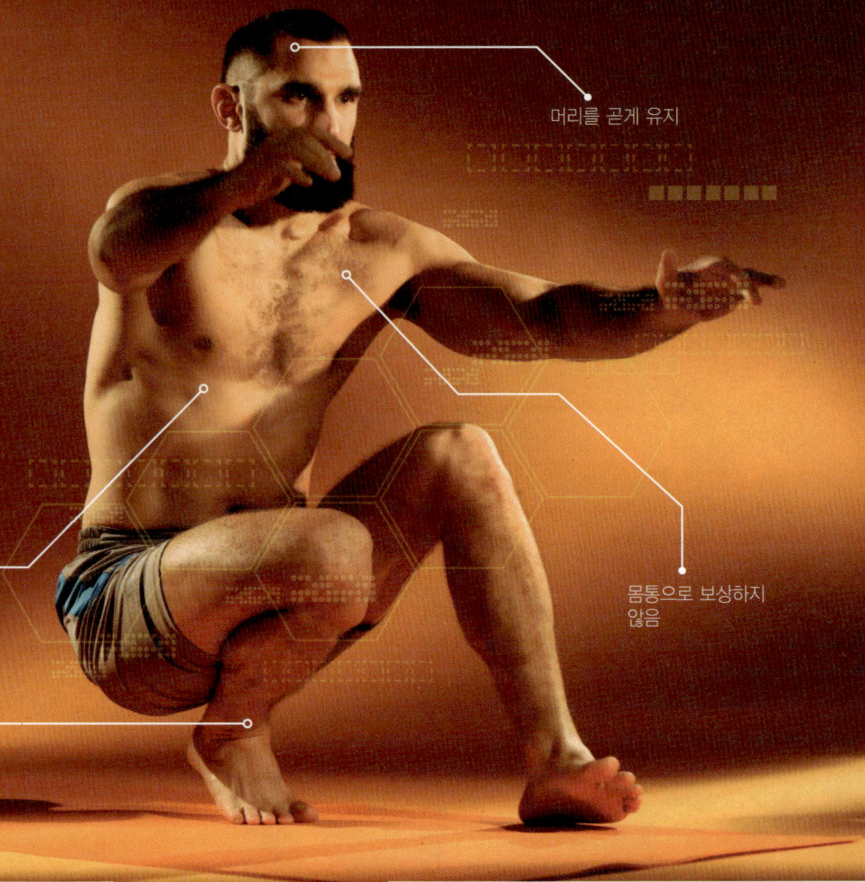
머리를 곧게 유지
가능한 빨리 허리를 수직으로 세우기
몸통으로 보상하지 않음
최대한 발목 폄
3C

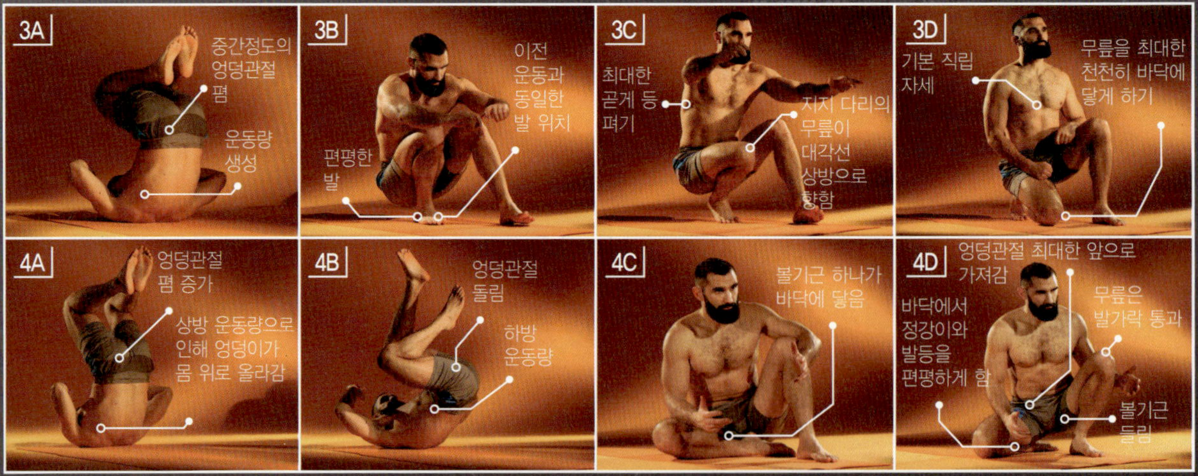
3A
중간정도의 엉덩관절 폄
운동량 생성
3B
이전 운동과 동일한 발 위치
편평한 발
3C
최대한 곧게 등 펴기
지지 다리의 무릎이 대각선 상방으로 향함
3D
기본 직립 자세
무릎을 최대한 천천히 바닥에 닿게 하기
4A
엉덩관절 폄 증가
상방 운동량으로 인해 엉덩이가 몸 위로 올라감
4B
엉덩관절 돌림
하방 운동량
4C
볼기근 하나가 바닥에 닿음
4D
엉덩관절 최대한 앞으로 가져감
바닥에서 정강이와 발등을 편평하게 함
무릎은 발가락 통과
볼기근 들림

구르기를 완벽하게 숙달한 후에는 위쪽으로 움직여 양초 자세 또는 어깨 서기를 할 수 있다. 이전 단계(엉덩관절을 돌림시키거나 돌림시키지 않음)를 실행하고 완전한 엉덩관절 폄을 한다(팔꿈치로 지지하거나 지지하지 않음). 대안적인 버전에서는 양초 자세나 어깨 서기(엉덩관절 돌림 유무, 팔꿈치지지 유무)에서 다리를 벌리고 있을 수 있다.

5A

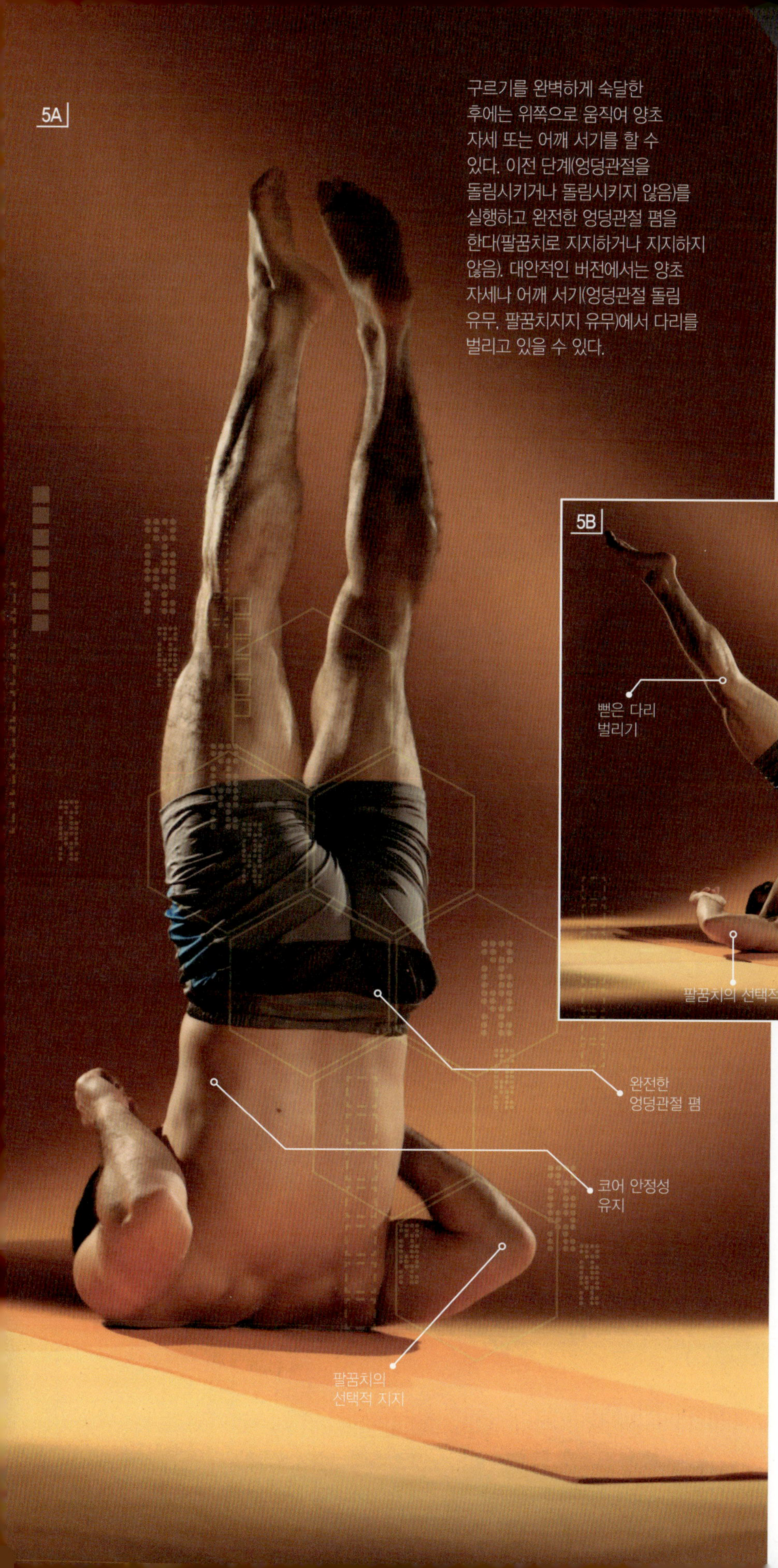


5B

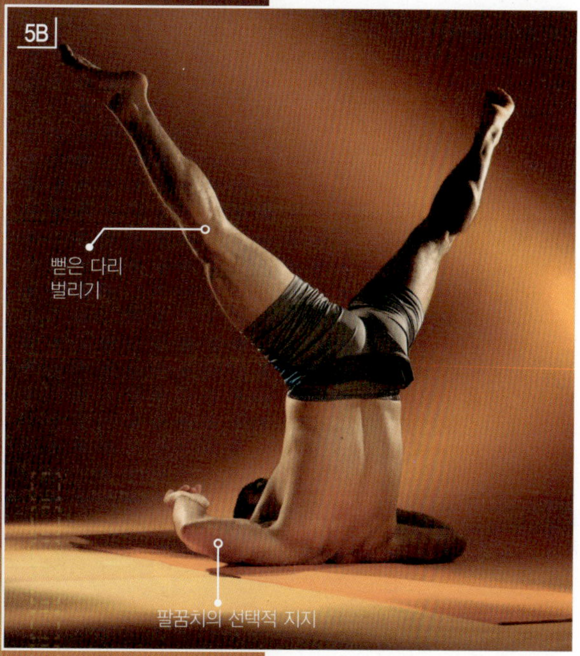

6A

이 조합은 하지 전방 및 후방 사슬 간의 가동성 훈련을 교대로 실행할 수 있다. 무릎을 90°로 굽히고 몸통을 가능한 바로 세운 상태에서 시작한다. 이 자세에서 앞으로 나가면서 점진적으로 뒤쪽다리의 엉덩관절을 폄 시킨다. 이렇게 하려면, 무릎이 발가락을 지나가야 한다. 그런 다음 앞쪽 무릎을 완전한 폄을 시킬 때 까지 엉덩관절을 뒤로 이동시키면서 따라오는 다리의 엉덩관절과 무릎을 구부린다(따라오는 발의 뒤꿈치에 앉기). 가동범위를 증가시키는데 집중하면서 동작을 천천히 시작하고 늘어난 위치에서 멈춘다. 준비운동을 할 때, 늘어난 위치로부터 튕겨 돌아올 때까지 빠르게 한다.

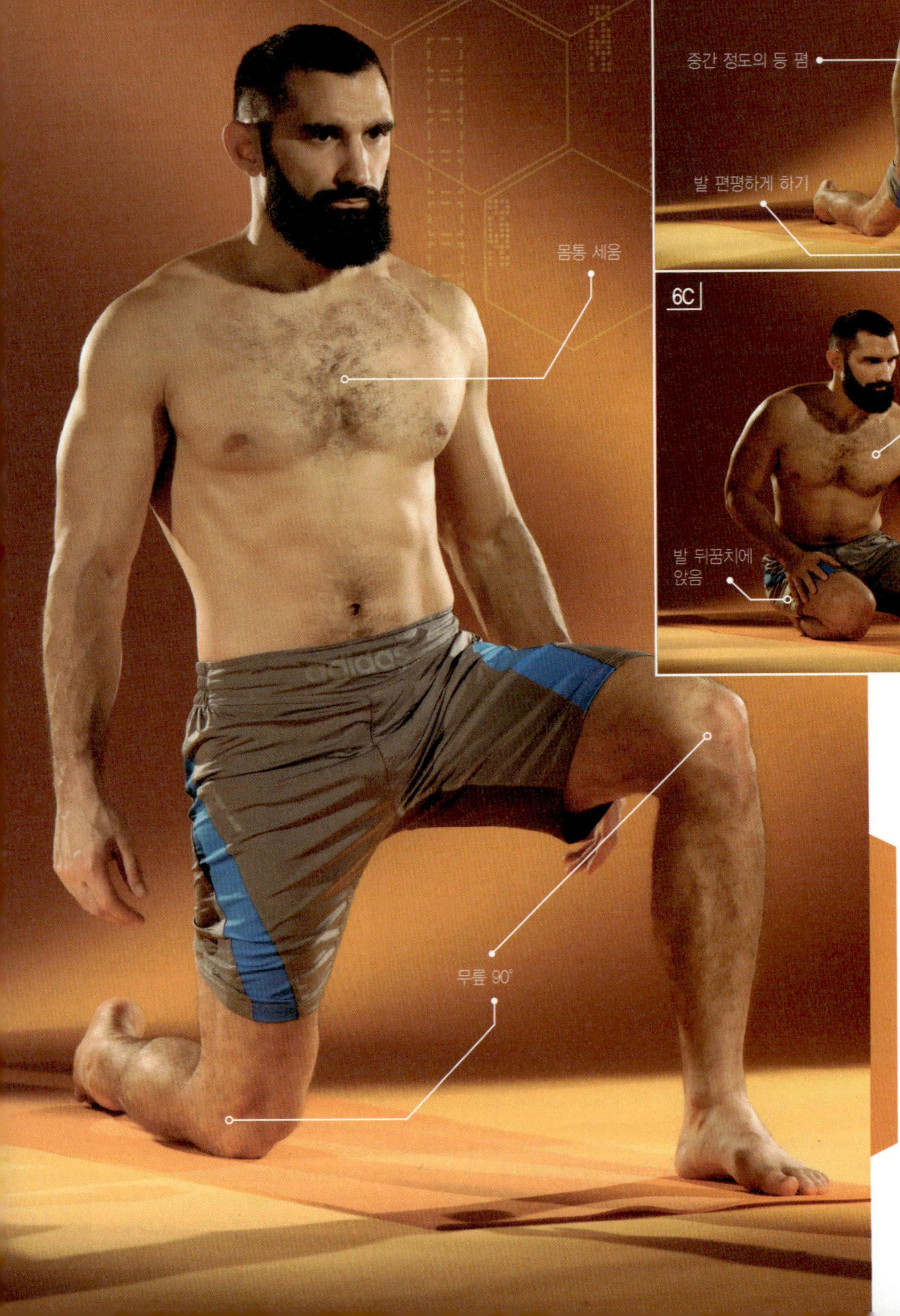


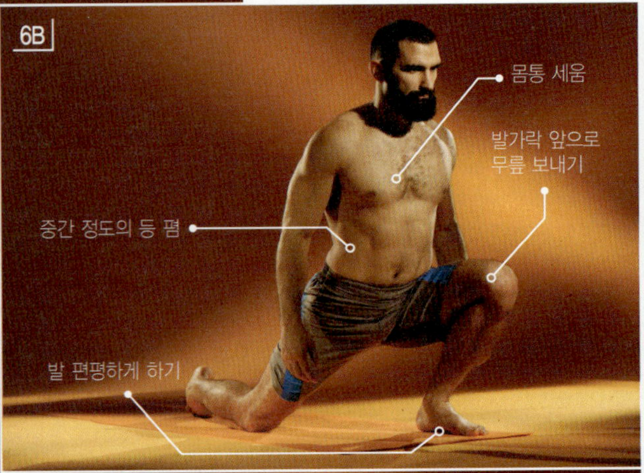


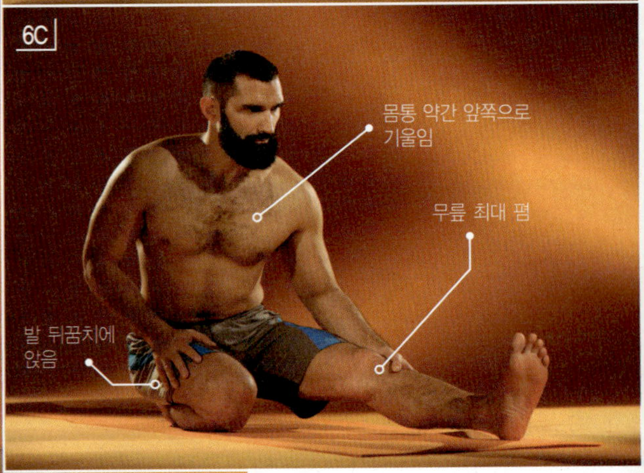

# 일어서기 기본 운동 2 시리즈

## BASIC GET-UP 2 SERIES

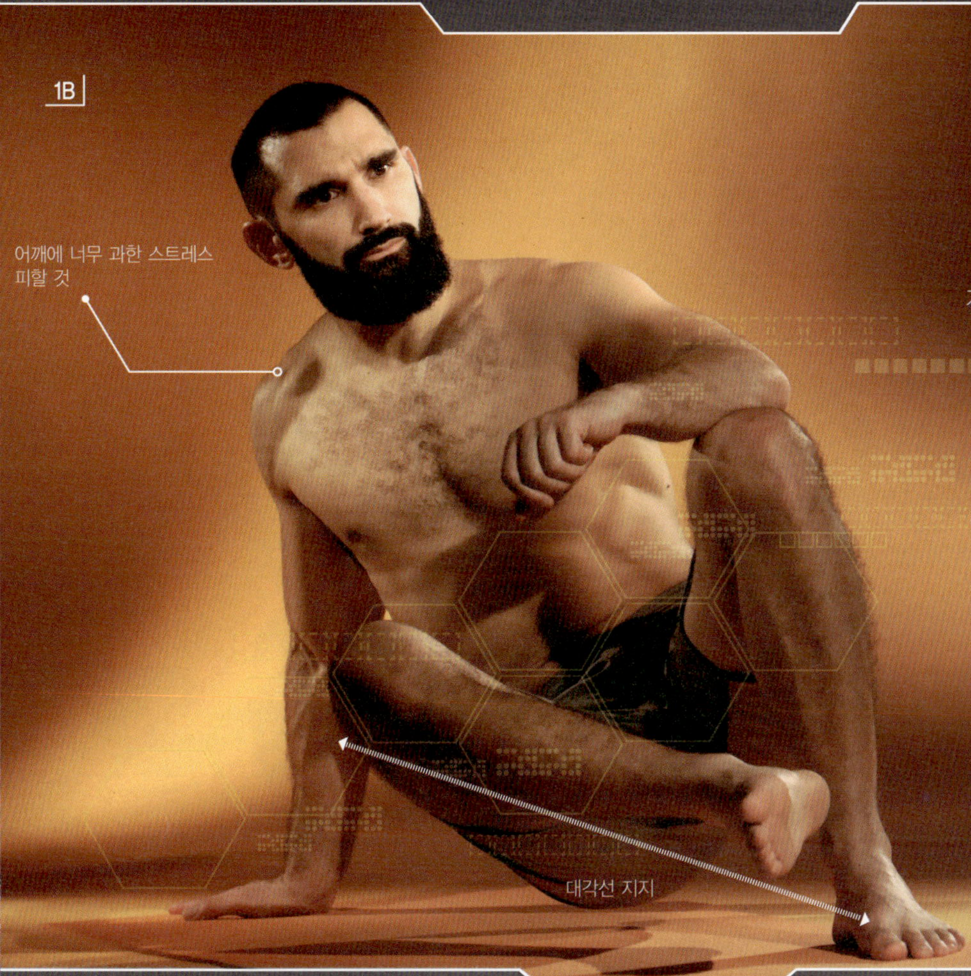


이 운동은 또한 뛰어난 준비운동을 제공한다. 기본 위치로 돌아가면(273페이지의 SMS 개념 참조) 모든 근육 사슬을 움직이는 다양한 단계들을 통하여 앉는 자세부터 서는 자세까지 가져갈 수 있다. 무술에서 영감을 얻은 이 운동은 나선 사슬 및 기능적인 사슬을 통해 한 근육에서 다른 근육 사슬로 이동하는데 효과적인 대각선 지지의 필수 개념을 소개한다. 한쪽 엉덩이와 한쪽 발과 반대쪽 손을 사용하여 스스로 지지를 하고 앉는다. 이 두 개의 지지만을 사용하여 골반을 가볍게 들어 올려 앞뒤로 움직일 수 있다. 대각선 형태로 발전시켜 다리를 앞으로 피거나 무릎(또는  발, 이 운동의 2번째 버전)을 손 바로 위에 놓을 수 있다. 이 운동은 버전에 따라 무릎이 바닥에 닿아있는 고전적인 런지나 스쿼트를 하면서 서있는 자세로 끝난다.

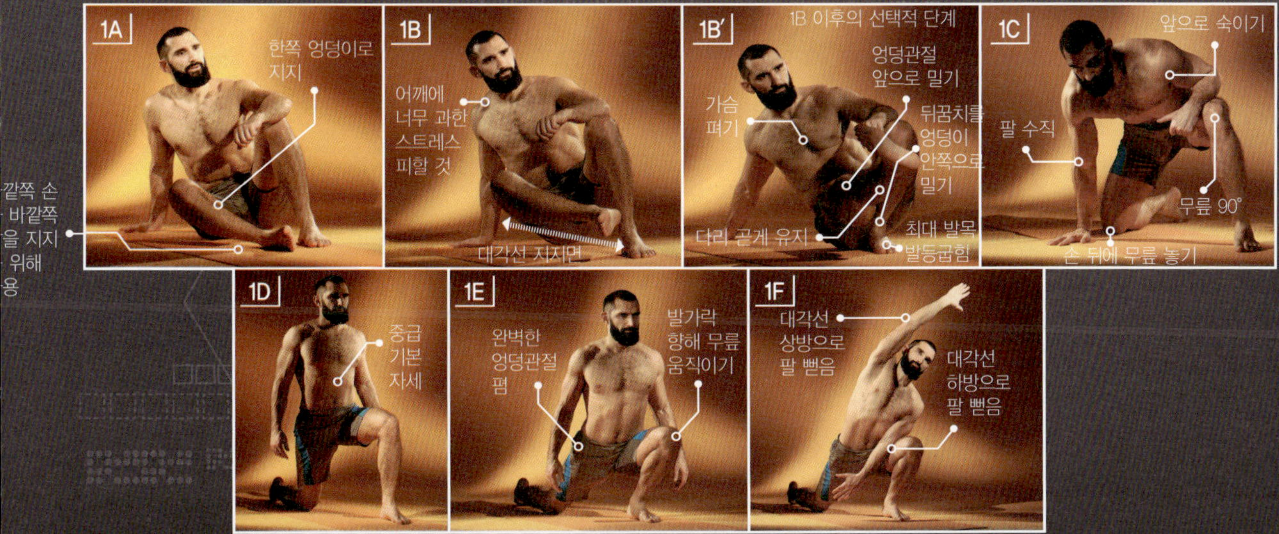

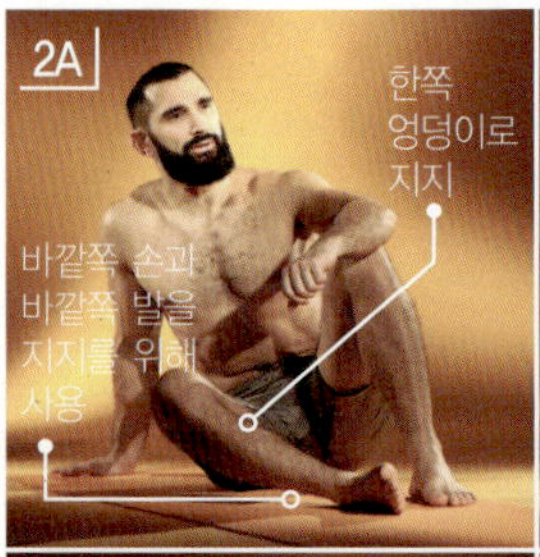


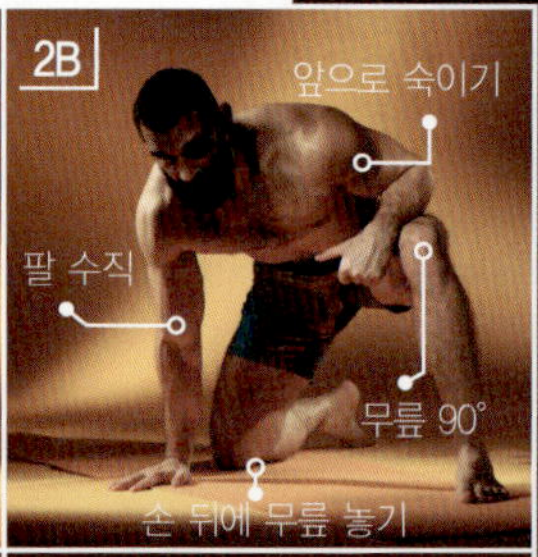


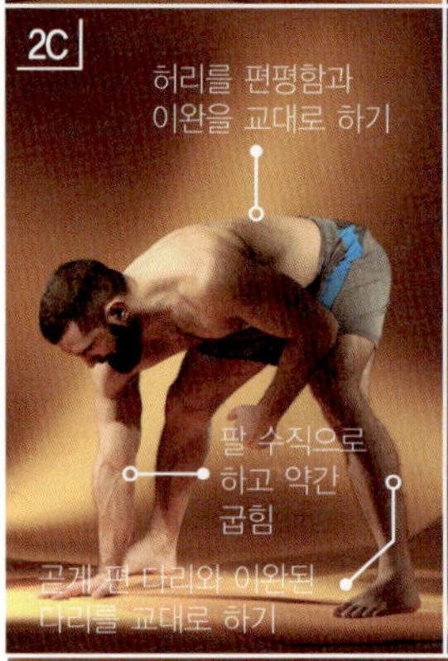


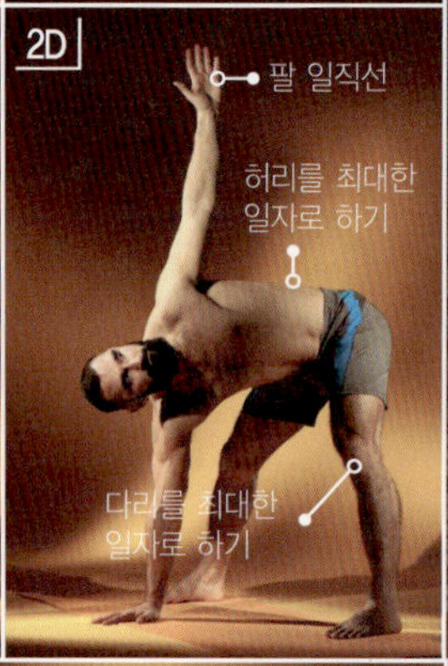


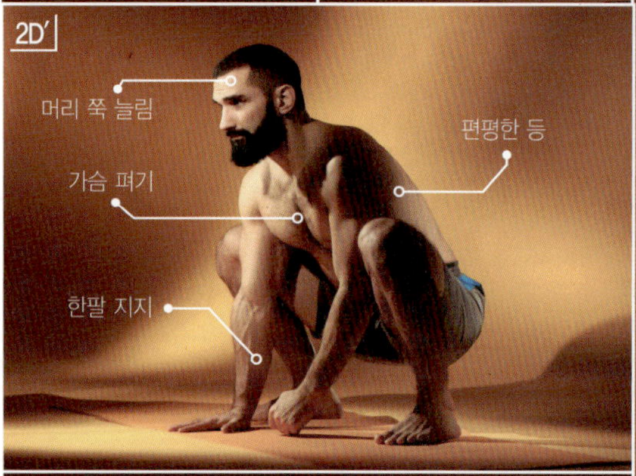


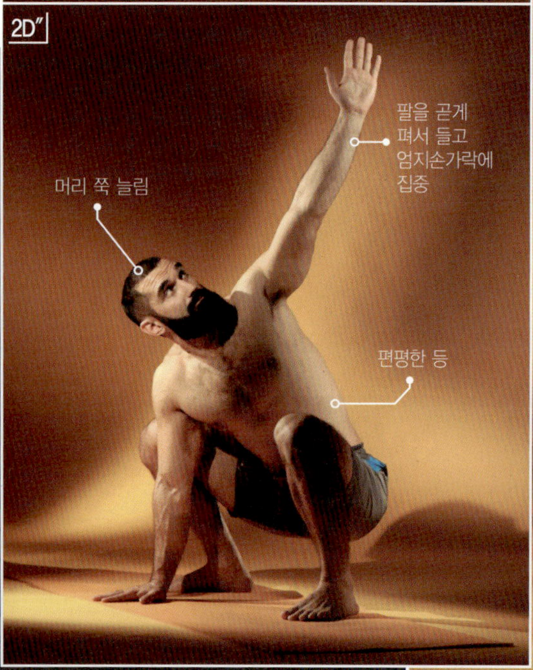


2E

이 운동의 두 번째 버전은 몸통 돌림, 스쿼트 또는 돌림을 동반한 스쿼트 등 다양한 선택적 단계를 가지고 서게 해준다. 모든 경우에서 척추를 완전히 펌하는 것으로 끝난다. 시작점은 이전 운동과 동일하나 이 버전은 2C 단계에서 무릎 대신 직접적으로 발을 바닥에 놓는다. 각 단계를 분리하여 집중하는 시간을 갖거나 각 단계를 여러 번 반복한다.

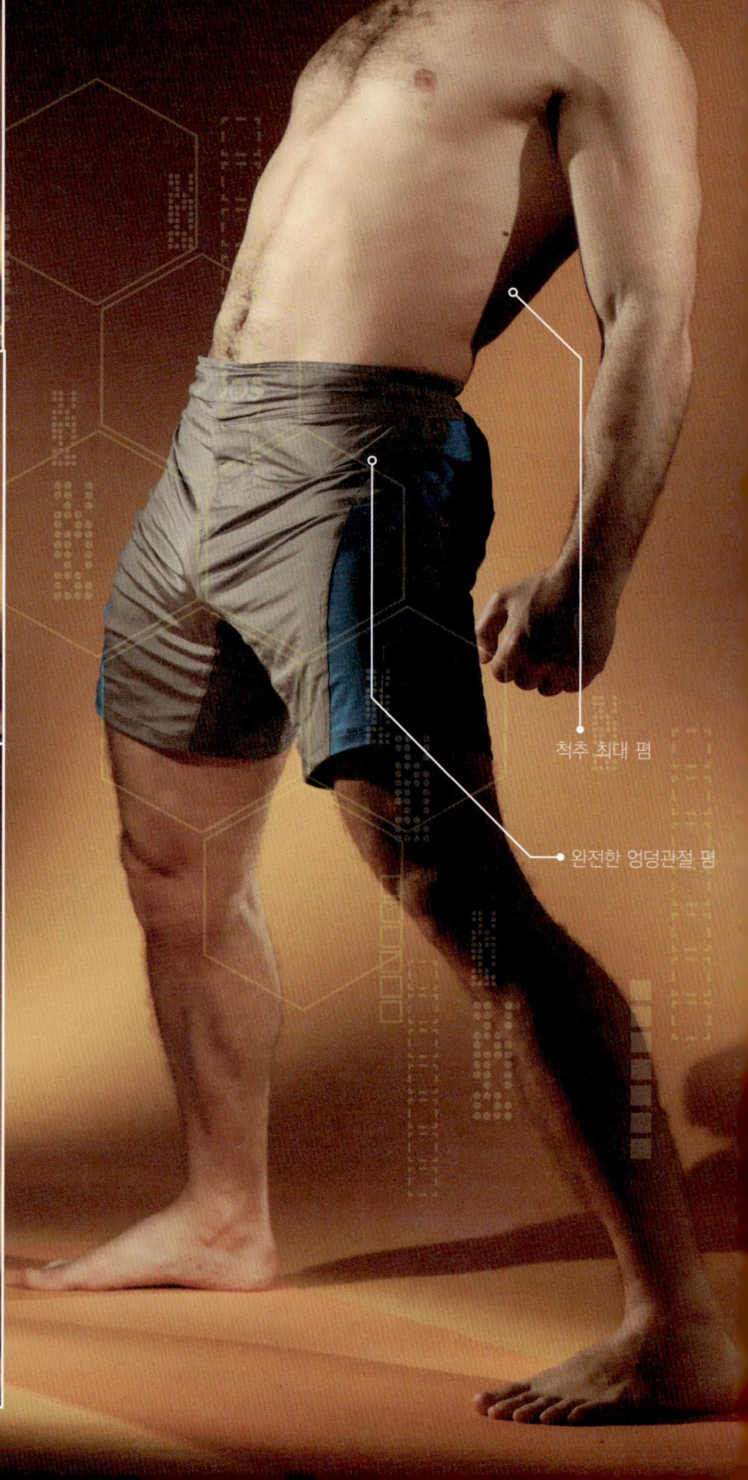

# 교각 운동 시리즈

## BRIDGE SERIES

1C

이 운동은 후방 사슬로부터의 지지와 관절에서의 점진적 긴장, 특히 어깨뼈를 통한 골반의 안정성과 가동성이라는 두 가지 목표를 가지고 있다. 이 운동의 어떤 수준(1,2수준의 A, B, C 단계)을 하든 상관없이, 엉덩관절 폄에 대한 일정 시간 또는 일정 횟수의 반복에 대해 초점을 맞춘다. 코어 안정화는 1차 목표이지만, 엉덩관절의 가동성 또한 중요하다.

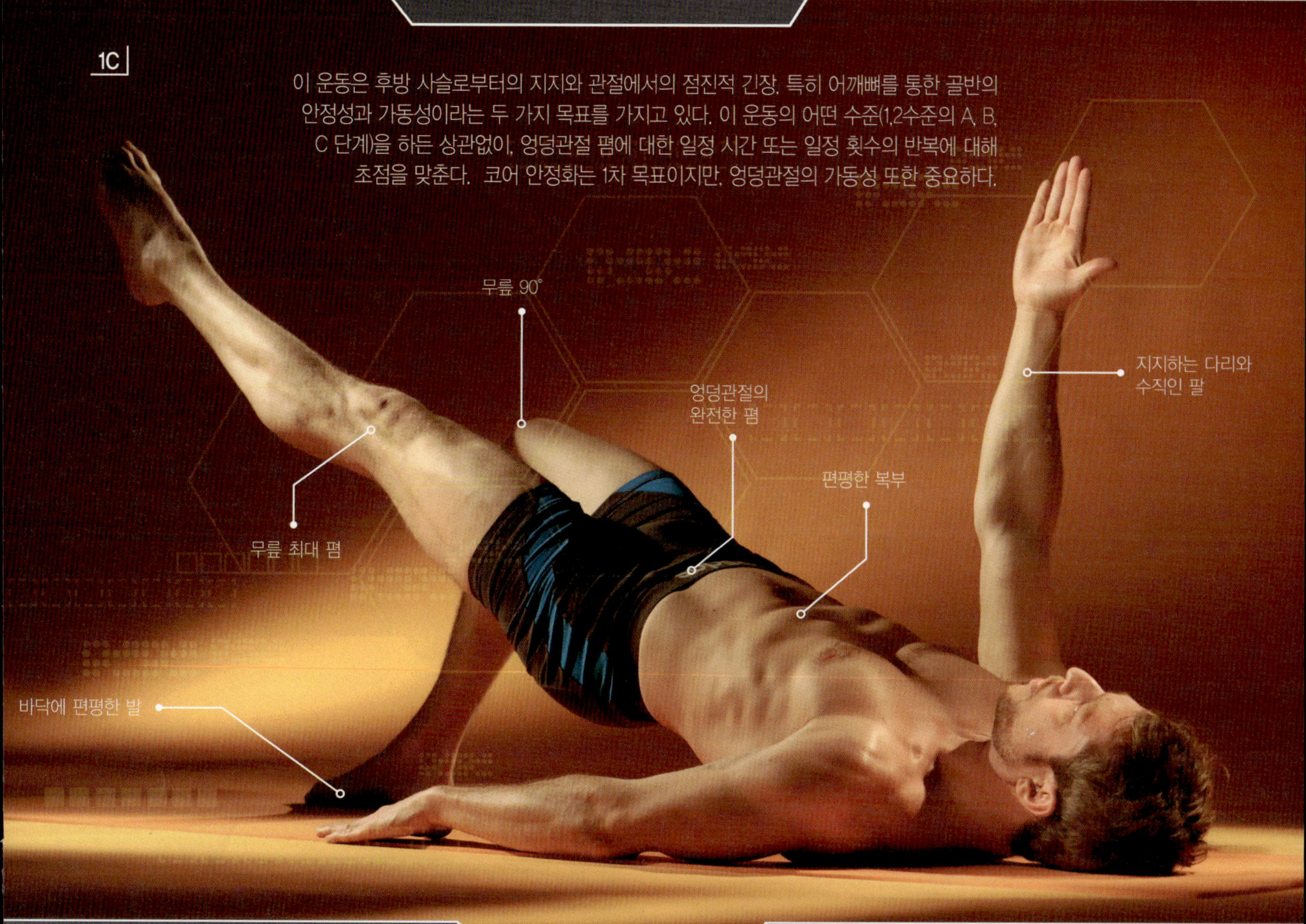


1A

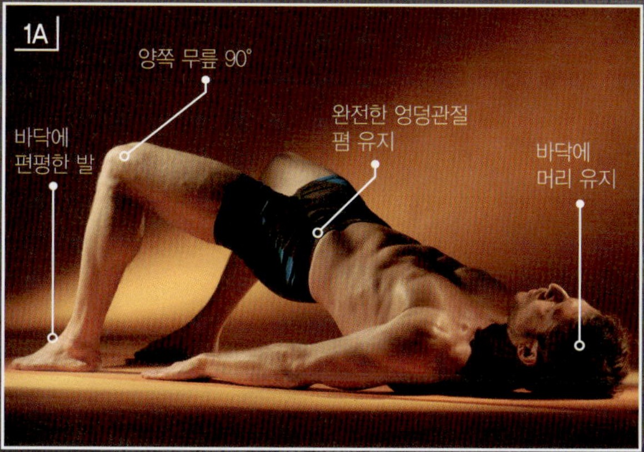


1B

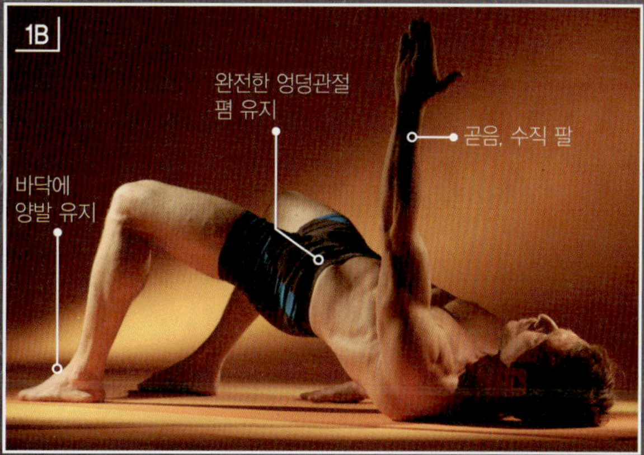

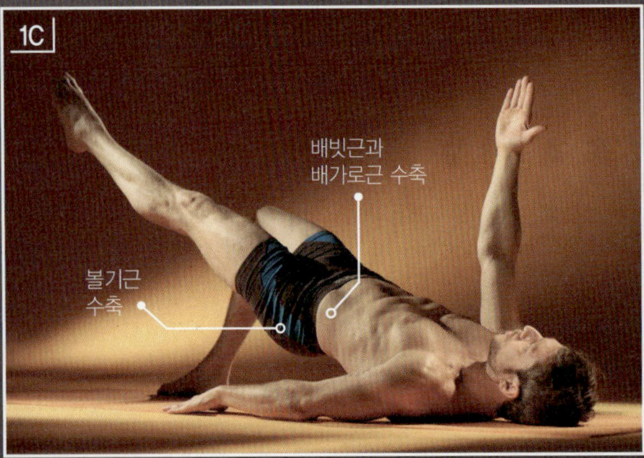
1C
배빗근과
배가로근 수축
볼기근
수축

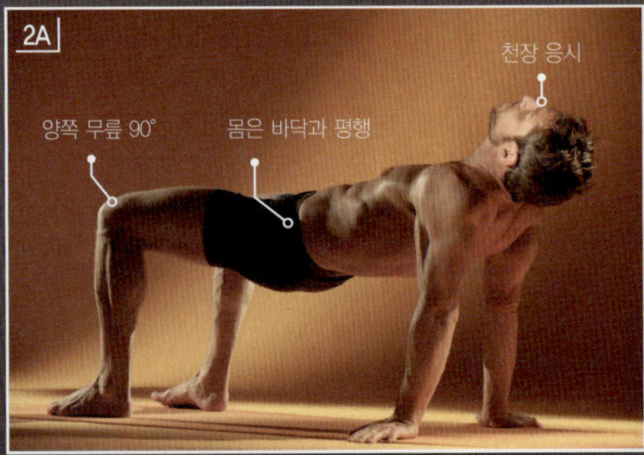
2A
천장 응시
양쪽 무릎 90°
몸은 바닥과 평행

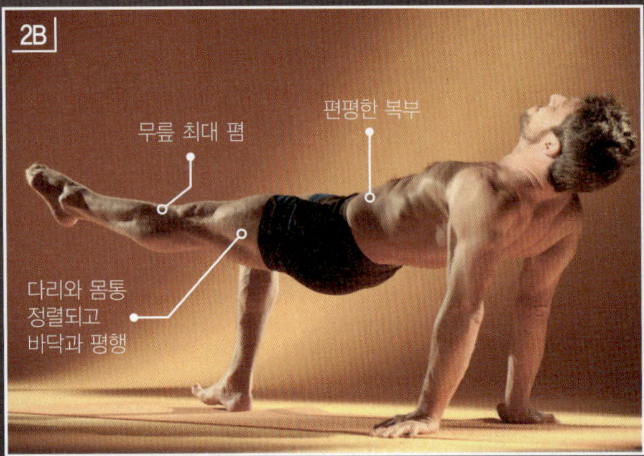
2B
편평한 복부
무릎 최대 폄
다리와 몸통
정렬되고
바닥과 평행

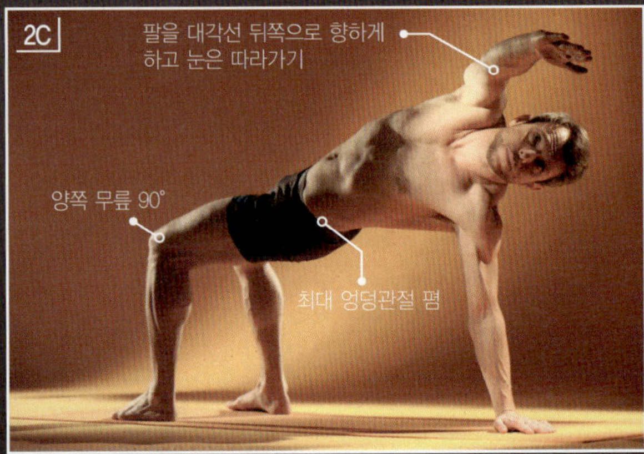
2C
팔을 대각선 뒤쪽으로 향하게
하고 눈은 따라가기
양쪽 무릎 90°
최대 엉덩관절 폄

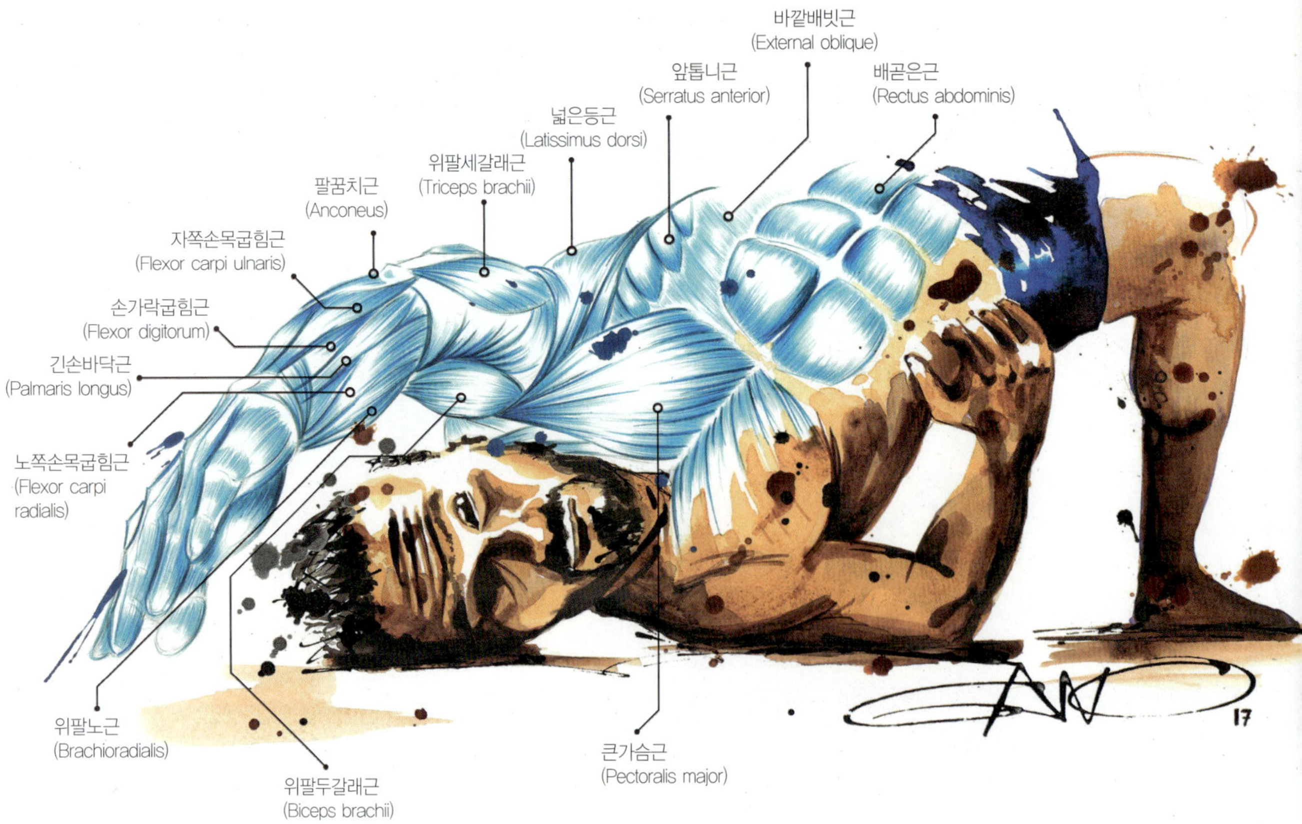
바깥배빗근
(External oblique)
앞톱니근
(Serratus anterior)
배곧은근
(Rectus abdominis)
넓은등근
(Latissimus dorsi)
위팔세갈래근
(Triceps brachii)
팔꿈치근
(Anconeus)
자쪽손목굽힘근
(Flexor carpi ulnaris)
손가락굽힘근
(Flexor digitorum)
긴손바닥근
(Palmaris longus)
노쪽손목굽힘근
(Flexor carpi
radialis)
위팔노근
(Brachioradialis)
위팔두갈래근
(Biceps brachii)
큰가슴근
(Pectoralis major)

# 다리 내리기 운동 시리즈

## LEG DROP SERIES

이 6개의 운동 시리즈는 유도나 브라질 주짓수와 같은 그라운드 격투 무술의 플립 동작에서 영감을 받았다. 이러한 운동을 하기 위해서는 코어 안정성 활성화, 골반과 어깨 사이의 분리 및 골반의 가동성이 필수적이다. 이 세 가지 이유로 인해, 다리 내리기 운동은 매우 효과적인 웜업 전략이다. 이 운동은 초기에 코어 안정성을 통해 골반을 조절하고 허리의 보상작용 없이 누운 자세에서 앉는 자세로 움직이기 위해 엉덩관절을 열고 닫는 동작을 실행한다. 다음으로 골반의 돌림을 조절하기 위해 다리를 옆에서 옆으로 움직인다. 세 번째 단계 또한 골반 돌림을 목표로 하지만 다리의 분리를 하면서 실행한다. 세 단계를 모두 숙달하면, 이것을 결합하는 방법을 배우게 될 것이다. 모든 버전에서 다리를 계속 내리기 위해 허리의 만곡을 만들어야 하는 순간 몸통과 다리가 열리는 것을 멈추고 보상하기 위한 허리의 젖힘을 하지 않는다.

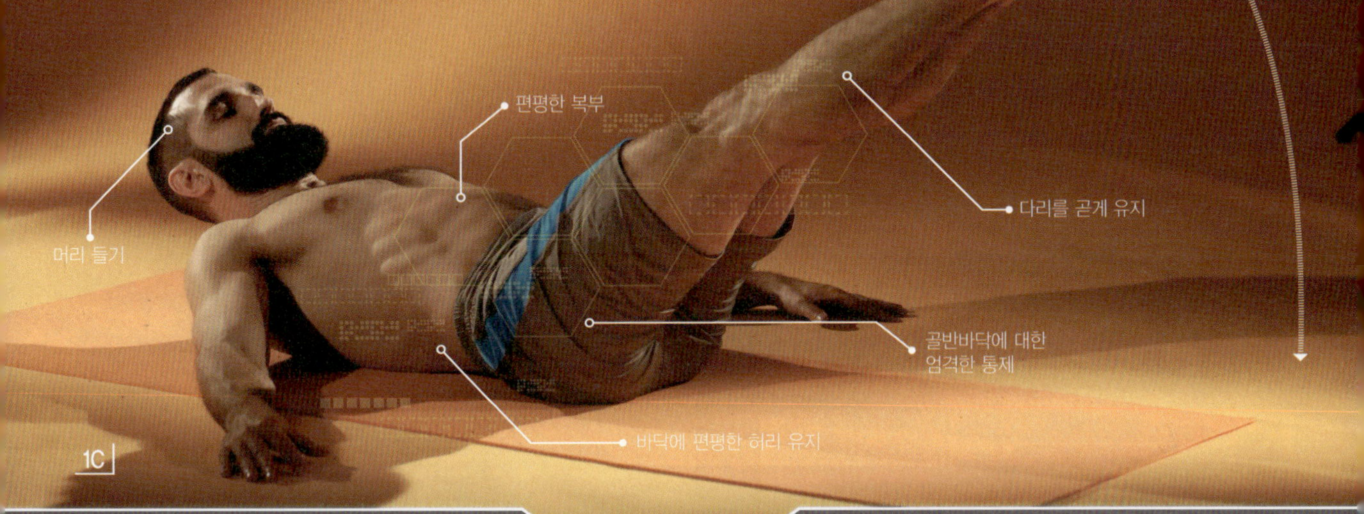


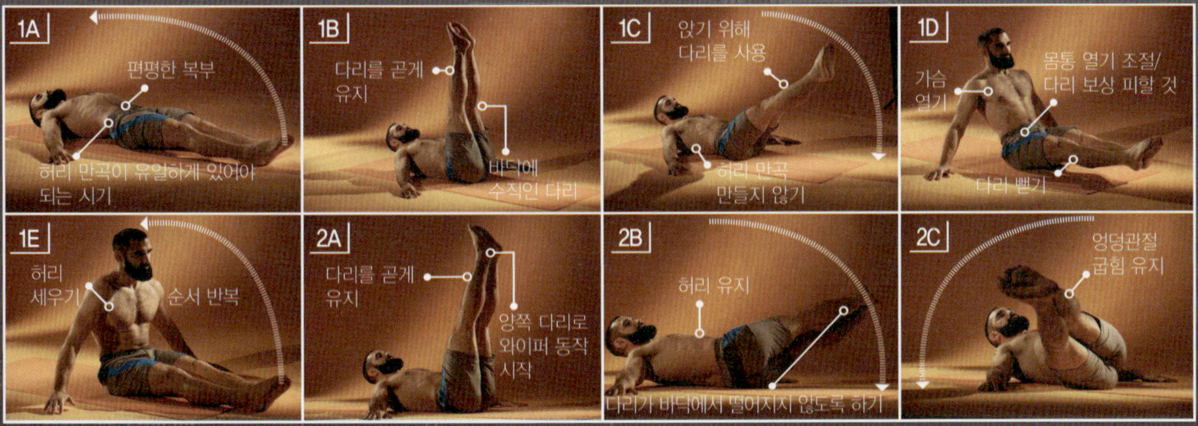

## 3A

이러한 운동들은 느리고 조절된 상태 또는 빠르고 편안하게 하는 두 가지 방법 중 한 개를 실행할 수 있다. 두 경우 모두 운동에서의 반복 횟수 또는 총 소요 시간에 중점을 두지 않는다. 대신에 이완 및 유동성 또는 조절 및 정밀성에 중점을 두어야 한다. 후자의 경우, 한쪽 다리를 옆으로 움직이고 나서 다른 다리를 움직인다. 운동 내내 양쪽 다리의 무릎을 완전히 펴시킨다.

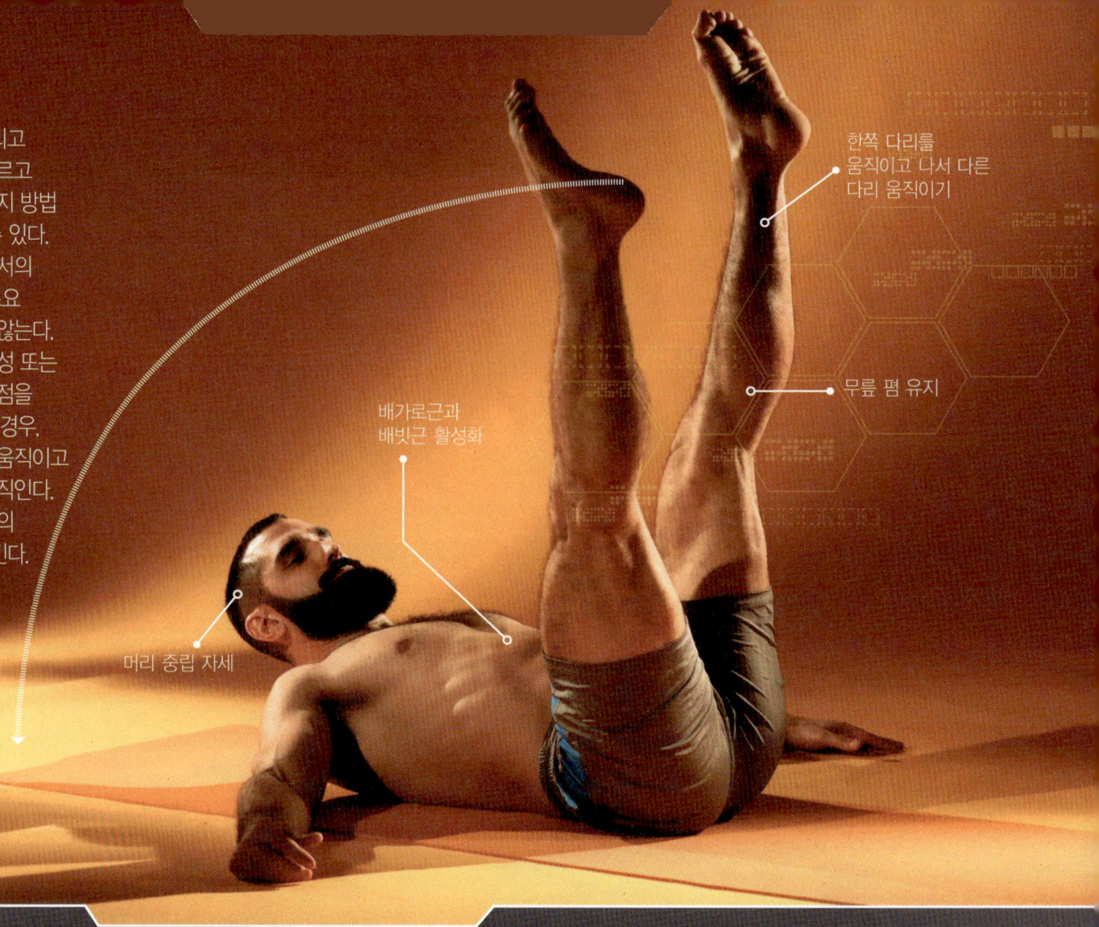


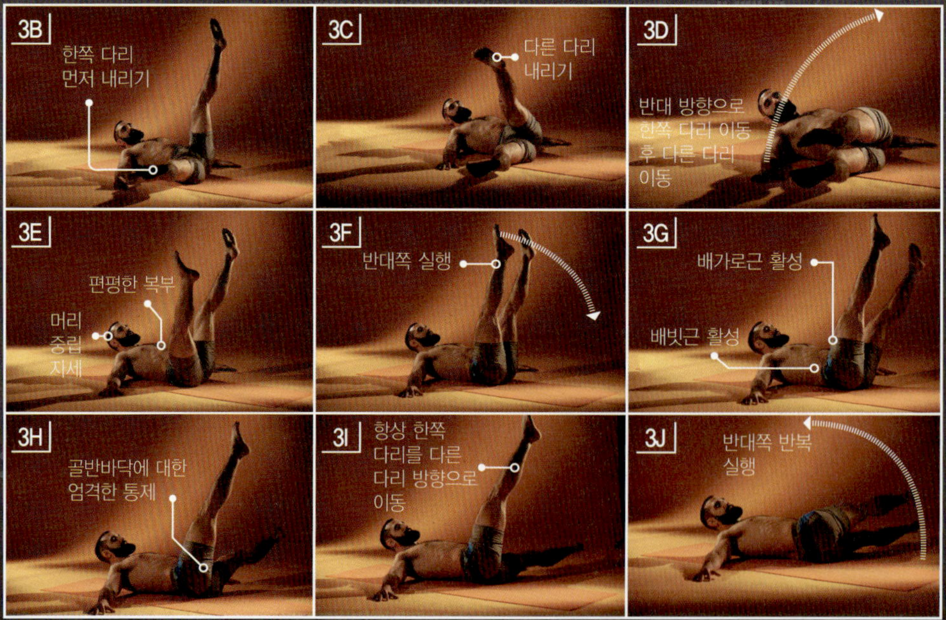

## 4B

이번에는 동작의 모든 면을 통해서 엉덩이를 사용할 것이다. 이전과 마찬가지로 다리를 곧게 뻗지만 이번에는 다리를 서로 쥐어짠다. 앉기 위해서 사용되는 흔들기 움직임은 몸통의 위치를 바꾸지 않고 엉덩이를 축으로 옆으로 돌리면서 측면으로 앉게 하면 향상될 것이다.

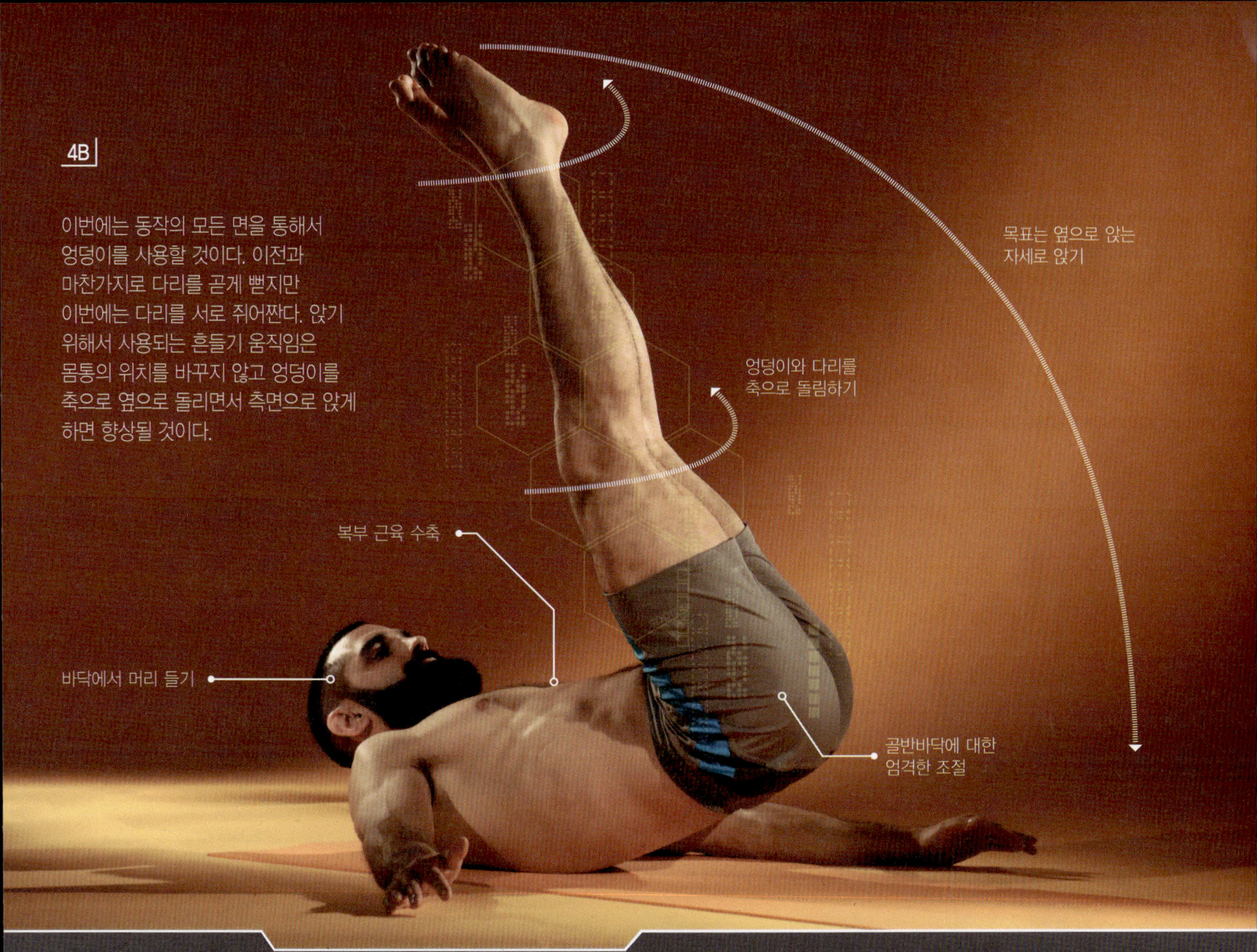


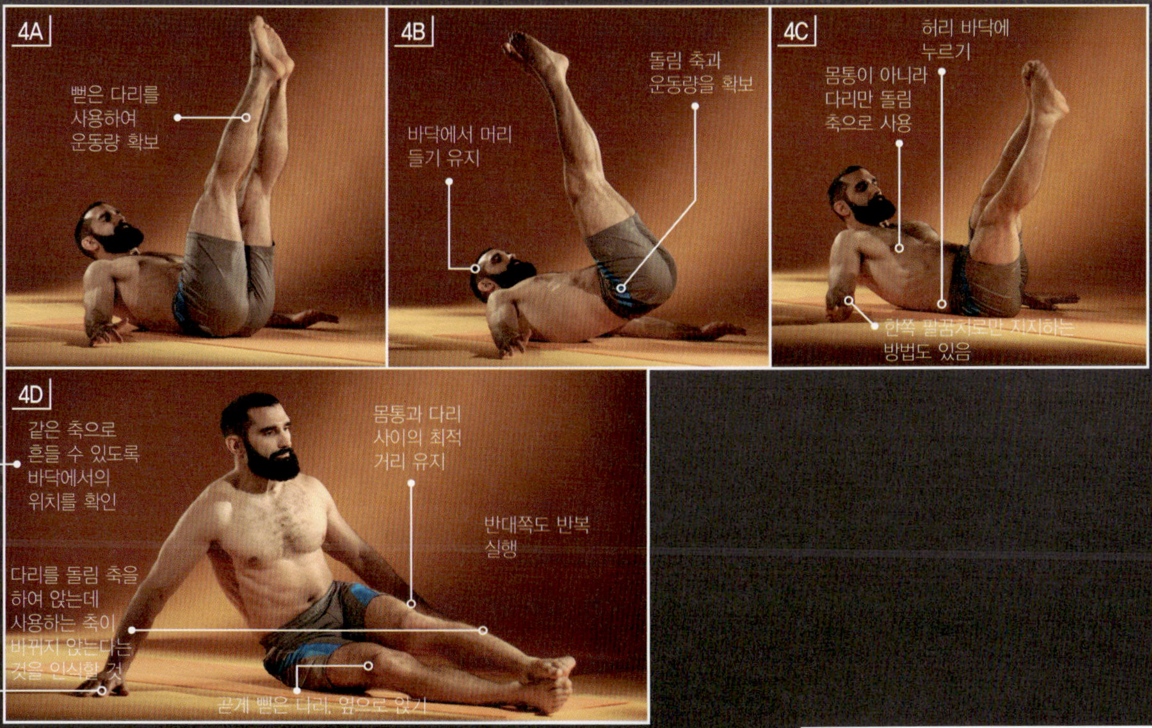

한 축에서 다리를 분리하는 것과 같은 방식으로, 얼마나 빨리 운동을 실행하는 것에 따라 거리를 통해 다리의 분리와 함께 엉덩이 돌림 축을 결합할 것이다. 이전 운동과 같이 흔들기 동작을 동일한 축을 따라 유지한다(바닥에서는 움직이지 않기): 몸통이 같은 선상으로 들어 올리는 동안에 엉덩이가 돌림 축 역할을 한다. 허리를 바닥에 누르고, 몸통과 다리 사이의 거리를 조절하고 이 운동에서 빠른 버전과 느린 버전을 번갈아가며 실행한다.

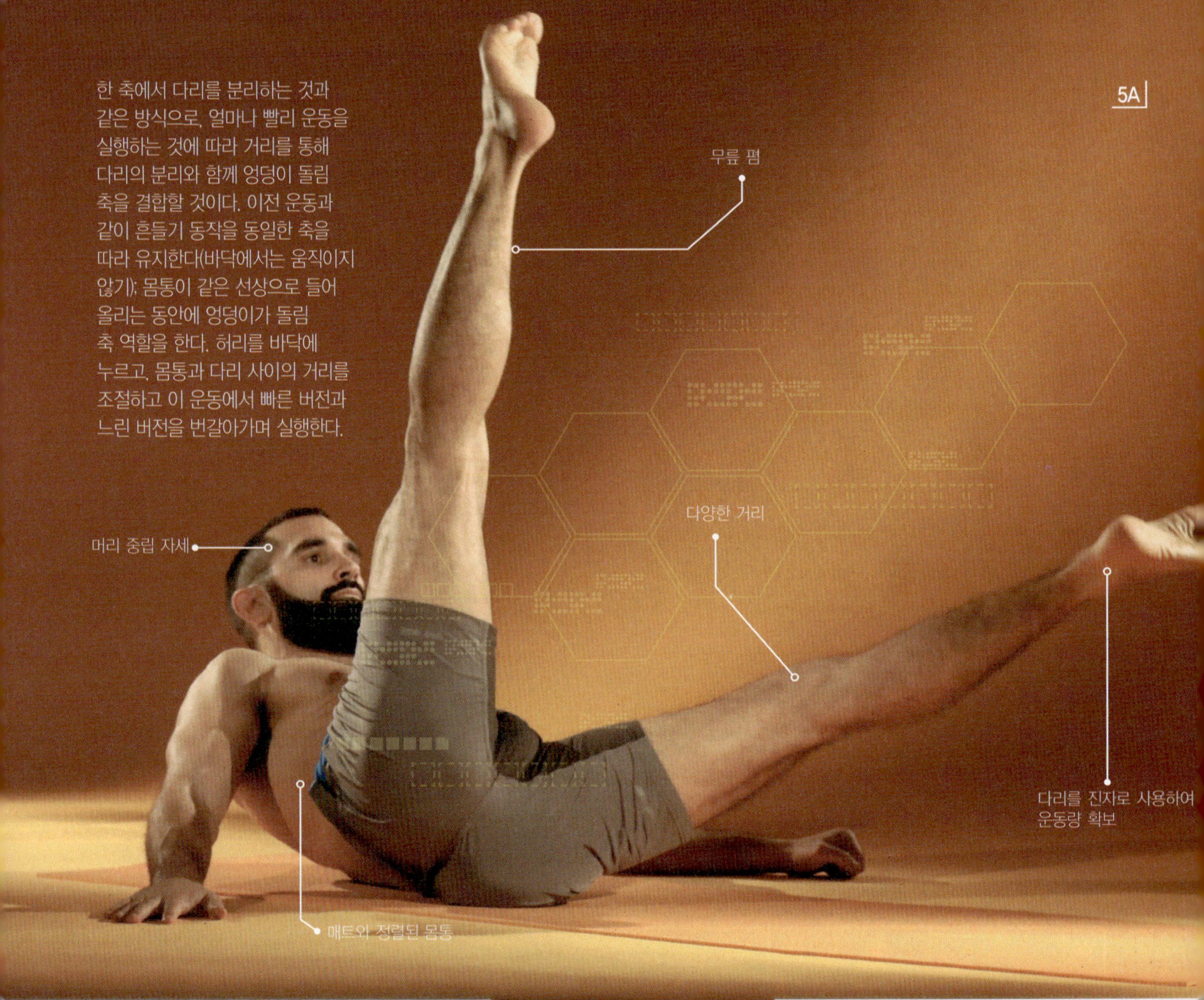


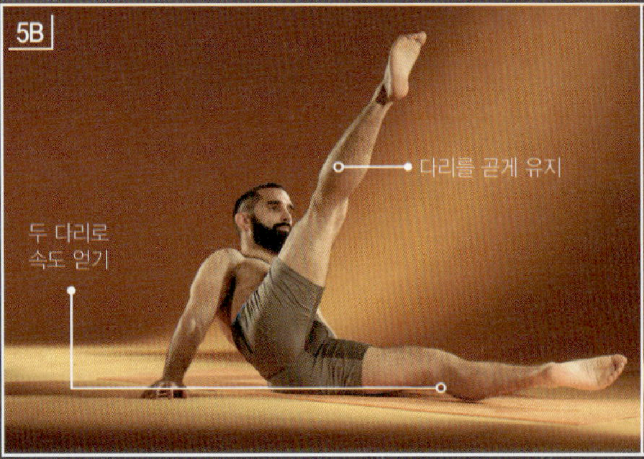


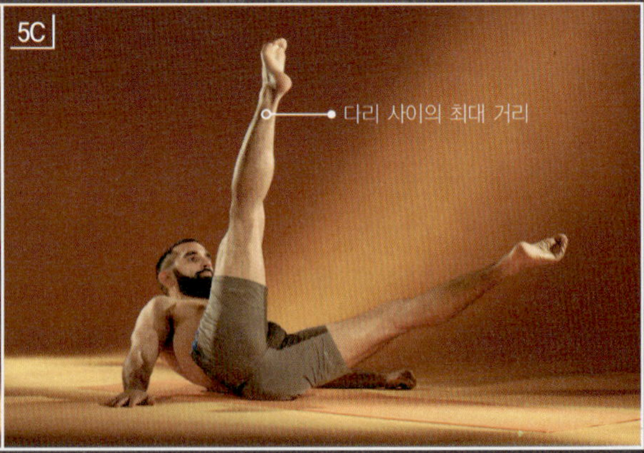

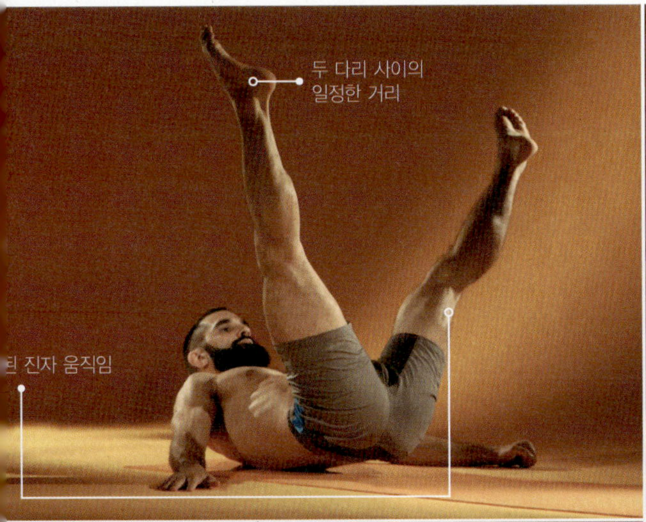
두 다리 사이의
일정한 거리
진자 움직임

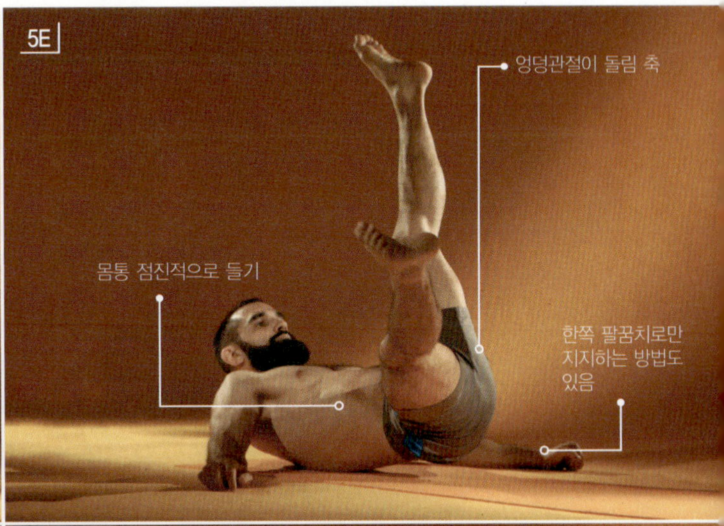
5E
엉덩관절이 돌림 축
몸통 점진적으로 들기
한쪽 팔꿈치로만
지지하는 방법도
있음

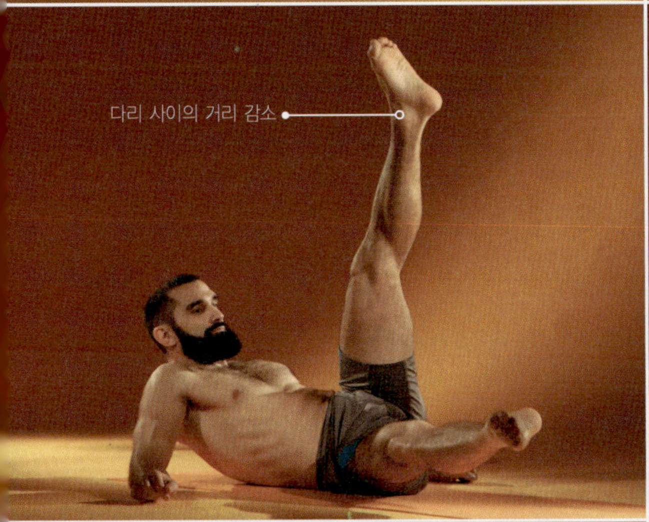
다리 사이의 거리 감소

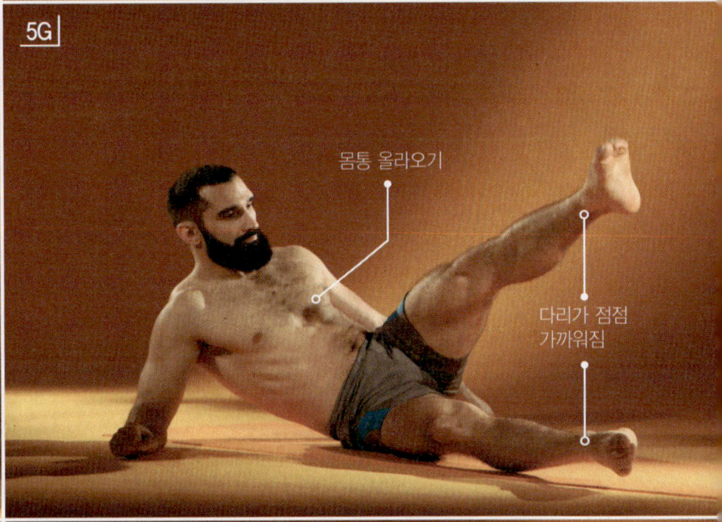
5G
몸통 올라오기
다리가 점점
가까워짐

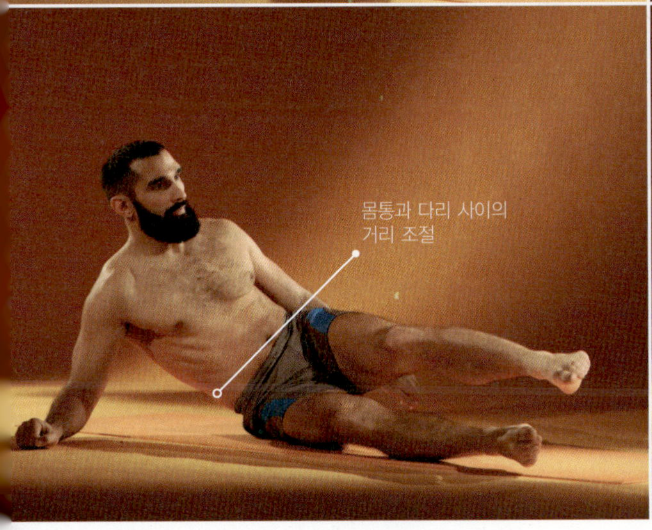
몸통과 다리 사이의
거리 조절

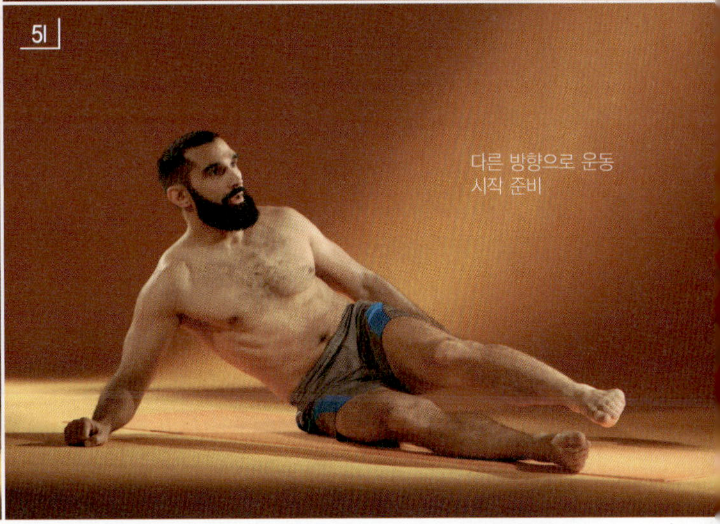
5I
다른 방향으로 운동
시작 준비

이 운동의 궁극적인 운동 버전은 한쪽 엉덩관절 안쪽돌림, 다른 쪽 엉덩관절은 바깥돌림인 상태로 양쪽 엉덩관절이 돌림된 상태에서 끝나는 것이다. 이전의 운동과 유사한 움직이지만, 진자운동은 매우 효율적이라서 늘어난 위치로부터 움직임을 시작하여 반대쪽으로 동일하게 늘어난 위치로 계속 진행될 수 있다. 그저 이전처럼 앉아서 다리를 움직이는데 충분한 속도로 움직이기 때문에 다리를 흔들고, 앉고, 다리의 반대 자세를 할 수 있다. 한쪽 무릎은 들고 다른 무릎은 들어 올려 기본 SMS 자세(단계 7)에 도달하기 전에 완전 늘어난 위치(단계 6)에서 잠시 멈춘다.

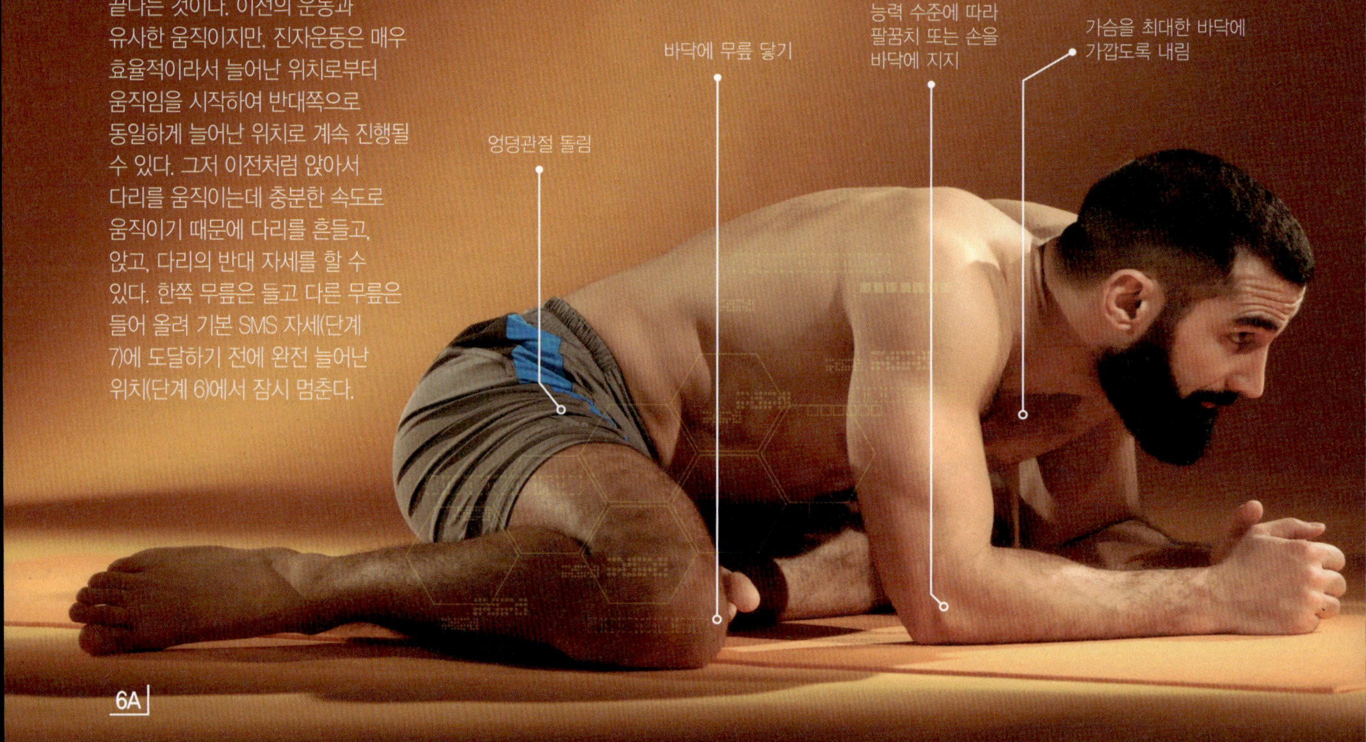
엉덩관절 돌림
바닥에 무릎 닿기
능력 수준에 따라 팔꿈치 또는 손을 바닥에 지지
가슴을 최대한 바닥에 가깝도록 내림
6A

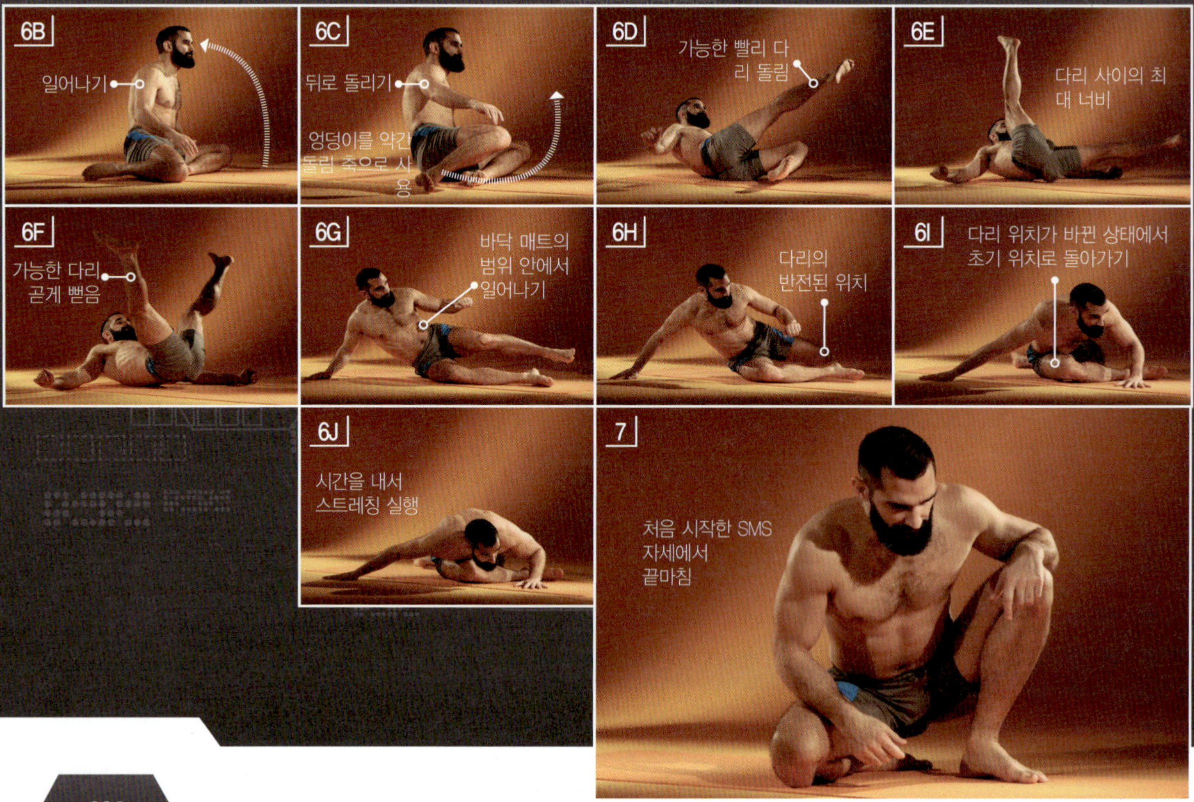
6B
일어나기
6C
뒤로 돌리기
엉덩이를 약간 돌림 축으로 사용
6D
가능한 빨리 다리 돌림
6E
다리 사이의 최대 너비
6F
가능한 다리 곧게 뻗음
6G
바닥 매트의 범위 안에서 일어나기
6H
다리의 반전된 위치
6I
다리 위치가 바뀐 상태에서 초기 위치로 돌아가기
6J
시간을 내서 스트레칭 실행
7
처음 시작한 SMS 자세에서 끝마침

# 터키식 일어서기 운동 시리즈

## TURKISH GET-UP SERIES

터키식 일어서기는 모든 근육 사슬을 위한 힘과 가동성을 결합하고 있으며 이 운동처럼 할 수 있는 운동은 많지 않다. 중량 없이 실행하면 운동의 각 단계는 관절의 가동성과 안정성을 향상시킬 수 있다

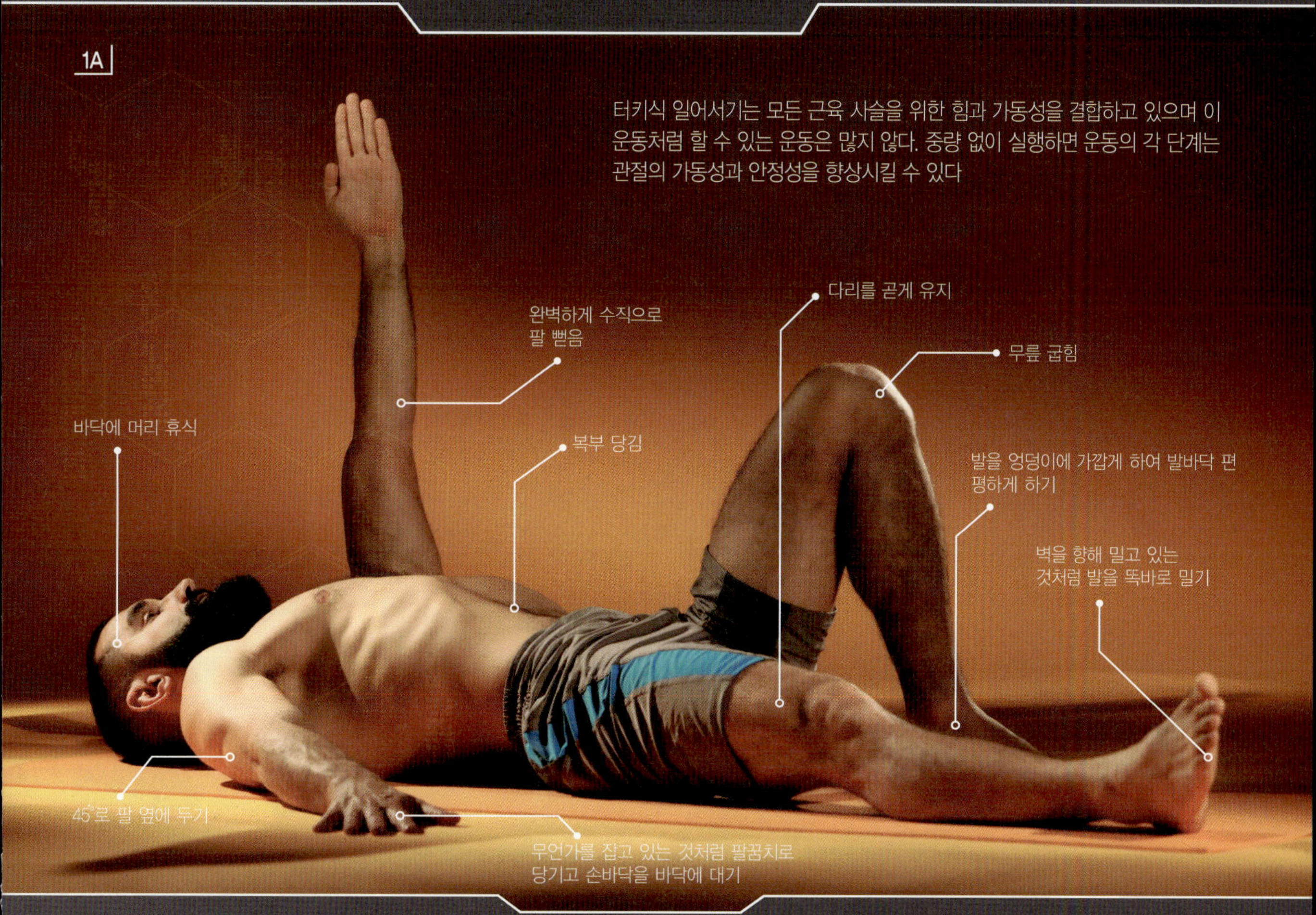
1A
완벽하게 수직으로 팔 뻗음
다리를 곧게 유지
무릎 굽힘
바닥에 머리 휴식
복부 당김
발을 엉덩이에 가깝게 하여 발바닥 편평하게 하기
벽을 향해 밀고 있는 것처럼 발을 똑바로 밀기
45°로 팔 옆에 두기
무언가를 잡고 있는 것처럼 팔꿈치로 당기고 손바닥을 바닥에 대기

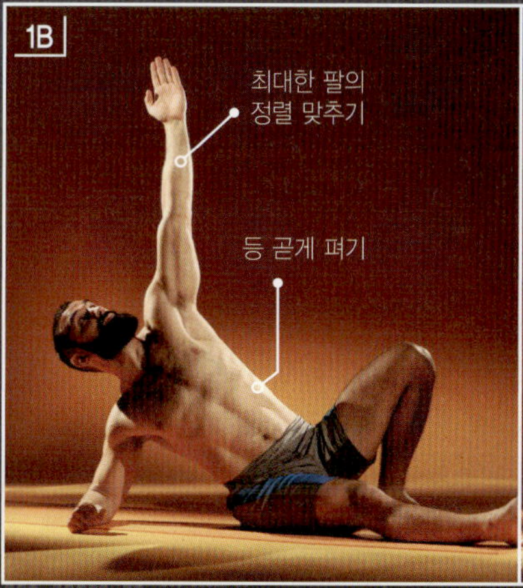
1B
최대한 팔의 정렬 맞추기
등 곧게 펴기

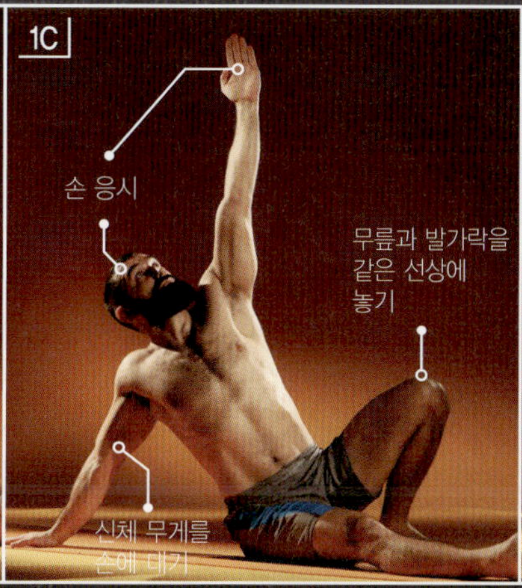
1C
손 응시
무릎과 발가락을 같은 선상에 놓기
신체 무게를 손에 대기

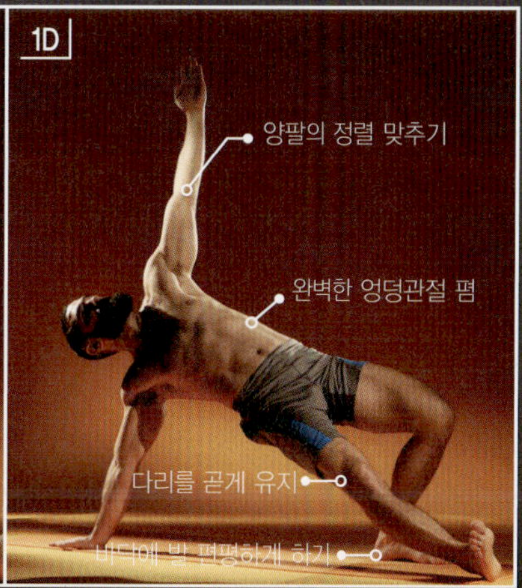
1D
양팔의 정렬 맞추기
완벽한 엉덩관절 폄
다리를 곧게 유지
바닥에 발 편평하게 하기

1E

각 단계는 필수적이며, 일어서기 기본 운동2(BASIC GET-UP 2 SERIES)에서 소개된 대각선 지지의 원리를 사용하고, 실행하는 도중에 본인 스스로를 조심스럽게 안정시키는 것이 요구된다. 시작 시 바닥에 편평한 발은 운동하는 동안에 움직이지 않는다는 점을 유의하여야 한다. 서있는 자세로 도달한 후에는 같은 단계를 반대로 실행하여 아래로 내려간다. 서두르지 않는다. 각 단계를 위한 시간을 갖는다. 이러한 단계는 중심지지, 안정성, 가동성을 위한 많은 운동에 해당된다. 가장 자주 나타나는 실수는 윗등을 둥글게 하는 것으로, 가슴을 열고 손을 응시하여 등이 둥글게 되지 않도록 주의하다.

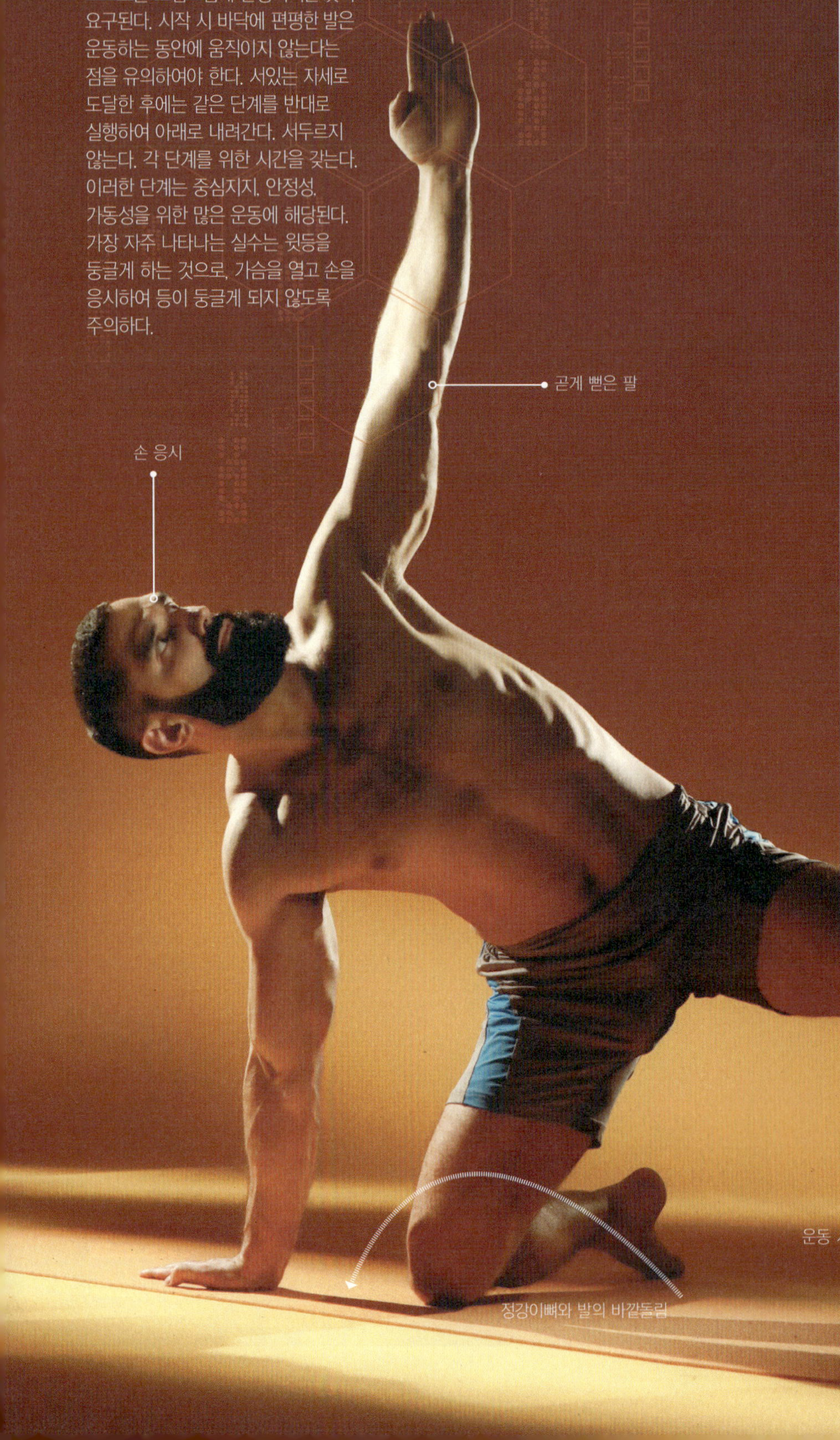


1F

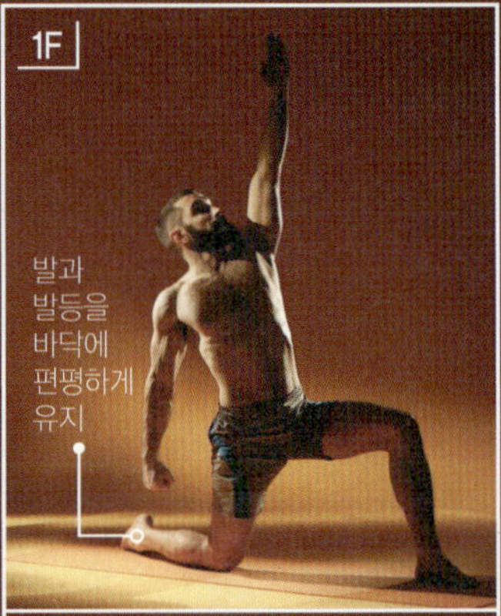


1G

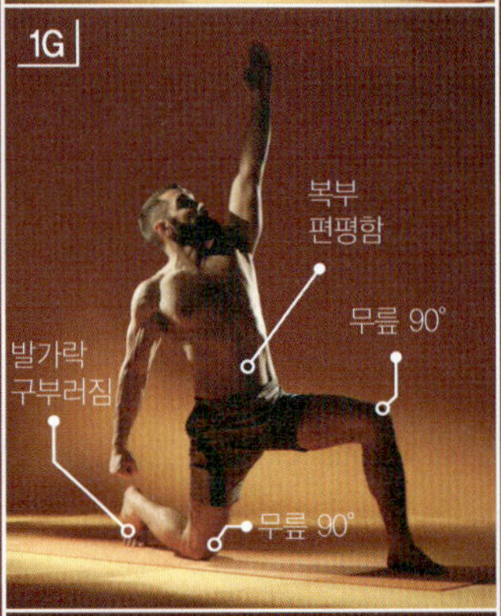


1H

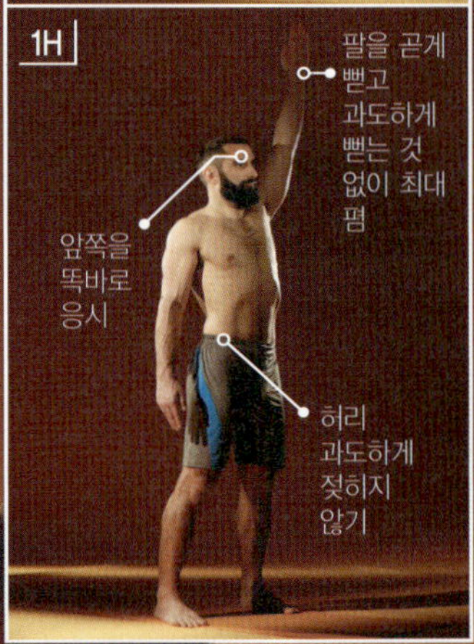

# 네발기기 운동 1 시리즈

## TABLE 1 SERIES

이 네발기기 자세는 브라질의 주짓수, 아프리카-브라질의 카포에라 및 힙합처럼 네발 지지 자세를 사용 하는 많은 분야에서 볼 수 있다. 또한 대각선으로 반대인 두 개의 지지면에서 대각선 궤도로 몸을 움직이는 것이 포함되며, 기능 및 나선 사슬을 통해 전방 사슬과 후방 사슬의 상호작용을 만들어낸다. 이러한 상호작용이 골반과 어깨의 안정성 및 가동성이 혼합된 운동을 만들 수 있도록 영감을 주었다. 첫 번째 운동은 정적이며, 엉덩관절의 움직임을 공간에서 단일 면으로 제한한다.

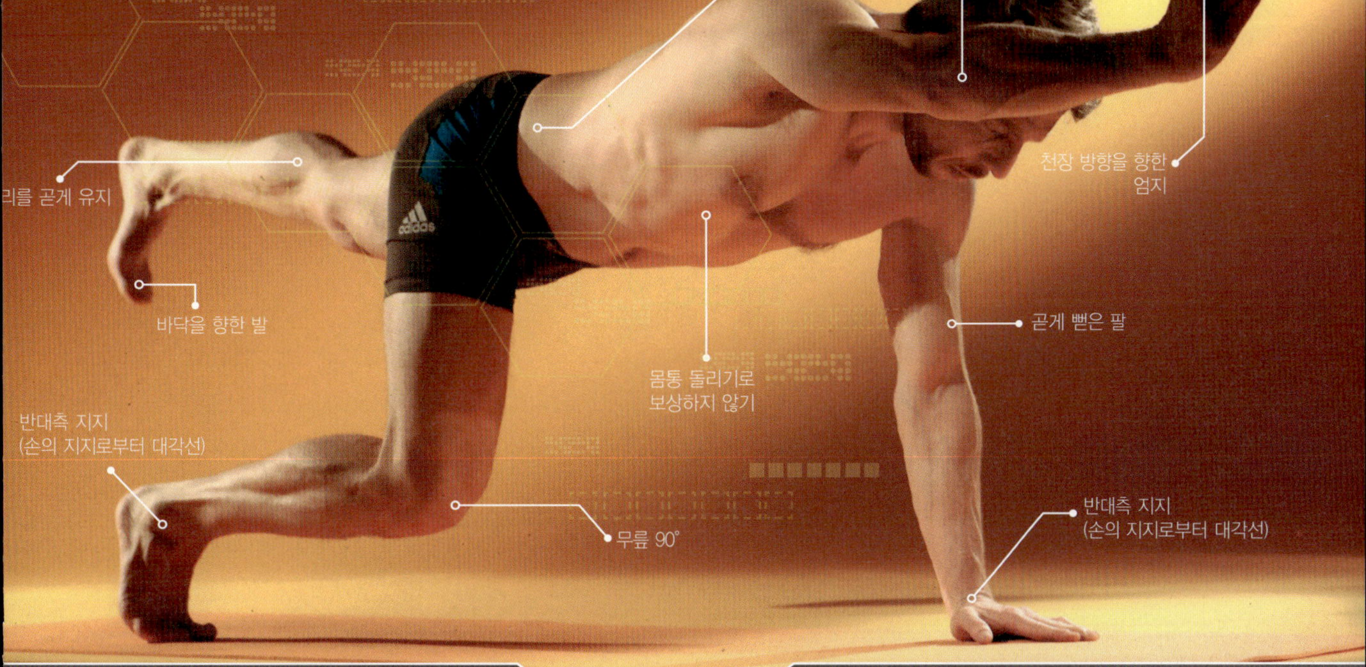
팔을 최대한 앞으로 돌기
정렬된 몸
천장 방향을 향한 엄지
리를 곧게 유지
바닥을 향한 발
곧게 뻗은 팔
몸통 돌리기로 보상하지 않기
반대측 지지
(손의 지지로부터 대각선)
무릎 90°
반대측 지지
(손의 지지로부터 대각선)

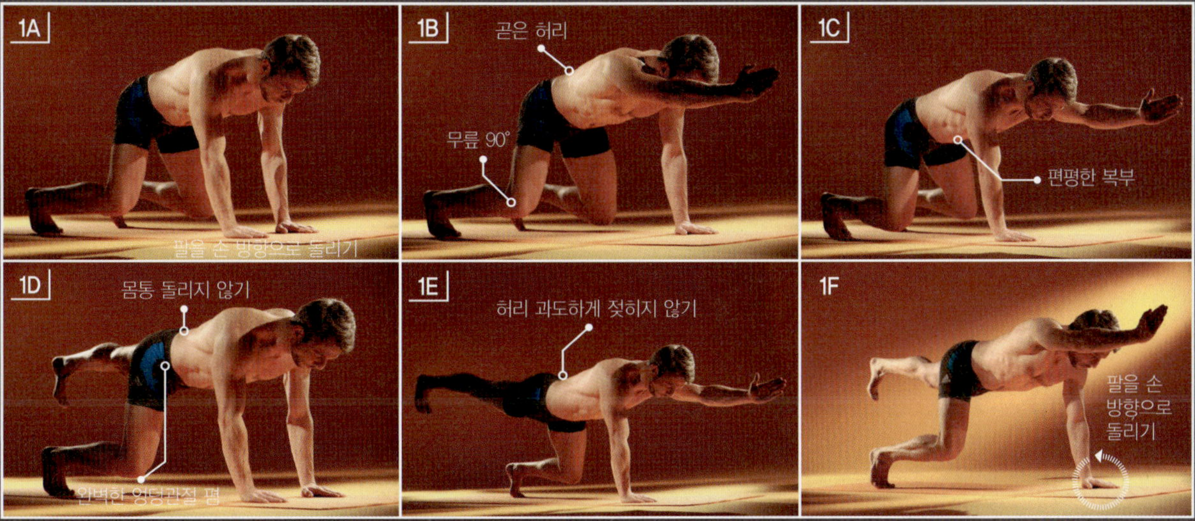
1A
팔을 손 방향으로 돌리기
1B
곧은 허리
무릎 90°
1C
편평한 복부
1D
몸통 돌리지 않기
완벽한 엉덩관절 폄
1E
허리 과도하게 젖히지 않기
1F
팔을 손 방향으로 돌리기

2A

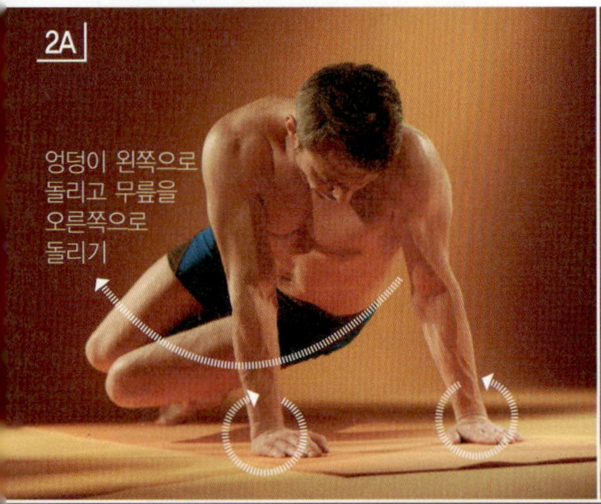
엉덩이 왼쪽으로
돌리고 무릎을
오른쪽으로
돌리기

2B

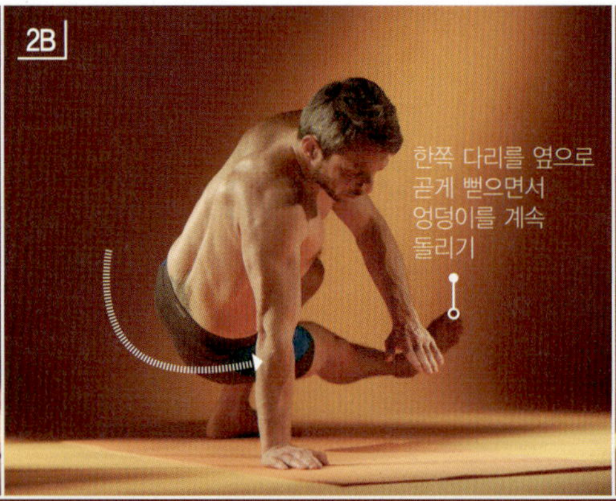
한쪽 다리를 옆으로
곧게 뻗으면서
엉덩이를 계속
돌리기

2C

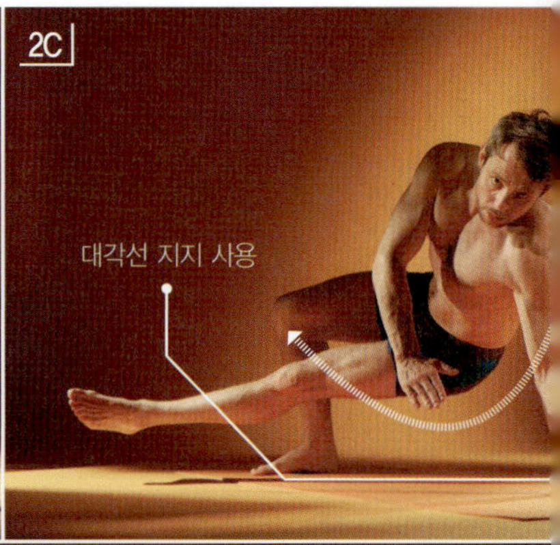


2D

두 번째 운동을 하기 위해서는 엉덩관절 움직임을 이마면과 수평면에서 최대한 활용해야 한다. 그 어느 때보다 대각선 지지가 필수적이다. 항상 두가지 속도로 실행:첫째, 움직임을 천천히 하기 위해서 팔과 다리를 폄을 시킬 때 최대한 조절을 한다. 둘째, 엉덩이를 돌림 시키는데 많은 시간을 갖는다. 또한, 운동을 최대한 활용하기 위해 최대한의 유동성, 관절가동범위, 이완을 하기 위해 노력한다.

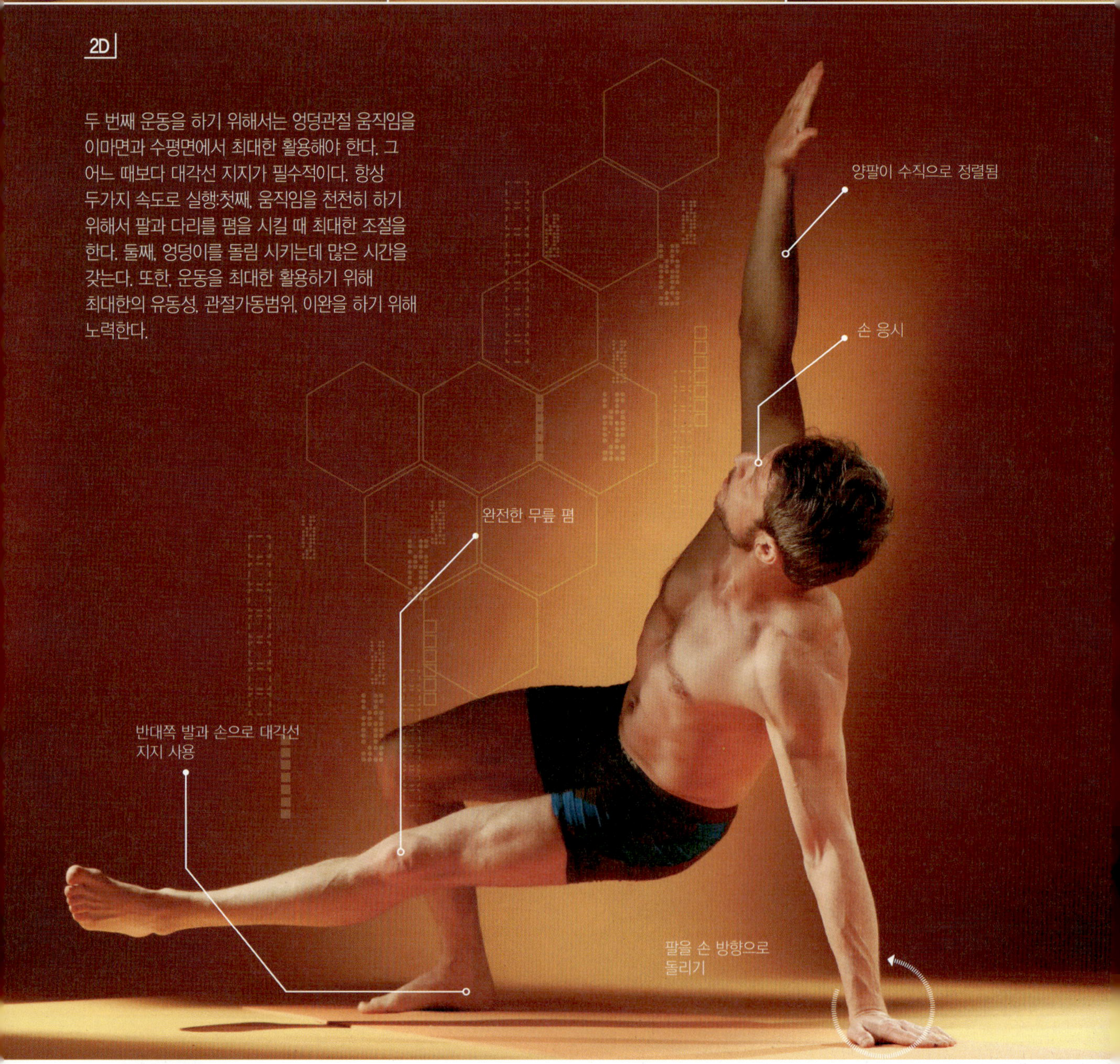
양팔이 수직으로 정렬됨
손 응시
완전한 무릎 폄
반대쪽 발과 손으로 대각선
지지 사용
팔을 손 방향으로
돌리기

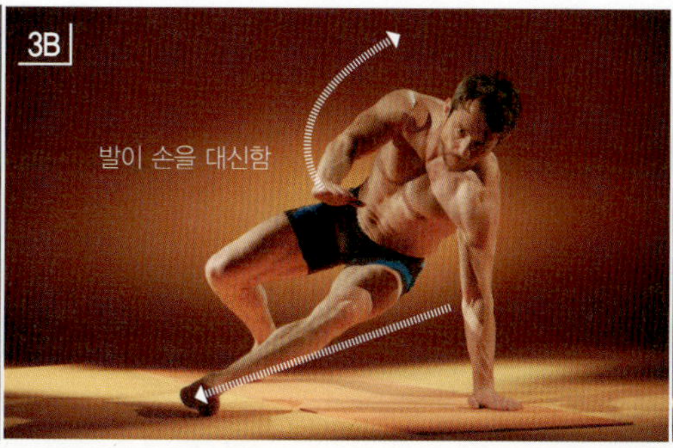
3B
발이 손을 대신함

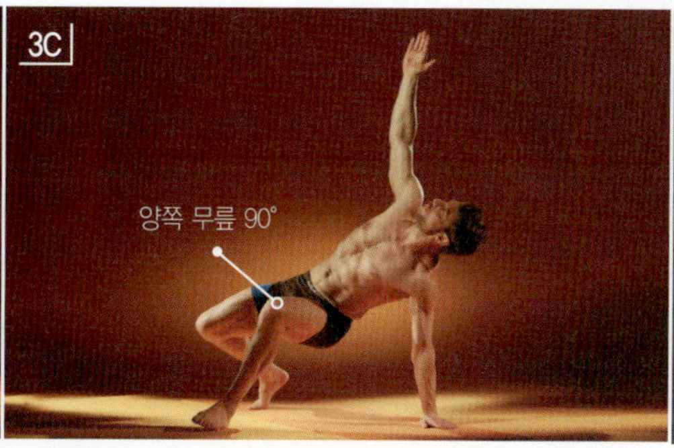
3C
양쪽 무릎 90°

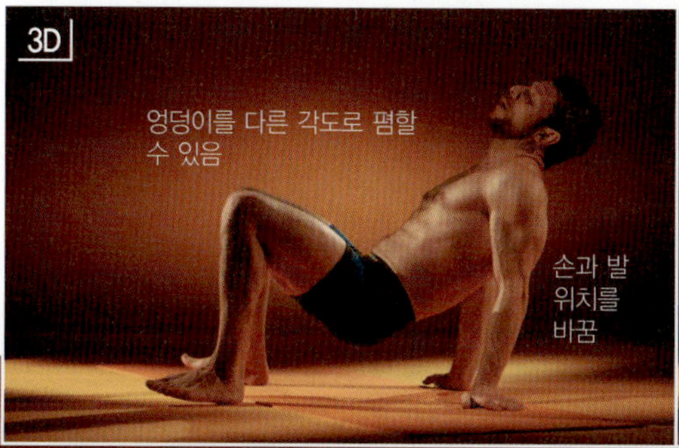
3D
엉덩이를 다른 각도로 폄할 수 있음
손과 발 위치를 바꿈

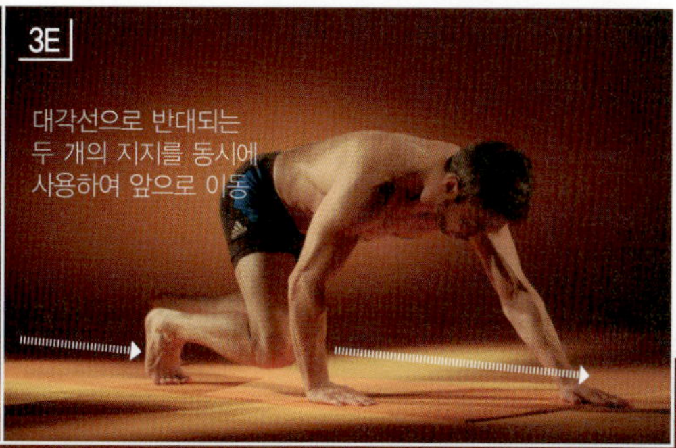
3E
대각선으로 반대되는 두 개의 지지를 동시에 사용하여 앞으로 이동

반대 측 대각선 지지를 사용하여 스스로를 유지하고 그 다음 복부가 위를 향하도록 한 네발기기 자세에서 등이 위를 향하는 상태로 움직인다. 이 자세에서 엉덩이의 폄을 다양하게 하여 코어 안정성 측면에 더 집중하거나 덜 집중하게 할 수 있다. 네발기기 자세를 통해 움직일 경우 정사각형 또는 직사각형 공간에서 벽을 향하게 한다. 자세가 바뀔 때 마다 시작각도에서 90° 이동하므로 벽을 마주한 각 위치에서 자신을 안정시켜야 한다. 만약 모퉁이 쪽을 마주한다면, 오른발이 왼손을 대신하는 대각선을 따라 움직이지 않았다는 것을 의미하며, 그 반대도 마찬가지다. 이 운동의 최종 운동버전(단계 3E)에서 각각의 대각선 움직임 전에 바닥을 따라 지지면을 이동할 수 있다. 대각선으로 반대쪽에 있는 발과 손을 동시에 움직인 다음 다른 두 개의 지지면을 같은 방식으로 움직여 세 단계를 실행할 수 있다.

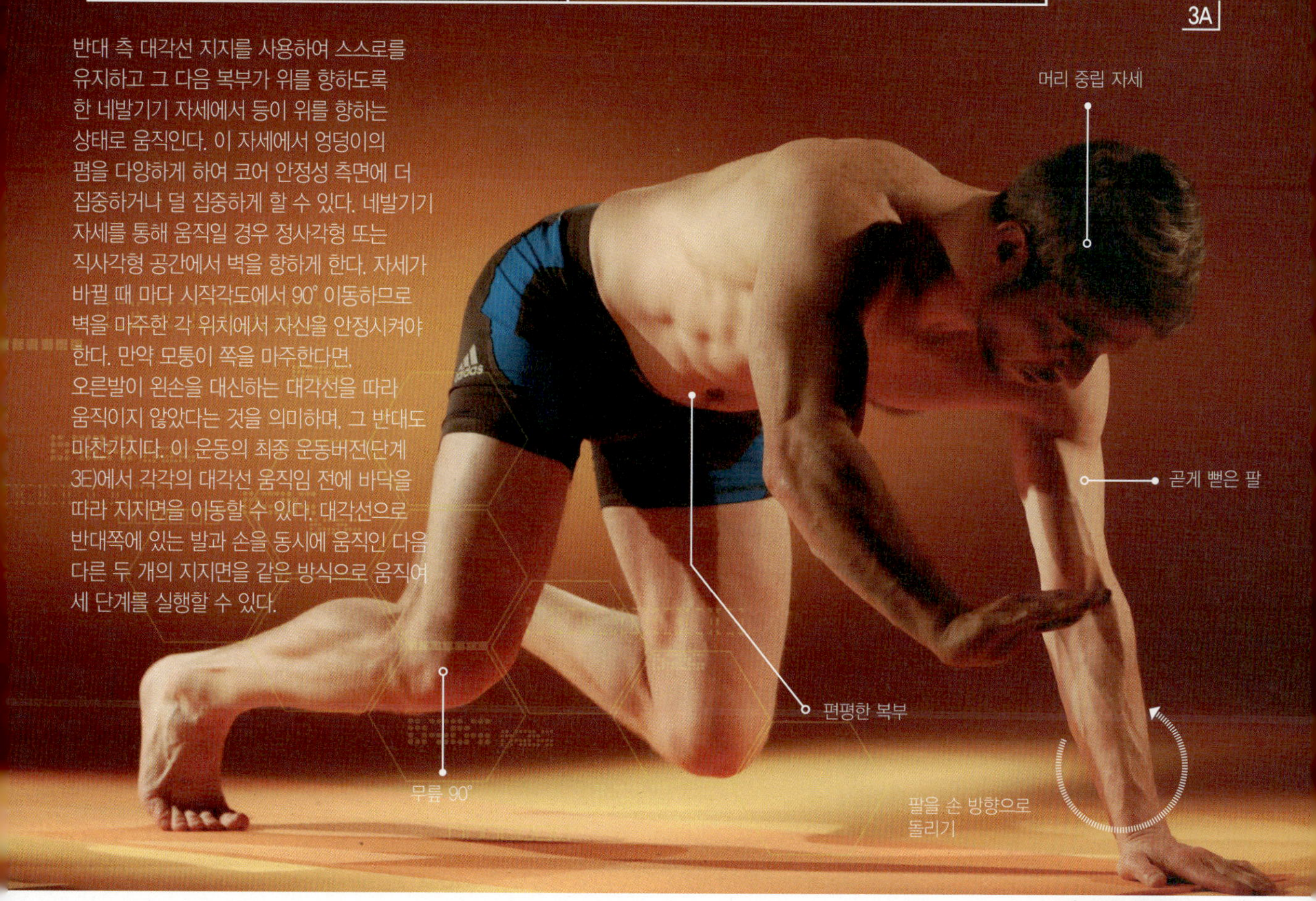
3A
머리 중립 자세
곧게 뻗은 팔
편평한 복부
무릎 90°
팔을 손 방향으로 돌리기

# 아라베스크 운동 시리즈

## ARABESQUE SERIES

1A

아라베스크는 한쪽다리로 서서 다른 쪽 다리를 몸 뒤로 곧게 펴는 자세이다. 이 동작은 표면 후방 사슬을 훈련하는 운동이 포함되어 있으며, 대각선 돌림과 결합할 때 훌륭한 가동성 운동이다.

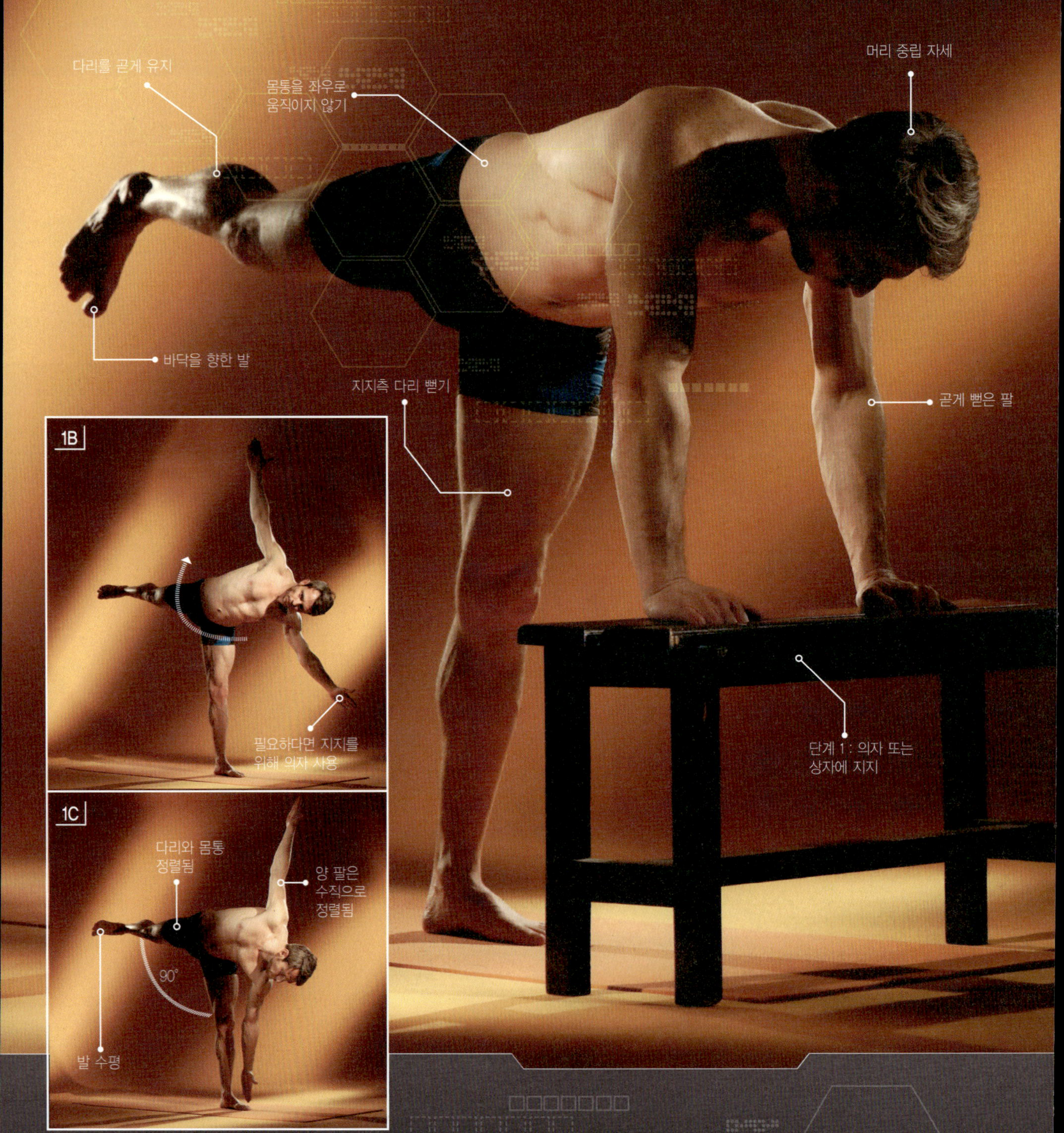

두 번째 버전은 시상면이나 이마면에서
아라베스크와 무릎을 들어올리기를 번갈아
가면서 진행한다.
자세를 유지하는데 특히 몸통을 유지하고,
발을 사용하거나 무릎 또는 팔꿈치를
굽히는 보상을 피한다.

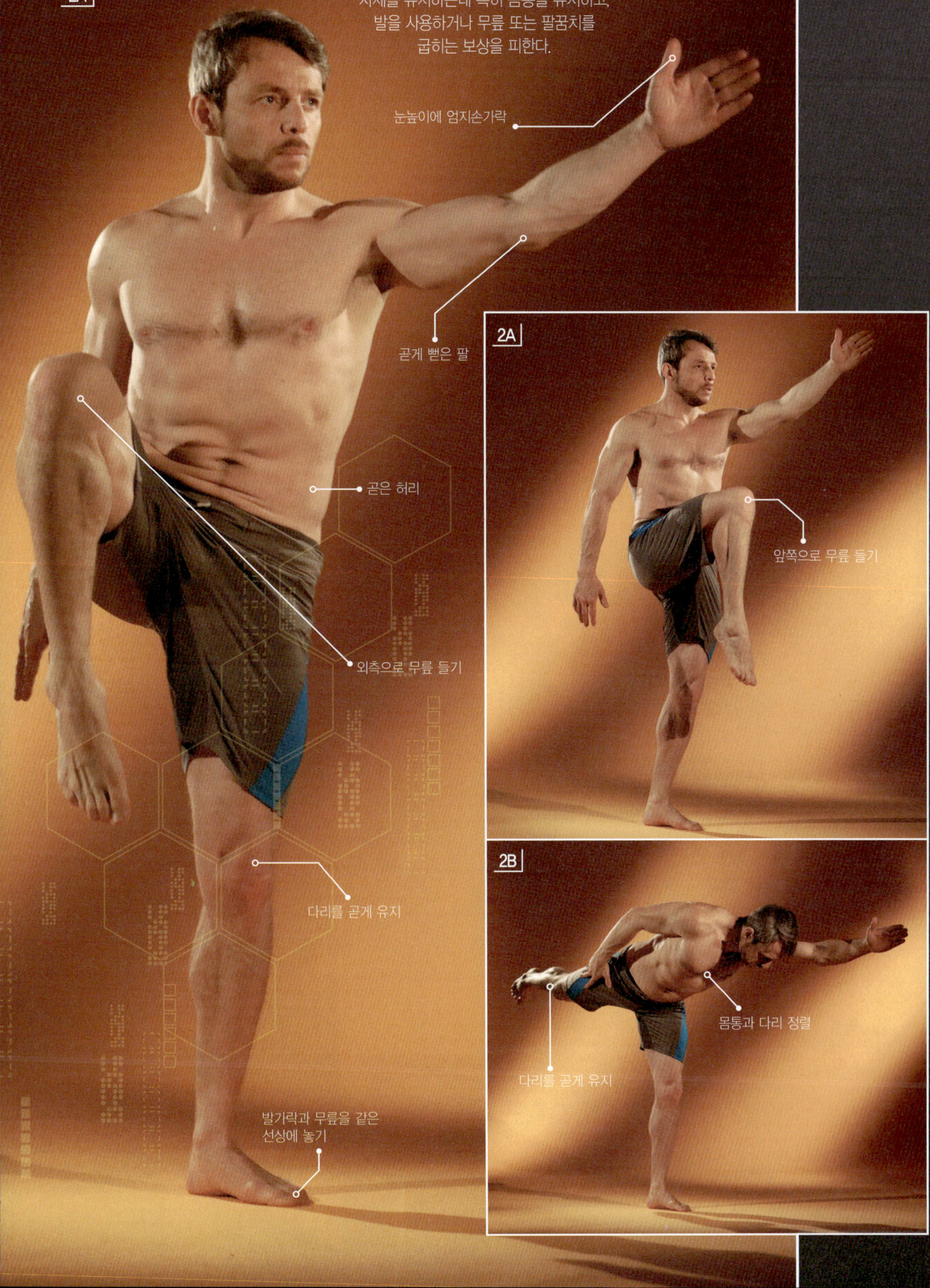

# 런지 및 삼각 운동 시리즈

## LUNGE AND TRIPOD SERIES

요가 동작에서 영감을 얻은 삼각 자세는 매우 훌륭한 준비 운동 및 가동성 운동이다. 이 동작은 여러 근육 사슬에 관여하기 때문에 매우 완벽하며, 거의 모든 스포츠와 활동에 적용할 수 있다. 지금까지의 운동과는 달리, 이 운동에서는 각 포즈를 지정된 시간 동안 유지를 할 수 있으며 20초까지 조정할 수 있다.

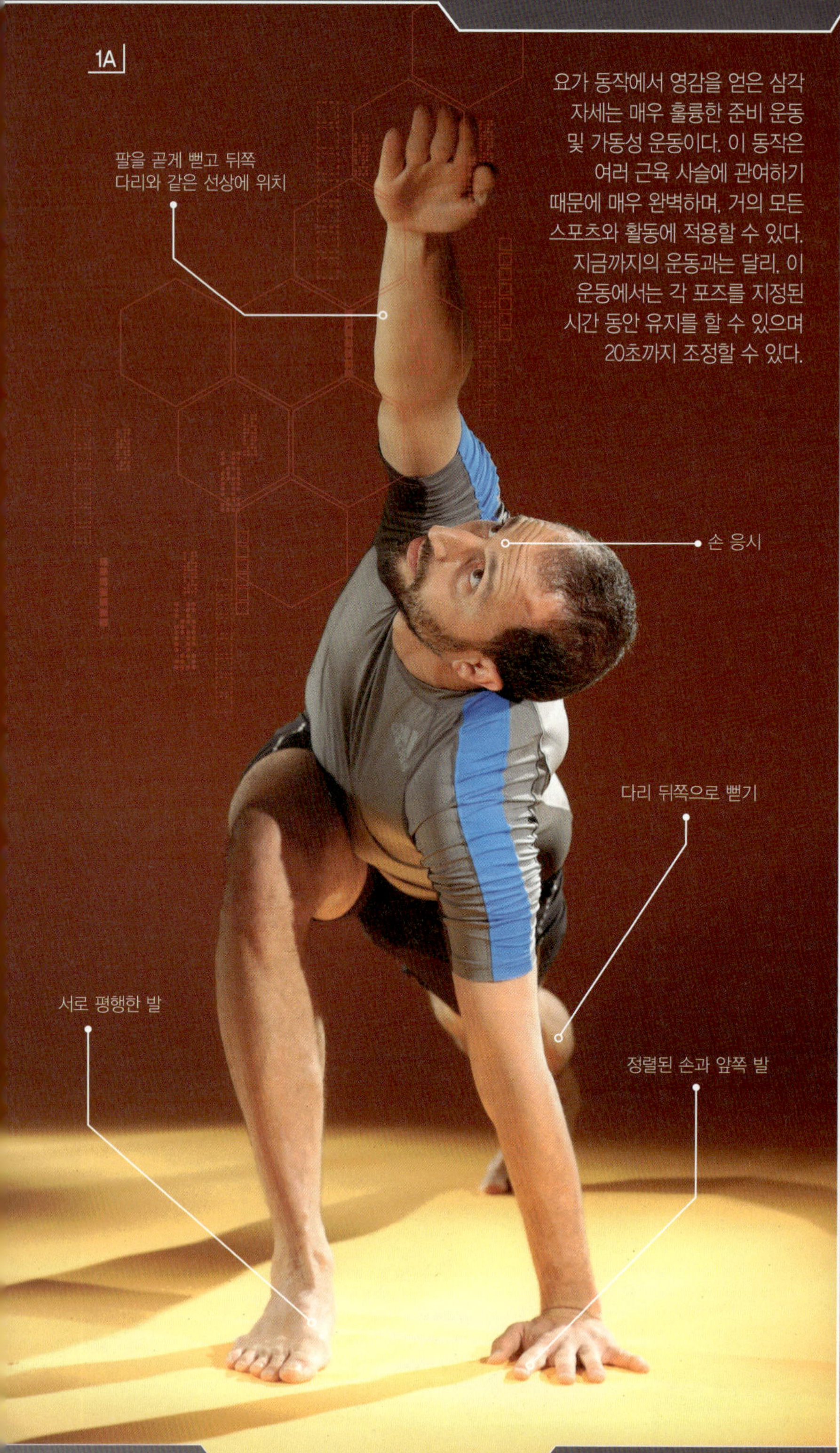


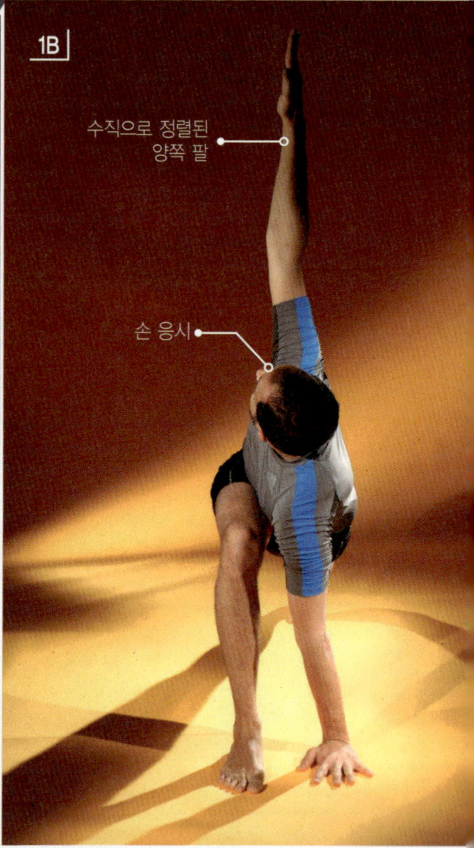


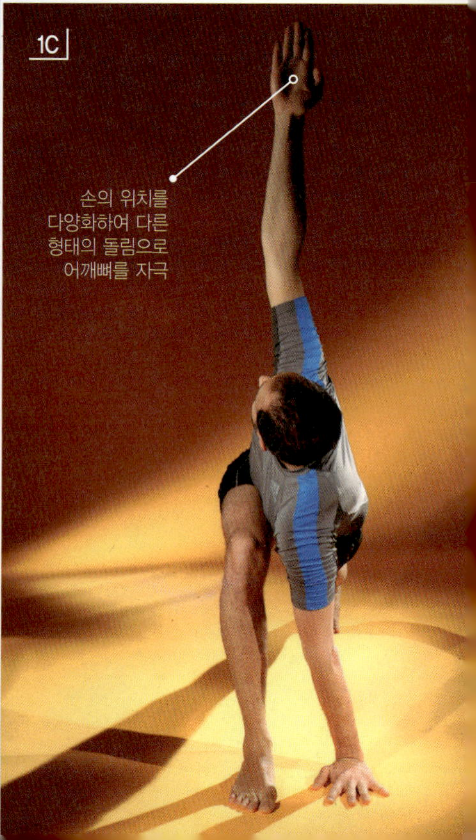

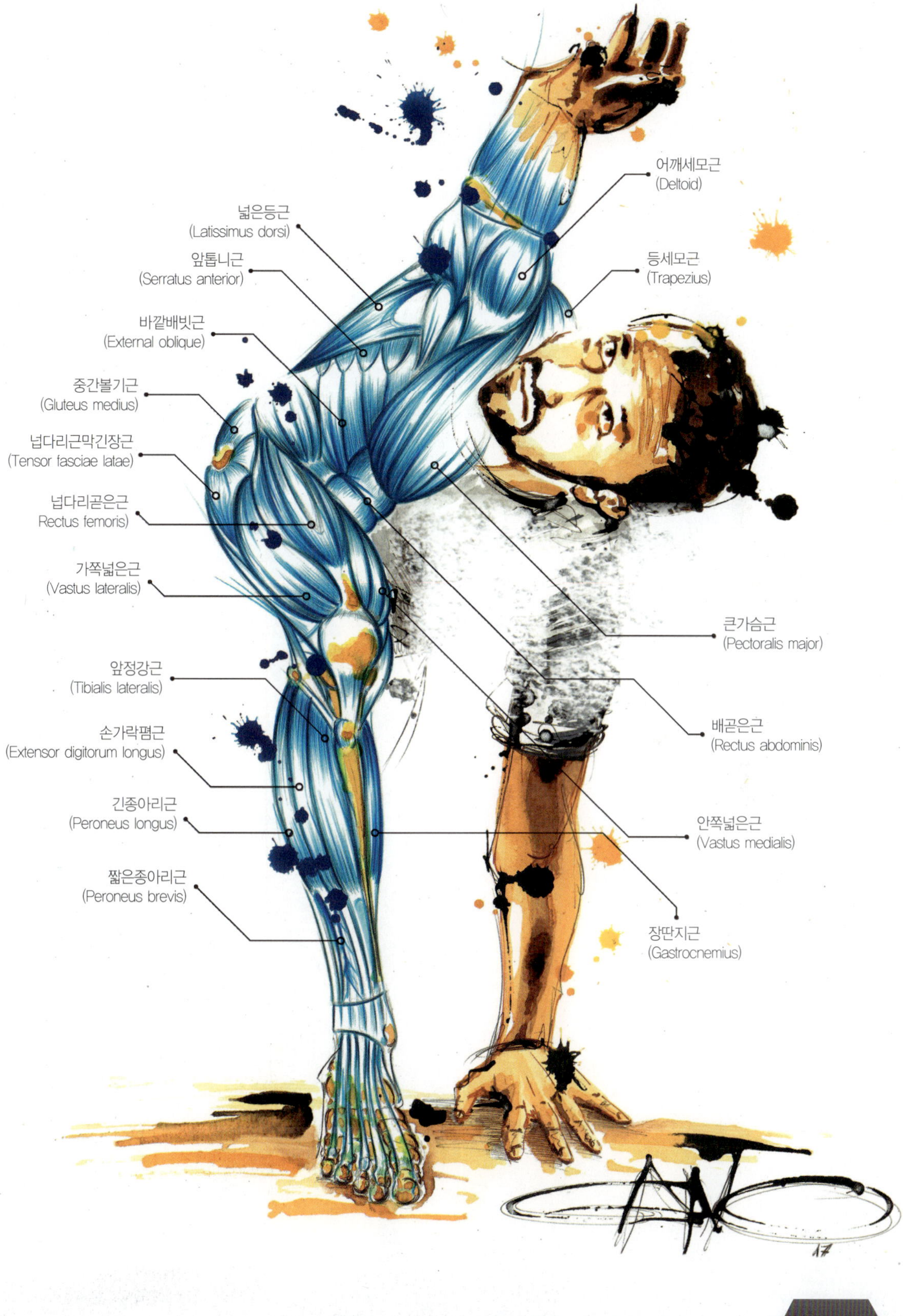
넓은등근
(Latissimus dorsi)
앞톱니근
(Serratus anterior)
바깥배빗근
(External oblique)
중간볼기근
(Gluteus medius)
넙다리근막긴장근
(Tensor fasciae latae)
넙다리곧은근
Rectus femoris)
가쪽넓은근
(Vastus lateralis)
앞정강근
(Tibialis lateralis)
손가락폄근
(Extensor digitorum longus)
긴종아리근
(Peroneus longus)
짧은종아리근
(Peroneus brevis)
어깨세모근
(Deltoid)
등세모근
(Trapezius)
큰가슴근
(Pectoralis major)
배곧은근
(Rectus abdominis)
안쪽넓은근
(Vastus medialis)
장딴지근
(Gastrocnemius)

이러한 런지 운동은 후방 사슬의 완전한 폄을 제공한다. 각 자세를 유지할 시간을 갖고 점진적으로 관절가동범위를 증가시킨다. 이 운동을 호흡과 결합하여 실행한다. (78페이지 참조)

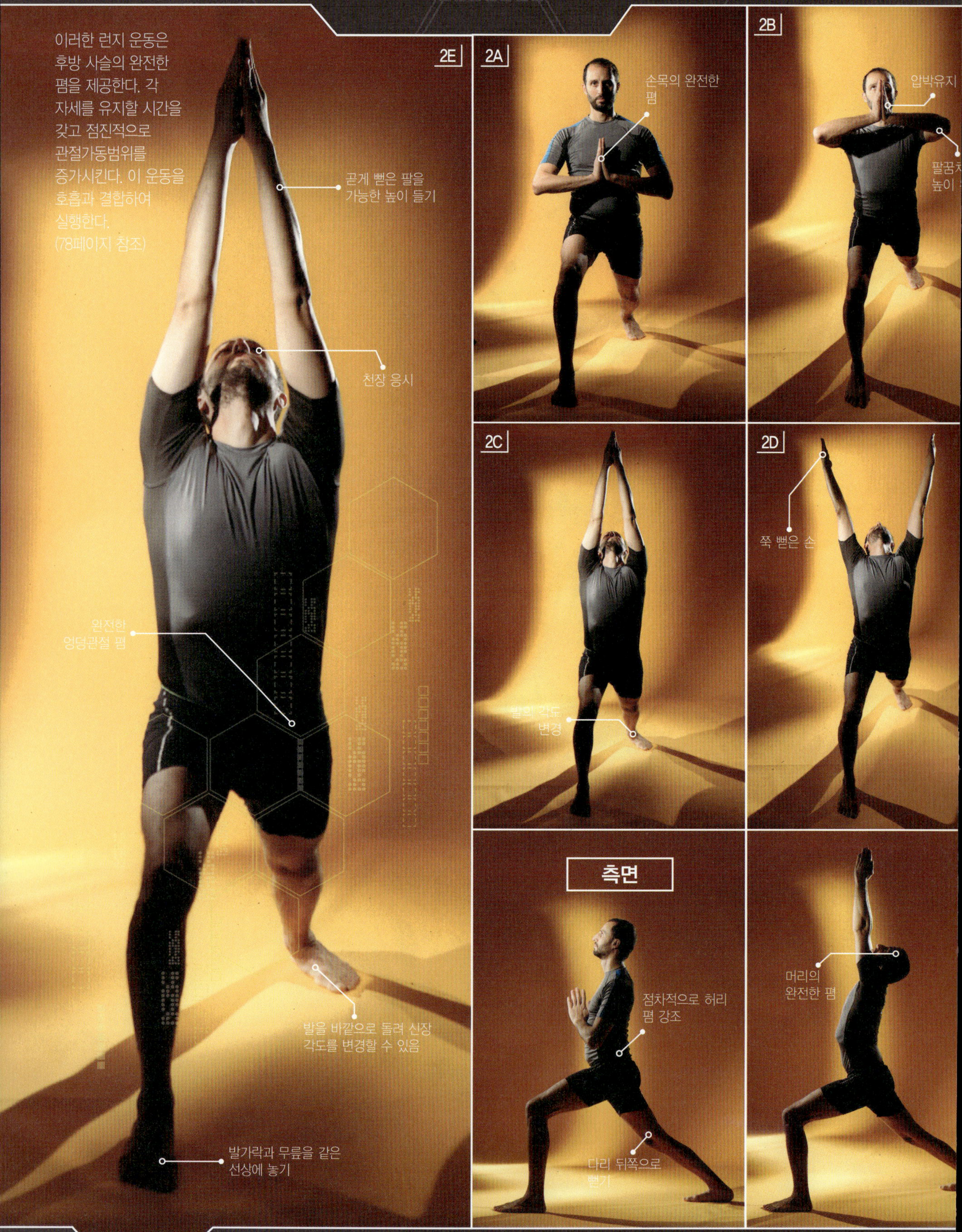
2E
곧게 뻗은 팔을 가능한 높이 들기
천장 응시
완전한 엉덩관절 폄
발을 바깥으로 돌려 신장 각도를 변경할 수 있음
발가락과 무릎을 같은 선상에 놓기
2A
손목의 완전한 폄
2B
압박유지
2C
발의 각도 변경
2D
쭉 뻗은 손
측면
점차적으로 허리 폄 강조
다리 뒤쪽으로 뻗기
머리의 완전한 폄

두 번째 버전은 몸통 돌림과 굽힘을 포함하여 다양한 근육 사슬의 조합을 훈련할 수 있다. 항상 그렇듯이 보상을 피하고, 호흡을 하며, 각 자세를 유지한다. 세 가지의 최종자세가 있는데, 같은 세트 동안 서로 번갈아가면서 실행한다.

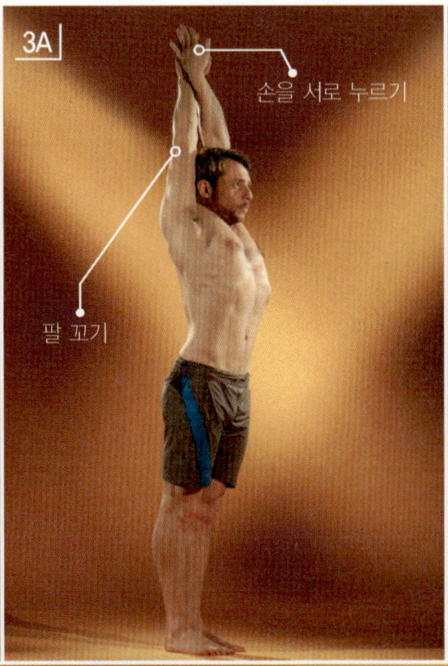


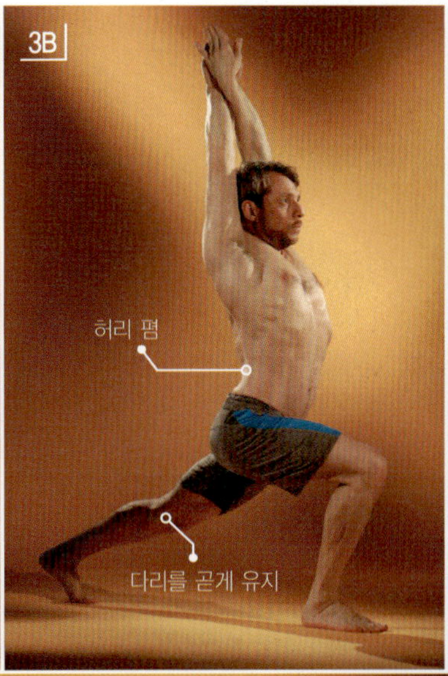


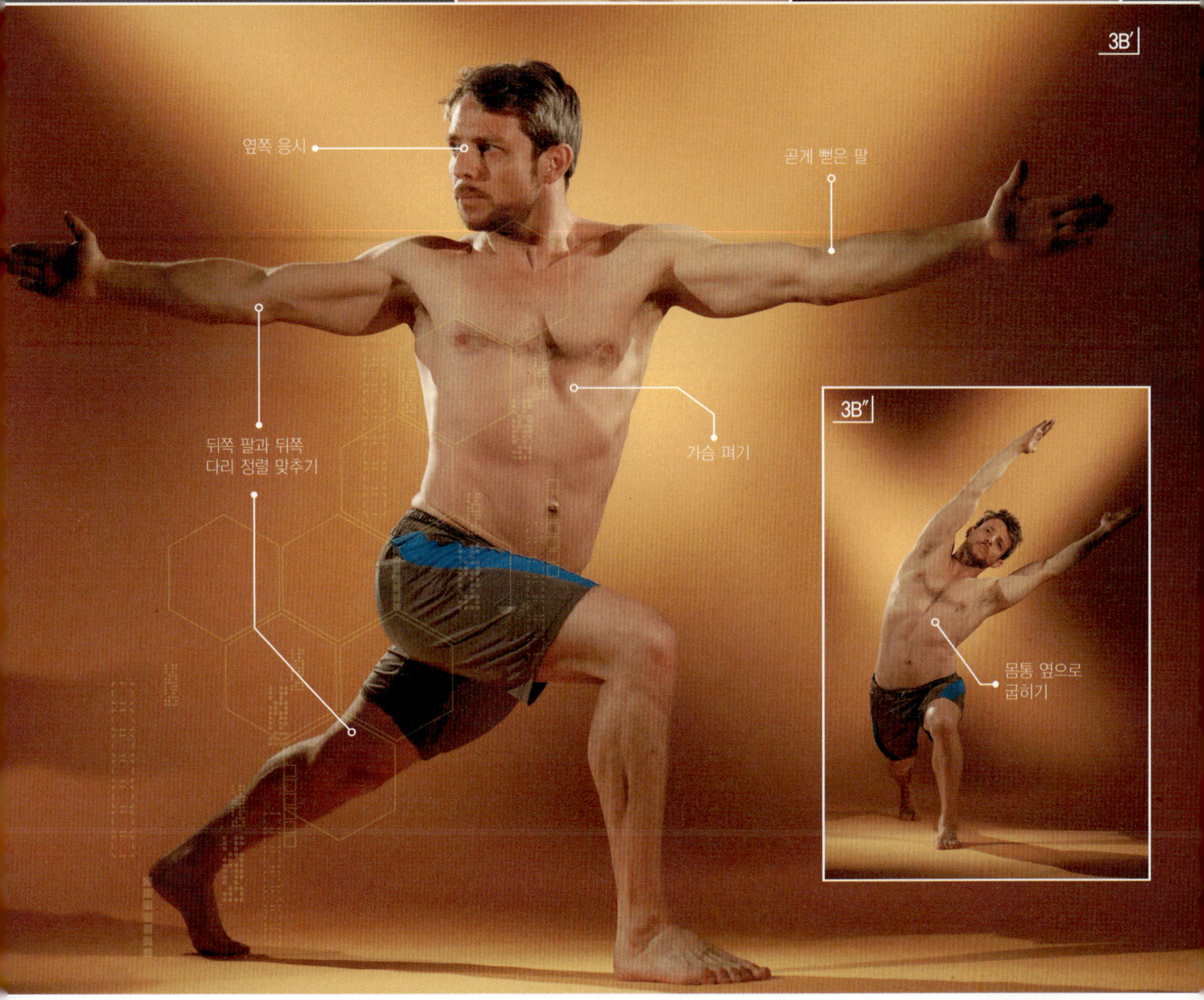

4A

가장 진보된 버전에서 삼각 런지는 가동성과 안정성을 더욱 강도 높게 훈련시키기 위해 지지를 크게 증가시킨다.

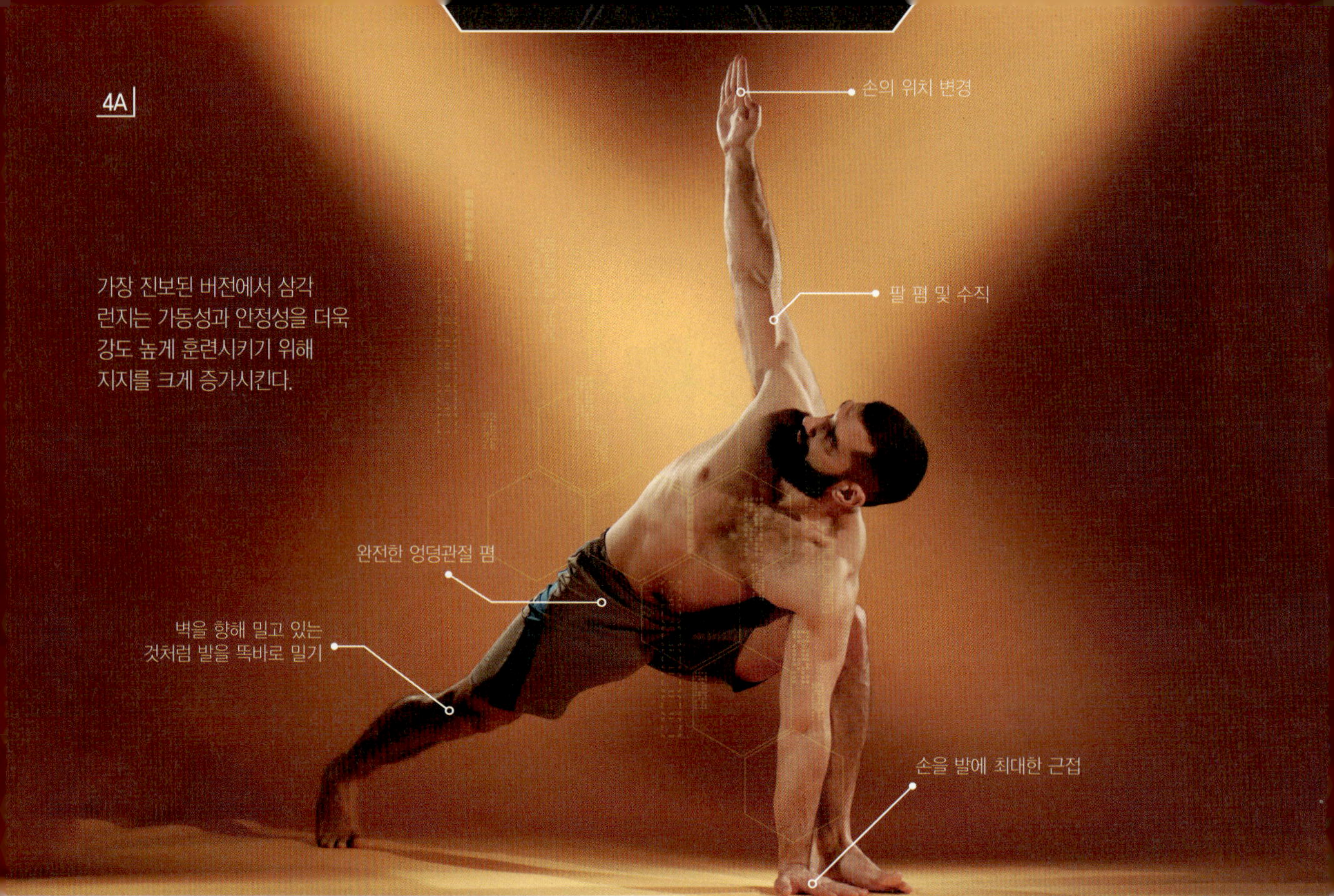
손의 위치 변경
팔 폄 및 수직
완전한 엉덩관절 폄
벽을 향해 밀고 있는
것처럼 발을 똑바로 밀기
손을 발에 최대한 근접

4B

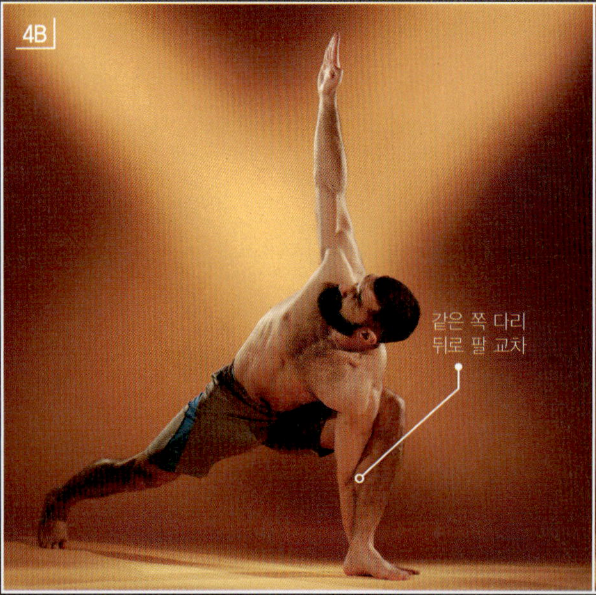
같은 쪽 다리
뒤로 팔 교차

4C

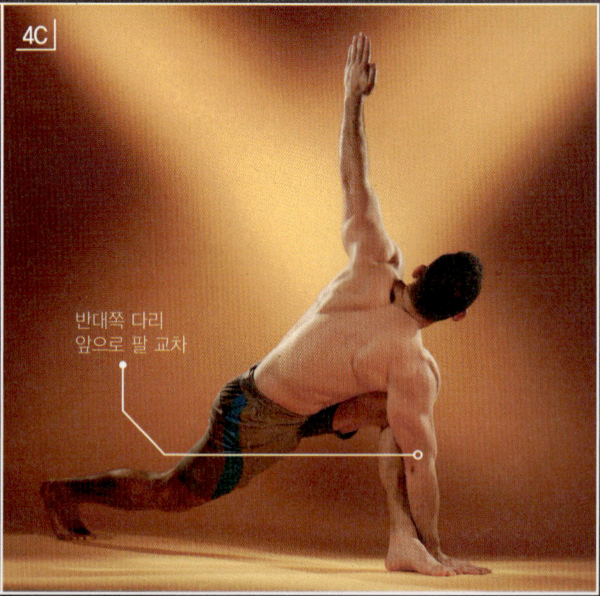
반대쪽 다리
앞으로 팔 교차

# 런지 운동 시리즈
## LUNGE SERIES

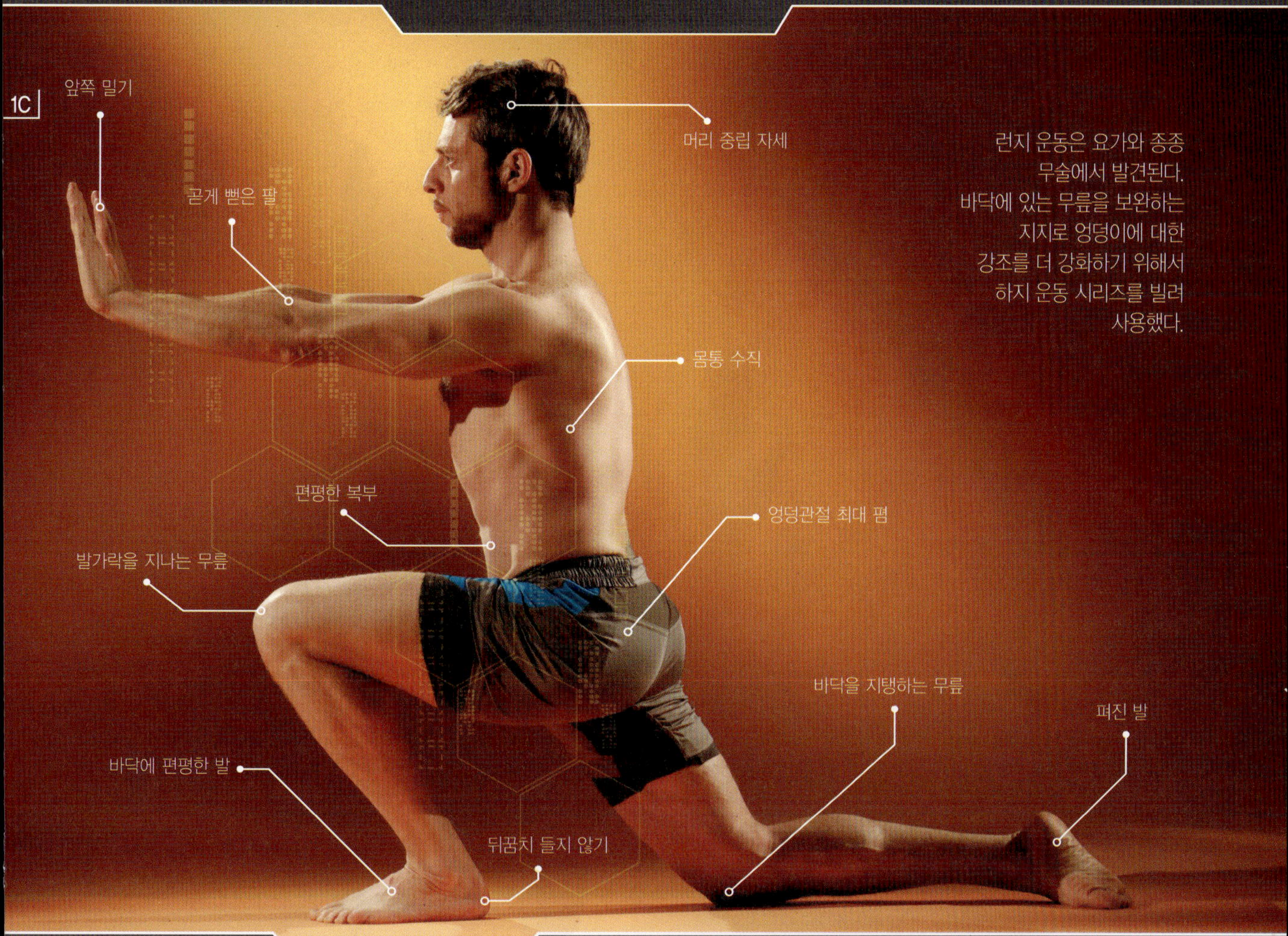


런지 운동은 요가와 종종 무술에서 발견된다. 바닥에 있는 무릎을 보완하는 지지로 엉덩이에 대한 강조를 더 강화하기 위해서 하지 운동 시리즈를 빌려 사용했다.

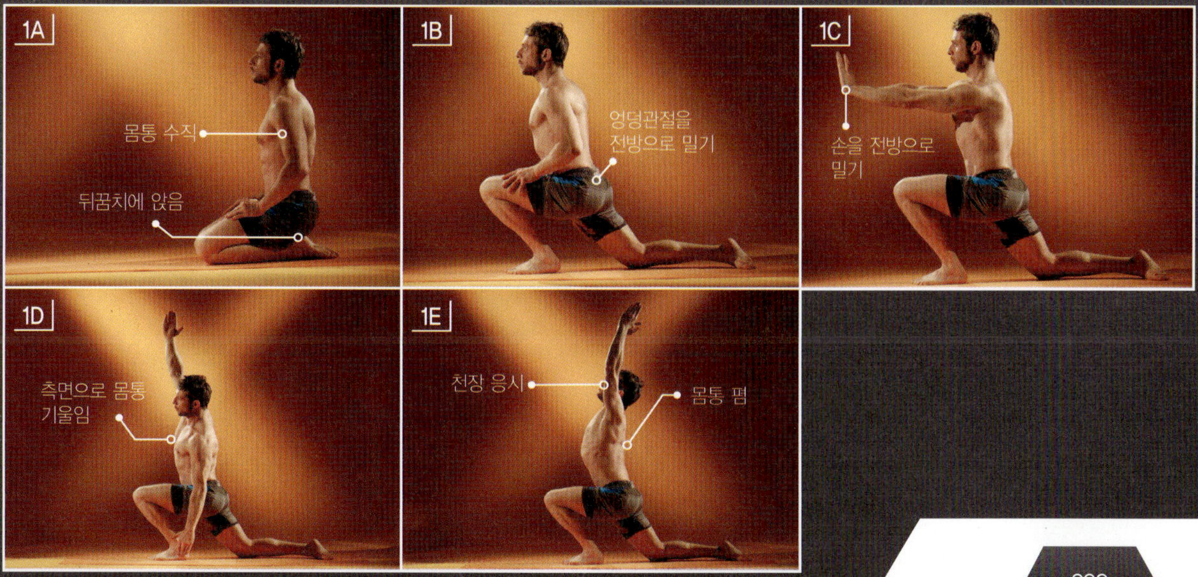

# 새우 운동 시리즈

## SHRIMP SERIES

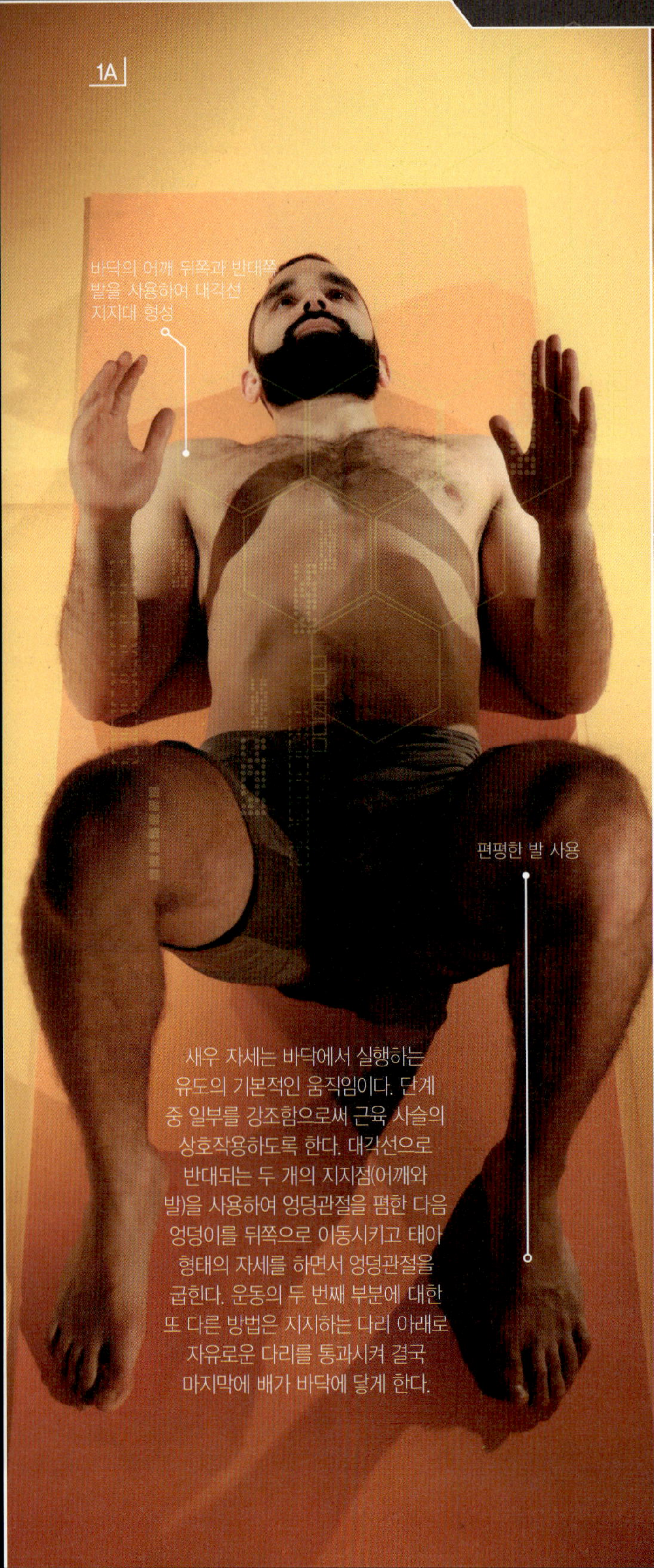


새우 자세는 바닥에서 실행하는 유도의 기본적인 움직임이다. 단계 중 일부를 강조함으로써 근육 사슬의 상호작용하도록 한다. 대각선으로 반대되는 두 개의 지지점(어깨와 발)을 사용하여 엉덩관절을 폄한 다음 엉덩이를 뒤쪽으로 이동시키고 태아 형태의 자세를 하면서 엉덩관절을 굽힌다. 운동의 두 번째 부분에 대한 또 다른 방법은 지지하는 다리 아래로 자유로운 다리를 통과시켜 결국 마지막에 배가 바닥에 닿게 한다.

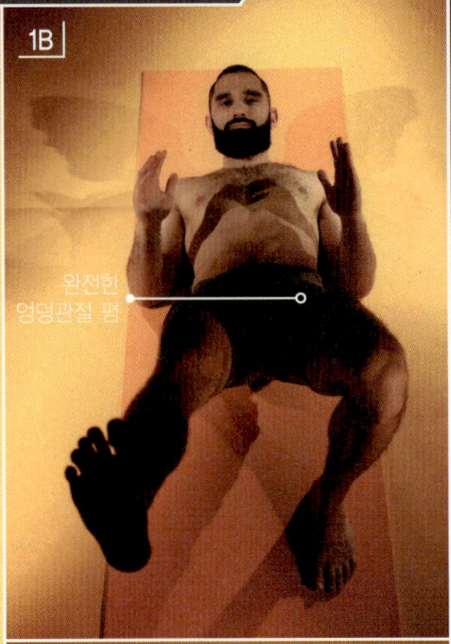


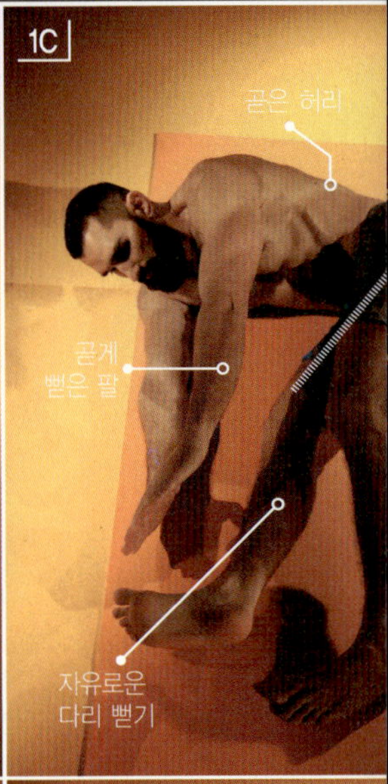


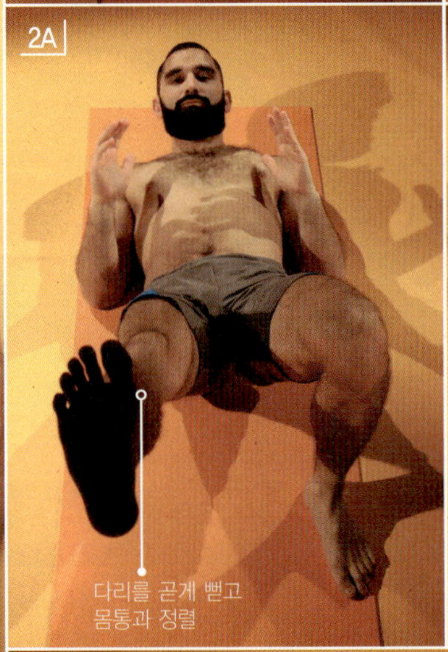


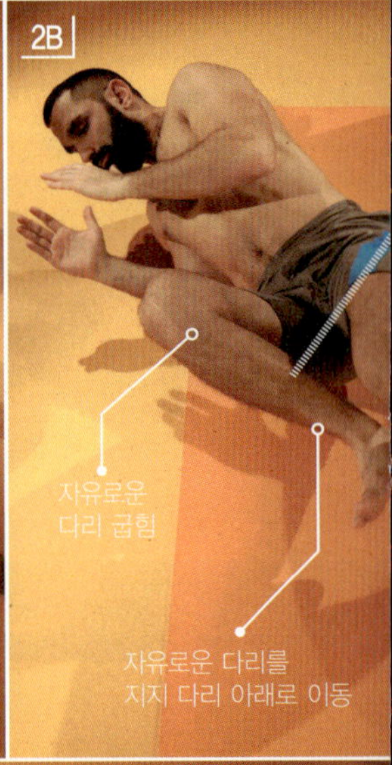


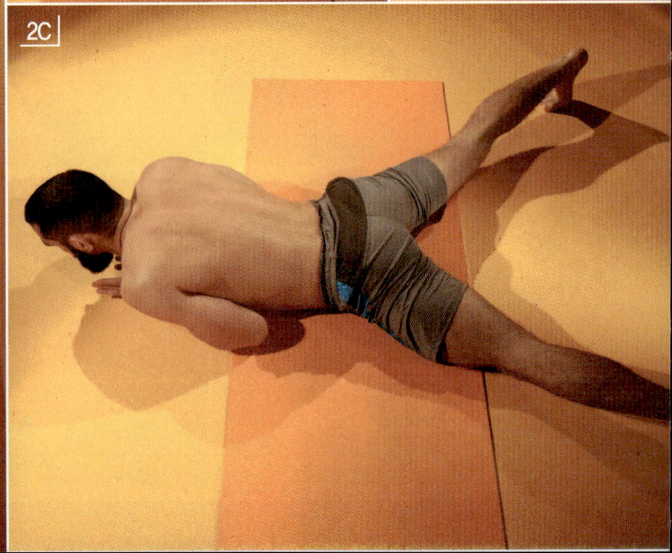

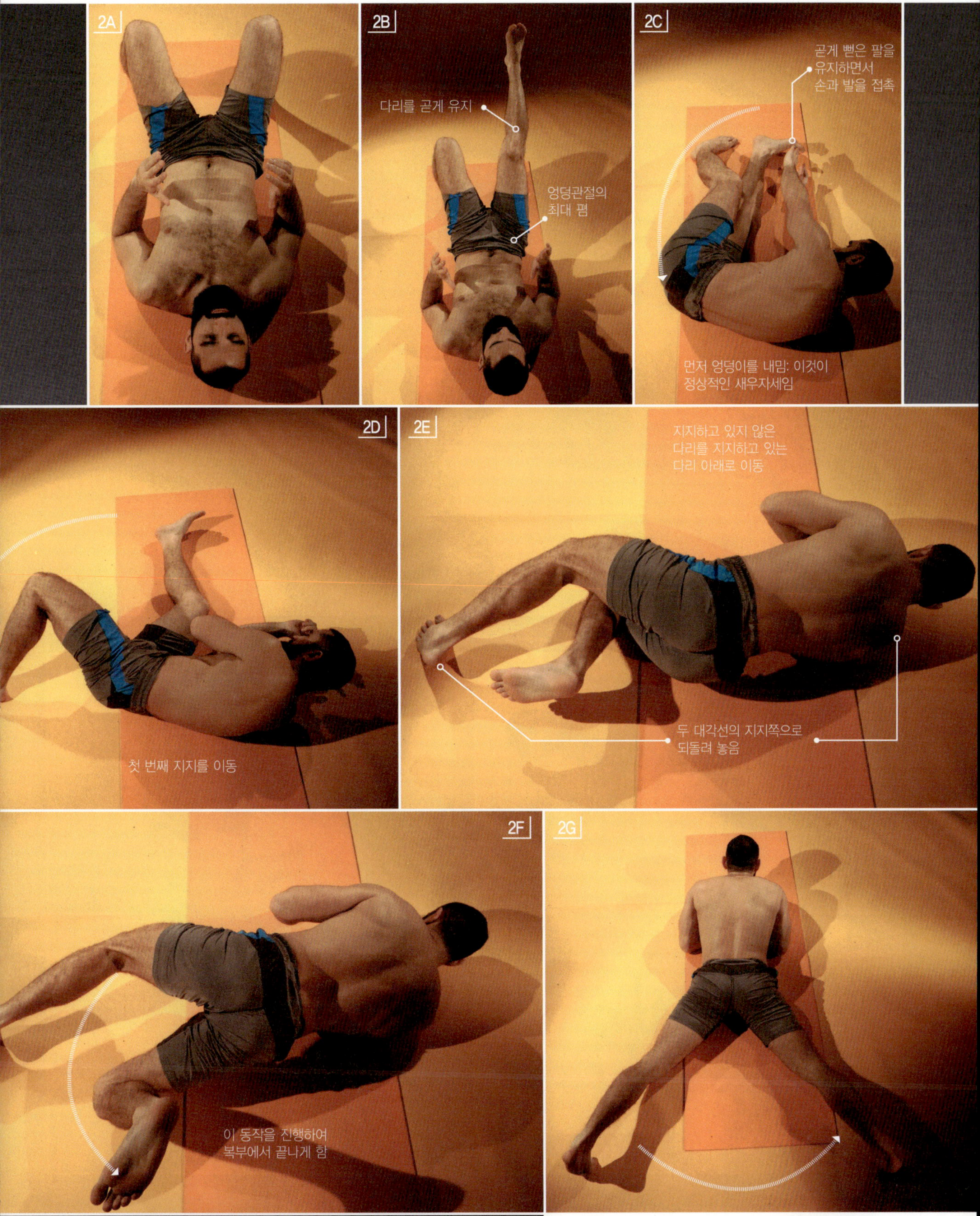
2A
2B
다리를 곧게 유지
엉덩관절의 최대 폄
2C
곧게 뻗은 팔을 유지하면서 손과 발을 접촉
먼저 엉덩이를 내밈: 이것이 정상적인 새우자세임
2D
첫 번째 지지를 이동
2E
지지하고 있지 않은 다리를 지지하고 있는 다리 아래로 이동
두 대각선의 지지쪽으로 되돌려 놓음
2F
이 동작을 진행하여 복부에서 끝나게 함
2G

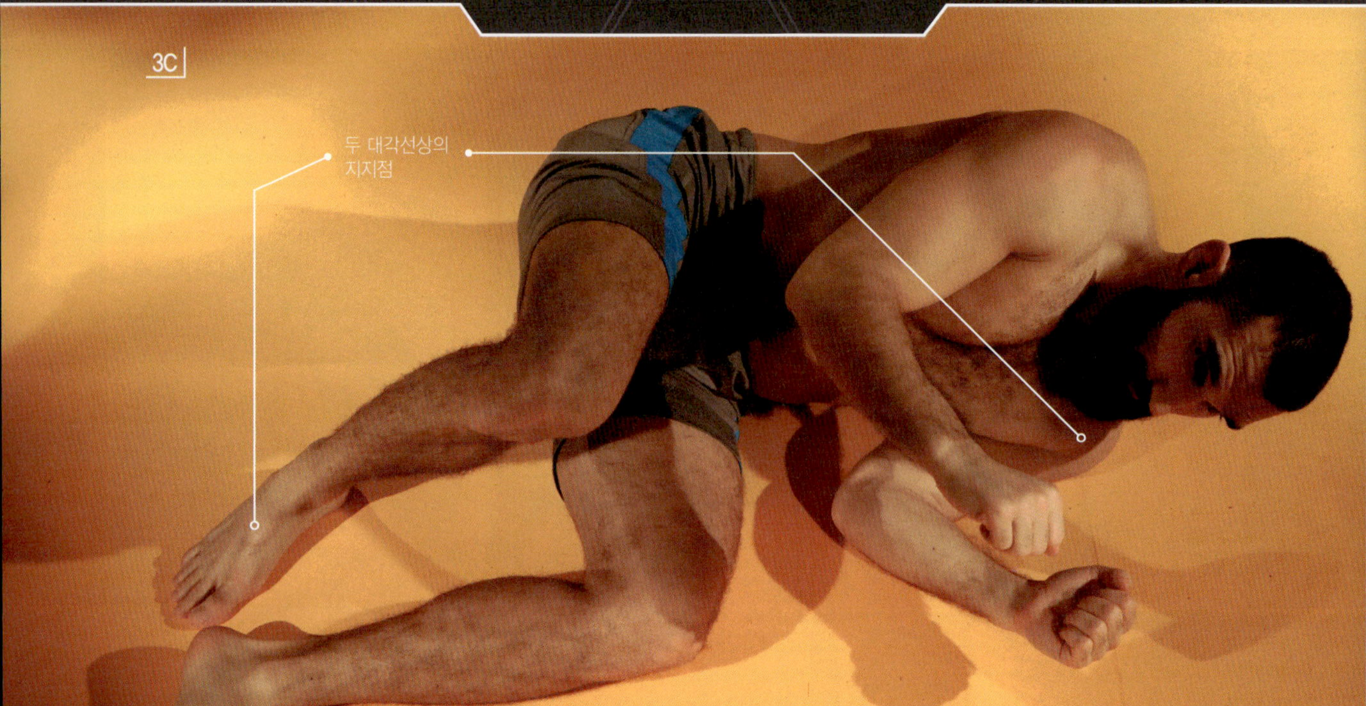


새우자세는 기능적 사슬 및 앞면과 뒷면 등 모든 방향에서 실행이 가능하다. 운동은 측면 자세, 앞면으로 나타난다. 대각선상에서 자신의 몸을 지지하고 엉덩관절을 폄시키는 처음 기술은 이전의 운동과 동일하다. 여기의 많은 운동처럼, 엉덩관절의 폄에 집중한 상태로 천천히 움직임을 실행하거나 혹은 속도와 가동범위에 집중하기 위해 빠른 움직임을 진행한다. 후자의 경우, 다른 쪽 운동을 시작하기 전에 앉은 자세로 끝내기 위한 충분한 속도를 얻을 수 있다.

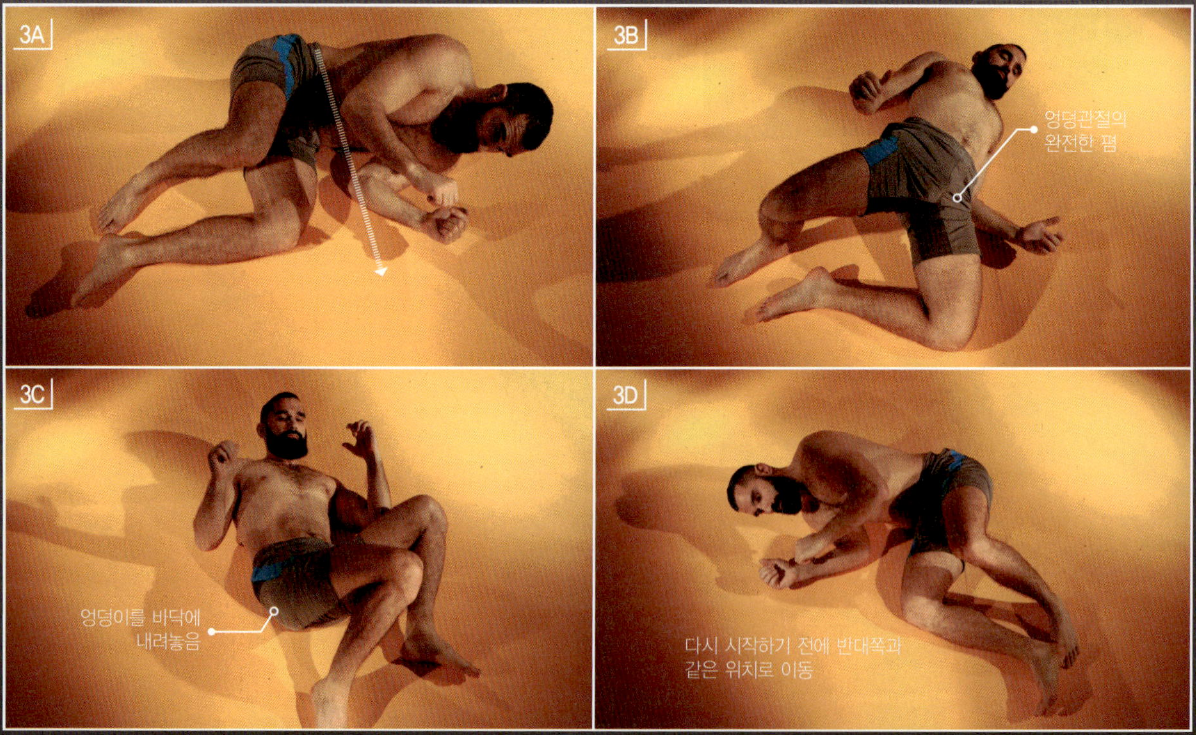

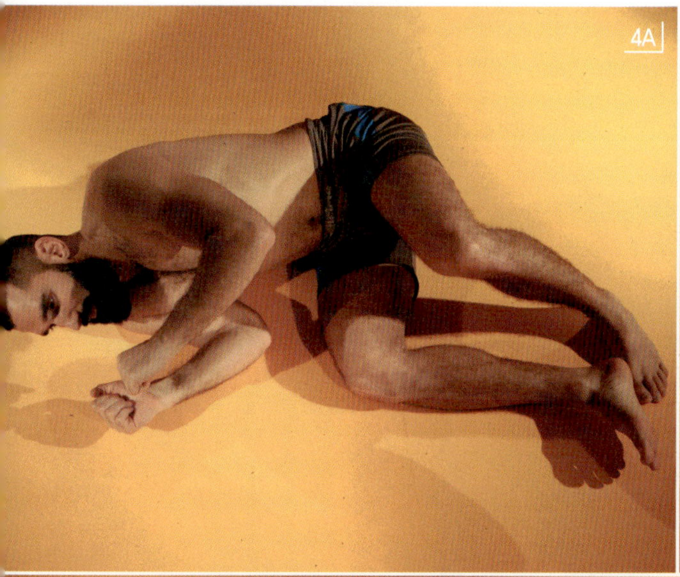
4A

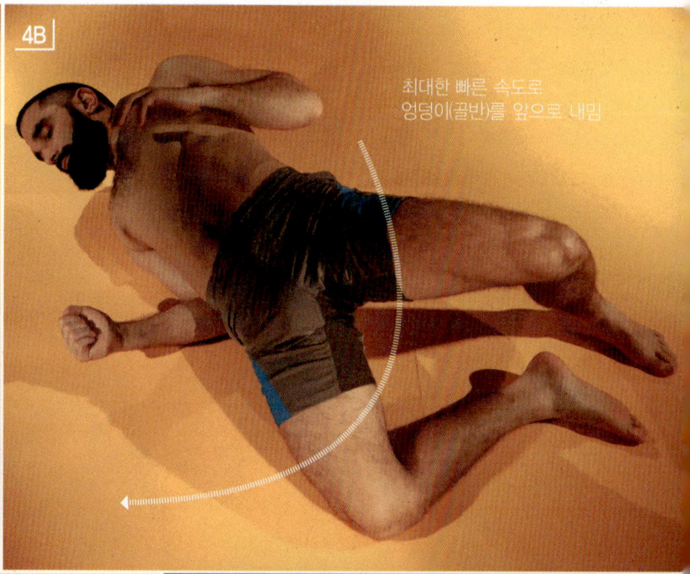
4B
최대한 빠른 속도로
엉덩이(골반)를 앞으로 내밈

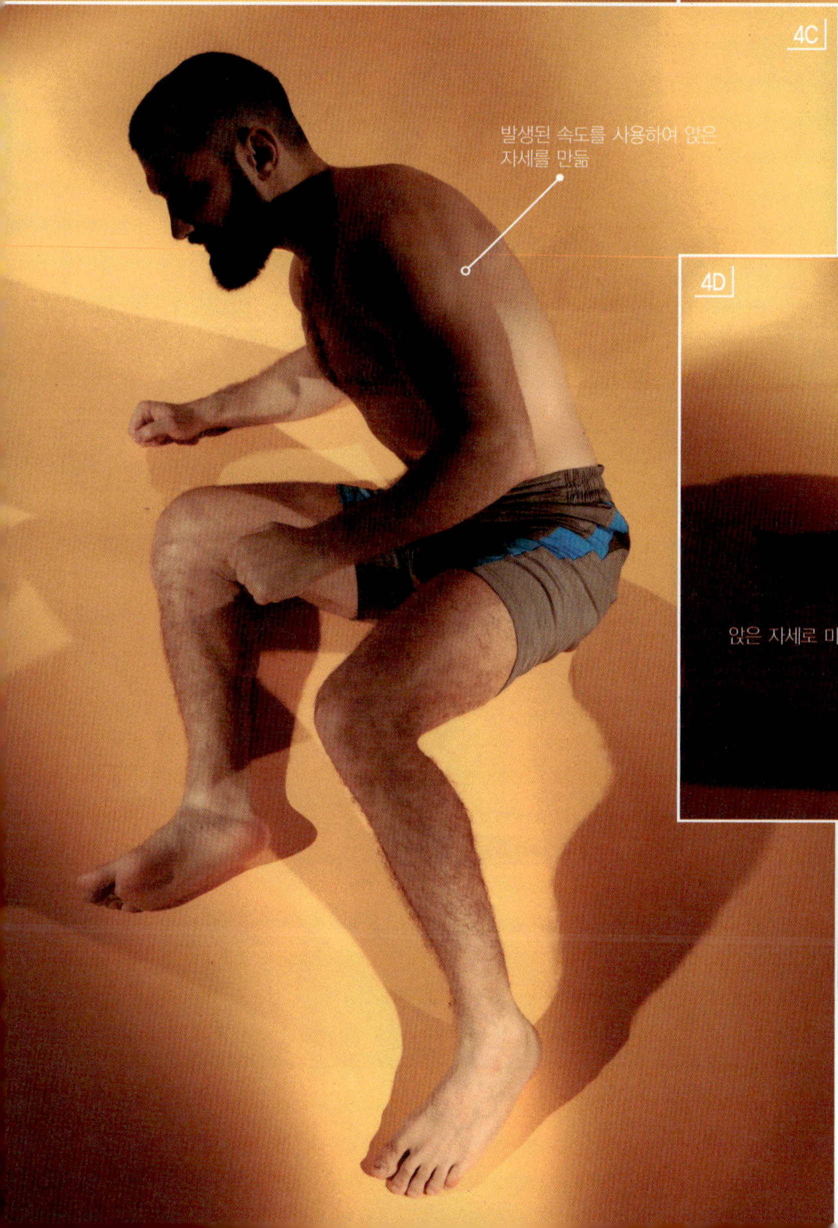
4C
발생된 속도를 사용하여 앉은
자세를 만듦

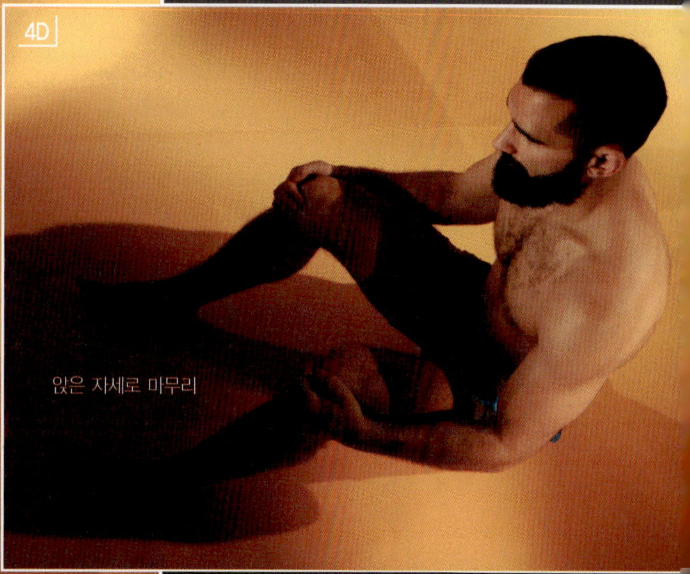
4D
앉은 자세로 마무리

# 테이블 운동 2 시리즈

## TABLE 2 SERIES

1A

정사각형의 테이블 움직임은 많은 운동에 활용된다. 여기에 뒤 사슬의 길이연장에 더욱 중점을 두는 시작위치를 가진 또 다른 운동이 있다(즉, 등을 곧게 펴고 발바닥을 지면에서 편평하게 함).

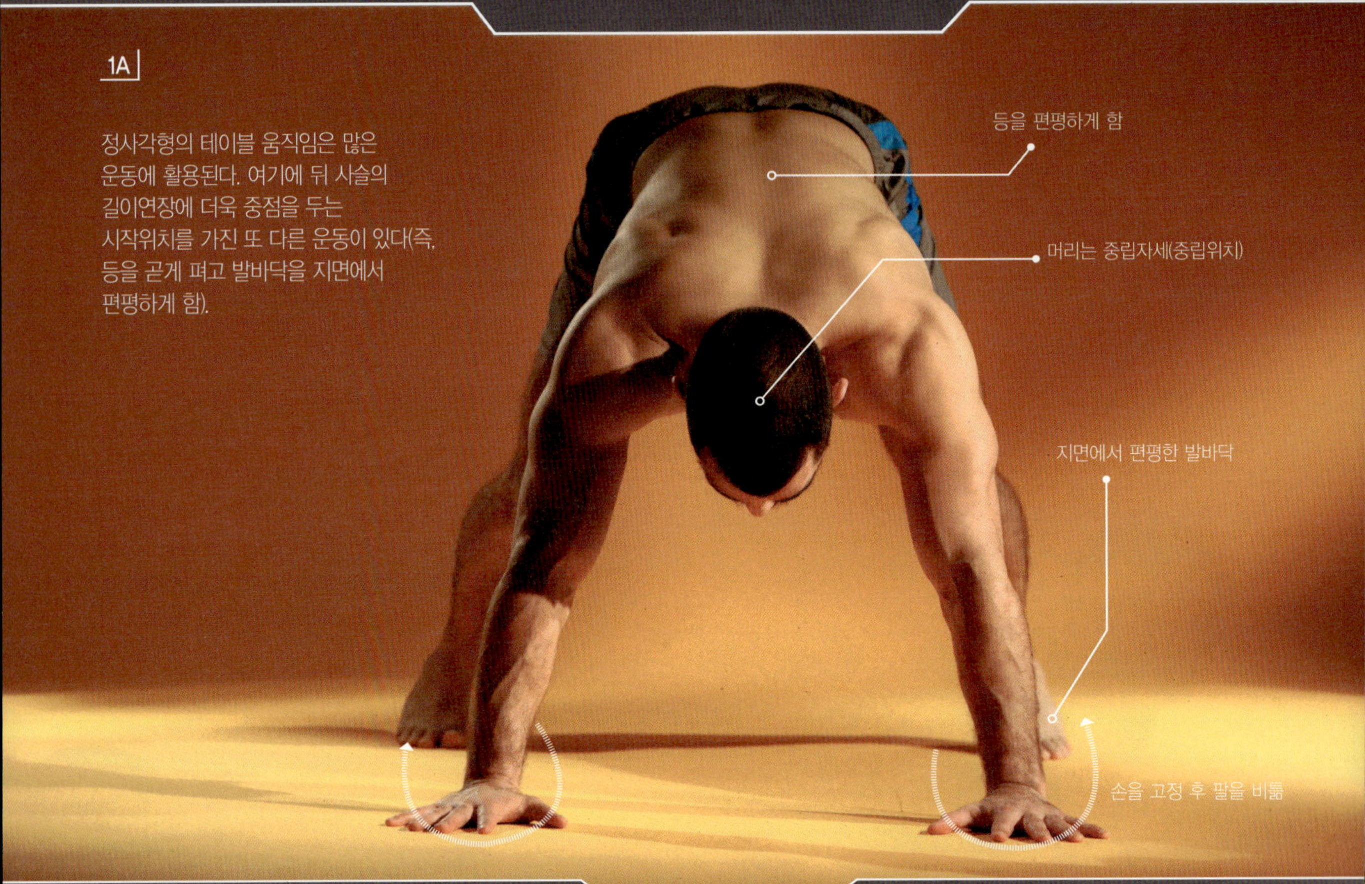
등을 편평하게 함
머리는 중립자세(중립위치)
지면에서 편평한 발바닥
손을 고정 후 팔을 비틂

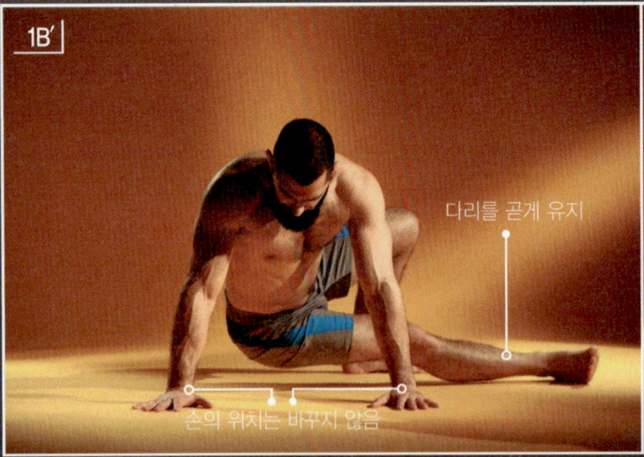
1B′
다리를 곧게 유지
손의 위치는 바꾸지 않음

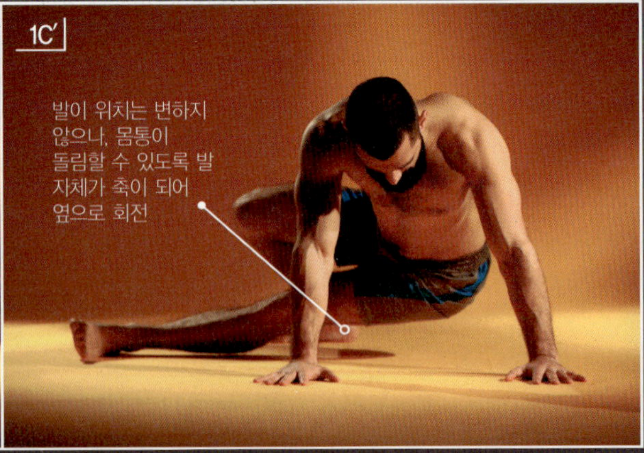
1C′
발이 위치는 변하지
않으나, 몸통이
돌림할 수 있도록 발
자체가 축이 되어
옆으로 회전

이 버전에서 정사각형 내에서 움직임을 끝내지 않을 것이다. 사각형 운동을 간단하게 대각선으로 나누고 난 뒤, 등을 이용한 지지대를 원래의 축에서 수직으로 이동하여 상승된 네발기기 자세로 복귀할 수 있다.

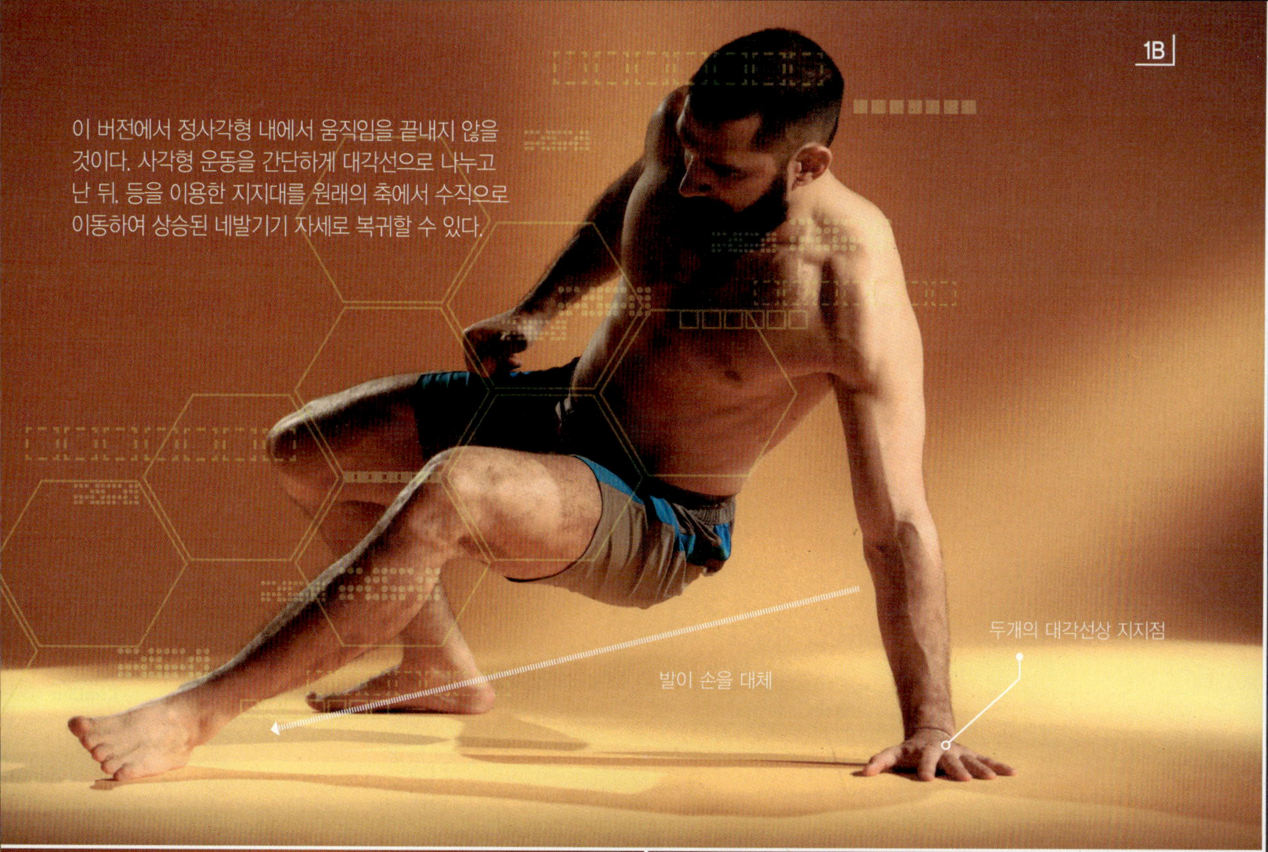
1B
두개의 대각선상 지지점
발이 손을 대체

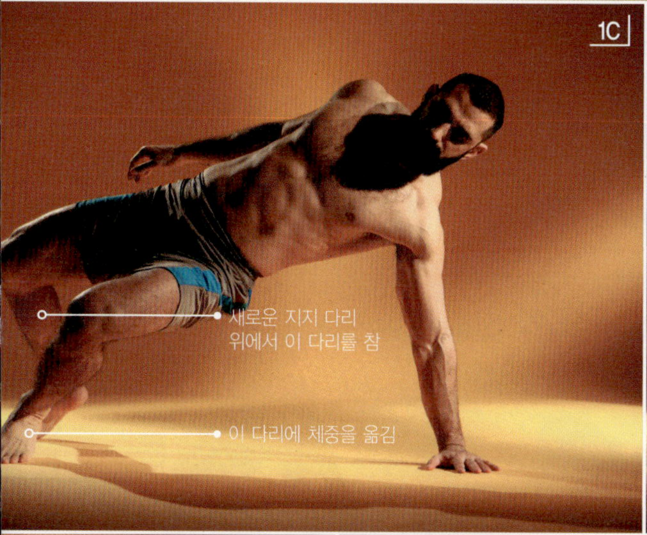
1C
새로운 지지 다리 위에서 이 다리를 참
이 다리에 체중을 옮김

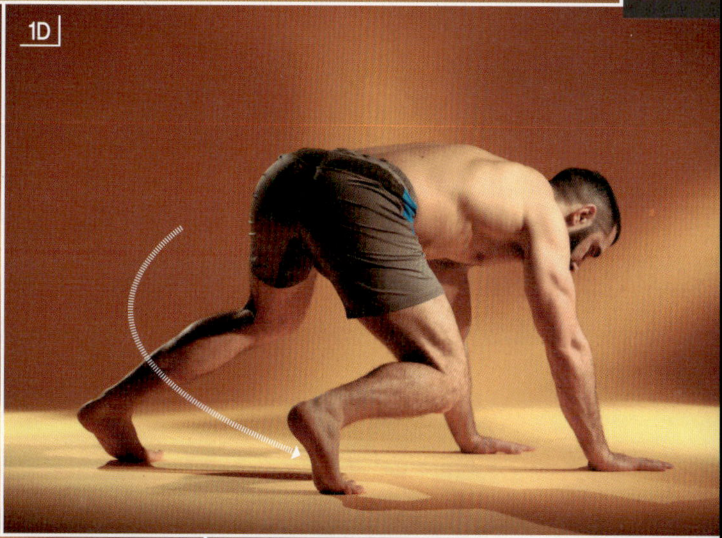
1D

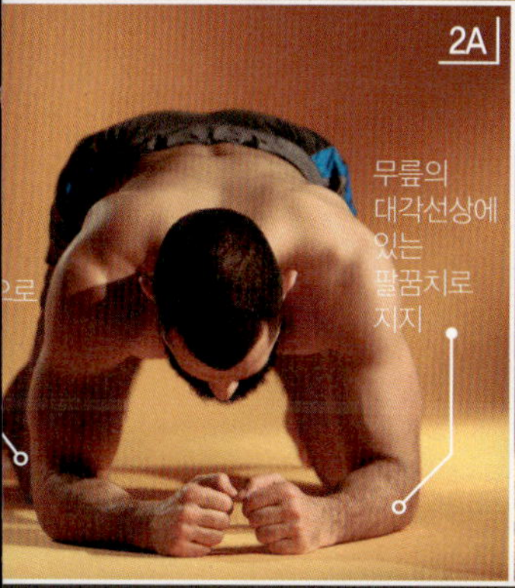
2A
무릎의 대각선상에 있는 팔꿈치로 지지

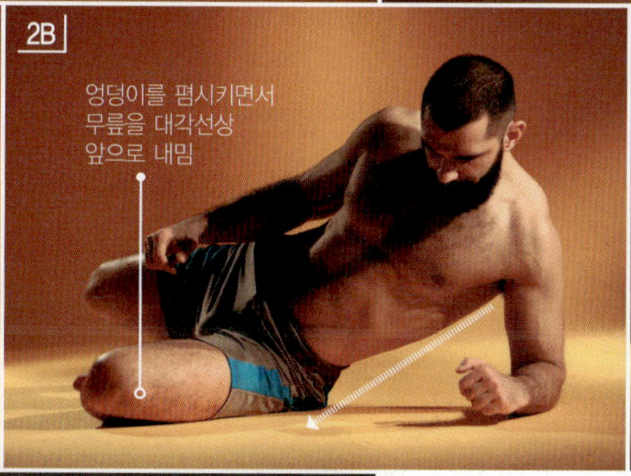
2B
엉덩이를 폄시키면서 무릎을 대각선상 앞으로 내밈

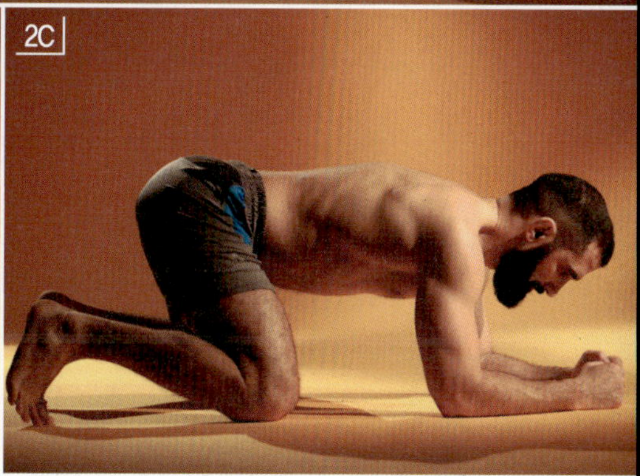
2C

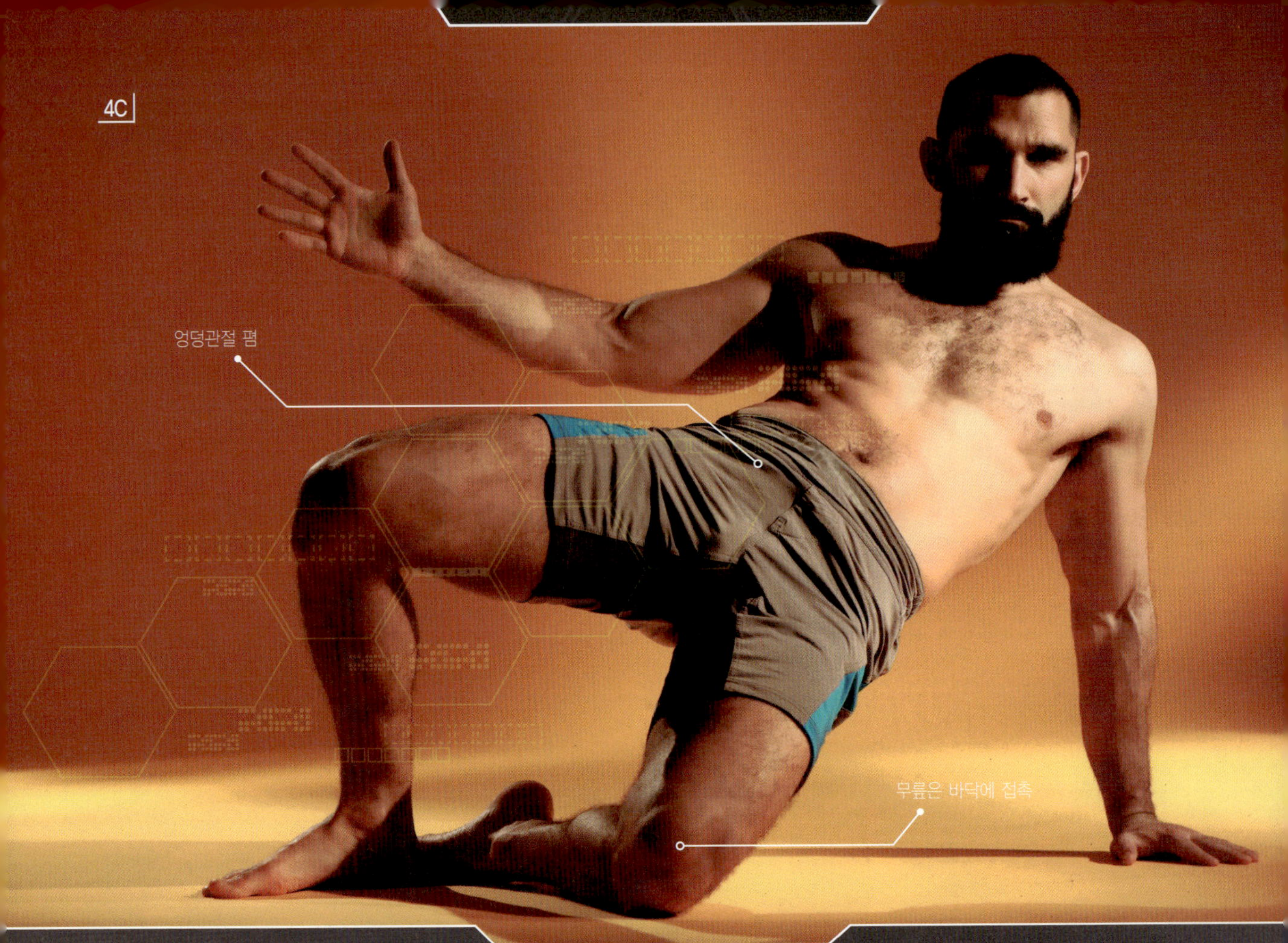
4C
엉덩관절 폄
무릎은 바닥에 접촉

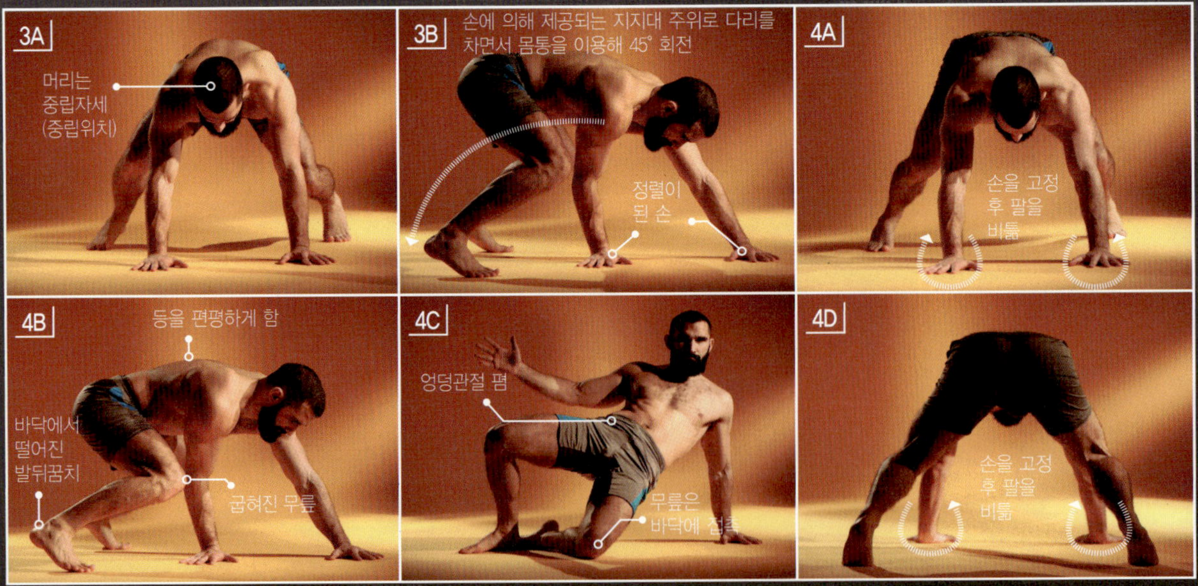
3A
머리는
중립자세
(중립위치)
3B
손에 의해 제공되는 지지대 주위로 다리를
차면서 몸통을 이용해 45° 회전
정렬이
된 손
4A
손을 고정
후 팔을
비틂
4B
등을 편평하게 함
바닥에서
떨어진
발뒤꿈치
굽혀진 무릎
4C
엉덩관절 폄
무릎은
바닥에 접촉
4D
손을 고정
후 팔을
비틂

# 나비자세로 옆 구르기 운동 시리즈
## BUTTERFLY AND SIDE ROLL SERIES

이 운동은 어린이에게 구르는 방법을 가르치는데 사용되며 특히, 엉덩관절의 건강과 뒤 사슬의 동적 유연성을 유지하는데 유용하다. 나비자세의 시작자세에서 모든 방향으로 굴릴 준비를 한다.

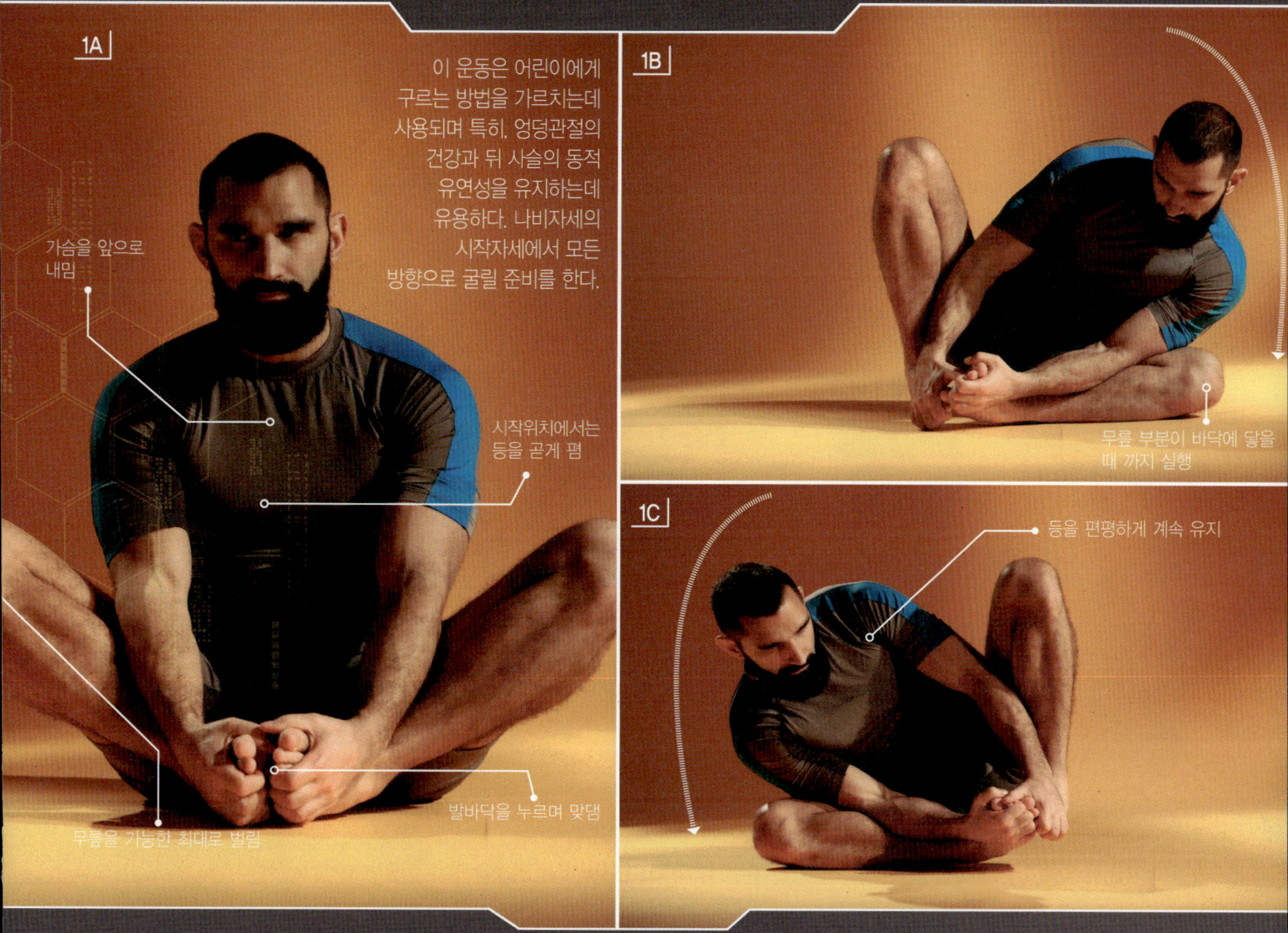

1A
가슴을 앞으로 내밈
시작위치에서는 등을 곧게 폄
발바닥을 누르며 맞댐
무릎을 가능한 최대로 벌림
1B
무릎 부분이 바닥에 닿을 때 까지 실행
1C
등을 편평하게 계속 유지


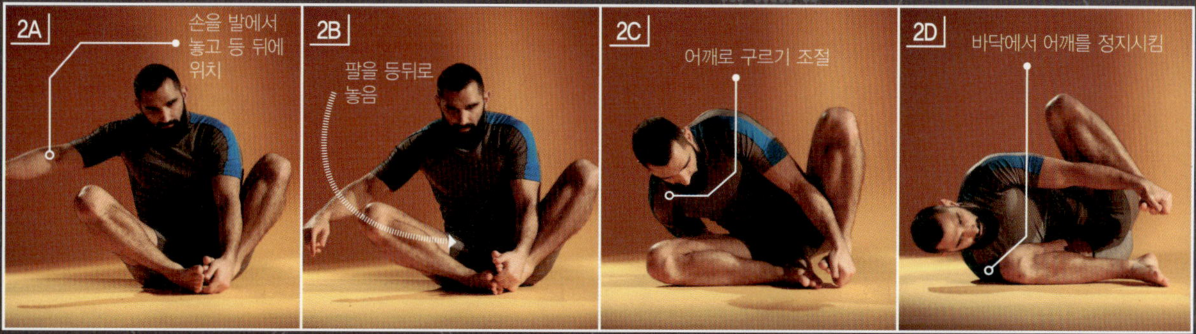

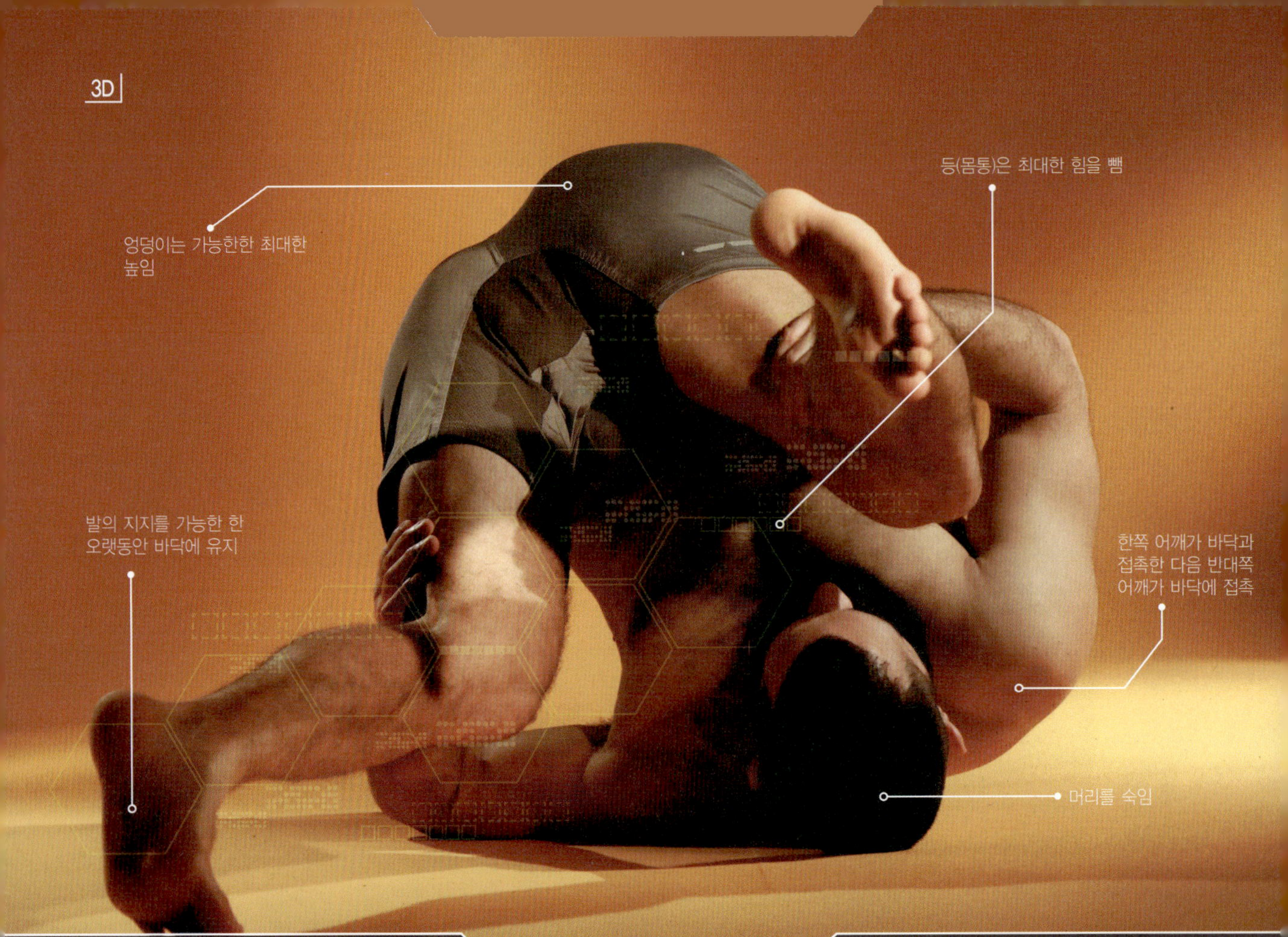
3D
엉덩이는 가능한한 최대한 높임
등(몸통)은 최대한 힘을 뺌
발의 지지를 가능한 한 오랫동안 바닥에 유지
한쪽 어깨가 바닥과 접촉한 다음 반대쪽 어깨가 바닥에 접촉
머리를 숙임

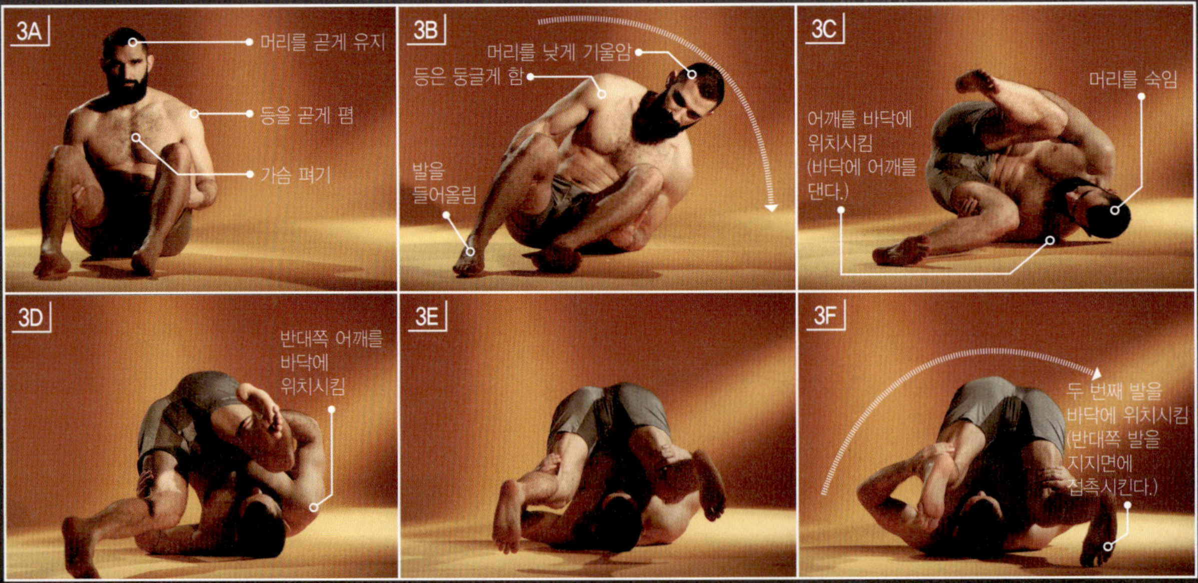
3A
머리를 곧게 유지
등을 곧게 폄
가슴 펴기
3B
머리를 낮게 기울임
등은 둥글게 함
발을 들어올림
3C
머리를 숙임
어깨를 바닥에 위치시킴 (바닥에 어깨를 댄다.)
3D
반대쪽 어깨를 바닥에 위치시킴
3E
3F
두 번째 발을 바닥에 위치시킴 (반대쪽 발을 지지면에 접촉시킨다.)

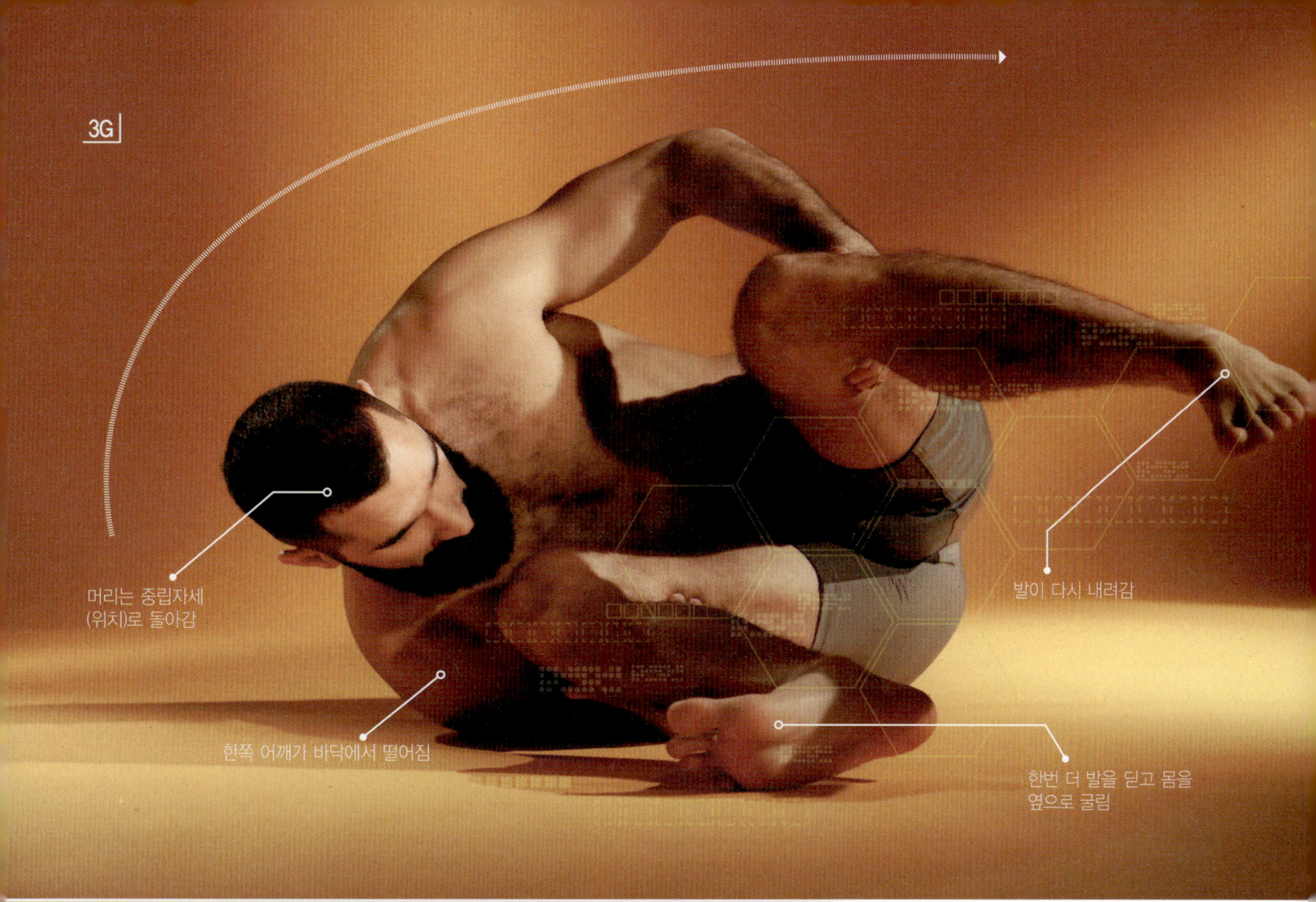
3G
머리는 중립자세
(위치)로 돌아감
한쪽 어깨가 바닥에서 떨어짐
발이 다시 내려감
한번 더 발을 딛고 몸을
옆으로 굴림

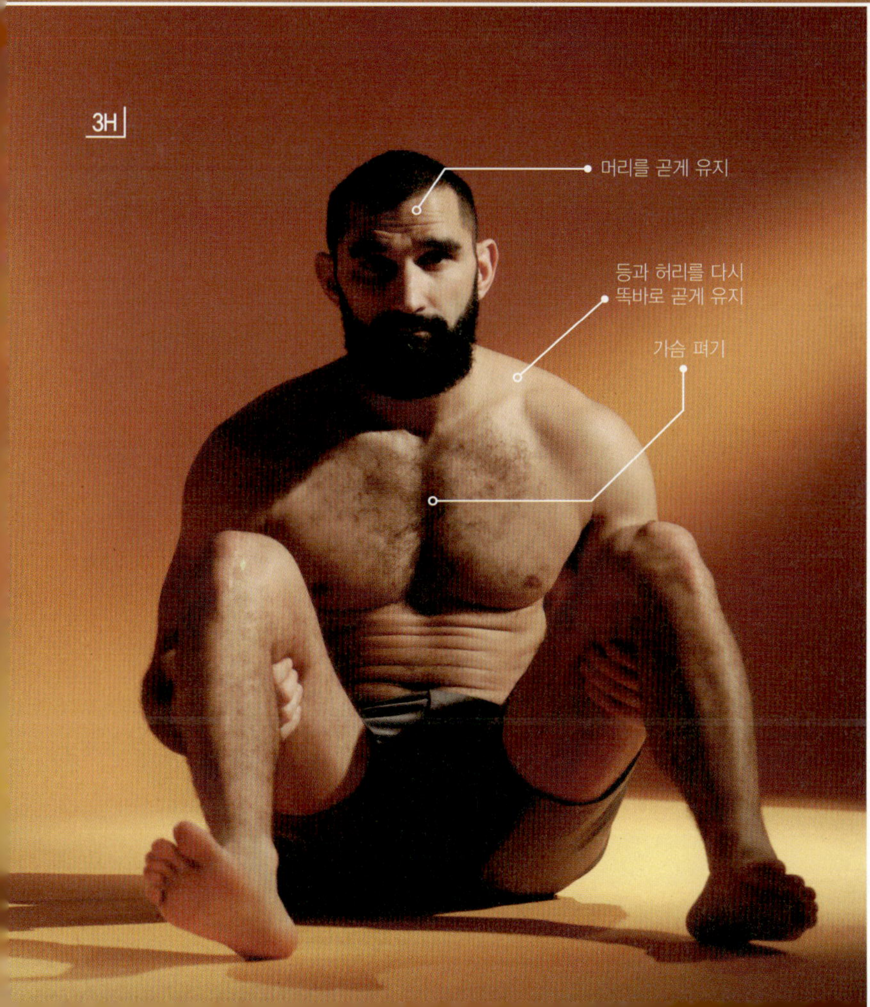
3H
머리를 곧게 유지
등과 허리를 다시
똑바로 곧게 유지
가슴 펴기

4A

이러한 앉은 자세에서는 목을 완전히 돌리면서 목과 몸통의 역동적이면서도 완전한 굽힘을 얻을 수 있다. 회전하게 될 반대편의 바닥의 한 지점에 놓는다(이 지지 기반은 운동하는 동안엔 제거하지 않는다). 어깨를 부드럽게 바닥에 놓고 머리를 집어넣으면서 지지하는 다리의 고정점 주위로 목을 굴린다.

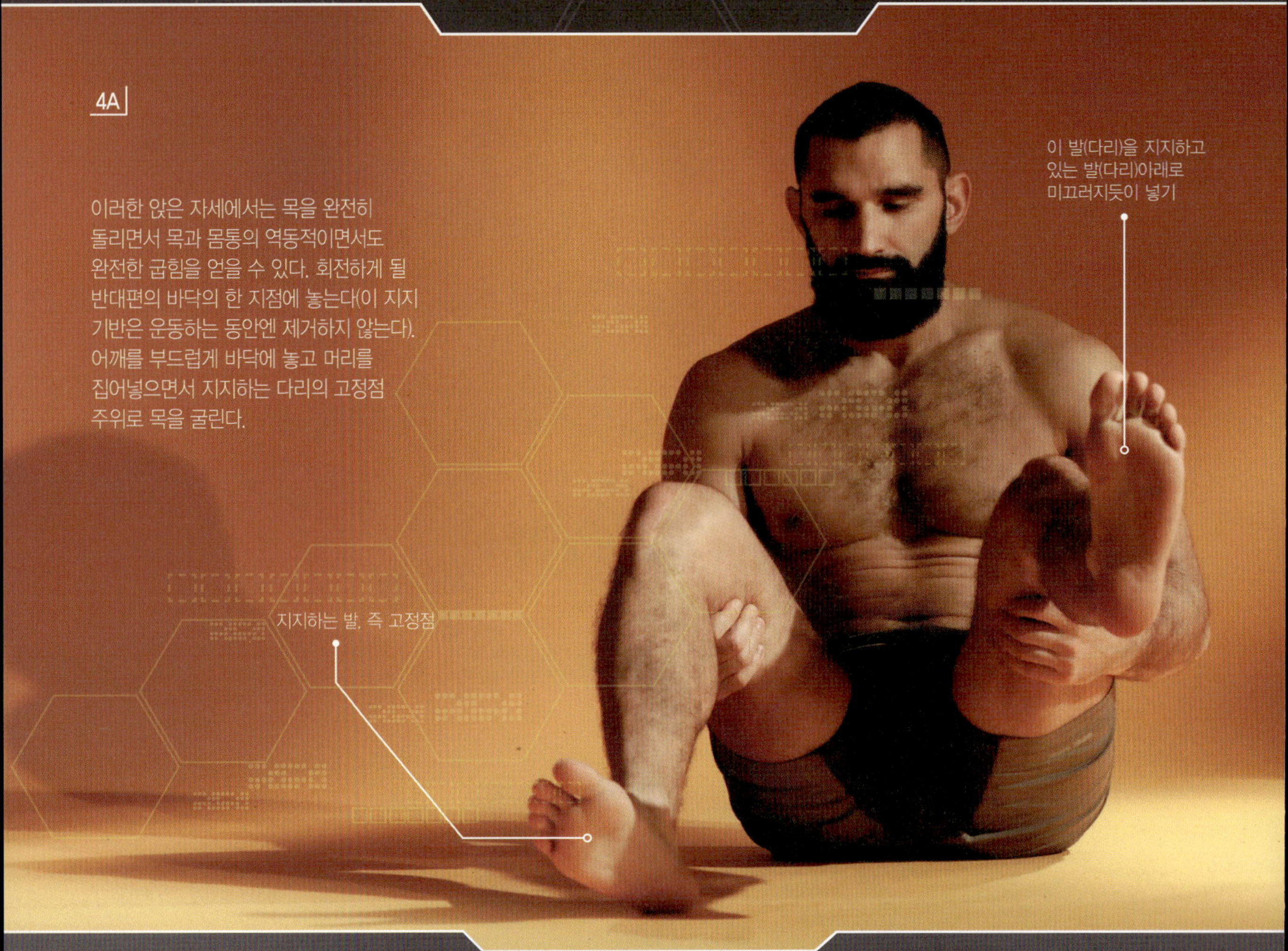

이 발(다리)을 지지하고
있는 발(다리)아래로
미끄러지듯이 넣기
지지하는 발, 즉 고정점


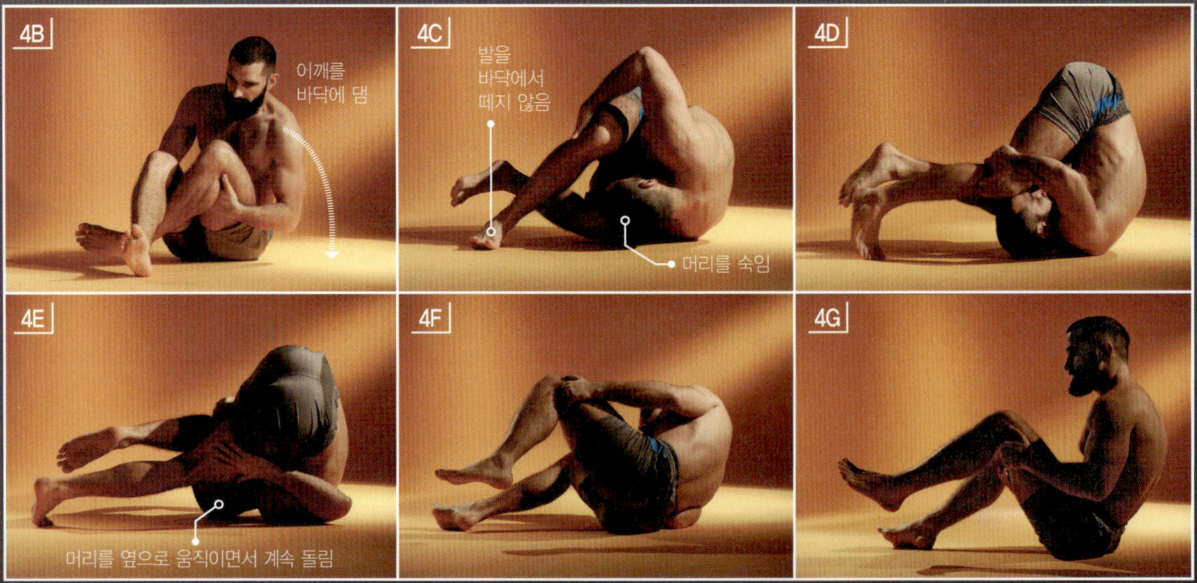

4B
어깨를
바닥에 댐
4C
발을
바닥에서
떼지 않음
머리를 숙임
4D
4E
머리를 옆으로 움직이면서 계속 돌림
4F
4G

5B

이전의 옆 구르기의 순서를 배우게 되면, 시작위치를 다양하게 적용할 수 있다. 이 운동의 시작 위치로 나비자세를 통한 측면 롤링(굴림)을 할 수 있지만, 앞뒤로 할 수도 있으며, 나비자세로의 체계적인 복귀는 엉덩이 건강을 유지하는데 효과적이다.

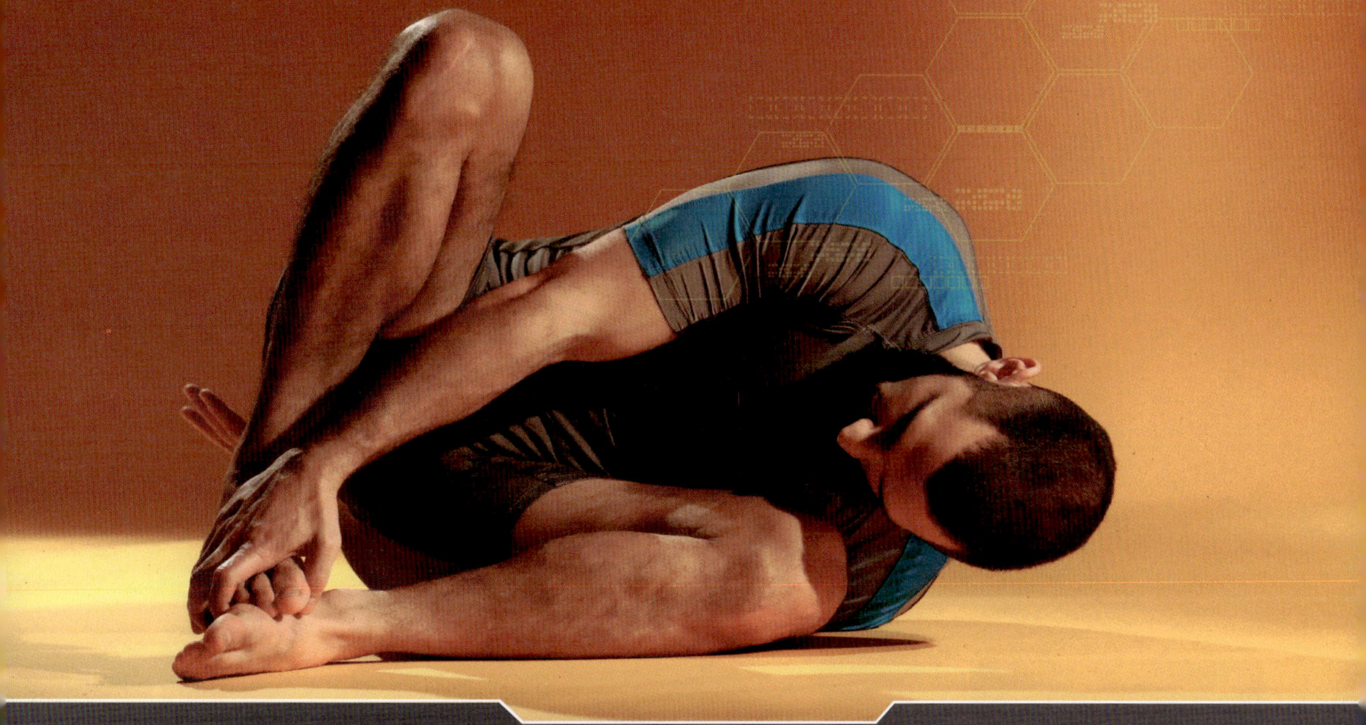

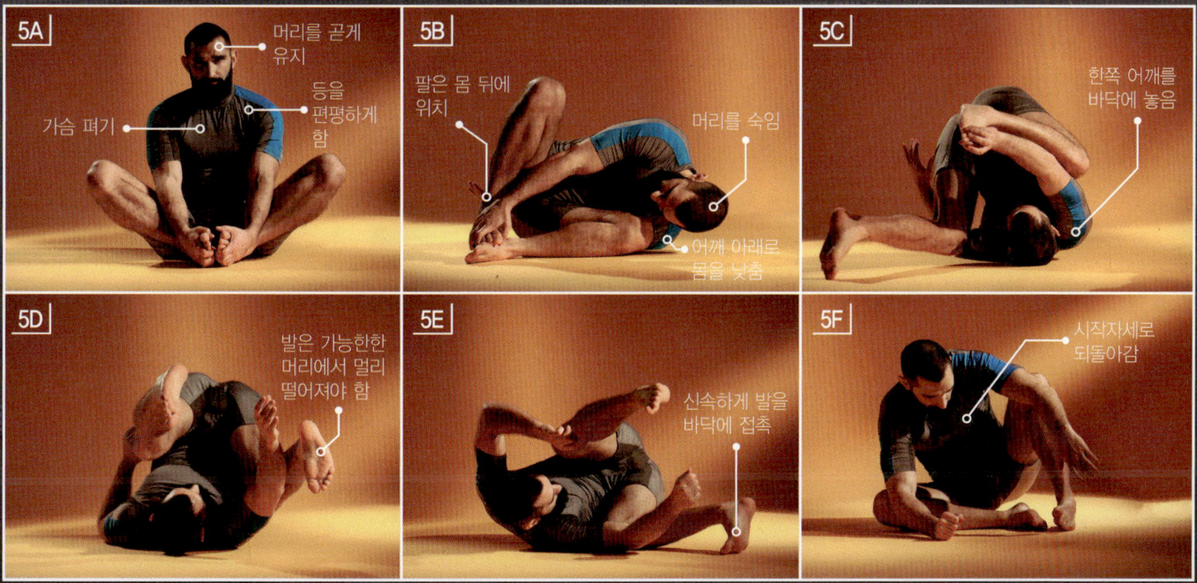

## 6C

다른 시작자세는 앞쪽다리를 안쪽돌림 하는 것이다. 이 운동은 이전 보다 더 발전된 것이다. 머리를 신중하고 조심스럽게 숙이고 팔을 등 뒤로 밀어 넣는다. 이 기술은 앞에서 설명한 것과 같다.

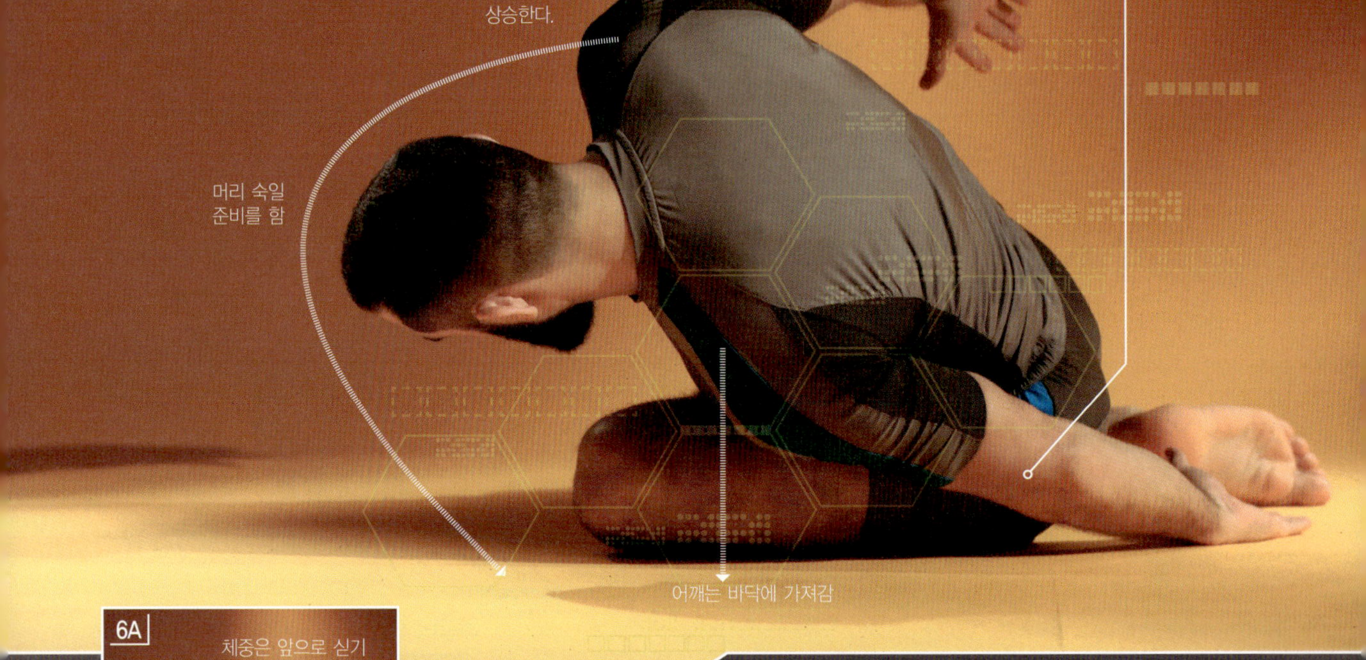


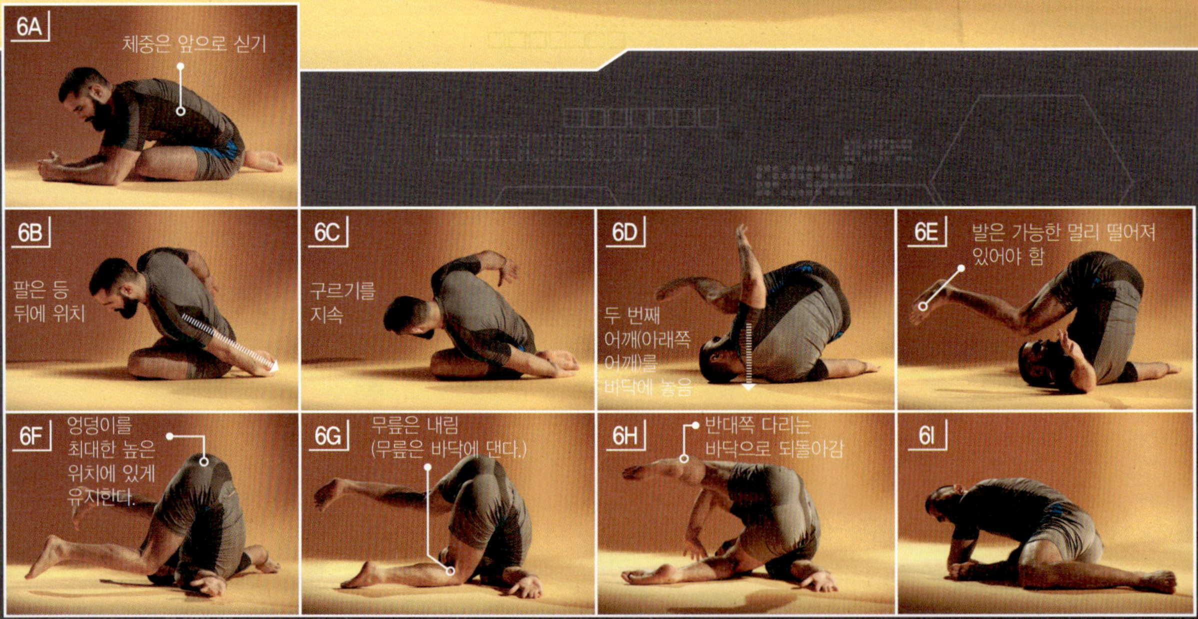

이 운동에서 가장 복잡한 단계는 당신의 등에서 시작되는 것이다. 새우자세를 통하여 목의 움직임을 증진한다. 그 어느 때 보다 대각선상의 지지에 의존하고 발을 지속적인 고정점으로 사용하면서 초기지지를 유지한다.

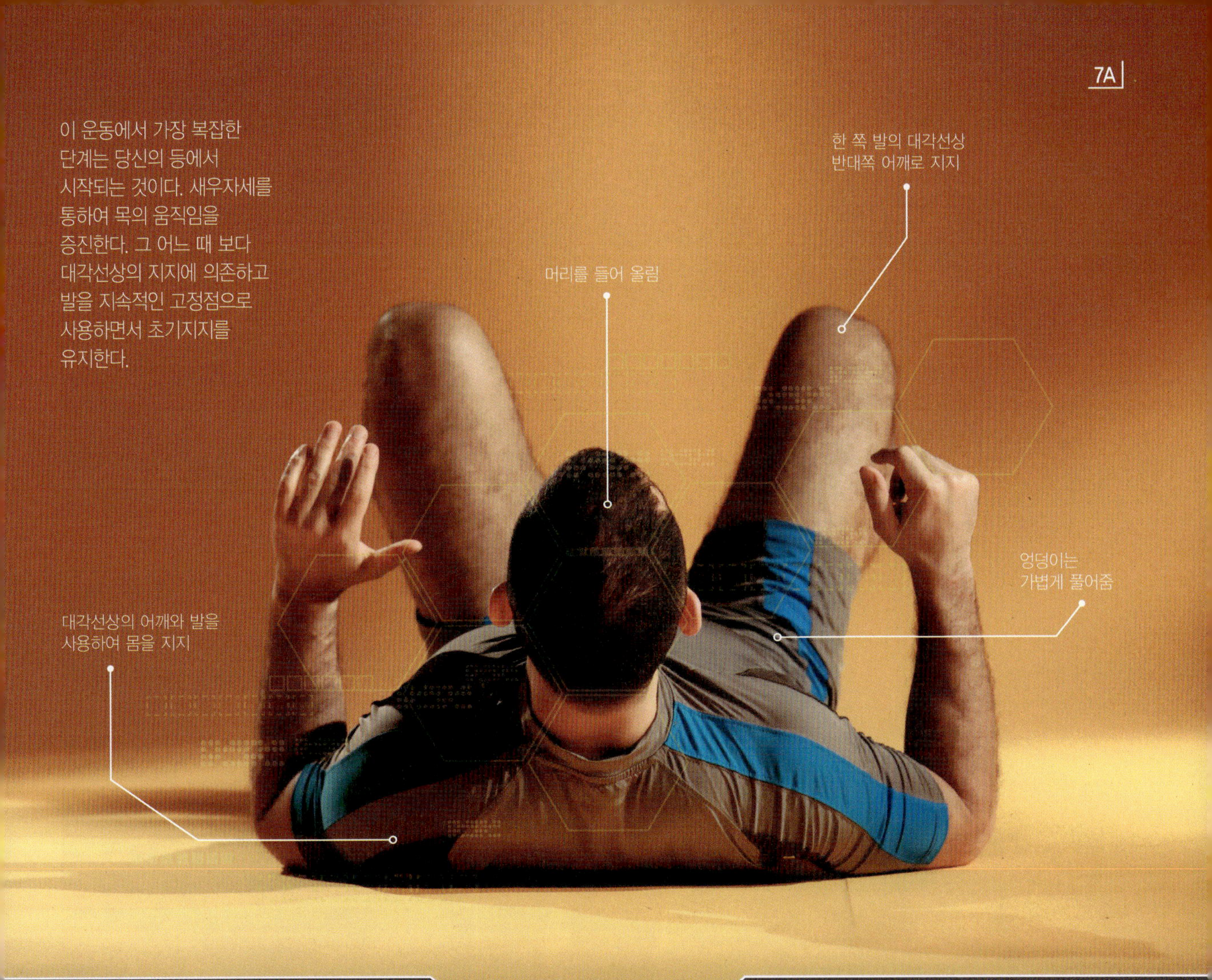

7A
한 쪽 발의 대각선상 반대쪽 어깨로 지지
머리를 들어 올림
엉덩이는 가볍게 풀어줌
대각선상의 어깨와 발을 사용하여 몸을 지지


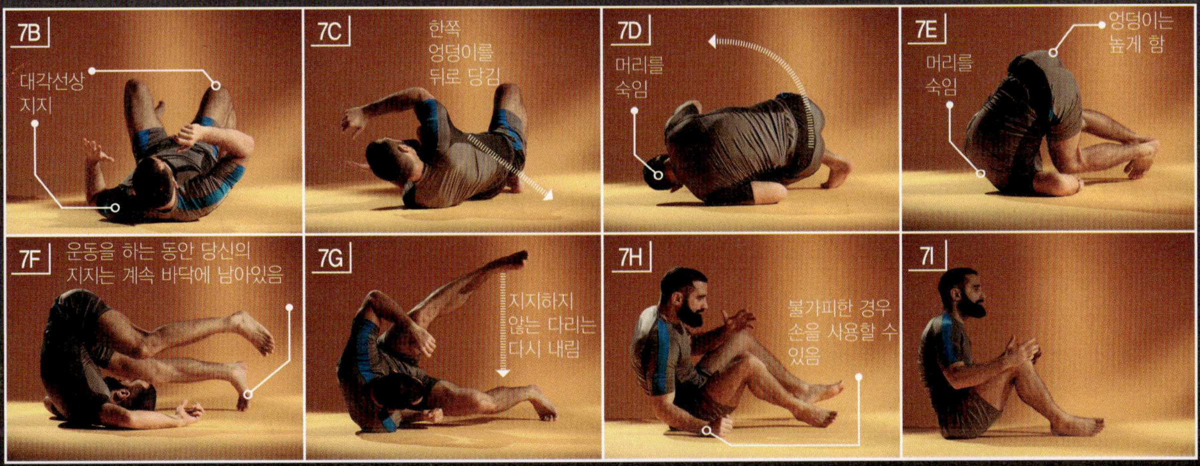

7B
대각선상 지지
7C
한쪽 엉덩이를 뒤로 당김
7D
머리를 숙임
7E
머리를 숙임
엉덩이는 높게 함
7F
운동을 하는 동안 당신의 지지는 계속 바닥에 남아있음
7G
지지하지 않는 다리는 다시 내림
7H
불가피한 경우 손을 사용할 수 있음
7I

# 스쿼트 운동 1단계 시리즈

## SQUAT LEVEL 1 SERIES

스쿼트 실행능력의 발달은 기능훈련의 핵심 중의 하나이며 일상생활의 많은 부분을 차지한다. 여기에는 스쿼트 움직임과 기능적 가동범위를 개선시키는 단계를 진행할 수 있는 조언과 지침이 포함되어 있는데 웨지(wedge), 편평한 지면, 웨지(wedge)가 있는 상태의 스쿼트 움직임과 같이 더 어려운 버전의 가동성 및 기능적 가동범위를 증진시키는 단계를 진행하는데 도움이 된다. 우리는 이 훈련에서 높이가 다양한 웨이트 플레이트(Weight Plate)를 지지대로 이용하여 보완할 것이다. 마지막으로, 팔 뻗기 그리고 어깨와 몸통돌림을 더해 근육 체인을 완전한 상태로 만든다.

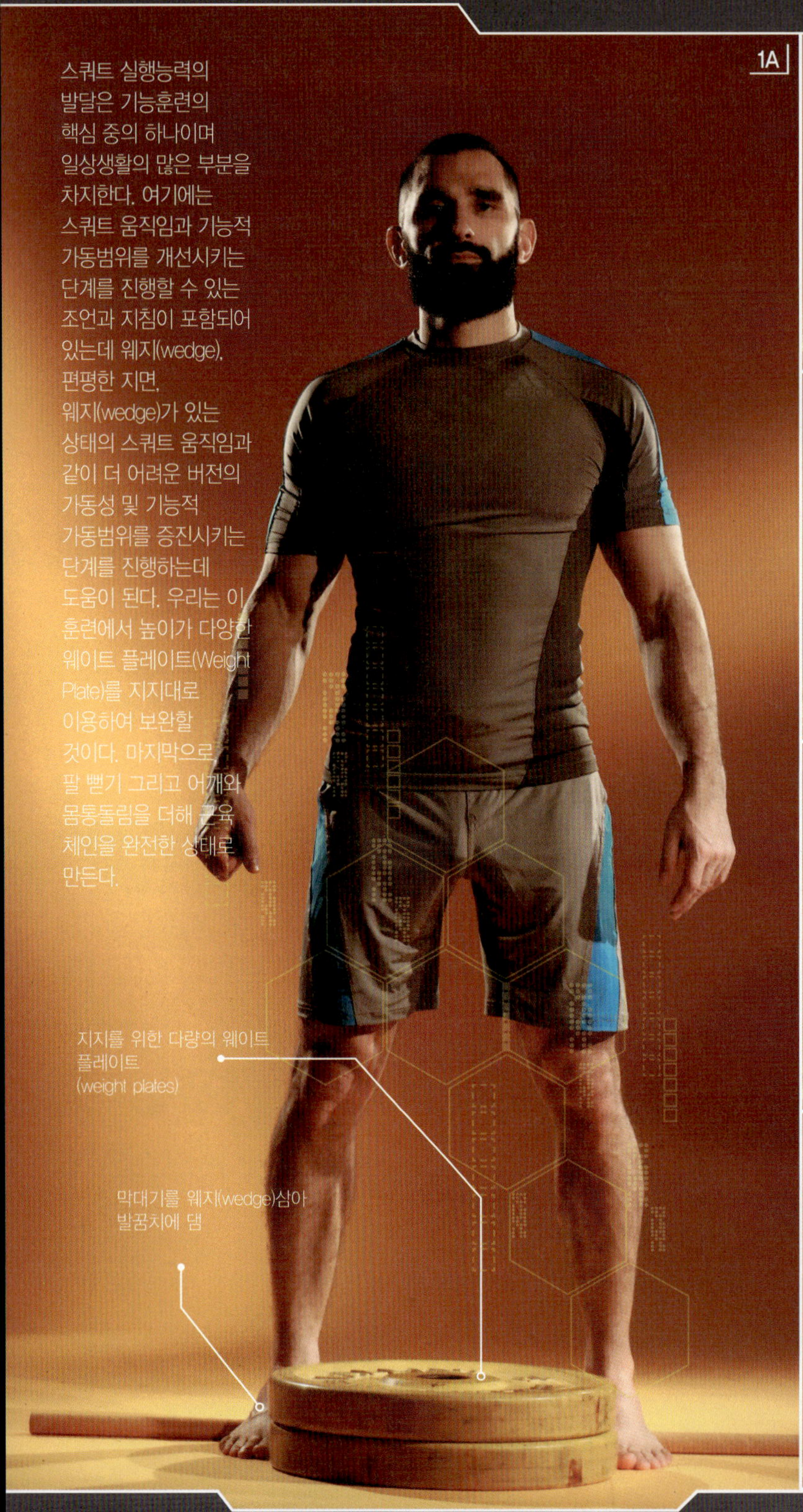


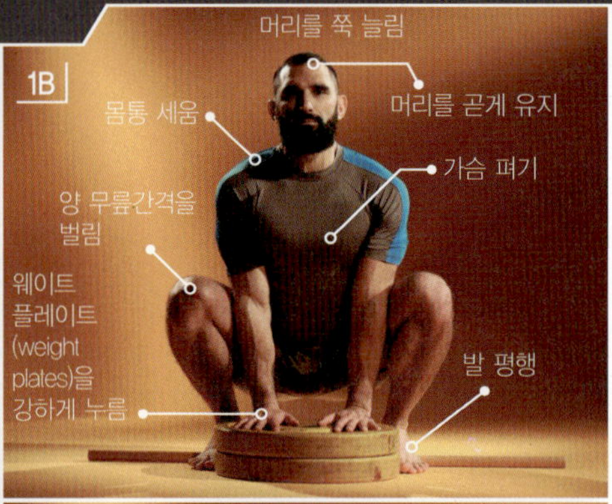


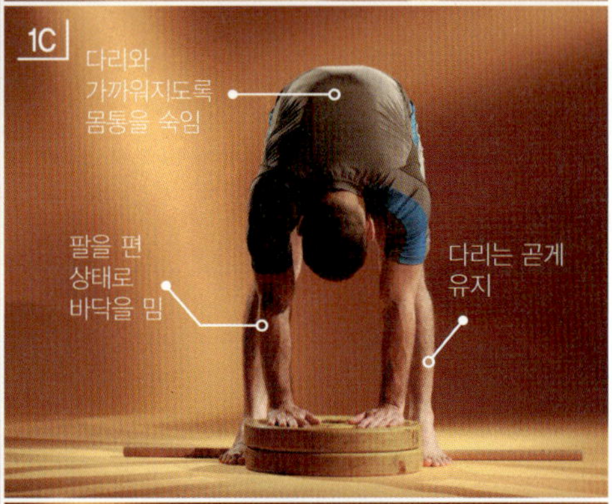


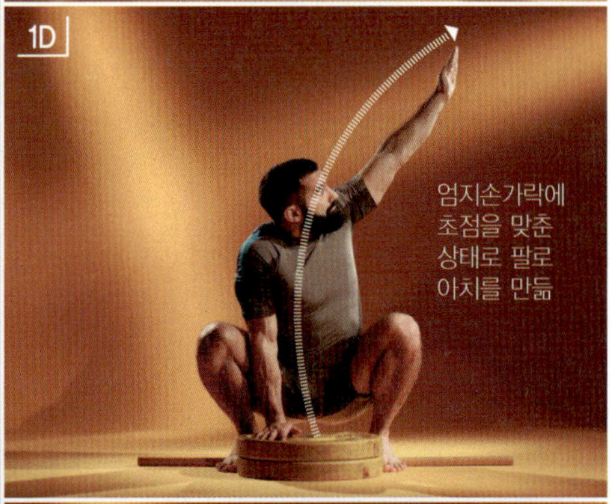


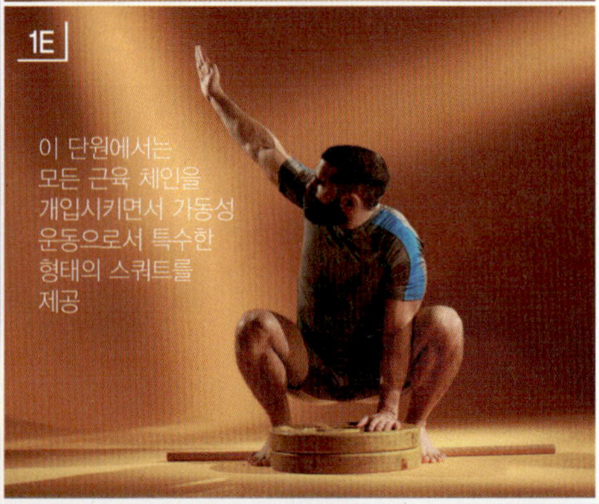

버전 2는 동일한 운동이지만 바닥에 발을 편평하게 한다.

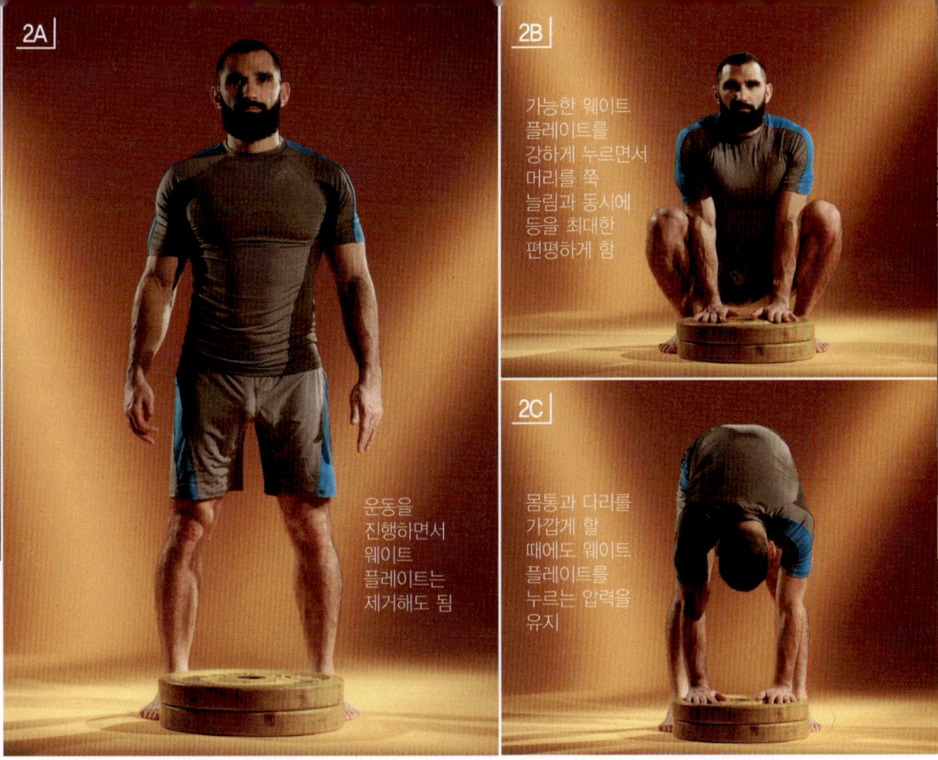


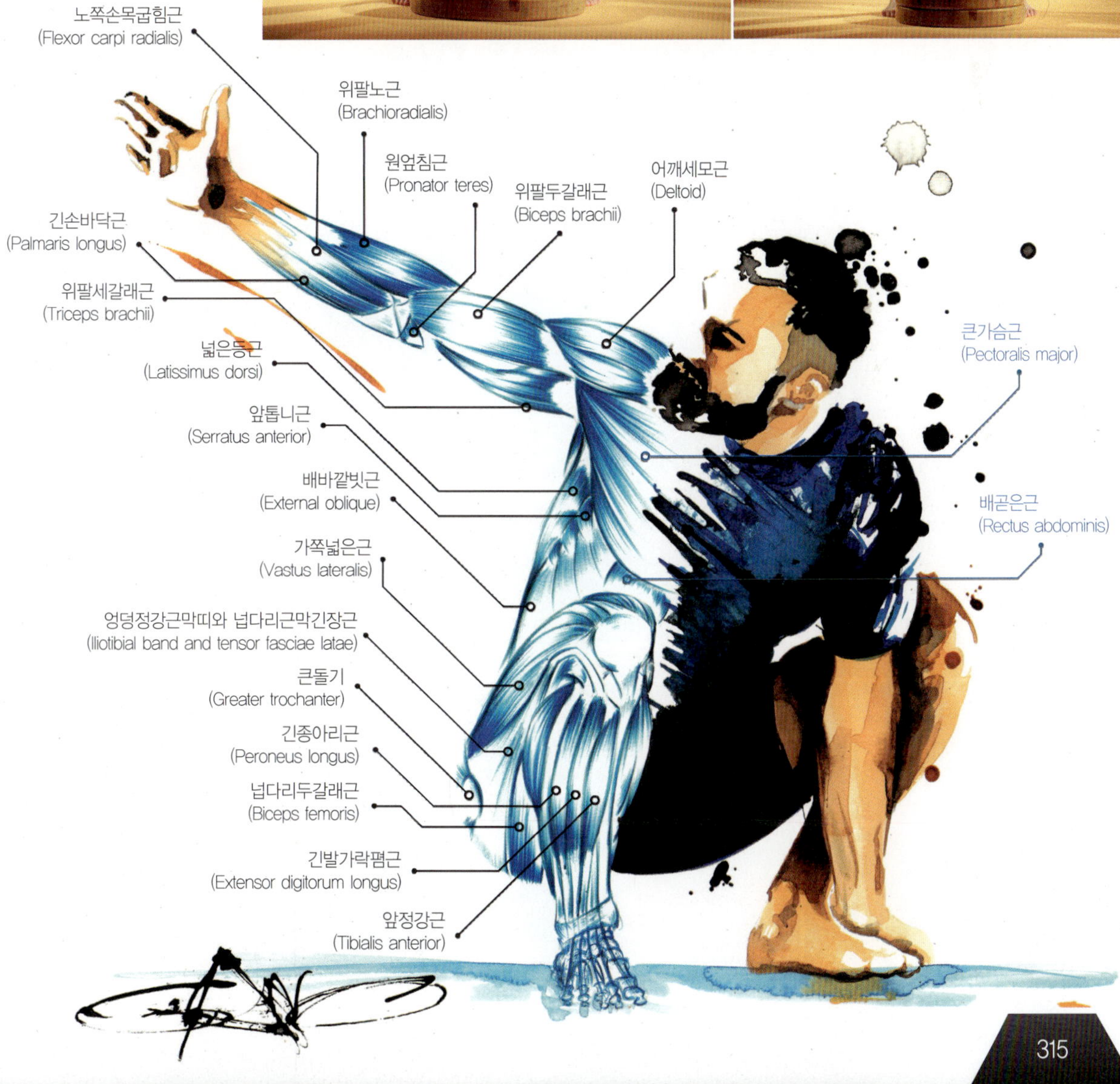

웨지(wedge)의 위치를 다양하게 적용하면서 난이도를 설정할 수 있다.

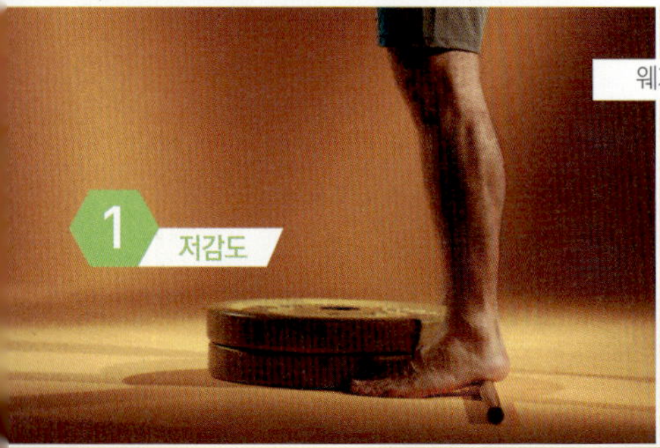
1
저강도

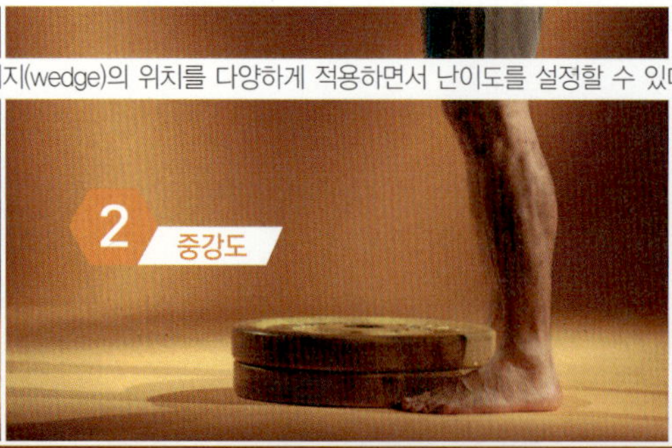
2
중강도

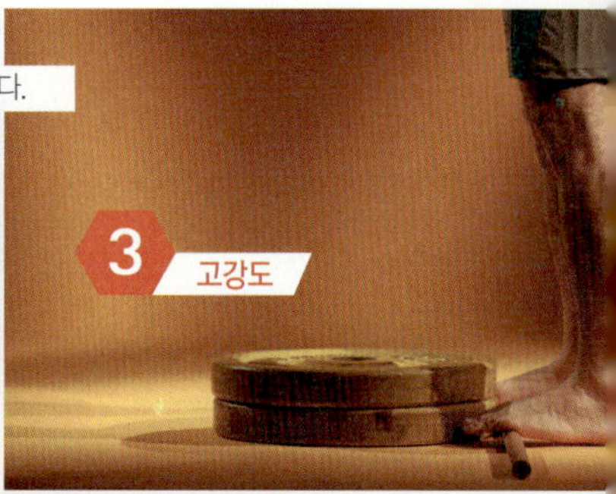
3
고강도

3A

바닥에 쭈그리고 앉는 즉, 스쿼트 자세가 익숙하고 편안하다면 이 운동에 팔뻗기를 추가 할 수 있다. 이 운동은 가능한 한 조밀하게 시작하는 것이 중요하다. 팔을 몸통에 밀착시켜 단단히 고정한다. 준비가 되면 몸통의 보상작용 없이 가능한 한 위쪽으로 편한다(뻗는다).

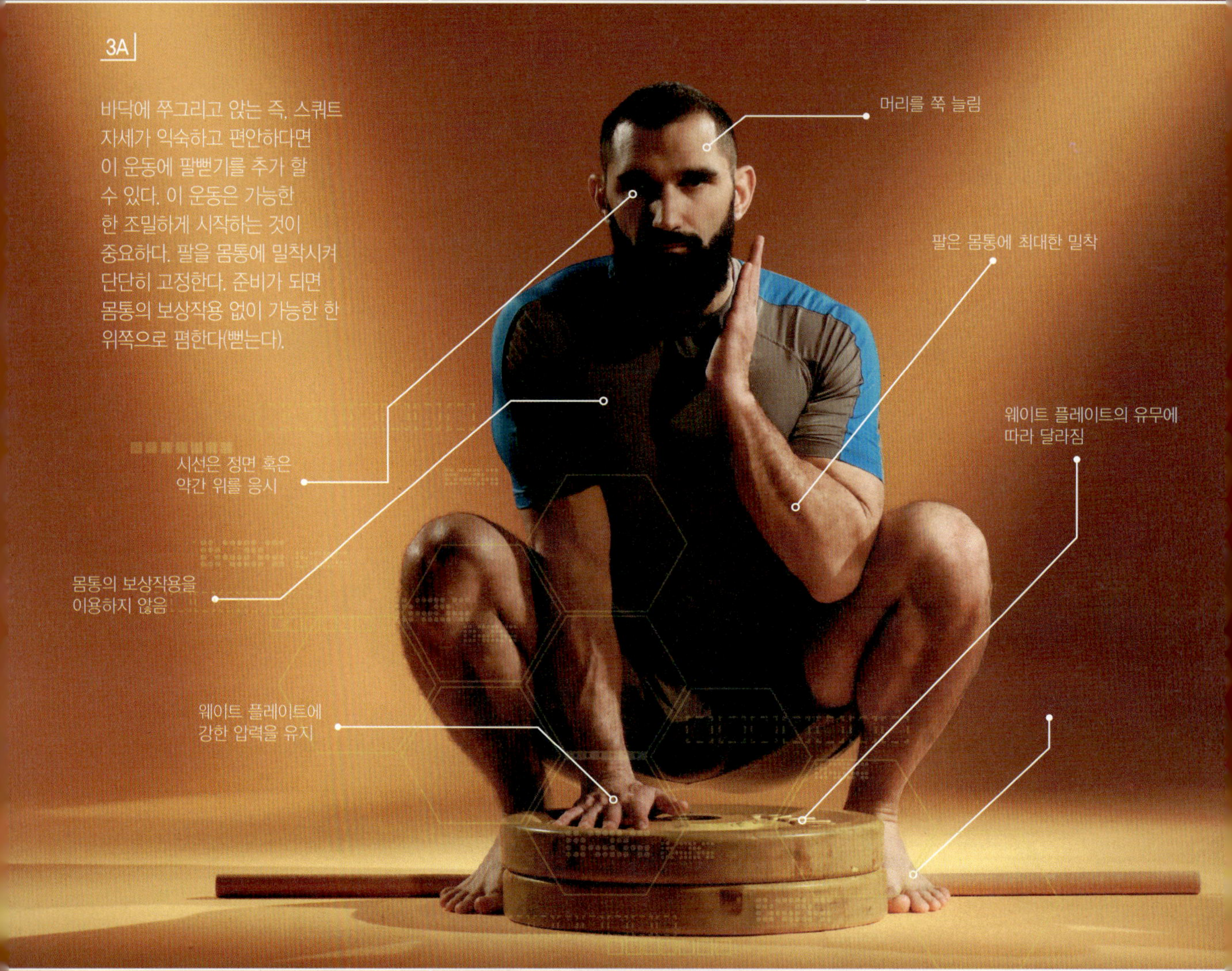
머리를 쭉 늘림
팔은 몸통에 최대한 밀착
웨이트 플레이트의 유무에 따라 달라짐
시선은 정면 혹은 약간 위를 응시
몸통의 보상작용을 이용하지 않음
웨이트 플레이트에 강한 압력을 유지

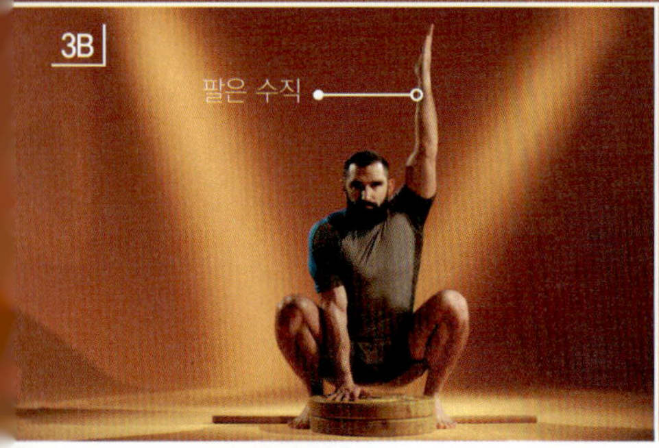
3B
팔은 수직

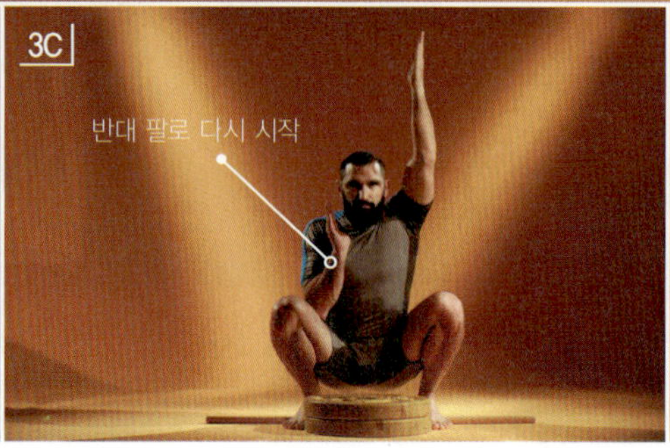
3C
반대 팔로 다시 시작

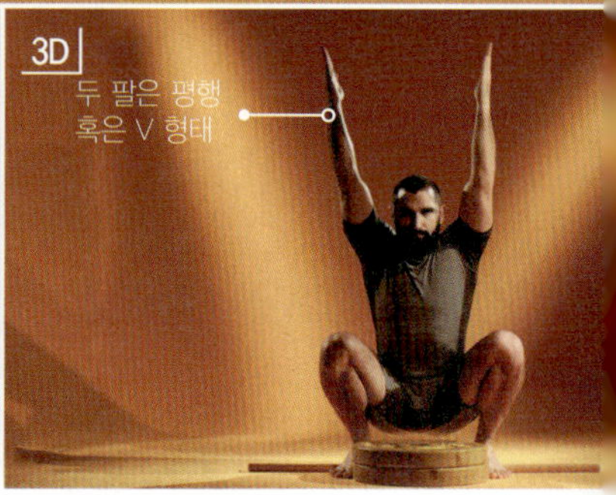
3D
두 팔은 평행 혹은 V 형태

실행할 수 있는 것:
-스쿼트 자세로 쭈그리고 앉아 손을 시작자세로 위치시킨다.
-스쿼트 자세로 앉으면서 팔은 계속 머리 위로 뻗는다. 그런 다음 손을 시작위치에 놓는다.
-몸통을 앞쪽으로 굽히고, 손을 시작위치에 두며 쪼그려 앉는다.

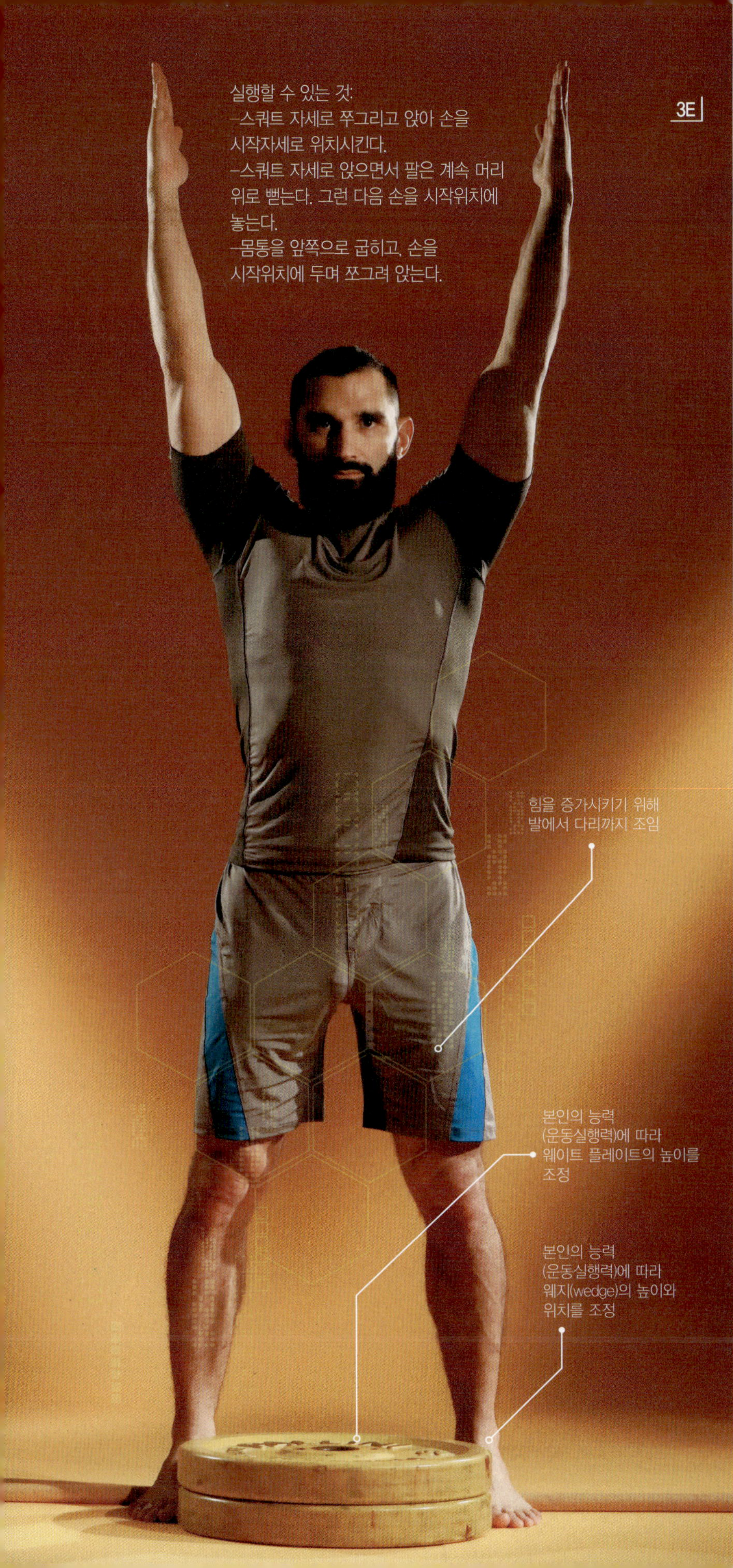

# 스쿼트 운동 2단계 시리즈

## SQUAT LEVEL 2 SERIES

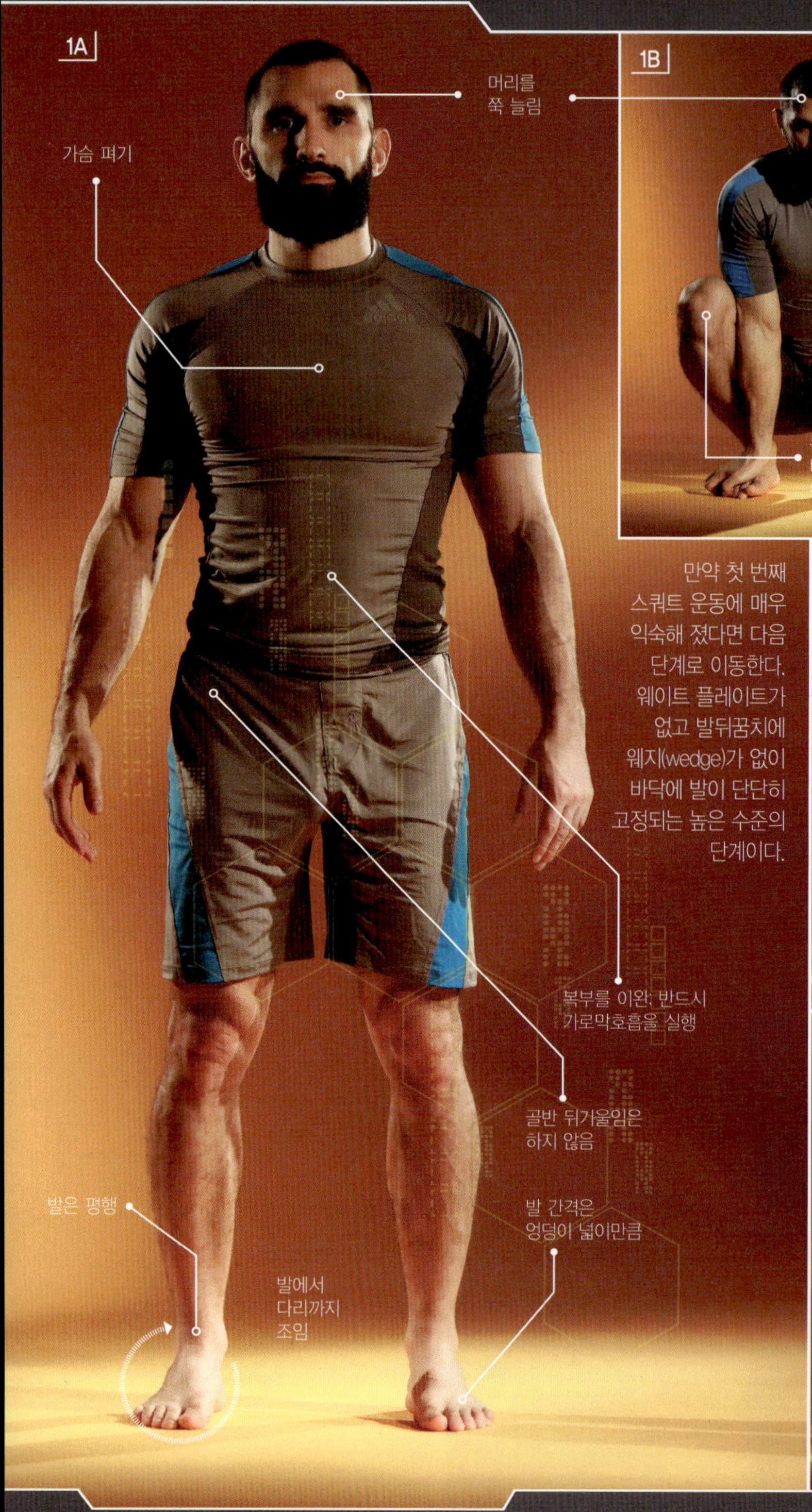


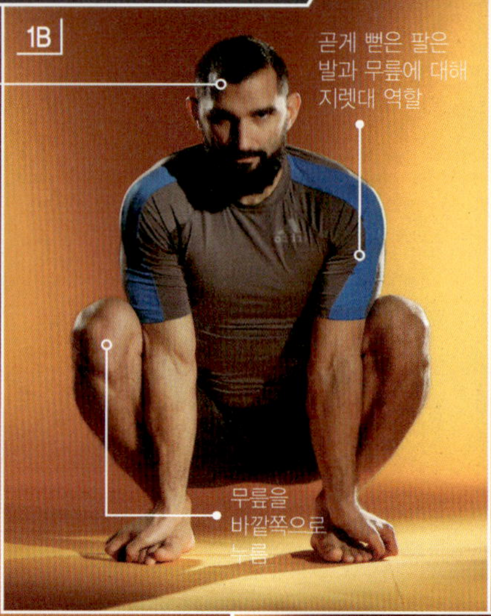


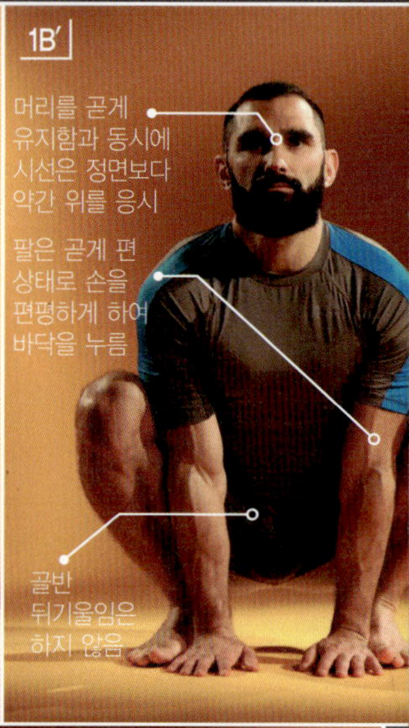


만약 첫 번째 스쿼트 운동에 매우 익숙해 졌다면 다음 단계로 이동한다. 웨이트 플레이트가 없고 발뒤꿈치에 웨지(wedge)가 없이 바닥에 발이 단단히 고정되는 높은 수준의 단계이다.

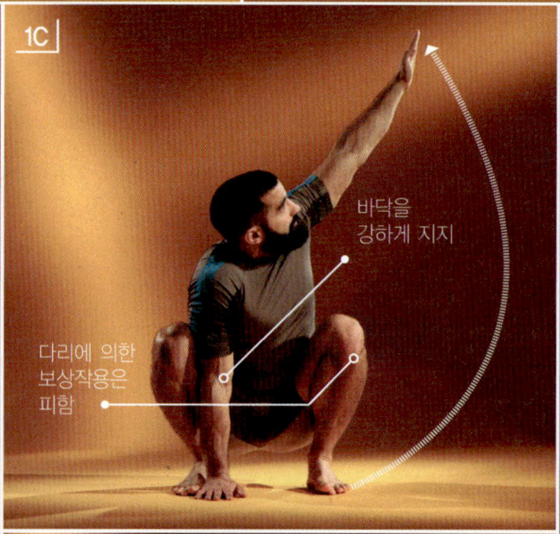


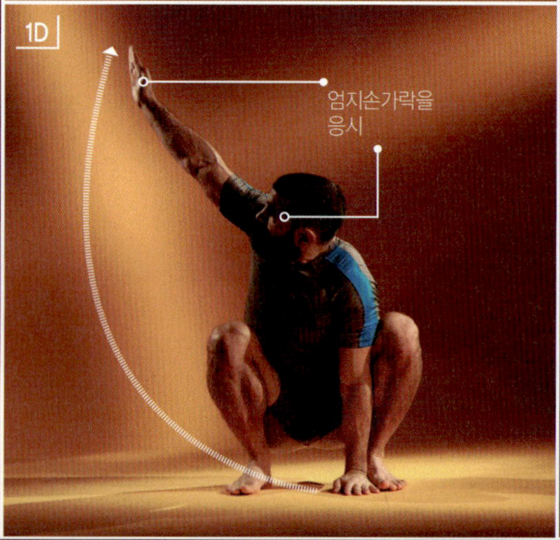

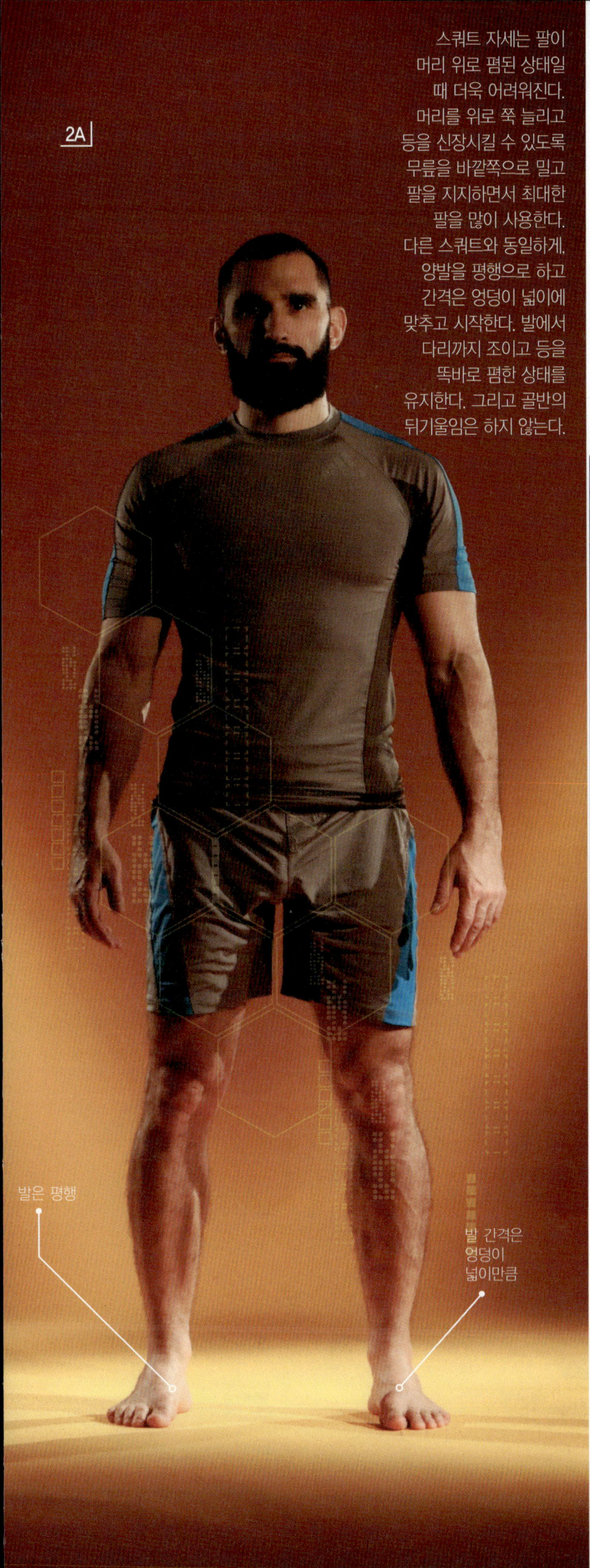
2A
발은 평행
발 간격은
엉덩이
넓이만큼

스쿼트 자세는 팔이 머리 위로 펌된 상태일 때 더욱 어려워진다. 머리를 위로 쭉 늘리고 등을 신장시킬 수 있도록 무릎을 바깥쪽으로 밀고 팔을 지지하면서 최대한 팔을 많이 사용한다. 다른 스쿼트와 동일하게, 양발을 평행으로 하고 간격은 엉덩이 넓이에 맞추고 시작한다. 발에서 다리까지 조이고 등을 똑바로 폄한 상태를 유지한다. 그리고 골반의 뒤기울임은 하지 않는다.

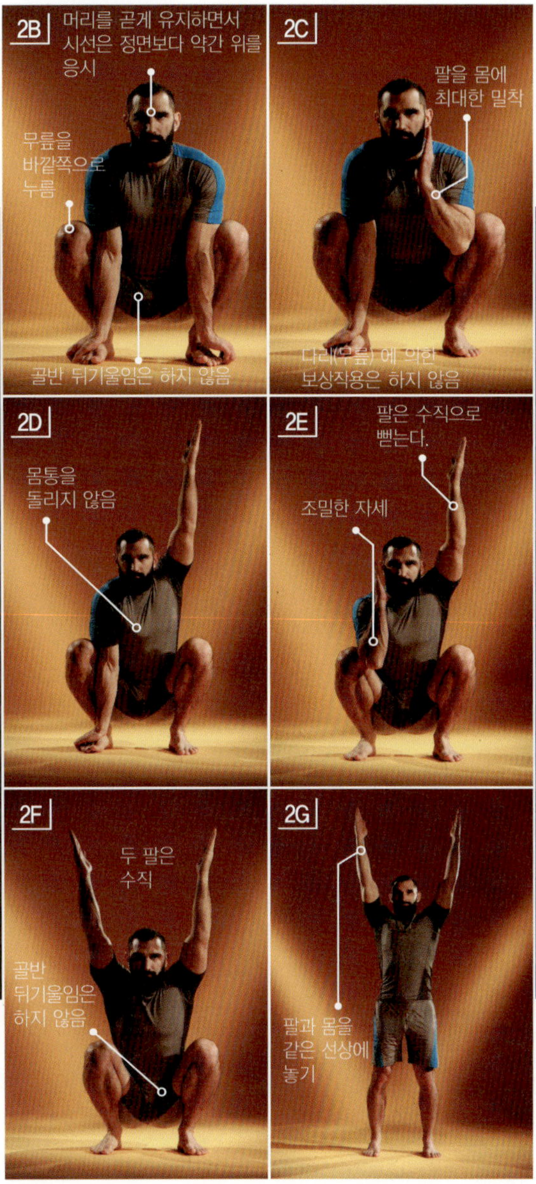
2B
머리를 곧게 유지하면서
시선은 정면보다 약간 위를
응시
무릎을
바깥쪽으로
누름
골반 뒤기울임은 하지 않음
2C
팔을 몸에
최대한 밀착
다리(무릎) 에 의한
보상작용은 하지 않음
2D
몸통을
돌리지 않음
2E
팔은 수직으로
뻗는다.
조밀한 자세
2F
두 팔은
수직
골반
뒤기울임은
하지 않음
2G
팔과 몸을
같은 선상에
놓기

3C

이번에는 몸통 돌림과 엉덩이 폄에 중점을 둔다. 이를 위해, 이전 단계 실행 후 대각선상으로 한 팔을 들어올린다. 손을 뒤에 놓을 때 까지 계속 운동을 실행한다. 다른 팔은 동일한 궤적을 따라 운동을 지속한다. 교각운동(Bridge) 자세에서 엉덩이를 완전히 폄을 시키기 위해 발볼 위로 올라가는 것으로 마무리한다.

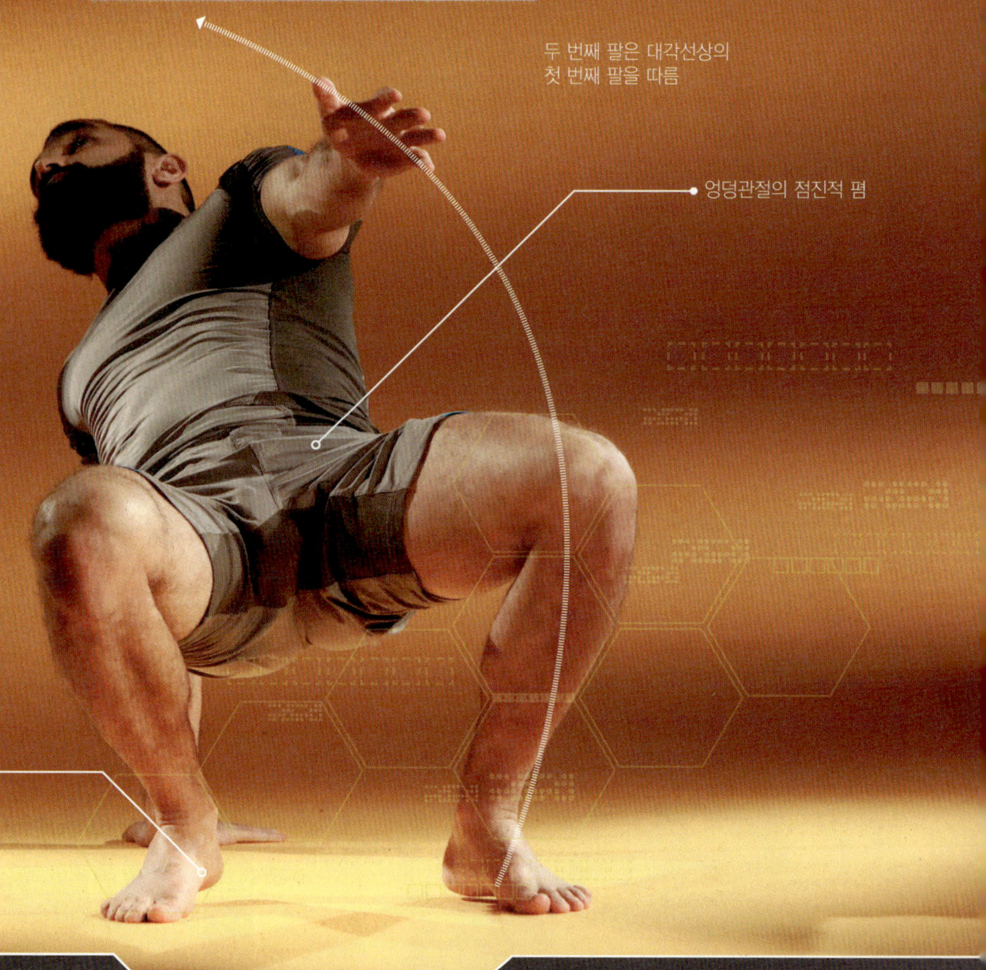


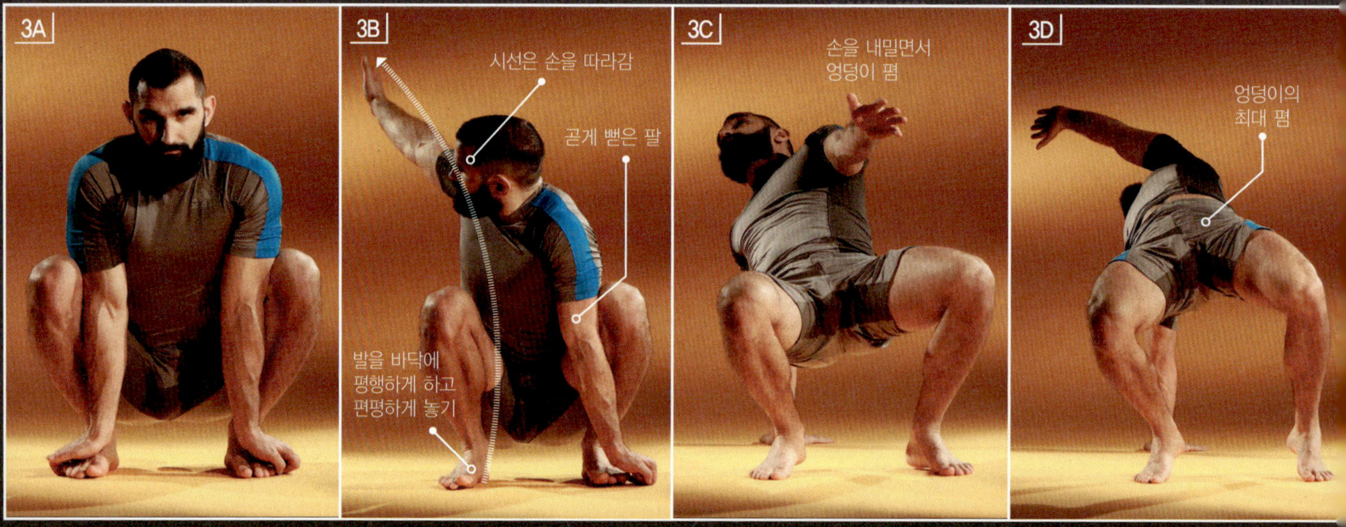

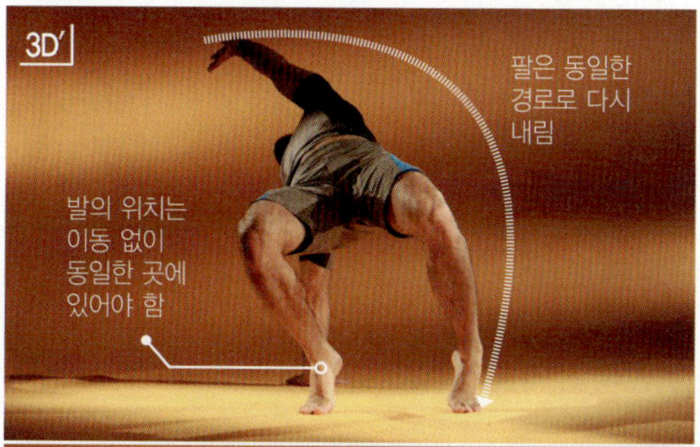
3D′
팔은 동일한
경로로 다시
내림
발의 위치는
이동 없이
동일한 곳에
있어야 함

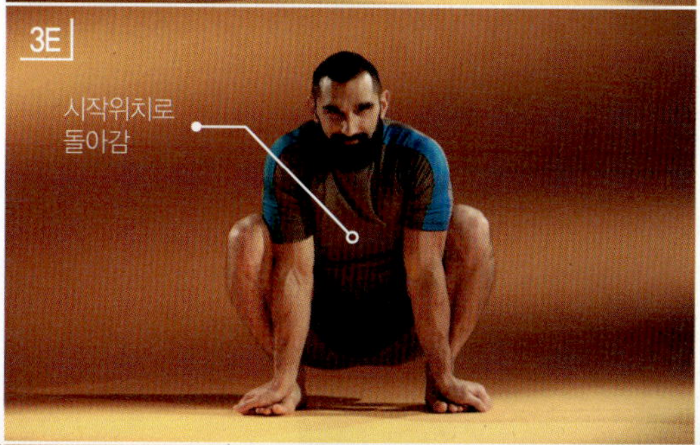
3E
시작위치로
돌아감

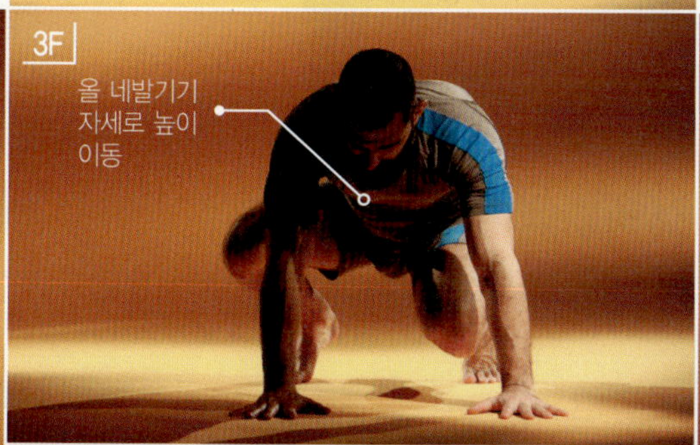
3F
올 네발기기
자세로 높이
이동

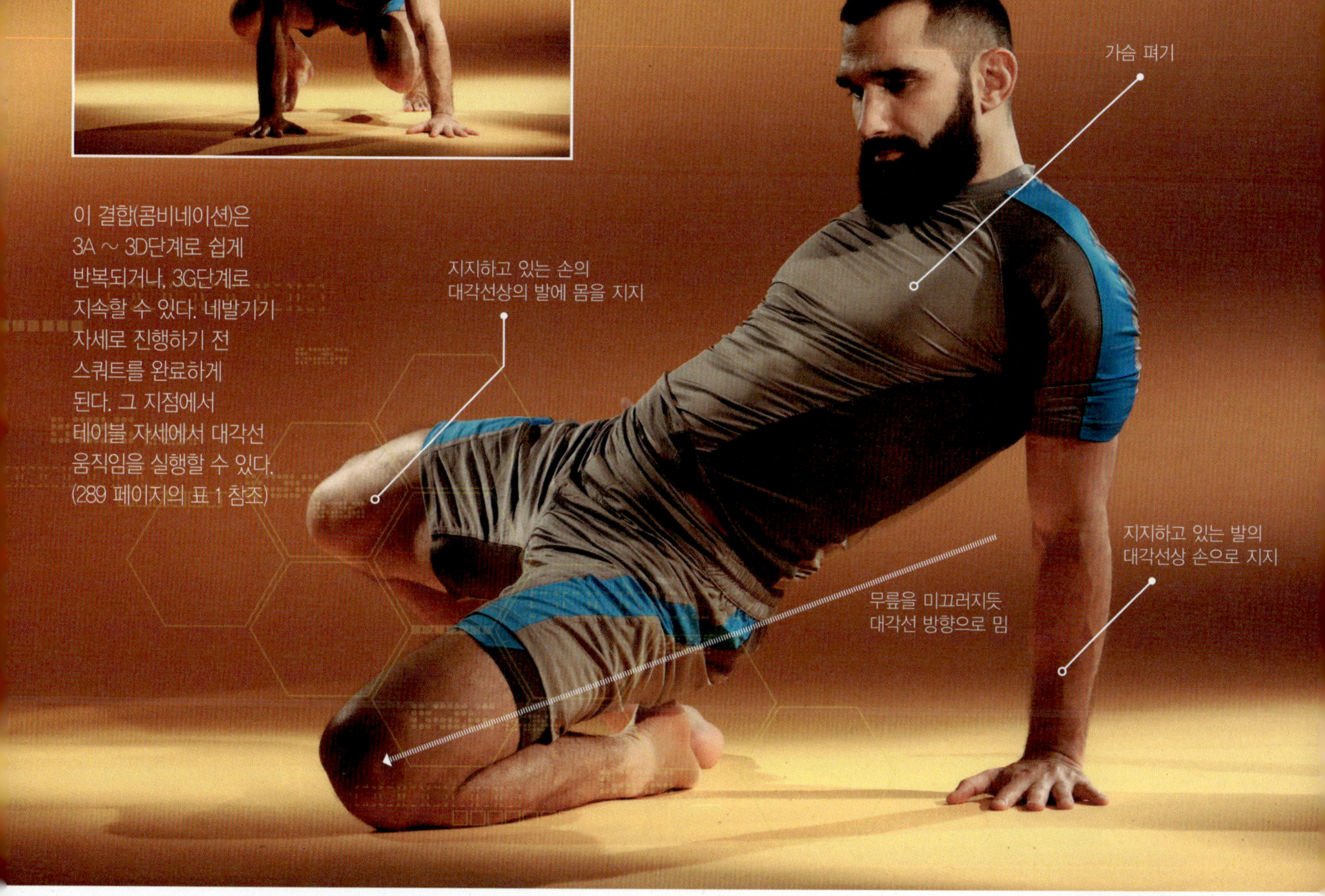
가슴 펴기
지지하고 있는 손의
대각선상의 발에 몸을 지지
지지하고 있는 발의
대각선상 손으로 지지
무릎을 미끄러지듯
대각선 방향으로 밈

이 결합(콤비네이션)은 3A ~ 3D단계로 쉽게 반복되거나, 3G단계로 지속할 수 있다. 네발기기 자세로 진행하기 전 스쿼트를 완료하게 된다. 그 지점에서 테이블 자세에서 대각선 움직임을 실행할 수 있다. (289 페이지의 표 1 참조)

# 별 운동 시리즈
## STAR SERIES

별 운동은 코어안정화와 균형을 발달시키는 신뢰할 수 있는 방법이다. 또한 신체의 측면 및 나선형 사슬의 강력한 활성체이다. 이 과제를 실행할 때 최대의 효과를 위해서는 각 신체 분절을 정렬해야 한다. (각각의 운동 시 권장되는 정렬을 참고)

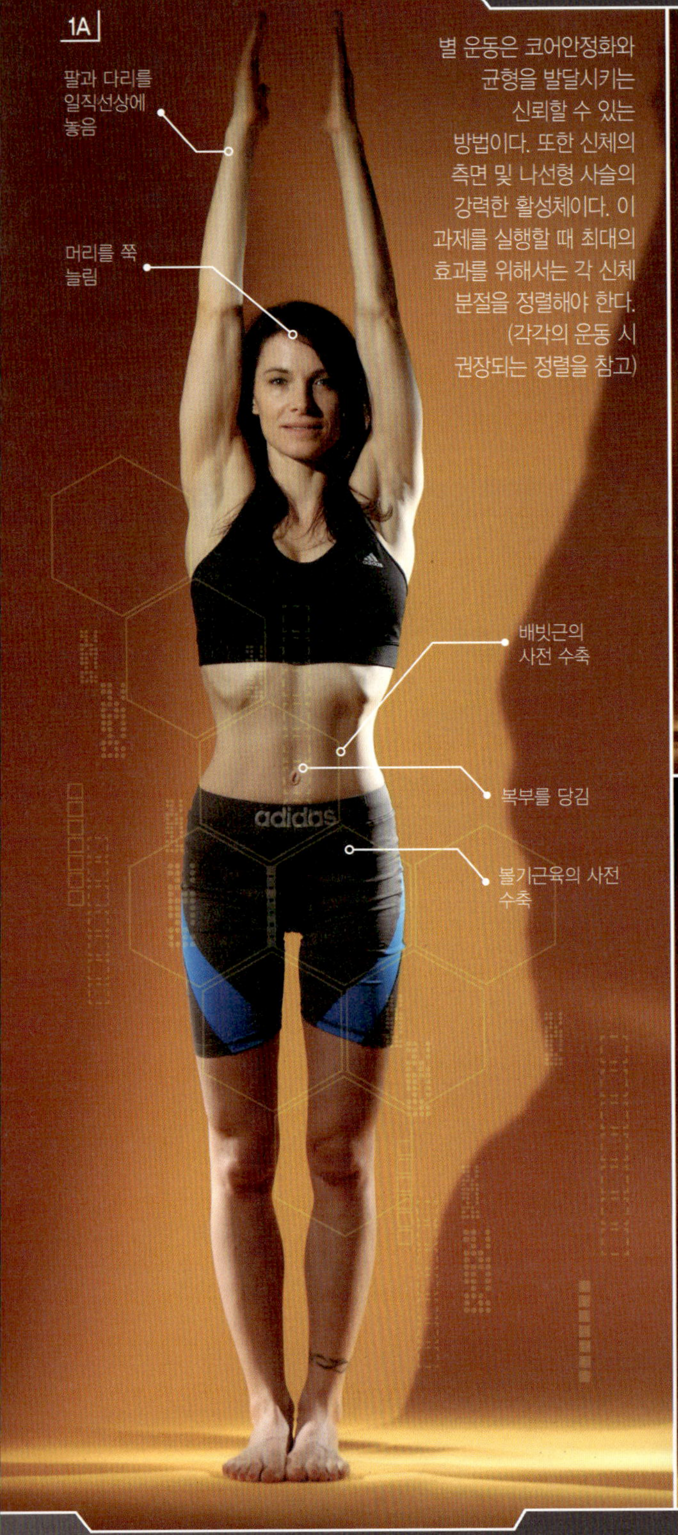

1A
팔과 다리를 일직선상에 놓음
머리를 쭉 늘림
배빗근의 사전 수축
복부를 당김
볼기근육의 사전 수축


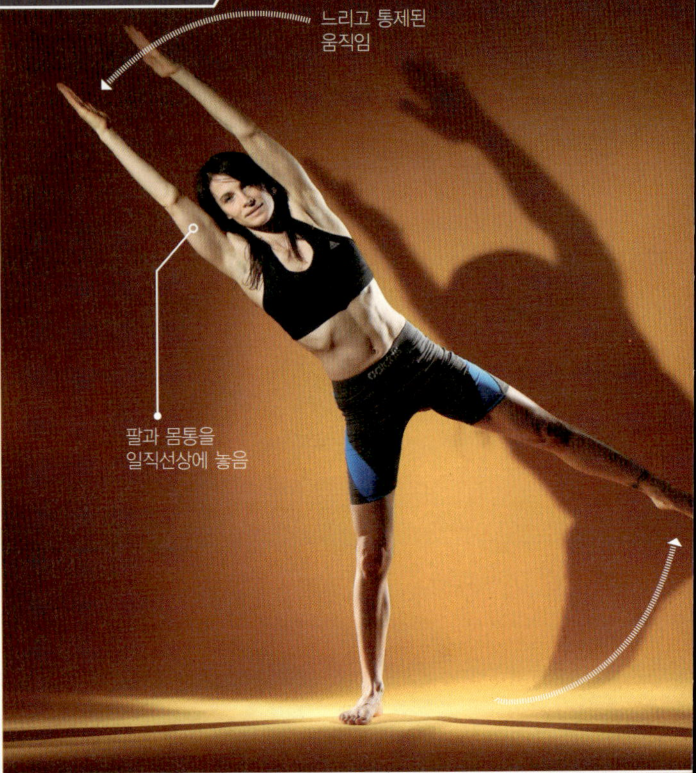

느리고 통제된 움직임
팔과 몸통을 일직선상에 놓음


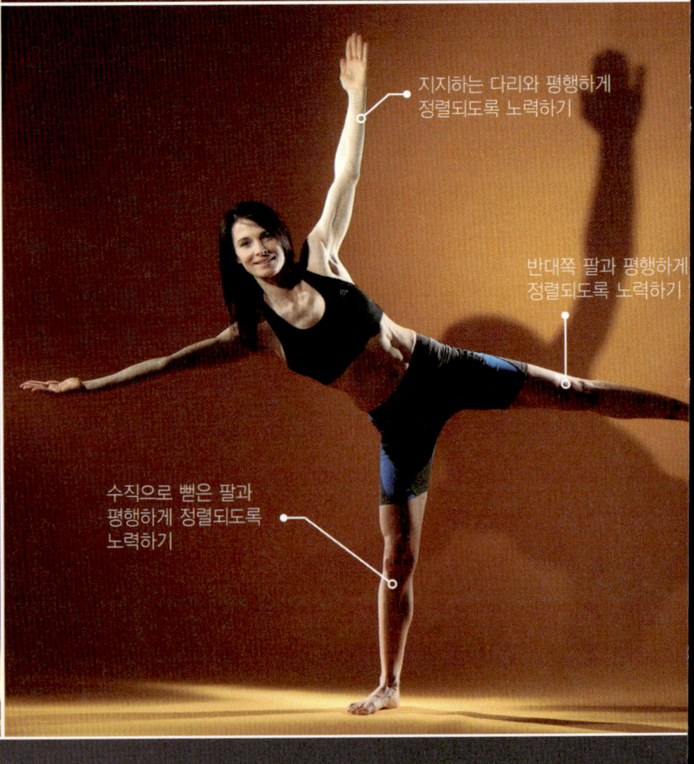

지지하는 다리와 평행하게 정렬되도록 노력하기
반대쪽 팔과 평행하게 정렬되도록 노력하기
수직으로 뻗은 팔과 평행하게 정렬되도록 노력하기

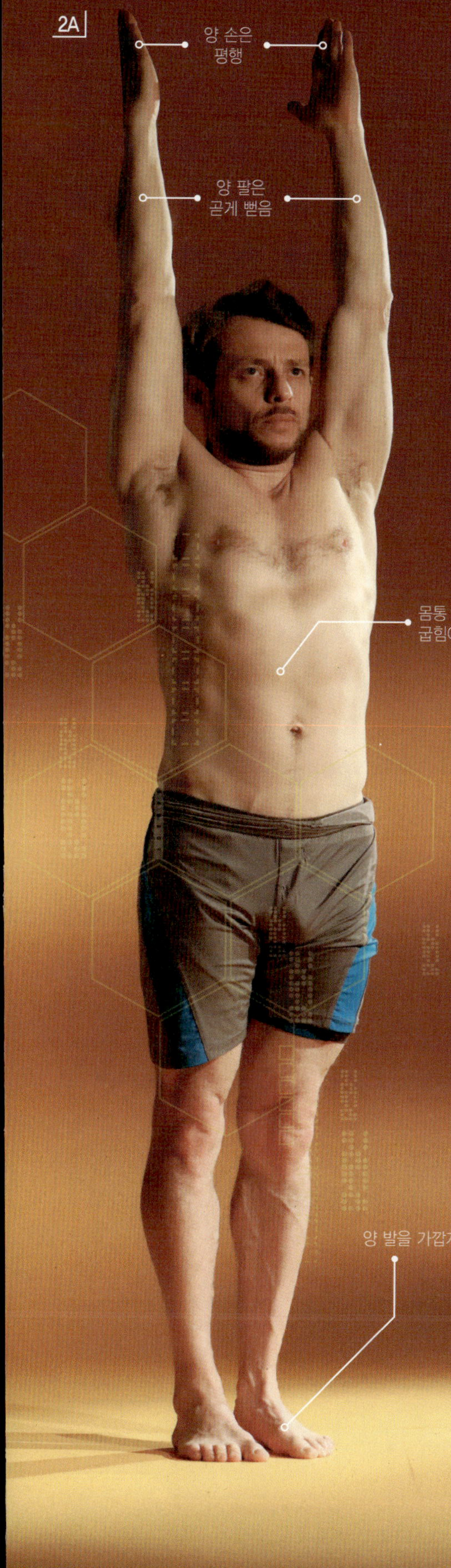


이 운동은 허들 점프선수의 훈련동작에서 영감을 받은 것으로 몸 앞으로 다리를 편다. 한 면에서만의 움직임은 드물기 때문에 이 조합은 시상면 뿐만 아니라 이마면과도 관련되어 있다. 운동 중에 어떤 지점에서 자세가 흐트러지는 것에 대해 절대로 대충 타협하지 않아야 한다. (즉, 몸통을 앞뒤로 기울이지 않아야 한다.)

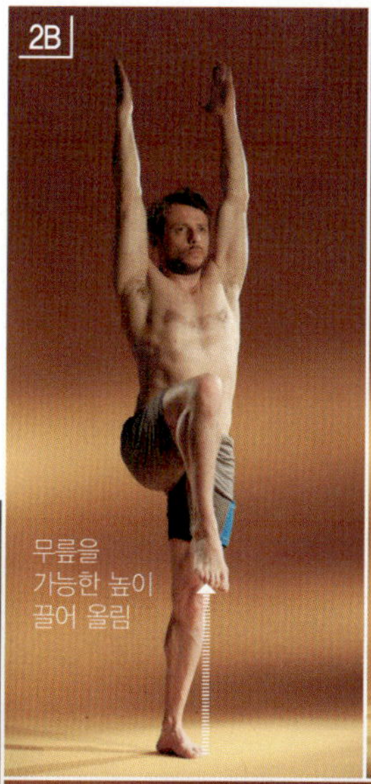


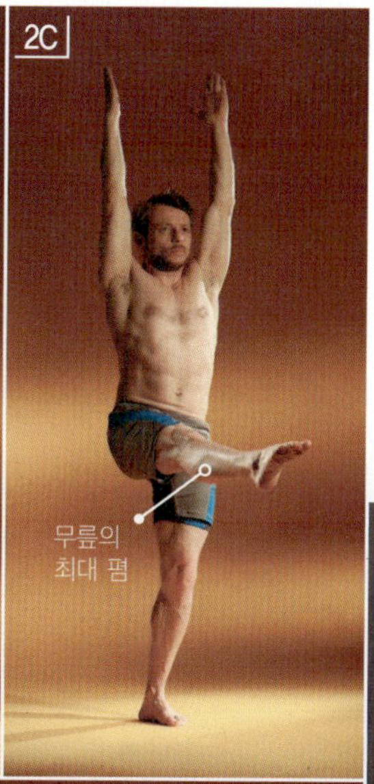


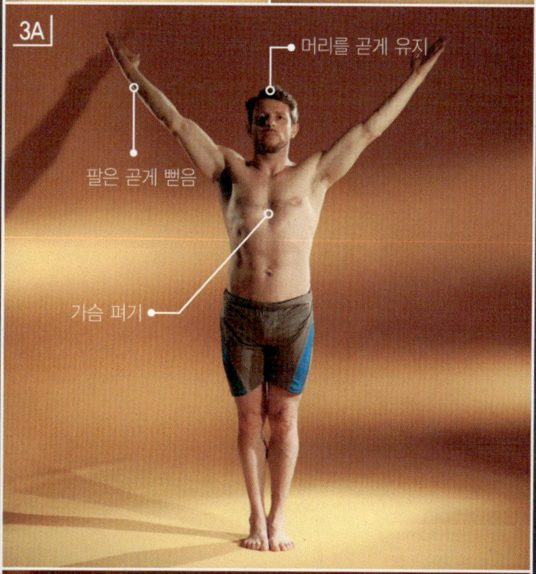


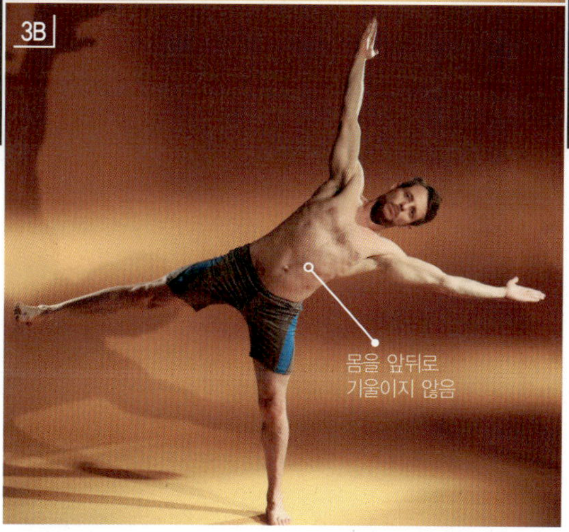

4A

바퀴운동은 스타운동의 역학을 가장 잘 응용한 것 중 하나이다. 스쿼트 운동에 의해, 스쿼트 자세에서 특히 편안할 것이며 그 위치에서 바로 바퀴운동을 시작할 수 있다.

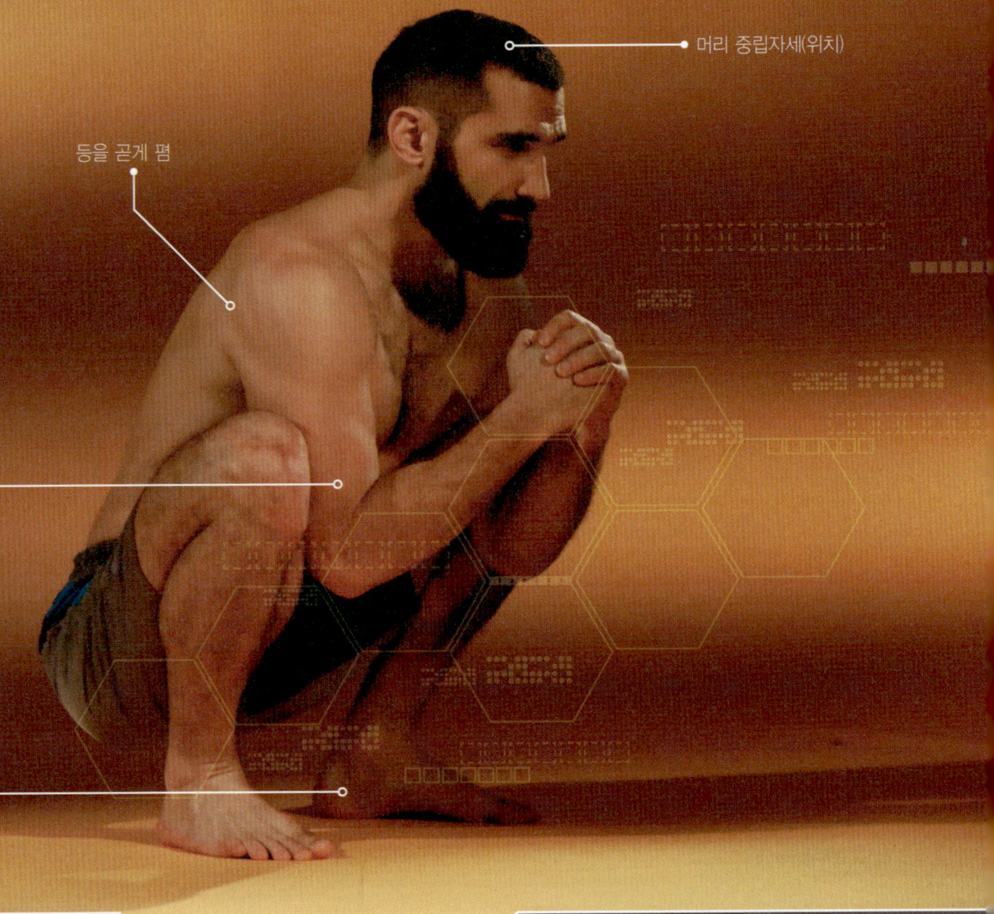
머리 중립자세(위치)
등을 곧게 폄
팔꿈치로 무릎을 바깥쪽으로 밈
발은 평행

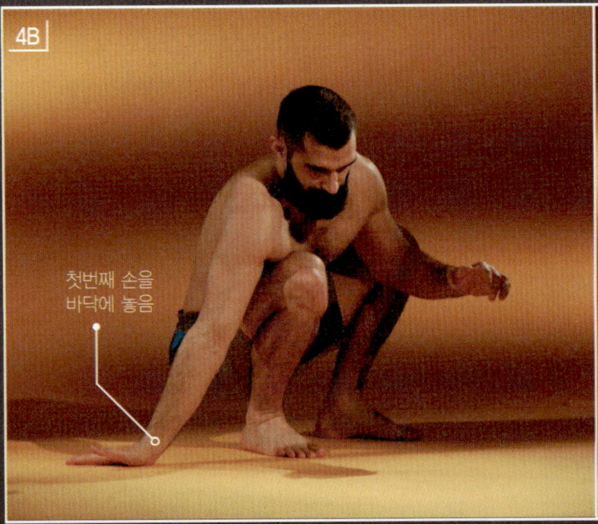
4B
첫번째 손을 바닥에 놓음

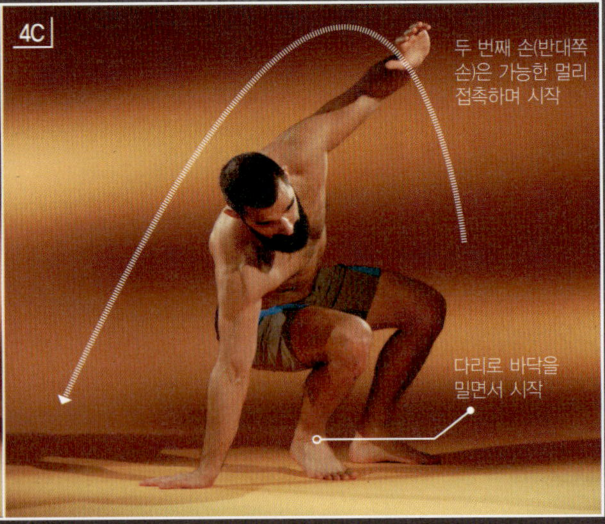
4C
두 번째 손(반대쪽 손)은 가능한 멀리 접촉하며 시작
다리로 바닥을 밀면서 시작

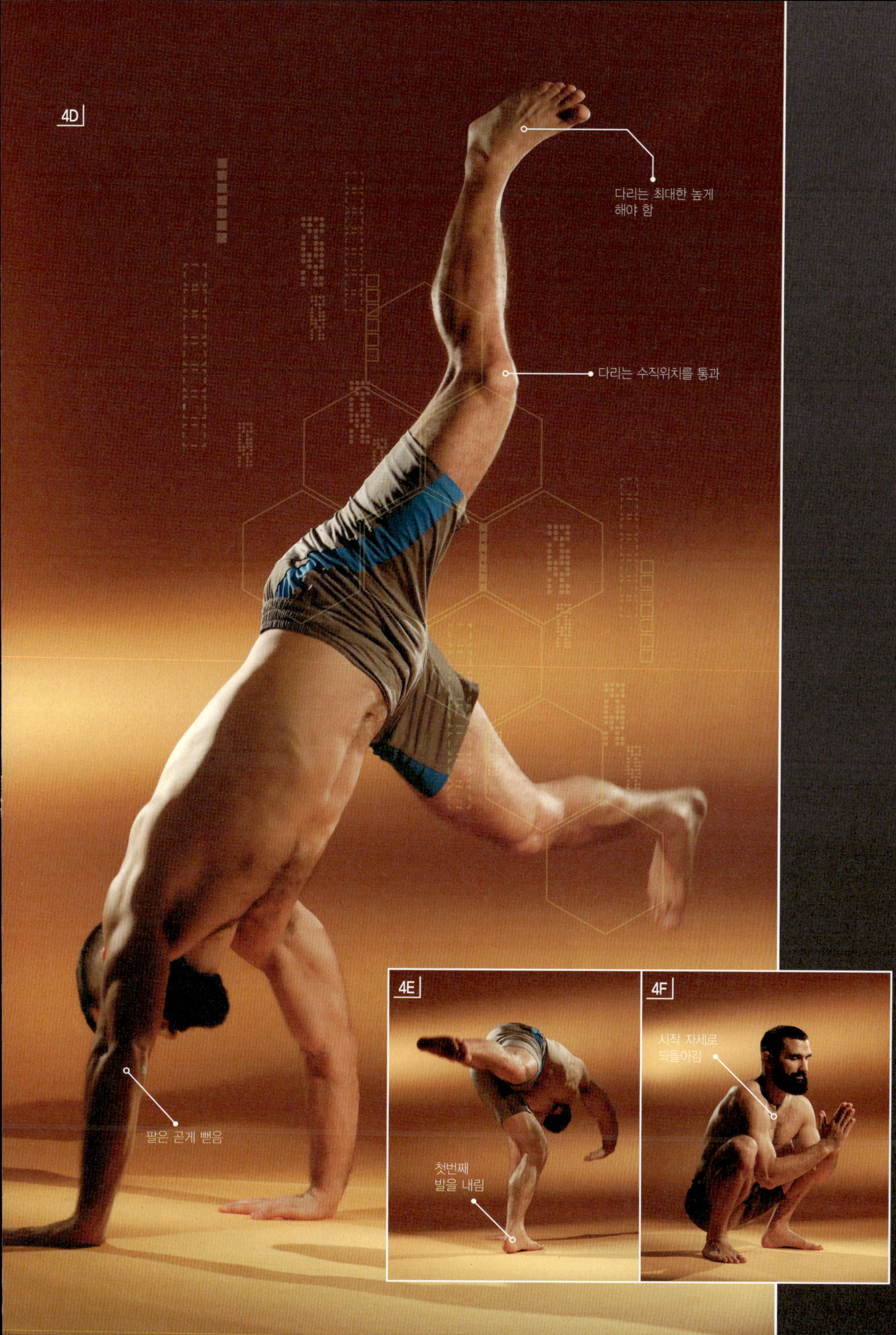
4D
다리는 최대한 높게
해야 함
다리는 수직위치를 통과
팔은 곧게 뻗음
4E
첫번째
발을 내림
4F
시작 자세로
되돌아감

# 유도 절하기 운동 시리즈

## JUDO SALUTE SERIES

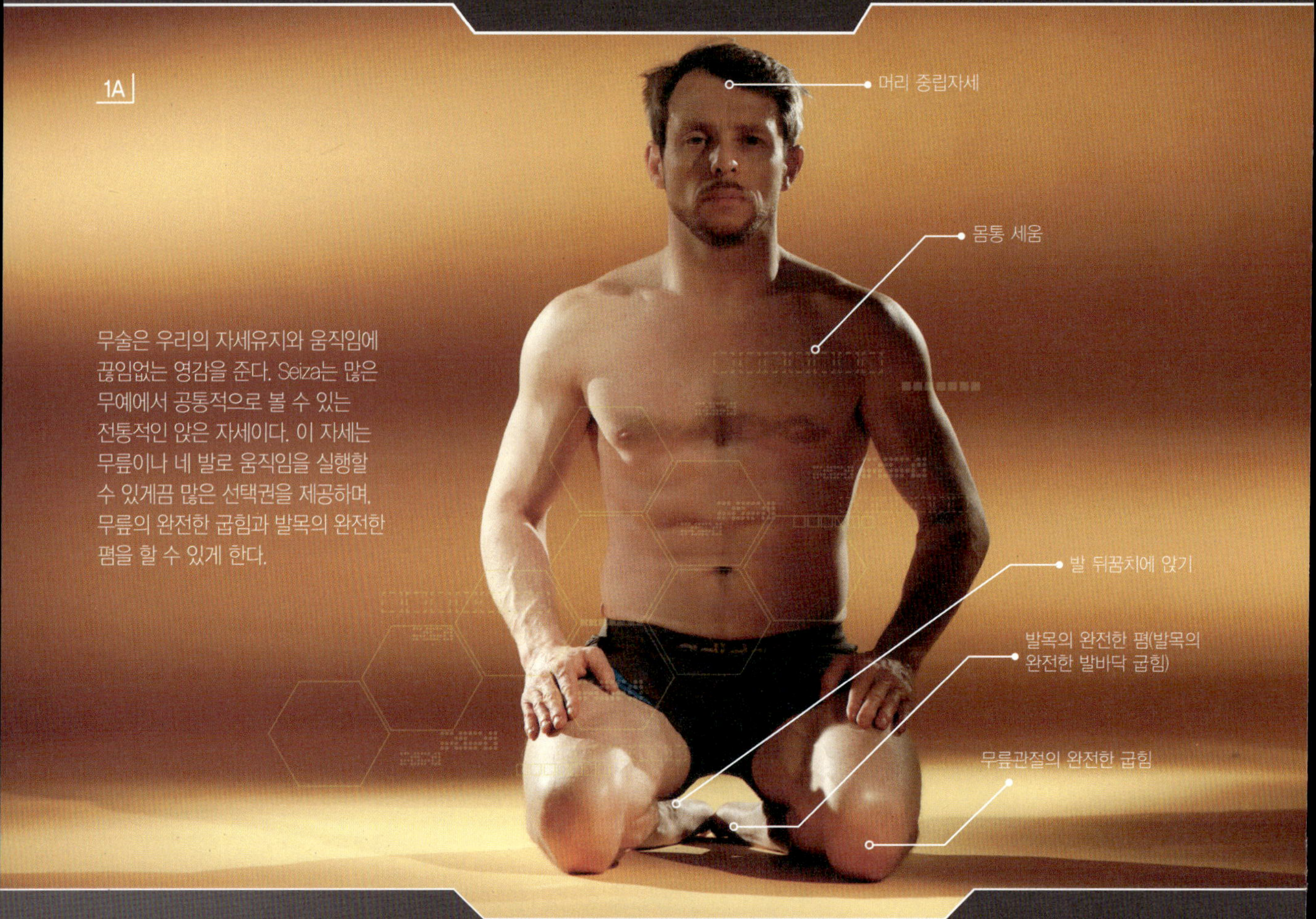
1A
머리 중립자세
몸통 세움
발 뒤꿈치에 앉기
발목의 완전한 폄(발목의
완전한 발바닥 굽힘)
무릎관절의 완전한 굽힘

무술은 우리의 자세유지와 움직임에 끊임없는 영감을 준다. Seiza는 많은 무예에서 공통적으로 볼 수 있는 전통적인 앉은 자세이다. 이 자세는 무릎이나 네 발로 움직임을 실행할 수 있게끔 많은 선택권을 제공하며, 무릎의 완전한 굽힘과 발목의 완전한 폄을 할 수 있게 한다.

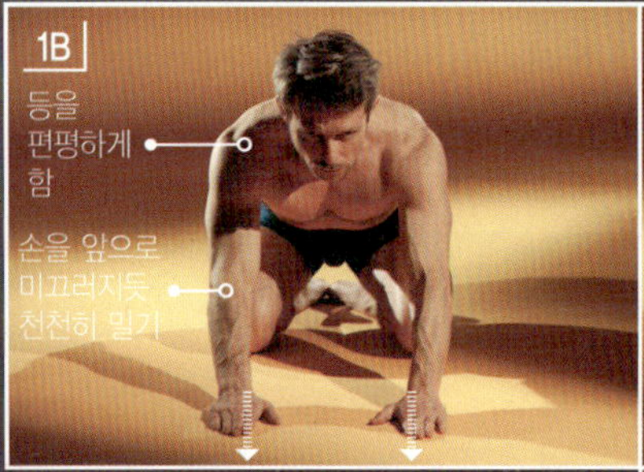
1B
등을
편평하게
함
손을 앞으로
미끄러지듯
천천히 밀기

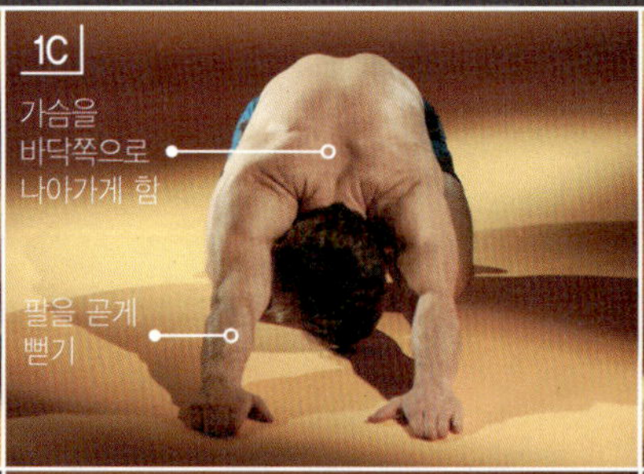
1C
가슴을
바닥쪽으로
나아가게 함
팔을 곧게
뻗기

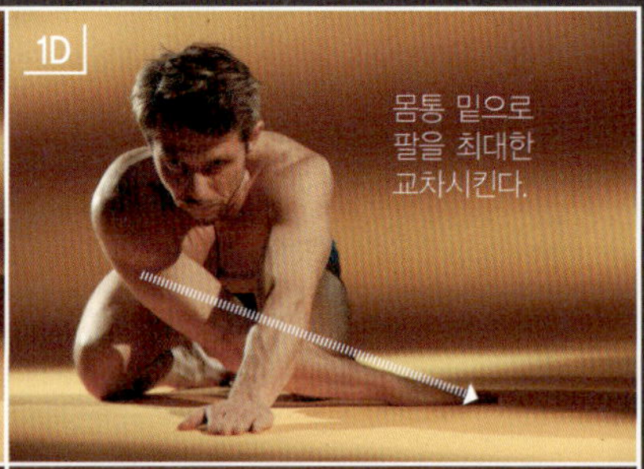
1D
몸통 밑으로
팔을 최대한
교차시킨다.

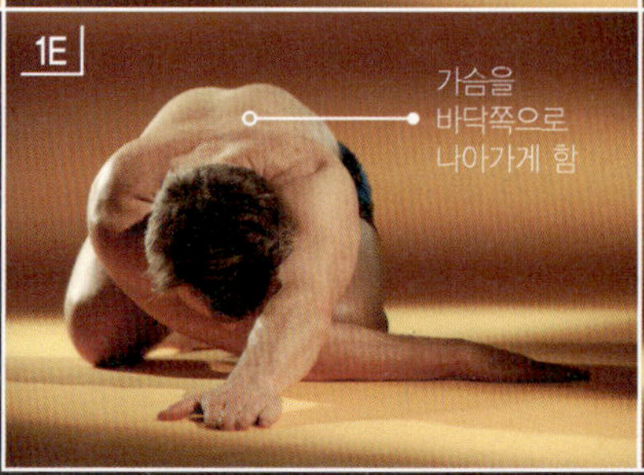
1E
가슴을
바닥쪽으로
나아가게 함

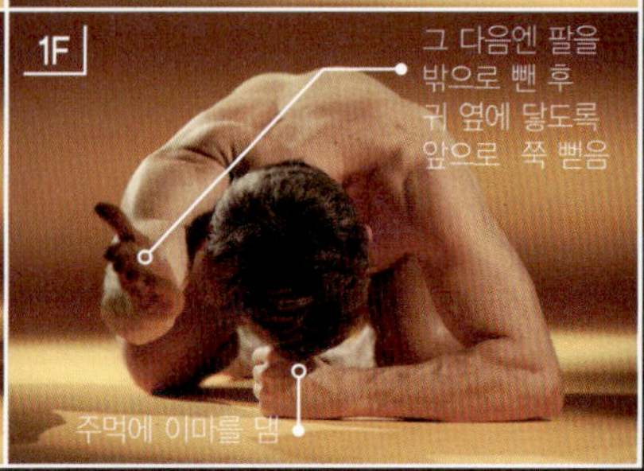
1F
그 다음엔 팔을
밖으로 뺀 후
귀 옆에 닿도록
앞으로 쭉 뻗음
주먹에 이마를 댐

2A

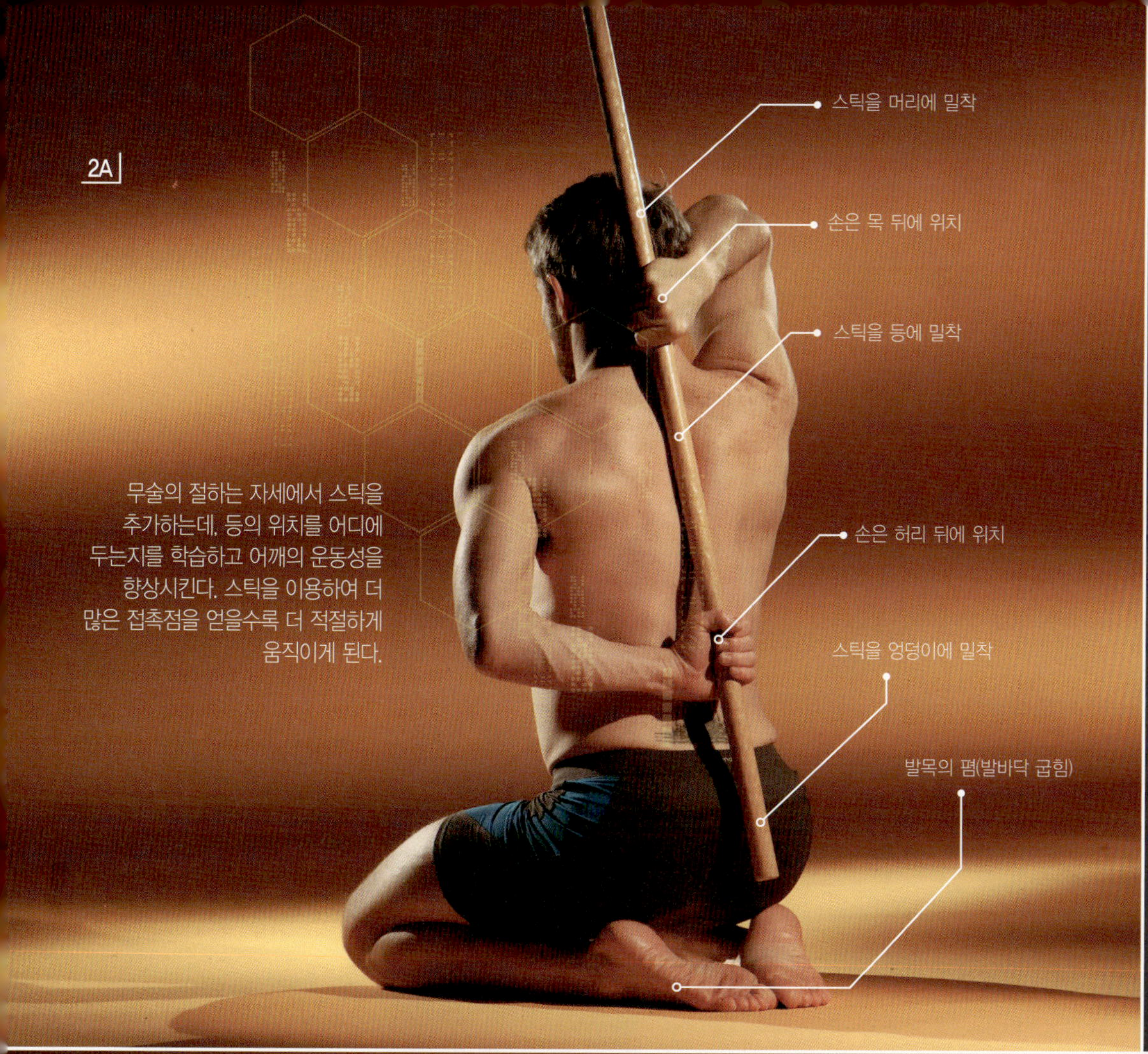
스틱을 머리에 밀착
손은 목 뒤에 위치
스틱을 등에 밀착
손은 허리 뒤에 위치
스틱을 엉덩이에 밀착
발목의 폄(발바닥 굽힘)

무술의 절하는 자세에서 스틱을 추가하는데, 등의 위치를 어디에 두는지를 학습하고 어깨의 운동성을 향상시킨다. 스틱을 이용하여 더 많은 접촉점을 얻을수록 더 적절하게 움직이게 된다.

2B

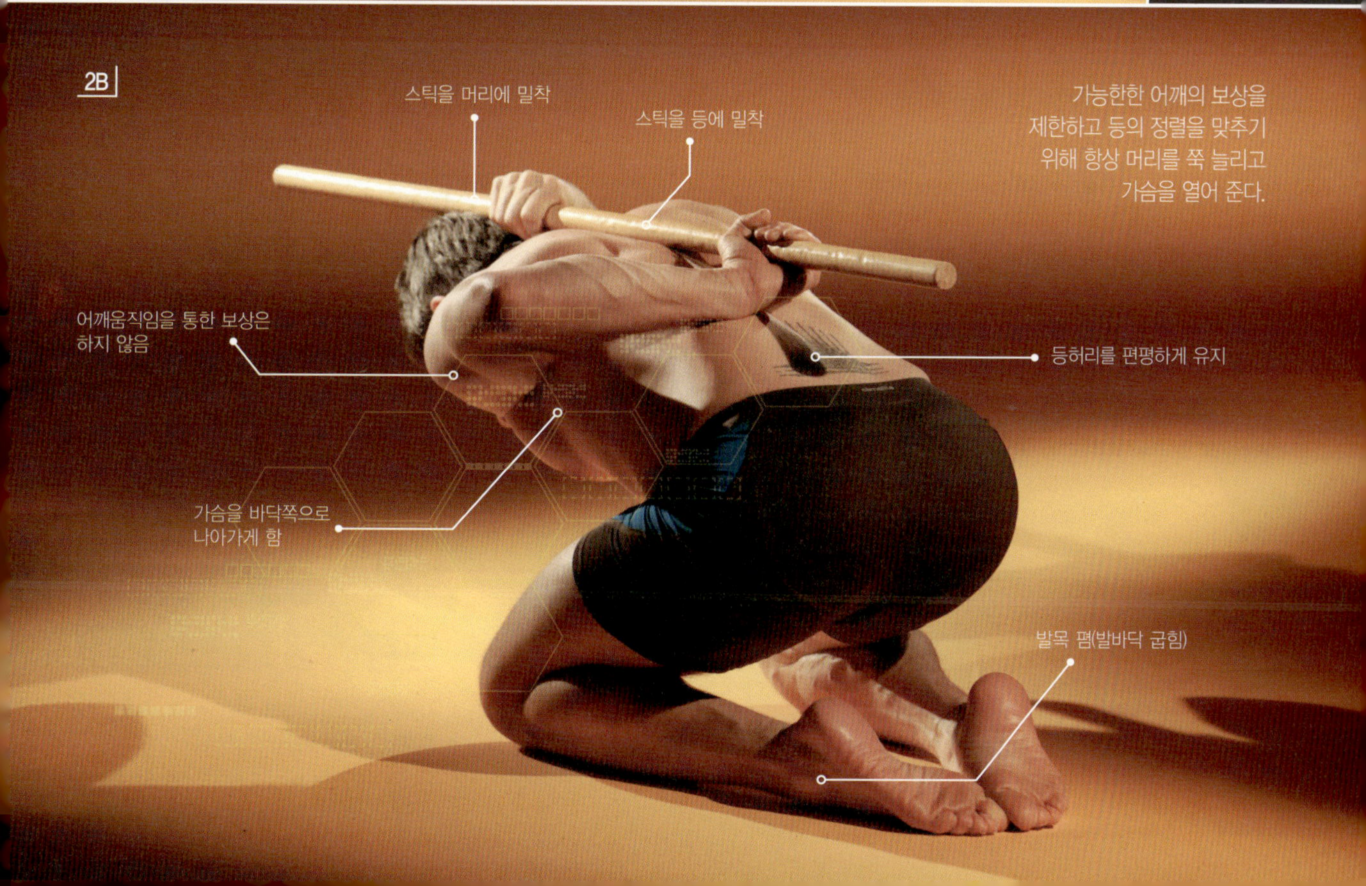
스틱을 머리에 밀착
스틱을 등에 밀착
어깨움직임을 통한 보상은 하지 않음
등허리를 편평하게 유지
가슴을 바닥쪽으로 나아가게 함
발목 폄(발바닥 굽힘)

가능한한 어깨의 보상을 제한하고 등의 정렬을 맞추기 위해 항상 머리를 쭉 늘리고 가슴을 열어 준다.

밥그릇 운동은 고대 동양의 관례에서 따온 것이다. 그것은 척추와 어깨의 움직임과 강화를 결합한 것이다. 적은 무게(밥그릇을 모방한)를 앞으로 민다면, 먼저 바닥에 가깝게 댄 후 진행한다.

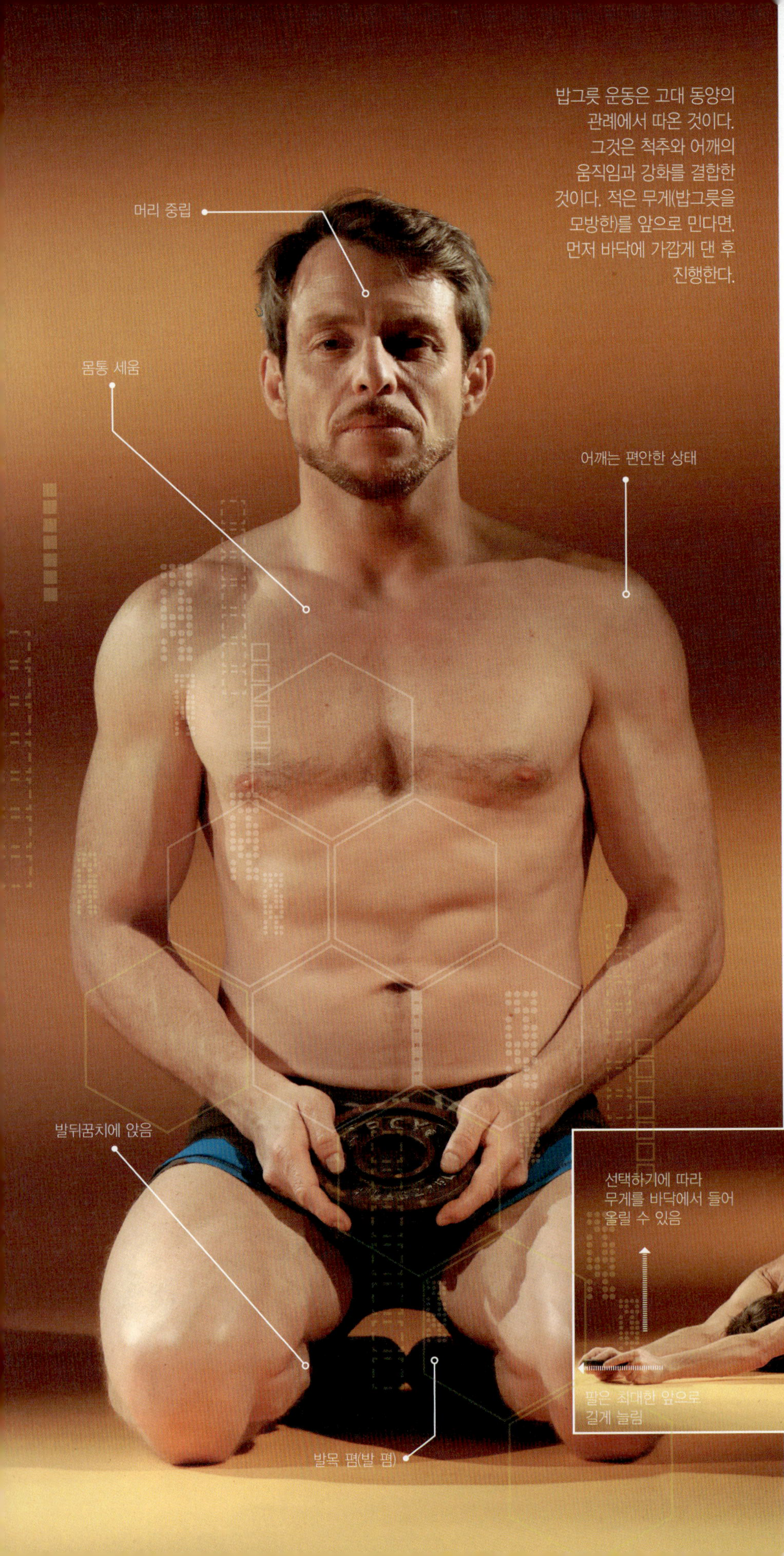


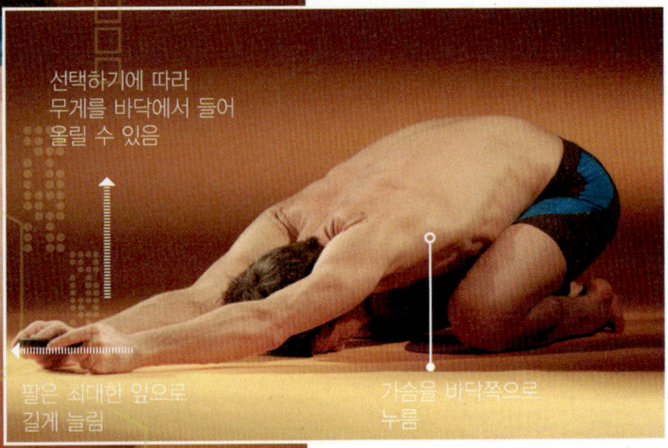

# 스위스볼 위에서의 어깨 운동 1 시리즈

## SHOULDER MOBILITY ON AN EXERCISE BALL 1 SERIES

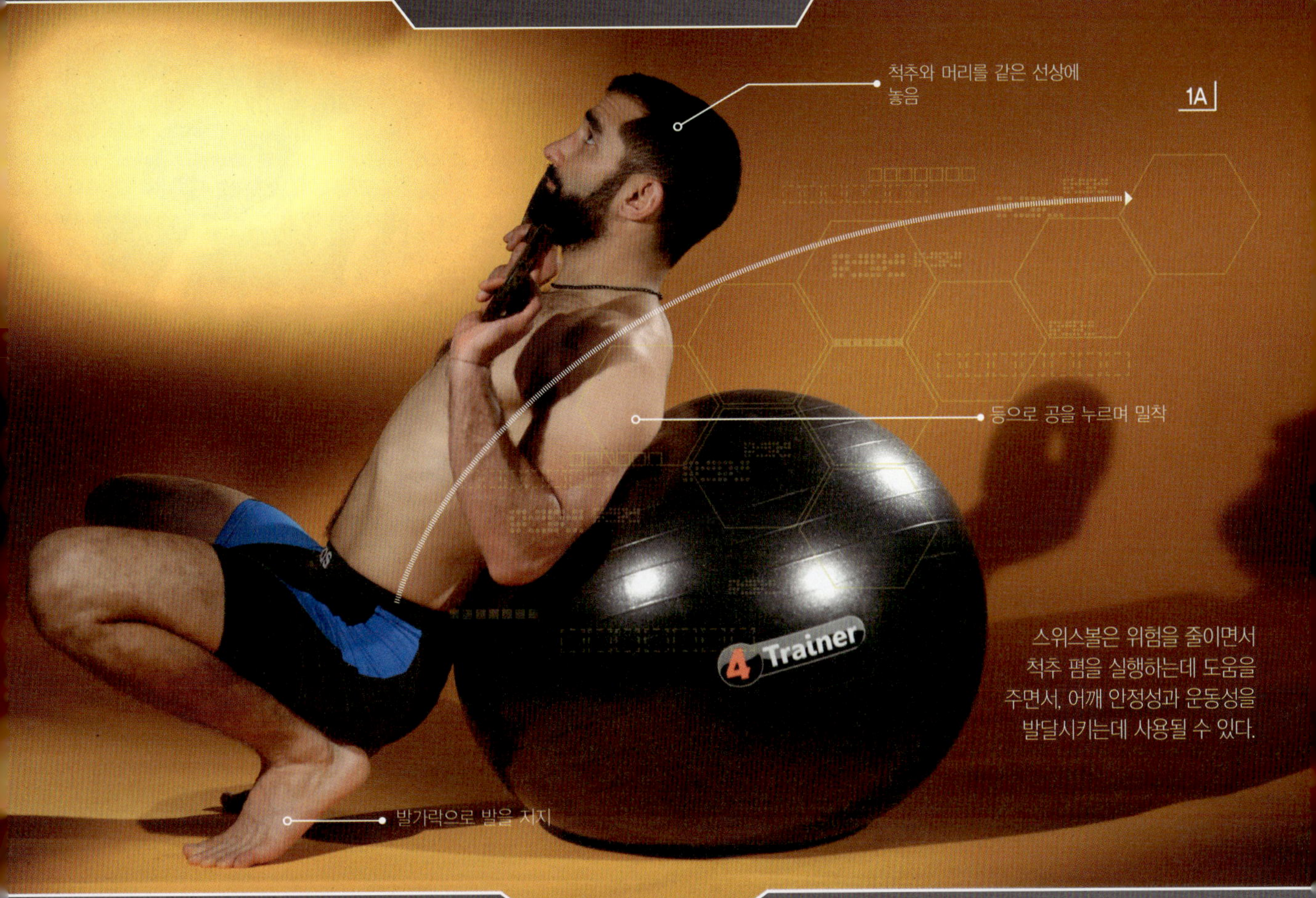

척추와 머리를 같은 선상에 놓음
1A
등으로 공을 누르며 밀착
발가락으로 발을 지지


스위스볼은 위험을 줄이면서 척추 폄을 실행하는데 도움을 주면서, 어깨 안정성과 운동성을 발달시키는데 사용될 수 있다.

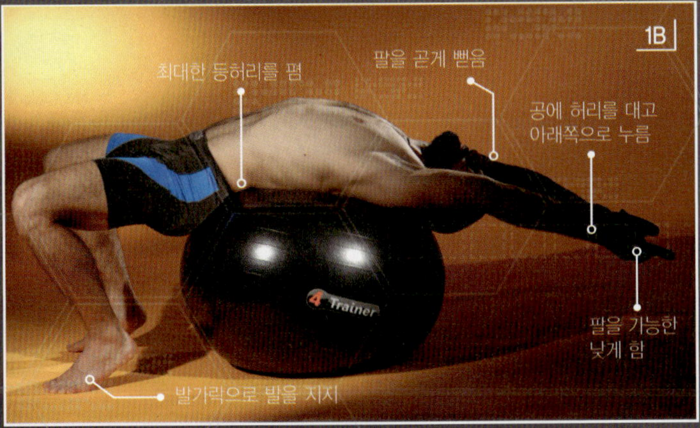

2A

이 운동은 모든 면에서 어깨 안정성과 운동성을 증진시킨다. 1A 단계 실행 후, 한쪽 팔을 곧게 펴서 바닥과 평행을 이루게 하고 몸통과 직각이 되도록 한다. 반대쪽 팔은 머리위로 폄되어야 한다. 그 후 머리위로 올렸던 팔을 반원 형태로 엉덩이 아래로 내린 다음 어깨 안쪽돌림과 팔꿈치 굽힘을 하면서 손의 위치를 뒤집는다. 팔로 몸통을 감아 시작위치로 돌아간다. 피곤하지 않은 정도에서 부드러움을 위해 노력하라. 조금씩 차분하게, 기술이 향상될수록 빠르게 움직임을 실행할 수 있다.

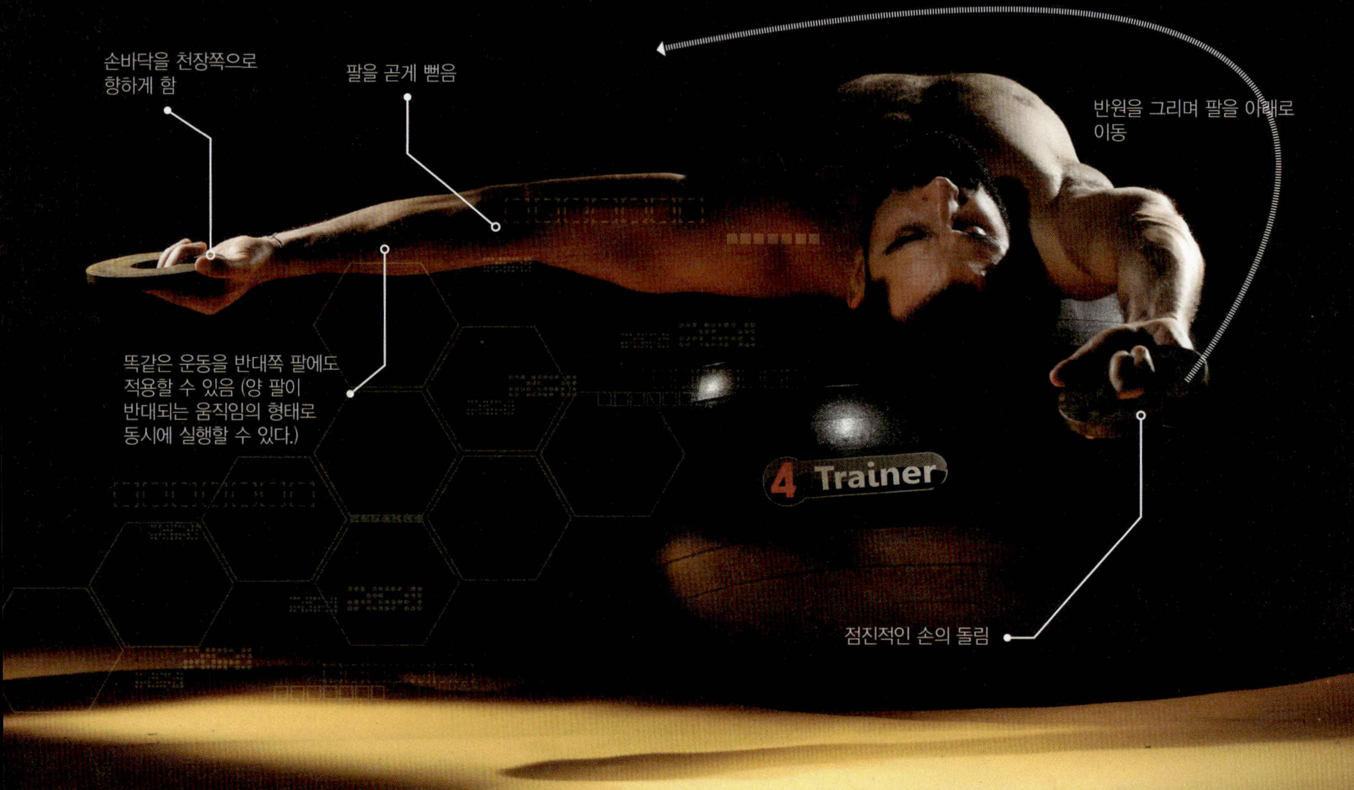


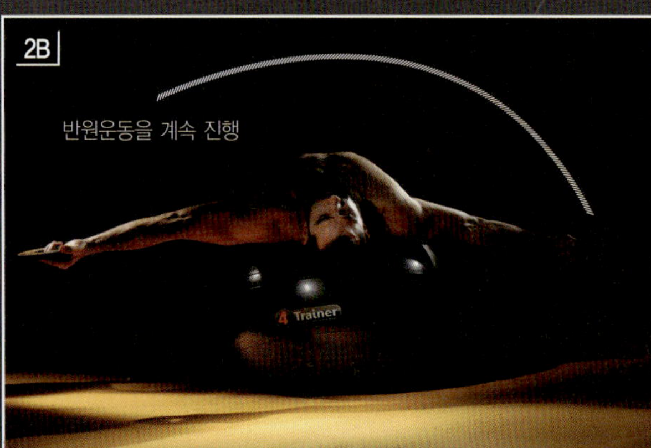

2B
반원운동을 계속 진행
4 Trainer


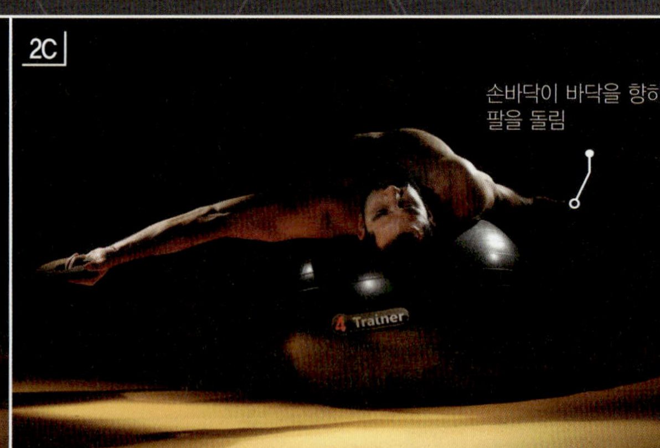

2C
손바닥이 바닥을 향하도록 팔을 돌림
4 Trainer

2D

등허리를 이완하는 것을 두려워하지 말고, 등허리를 완전하게 편다. 발은 최대한의 균형을 위해 발은 발가락에 의해 지지되며 공에 가깝게 한다. 앞서 언급했다시피, 무게는 팔에 실린다. 조심스럽게 아주 가벼운 무게를 사용한다. 근력보다는 운동성에 노력하고 있으므로, 2.5 – 5 파운드(1.1 – 2.3Kg)면 충분하다. 작은 웨이트 플레이트나 메디신볼을 사용할 수 있다.

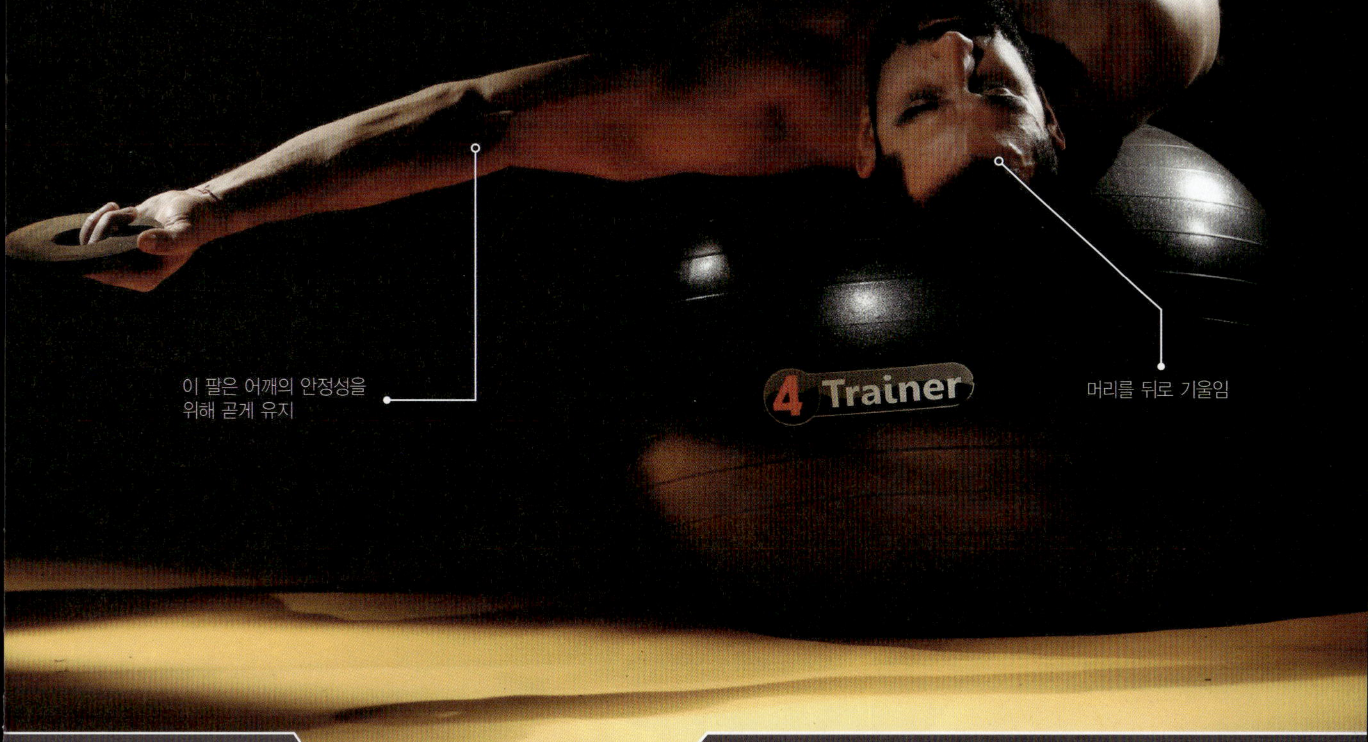


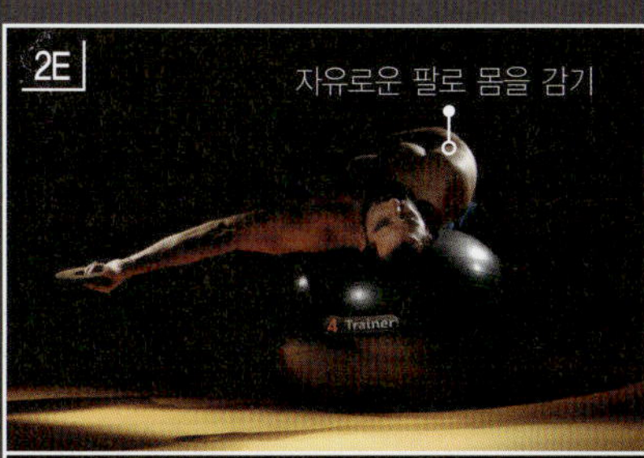


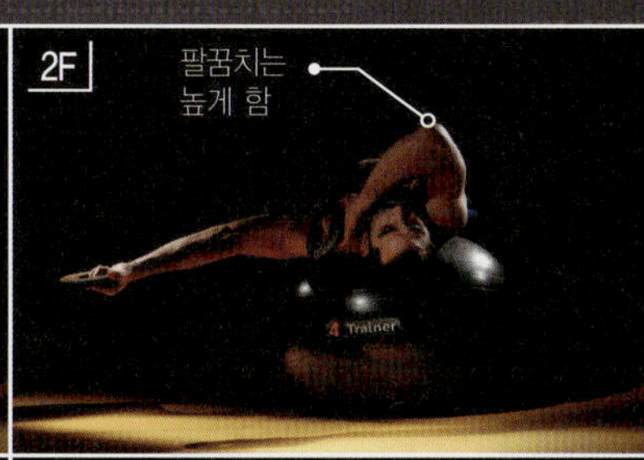


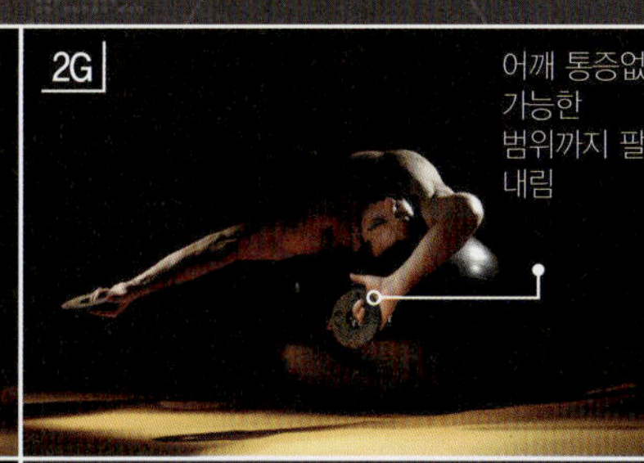


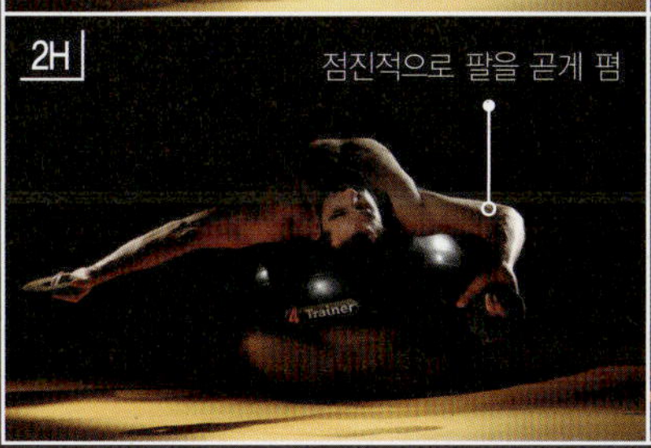


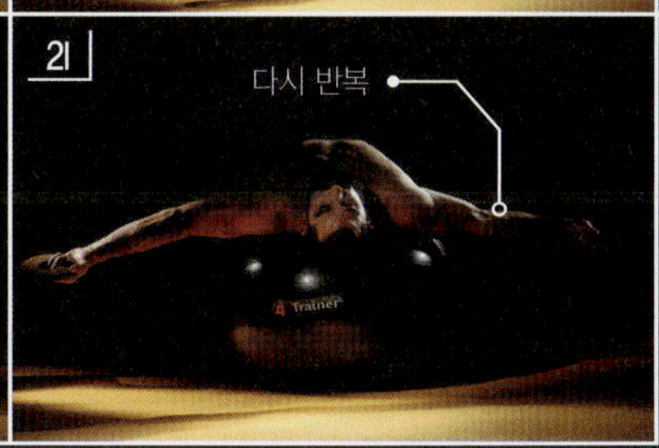

3A

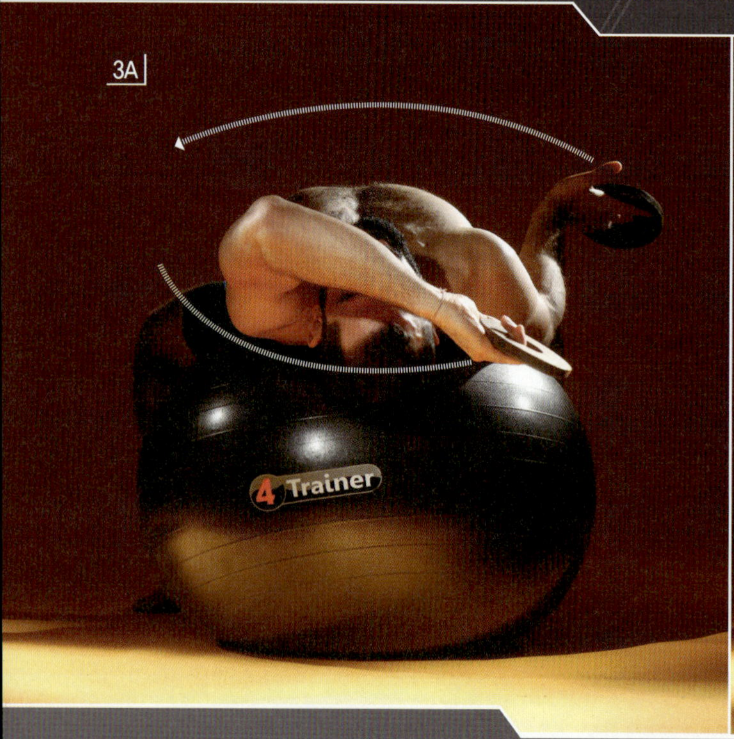

3B

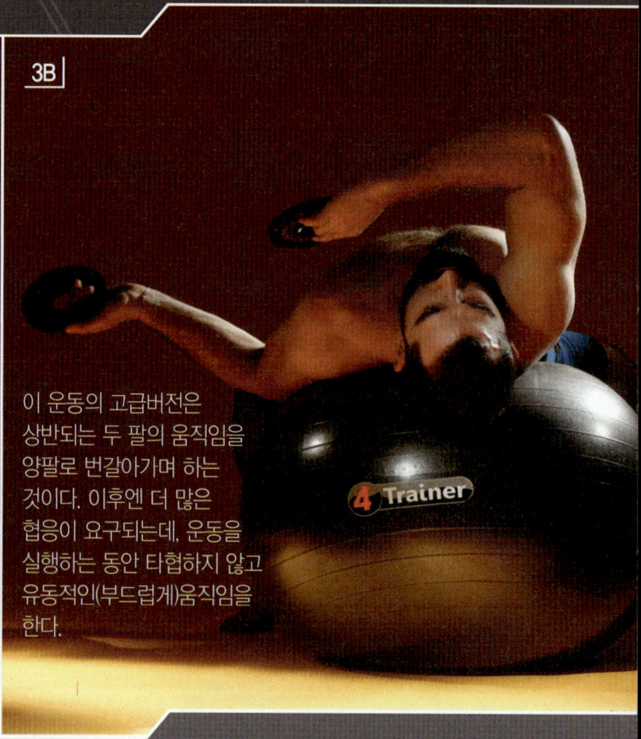

이 운동의 고급버전은 상반되는 두 팔의 움직임을 양팔로 번갈아가며 하는 것이다. 이후엔 더 많은 협응이 요구되는데, 운동을 실행하는 동안 타협하지 않고 유동적인(부드럽게)움직임을 한다.

3C 3D 3E 3F 3G 3H

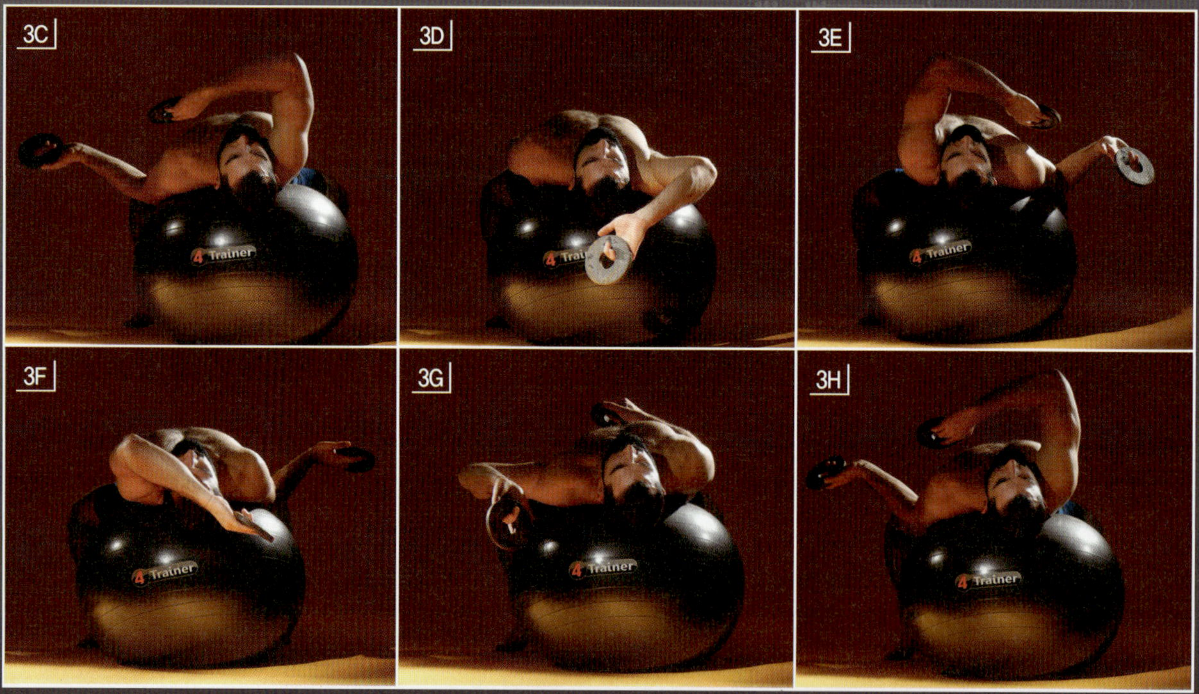

# 스위스볼 위에서의 어깨 운동 2 시리즈

## SHOULDER MOBILITY ON AN EXERCISE BALL 2 SERIES

스위스볼은 어깨 운동성을 위한 주목할 만한(탁월한) 도구이다. 여기에서 첫 번째 운동은 무게도구를 사용하여 팔의 편한 개방을 교차로 하는 것(바운스가 있건 없건)과 교대로 팔을 튕기는 것이다. 발은 항상 발가락에 의해 지지되며, 등은 완전히 폄이 되어 있다. 이 운동을 실행하는 방법은 항상 두 가지이다. 느리면서 절제된 혹은 역동적이면서 편안하게, 팔을 쭉 펴고 교차된 팔을 공위에서 되튕김한다.

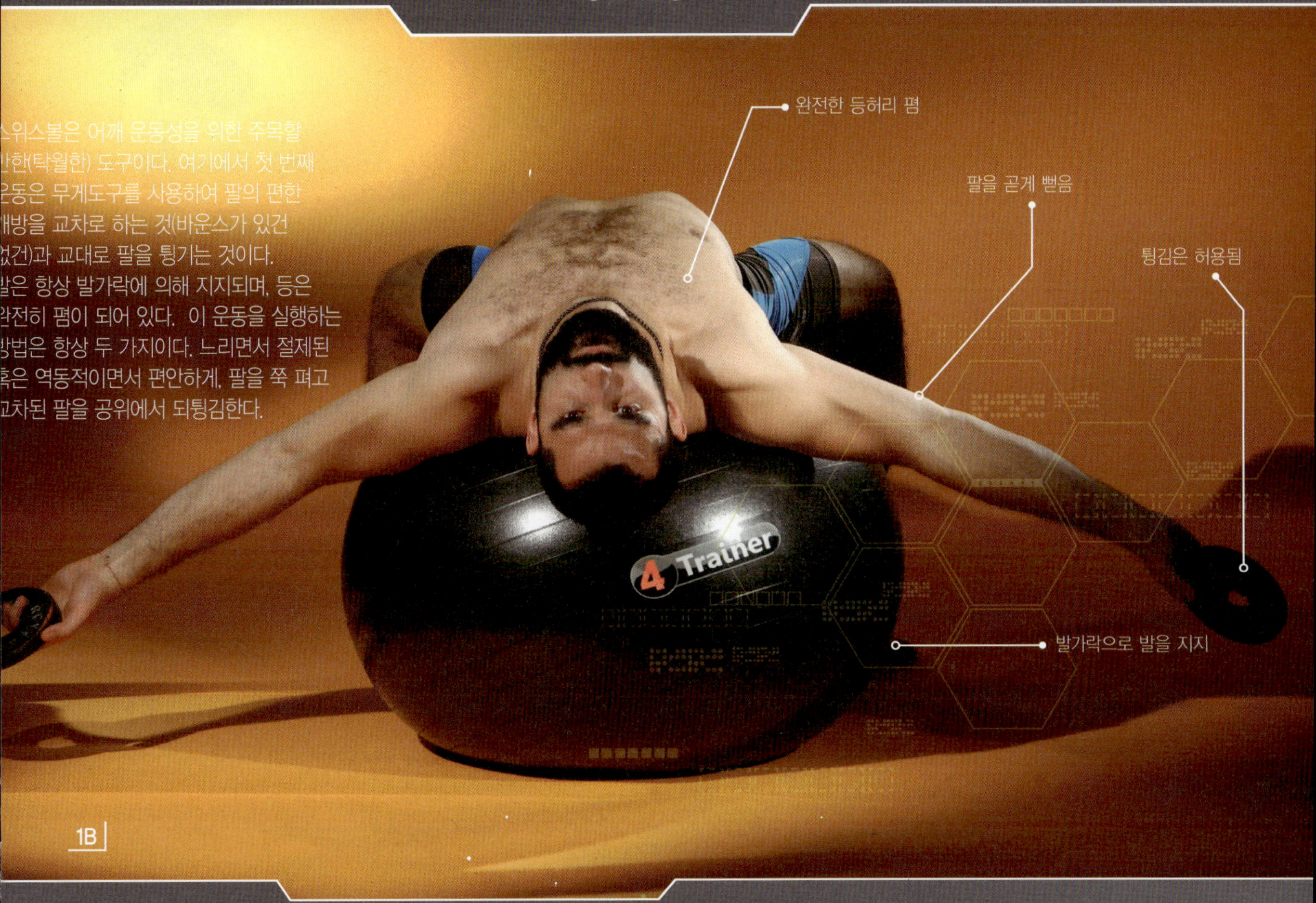
완전한 등허리 폄
팔을 곧게 뻗음
튕김은 허용됨
발가락으로 발을 지지
1B

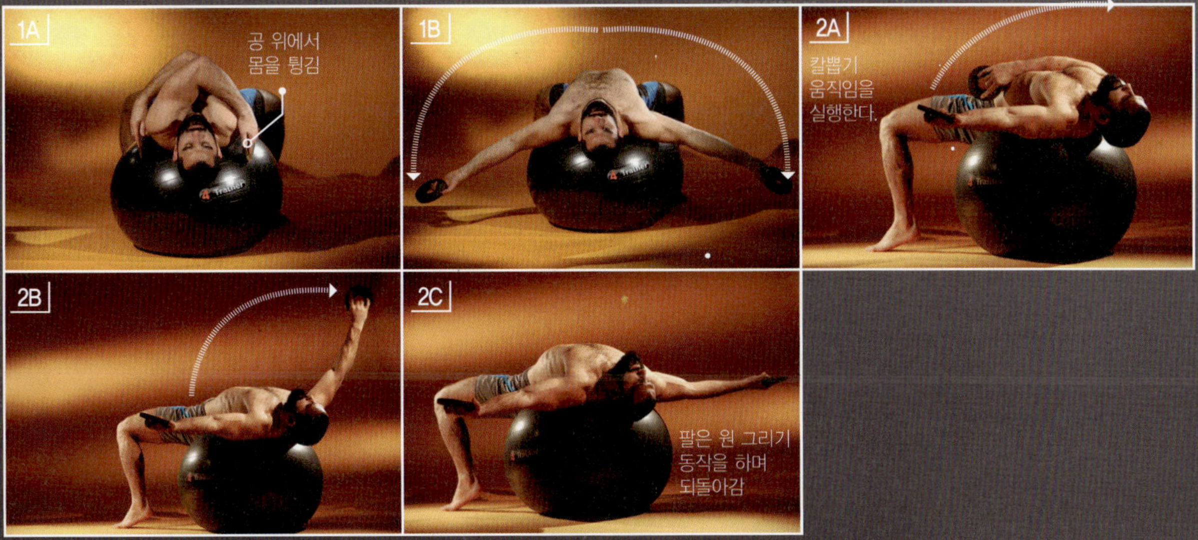
1A
공 위에서
몸을 튕김
1B
2A
칼뺩기
움직임을
실행한다.
2B
2C
팔은 원 그리기
동작을 하며
되돌아감

이 두 번째 운동은 반원을 그리는 형태로 팔을 아래로 움직이면서 두 번째 반원에서 팔을 다시 올리는 움직임으로 결합한다. 이것은 다양한 면과 축에서 높은 수준의 기능적 움직임을 제공한다.(팔 역시 어깨에서 돌린다) 두 번째 팔이 어깨 안정성을 유지하기 위해 안정적인 평상태를 유지하는 동안, 다른 팔은 칼 뽑기 움직임을 실행한다. 팔을 대각선 방향 머리위로 들어올리면서 원을 그려가며 엉덩이로 엉덩이위치로 되돌아간다. 일단 이 동작을 완벽하게 익힌 후에는 두 팔을 조정하면서 한팔 씩 움직일 수 있다.

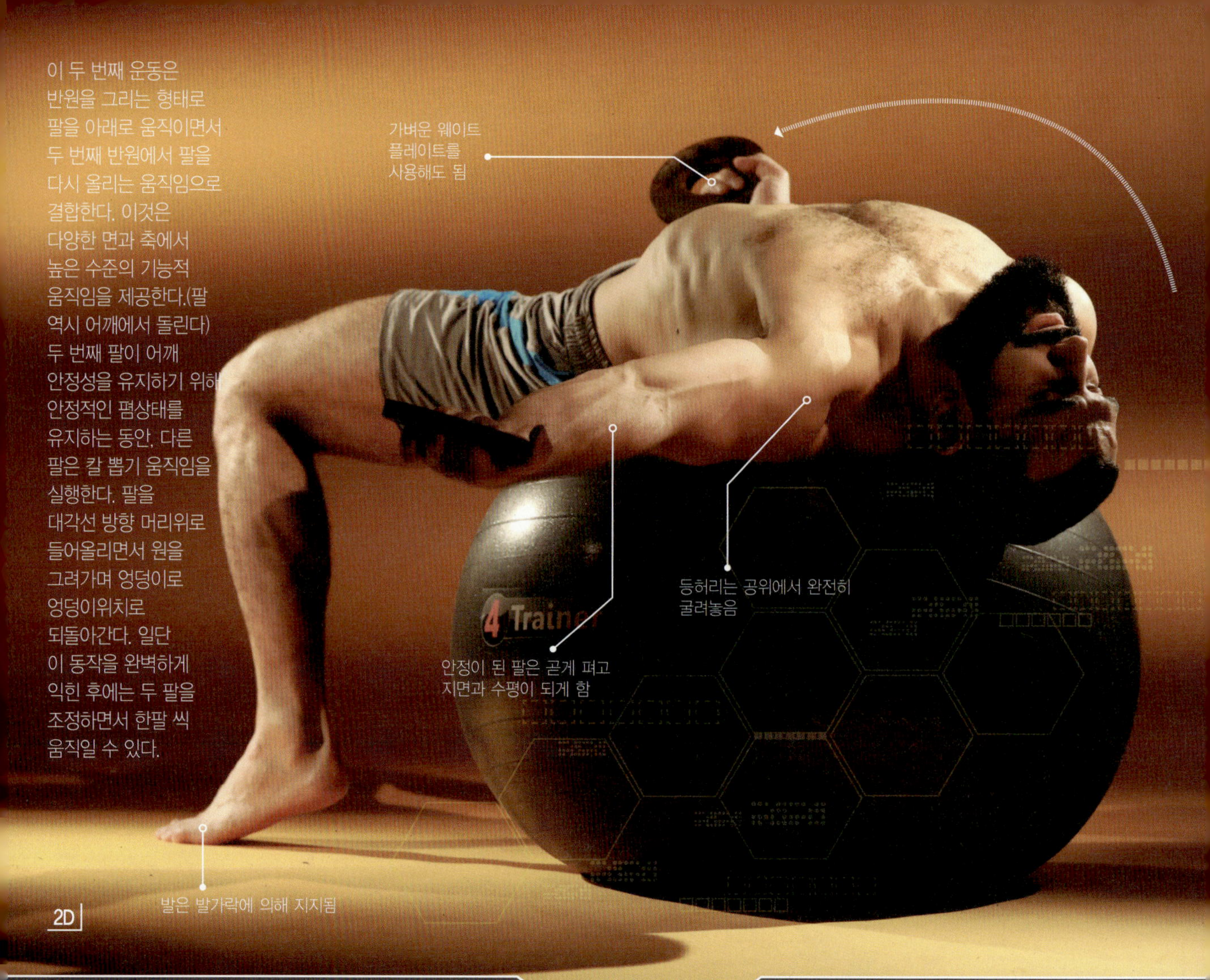

가벼운 웨이트 플레이트를 사용해도 됨
등허리는 공위에서 완전히 굴려놓음
안정이 된 팔은 곧게 펴고 지면과 수평이 되게 함
발은 발가락에 의해 지지됨
2D


## 번갈아가며 실행하는(반복) 동작 보기

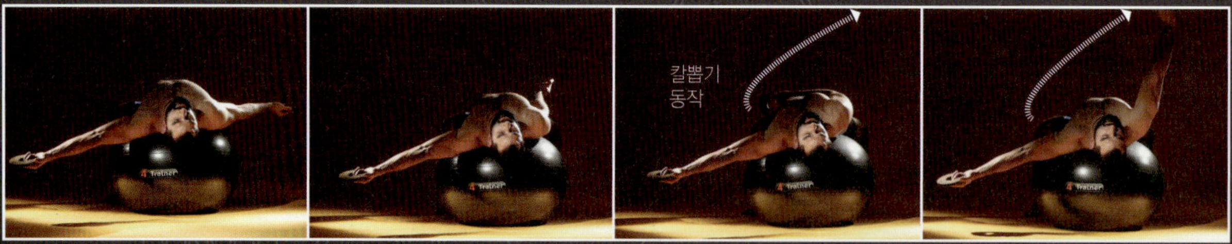

# 스위스볼 위에서 골반 / 어깨의 분리운동 시리즈

# PELVIS/SHOULDER DISSOCIATION ON AN EXERCISE BALL SERIES

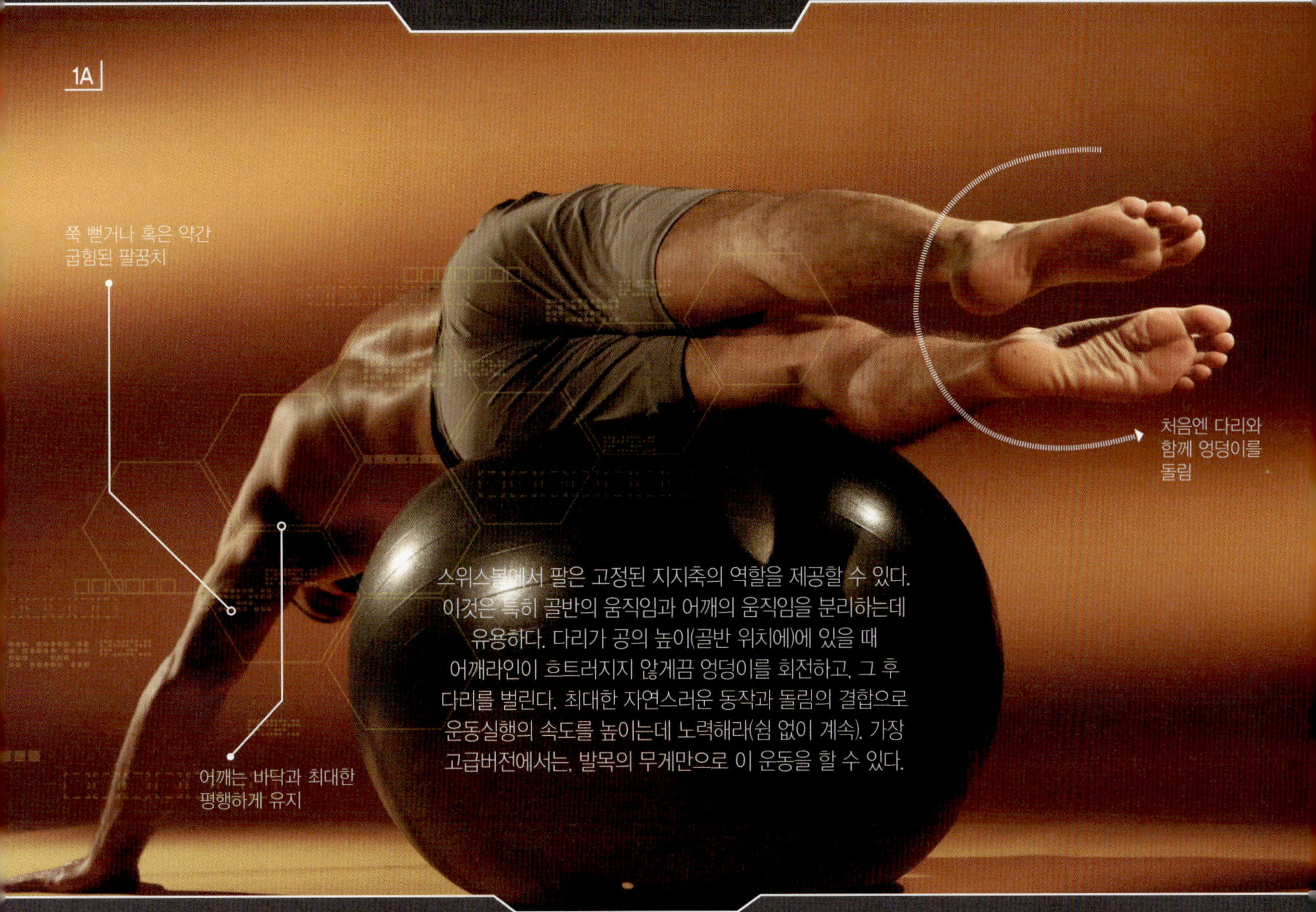
1A
쭉 뻗거나 혹은 약간
굽힘된 팔꿈치
어깨는 바닥과 최대한
평행하게 유지
처음엔 다리와
함께 엉덩이를
돌림

스위스볼에서 팔은 고정된 지지축의 역할을 제공할 수 있다. 이것은 특히 골반의 움직임과 어깨의 움직임을 분리하는데 유용하다. 다리가 공의 높이(골반 위치에)에 있을 때 어깨라인이 흐트러지지 않게끔 엉덩이를 회전하고, 그 후 다리를 벌린다. 최대한 자연스러운 동작과 돌림의 결합으로 운동실행의 속도를 높이는데 노력해라(쉼 없이 계속). 가장 고급버전에서는, 발목의 무게만으로 이 운동을 할 수 있다.

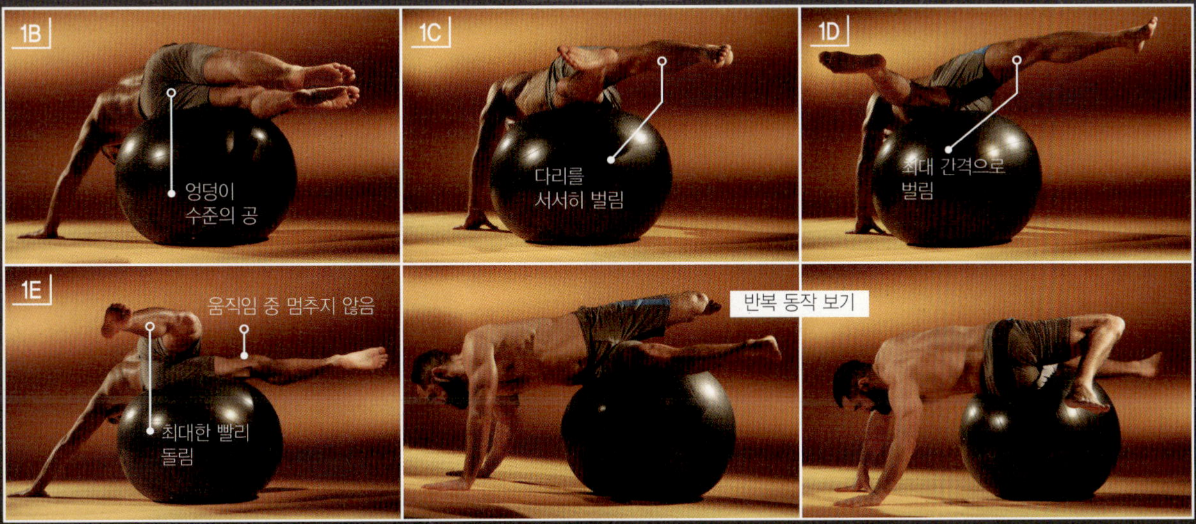
1B
엉덩이
수준의 공
1C
다리를
서서히 벌림
1D
최대 간격으로
벌림
1E
움직임 중 멈추지 않음
최대한 빨리
돌림
반복 동작 보기

# 츠기 아시(유도의 이어딛기) 운동 시리즈

## TSUGI ASHI SERIES

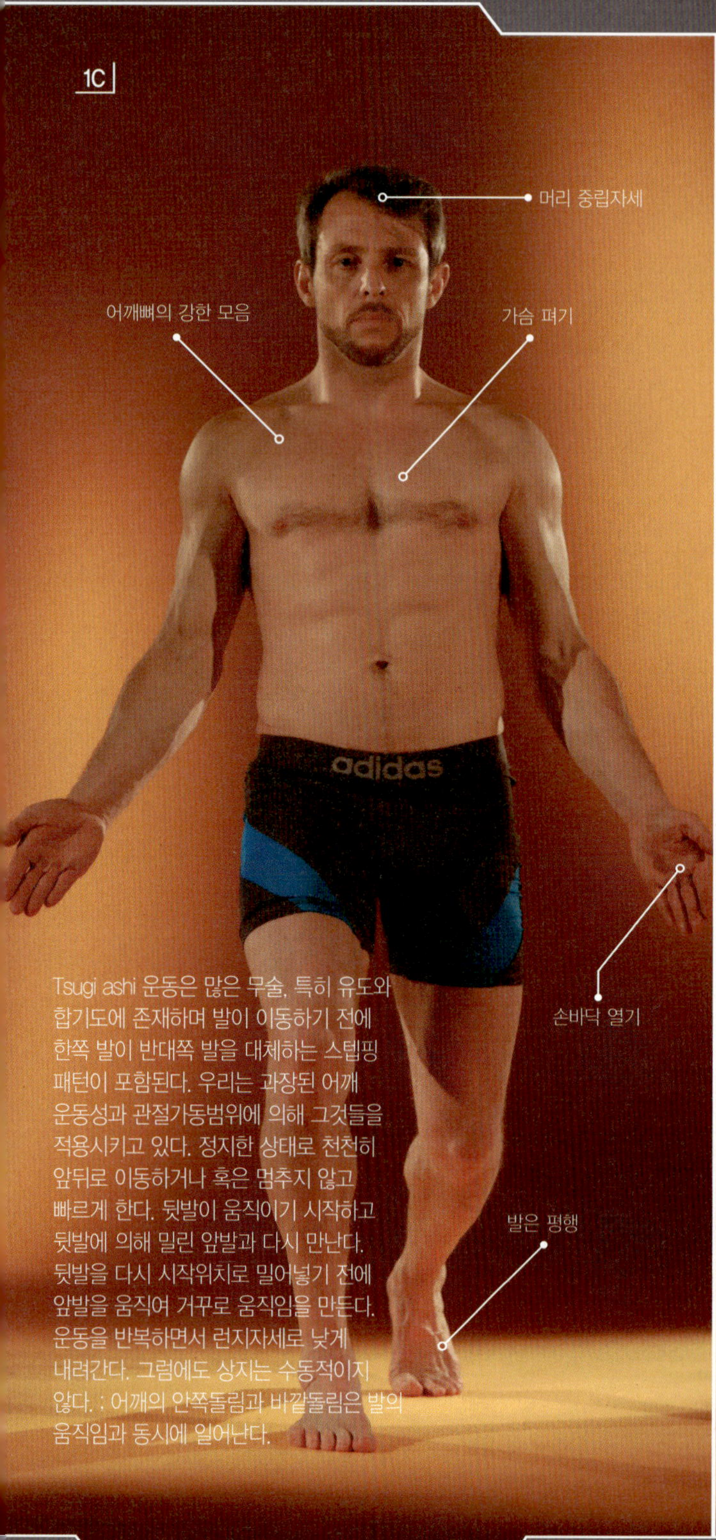


Tsugi ashi 운동은 많은 무술, 특히 유도와 합기도에 존재하며 발이 이동하기 전에 한쪽 발이 반대쪽 발을 대체하는 스텝핑 패턴이 포함된다. 우리는 과장된 어깨 운동성과 관절가동범위에 의해 그것들을 적용시키고 있다. 정지한 상태로 천천히 앞뒤로 이동하거나 혹은 멈추지 않고 빠르게 한다. 뒷발이 움직이기 시작하고 뒷발에 의해 밀린 앞발과 다시 만난다. 뒷발을 다시 시작위치로 밀어넣기 전에 앞발을 움직여 거꾸로 움직임을 만든다. 운동을 반복하면서 런지자세로 낮게 내려간다. 그럼에도 상지는 수동적이지 않다. : 어깨의 안쪽돌림과 바깥돌림은 발의 움직임과 동시에 일어난다.

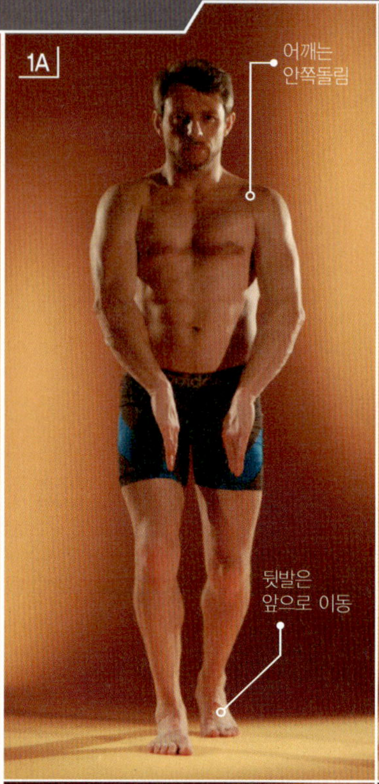


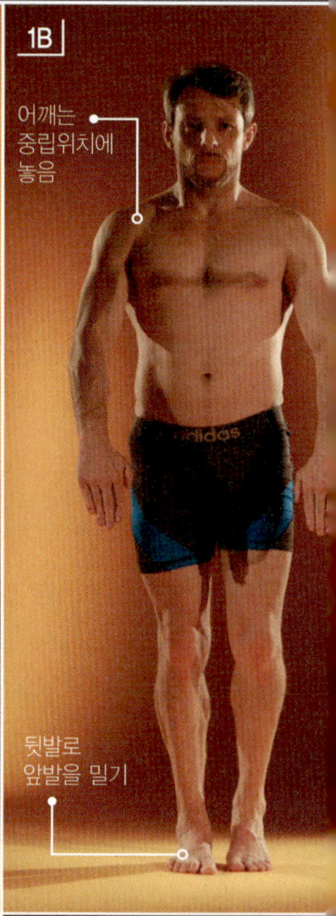


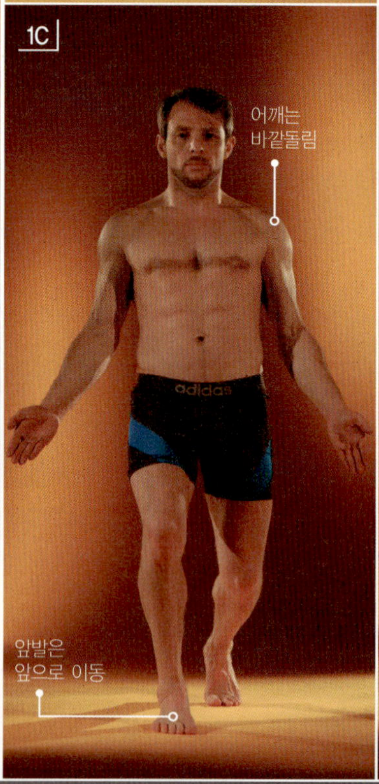


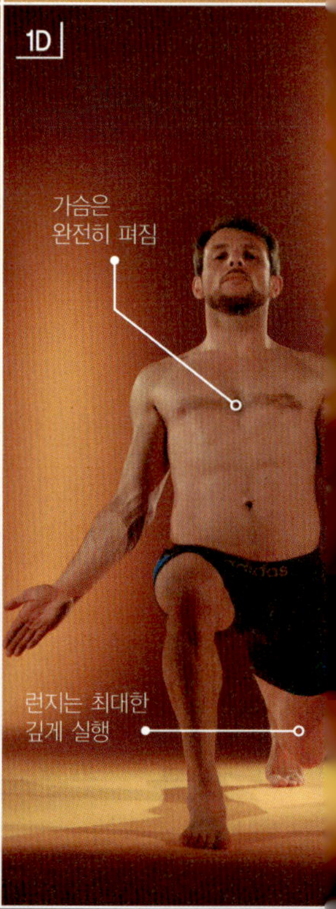

**2A** 이와 같은 스텝핑 운동이 측면으로 이루어질 수 있다. 이전과 동일하게 오른발이 먼저 움직인 후 다시 왼발을 밀어 옆으로 움직인다. 스쿼트의 앉는 깊이를 변경 혹은 낮거나 높은 위치에서 머리 뒤로 팔의 굽힘 및 펴하는 것을 추가할 수 있다. 역도의 Snatch에서 영감을 얻었기 때문에 막대기를 사용하여 올림픽바(weight bar)를 모방했다. 이런 모든 다양한 것들을 최대 속도 혹은 일시 정지하는 방법으로 실행할 수 있다.

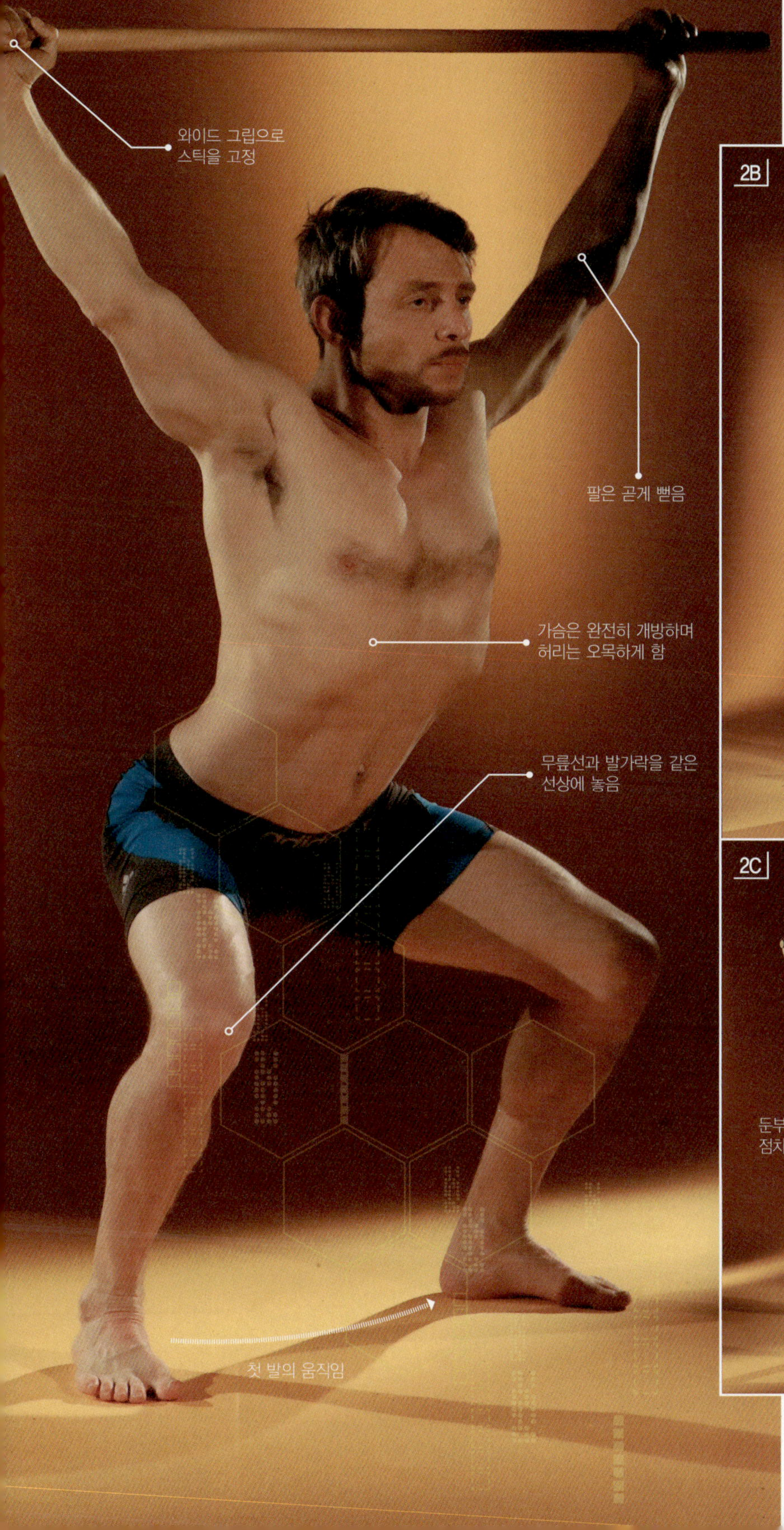


**2B**

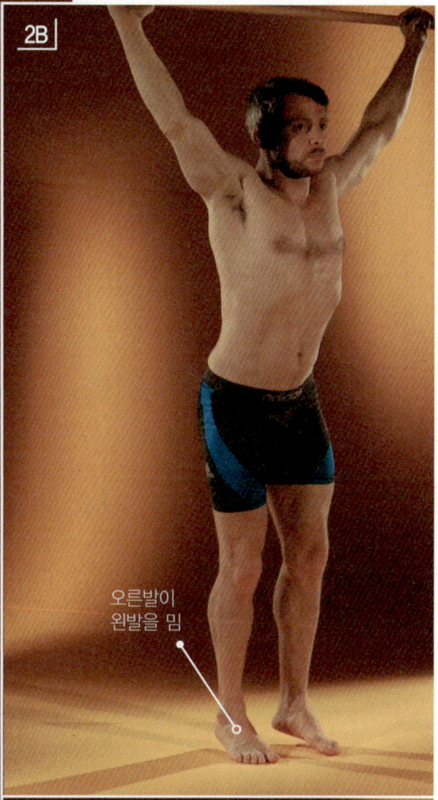


**2C**

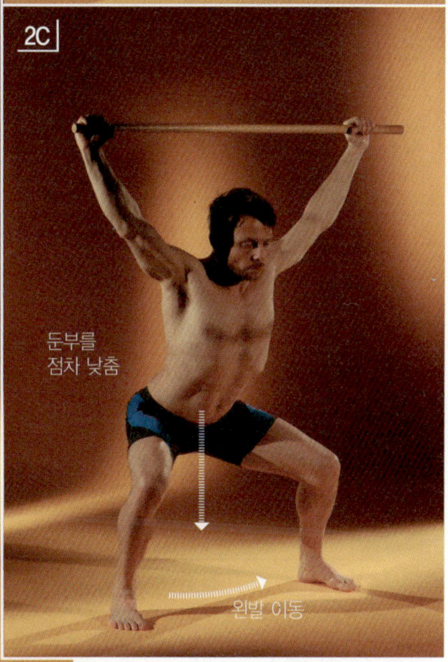

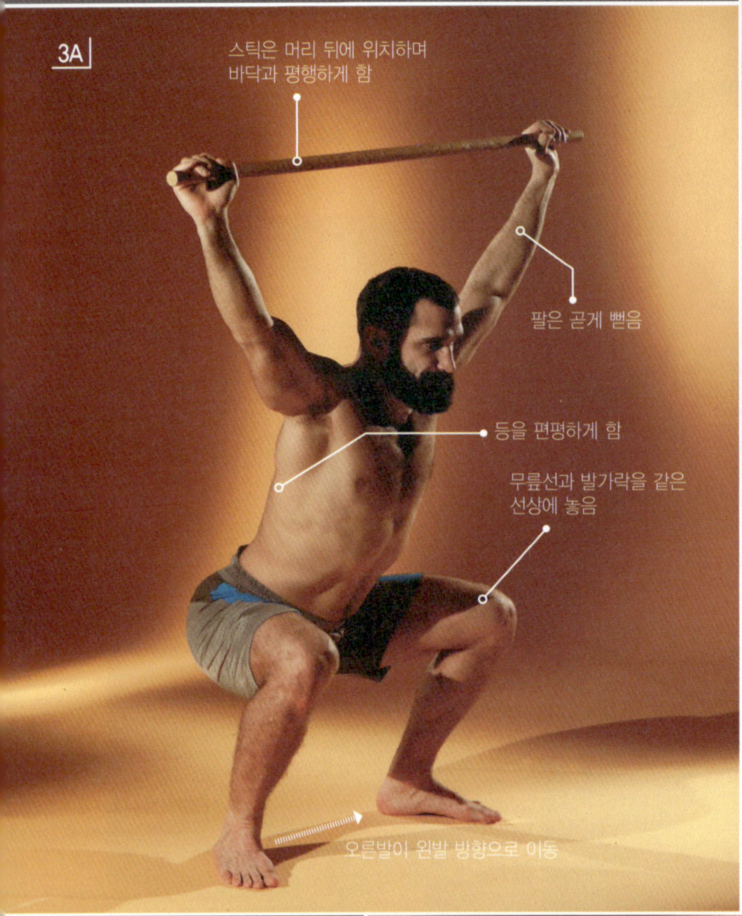
3A
스틱은 머리 뒤에 위치하며
바닥과 평행하게 함
팔은 곧게 뻗음
등을 편평하게 함
무릎선과 발가락을 같은
선상에 놓음
오른발이 왼발 방향으로 이동

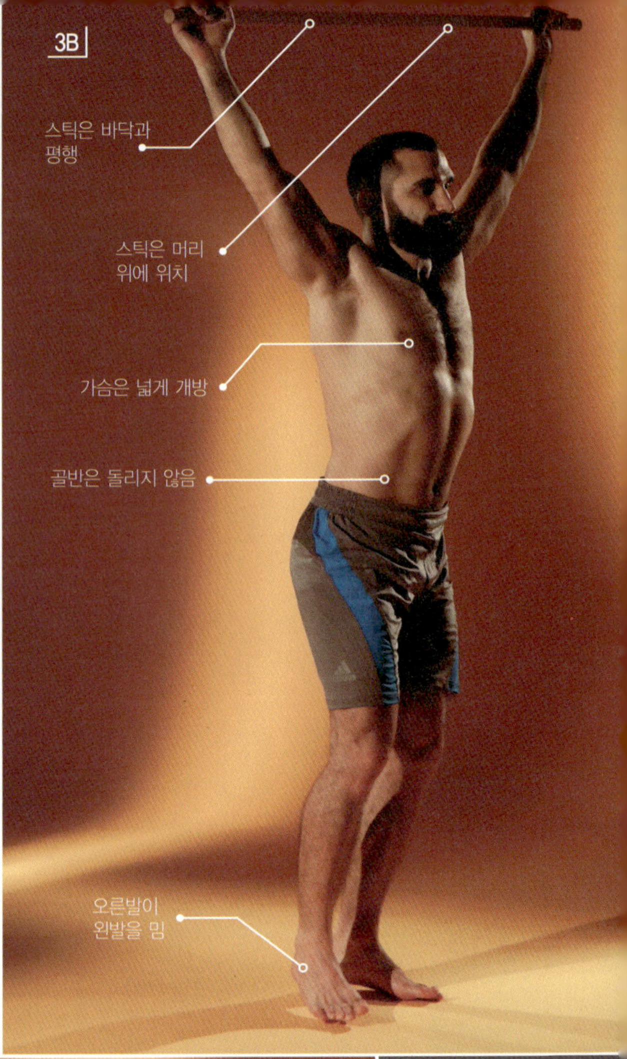
3B
스틱은 바닥과
평행
스틱은 머리
위에 위치
가슴은 넓게 개방
골반은 돌리지 않음
오른발이
왼발을 밈

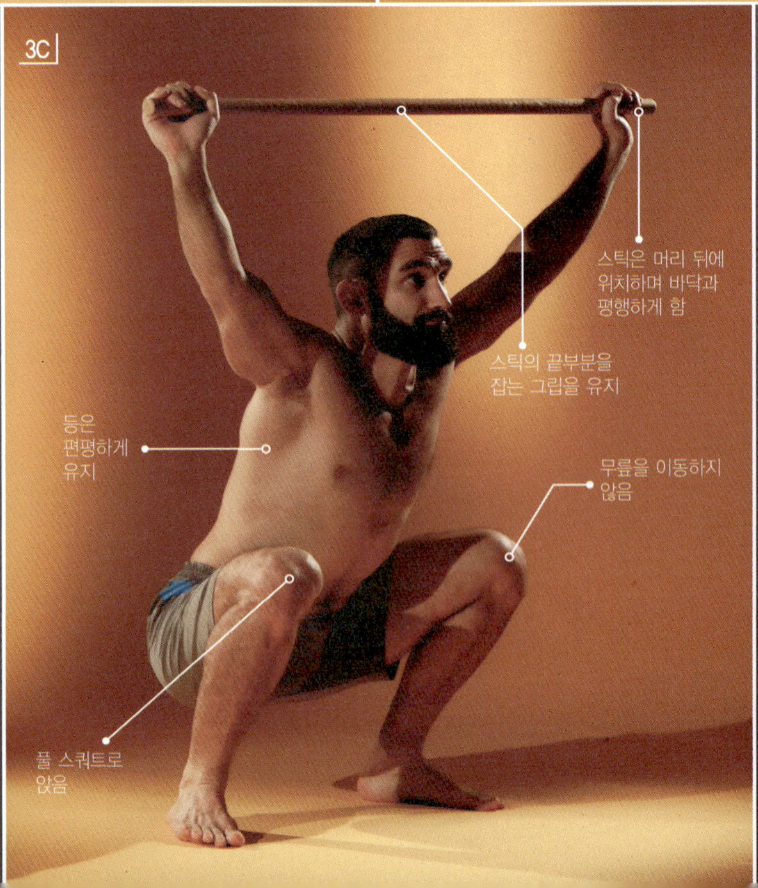
3C
스틱은 머리 뒤에
위치하며 바닥과
평행하게 함
스틱의 끝부분을
잡는 그립을 유지
등은
편평하게
유지
무릎을 이동하지
않음
풀 스쿼트로
앉음

Tai sabaki는 무술에서 영감을 얻은 또 다른 운동으로, 몸의 인지와 발목의 안정성을 증진시키는 반원 비틀기 운동을 포함한다. 첫 번째 발은 대각선 앞으로 나가고 두 번째 발은 무릎이 약간 굽힘된 형태로 가깝게 놓인다. 다리를 교차시킨다. 이것들을 풀면 반 회전 된다.

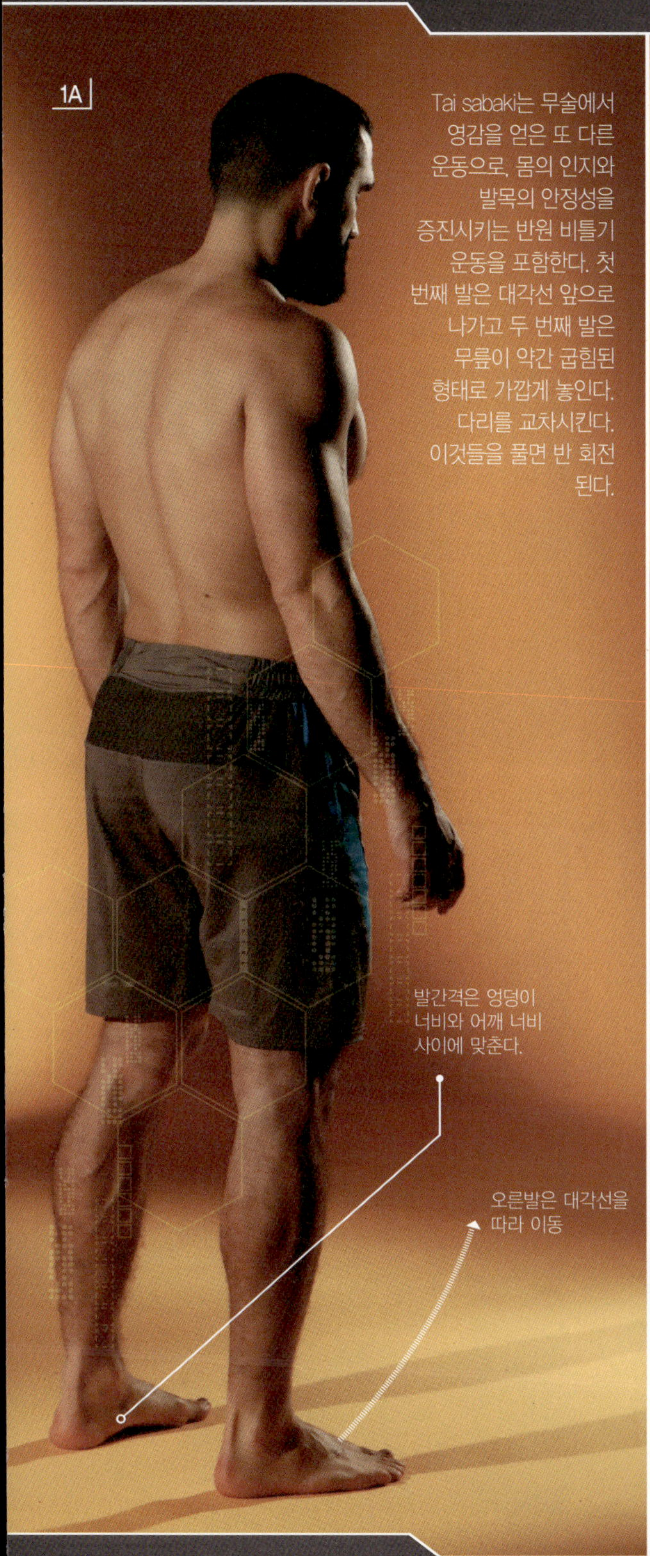
1A
발간격은 엉덩이 너비와 어깨 너비 사이에 맞춘다.
오른발은 대각선을 따라 이동

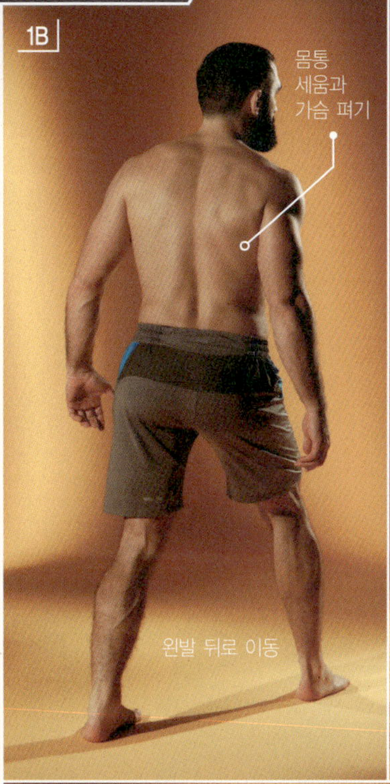


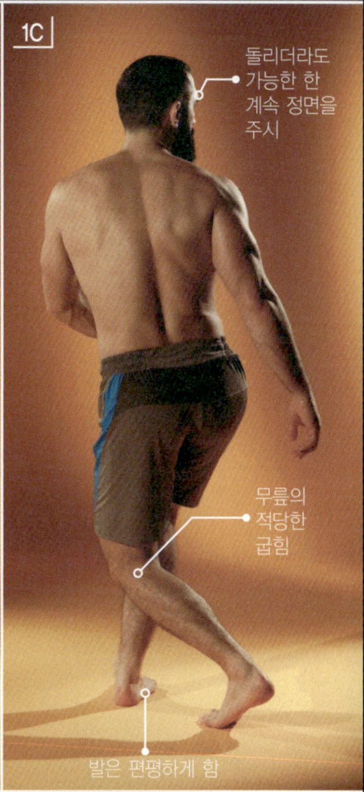


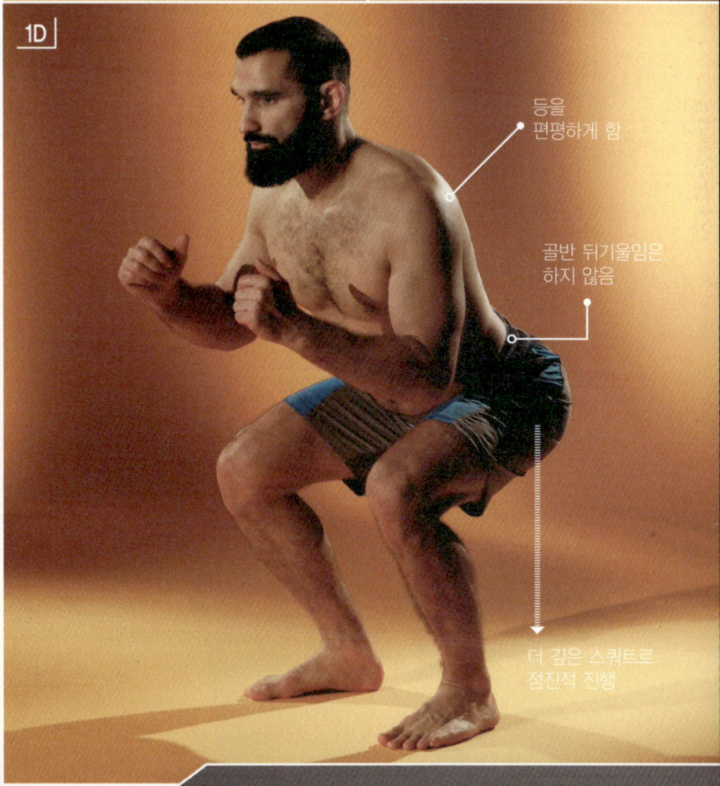
1D
등을 편평하게 함
골반 뒤기울임은 하지 않음
더 깊은 스쿼트로 점진적 진행

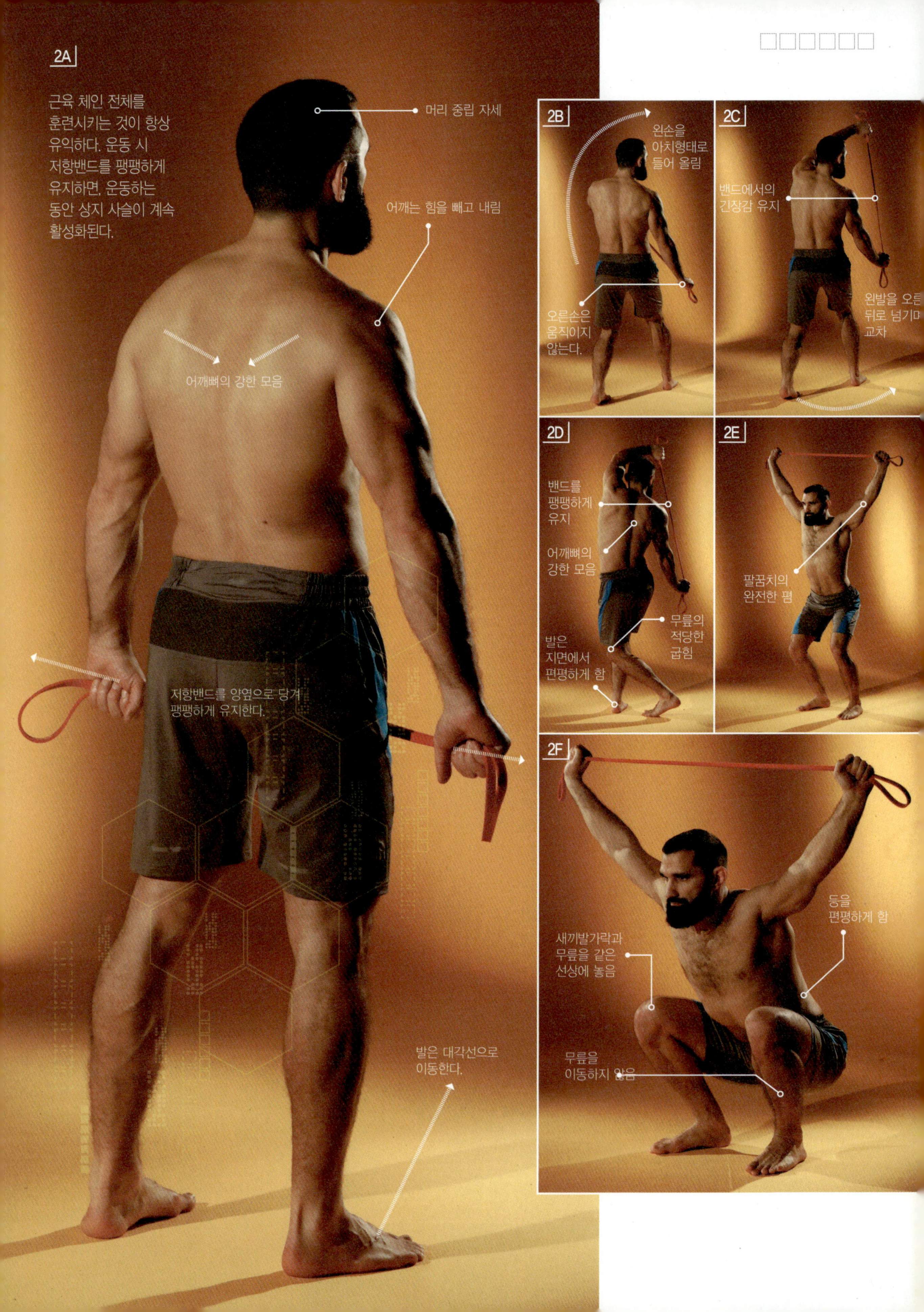
2A
근육 체인 전체를
훈련시키는 것이 항상
유익하다. 운동 시
저항밴드를 팽팽하게
유지하면, 운동하는
동안 상지 사슬이 계속
활성화된다.
머리 중립 자세
어깨는 힘을 빼고 내림
어깨뼈의 강한 모음
저항밴드를 양옆으로 당겨
팽팽하게 유지한다.
발은 대각선으로
이동한다.
2B
왼손을
아치형태로
들어 올림
오른손은
움직이지
않는다.
2C
밴드에서의
긴장감 유지
왼발을 오른
뒤로 넘기
교차
2D
밴드를
팽팽하게
유지
어깨뼈의
강한 모음
무릎의
적당한
굽힘
발은
지면에서
편평하게 함
2E
팔꿈치의
완전한 폄
2F
등을
편평하게 함
새끼발가락과
무릎을 같은
선상에 놓음
무릎을
이동하지 않음

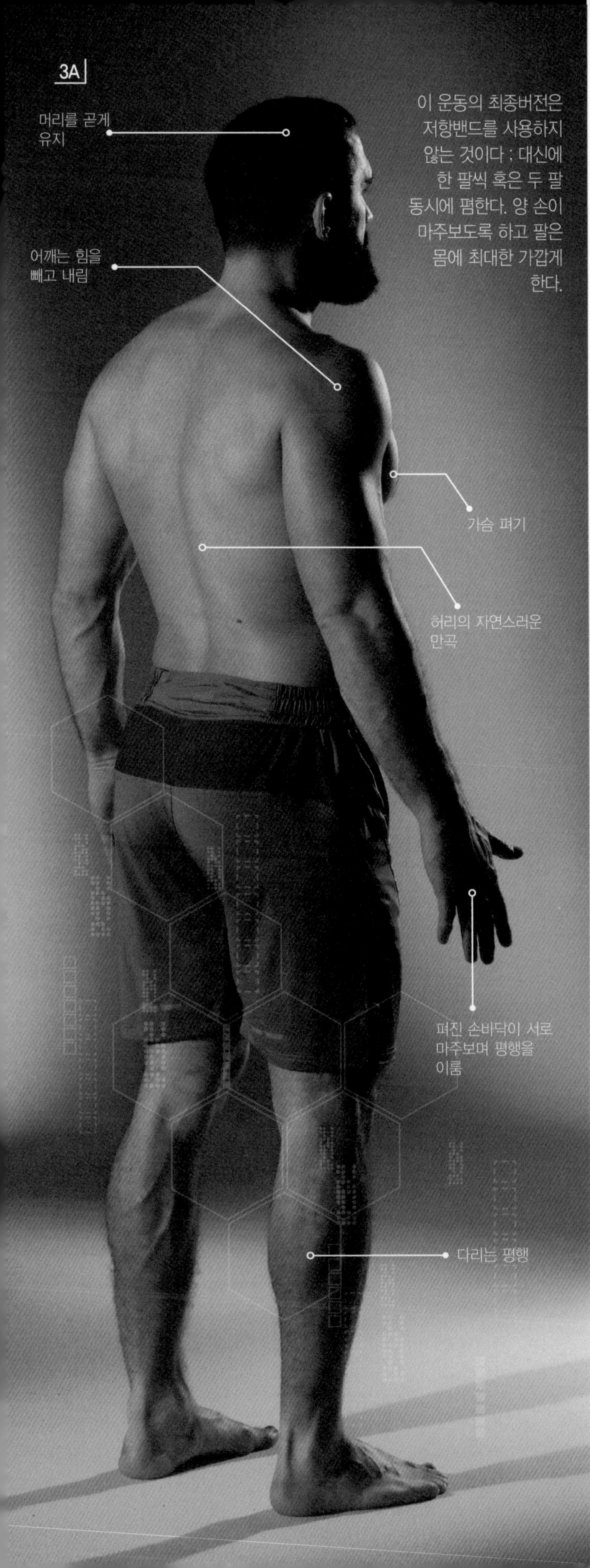


이 운동의 최종버전은 저항밴드를 사용하지 않는 것이다 ; 대신에 한 팔씩 혹은 두 팔 동시에 편한다. 양 손이 마주보도록 하고 팔은 몸에 최대한 가깝게 한다.

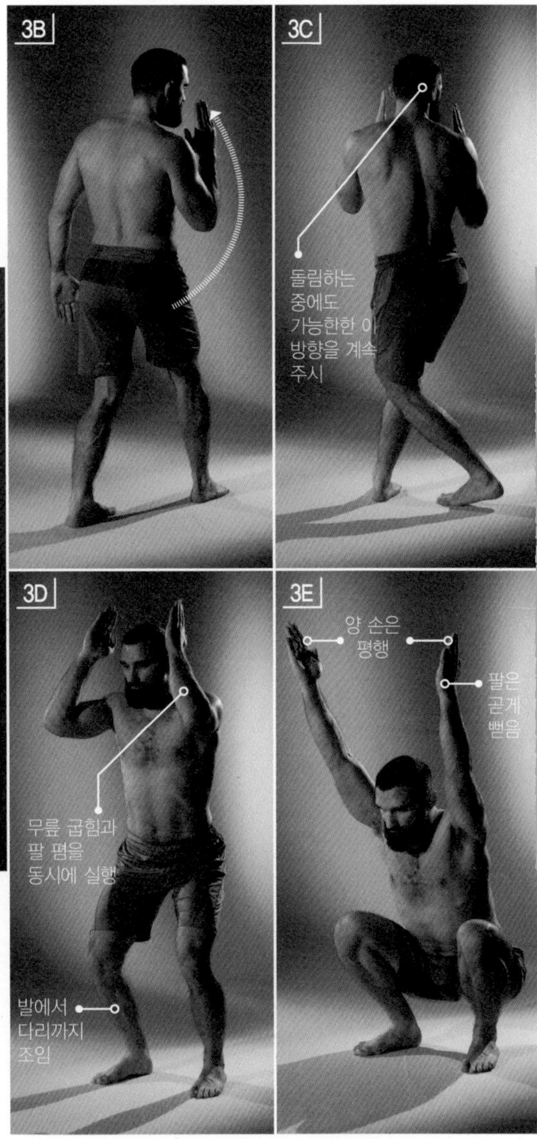

# 스쿼트자세로 일어서기 운동 시리즈

## STANDING UP SQUAT SERIES

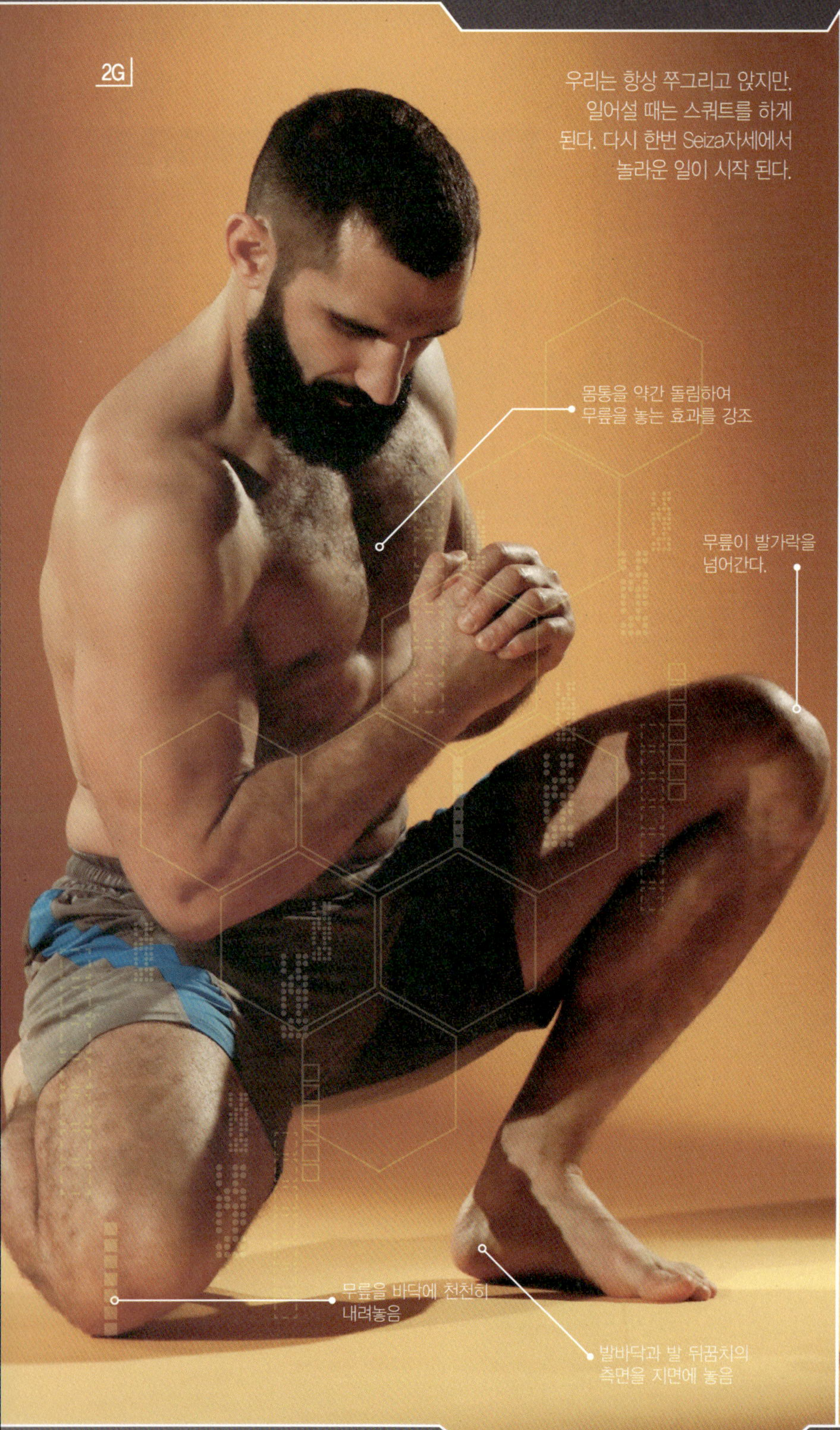


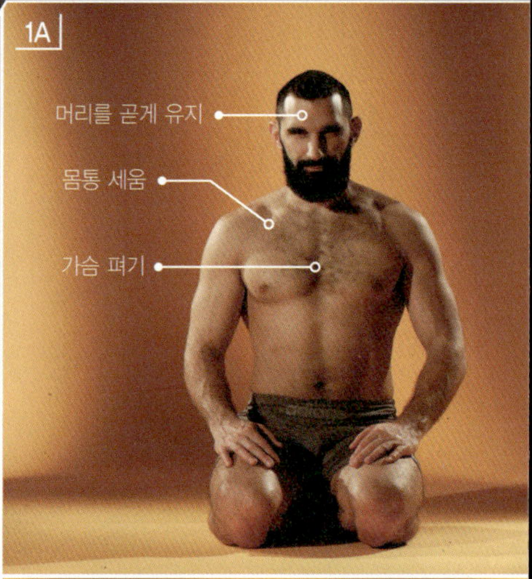


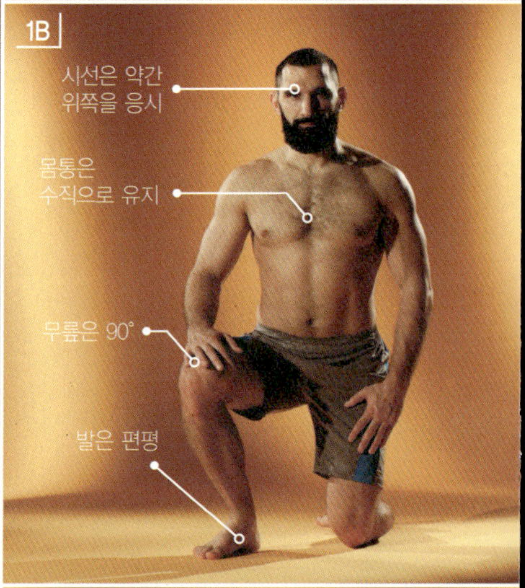


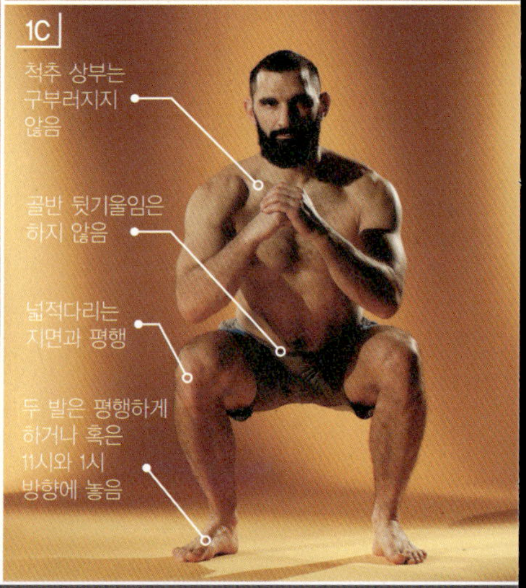

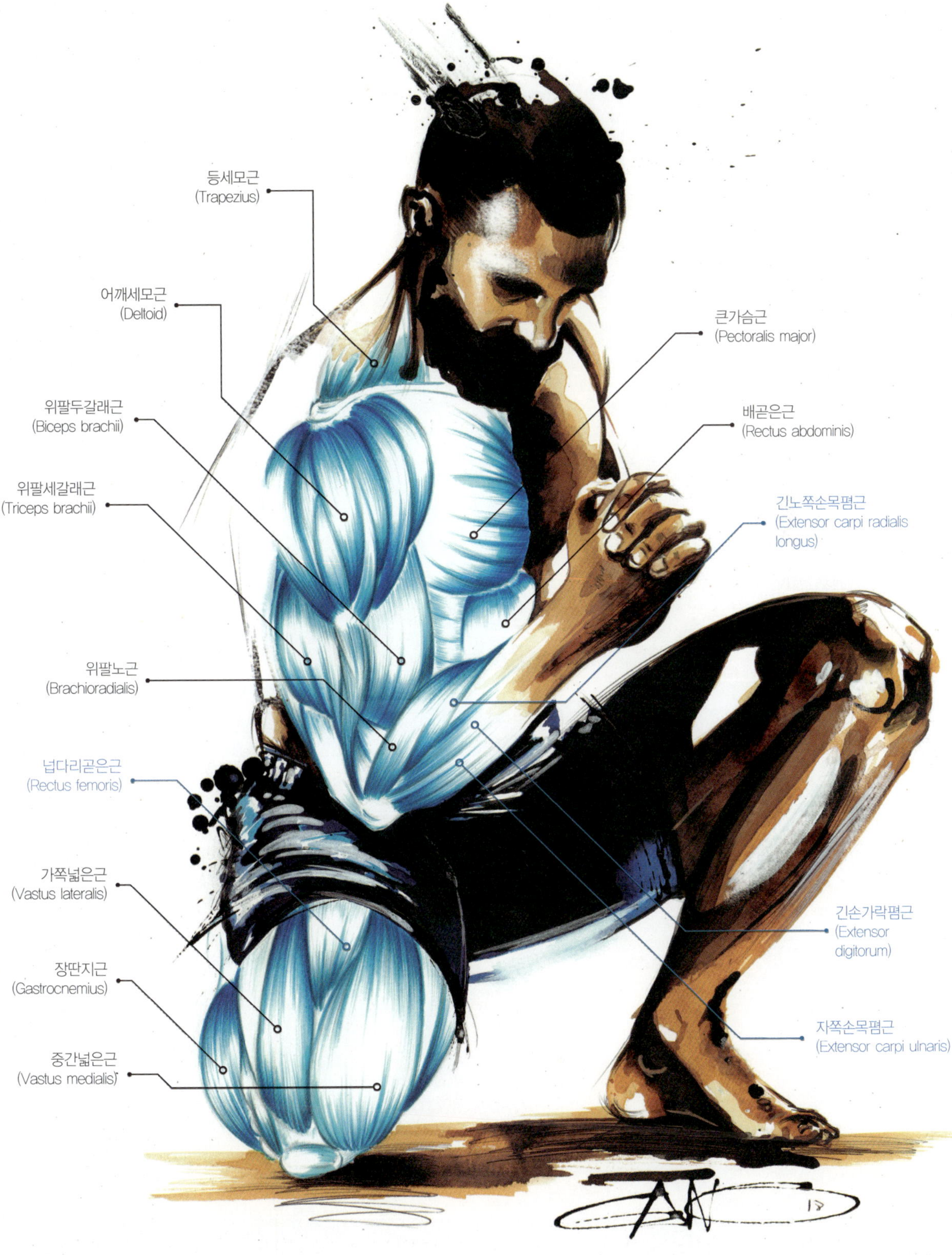

등세모근
(Trapezius)
어깨세모근
(Deltoid)
위팔두갈래근
(Biceps brachii)
위팔세갈래근
(Triceps brachii)
위팔노근
(Brachioradialis)
넙다리곧은근
(Rectus femoris)
가쪽넓은근
(Vastus lateralis)
장딴지근
(Gastrocnemius)
중간넓은근
(Vastus medialis)
큰가슴근
(Pectoralis major)
배곧은근
(Rectus abdominis)
긴노쪽손목폄근
(Extensor carpi radialis longus)
긴손가락폄근
(Extensor digitorum)
자쪽손목폄근
(Extensor carpi ulnaris)

2A

이 버전에서는 이전의 버전보다 시작하는데 있어서 지지하기가 더 수월하다. 각 단계사이에 가능한 한 많은 시간을 할애함으로서, 발을 바닥에 편평하게 유지하면서 발목의 발등굽힘에 집중할 수 있다. 발목과 엉덩이의 스트레칭범위를 늘리려면 체중을 이용한다.

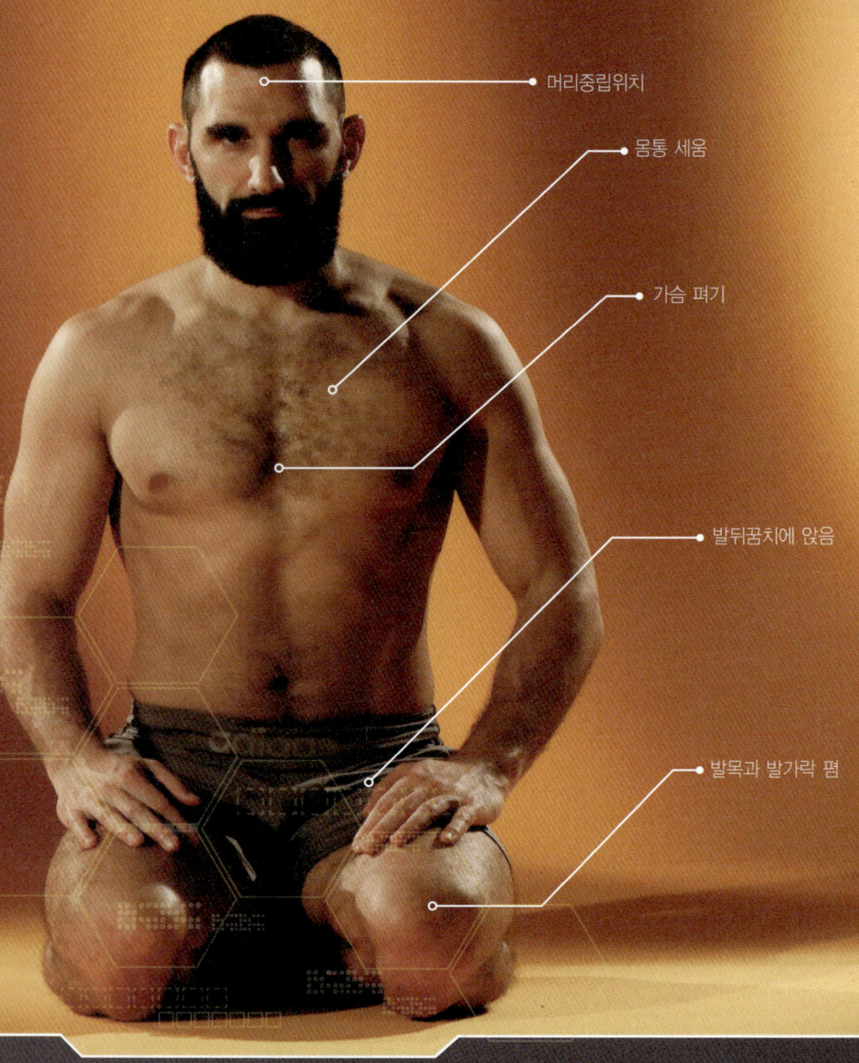
머리중립위치
몸통 세움
가슴 펴기
발뒤꿈치에 앉음
발목과 발가락 폄

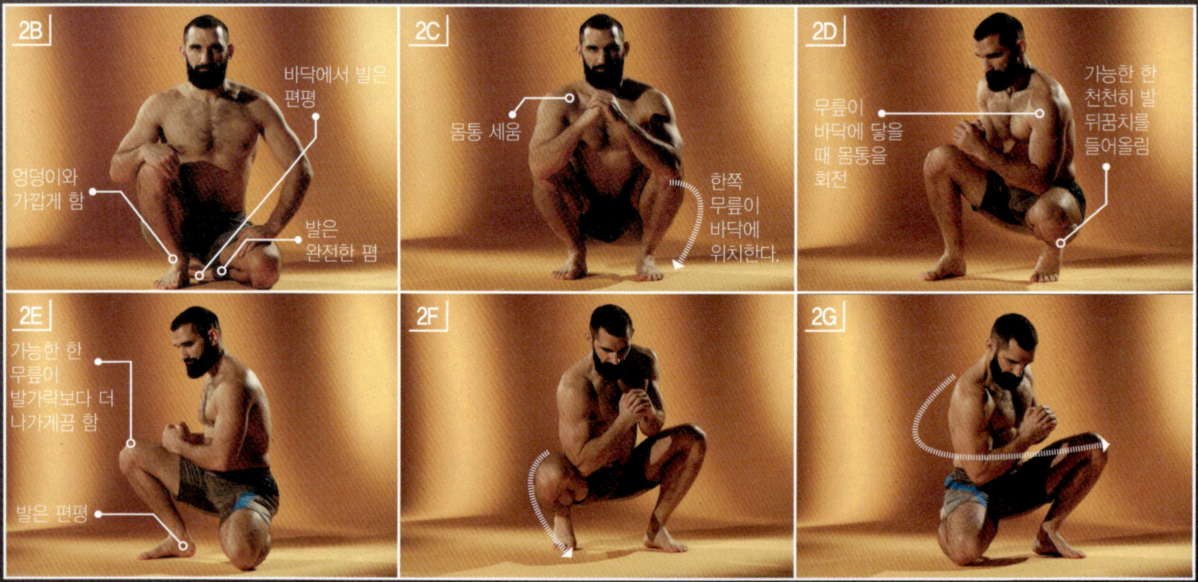
2B
바닥에서 발은 편평
엉덩이와 가깝게 함
발은 완전한 폄
2C
몸통 세움
한쪽 무릎이 바닥에 위치한다.
2D
무릎이 바닥에 닿을 때 몸통을 회전
가능한 한 천천히 발 뒤꿈치를 들어올림
2E
가능한 한 무릎이 발가락보다 더 나가게끔 함
발은 편평
2F
2G

3A

이 운동에서 이전단계는 좋은 스트레칭을 위해 느리지만 완벽한 조절을 했다. 다음 단계는 폭발적이면서도 안정성 위에서 최대속도로 실행한다. 첫 번째 변화는 단번에 무릎에서 반스쿼트로 이동하는 것이다. 신체능력에 따라, 정확하게 실행하기 위해 연습이 필요할 수 있다. 팔을 사용하여 힘을 낼 수 있겠지만, 최대속도로 움직이지 않는다면 무릎 꿇기에서 일어서기를 실행할 수 없다.

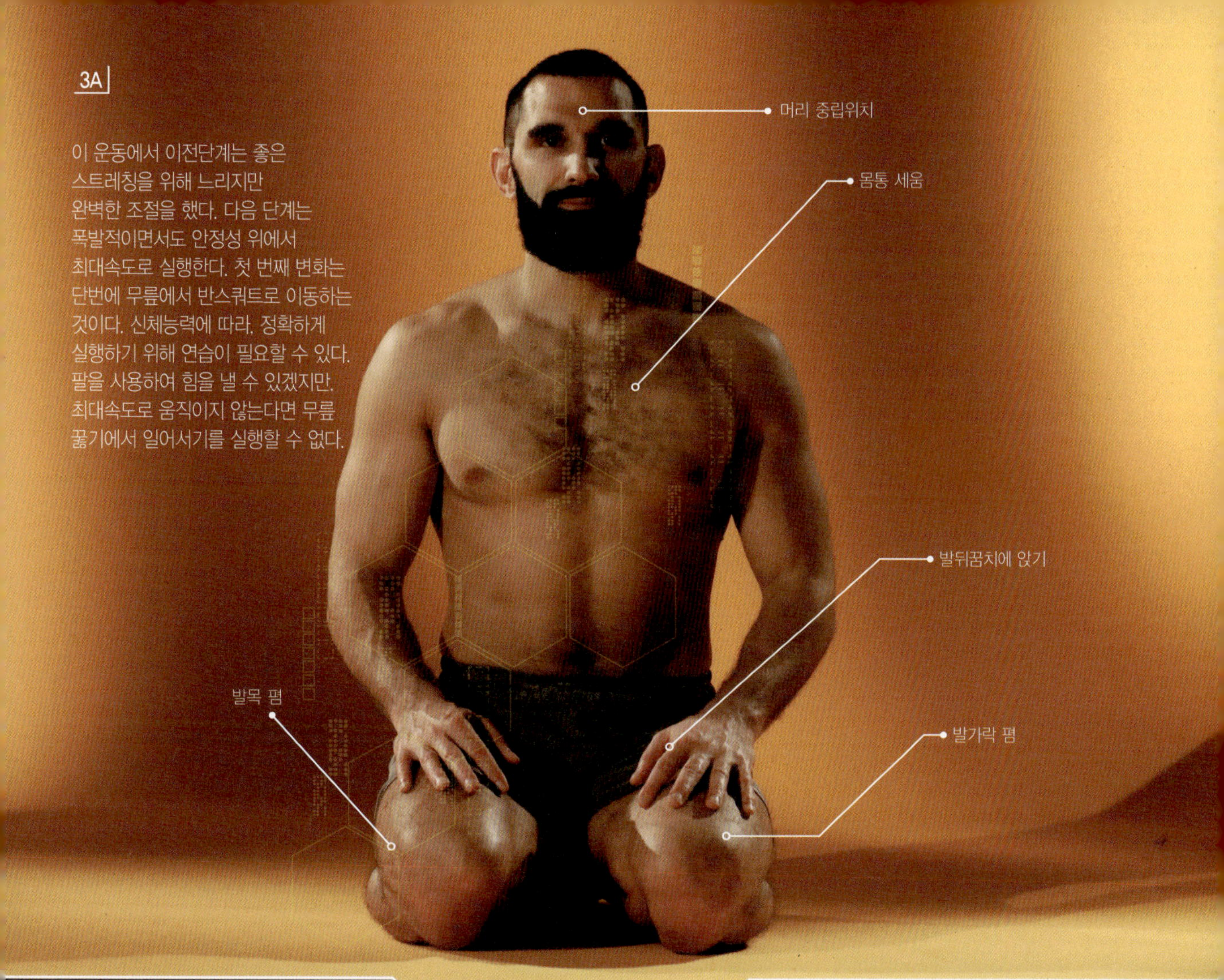
머리 중립위치
몸통 세움
발뒤꿈치에 앉기
발목 폄
발가락 폄

3B

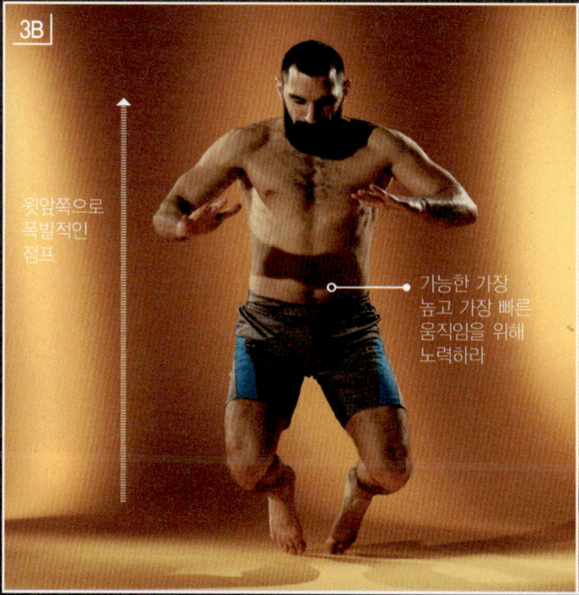
윗앞쪽으로 폭발적인 점프
가능한 가장 높고 가장 빠른 움직임을 위해 노력하라

3C

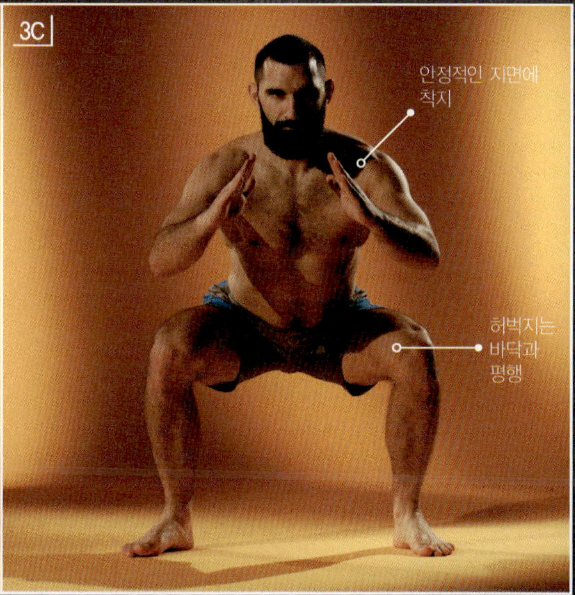
안정적인 지면에 착지
허벅지는 바닥과 평행

4A

이전의 버전을 마스터하고 깊은 스쿼트를 실행을 위해 운동성을 증진시켰다면 깊은 스쿼트 자세로 바로 착지할 수 있다. 그러나 완벽한 움직임이 매우 중요하다. 등허리의 자세(앞으로 기울어진) 혹은 발의 완전한 지지(발 뒤꿈치가 들어올려진)에 타협(굽히지)말라. 무릎 꿇기에서 도약을 실행할 수 있도록 충분한 힘과 속도를 낸다.

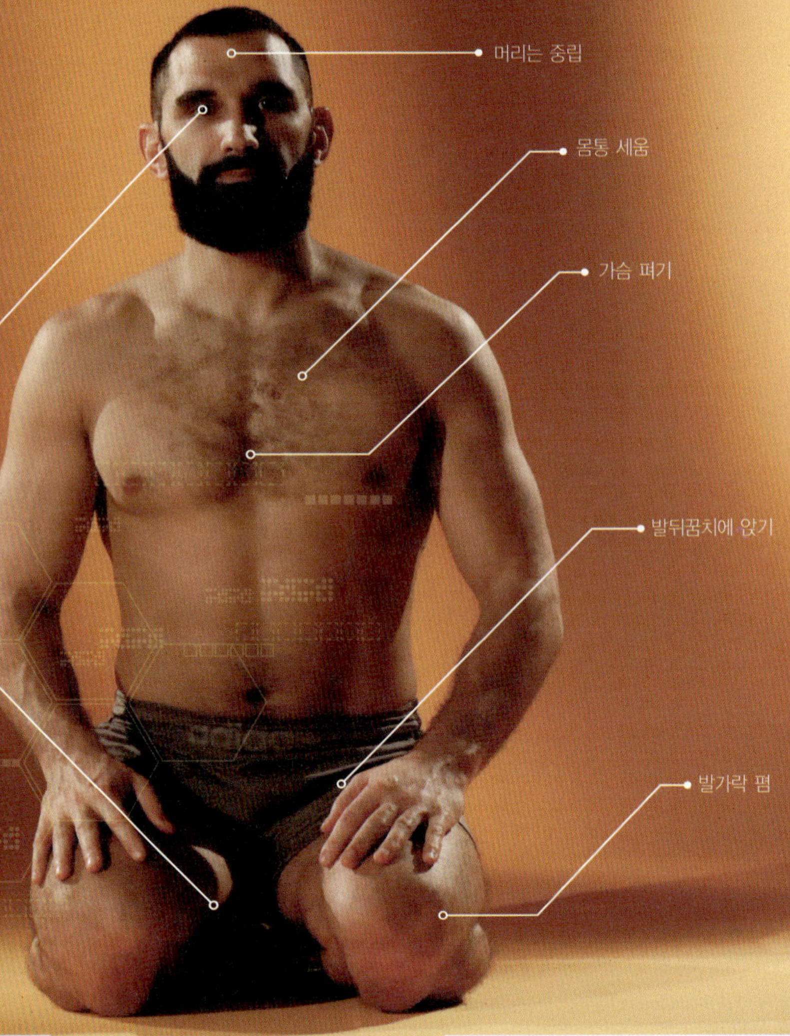


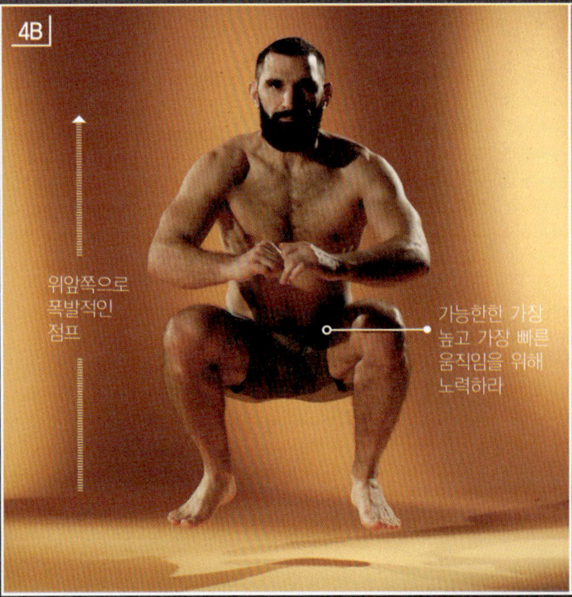


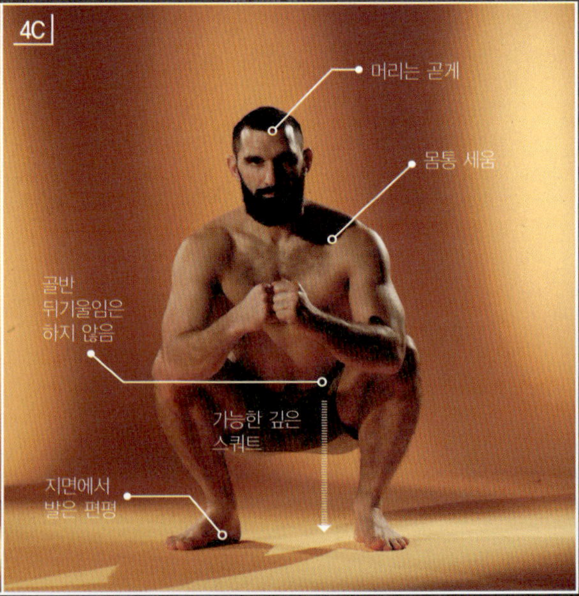

1A

Corcovado는 브라질(주짓수, 카포에라)에서 가져온 웜업 운동이다. 기술적인 운동은 아니지만, 앞 사슬과 뒤 사슬 사이의 협응을 적절하게 유지한다. 여기서 스쿼트와 결합한다.

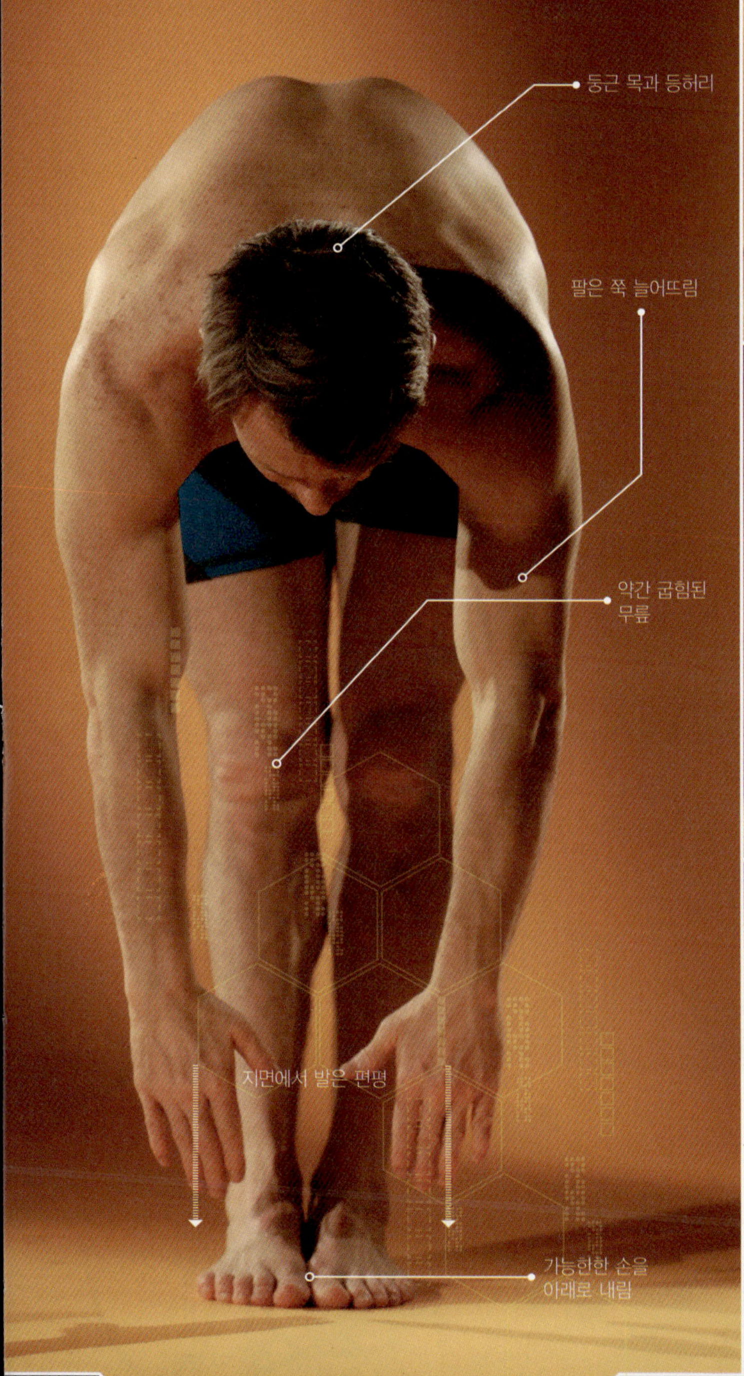


1B

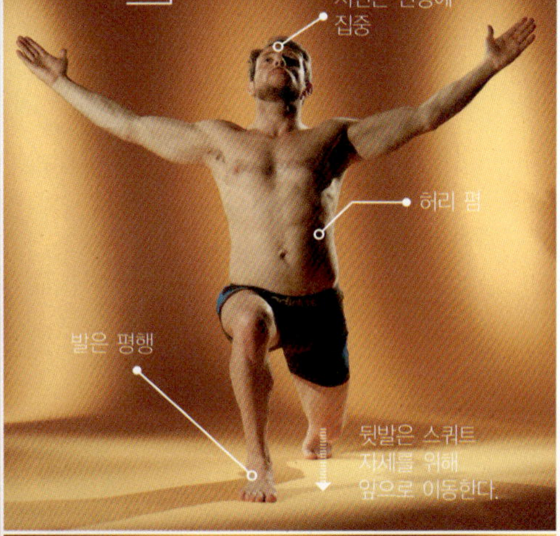


1C

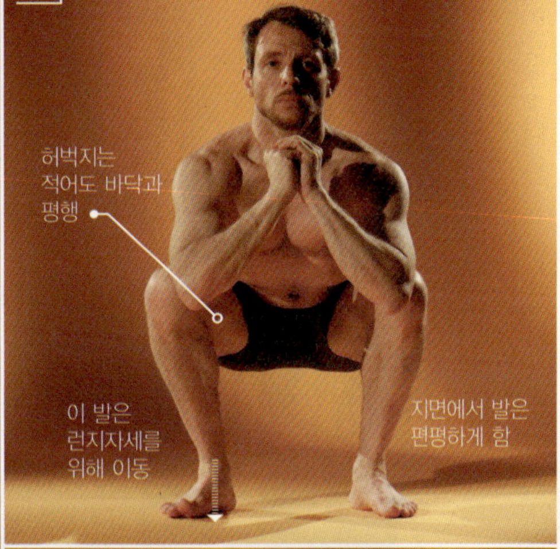


1D

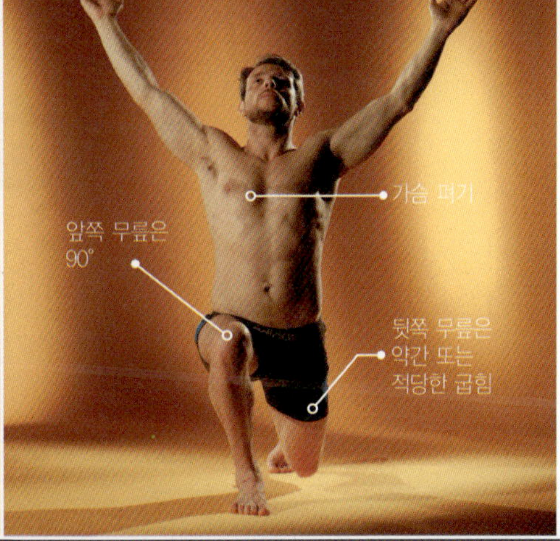

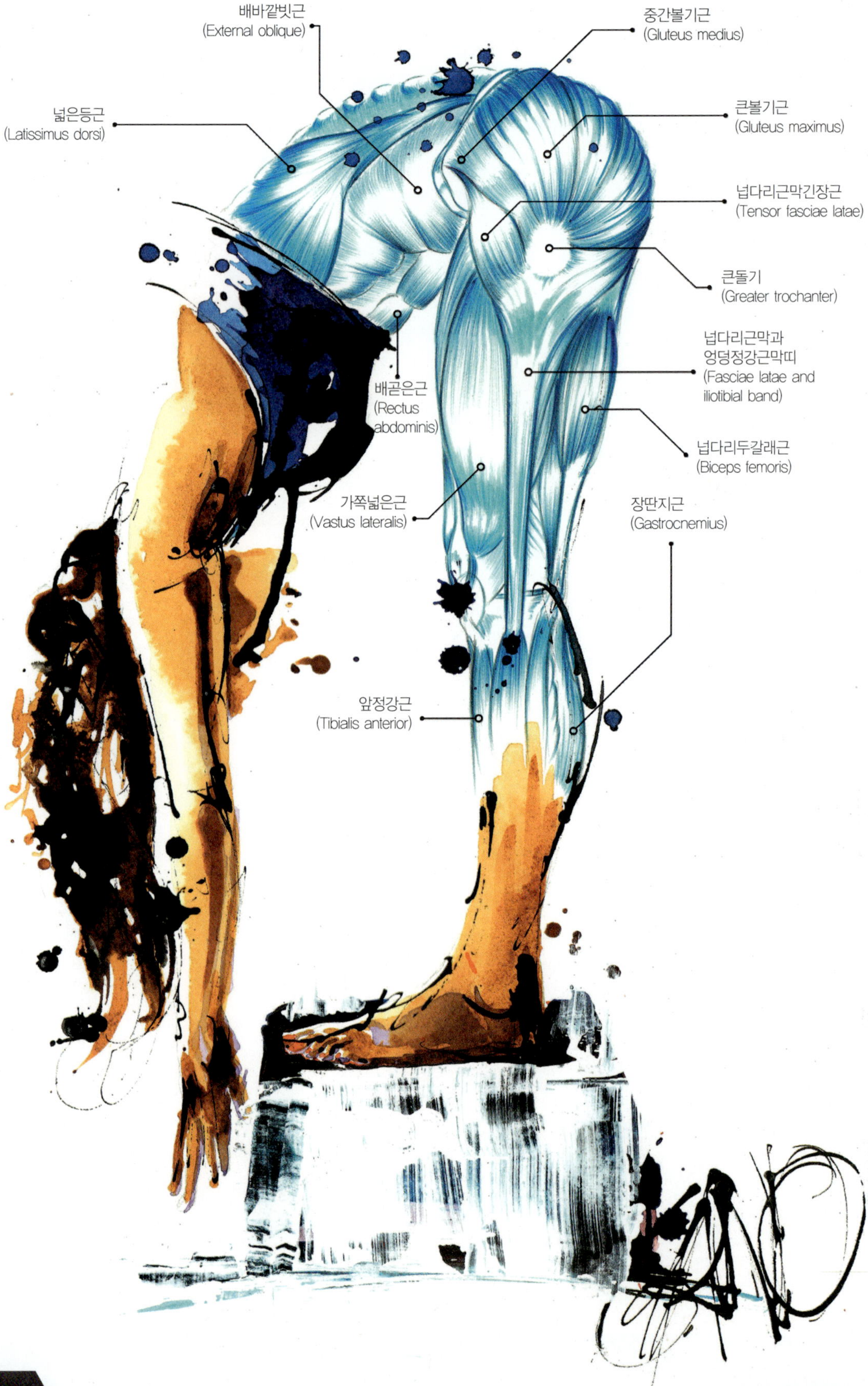
배바깥빗근
(External oblique)
중간볼기근
(Gluteus medius)
넓은등근
(Latissimus dorsi)
큰볼기근
(Gluteus maximus)
넙다리근막긴장근
(Tensor fasciae latae)
큰돌기
(Greater trochanter)
넙다리근막과
엉덩정강근막띠
(Fasciae latae and
iliotibial band)
배곧은근
(Rectus
abdominis)
넙다리두갈래근
(Biceps femoris)
가쪽넓은근
(Vastus lateralis)
장딴지근
(Gastrocnemius)
앞정강근
(Tibialis anterior)

2A

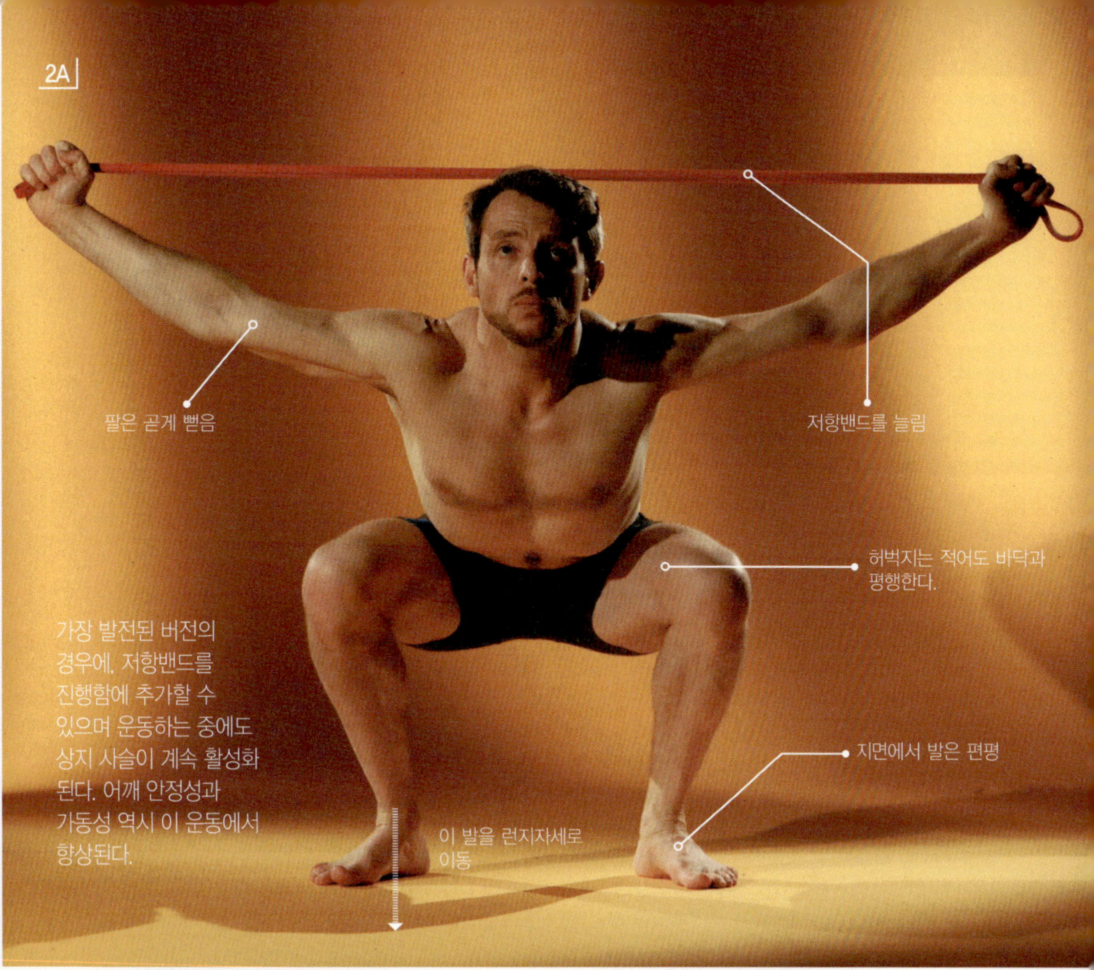
팔은 곧게 뻗음
저항밴드를 늘림
허벅지는 적어도 바닥과 평행한다.
지면에서 발은 편평
이 발을 런지자세로 이동

가장 발전된 버전의 경우에, 저항밴드를 진행함에 추가할 수 있으며 운동하는 중에도 상지 사슬이 계속 활성화 된다. 어깨 안정성과 가동성 역시 이 운동에서 향상된다.

2B

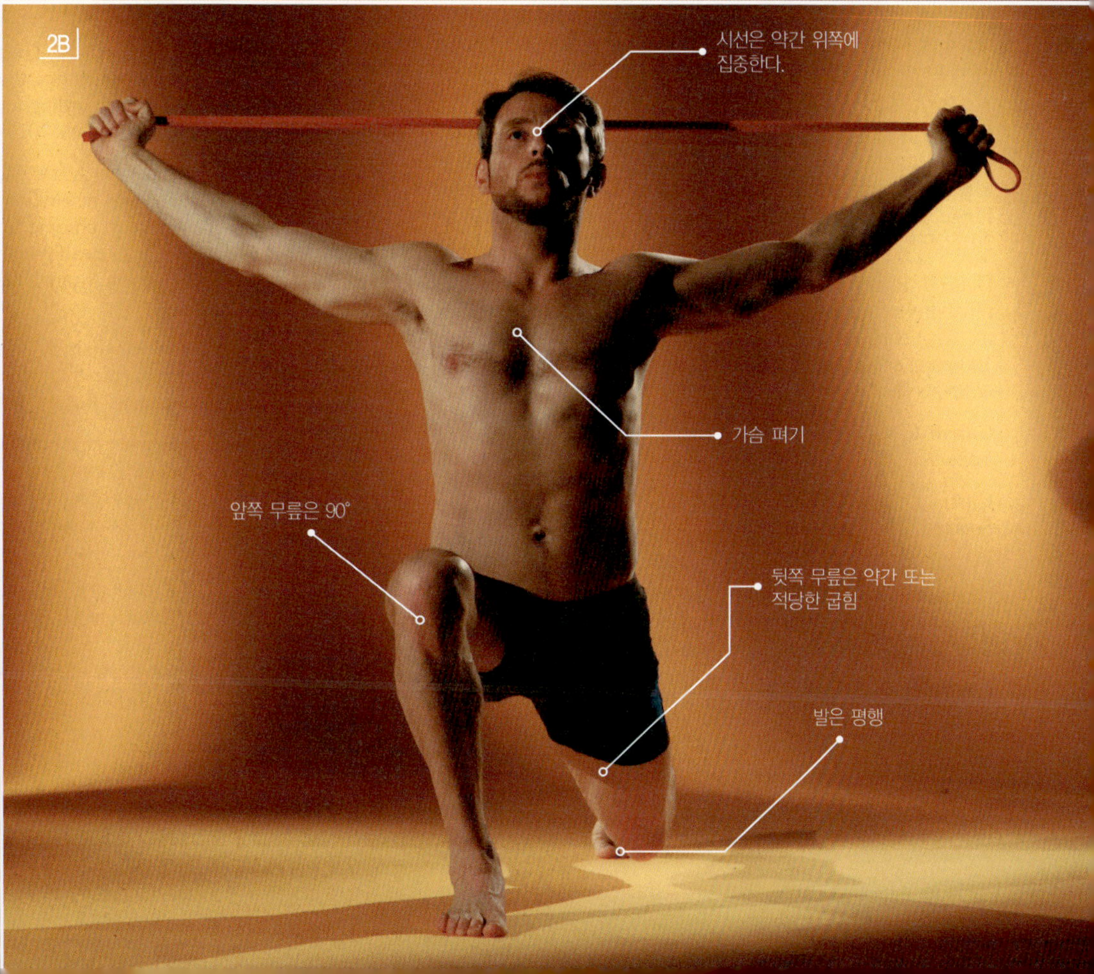
시선은 약간 위쪽에 집중한다.
가슴 펴기
앞쪽 무릎은 90°
뒷쪽 무릎은 약간 또는 적당한 굽힘
발은 평행

# 참고문헌 BIBLIOGRAPHY

Arend M, Kivastik J, Mäestu J. Maximal inspiratory pressure is influenced by intensity of the warm-up protocol. Respir Physiol Neurobiol. 2016;230:11-15.

Behm DG. The effects and potential mechanisms of foam rolling on athletic performance. ECSS Congress; 2017.

Bordoni B, Marelli F, Bordoni G. A review of analgesic and emotive breathing: A multidisciplinary approach. J Multidiscip Health. 2016;9:97-102.

Bouisset S, Duchêne JL. Is body balance more perturbed by respiration in seating than in standing posture? Neuroreport. 1994;5:957-960.

Bushell JE, Dawson SM, Webster MM. Clinical relevance of foam rolling on hip extension angle in a functional lunge position. J Strength Cond Res. 2015;29(9):2397-2403.

Butler J, Plisky PJ, Kiesel KB. Interrater reliability of videotaped performance on the functional movement screen using the 100-point scoring scale. Athletic Training & Sports Health Care. 2012;4(3):103-109.

Carrio C. Sport Sans Blessure. CTS Editions; 2017.

Carrio C. Savoir s'étirer. Ed Thierry Soucard; 2010.

Cavanaugh MT, Aboodarda SJ, Hodgson DD, Behm DG. Foam rolling of quadriceps decreases biceps femoris activation. J Strength Cond Res. 2017;31(8):2238-2245.

Chatrenet, Y. Chaîne cinétique ouverte versus chaîne cinétique fermée: etat des lieux en 2013. Kinesither Scient. 2013;547: 29-34.

Cheatham SW, Kolber MJ, Cain M, Lee M. The effects of self-myofascial release using a foam roll or roller massager on joint range of motion, muscle recovery, and performance: A systematic review. Int J Sports Phys Ther. 2015;10(6):827-838.

Comerford MJ, Mottram SL. Functional stability retraining: Principles and strategies for managing mechanical dysfunction. Manual Therapy. 2001;6:3-14.

Comerford MJ, Mottram SL. Kinetic Control. Ed Churchill Livingstone; 2012.

Dankaerts W, O'Sullivan P, Burnett A, Straker L. Altered patterns of superficial trunk muscle activation during sitting in nonspecific chronic low back pain patients: importance of subclassification. Spine (Phila Pa 1976). 2006;31(17):2017-2023.

Davies C, Davies A. Soulagez Vos Douleurs Par Les Trigger Points. Ed Soucard; 2014.

Falla D, Bilenkij G, Jull G. Patients with chronic neck pain demonstrate altered patterns of muscle activation during performance of a functional upper limb task. Spine (Phila Pa 1976). 2004;29(13):1436-1440.

Falla DL, Jull GA, Hodges PW. Patients with neck pain demonstrate reduced electromyographic activity of the deep cervical flexor muscles during performance of the craniocervical flexion test. Spine (Phila Pa 1976). 2004;29(19):2108-2114.

Gabbe BJ, Bennell KL, Finch CF. Why are older Australian football players at greater risk of hamstring injury? Journal of Science and Medicine in Sport. 2006;9:327-333.

Gabbe BJ, Bennell KL, Wajswelner H, Finch CF. Reliability of common lower extremity musculoskeletal screening tests. Physical Therapy in Sport. 2004;5(2):90-97.

Grieve R, Goodwin F, Alfaki M, et al. The immediate effect of bilateral self-myofascial release on the plantar surface of the feet on hamstring and lumbar spine flexibility: A pilot randomised controlled trial. J Bodyw Mov Ther. 2014;19(3):544-552.

Halperin I, Aboodarda SJ, Button DC, Andersen LL, Behm D. Roller massager improves range of motion of plantar flexor muscles without subsequent decreases in force parameters. Int J Sports Phys Ther. 2014;9(1):92-102.

Hamaoui A, Gonneau E, Le Bozec S. Respiratory disturbance to posture varies according to the respiratory mode. Neurosci Lett. 2010;475:141-144.

Hamaoui A, Do M, Poupard L, Bouisset S. Does respiration perturb body balance more in chronic low back pain subjects than in healthy subjects? Clin Biomech (Bristol, Avon). 2002;17:548-550.

Hart N, Sylvester K, Ward S, Cramer D, Moxham J, Polkey MI. Valuation of an inspiratory muscle trainer in healthy humans. Respir Med. 2001;95(6):526-531.

Hellyer N, Andreas NM, Bernstetter AS, et al. Comparison of diaphragm thickness measurements among postures via ultrasound imaging. PMR. 2017;9(1):21-25.

Hodges PW, Moseley GL, Gabrielsson A, Gandevia SC. Experimental muscle pain changes feedforward postural responses of the trunk muscles. Exp Brain Res. 2003; 151(2):262-271.

Hodges PW, Moseley GL. Pain and motor control of the lumbopelvic region: Effect and possible mechanisms. J Electromyogr Kinesiol. 2003;13(4):361-370.

Hudson AL, Joulia F, Butler AA, Fitzpatrick RC, Gandevia SC, Butler JE. Activation of human inspiratory muscles in an upside-down posture. Respir Physiol Neurobiol. 2015;226: 152-159.

Jacobs JV, Henry SM, Nagle KJ. People with chronic low back pain exhibit decreased variability in the timing of their anticipatory postural adjustments. Behav Neurosci. 2009;123(2):455-458.

Jay K, Sundstrup E, Søndergaard SD, Behm D, Saervoll CA, Jakobsen MD, Andersen LL. Specific and cross over effects of massage for muscle soreness: randomized controlled trial. Int J Sports Phys Ther. 2014;9(1):82-91.

Jull GA, Richardson CA. Motor control problems in patients with spinal pain: A new direction for therapeutic exercise. J Manipulative Physiol Ther. 2000;23(2):115-117.

Kellens I, Cannizzaro F, Gouilly P, Crielaard JM. Inspiratory muscles strength training in recreational athletes. Rev Mal Respir. 2011;28(5):602-8.

Kelly S, Beardsley C. Specific and crossover effects of foam rolling on ankle dorsiflexion range of motion. Int J Sports Phys Ther. 2016;11(4):544-551.

Klyne DM, Schmid AB, Moseley GL, Sterling M, Hodges PW. Effect of types and anatomic arrangement of painful stimuli on conditioned pain modulation. J Pain. 2015;16(2):176-185.

Sundstrup JK, Sondergaard SD. Specific and cross over effects of massage for muscle soreness: Randomized controlled trial. Int J Sports Phys Ther. 2014;9(1):82-91.

Lee, D. The Pelvic Girdle: An Integration of Clinical Expertise and Research. 4th ed. Edinburgh: Churchill Livingstone; 2011.

Macdonald D, Moseley GL, Hodges PW. People with recurrent low back pain respond differently to trunk loading despite remission from symptoms. Spine (Phila Pa 1976). 2010;35(7):818-824.

Macdonald D, Moseley GL, Hodges PW. Why do some patients keep hurting their back? Evidence of ongoing back muscle dysfunction during remission from recurrent back pain. Pain. 2009;142(3):183-188.

Macdonald GZ, Button DC, Drinkwater EJ. Foam rolling as a recovery tool after an intense bout of physical activity. Med Sci Sports Exerc. 2014;46(1):131-142.

MacDonald GZ, Penney MD, Mullaley ME. An acute bout of self-myofascial release increases range of motion without a subsequent decrease in muscle activation or force. J Strength Cond Res. 2013;27(3):812-821.

Mikkelsen C, Werner S, Eriksson E. Closed kinetic chain alone compared to combined open and closed kinetic chain exercises for quadriceps strengthening after anterior cruciate ligament reconstruction with respect to return to sports: A prospective matched follow-up study. Knee Surg Sports Traumatol Arthrosc. 2000;8(6):337-342.

Minahan C, Sheehan B, Doutreband R, Kirkwood T, Reeves D, Cross T. Repeated- sprint cycling does not induce respiratory muscle fatigue in active adults: Measurements from the Powerbreathe® inspiratory muscle trainer. J Sports Sci Med. 2015;14(1):233-238.

Minick KI, Kiesel KB, Burton L, Taylor A, Plisky P, Butler RJ. Interrater reliability of the functional movement screen. J Strength Cond Res. 2010;24(2):479-486.

Monteiro ER, Cavanaugh MT, Frost DM, Novaes JD. Is self-massage an effective joint range-of-motion strategy? A pilot study. J Bodyw Mov Ther. 2017;21(1):223-226.

Moseley GL, Brhyn L, Ilowiecki M, Solstad K, Hodges PW. The threat of predictable and unpredictable pain: Differential effects on central nervous system processing? Aust J Physiother. 2003;49(4):263-267.

Moseley GL, Nicholas MK, Hodges PW. Pain differs from non-painful attention-demanding or stressful tasks in its effect on postural control patterns of trunk muscles. Exp Brain Res. 2004;156(1):64-71.

Myers TW. Anatomy Trains: Myofascial Meridians for Manual and Movement Therapists. Edinburgh: Churchill Livingstone; 2013.

O'Leary S, Falla D, Jull G. The relationship between superficial muscle activity during the cranio-cervical flexion test and clinical features in patients with chronic neck pain. Man Ther. 2011;16(5):452-455.

O'Sullivan K, O'Sullivan P. The ineffectiveness of paracetamol for spinal pain provides opportunities to better manage low back pain. Br J Sports Med. 2016;50(4):197-198.

Pearcey GEP, Bradbury-Squires DJ, Kawamoto JE, Drinkwater EJ, Behm DG, Button DC. Foam tolling for delayed-onset muscle soreness and recovery of dynamic performance measures. J Athl Train. 2015;50(1):5-13.

Richardson C, Jull G, Hodges P, Hides J. Therapeutic Exercise for Spinal Segmental Stabilization in Low Back Pain. Edinburgh: Churchill Livingstone;1998:12.

Richardson C, Hodges P, Hides J. Therapeutic Exercise for Lumbopelvic Stabilization. 2nd ed. Edinburgh: Churchill Livingstone; 2004.

Sahrmann, SA. Diagnosis and Treatment of Move–ment Impairments Syndromes. Mosby: St. Louis; 2002.

Sahrmann, SA. Does postural assessment contribute to patient care? J Orthop Sports Phys Ther. 2002;32(8):376-379.

Schleip R, Klingler W, Lehmann-Horn F. Active fascial contractility: Fascia may be able to contract in a smooth muscle-like manner and thereby influence musculoskeletal dynamics. Med Hypotheses. 2005;65(2):273-277.

Smith MD, Russell A, Hodges PW. Do incontinence, breathing difficulties, and gastrointestinal symptoms increase the risk of future back pain? J Pain. 2009;10(8):876-886.

Shirley D, Hodges PW, Eriksson AEM, Gandevia SC. Spinal stiffness changes throughout the respiratory cycle. J Appl Physiol. 2003;95:1467-1475.

Spracklin K, Button DC, Halperin I. Looped band placed around thighs increases EMG of gluteal muscles without hindering performance during squatting. Journal of Performance Health Research; 2017;1(1):60-71.

Starrett K, Cordoza G. Becoming a Supple Leopard. Victory Belt Publishing; 2015.

Starrett K, Cordoza G. Deskbound. Victory Belt Publishing; 2016.

Travell JG, Simons DG. Myofascial Pain and Dysfunction: The Trigger Point Manual: The Lower Extremities, Vol 2. Lippincott Williams and Wilkins; 1992.

Travell JG, Simons DG. Myofascial Pain and Dysfunction: The Trigger Point Manual: Upper Half of Body, Vol. 1. Lippincott Williams and Wilkins; 1998.

Willard FH, Vleeming A, Schuenke MD, Danneels L, Schleip R. The thoracolumbar fascial anatomy, function and clinical considerations. J Anat. 2012;221(6):507-536.

# 저자소개
## About the Authors

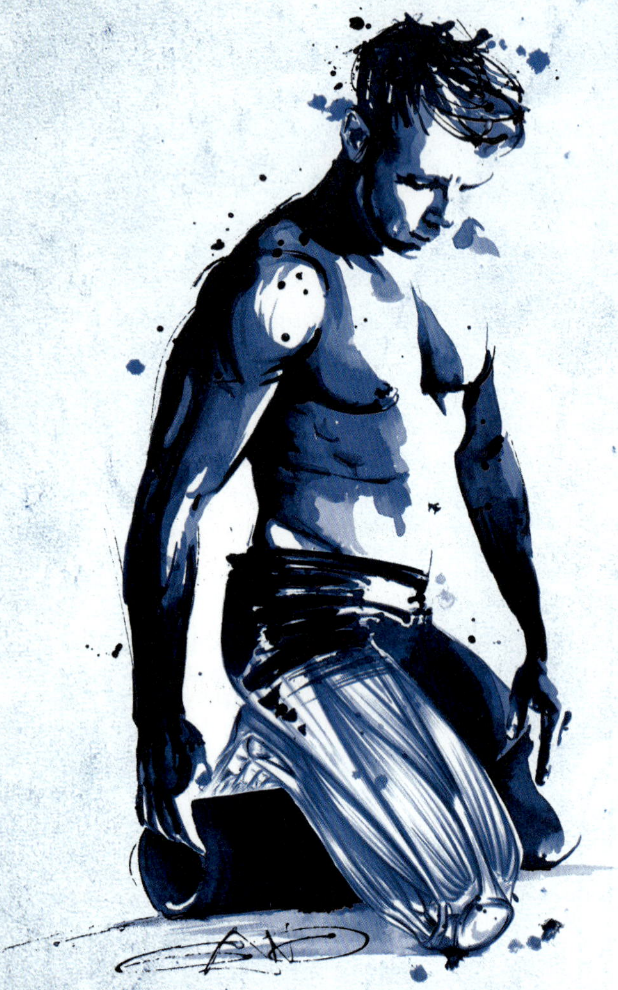

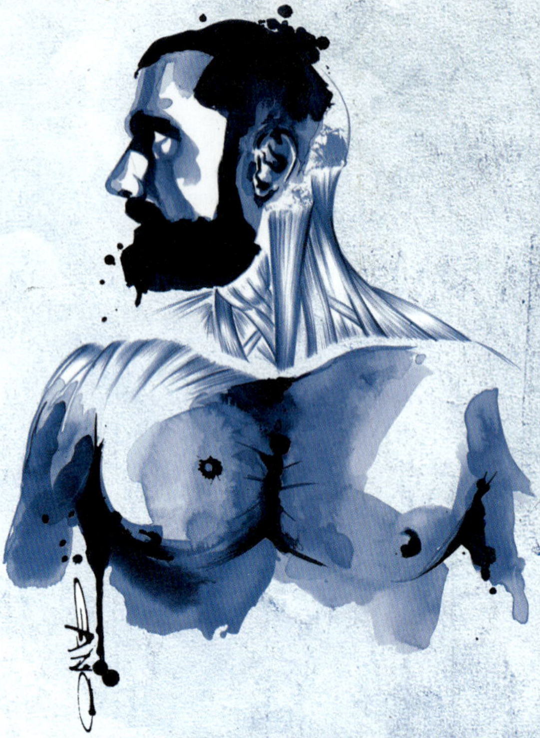

**Stéphane Ganneau**는 전문 일러스트레이터 겸 그래픽 디자이너이다. 프랑스 낭트에서 응용미술 교육을 받은 후 광고 및 제품 디자인 분야에서 경력을 시작했다. 15 년 간 Ganneau의 창의성 및 새로운 분야의 도전에 대한 욕구는 그의 직업을 그만 두게 만들었다. 그는 새로운 삽화에 대한 사랑과 저항 훈련에 대한 열정을 결합시키고 있다. 그의 강렬한 그래픽, 표현력 있는 선 및 강렬한 색채는 "고강도 트레이닝(The Modern Art of High Intensity Training)"과 최신 운동과학과 기능향상(The Modern Art and Science of Mobility)과 완벽하게 조화를 이루는 독특한 스타일을 만들고 있다.

**Aurélien Broussal-Derval**는 근력 및 컨디셔닝, 스포츠 및 재활, 운동역학으로 석사학위를 취득했다. 그는 또한 프랑스 파리에 있는 국립 스포츠 체육 연구소(INSEP; National Institute of Sport and Physical Education)에서 스포츠 과학 학위를 받았다. 그는 고강도 훈련과 현대 예술(The Modern Art of High Intensity Training)과 프랑스 베스트셀러인 현대 신체 훈련, 유도 신체 훈련, 고유수용기 훈련 및 필드 검사; 스포츠 실행능력 측정을 위한 프로토콜(Modern Physique Training, Judo Physique Training, Proprioception, and Field Tests: Protocols for Measuring Sport Performance)의 저자이다. Broussal-Derval의 근력 및 컨디셔닝 코치로서 올림픽 메달리스트, 프로 운동선수, 프랑스 올림픽 역도 팀, 프랑스 권투 팀 및 영국과 러시아 유도 팀에서 활동했다. 그는 수년 동안 프랑스 국가대표 배구팀의 연구를 이끌었으며, 세계 최고의 무술 스튜디오 중 하나인 빈센(Vincennes)의 유명한 체르클 티세르라(Cercle Tissier)의 무술 책임자로 활동했다. 현재 그는 프랑스 역도 코치팀 팀장으로 프랑스 파리에서 살고 있다.